Perioperative Management in Neurological Surgery

第5版

脳神経外科
周術期管理のすべて

編集

松谷雅生
埼玉医科大学
名誉教授

田村　晃
富士脳障害研究所
所長

藤巻高光
埼玉医科大学
脳神経外科 教授

森田明夫
日本医科大学
大学院医学研究科長

MEDICAL VIEW

本書では，厳密な指示・副作用・投薬スケジュール等について記載されていますが，これらは変更される可能性があります。本書で言及されている薬品については，製品に添付されている製造者による情報を十分にご参照ください。

Perioperative Management in Neurological Surgery, 5th Edition
(ISBN978-4-7583-1849-5 C3047)

Editors: Masao Matsutani   Akira Tamura
         Takamitsu Fujimaki   Akio Morita

2000. 4 .10   1st ed
2003. 12. 20   2nd ed
2009. 6. 1   3rd ed
2014. 4. 1   4th ed
2019. 5. 30   5th ed

©MEDICAL VIEW, 2019
Printed and Bound in Japan

Medical View Co., Ltd.
2-30 Ichigaya-hommuracho, Shinjuku-ku, Tokyo, 162-0845, Japan
E-mail   ed@medicalview.co.jp

序文(第5版)

　脳神経外科医が扱う疾患は多岐にわたります。手術療法が基本とはいえ、薬物療法(遺伝子治療も含)や種々の放射線治療が中心になるものも少なくありません。手術も開頭術が中心とはいえ、定位脳手術、神経内視鏡手術、血管内治療などの領域の最近の進歩も目を見張るものがあります。治療には、正確な診断とそれに基づく治療方法の選択、安全かつ効率的な治療を行うための準備、そして治療後の確実かつ迅速な回復を促す術後治療が必要です。我々は、治療を求めて入院された方々に適切な治療を施し、合併症なく予定された期間で退院していただくことで、治療医としてはじめて責任を果たせたといえます。しかし、現代の診断・治療の進歩の全てが含まれる膨大な周術期管理学を、個人の知識と経験で身につけるのは容易なことではありません。また、周術期管理には病院内管理のみならず社会医学の一部も含まれます。第4版では、当時の医療事情を反映して「医療安全管理」を一つの柱として編集いたしました。今回の改訂では、地震、水害などの大規模災害時の管理の項を設けております。

　本書は、脳神経外科疾患の周術期管理方法をまとめたものとして、20世紀の最後の年(2000年)に初版を上梓しました。現在まで4回の改訂を行い、第5版は新しい年号「令和」が施行される月に皆様におとどけすることになりました。

　医学は日進月歩とはいえ、第4版出版(2014年)後の脳神経外科領域の進歩は格別なものがあります。2015年には日本脳卒中学会により『脳卒中治療ガイドライン2005』が出版され、2017年にその中の25項目について追補記事が公表されました。2018年には『経皮経管的脳血栓回収用機器適正使用指針 第3版』が刊行されています。脳腫瘍の分野では、gliomaや胎児性腫瘍などの最終病理診断には遺伝子異常所見が必要(WHO Classification of Tumors of the Central Nervous System, Revised 4th Edition, 2016)となり、それを反映した治療指針も成人脳腫瘍と小児脳腫瘍の一部について日本脳腫瘍学会から公開されています(https://www.jsn-o.com/)。下垂体腺腫の診断も2017年に改訂されました(WHO classification of pituitary adenomas, 4th edition)。頭部外傷の分野でも、JTCR(日本外傷診療研究機構)の主導による『外傷初期診療ガイドライン 改訂第5版』が2016年に刊行されています。

　本書は、脳神経外科学が専門分化する時代において、治療対象疾患の周術期管理の基本を可能な限りエビデンスに基づいてまとめたものです。皆様のベッドサイド臨床において役立てていただければ幸いです。

令和元年5月

松谷雅生
田村　晃
藤巻高光
森田明夫

初版(第1版)序文

　外科学の根幹は手術である．最短距離で病変に到達し，病変周囲の正常組織を損傷せず，出血を最小限におさえつつ病変を手早く摘出あるいは処置する．計画通りの手術が行われた時こそ，外科医冥利を満喫する瞬間である．外科医にとって手術技術の習得は第一義であるが，それと同様あるいはそれ以上に重要なことは，術前の準備と術後の管理である．手術を円滑に進めるには，術前の患者状態の把握と病変の理解が不可欠であり，手術がいかに順調に終わっても，術後合併症が生じると全てが水泡に帰する．手術のみでは制御できない病変には，速やかに術後に行う治療の準備にかからねばならない．外科医は受け持ち患者に手術を含む全ての治療を順調に施し，合併症なく退院させてこそその役割を果たしたと言える．

　脳神経外科手術の進歩は，今までは手術不能と判断されてきた深部病変の手術，手術を躊躇するような高齢者や他臓器合併症を有する患者の手術をも可能としつつある．一方で，手術治療が期待に反して不良な結果となった場合，手術適応と手技はもとより，準備と術後管理の妥当性も厳しく問われる時代となっている．日進月歩の外科医療の中で，ますます細分化して複雑になる医療機器(モニター)と臨床検査結果を正確に，かつ十分に使いこなす知識と経験を得るのは容易なことではない．

　本書は，もはや個人の努力では全てを習得不能にまで広範に拡がった周術期の管理方法をまとめたものである．各分野を専門とする先生方にお願いをして，理論に基づいた長年にわたる経験を記していただいた．ただし，本書刊行の目的が現在のスタンダードを示すことにあるので，あまりに先端的なものや試験的なものは省き，標準的で広く受け入れられているものを主に記していただいた．本書が，脳神経外科患者の診療において少しでも役立つことを願っている．もちろん，本書で取り上げた周術期管理方法は必ずしも絶対的なものではなく，読者の中にはもっとよい方法があるとの疑問をもたれる方も少なくないと思う．そのようなご意見や疑問は，編者にお知らせいただくことをお願いする．無事に手術を終了し治療目的を達成することを使命とする我々外科医は，少しでも良い方法があれば積極的に採用していかねばならない．読者の皆さまのご意見を本書に生かし，脳神経外科周術期管理がより精緻に発展していくことが編者の願いである．

平成12年3月

　　　　　　　　　　　　　　　　　　　　　　　　　　松谷雅生

　　　　　　　　　　　　　　　　　　　　　　　　　　田村　晃

目次

I 周術期における医療安全

- 医療安全管理とインフォームド・コンセント ……… 小林浩之, 寳金清博 … 2
- 器機の洗浄・滅菌 ……… 太組一朗, 斉藤延人, 山田正仁, 中村好一, 森田明夫 … 9
- 災害時の対策 ……… 亀山元信, 増子大紀 … 17

II 脳血管障害

- 脳動脈瘤：くも膜下出血 ……… 堀内哲吉 … 28
- 脳動脈瘤：未破裂 ……… 森田明夫, 鈴木雅規, 井手口 稔 … 48
- 脳内出血（高血圧性, 特発性） ……… 平井 聡, 宇野昌明 … 64
- 脳動静脈奇形, 硬膜動静脈瘻 ……… 辻 篤司, 野崎和彦 … 79
- もやもや病 ……… 舟木健史, 髙橋 淳, 宮本 享 … 92
- 脳梗塞：内科的治療 ……… 矢坂正弘 … 106
- 脳梗塞：外科的治療 ……… 井上智弘 … 125
- 頚動脈病変 ……… 小笠原邦昭 … 136
- 脳血管内治療 ……… 辻本真範, 吉村紳一 … 148
- 遺伝子異常の検索の意義 ……… 青木友浩 … 160

III 脳腫瘍

- 脳実質性悪性腫瘍：成人 ……… 成田善孝 … 170
- 脳実質性悪性腫瘍：小児 ……… 荻原英樹 … 178
- 間脳下垂体腫瘍 ……… 西岡 宏 … 192
- 聴神経腫瘍 ……… 中冨浩文 … 212
- 頭蓋底腫瘍 ……… 渡邉 督, 齋藤 清 … 228
- 転移性脳腫瘍 ……… 成田善孝 … 238
- 放射線治療, 化学療法：成人 ……… 小林啓一, 永根基雄 … 247
- 放射線治療, 化学療法：小児 ……… 柳澤隆昭 … 279
- 覚醒下手術 ……… 隈部俊宏 … 301
- 遺伝子異常の検索の意義 ……… 大谷亮平, 植木敬介 … 315

Ⅳ 頭部外傷

総論	横田裕行	324
急性頭蓋内損傷	横堀將司，横田裕行	338
慢性硬膜下血腫(成人型)	小林正人	355
広範性(びまん性)脳損傷	横堀將司，横田裕行	361
骨折，髄液漏，顔面損傷	横堀將司，横田裕行	366
小児の頭部外傷・虐待	荒木　尚，横田裕行，森田明夫	377
スポーツ頭部外傷	溝渕佳史，髙木康志，永廣信治	394

Ⅴ 脊髄・脊椎疾患

脊髄・脊椎疾患	金　彪，黒川　龍，糸岐一茂，川本俊樹	408

Ⅵ 小児(新生児，乳児)

総論	下地一彰，新井　一，坂本博昭，國廣誉世	444
水頭症	下地一彰，新井　一，西本　博	458
先天性疾患	下地一彰，新井　一，西本　博	469
血管疾患	下地一彰，新井　一	479
脊髄・脊椎疾患	下地一彰，新井　一，坂本博昭，國廣誉世	492
小児頭蓋内感染症	下地一彰，新井　一，西本　博	506
先天性奇形の遺伝子検索の意義	金村米博	517

Ⅶ 感染症

術後呼吸管理	尾﨑孝平，浅羽穣二	538
中枢神経系の炎症性疾患	野﨑博之	554

Ⅷ 機能的脳神経外科

てんかんの外科	川合謙介	568
三叉神経痛，顔面痙攣	藤巻高光	580
ニューロモデュレーション：DBSとSCSを中心に	深谷　親	590

IX 救急疾患

救急処置	中田一之, 堤 晴彦	600
人工呼吸管理	安心院康彦, 三宅康史, 坂本哲也	620

X 症候

痙攣, 急性症候性発作, てんかん, 外傷性てんかん	川合謙介	640
頭痛	荒木信夫	658
意識障害, 脳ヘルニア, 脳死	吉富宗健, 森岡基浩	677
術中動脈損傷	村井保夫, 水成隆之, 森田明夫	687
術中静脈損傷	森田明夫	697
電解質異常	藤尾信吾, 有村 洋, 吉本幸司	709
DIC, 悪性高熱, 悪性症候群, 輸血後合併症	安心院康彦, 三宅康史, 坂本哲也	719
術後肺血栓塞栓症	安藤太三	744
低髄液圧症(脳脊髄液減少症, 脳脊髄液漏出症)	守山英二, 石川慎一	754
特発性正常圧水頭症	石川正恒	768

XI 検査・治療

脳血管撮影	村井 智, 杉生憲志	778
ガンマナイフ治療, サイバーナイフ治療	小林正人	788
神経内視鏡治療(水頭症, 脳室内腫瘍)	辛 正廣	797
CT・MRIガイド下手術, 術中マッピング	石橋秀昭, 鎌田恭輔	807
術中モニタリング(MEP, VEP)	佐々木達也, 林 俊哲	816
PET, SPECT, NIRS	黒田 敏	822
MRI	國松 聡, 青木茂樹	834
脳動脈瘤クリップおよび体内金属を有する患者のMRI撮影	波出石 弘, 山﨑文子	851

付録:体表面積算出ノモグラム	
小児用	860
成人用	861
付録:特定生物由来製品	863
索引	863

執筆者一覧

■編集

松谷	雅生	埼玉医科大学 名誉教授，五反田リハビリテーション病院 院長
田村	晃	富士脳障害研究所 所長
藤巻	高光	埼玉医科大学脳神経外科 教授
森田	明夫	日本医科大学 大学院医学研究科長

■執筆（掲載順）

小林	浩之	北海道大学大学院医学研究科脳神経外科 講師
寶金	清博	北海道大学大学院医学研究科脳神経外科 教授
太組	一朗	聖マリアンナ医科大学脳神経外科学 准教授
斉藤	延人	東京大学大学院医学系研究科脳神経外科 教授
山田	正仁	金沢大学大学院医薬保健学総合研究科脳老化・神経病態学 教授
中村	好一	自治医科大学公衆衛生学 教授
森田	明夫	日本医科大学 大学院医学研究科長
亀山	元信	仙台市立病院 病院事業管理者
増子	大紀	仙台市立病院総務課
堀内	哲吉	信州大学医学部脳神経外科 准教授
鈴木	雅規	日本医科大学武蔵小杉病院脳神経外科 病院講師
井手口	稔	日本医科大学千葉北総病院脳神経外科
平井	聡	川崎医科大学脳神経外科
宇野	昌明	川崎医科大学脳神経外科 教授
辻	篤司	滋賀医科大学脳神経外科 講師
野崎	和彦	滋賀医科大学脳神経外科 教授
舟木	健史	京都大学大学院医学研究科脳神経外科
髙橋	淳	国立循環器病研究センター病院脳神経外科 部長
宮本	享	京都大学大学院医学研究科脳神経外科 教授
矢坂	正弘	国立病院機構九州医療センター脳血管センター 部長
井上	智弘	NTT東日本関東病院脳神経外科 部長
小笠原邦昭		岩手医科大学脳神経外科 教授
辻本	真範	土岐市立総合病院脳神経外科
吉村	紳一	兵庫医科大学脳神経外科 主任教授
青木	友浩	国立循環器病研究センター研究所分子薬理部創薬基盤研究室長
成田	善孝	国立がん研究センター中央病院脳脊髄腫瘍科 科長
荻原	英樹	国立成育医療研究センター臓器・運動器病態外科部脳神経外科 診療部長

西岡　宏		国家公務員共済組合連合会虎の門病院間脳下垂体外科 部長
中冨　浩文		東京大学大学院医学系研究科脳神経外科 准教授
渡邉　督		名古屋第二赤十字病院脳神経外科 副部長
齋藤　清		福島県立医科大学脳神経外科 主任教授
小林　啓一		杏林大学医学部脳神経外科 学内講師
永根　基雄		杏林大学医学部脳神経外科 教授
柳澤　隆昭		東京慈恵会医科大学脳神経外科学講座 教授
隈部　俊宏		北里大学医学部脳神経外科 主任教授
大谷　亮平		がん・感染症センター都立駒込病院脳神経外科
植木　敬介		獨協医科大学脳神経外科 教授
横田　裕行		日本医科大学大学院医学研究科救急医学分野 大学院教授
横堀　將司		日本医科大学大学院医学研究科救急医学分野 准教授
小林　正人		埼玉医科大学脳神経外科 教授
荒木　尚		埼玉医科大学総合医療センター高度救命救急センター 准教授
溝渕　佳史		徳島大学大脳神経外科 講師
髙木　康志		徳島大学大脳神経外科 教授
永廣　信治		徳島大学病院 病院長
金　彪		獨協医科大学脳神経外科 主任教授
黒川　龍		獨協医科大学脳神経外科 准教授
糸岐　一茂		獨協医科大学脳神経外科 講師，宇都宮脳脊髄センター脳神経外科 医長
川本　俊樹		東京逓信病院脳神経外科 主任医長
下地　一彰		順天堂大学医学部脳神経外科 准教授
新井　一		順天堂大学医学部脳神経外科 教授
坂本　博昭		大阪市立総合医療センター小児脳神経外科 教育顧問
國廣　誉世		大阪市立総合医療センター小児脳神経外科 医長
西本　博		竹の塚脳神経リハビリテーション病院脳神経外科
金村　米博		国立病院機構大阪医療センター臨床研究センター先進医療研究開発部 部長
尾﨑　孝平		神戸百年記念病院麻酔科部長兼手術部長
浅羽　穣二		浅羽医学研究所附属岡南病院麻酔科 部長
野﨑　博之		川崎市立川崎病院内科 部長
川合　謙介		自治医科大学脳神経外科 教授
藤巻　高光		埼玉医科大学脳神経外科 教授
深谷　親		日本大学医学部脳神経外科 診療教授
中田　一之		埼玉医科大学総合医療センター高度救命救急センター 准教授
堤　晴彦		埼玉医科大学総合医療センター高度救命救急センター 教授

安心院康彦		帝京大学医学部救急医学講座 教授
三宅	康史	帝京大学医学部救急医学講座 教授
坂本	哲也	帝京大学医学部救急医学講座 主任教授
荒木	信夫	埼玉医科大学 名誉教授
吉富	宗健	久留米大学医学部脳神経外科
森岡	基浩	久留米大学医学部脳神経外科 主任教授
村井	保夫	日本医科大学脳神経外科 准教授
水成	隆之	日本医科大学千葉北総病院脳神経センター脳神経外科 病院教授
藤尾	信吾	鹿児島大学大学院医歯学総合研究科脳神経外科学 診療講師
有村	洋	鹿児島大学大学院医歯学総合研究科糖尿病・内分泌内科学
吉本	幸司	鹿児島大学大学院医歯学総合研究科脳神経外科学 教授
安藤	太三	藤田医科大学心臓血管外科 客員教授
守山	英二	国立病院機構福山医療センター 診療部長（脳神経外科担当）
石川	慎一	姫路赤十字病院麻酔科 ペインクリニック部長
石川	正恒	洛和ヴィライリオス 施設長
村井	智	岡山大学大学院医歯薬学総合研究科脳神経外科
杉生	憲志	岡山大学大学院医歯薬学総合研究科脳神経外科 准教授
辛	正廣	東京大学大学医学部脳神経外科 講師
石橋	秀昭	福岡輝栄会病院脳神経外科 機能神経外科部長
鎌田	恭輔	旭川医科大学医学部脳神経外科 教授
佐々木達也		東北医科薬科大学脳神経外科 教授
林	俊哲	東北医科薬科大学脳神経外科 准教授
黒田	敏	富山大学大学院医学薬学研究部脳神経外科学 教授
國松	聡	東京大学医科学研究所附属病院放射線部 准教授
青木	茂樹	順天堂大学医学部放射線診断学講座 教授
波出石 弘		亀田総合病院脳神経外科 主任部長
山﨑	文子	群馬大学医学部附属病院病理部

I

周術期における医療安全

Ⅰ 周術期における医療安全

医療安全管理と インフォームド・コンセント

　われわれの脳神経外科診療はどの程度のリスクをはらんでいるものだろうか。日本における脳神経外科診療のリスクは全国的調査結果が存在しないため，実際のイベントの発生数や重傷度は不明である。必ずしも正確な評価とはいえないが，訴訟件数はひとつの目安になる。脳神経外科は例年5件以下で訴訟数からは他の診療科と比較して決して多くはない。しかし，別の観点でさまざまなデータをみてみると脳神経外科診療が必ずしも低リスクではないということがわかる。事故調査で有名なHarvard Medical Practice研究の結果では，専門科別医療事故の頻度は血管外科，胸部外科に次いで第三位であり（ 表1 ），さらにこれを医師1人当たりに換算すると，脳神経外科は第一位であったと報告されている。これらのデータから脳神経外科における医療事故が決して他人ごとではないこと，データの見方によってはかなりのハイリスク診療であることを認識すべきである。

　現代社会において，医師として医療安全やリスクマネージメントの知識をつけておくことはもはや必須といえる。特にわれわれ外科医にとって術中，術後の合併症は避けては通れない事象であり，その対処においては技術を向上するだけではもはや不十分といえる。特に脳神経外科は前述の通りハイリスク診療科であり，特に若手医師にはこれから術者になっていくために是非，外科技術と並行してリスクマネージメント，具体的にはインフォームド・コンセント，コミュニケーションスキル，そしてトラブルシューティングなども合わせて学ぶことをお勧めしたい。これらの話題は最近では教科書や論文，学会でも目にすることが増えたが，いまだにそれぞれの医師の知識と経験，そして自らの哲学の上に成り立っていることがほとんどであり，残念ながら学問的な背景に基づいた客観性を欠いていることが多い。しかし，医療安全の客観的な評価は自分や所属する施設における医療の質を表す非常に重要な尺度である。医療安全の評価は治療法同様，患者，医師，病院などの要因により形はさまざまであるが，普遍的な部分は何かを踏まえ，常に意識してほしい。本項では医療安全，リスクマネージメントやインフォームド・コンセントの基本的な背景や考え方などを整理する。

表1 Harvard Medical Practice Report

専門科	事故率(%)	過失の占める割合(%)
血管外科	16.1	18.0
心臓外科	10.8	23.0
脳神経外科	9.9	35.6
一般外科	7.0	28.0
泌尿器科	4.9	19.4
整形外科	4.1	22.4
一般内科	3.6	30.9

Brennan TA, et al. N Engl J Med 1991; 324: 370-6.[1]より引用

リスクマネージメントの起源と基本

　リスクマネージメントは以外にも歴史が浅く，アメリカにおいて国家的医療安全に対する取り組みのきっかけになったのは，1994年，ダナファーバーがん研究所における抗がん剤過剰投与による死亡事故といわれる。この事件は医療過誤の責任問題を，医療者個人の過失責任追及から医療安全システム構築へと大きく転換した。同研究所が示した事故に対する原因調査の姿勢は，医療安全の向上と事故防止の規範とされ，現在のリスクマネージメントの基礎となっている。わずか20年ほど前の話である。

　アメリカにおいて急速にリスクマネージメントが成熟していった背景の一つが，「過誤を罰しない」という基本原則である。事故の多くはなんらかの医療システムの不備であり，それを解明せず，個人の責任追及を行うことに終始するだけでは医療者は過誤による懲罰を恐れて報告を隠してしまう傾向を生んでしまう。そこでアメリカでは過誤を罰しないという決定したところ，過誤報告が10〜20倍に増加したそうだ。こうすることで急速にシステム構築，法整備が進んだといわれる。大切なのは事故の原因究明と再発防止であり，そのために事故報告は欠かせないということを証明している。

安全管理（リスクマネージメント）における用語の定義・分類の重要性

　事故の原因究明と再発防止には事故報告が重要と述べた。では，どのように報告するのかが実は非常に難しい。報告は客観性をもった基準と様式をもって行われなければその後の解析が困難である。まずはこの点に関して述べたい。

　医療安全管理（リスクマネージメント）なる言葉はすでに日常診療では一般的になった。厚生労働省の指導で地域，病院の規模にかかわらず，どの病院も医療安全という目的でなんらの組織化が行われ，マニュアルやルールが設定されている。ではリスクマネージメントに関する用語をどのように理解しているだろうか？ 例えば「事故」「医療過誤」「インシデント」「アクシデント」「ニアミス」または「ヒヤリ・ハット」などである。他にも「合併症」，また論文上で見かけるmortalityやmorbidityなどもそうである。実はこれらの用語には世界共通の定義がない。現状ではそれぞれの施設で固有の定義がなされているのが現状であるため，是非これを機会に所属施設の定義を確認してほしい。参考として，旧厚生省ではどのように定義しているか 表2 に示す。しかし，これも2000年（平成12年）に示されたものであり10年以上を経過している。現場ではよく使われている「インシデント」は定義されていないし，「合併症」の記載もないのに気付く。

　さて，外科では手術という侵襲的な治療行為を行う限りにおいて 表2 のような分類では漠然としていて説明しづらい点が多い。手術行為そのものがすでに侵襲であり，それぞれの疾患，手術に想定される自然経過を想定したうえで患者に起こりうる不利益を分類する必要がある。そこでわれわれは脳神経外科診療における用語の定義を試みた（札幌医科大学脳神経外科分類， 表3 ）。この分類では合併症を2つに分けて，医学的に起こりうるものを狭義の「合併症」，そしてきわめて頻度の低いものを「事故」とした。ただ，これでも実際の手術における合併症を整理するには不十分であろう。そこで，本分類に加えて合

併症を細分化したgrading scaleを設定した（表4）。ここで注意したいのは，このgradingが重症度とはまったく異なるという点である。例えば血流豊富な腫瘍摘出においては，場合によっては術中の失血による死亡まで想定される。これはgrading scaleでは1もしくは2に該当する合併症であるが重症度ではいわゆるmortalityということになる。また，少々判断に困るのはGrade 1と2の判別である。「高い確率」の定義はその事象の種類や施設，術者によっても変わってくるため文献による検証など個々の判断が必要である。また，合併症，事故がこのgradingとどう関連しているかというとわれわれはGrade 4, 5が事故，1, 2, 3は合併症に相当するとみなしている。

最後に重症度の評価であるが，古くからmorbidity and mortalityという概念が頻用されてきたがこれも使い方は統一されているとはいえない。これに関してもわれわれは，表5に示す如く定義づけを行った。permanent morbidityに関しては1年以上継続するものとして考えた必ずしも永久的な後遺症でないものも含んでいる。また，血管障害，脳腫瘍，脊椎・脊髄疾患の領域に則した重症度の国際分類が存在する。Modified Ranking Scale, Glasgow Outcome Scale, Karnofsky Performance Scaleなどがそれである。合わせて参照されたい。

以上のごとく，リスクマネージメントに関する用語には多数あるものの，共通の定義がなされていない。それだけに所属施設の基準を確認，理解，整理し，現場に則した実用的

表2 リスクマネージメントにおける用語の定義

1. 医療事故
   医療に関わる場所で，医療の全過程において発生するすべての人身事故で，以下の場合を含む。なお，医療従事者の過誤，過失の有無を問わない。
   a. 死亡，生命の危険，病状の悪化等の身体的被害及び苦痛，不安等の精神的被害が生じた場合。
   b. 患者が廊下で転倒し，負傷した事例のように，医療行為とは直接関係しない場合。
   c. 患者についてだけでなく，注射針の誤刺のように，医療従事者に被害が生じた場合。
2. 医療過誤
   医療事故の一類型であって，医療従事者が，医療の遂行において，医療的準則に違反して患者に被害を発生させた行為。
3. ヒヤリ・ハット事例
   患者に被害を及ぼすことはなかったが，日常診療の現場で，"ヒヤリ"としたり，"ハッ"とした経験を有する事例。
   具体的には，ある医療行為が，(1) 患者には実施されなかったが，仮に実施されたとすれば，なんらかの被害が予測される場合，(2) 患者には実施されたが，結果的に被害がなく，またその後の観察も不要であった場合等を指す。

厚生労働省リスクマネージメントマニュアル作成指針より

表3 手術に伴う不利益の分類

1. ヒヤリ・ハット	患者への実害がなかったもの（一過性の実害もなし）
2. 合併症	通常の医学的処置に伴い起こりうることが想定される通常の合併症で実害を伴うもの
3. 事故	従来の知識からは予想が難しいきわめてまれな不測の事態で重大な合併症
4. 医療過誤	明らかな過失・不注意・知識の欠如から起こった重大な合併症

分類をする必要がある．安全管理の第一歩はこの分類に基づいた客観的評価と報告，そしてその分析といえる．

医療安全対策のための，平成26年6月に医療法が改正され「医療事故調査制度」が盛り込まれた．翌平成27年10月1日から新制度が実施されている．医療事故発生の場合，「医療事故調査・支援センター」への報告が義務化され，その時点での制度にしたがった医療事故報告，分析を行うことが求められる．詳細は以下の厚生労働省，日本医療安全調査機構のHPを参照いただきたい．

・厚生労働省HP
　https://www.mhlw.go.jp/stf/seisakunitsuite/bunya/0000061201.html
・一般社団法人日本医療安全調査機構（医療事故調査・支援センター）HP
　https://www.medsafe.or.jp/modules/about/index.php?content_id=2

表4　合併症のgrading scale

Grade 1	術前に高い確率で予想されたもの（informed consentされているもの） 例1．前庭神経鞘腫術後の聴力障害 例2．大型IC-PC動脈瘤の術後の動眼神経麻痺
Grade 2	術前に予想されたが，確率の低かったもの，あるいは重症度が予想を超えたもの（informed consent上でも可能性を提示したもの） 例1．未破裂動脈瘤手術に伴う永続的な後遺症 例2．CEA後の症候性の過灌流
Grade 3	術中所見で予想されていたが，術前では予想できなかったもの（informed consentされていないもの） 例1．強い動脈硬化に伴った動脈瘤ネックによるトラブル
Grade 4	術中も予想できなかったもの 例1．予想外の術後出血 例2．手術体位による神経障害
Grade 5	手術手技とは直接関連のないもの 例1．術後早期の心筋梗塞 例2．術中の無気肺

表5　Morbidity and mortalityの定義

1. Transient morbidity	一過性の合併症（1年以内に症状が消失するもの） 例1．斜台部髄膜腫術後の外転神経麻痺 例2．術後の髄膜炎
2. Permanent morbidity	症状が1年以上継続するもの 例1．下垂体腺腫術後の汎下垂体機能低下 例2．未破裂動脈瘤術後の穿通枝障害による脳梗塞
3. Operative mortality	術後1カ月以内の死亡 例1．AVMに対する塞栓術中の出血による死亡

インフォームド・コンセント

　インフォームド・コンセント（以下IC）という言葉はもはや説明が不要であるほど浸透した。そこで本項ではその内容に関してもう一度整理することで，ICの精度を高めたいと思う。本来，普遍的で誰が行っても同じものになるべきだが，実は担当する医師によって良い意味でも，悪い意味でも差が出てしまうのが現実である。また，ICの差には患者側の要因も大きい。

▶説明義務

　医療行為は「契約行為」であり民法の準委任契約とされる。その観点から医療側には「説明義務」というものが存在していることは意外に知られていない。ICに関するガイドラインはさまざまあるがこの説明義務の内容が含まれていることを知っておこう。つまりICに際に交わされる説明同意文書は一種の「契約書」なのである。堅苦しいが，法的な観点から以下の4つの内容が含まれていることを理解しよう。

1. 患者さんの説明を受ける権利に対応する説明義務。
2. 患者さんの有効な同意を得るための説明義務。
3. 患者さんの自己決定のための説明義務。
4. 療養指導のための説明義務。

　ICにはこれらの内容が含まれていることが最低限必要である。肝に銘じたいのは，これらが不備であった場合，治療そのものには過誤がなくても，説明に不十分な点があったとして損害賠償（慰謝料）請求が認められた判例が多数存在するということである。

▶ICに含まれるべき必須項目

　ICは本来，診療科によらないもので，脳神経外科に特異的なICというものはない。説明義務やリスボン宣言，また判例などに鑑みて，**表6**のような必須項目が挙げられる。実際の自分たちが用意するICの説明同意文書の内容はこれらの項目を満たしているかどうか確認してほしい。また，その内容には先述の合併症の定義をどう考えるかが反映されてくる。また，合併症や危険性の話が論文などの引用でなく，自前の解析から得られた結果であればさらに説得力が増す。医療安全の客観的評価が力を発揮する部分である。

▶ICの方法論

　ICの方法にもきちんとした学術的解析がなされていることをご存じだろうか。実はICの方法論は4つのパターンに分類して考えることが推奨されている。①合理的専門家基準説（reasonable professional standard），②合理的患者基準説（reasonable patient standard），

表6 ICの内容

- 診断名と症状
- 予定している医療行為の名称
- 医療行為の目的または必要性
- 医療行為の方法と内容
- 期待される効果と限界
- 予測される合併症と危険性
- 合併症が発生した場合の治療
- 実施しない場合に予測される症状の推移，結果
- 代替的治療法がある場合には，その内容および利害得失
- その他の必要事項，例えば予測できない緊急事態の可能性

③具体的患者基準説，④二重基準説があるが，詳細は割愛させていただくが，これを機に各パターンについて理解していただき自分がこれまで行ってきたICのスタイルを省みてほしい。内容とともに重要なのは，医師－患者関係のあり方である。同じ内容でも，伝える側と伝えられる側の関係によって判断は大きく異なる。代表的な関係性はパターナリズム（父権主義）モデルとよばれるもので，医療側の評価的判断を主眼に説明するあまり，患者の考えや価値観の影響が少ない判断しか下せないというものである。一方的「説得」や「押し付け」になりかねないとして批判されてきたため，最近ではかなり減っている。対極的関係性が情報提供モデルといわれるもので，解説書や教科書のように説明のみに徹し医師としての判断を極力排除するものである。非常にバイアスが少ない分理想的にみえるが医師の経験や技術などが反映されにくい点や，患者に選択を完全にゆだねるという点で意思決定までに時間を要してしまうなどの状況になりかねない。以上，Key wordのみを列挙したが，これらの内容を知り意識するだけでもICの精度が格段に上昇する。

手術前日の術式変更が「説明義務違反」に問われた最高裁判例もあり，インフォームド・コンセントにおいては，複雑な術式や，合併症の確率の低くない手術では，なるべく時間的余裕をもった説明が求められる。

手術リスクを軽減するための取組み

外科医である以上，常に技術の向上に努めなければならないことはいうまでもない。しかし，医療は個人技だけで成立するものではなくそこには多くのスタッフの協力が必要不可欠である。ところが，経験を積めば積むほど，技術が上がれば上がるほど，周囲からの指摘や指導を受ける機会が減ってしまう。つまり，コミュニケーションという点において孤立してしまう可能性があり，特に日本の社会的な風習ではその傾向が欧米よりも強いと思われる。実は医療行為での有害事象，事故の多くが専門的な知識・技術といったテクニカルな問題ではなく，コミュニケーションエラーをはじめとするノンテクニカルな問題によって生じているとされる。最近，この問題に取り組む動きとして「ノンテクニカルスキル」の考え方が注目されている。

ノンテクニカルスキルの考え方は，2003年から英国アバディーン大学の認知心理学者とエジンバラ大学外科医のグループが研究，2006年に提唱された「NOTSS（non-technical skills for surgeons）」を元にしている。ノンテクニカルスキルとは「テクニカルスキルを補い，安全で効率的に職務を遂行できるような認知能力，社会能力，及び人的資源をうまく活用できる能力のこと」と定義され，その能力は，①状況認識（Situation Awareness），②意思決定（Decision-Making），③コミュニケーション（Communication），④チームワーク（Team Working），⑤リーダーシップ（Leadership），4つのカテゴリーからなる。さらに各カテゴリーが細分化され計12の構成要素からなるが，どのカテゴリーとその構成要素も決して特殊なものでなく当たり前に存在する能力である。つまり当たり前の能力とは何かということが明文化されたにすぎないが，実際にこれらを評価すること難しい。自分の常識が常に隣人の常識に一致するとは限らずこれが大きな落とし穴になりかねない。術者がパフォーマンスと安全性を向上させるためには，術者の意図をチーム全体に浸透させること，言い換えると術者の「常識」をスタッフと共有することが重要なのだと思われる。

▶タイムアウトとブリーフィング

タイムアウトは執刀直前にチーム構成全員が手を止め，患者氏名，手術法を読み上げ確認することを指すのが一般的であり，実際に取り入れている施設が徐々に増加してきている。さらにWHOは，安全な手術のためにチェックリストに従って重要項目を確認する制度を導入することを推奨している。詳細な術前情報の共有を行うことはブリーフィングともよばれている。

▶ハドル

ブリーフィングで提示され，共有された情報が必ずしも完遂されるとは限らない。想定外の展開になった場合や状況に応じて方針が変更になった際に，改めてチーム全体がいったん作業を休止し，チームリーダー(術者)が方針変更の旨を宣言し，それに及んだ理由，変更に伴う新たなリスク，それに要する時間などを説明し，スタッフは機材や材料がそれに対応可能かどうか検討，確認する。これらの作業をハドルとよんでいる。

大きな組織になればなるほど，毎回同じチームメンバーを組んでの手術は難しくなってくる。いわゆる阿吽の呼吸が通用しなくなる。術者はリーダーとしてメンバーに自分の意思，方針，方法などを「言葉」をもってよりシステマチックに伝達，共有していくことで安全性を高めていく努力が求められる。これは，テクニカルスキルと異なり，明日からでも実行可能なリスクマネージメントの有効な手段である。

(小林浩之，寶金清博)

文献

1) Brennan TA, Leape LL, Laird NM, et al. Incidence of adverse events and negligence in hospitalized patients. Results of the Harvard Medical Practice Study I. N Engl J Med 1991; 324: 370-6.
2) Houkin K, Baba T, Minamida Y, et al. Quantitative analysis of adverse events in neurosurgery. Neurosurgery 2009; 65: 587-94; discussion 94.
3) 宝金清博. 脳神経外科診療のリスク. 脳神経外科リスクマネジメント, 中外医学社, 東京, 2005, p 15-25.
4) 中島和江. 専門医の安全を支えるノンテクニカルスキル. 神経治療 2012; 29: 295-8.
5) University of Aberdeen. The Non-Technical Skills for Surgeons (NOTSS) System Handbook vo1.2, 2006.
6) World Health Organization. WHO guidelines for safe surgery: 2009: safe surgery saves lives, 2009.

I 周術期における医療安全

器機の洗浄・滅菌

最重要事項(まとめ)

①すべての脳神経外科手術器械・手術機械には，CJD（プリオン病）対応滅菌が必須である。ガイドラインに即した厳密な対応が必要である。神経内視鏡にのみ容認されている方法（過酸化水素低温ガスプラズマ滅菌法）はCJD二次感染防止能力が有効ながら若干弱いとされており，神経内視鏡以外の器械（バイポーラー鑷子など）をこの方法で滅菌することは推奨されない。
②単回使用として定められている器械〔single-use device（SUD），いわゆるディスポーザブル製品〕の院内再滅菌使用は禁止である。
③安全管理上の問題からも，手術機器のトレーサビリティーを確保しておくことは重要である。ある患者に使用した手術機器はどの機器であるのか，これを記録するためにさまざまな工夫がなされている。手術室における台帳管理を徹底することがひとつの現実的対応である。

脳神経外科手術器械とプリオン病対策

本稿ではクロイツフェルト・ヤコブ病（Creutzfeldt-Jakob disease：CJD）を含むすべてのプリオン病（prion diseases）を対象としているが，プリオン病の総称としてCJDの省略形を用いている。

プリオン病は進行性の認知機能障害を呈する致死率の高い中枢神経疾患であり，伝搬性を獲得した異常プリオン蛋白の蓄積した脳組織等により二次的伝搬性を有する。手術機器を介するCJDの二次性伝搬を考えた場合，通常の滅菌法ではCJD伝播防止に対して無効である。脳神経外科手術において今後とも問題とされるのは，ひとりの患者が脳神経外科手術を受けた時点ですでにCJD感染性を有していた場合，そのとき使用された手術器具でCJD二次感染が起こる可能性があるか，である。

図1のような5つの場面を想定してみたい。

Case Aは脳神経外科手術時点でCJD診断が判明し結果的には手術に至らないケースであり，なんら問題とされない。しかしこれで手術を行ったのがcase Bであり，どんな条件で滅菌が行われたかを含めた詳細な現地調査（インシデント調査；後述）の対象になる。Case C・Dが最も問題となるケースであり，CJDを発症していながらCJDの診断がされずに脳神経外科手術が行われるものである。CJDは進行性の認知機能障害を呈するが，例えば軽度認知症や歩行障害で発症し臨床経過がゆっくり進行する場合に，正常圧水頭症が発症したようにみえてシャント手術が行われる，あるいは歩行障害により転倒して慢性硬膜下血腫が生じ，これに対して手術が行われる，なども含まれる。また，初発症状は既知

の脳腫瘍(例えば円蓋部髄膜腫)によるものではないかと考えられて手術される，あるいはこのような患者にくも膜下出血を起こすことも想定しなければならない．CJDか否か判明しないのでバイオプシーを行う，というケースも該当するので，非占拠性病変のバイオプシーには細心の注意が必要であり，神経内科医との事前のディスカッションが必要となるケースも想定されよう．Case Dはもっとやっかいである．孤発性CJDなどなら発症前1年，遺伝性CJDのうちV180Iが関与するものは発症2年前から伝搬性があると考えているので，たとえ手術時点でCJDを発症していなくても上記発症前期間に該当する場合には，結果的にインシデント調査となる場合がある．Case Dにおいては，手術時点で予測不可能であり，CJDインシデント調査の対象になる．(運よくCJD発症前期間が一定以上に保たれているCase Eであることを願うばかりである．)このことが，脳神経外科手術一般におけるCJD対応滅菌の必要性を物語っている．

　一般的にはすでに承認を受けている手術機器が工業製品である場合，初回使用ならば通常の洗浄・滅菌条件でよい．脳神経外科手術器械の滅菌法についてはCJD二次感染防止の観点が求められている．2008年に上梓されたプリオン病感染予防ガイドライン(GL)[1]についても日本脳神経外科学会ホームページ上で繰り返し注意喚起がなされている．本GLは厚生労働大臣の諮問機関である厚生科学審議会の下部組織であるクロイツフェルド・ヤコブ病等委員会(CJD等委員会)における審議結果とリンクしており，GL付録部分にある「厚生労働省 CJD二次感染予防に関する対策検討会(座長：水澤英洋東京医科歯科大学大学院教授，神経内科学)報告書」を各診療科が使いやすいように解説したものである．仮に今後GL内容に大幅な改訂がある場合には，CJD等委員会での審議が先行することが予測され，GLが簡単に変更されることはない．GLにはCJD伝搬防止に有効であるいくつかの滅菌(あるいは破棄)工程が示されている．GLに示されている「ハイリスク手技」とは

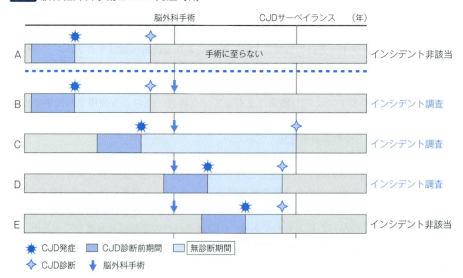

図1　脳神経外科手術とCJD発症時期

CJDの伝搬性観点からみた用語であり，硬膜切開を含めて硬膜内操作を行ったかが焦点となるが，脳神経外科手術は全例「ハイリスク手技」である。したがって，日常的な脳神経外科手術に供される手術器械の滅菌については，例外なく 表1 (2) d,e,fいずれかの工程が含まれていなければならない。(d) あるいは (e) の工程が入っていればプリオン病の二次感染がほぼ起こらないと考えられており[2]，軟性内視鏡についてはやや感染防止能力が弱いながらも (f) の工程が現実的対応として推奨される。一方，(d) あるいは (e) 工程が可能な手術機器・器械等(例えば，マイクロ器械・バイポーラー鑷子等)に対して感染防止能力のやや劣る (f) の工程を取り入れることは避けるべきであり，注意が必要である。過去，インシデント調査において実際に問題となったケースのほとんどはバイポーラー鑷子が上記条件を満たしていないことによるものであり，一度自施設の滅菌状況を確認していただけることをお勧めする。

このガイドラインに示されているのは

プリオン病対策滅菌 + 通常滅菌

が脳神経外科手術器械滅菌法の根幹を成している点である。本稿ではなぜ日本の脳神経外科医療がCJD対策を求められているのか，これまでの本邦における独特な歴史を振り返りながら脳神経外科医の立場から臨床に即して簡潔に示してみたい。

死体乾燥硬膜移植と医原性プリオン病

本邦では1997年にヒト由来乾燥硬膜の使用が禁止されたが，これまでにヒト由来乾燥硬膜移植歴のあるプリオン病(dural graft-associated Creutzfeldt-Jakob Disease：dCJD)[3] 患者は国内で約150例(全世界では約230症例)確認されており，2018年現在も依然としてdCJD患者の新規発症が続いている。dCJD発症患者では，全例において過去に脳神経外科手術を受けている。

dCJDが診断されるまでの手順は次の通りである。日本国内ではCJDが疑われると以下①〜④の4つの情報提供ルートから，匿名性を確保されたうえでの患者情報がCJDサーベ

表1 CJD患者の二次感染防止の観点からみた脳神経外科手術器機の洗浄・滅菌方法

1. CJD患者に対して使用した手術器機の滅菌
   - 可能な限りディスポーザブルの器機を使用し焼却
   - 廃棄不可能な器機 ・3% SDS溶液に浸→オートクレーブ滅菌(プレバキューム方式)
     3〜5分間100℃煮沸 134℃, 8〜10分
2. CJDか否か不明な患者に脳神経外科手術(ハイリスク手技)を行う場合の洗浄・滅菌
   前処理として手術器機に付着した組織をていねいに拭き取った後，器機別に以下に示す方法のいずれかにより処理を行う。
   - d. 適切な洗浄+3% SDS (ドデシル硫酸ナトリウム)溶液を用い100℃で3〜5分間煮沸。こののち器機に応じて日常的な滅菌
   - e. アルカリ洗浄剤を用いたウォッシャーディスインフェクタ(90〜93℃)洗浄+プレバキューム方式によるオートクレーブ滅菌134℃, 8〜10分
     なおウォッシャーディスインフェクタを用いることができない場合には，適切な洗浄剤による分な洗浄+プレバキューム方式によるオートクレーブ滅菌134℃, 18分もありうる。
   - f. 軟性内視鏡については
     適切な洗浄剤による十分な洗浄+過酸化水素低温ガスプラズマ滅菌

イランス委員会に提供される。①特定疾患治療研究事業(難病医療費公費負担制度)ルート，②感染症法に基づく届出ルート(5類感染症)，③遺伝子検索(東北大学)・脳脊髄液検査(長崎大学)時の患者情報，④医療機関から各都道府県CJD担当専門医に連絡する地域患者情報ルート，である[4]。年間約300例が検討俎上に上がってくるが，日本を10地域に分割した各地域ブロック担当CJDサーベイランス委員がこれらに対してあらかじめ個別調査を行い，その結果を年2回のCJDサーベイランス委員会で全例検討し，病歴が詳細に検討されて約100例がCJDと診断される。このうち脳神経外科手術歴があるものに対してその手術記録を個別に取り寄せ，硬膜移植が行われていたかを判定している。

国内においてはLyodura™ならびにTutoplast™の2製品が過去に使用されているが，使用した製品が判明している約120例では全例Lyodura™の使用歴が明らかになっている。

表2にはこれまでに判明しているdCJD患者の移植年と発病までの期間(いわゆる潜伏期間)が示されている[5]。1987年(dCJD発症に関する危険機関は1973年~1987年とされている)までの移植年患者にCJDの発症が多いことがわかる。近年のCJDサーベイランスでは34年の潜伏期間をもつ事例も報告されており，まだ収束する気配はない。

脳神経外科手術器械・頭蓋内電極を介したCJD伝播の過去報告例[6]

脳外科手術による感染が強く疑われる例が4例報告されている[7-9]。1950年代のx年12

表2 硬膜移植歴を有するCJD患者の移植年と発病までの期間(2018年2月現在)

移植年	1~10	11	12	13	14	15	16	17	18	19	20	21	22	23	24	25	26	27	28	29	30	不詳	合計
1975																						1	1
76																							
77																							
78											1	1											2
79					1				1														2
1980				1	1																	1	3
81	1			1									1		1								4
82	4			2	1																		8
83	6			1	5	1									1							1	16
84	12	2		4	1	1	2					1	1			2			1	1			28
85	12	1	1	2	2		2					1	1						2				26
86	10	1	2	3	2	4	2			3													31
87	8	1		3	1		2		1			1		1		1						1	22
88	1				1							1											4
89	2																						2
1990								1															1
91	1																						1
92																							
93	1			1							1												3
合計	58	6	4	17	13	9	4	4	3	2	2	5	3	2	3	2	2	3	2	3			154

http://www.jichi.ac.jp/dph/prion/cjdresult20180327.pdf

月にCJD患者の脳外科手術が行われた。同一手術室，おそらく同一器具でx+1年1月に脳外科手術を受けた患者（case 1）[9]が15ヵ月後にCJDを発症し，x+1年1月およびx+1年2月に脳外科手術を受けた患者（case 7）[7]が17ヵ月後にCJDを発症した。x+5年2月の第1例目にCJD患者（case 5）[8]が17ヵ月後にCJDを発症した。1960年代CJD患者の脳外科手術後，おそらく同じ器具で手術を受けた患者が28ヵ月後にCJDを発症した。

頭蓋内電極（深部電極）によるCJD伝播が強く疑われている例は2例報告[10]がある。1970年代のy年9月CJD患者に使用した深部脳波電極（70％アルコール／ホルマリン蒸気で滅菌）を，y年11月にcase 1に，y年12月にcase 2に使用し，case 1は2年後，case 2は1.5年後にCJDを発症した。

CJDインシデント・インシデント調査

これまで本邦ではCJDの二次感染の事例の報告はない。CJD二次感染可能性のある事例をCJDインシデントとよび，平成22年に発足したCJDインシデント委員会において個別対応を行っている。脳神経外科手術に関連したCJD感染可能性事例はCJDインシデント委員会で現地調査を行ったうえ，対応を検討している[11]。CJDインシデント委員会ではインシデント事例フォローアップを協議しているが，平成11年よりCJD発症の国内動向調査を主目的としたCJDサーベイランス委員会とタイアップした活動を行っている。どちらも厚労省研究班によって運営されているが，この研究班はCJD等委員会と連携した活動を行っている。

CJDインシデント事例として調査対象となるのは，図1の(B)(C)(D)にあたるケースである。すなわち，脳神経外科手術後にCJDと判明した，あるいはCJDを発症した患者についての追跡調査であるが，手術器械1セットにつきその後に同じ器械を用いて手術を行った10症例に対して『CJDリスク保有可能性者』として説明を行い，10年間フォローアップするよう指導がなされている。

個別の手術においてどの器械を使用したかを記録しておく（トレーサビリティーの確保）ことも重要である。トレーサビリティー確保にはさまざまな工夫が試みられており，個々の鋼製小物（鉗子・剪刀など）等にバーコードを振るなどの方法もある。現実的には多くの施設ですでに行われているように，各セットに名称をつけることから始めたい。そのうえでセット間の器械の不必要な移動を避ける，患者ごとにどのセットを使用したか，台帳に記録しておくなどを徹底するのが有効である（図2）。

CJDリスク保有可能性者に対する医療機関の当面の対応について，表3に示した。

CJDインシデント事例におけるCJDインシデント委員会の具体的役割は，厚生労働省とともに，事例に関する現地調査行いCJDインシデントが発生した医療機関に対してフォローアップに関する助言を行うことが中心である。CJDインシデントに関するフォローアップはインシデントが発生した医療機関が主体的に行うことに留意されたい。

単回使用製品（SUD）の再滅菌使用について

単回使用製品〔single-use device（SUD），いわゆるディスポーザブル製品〕の院内再滅菌

使用は禁止である。ある医療機器が単回使用製品かどうかを定めるのは製造販売業者である。構造が複雑で完全な洗浄が不可能な器材や，素材が再生処理に耐えられない器材等が単回使用として販売される[12]。これまで行政からさまざまな通知が発せられたが（ 表4 ），平成27年以降，特定機能病院においてSUD再使用が判明したことを受けて平成29年9月21日に「単回使用医療機器の取り扱いの再周知及び医療機器に係る医療安全等の徹底について（医政初0921第3号）」[16]が発せられ注意喚起が徹底されている。これを受け，大阪府立病院機構でも自主的調査が行われており，複数の医療機関でSUD再使用が行われていた実態が明らかとなった[17]。これまで幸い健康被害の報告はない。これらの通知は，製造販売業者による再製造を禁止するものではないものの，医療機関が単独で院内設備を使用した滅菌再使用を禁止するものである。

　感染防止の観点からも，SUD再滅菌使用は推奨できない。仮にCJDインシデント事例においてSUD再滅菌使用を考えた場合，たとえ推奨されている方法により手術器械の洗浄滅菌が行われていたとしても最終的には推奨されている基準を満たしていると判断することはできず，フォローアップの対象とならざるをえないと予測される。平成29年局長通知発出以降にSUD再滅菌使用において患者になんらかの影響が出た場合は，使用者責任を問われるものと考えられる。

おわりに

　1996年3月に英国でvCJD（variant；変異型）が牛海綿状脳症（bovine spongiform encephalopathy：BSE）からの感染の可能性があることが発表された。それ以来，世界中の研究者や行政が力を合わせた結果，vCJDの発症はここ数年ようやく下火になっている。あれほど世間の話題をさらった，そのvCJDの発症数は全世界で2015年5月現在229症例

図2 手術器機のトレーサビリティーの確保の重要性
各手術のたびに，どのセットが使用されたのかを記録しておくことが重要である。インシデント事例では，1セット当たり10名のフォローが求められる。仮に当該インシデント手術で開頭セットAとマイクロセットDの使用が判明している場合は，おおむね20名のフォローアップが求められる。しかし，当該施設に複数セットがあり，しかもどのセットを使用したかが判明しない場合には，フォローアップを要する人数は数十人を超える事態が容易に起こりうる。図の開頭セットBとともに使用したマイクロセットが特定できない場合，それだけで「マイクロセットの数×10人＝30人」のフォローアップが求められる。もっとも，CJD対応滅菌をきちんと行っていれば，現状においてフォローアップの対象とならない。

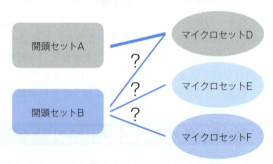

である．これと比較すれば，日本国内におけるdCJD発症が150症例を超えている[14,15]ことがいかに重大なことかが理解される．日本の脳神経外科医療が過去に萎縮することなくさらなる発展を遂げるためにも，脳神経外科領域におけるプリオン病対策は今後とも重要な医療施策のひとつであり，われわれ脳神経外科医にとって重要な視点であり課題である．

（太組一朗，斉藤延人，山田正仁，中村好一，森田明夫）

表3 CJDリスク保有可能性者に関する医療機関の当面の対応について

外科手術に関連したクロイツフェルト・ヤコブ病（CJD）の感染の危険のある患者（以下「リスク保有可能性者」という）について以下の対応をとる．なお，告知およびフォローアップに関する技術的助言は厚生労働科学研究プリオン病のサーベイランスと感染予防に関する調査研究班から受け取ることが可能である．
※リスク保有可能者とは，英国CJDインシデントパネルの例により，CJDを発症した患者に対して発症以前を含め感染力があると思われる期間に行った脳神経外科手術以降に，同一器具を用いた手術を受けた患者のうち，最初の10名程度とする．

1. リスク保有可能性者への主な告知事項
   医療機関よりリスク保有可能性者に対し，精神心理的影響および人権へ十分な配慮うえで以下の事項を説明すること．
   (1) 日常生活等での留意事項
      ・今回受けた手術での通常の感染対策
      ・CJDに感染する危険性
      ・通常の生活で他者へCJDを感染させる危険性はないこと
      ・定期的に（1年に少なくとも1回は）手術を受けた医療機関を受診すること
   (1) 医療機関受診の際の留意事項
      ・脳・脊髄への外科手術を受ける場合はフォローアップをしている脳外科医に相談すること
      ・腹部手術，交通外傷については主治医にリスク保有可能性者であることを伝えること
      ・日常診療については，原則として感染させる危険がないので，リスク保有可能性者であることを申告する必要はないこと
   (1) 献血，臓器提供等の際の留意事項
      ・献血，移植のための臓器・骨髄・角膜等の提供は控えること

2. リスク保有者可能性等のフォローアップ
   (1) リスク保有可能性者
      リスク保有可能性者に対しては，手術を行った日より10年間のフォローアップをすること．リスク保有可能性者に症状の変化などみられなくとも，1年に少なくとも1回は下記事項を定期的に確認し，その結果について厚生労働省健康局疾病対策課へ連絡されたい．なお，フォローのための費用は，基本的な診療と，二次感染によるCJDを疑わせた場合の診断に必要な検査については，医療機関の負担とすること．
      ［確認事項］問診と診察（内科学的，神経学的診察）
      必要に応じて脳波，髄液，MRI検査など
   (1) リスク保有可能性者より以降に脳神経外科手術を受け，告示をしなかった患者CJD患者への手術後に同一器具で脳外科手術を受けた患者で，今回は感染の危険が低いと判断して告示を行わなかった患者についても，後ろ向き調査が可能となるよう，手術を行った日より少なくとも10年間，カルテを保存すること．

表4 SUDの再滅菌使用原則禁止の国内における法的根拠となりうる行政通知等

①平成13年2月14日付医薬局通知（医薬発第1340号）
「『医家向け医療用具添付文書の記載要領』を定めた」上で「本記載要領は，原則としてすべて医家向け医療用具に適用すること」

②同日付医薬局安全対策課長通知（医薬安発第158号）
「単回使用の医療器具については，作成又は改訂の年月日の下に『再使用禁止』を記載するとともに『禁忌・禁止』の項にも記載すること。」

③平成16年2月9日付厚生労働省医政局長通知（医政発第0209003号）
「ペースメーカーや人工弁等の埋め込み型の医療材料については医療安全や感染の防止を担保する観点から，その性能や安全性を十分に保証し得ない場合は再使用しない等の措置をとるなど，医療機関として十分注意されるよう関係者に対する周知徹底をよろしくお願いする」

④単回使用医療機器に関する取り扱いについて（注意喚起）（平成22年8月18日横浜市内医療機関宛て）
医療機器については，添付文書により再使用・再滅菌が禁止されている場合があり，厚生労働省医政局長通知「単回使用医用器具に関する取り扱いについて」（平成16年2月9日医政発第0209003号）においても，単回使用医療機器の適切な使用が求められています。
しかしながら，本市の実施する立入検査等において，これらの医療機器が添付文書のとおりに使用されていない実態が一部の医療機関で確認されています。医療機器を添付文書のとおり使用しない場合，院内感染や医療機器の劣化等による予期せぬ事故が発生する恐れもあるため，各医療機関におかれましては，院内の医療機器について再度点検・確認を行い，添付文書のとおり使用していただけますようお願いいたします。

文献

1) プリオン病及び遅発性ウイルス感染症に関する調査研究班. 2008.
2) 岸田日帯.【プリオン病-up to date】ヒトのプリオン病 洗浄・滅菌法の現状と展望. Clinical Neuroscience 2013; 31: 1041.
3) 浜口毅.【プリオン病-up to date】獲得性（感染性）プリオン病 硬膜移植後Creutzfeldt-Jakob病. Clinical Neuroscience 2013; 31: 1071.
4) 日詰正樹.【プリオン病-up to date】ヒトのプリオン病 わが国のサーベイランス体制. Clinical Neuroscience 2013; 31: 1039.
5) プリオン病のサーベイランスと感染予防に関する調査研究班, 特定疾患治療研究事業による臨床調査個人票等をもとにしたプリオン病のサーベイランス結果. 2013.
6) 山田正仁. プリオン病の二次感染. NEUROINFECTION 2007; 12: 74.
7) Will RG. Evidence for case-to-case transmission of Creutzfeldt-Jakob disease. J Neurol Neurosurg Psychiatry 1982; 45: 235.
8) Foncin JF, Gaches J, Cathala F, et al. Transmission iatrogene interhumaine possible de maladie de Creutzfeldt-Jakob avec atteinte des grains du cervelet (Abstract). Rev Neurol (Paris) 1980; 136: 280.
9) Nevin S, et al. Subacute spongiform encephalopathy--a subacute form of encephalopathy attributable to vascular dysfunction (spongiform cerebral atrophy). Brain 1960; 83: 519.
10) Bernoulli C. Danger of accidental person-to-person transmission of Creutzfeldt-Jakob disease by surgery. Lancet 1977; 1: 478.
11) 齊藤延人, 太組一朗.【プリオン病-up to date】ヒトのプリオン病 インシデント対策と2次感染予防. Clinical Neuroscince 2013; 31: 1044.
12) 齋藤祐平. 単回使用器材の再使用. 医療関連感染 2008; 1: 45.
13) 小林寛伊. シングルユース（単回使用）器材の再滅菌使用に関する調査 2. 病院サプライ 2003; 8: 22.
14) 中村好一.【プリオン病-up to date】ヒトのプリオン病 わが国と世界におけるプリオン病の疫学. Clinical Neuroscience 2013; 31, 1035.
15) Hamaguchi T. Insight into the frequent occurrence of dura mater graft-associated Creutzfeldt-Jakob disease in Japan. J Neurol Neurosurg Psychiatry 2013; 84: 1171.
16) https://www.mhlw.go.jp/file/04-Houdouhappyou-10802000-Iseikyoku-Shidouka/0000095986_1.pdf, accessed on Sep25 2018
17) http://www.opho.jp/news/a5969c5fb0a967de06f6718951918804298bd6dc.pdf, accessed on Sep25, 2018

I 周術期における医療安全

災害時の対策

病院と災害

▶災害の定義と分類

　災害対策基本法[12)]は災害を「暴風，竜巻，豪雨，豪雪，洪水，崖崩れ，土石流，高潮，地震，津波，噴火，地滑りその他の異常な自然現象又は大規模な火事若しくは爆発その他その及ぼす被害の程度においてこれらに類する政令で定める原因により生ずる被害をいう。」と定義している。一般的に災害は「自然災害」と「人為災害」に大別されるが，その原因はさまざまである[9)]（表1）。わが国では自然災害が多く，最近では1995年の阪神淡路大震災，2011年の東日本大震災，2014年御嶽山噴火，2016年熊本地震，2018年西日本豪雨，猛暑による熱中症患者の多発，台風21号，北海道胆振東部地震，等々，毎年日本各地で発生しているといっても過言ではない。また，人為災害としても多種多様な原因があり，最近では各種テロの危険性も指摘されている[6)]。多数傷病者が発生する災害がひとたび生じた際には，病院のみならず，行政や広域にまたがる多くの機関との連携が必要となってくる場合も想定しておかなければならない。

▶病院が対応すべき災害（危機）とは

　平常時の診療と比較して災害時には，病院の医療提供レベルと医療ニーズのバランスが崩れる可能性が想定される。医療提供レベルの低下は，地震・津波・豪雨による河川の氾濫・浸水・土砂災害がもたらす病院設備の被害，あるいは電気・ガス・水道等の供給停止，被災した医療従事者，あるいは交通路の遮断による出勤困難に起因する職員のマンパワー低下などによって生じる可能性があり，他方，医療ニーズの増大＝患者数の増加は，大規

表1 災害の分類

自然災害	水気象学系	台風，洪水，高潮，干ばつ，等
	地質学系	地震，津波，火山噴火，等
	生物学系	感染症（エボラ出血熱，SARS，新型インフルエンザ，等）
人為災害	都市災害	大気汚染，水質汚濁，地盤沈下，火災，等
	産業災害	工場・鉱山・建築現場などの施設災害，労働災害，放射線災害，等
	交通災害	交通事故，飛行機事故，船舶事故，等
	管理災害	設計・計画の杜撰，施工不良，管理不備，等
	環境災害	公害病，原子力事故，原油流出事故，大気汚染，等
	紛争災害	国境紛争，内戦，等
	CBRNE災害	Chemical（化学），Biological（生物），Radiological（放射生物質），Nuclear（核），Explosive（爆発物）

國井 修，編．災害時の公衆衛生，南山堂，2012.[9)]より引用，一部改変

模自然災害でのみならず新型インフルエンザ，列車・航空機事故，NBC災害[18]，テロ等でも生じてくる。このような災害時にも，地域住民に対して医療提供を継続することが求められる病院にとって，さまざまな事態に対応するための事業継続計画（Business Continuity Plan：BCP）の策定が社会的要請となっており，災害拠点病院においては2018年度中のBCP策定が義務化[7]された。

▶一般的なBCPの概念[17]

　一般企業や団体においては，大災害や事故などの被害を受けても，重要業務が中断しないこと，もしくは中断しても可能な限り短期間で再開することが，顧客や取引先の関係者から期待されている。また，自らにとっても大規模な重要業務が中断しないことにより，利用者や顧客の他社・他団体への流出，社会的信頼の低下を防止できるため，大災害や事故発生時における事業継続は，経営層など組織トップの戦略的な課題として位置付けられている。この事業継続に備える計画を「事業継続計画」（BCP）とよび，主にバックアップシステムの確保，災害に即応した要員の確保，迅速な安否確認がその典型として挙げられている。BCPが対象とする大きなリスクとしては，大別して突発的に被害が発生するもの（地震，水害，テロなど）と，段階的かつ長期間に渡り被害が継続するもの（新型インフルエンザを含む感染症，水不足，電力不足など）があるが，リスクの内容により事業継続の考え方は異なるものと思われ，あらゆるリスクに対してもその事業が継続できるように事業継続計画を組織のトップの意思として規定する必要が求められている。

▶病院（特に災害拠点病院）におけるBCPの特異性

　一般企業であれば災害時に一定の事業能力が回復するまでの間，事業を一時停止することも許容される。しかし，病院，特に災害拠点病院は地域におけるライフラインの一つであり，災害時においても継続的に医療を提供することが社会から期待されている。また災害により病院自体が被害を受けたにもかかわらず，発災直後から通常とは比べ物にならない数の傷病者が来院することも想定され，増加した医療需要に対応することも求められることになる。このように通常業務を超えた対応が1ヵ月以上も持続する可能性も考慮して計画を策定する必要がある[14]（ 図1 ）。

▶従来の災害対策マニュアルとBCPの関係[1,3]

　従来の災害対策マニュアルは，発災後の情報収拾から始まり，指揮命令系統・連絡体系を含めた非常体制を組み，具体的に誰が，何をすれば良いかが提示されたもので，主に災害急性期に対応する点にのみ重点がおかれていたことは否定できない。これに対しBCPは，震災のような大きな災害を乗り越えるために，医療機関として必要な事前準備から発災後長期に及ぶ対応がまとめられているものでなければならない。

　すでに例えば震災時対応マニュアルが院内で整備されているのであれば，BCPとの整合性を調整したうえで[5]，BCPの一部としての「震災時急性期対応マニュアル」として活用することが現実的であろう。

病院（主に災害拠点病院）BCPの構成内容の例[3,5,14,17]

▶BCP策定の目的と基本方針

　病院にも被害が生じる可能性のある大規模地震等の大災害時に多くの傷病者を受け入れ，

地域において継続的に医療提供を行うことを目的としてBCPを策定する．基本方針としては，①診療中の患者および職員の安全を確保すること，②病院が保有・管理する施設・設備の保全を図ること，③医療の継続を図ること，④医療の復旧を遂げること，等を掲げる．①および②が初動対応計画（incident management plan：IMP）（発災から72時間）であり，従来の災害対応マニュアルにほぼ相当する．③が狭義の事業継続計画（BCP）（4～7日），④が事業復旧計画（business recovery plan：BRP）（8～30日）に該当し，このように発災直後からおよそ1ヵ月の間の計画，さらに事前準備を包括したものがBCPといえよう（表2）．

▶平常時のBCP管理体制

病院トップ（事業管理者，理事長，院長，等）の下に災害対策委員会を設置し，院内災害対策の推進，訓練の実施，事業継続計画の検討・修正を行う．

図1 災害時の病院におけるBCPの特徴

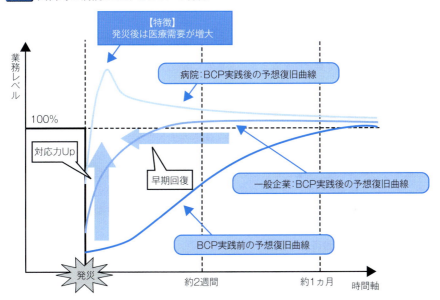

佐々木 勝．病院のBCP 災害時の医療継続のために．新興医学出版社，2014．[14]より引用

表2 BCPの基本的枠組み

広義のBCP		
発災～72時間	発災後4～7日	発災後8～30日
初動対応計画（IMP）	狭義の事業継続計画（BCP）	事業復旧計画（BRP）

IMP：incident management plan，BCP：business continuity plan，
BRP：business recovery plan

佐々木 勝．病院のBCP 災害時の医療継続のために．新興医学出版社，2014．[14]より引用，一部改変

▶災害時における体制

●災害対策本部

　災害発生時には病院トップを本部長，病院幹部を本部員とする災害対策本部を設置するが，災害対策本部設置基準・設置場所はあらかじめ定めておく必要がある。例えば，①地域で震度5弱以上の地震が発生した場合，②病院が直接被害を受ける，またはそのおそれがある災害等が発生した場合，③多数傷病者発生事案（当該災害・事故により20名程度の以上の負傷者が発生し，かつ当該病院に重症・中等症患者が5名以上搬送されることが想定される場合），などである。また，災害対策本部構成員が不在時には，宿日直常勤医師を暫定対策本部長とすることなどの体制もあらかじめ整備しておくべきである。

　災害対策本部の所管事務も定めておかなければならない。例を挙げれば，非常配備態勢への移行・変更・解除の検討，診療継続・縮小・中止の検討，避難実施の検討，トリアージポスト設置・廃止の検討，各関係機関との調整事項の検討（DMAT等の災害医療支援チームの受け入れ，要員・物資の支援要請・患者の外部転送・受け入れ，等），災害対策本部の解散の検討，などである。

●職員参集ルール

　夜間休日等の通常勤務時間外における職員参集基準を定めておく。各病院において設立母体の参集基準があれば整合性を取ることも重要である。参考までに当院の参集基準を例示する（表3）。

●職員および職員家族の安否確認と参集可否の連絡

　災害発生後直ちに，緊急連絡網等を通じて，職員の安否確認を行う手順を定めておく。また職員は自らの被害状況をあらかじめ定めてあるさまざまな手段（携帯電話の災害用伝言サービス，メール等）を利用して報告する。報告内容は，本人および家族の身体的被害状況，家屋等の被害状況，等である。この安否確認は，参集可能職員数の把握に必須の行程であると共に，勤務時間内に発災した場合，職場において非常時優先業務に従事しなければならない職員が安心して職務に専念できるようにするためにもきわめて重要である。

表3　職員参集基準（仙台市立病院）

1号配備 （主に幹部職員）	①市内のいずれかの地点において震度5弱の地震が発生したとき※ ②県内に津波警報が発表されたとき※ ③市内に気象特別警報（暴風特別警報，暴風雪特別警報，大雨特別警報および大雪特別警報），高潮特別警報または波浪特別警報が発表されたとき※ ④市内に大雨，洪水，暴風，大雪等により災害が発生し，拡大が予想されるとき ⑤市内に大規模な火災，爆発その他重大な災害が発生したとき ⑥その他管理者が必要と認めたとき
2号配備 （1号配備職員 ＋α）	①市内のいずれかの地点において震度5強の地震が発生したとき※ ②県内に大津波警報が発表されたとき※ ③市内に大雨，洪水，暴風，大雪等により災害が広範囲で発生し，さらに拡大するおそれがあるとき ④その他管理者が必要と認めたとき
3号配備 （全職員）	①市内のいずれかの地点において震度6弱以上の地震が発生したとき※ ②市内全域に大規模な災害が発生，または全域に拡大が予想されるとき ③その他管理者が必要と認めたとき

※自主的に参集する。それ以外の場合は緊急連絡網により参集を行う。

●広域災害救急医療情報システム(Emergency Medical Information System: EMIS)への入力

もともと多くの自治体には平時の救急医療に関する情報提供を目的として,各都道府県独自のシステムである「救急医療情報システム」が存在していた。これに災害時に共有すべき項目を全国共通のフォーマットとして追加し,厚生労働省管轄のコンピューター(全国2ヵ所)にそれぞれのデータをバックアップさせる工夫により,すべての都道府県でお互いに閲覧可能とした現在のEMISは,インターネット回線を通じて,https://www.wds.emis.go.jp/にある関係者ログインからログインする。EMIS参加機関として,行政機関(医療保健担当部門,健康福祉事務所,保健所など),消防機関と医療機関(災害拠点病院,二次医療機関など)がシステムに登録され,IDやパスワードが与えられている[11]。EMISで共有可能な情報は,厚生労働省や災害派遣医療チーム(Disaster Medical Assistance Team:DMAT)事務局からの情報提供,医療機関などの被災状況の発信,避難所の状況の発信,医療機関等への支援状況のモニター,DMATや医療救護班の活動状況発信とモニター,医療搬送患者情報,等である。

災害発生時には,院内の被害状況等に関する情報を迅速に収集し,EMISに入力するが,入力担当者複数名をあらかじめ順位付けして定めておく。EMISが機能しない場合は,FAX,衛星携帯電話,MCA(multi channel access)無線等を活用して,都道府県保健医療調整本部に被害状況等の報告を行う必要がある。

▶対象とする災害

病院BCPが対象とする災害の範囲は,病院に求められるミッション遂行に悪影響を及ぼすすべての災害に渡るが,実際のBCP策定にあたっては,まず地震等の災害に絞って作業を進めるのが現実的であろう。その他,火災については消防法により消防計画の策定,消防計画に基づく消火,通報および避難の訓練がすでに義務づけられており[15],また2017年に水防法,土砂災害防止法の改正が行われ,洪水による浸水,土砂災害に対する避難確保計画の策定が義務づけられた[4]。これら消防計画や洪水・土砂災害に対する避難確保計画は,初動対応計画としてBCPと整合性をもたせるように整備しておく必要がある。

▶地域の被害想定

各自治体における地域防災計画に基づく地震被害想定から,人的被害(死者数,負傷者数,重傷者数),地域のライフライン等の被害状況を把握しておく。ライフラインの種類としては,電力(供給停止率),上水(供給支障率),下水(管きょ被害率),都市ガス(供給停止率),固定電話・携帯電話(回線通話可能率)等であり,同時にそれぞれの復旧までの予測期間を確認しておくことも必要である。

▶病院施設等の被害想定

病院建物・施設等の被害想定については,前述の地域防災計画に基づく地震被害想定からそれぞれの病院の免震・耐震構造状態を鑑みて設定する。また地域のハザードマップを参考に,液状化の影響,洪水による浸水,土砂災害による病院施設への被害をあらかじめ想定しておくことも必要となる。ライフライン等についても病院の被害状況を想定しておくが,ライフラインの種類としては,電力,重油等燃料,受水槽,医療ガス,食料・飲料水,医薬品,通信設備,エレベーター等であり,それぞれについて地域の被害想定,院内の現状・備蓄状況,院内の停止期間・制約(例:食料・飲料水は入院患者用に3日分の備

蓄はあるが，4日以降は食事提供不可，エレベーター1台は震度によっては自動復旧可能であるが，それ以外は業者点検完了まで使用不可[10])等について確認・記載しておく。

参集可能職員の予測も行っておかなければならない。職員参集率は想定する地震の発生時間にもよるが，未明に発災した熊本地震(午前1時25分)の発災当日の熊本赤十字病院職員参集率51％，3日目80％[8])などを参考に，職員参集数，内訳として医師(外科系，外科系以外)，看護師，コメディカル，事務等について想定しておくことが必要となる。

▶医療需要の推移想定[14,17])

災害時には，時間の経過とともに変化する医療需要に対し，迅速に対応することがもとめられる。主な医療需要として，①発災直後から72時間：倒壊・火災・交通事故等による負傷者等の発生，救助された外傷系の傷病者の搬送，搬入された外傷系患者の治療(クラッシュ症候群，頭部外傷，腹部外傷，胸部体幹外傷，四肢骨骨盤脊椎外傷)，自力で来院する多数の軽傷者，人工透析・人工呼吸器を要する患者等への対応ニーズの増大，②発災後4日～7日：避難者等への巡回診療，③8日～30日：避難者等の慢性疾患，公衆衛生的なニーズの増大，こころのケア，一般診療の再開，等が挙げられる（図2）。

▶来院する重傷者数推定

前述の地域における予測重傷者数を基に，自院に搬送されてくる重傷者数の想定を行うが，この際，地域における病院の数，規模，機能，災害拠点病院か否か，等を考慮のうえ，

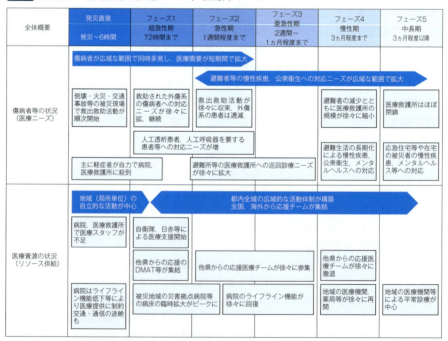

図2 発災後の時間経過と医療ニーズ，医療リソース

東京都福祉保健局．大規模地震発生時における災害拠点病院の事業継続計画(BCP)策定ガイドライン．[17])より引用

搬入が予想される重傷者数を想定する．次に，予想搬入重傷者数を3日間の合計と仮定し，外科系医師1人1日当たり診察可能人数限度を5名とする考え方[16]に基づいて，予想搬入重傷者に対応する必要外科系医師必要数（3日間の延べ人数）を算出する．次に自院の外科系医師数（3日間の延べ人数）と発災後3日間の予測職員参集率から，発災後3日間の外科系医師予測数を計算する．この外科系医師の必要数と予測数から，重傷者に対応する外科系医師の過不足について把握，記載しておく．重傷者に対応する医師数の不足があらかじめ想定されていれば，発災早期にDMATの受入をあらかじめ想定しておく[13]のもBCPの一環である．

▶災害時優先業務の目標開始時間等

ほとんどの災害時優先業務は発災後直ちに開始することが必要である．病院建物・施設の被害状況の確認，職員安否確認・参集状況の把握，また，多数救急患者に対するトリアージポストの設置および軽症・中等症・重症の各エリアにおける医療活動等は発災早期に業務量が著しく増大するが，その後は軽減していくことが予想される．一方，外部からの応援医療チームへの対応，重傷患者受入のための入院患者の転院退院調整，等々は数時間～24時間以降，患者・職員への心理的サポートは72時間以降と推定される．このように種々多方面にわたる災害時優先業務を発災後の時間経過軸（1時間，3時間，24時間，72時間，4～7日，8～30日）に対応して，各々の業務担当部署も含めてあらかじめ整理・呈示しておくことが必要である．

▶必要資源の現状と事業継続上の課題

非常時優先業務を遂行するために必要となる資源，すなわち人（職員の数，スキル），物（物品・資材等），ライフライン（電力，通信回線，上下水道，エレベーター，資材搬送設備），場所（会議室，診察室，等），組織・システム（災害対策本部などの体制，業務運用ルール，等），および業務継続上の課題について，発災後の時間経過軸に対応して，各々の担当部署毎にあらかじめ整理・呈示しておく．また，医療資源供給元の団体等とあらかじめ災害時優先提供協定を締結しておくことも重要である．

▶診療縮小・中止および避難実施の決定

各部署からの情報により，業務遂行に必要な資源が枯渇するおそれがある場合や，想定を超える数の傷病者が搬送される可能性が高まり，残存する医療整備課資源での対応が困難となるおそれがある場合，また施設設備の被害が甚大で診療継続が困難な場合等には，災害対策本部長である病院トップは本部員会議による検討を経たうえで，診療の縮小，中止，入院患者等の非難の実施を決定する手順を定めておく必要があることもBCP策定の重要な点である．決定後は，速やかに診療縮小，中止または避難を実施するとともに，早期の診療再開に向けて必要資源の確保や施設設備の復旧等による病院機能の回復に努めることを記述しておく．

▶事業継続マネジメントの推進

病院が災害時にも医療を継続するためには，災害対策委員会等の院内組織がBCPを管理・改善・運用する事業継続マネジメント（business continuity management：BCM）を推進していく必要がある．そのためにはPDCAサイクルを通じて，BCPおよびその遂行体制の持続的改善に取り組むことが何より重要である．

①計画の策定（PLAN）：BCPで定めた非常時優先業務を確実に実行するため，災害対応の

具体的手順を定めた災害時対応マニュアルの整備・定期的見直しを行う。
②研修と訓練（DO）：病院職員が災害時において的確な行動を取れるよう，継続的に各種訓練・研修を実施する。
③点検と検証（CHECK）：研修や訓練の結果および検討を踏まえ，BCPの点検・検証を行う。
④見直し（ACTION）：③の結果により，BCPの内容を見直す必要が生じた場合，BCPの策定根拠となっている種々の計画（地域防災計画，ハザードマップ等）の修正や災害対策の推進によりBCPの前提条件が変更となった場合には，適宜，BCPの見直しを行う。

▶教育・訓練

BCPは病院全体を対象として策定するものであり，災害時に個々の病院職員の行動を規定する災害対策マニュアルとは性格の異なるものである。そのため，本計画と災害対策マニュアルの両者を活用した教育を日常的に行うことで，災害対応の全体像を職員に周知するよう努めることが必要である。またBCPに記載した業務内容については，訓練等により検証を行う必要があり，自院の被害想定を踏まえた訓練を定期的に行うことが求められている。われわれも2011年の東日本大震災で，少なからぬ病院施設被害のなかで救急医療を継続することができたのも，ひとえに定期的な災害対応訓練を行っていたことに負うところが大きかったと考えている[2]。訓練でできないことが非常時にできるわけではなく，定期的な訓練が何より重要であり，また訓練を通じて明らかになった問題点を解決する方策を常に模索し，BCPの改定につなげていく不断の取り組みが求められている。

手術室における災害時の対応例

災害時に個々の病院職員の行動を規定するのが災害対策マニュアルであると前述したが，ここでは特に手術中に地震が発生した際の手術室にフォーカスを当てて，発災直後および72時間までの対応について述べる。

▶発災直後からの初期対応

a）自分および患者の安全を確保する。
b）手術中止・続行の判断：実施中の手術は速やかに終了することを原則とするが，そのまま完遂するか，中止するかについては，執刀医，看護師，担当麻酔科医師，手術室責任医師と協議して決定する。
c）執刀医：①患者安全確保：患者が手術台から落下するのを防止する。手術用顕微鏡を手術台上から移動する。②手術の続行・中止を看護師，担当麻酔科医師，手術室責任医師と協議して決定する。③閉創準備，④移送準備
d）麻酔科医：①患者安全確保：体位確認，生体モニター確認，気管内チューブ・麻酔器確認，動脈・静脈ライン確認，②執刀医，看護師，担当麻酔科医師，手術室責任医師と協議して，手術の続行・中止を決定する。③バッグバルブマスク準備，移送準備
e）外回り看護師：①患者安全確保：体位確認，生体モニター確認。天井吊りモニター，無影灯，手術用顕微鏡・透視装置・血管撮影装置を手術台上から移動する。点滴台の固定，点滴ラインの確認。ME機器を手術台から離す。②手術室の自動扉を手動に切り替え，扉を開放。③滅菌ドレープを器械出し看護師へ手渡す。④被害状況を確認，

報告。⑤執刀医，担当麻酔科医師，手術室責任医師と協議して，手術の続行・中止を決定する。⑥閉創準備，⑦移送準備

- f）器械出し看護師：①患者安全確保：患者が手術台から落下するのを防止する。手術器械・デバイス等回収，器械台転倒防止。②滅菌ドレープで術野と器械台を覆う。③閉創準備，④移送準備
- g）各病棟への手術中止，続行，または延期の連絡。被害状況の把握および保守点検が終了するまで患者の入室を中止とする。
- h）患者搬送：退室の順番を決定。エレベーター停止の場合に備えて，あらかじめ搬送ルート（階段は可能であれば一方通行），搬送手段，搬送に携わるメンバー（担当医，麻酔科医，看護師，ME等）を定めておく。搬送人員の不足が予想される場合には災害対策本部に必要人員派遣を要請する。また搬送に必要な資機材（酸素ボンベ，モニター等）のリストを作成しておくことも重要である。
- i）各手術室の進行状況を一元的に把握（情報システム停止時にはホワイトボードを活用する）。
- j）手術室内のインフラ（電気，医療ガス，水道，空調，吸引），酸素ボンベ残量，ME機器の確認。手術映像の保存。
- k）災害対策本部へ被害状況等の報告書提出
- l）手術室内の片付けと清掃。経時記録の作成
- m）可能であれば緊急手術対応準備
- n）手術器械滅菌業務が可能か確認
- o）輸血製剤の使用が可能か確認
- p）手術機器，衛生材料，薬品在庫の確認
- q）受け入れ可能な手術術式と数を災害対策本部へ連絡
- r）受け入れる手術の順番を災害対策本部と協議

▶72時間以内の対応

- a）スタッフの休息場所の確保と暫定的勤務体制の構築
- b）故障した機器の修理要請
- c）診療材料の確保
- d）滅菌業務が院内で不可能な場合に，近隣病院での滅菌業務依頼システム構築

▶平時の備え

- a）部門別災害対応マニュアル，アクションカードの整備
- b）手術室に特化した災害訓練，患者搬送訓練
- c）バッテリー・電池駆動式吸引器の導入
- d）蒸気/電気駆動の切替可能な洗浄滅菌装置の導入
- e）物流システム停止時における伝票運用の準備
- f）滅菌業務依頼に関する他病院との相互協定締結
- g）発災後の医療機器修理/点検に関する業界団体との協定締結

おわりに

　最近の自然災害の多発状況や，その後に引き続いた東日本大震災における原発事故，北海道胆振東部地震後のブラックアウトによる大規模停電など，種々の災害によってもたらされる事態はすべての医療機関にとって最早他人事ではありえない．明日自らの病院が被災する可能性のある災害に備えて，地域住民に対し継続的に医療を提供する使命を果たすためにも，病院BCP・各種災害対策マニュアルの策定と定期的な訓練の検証に基づく不断の更新努力が今ほど求められている時代はないと考えている．

（亀山元信，増子大紀）

文献

1) 堀内義仁. 医療機関における「BCPマニュアル」作成の基本. 日本集団災害医学会誌 2015; 20: 179-83.
2) 亀山元信, 庄子 賢, 村田祐二, 他. 2011.3.11 その時当院では. 神経救急 2012; 24: 41-6.
3) 小井戸雄一, 本間正人, 堀内義人, 他. BCPの考え方に基づいた病院災害対応計画作成の手引き. 平成24年度厚生労働科学研究班「東日本大震災における疾病構造と死因に関する研究」報告書, 2005.
https://www.mhlw.go.jp/file/06-Seisakujouhou-10800000.../0000089048.pdf
4) 国土交通省：要配慮者利用施設の管理者等の避難確保計画の作成等の義務化について．
www.mlit.go.jp/common/001189358.pdf
5) 国立大学法人東北大学病院：防災・業務継続計画(略称：病院BCP) 第1版．
www.hosp.tohoku.ac.jp/pc/pdf/bcp.pdf
6) 国際的組織犯罪等・国際テロ対策推進本部. 2020年東京オリンピック競技大会・東京パラリンピック競技大会等を見据えたテロ対策推進要綱．
https://www.kantei.go.jp/jp/singi/sosikihanzai/20171211honbun.pdf
7) 厚生労働省医政局長. 災害拠点病院指定要件の一部改正について. 医政発第33号, 2017.
https://www.mhlw.go.jp/web/t_doc?dataId=00tc2601&dataType=1&pageNo=1
8) 熊本赤十字病院. 熊本赤十字病院の活動記録 大震災の教訓と未来への提言ー. 熊日出版, 熊本, 2017.
9) 國井 修, 編. 災害時の公衆衛生. 南山堂, 東京, 2012.
10) 中川敦寛, 古川 宗, 工藤大介, 他. 災害拠点病院の事業継続の見地からみたエレベーターの現状と課題ー東日本大震災宮城県災害拠点病院調査ー. 日本集団災害医学会誌 2013; 18: 9-17.
11) 中山伸一. 災害時の医療活動 EMIS. 救急医学 2016; 40: 279-87.
12) 災害対策基本法. http://www.bousai.go.jp/taisaku/kihonhou/index.html
13) 佐々木宏之, 山内 聡, 江川新一. 東日本大震災被災地医療機関における「受援計画」に関するアンケート調査報告. 日本集団災害医学会誌 2015; 20: 40-50.
14) 佐々木 勝. 病院のBCP 災害時の医療継続のために. 新興医学出版社, 東京, 2014.
15) 消防法.
http://elaws.e-gov.go.jp/search/elawsSearch/elaws_search/lsg0500/detail?lawId=323AC1000000186&openerCode=1
16) 総務省消防庁 東海地震に係る広域的な地震防災体制のあり方研究会. 東海地震にかかる広域的な地震防災体制のあり方に関する調査検討報告書. 2003.
www.hiroi.iii.u-tokyo.ac.jp/index-iinkai-jishin-bosai-tokai-koiki-hokokusho.pdf
17) 東京都福祉保健局. 大規模地震発生時における災害拠点病院の事業継続計画(BCP)策定ガイドライン.
www.fukushihokenn.metro.tokyo.jp/iryo/kyuukyuu/saigai/zigyoukeizokukeikaku.files/honbunn.pdf
18) 山口芳裕, 中島幹男. NBC災害に備える 発災後, 安全に受け入れるための医療現場マニュアル. 羊土社, 東京, 2018.

II 脳血管障害

II 脳血管障害

脳動脈瘤：くも膜下出血

くも膜下出血(subarachnoid hemorrhage：SAH)の原因として，脳動脈瘤破裂が85％を占める．残りの15％のうち，5％は脳動静脈奇形などの他の疾患によるものであり，10％は原因不明である．SAHの発症率は国別地域差が存在する．日本でのSAHの発症率は欧米より高く，1年間人口10万人あたり約20人である．日本では女性に多く発症し，特に高齢者では女性が多い．SAHにより10～20％の患者は初回出血で死亡し，総死亡率は約10～67％と推定される予後不良な疾患である．脳動脈瘤破裂によるSAHの最大の予後不良因子として，初回出血による脳損傷(primary brain damage)が挙げられる．脳動脈瘤破裂によるSAHの止血機序は，頭蓋内圧が一時的にでも収縮期血圧を超えるまで上昇することで得られる．よって重症例では，脳灌流圧は低く全脳虚血状態となる．これがprimary brain damageに相当するが，このdamage自体を来院後に改善させることは不可能である．来院してから管理することができる予後不良因子として再出血・脳血管攣縮が挙げられる．また，primary brain damage増悪軽減の管理も必要である．

診断のために必要な検査とその意義

▶臨床症状

脳動脈瘤破裂によるSAHでは，髄膜刺激症状・頭蓋内圧亢進症状・脳神経症状・頭蓋外症状に大別される．SAHは，診断の遅れが予後悪化につながるため，迅速で正確な診断が必須である．

●髄膜刺激症状

突然の激しい頭痛で発症するのが典型例である．悪心や嘔吐を伴うことも多い．しかし，2～8％の症例で頭痛を訴えないことがあり注意が必要である[1]．項部硬直は，出血直後には出現せず，数時間から12時間程度経過してから出現する．強い頭痛などに先行して，sentinel headache・minor leak・warning leakとよばれる少量の出血による頭痛があることもあり（図1），片頭痛などと誤診されることが多い．先行する頭痛は，動脈瘤の増大や動脈瘤壁に現局した出血のこともありSAHを伴わないこともある．

●頭蓋内圧亢進症状

一過性のこともあるが，意識障害を伴うことが多い．閉塞性水頭症や脳内血腫などを合併すると意識障害は持続する．脳内出血を合併すると出血部位の巣症状(共同偏視，失語症，片麻痺など)も出現する．テルソン症候群として有名な硝子体出血も急激な頭蓋内亢進症状のひとつである．10％程度のSAHにみられるが，視症状を訴える患者は少ない．これは，発症時意識障害などのためにマスクされていることが関係している．硝子体出血の原因としては，網膜静脈還流が阻害され出血すると考えられている．保存的治療で軽快することが多いが，硝子体切除術を必要とすることがある．現在では，硝子体出血以外の眼球内出

血も含めてテルソン症候群とよばれることもある。

● 脳神経症状

視力視野障害（視神経・視交叉障害）[2]や複視（動眼神経麻痺などによる）などを認めることがある（図2）。

● 頭蓋外症状

SAHに伴う心電図異常（ST低下，QT延長，陰性T波など）はよくみられる。心室性頻拍や心室細動などの致死的不整脈も合併することがある。冠動脈に器質的病変のないたこつぼ型心筋症や神経原性肺水腫（後述）なども認める。

▶ 画像検査

破裂動脈瘤によるSAHの確定診断には，SAHの有無と動脈瘤の存在が必要である。頭部単純CT検査は必須である。臨床的にSAHが疑われる場合でCTにて異常がない場合は，頭部単純MRI検査を行う。以前はCT検査で異常がない場合は腰椎穿刺が行われていたが，痛み刺激などによる再出血の危険性があるのでMRI検査を先行させるべきとの意見もある。

図1 minor leakの症例写真

40歳代の女性で片頭痛の既往あり。今までの頭痛と違った痛みありMRI施行した。FLAIR（A）では明らかな高信号域は認めないが，T2＊（B）にて大脳縦裂に高信号域（矢印）を認めた。MRA（C）にて前大脳動脈遠位部に動脈瘤を認めminor leakの診断でクリッピング術を施行した。

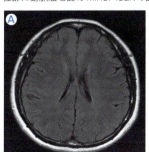
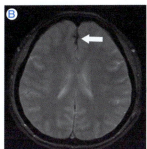
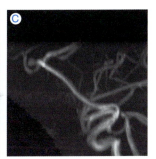

図2 突然の頭痛と右動眼神経麻痺で発症した60歳代の女性

CTでは，明らかなSAH認めず，MRI検査施行した。FLAIR（A）でも明らかなくも膜下出血（SAH）は認めなかった。CISS画像（B）にて右動眼神経に接する動脈瘤を認めた。DSAにて後外側向きの後交通動脈瘤を認めた。動脈瘤増大による頭痛と動眼神経麻痺と診断し治療を行った。

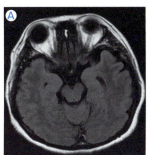
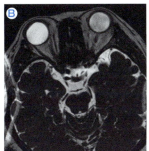
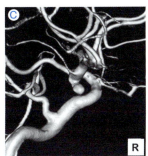

●頭部CT検査（図3, 4）

　動脈瘤破裂48時間以内に，単純CTで95％の症例にSAH所見を認める。CT検査では，SAHの有無はもちろんのこと出血分布から破裂動脈瘤の部位推定や脳内血腫ならびに水頭症の有無の確認が可能である。脳内出血を伴う症例では再出血が多く，重症度も高い。また，CTでは親動脈や動脈瘤の石灰化が確認できる。後交通動脈瘤クリッピング術などでは，内頚動脈の石灰化が高度の場合（図5）は，頭蓋内でのproximal controlが困難なことが予想される。この場合は，頚部での内頚動脈確保が必要になる。前交通動脈瘤による脳内出血を合併するSAH（図3B）などは，CTにてある程度の破裂部位予想が可能であるが，diffuse SAHの場合は困難な症例が多い。椎骨動脈瘤のSAHでは，テント下に多い（図3D）。SAHが少量の場合（図4）には，見落としに注意が必要である。SAHが疑われる場合はMRIを施行してSAHの有無の確認を行う。SAHのCT分類では，Fisher分

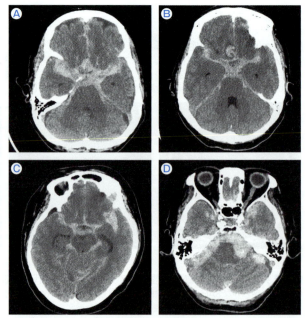

図3　典型的なSAHのCT所見
A：基底槽にいわゆるヒトデ形の高吸収域を認める。
B：前交通動脈瘤破裂のSAH画像。右前頭葉内に脳内血腫を伴うSAHを認める。
C：左中大脳動脈瘤破裂のSAH画像。左シルビウス裂優位のSAHを認める。
D：左後下小脳動脈瘤破裂のSAH画像。左小脳橋角部優位のSAHを認める。

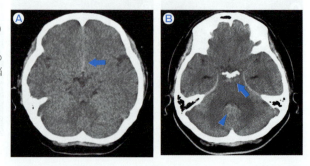

図4　少量SAHのCT所見
A：大脳縦裂に少量のSAH（矢印）を認める。
B：橋前槽に少量のSHAを認める（矢印）。第四脳室にも少量の脳室内血腫（矢頭）を認める。

類[3]（表1）が以前よりよく使用されているが，古い分類方法で現在の高性能CT検査にはそぐわない面もある．この分類方法は，脳血管攣縮発症予測を目的に考えられているが，group 4よりgroup 3のほうが高頻度であることに注意が必要である．また，SAHは急性期の高吸収域から時間経過とともに等吸収域から低吸収域に移行する．

●三次元CTアンギオグラフィー（3DCTA）

単純CTに加えて，造影剤を用いた3DCTAを施行することにより動脈瘤の局在や形態学的な特徴を明らかにすることができる（図6）．最近では3D-CTAのみで，直達手術を行う施設が増加してきている．また，CTAの所見で直達手術と脳血管内治療のどちらを選択をするか決定する施設もある．CTAでは動脈瘤内の血栓化の有無も判別することができる（図7, 8）．さらに3DCT venography（CTV）により静脈情報も入手できる（図6）．しかし，ヨードアレルギーのある症例や腎機能障害がある症例では，検査に注意が必要である．

●腰椎穿刺

CTにてSAHを指摘できない場合で，臨床症状からSAHを強く疑う場合は，腰椎穿刺で血性髄液の有無を確認する．施行前に，頭蓋内に占拠性病変や水頭症のないことを確認

図5 内頚動脈に高度の石灰化を伴う症例
60歳代の女性で突然の頭痛で発症し，単純CTでSAHを認めた．造影CT（**A**）とCTA（**B, C**）にて左後交通動脈瘤（矢頭）とその近傍の内頚動脈に血管壁の石灰化（矢印）を認めた．頭蓋内でproximal controlは困難と判断して，頸部で内頚動脈確保してクリッピングを施行した．術中所見でも内頚動脈は高度の動脈硬化所見を認め，temporary clippingは不可能であった．

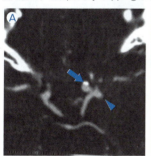 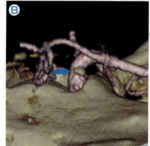 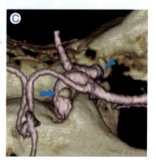

表1 FisherのCT分類

	CT所見
group 1	くも膜下腔に血液が認められない
group 2	びまん性にSAHを認めるが凝血塊はない．または大脳半球間裂，島槽，迂回槽のいずれにも1mm以上の厚さの血腫がみられない
group 3	局所的に凝血塊がある．もしくは大脳半球間裂，島槽，迂回槽のいずれにも1mm以上の厚さの血腫がみられる
group 4	テント上のくも膜下腔に著明な血液を認めないが，脳内出血や脳室内出血がみられるもの

する．また，手技に伴う擬陽性や痛み刺激による再破裂の可能性があり注意する．SAH発症直後は，血性髄液となり，発症後数日するとキサントクロミー髄液を経て，10日から数週間で正常になる．

● 頭部MRI・MRA

T1強調画像やT2強調画像では，急性期のSAHは検出困難であるが，FLAIR（fluid-attenuated inversion recovery）法では，髄液より高信号域となるため検出可能である（図9,10）．少量のSAHや後頭蓋窩病変などの検出にも優れている．また，T2*強調画像も有用である（図1B）．MRアンギオグラフィー（MRA）により出血源である動脈瘤同定にも有用である（図1C）．ヨードアレルギーのある症例では，MRIとMRAのみで手術を施行しなければならないこともある（図11）[4]．

図6 3DCTAとCTヴェノグラフィー（CTV）
CTA（A）にて右内頚動脈瘤を認める．CTV（B：骨なし，C：骨あり）にて脳表の静脈が確認できる．

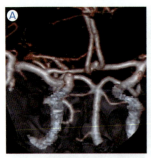
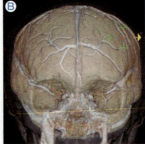
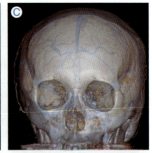

図7 造影CTにて瘤内血栓の有無を確認した症例
40歳代の女性，SAH発症．単純CT（A）にて左シルビウス裂内に大型の動脈瘤を認める．造影CT（B）にて動脈瘤内は均一に造影され血栓化は指摘できない．動脈瘤遠位部にバイパス術を施行して動脈瘤はトラッピング術を施行した（C：術前CTA，D：術後CTA）．

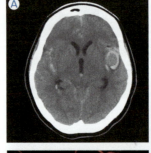
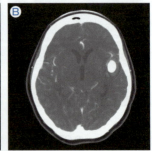
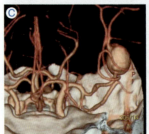
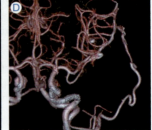

図8 造影CTにて瘤内血栓を認めた症例

単純CT（**A**）にて左側頭葉先端部に大型の動脈瘤を認める。造影CT（**B**）にて動脈瘤内に血栓化による造影欠損を認める。動脈瘤内の血栓除去後にクリッピング術を施行した（**C**：術前CTA，**D**：術後CTA）。

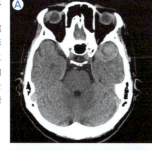
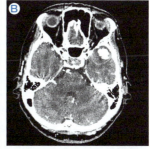
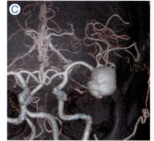
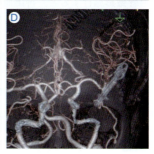

図9 FLAIRにてSAHの確定診断した症例

50歳代の女性。1週間前に強い頭痛あるも経過観察していた。頭痛改善せず来院してCT施行（**A**）し左シルビウス裂内にSAHが疑われた。同日に施行したMRI（**B**）にて確定診断が可能となった。

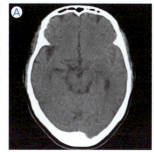
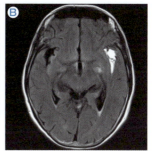

図10 FLAIRにてSAHを認めた症例

T2強調画像（**A**）やT2*画像（**C**）では，明らかな異常を指摘できない。FLAIR画像（**B**）にて右脳溝にSAHを認める。

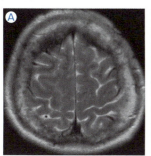
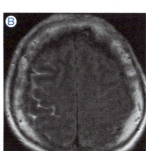
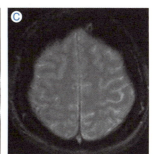

● 脳血管撮影

　脳動脈瘤の検出には，脳血管造影検査として digital subtraction angiography（DSA）が gold standard である．多発動脈瘤のこともあるので両側頸動脈と両側椎骨動脈の検査を行うのが一般的である．また，Matas 試験（図12）や Allcock 試験（図12）を追加することにより側副血行路の評価が可能となる．Matas 試験は，頸動脈撮影時に反対側の頸部頸動脈を用手的に圧迫して前交通動脈を介する血流程度を判断する検査である．一方，Allcock 試験は，椎骨動脈撮影にて左右どちらかの頸部頸動脈を用手的に圧迫することで，後交通動脈を介する血流が期待できるか判断する検査方法である．出血後6時間以内に脳血管撮影施行すると，再出血の危険性が5％程度あるので，軽症例ではDSAの時期も考慮する必要がある．現在DSAは，CTAやMRIに比べて侵襲の高い検査であり，血栓塞栓症の合併症の危険もあるので必須の検査でなくなってきている．まずCTA検査を行い，情報不足な症例や脳血管内治療例は脳血管撮影を行うことが多くなってきた．直達手術においても，通常のクリッピングが困難な大型動脈瘤，穿通枝が関与している動脈瘤，バイパス術併用が必要な症例などでは，脳血管撮影は現在でも必須である．

図11 ヨード剤にてアナフィラキシーショックの既往があるSAH患者
CT（A）にて右シルビウス裂内にSAHを認め，MRAの元画像（B）とMRA（C）にて右中大脳動脈瘤を認める．

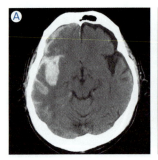
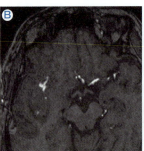
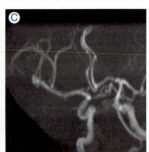

図12 Matas試験とAllcock試験
左総頸動脈正面像（A）では，右中大脳動脈は描出されないが，右総頸動脈用手圧迫（B：右総頸動脈斜位像）にて右中大脳動脈を確認できる．左椎骨動脈撮影（C：側面像）にて左頸部頸動脈を用手圧迫すると後交通動脈を介した左前方循環の血流が確認できる．

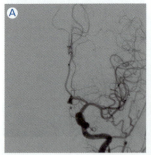
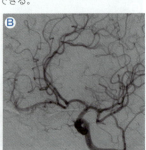
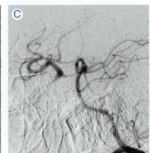

出血源不明SAH(SAH of unknown etiology)

初回DSAで動脈瘤が確認できない場合は，2週間以内に再度血管検査をする必要がある。不明の原因として動脈瘤の血栓化などによりうまく描出できなかった可能性と動脈瘤が出血源ではない2つの可能性がある。血豆状の内頚動脈前壁動脈瘤(後述)では，初回血管撮影で見落とされることがあり注意する[5]。動脈瘤が原因でないSAHで有名な疾患としてperimesencephalic non-aneurysmal SAH(中脳周囲非動脈瘤性くも膜下出血)が知られている。CT上の特徴として中脳周囲のSAHが中心で，50歳代の比較的若い年齢層に多い。再出血や脳血管攣縮の危険性は低い。原因は不明な部分が多いが，拡張静脈，静脈性奇形，脳幹部周囲の小動脈などが考えられており一般的に予後良好である。

検査のための準備と，検査中・検査後の注意点

SAHの再出血は高率に予後を悪化させるので，再出血予防が，SAHを疑う症例では最も重要である。破裂動脈瘤からの再出血は，自然止血されていた破裂部位が，血圧上昇や線溶系の亢進などが原因で破綻して起こる。再破裂の頻度は30％程度とされており，再出血部位は初回より大きくなり状態が悪化する。再破裂が最も多いのは，初回出血後から24時間以内(特に6時間以内)である。再出血の危険因子として，重症例・大型動脈瘤(＞10mm)・来院時高血圧(＞160mmHg)・脳室内出血・高血糖などが知られている。入院後から根治術までの間は，再破裂を防ぐ管理を行うことがとても重要となる。まず第一に患者の意識状態，呼吸・循環動態を評価する。呼吸状態などの全身状態に問題があれば，速やかに対処する必要がある。挿管が必要な症例については，十分な鎮静・鎮痛・降圧を行った後に施行する。バイタルサインが安定している症例では，発症直後は安静を保ち，侵襲的な検査や処置は避けることが望ましい。管理で重要なことは血圧コントロールであり，十分な鎮痛・鎮静を行う。集中治療室や個室に入院させる。

▶血圧コントロール

American Heart Association(AHA)/American Stroke Association(ASA)ガイドラインでは，収縮期血圧を160mmHg未満にすることが提案されているが，日本では降圧目標値の明確な基準はないと思われる。一般的には，意識障害のない軽症例では収縮期血圧120～140mmHg未満が適当であると思われる。降圧薬の静注製剤としては，ニトロプルシド(ニトプロ®)・ニトログリセリン(ミリスロール®)・ニカルジピン(ペルジピン®)・ジルチアゼム(ヘルベッサー®)が使用できる[6]。日本では，ニカルジピン静脈内投与による降圧が一般的である。

- ニカルジピン(ペルジピン® 1A=2mg) 1mgずつ静注して降圧する。降圧不十分のときには，持続投与(3～15mg/時)を行う。

重症例では，頭蓋内が亢進しており脳灌流圧を維持するのが重要であるので，不用意な降圧はかえって脳虚血を引き起こすので注意する。つまり意識障害のある患者に安易な降圧は注意すべきである。

▶鎮痛・鎮静

再出血を防ぐ目的で十分な鎮痛薬・鎮静薬が必要である。静注製剤としては，ジアゼパム(セルシン®，ホリゾン®)・ミダゾラム(ドルミカム®)・ジアゼパム・ペンタゾシン(ソ

セゴン®，ペンタジン®)・ブプレノルフィン(レペタン®)などを用いる[6]。鎮静・鎮痛薬の過使用により意識状態の悪化(再出血や急性水頭症による)がわからなくなるため，必要以上の使用は控えるべきと思われる。また，呼吸抑制による低換気にも注意する。
- 鎮痛薬としてペンタゾシン(ソセゴン®，ペンタジン® 1A=15mg)を15mg静注する。適宜追加する。
- 鎮静薬としてミダゾラム(ドルミカム® 1A=10mg)を5～10mg静注する。適宜追加する。

▶頭蓋圧管理

頭蓋内圧亢進のある場合は，浸透圧利尿薬を投与する。浸透圧利尿薬として濃グリセリン(グリセオール®)・D-マンニトール(マンニットール®，マンニゲン®)を用いる[6]。D-マンニトールは濃グリセリンよりリバウンド現象が起きやすいといわれている。急激な頭蓋内圧変化は，再出血を助長するおそれもある。脳内血腫や急性水頭症の合併がある場合には，血腫除去術や脳室ドレナージ術などの外科的処置が優先される。
- 濃グリセリン(グリセオール®)200～300mLを30～60分かけて1日3～6回点滴静注する。軽度から中程度の頭蓋内圧亢進患者や使用が長期間となる場合に選択する。
- D-マンニトール(マンニットール®，マンニゲン®)150～300mLを急速点滴静注する。D-マンニトール使用は，原則として高度の頭蓋内圧亢進患者に短期間使用する薬剤である。

▶全身管理

重症例では交感神経系緊張(カテコラミンの過剰分泌)による心肺合併症(たこつぼ心筋症・神経原性肺水腫など)にも注意する。SAHによる心電図異常は，多くの場合自然軽快することが多いが，心室性不整脈を呈する場合もある。頭蓋内圧亢進に伴う上部消化管出血予防としてヒスタミンH_2受容体拮抗薬やプロトンポンプ阻害薬を投与する。

● たこつぼ心筋症

重症のSAHでみられ女性に多いとされる。冠動脈に器質的狭窄病変を伴わないのに心電図上で重症心筋虚血所見を呈する。SAH患者で来院時血圧が低い場合はたこつぼ心筋症を疑い経胸壁心エコーを行う。心エコーにて，心尖部の動きが低下している。左室駆出率測定にて心機能評価をする。経時的に自然軽快することが多いが，血圧低下例には治療が必要である。どのような昇圧薬が適切かは，疾患の原因がカテコラミンの過剰分泌のため議論がある。

● 神経原性肺水腫

SAH患者の5～10％に合併する。来院時のSpO_2値の低下がある場合は肺水腫を疑う。肺血管の透過性亢進が原因である。胸部X線写真で肺野全体にすりガラス状陰影を認める(図13)。治療として鎮静後に気管内挿管し呼吸管理(陽圧換気)を行う。ピンク色の泡沫状液体が気管チューブから噴出するのが特徴的である。陽圧換気においては，頭蓋内圧が高いことが多いので，呼気終末陽圧(PEEP)はSpO_2が保てる最低圧とする。心原性肺水腫と異なり，利尿薬の効果は期待できない。神経原性肺水腫も数日の呼吸器管理で軽快することが多い。

重症度判定とそれに基づく治療法選択と治療時期

▶治療適応

患者の重症度，年齢，合併症の有無，手術難度などを総合的に判断して再出血予防手術適応を決定する。若年者の軽症例では，早期の根治術が推奨されることに異論はない。しかし，重症高齢者の治療方針については，施設間での相違がある。年齢は，予後の危険因子であり高齢者ほど予後不良であるが，保存治療の成績は悪い。よって年齢のみでは治療方針を決定することは難しい[7]。

▶重症度判定

SAH患者において治療方針決定のためにも重症度の判定は重要である。一般的には，Hunt & Kosnik分類[8]（表2），世界脳神経外科学会連盟（The World Federation of Neurosurgical Societies：WFNS）分類[9]（表3）の2分類が一般的である。Hunt & Kosnik分類は，最も広く普及している分類であり，手術のリスクを評価するために作成された。意識障害の基準があいまいであるので評価者間での相違が問題になることがある。特に

図13 神経原性肺水腫症例
心拡大のない肺水腫を両側性に認める（A：胸部X線正面像，B，C：胸部CT像）。

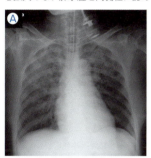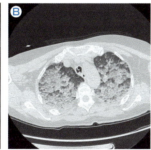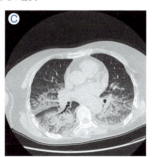

表2 Hunt & Kosnik分類

重症度	基準徴候
Grade 0	未破裂動脈瘤
Grade Ⅰ	意識清明で神経症状のないもの。ごく軽度の頭痛および項部硬直のあるもの
Grade Ⅰa	急性の髄膜または脳症状はないが，固定した神経脱落症状のあるもの
Grade Ⅱ	意識清明で中等度から高度の頭痛，項部硬直はあるが，脳神経麻痺以外の神経症状はない
Grade Ⅲ	傾眠状態，錯乱状態。または，軽度の巣症状を示すもの
Grade Ⅳ	昏迷状態，中等度から重度の片麻痺あり。ときに早期除脳硬直および自立神経障害を伴う
Grade Ⅴ	深昏睡状態で除脳硬直を示し，瀕死の状態のもの

注）下記を認めるときは，Gradeを1つ悪いほうに下げる
　・重度の全身疾患（高血圧・糖尿病・高度動脈硬化・慢性肺疾患）
　・脳血管撮影にて高度の脳血管攣縮がある。

Grade ⅢとⅣにおいて問題となる。WFNS分類では，Glasgow coma scale(GCS)により意識レベルを評価して用いており，客観性に優れ国際的に使用されている。WFNS分類にも，Grade Ⅲになる症例が少ないことやGrade ⅣのGCS幅が大きいことなどの問題が指摘されている。

▶治療法選択（表4）

再出血予防のために直達治療または脳血管内治療を行う。治療方法の選択は，患者の状態（重症度・年齢など）や動脈瘤の特徴（部位・大きさ・形状など）を基に開頭外科治療と脳血管内治療どちらかを選択する。どちらの治療成績も現在では遜色なく治療選択には，施設間での相違が存在する。脳底動脈瘤などは，脳血管内治療が優れるが，中大脳動脈瘤などでは開頭術が一般的である。動脈瘤サイズが3mm以下の小さい動脈瘤は，脳血管内治療は不向きである。頚部の広い動脈瘤は，再発の問題のため脳血管内治療には不向きであるが，急性期の再破裂防止には有効なことがある。開頭外科治療と脳血管内治療のそれぞれの立場から患者と動脈瘤の所見を総合的に判断して治療方法を決定することが推奨されている。

● 直達手術

脳動脈瘤頚部クリッピング術（ネッククリッピング術）が最も再出血・再発予防に優れた方法である。ネッククリッピング術できると完全閉塞率が高く再破裂や再発も少ない。血管内治療の急速な進歩に伴い，クリッピング症例は減少傾向である。このため，より複雑な動脈瘤が直達治療の対象となってきている。ネッククリッピング術が困難な動脈瘤は，親動脈近位部閉塞術（proximal occlusion）や動脈瘤トラッピング術も考慮する。いずれの治療も動脈瘤にかかる血圧を低下させ血栓化を促すことにより再出血を予防する方法である。動脈瘤の部位により親動脈近位部閉塞術で十分な場合と動脈瘤遠位部も閉塞させるトラッピング術が必要な場合がある。また，この閉塞により虚血が危惧される症例では，バイパス術が必要になる。クリッピングや親動脈近位部閉塞術も困難な場合は，動脈瘤被包

表3 WFNS分類

重症度	GCSスコア	主要な局所神経症状 （失語あるいは片麻痺）
Grade Ⅰ	15	なし
Grade Ⅱ	14〜13	なし
Grade Ⅲ	14〜13	あり
Grade Ⅳ	12〜7	不問
Grade Ⅴ	6〜3	不問

注）動眼神経麻痺などの脳神経症状は局所神経症状には含まれない

表4 治療選択の基準

ネッククリッピング術	コイル塞栓術
中大脳動脈瘤	脳底動脈瘤
ワイドネック動脈瘤	傍鞍部内頚動脈瘤
3mm以下の小さな動脈瘤	多発動脈瘤
大型動脈瘤	高齢者
血腫型SAH	全身麻酔困難症例

術が治療オプションとなる。動脈瘤被包術(ラッピング術やコーティング術)は，自己組織または人工物を動脈瘤壁周囲に留置して補強する術式であるが，なにも処置しないより再出血は少なくなるといわれている。クリッピング術では，頭蓋内圧を迅速に減圧できるのも利点である。

● 脳動脈瘤コイル塞栓術

　1990年に臨床応用され，日本では1997年3月より治療開始されている。現時点では，約3〜4割の動脈瘤破裂SAH症例がコイル塞栓術で治療されていると思われるが，今後ますます増加することが予想される。特に，開頭リスクの高い後方循環の動脈瘤や傍鞍部内頸動脈瘤，全身麻酔のリスクが高い患者では，コイル塞栓術が勧められる。未破裂動脈瘤で使用されるステントは，強力な抗血小板療法が必要なためSAHでは基本的に使用できない。コイル塞栓術前後に，必要に応じて脳室ドレーンやスパイナルドレナージを挿入する。コイル塞栓術では，ネッククリッピング術に比べて再治療の可能性は高い。

● 特殊な動脈瘤

・血豆状動脈瘤

　内頸動脈前壁で血管分岐とは関係ない部位に発生する(図14)[5]。Blister-like aneurysmやdorsal aneurysmともよばれ，形態変化しやすく再出血しやすい動脈瘤として知られている。ラッピングしてからクリッピングするwrapclipping法(clipping on wrapping material)やトラッピングしてバイパスする方法などの治療がある[5]。

・解離性動脈瘤

　椎骨動脈瘤に多く，再出血しやすい動脈瘤である(図15)。開頭手術では，トラッピン

図14 血豆状動脈瘤のDSA
左内頸動脈前壁に血豆状の動脈瘤(矢印)を認める(**A**：右内頸動脈撮影正面像，**B**：斜位像，**C**：側面像)。

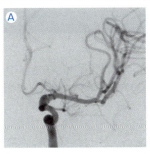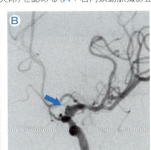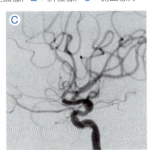

図15 解離性動脈瘤のCTA像
A：右解離性椎骨動脈瘤。
B：左解離性椎骨動脈瘤。

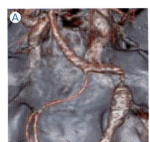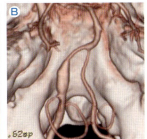

グ術が第一選択となる。遠位部確保が困難な場合は親動脈近位部閉塞術を施行する。後下小脳動脈分岐を含む病変では，後頭動脈を使用したバイパス術も併用する。脳血管内治療では，解離部分を含めて親血管を閉塞するinternal trapping術がある。

▶治療時期

　GradeⅠ～Ⅲの軽症例では，年齢・全身合併症・治療難度が高いなどの制約がない限り，早期（発症72時間以内）に再出血予防治療を行う。比較的重症例（GradeⅣ）では，患者背景や動脈瘤部位などを考慮して外科治療適応の有無について判断する。最重症例（GradeⅤ）は，全脳虚血例などが含まれており手術適応がない症例が多い。しかし，後頭蓋窩病変や水頭症・脳内血腫合併例では，外科的治療により症状の改善が期待できる症例も存在する。また，高浸透圧利尿薬投与などの保存的治療により改善した場合は手術適応となる。よって一概に入院時の重症度のみで外科治療の適応を決めるべきではない。また，重症SAHのほうが再出血しやすいので，積極的外科治療を選択する施設もある。水頭症合併例では，脳室ドレナージ術などを先行させる必要がある。脳内血腫合併例は，直達手術にて血腫除去を追加する必要がある。解離性椎骨動脈瘤では，急性期の再出血が他の動脈瘤より頻度が高いので早期手術のほうが転帰がよいとされる。

　入院時すでに発症後72時間を経過している場合は，治療時期の決定には脳血管攣縮の問題があり一概ではない。脳血管攣縮がない場合は，再破裂防止の治療を優先できるが，ある場合は症例により臨機応変に対応する必要がある。虚血治療のために動脈瘤治療を優先するという考えと，動脈瘤治療による攣縮悪化が起こる可能性を優先する考えの2つがある。なんらかの理由で，再出血予防手術が施行できない場合は，保存的治療にて可及的に再出血予防を行う。保存的治療では，脳血管攣縮の予防とその治療ならびに呼吸循環管理・栄養管理も大切である。

開頭術における術中管理

▶麻酔

　頭蓋内圧の低下を図るため，硬膜切開前にD-マンニトールの急速静注やPaCO₂濃度（30～35mmHgを目安）のコントロールを麻酔科に依頼する。血圧管理は，手術中も破裂率を低下させる目的で降圧を行うことがよいとされるが，過度の降圧は避けるべきとされる。また，親血管の一時遮断時には血圧を高めに維持する必要がある。手術中の低体温の効果については，不明である。

▶アプローチの選択

　前方循環の動脈瘤においては，pterional approachが基本となる。前交通動脈瘤の一部や前大脳動脈遠位部動脈瘤では，interhemispheric approachを用いる。後方循環動脈瘤では，pterional approach・subtemporal approach・lateral suboccipital approachなど部位により選択する。

▶Proximal control

　脳動脈瘤治療においてproximal controlは必須の手術手技である。大型の内頚動脈瘤や後交通動脈瘤で頭蓋内内頚動脈に高度の石灰化がある症例では，頚部での内頚動脈確保が必要となる（図5）。

▶Temporary clipping

　この手技の施行には議論のあるところであるが，周囲血管の剥離やクリップのslip inまたはoutを防ぐ方法として重要である。瘤壁の緊張を減弱できることは，premature ruptureの予防にも重要である。Temporary clippingの許容時間は，部位や側副血行路の有無によっても違いがありさまざまである。Temporary clippingを行うときに注意すべきことは，1回の遮断は3〜5分以内の閉塞にとどめる，繰り返して閉塞するときは閉塞していた時間以上の間隔をあける，穿通枝が分枝している部位の閉塞はしない，運動誘発電位（motor evoked potential：MEP）・感覚誘発電位（somatosenosry evoked potential：SEP）モニタリング下で行うことなどが挙げられる。また，特に重症例や高齢者では遮断時間に注意する。

▶穿通枝温存

　穿通枝梗塞の原因として，クリッピング操作によるもの，temporary clippingに伴うもの，脳ベラによる圧迫によるもの，穿通枝の直接損傷が考えられる。最も多いのは，クリッピング操作によるものとされている。

▶クリッピング方法

　動脈瘤をクリッピングする方向として，大きく2つの方向からのアプローチがある。分岐血管と平行のクリッピングと直交するクリッピングである（図16）[10]。平行のクリッピングでは，頚部に沿った残存（broad-based remnant）を一側もしくは両側に認めることが多い（図16）。分岐血管と直交するようなクリッピングではdog-ear remnantを認めることが多い。この残存部分からの再増大率は，broad-based remnantのほうが高いことが報告されている[11]。

▶術中破裂

　破裂動脈瘤であるので，手術中にいつでも起こる可能性がある。術中破裂率は8〜20％と報告によりさまざまである。動脈瘤剥離前にproximal controlを済ませておくことが基本である。破裂時にはtemporary clippingが行えるように，太い吸引管で出血をコントロールする。出血点が確認できて，body clippingが可能な場合はクリッピングを行う。動脈瘤が剥離できていない場合は，局所の圧迫止血を試みる。綿片で止血が困難な場合は，フィブリノゲン液（A液）を塗布したサージセル®を出血部位に当て，その上から綿片を置き圧迫止血を試みる。この止血操作で，一見コントロールが可能にみえていても出血が術野の奥で進んでおり，大きな脳内出血や急激な脳腫脹を惹起することがある。局所の止血を得たうえで，出血部位は操作せずにクリップできるまで剥離する。最近では吸収性局所止血

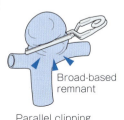 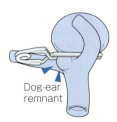

図16　Parallel clippingとperpendicular clipping

Broad-based remnant　　Dog-ear remnant
Parallel clipping　　Perpendicular clipping

材フロシールの局所塗布の効果も知られている．アデノシンの静注により短時間の血流停止（心停止）が有効であったとの報告もある[12]．

▶術中血流検査

ドップラー血流計とインドシアニングリーン（ICG）蛍光血管撮影は直達手術においては必須の検査である．蛍光物質であるICGを静脈内投与し専用のフィルターで観察すると血流の有無を視覚的に観察することが可能である．この方法にて親血管や穿通枝などの血流確認が可能となった．

▶電気生理モニタリング

動脈瘤の部位・大きさによって，MEP・SEP・視覚誘発電位（visual evoked potential：VEP）を考慮する．特に，前脈絡叢動脈瘤やtemporary occlusionを有する症例では，必要である．

▶術中血管撮影

現在ハイブリッド手術室が普及してきており，術中DSAが以前より簡便に可能となってきている．複雑な形状の動脈瘤や大型の内頚動脈瘤などでは，incomplete clippingやparent artery stenosisの発見に有用である．ICGでは確認できない，術野の腹側などの確認に特に有用である．また，バイパス術などを併用する場合は，distributionも確認可能となる．

▶脳槽ドレナージ留置

遅発性脳血管攣縮の発症予防として，開頭クリッピング術時に留置して脳槽内血腫を可及的速やかに除去することが推奨されている．長期留置による感染の問題があるが，予防的な抗生物質使用には議論がある．

脳血管内手術における術中管理

▶抗血小板薬

未破裂動脈瘤では術前から抗血小板薬を全例で用いているのに対して，破裂動脈瘤に関しては施設間でさまざまである．

▶抗凝固薬

破裂動脈瘤治療においても原則として全身ヘパリン化する．Activated clotting time（ACT）をコントロール値の2倍もしくは200秒以上にコントロールする．ヘパリン開始時期や手術終了後のリバースに関しては，施設によりさまざまである．

▶コイル塞栓術のプラニング

患者の年齢・状態ならびに動脈瘤の形状を考慮した戦術を決定する．具体的には，破裂部位を中心に塞栓して再出血を防止するのか完全塞栓術を目的にする2つの方法がある．

▶補助デバイスの使用

破裂急性期でのステント使用は合併所の危険があり避けるべきである．しかし，どうしても使用しなければならないときは，抗血小板薬を使用して用いる．

▶術中破裂

コイル塞栓術の術中破裂時は，降圧して硫酸プロタミンでヘパリンの効果をリバースする．硫酸プロタミン量は，使用したヘパリン量や使用した時間によって変化する．基本的

には，ヘパリン1mL（1,000単位）に対して同量（1mL）のプロタミンを使用する。

▶虚血合併症
破裂急性期の脳血管内治療後にMRIを施行すると小さな虚血巣が散見されるが，治療を要するような病変は少ない。

▶血小板減少症
ヘパリン使用による血小板減少症が起こることがある。

▶腰椎ドレナージ
コイル塞栓術後の腰椎ドレナージ術は，脳血管攣縮頻度軽減や転帰改善に有効とされている。

術後管理

▶頭蓋内圧管理
脳灌流圧（cerebral perfusion pressure：CPP）は，平均血圧から頭蓋内圧を引いた値であり，低ければ脳血流は減少する。このため，CPPの維持が重要である。低血圧がなければ，頭蓋内圧を低く管理する。ドレナージで髄液排出や高浸透圧利尿薬の使用などが考えられる。保存的治療にて頭蓋内圧がコントロールできない場合は，外（内）減圧手術を考慮する。

▶呼吸管理
血中酸素分圧が下がれば，脳虚血を惹起する。酸素分圧は，100mmHg以上を目安とする。二酸化炭素分圧は35～40mmHgを目標として呼吸管理する。

▶水分・電解質管理
循環血液量・血清ナトリウム値を正常範囲内に保つ。脱水に注意する。中枢性塩類喪失症候群（cerebral salt wasting syndrome：CSWS）や抗利尿ホルモン分泌異常症候群（syndrome of inappropriate secretion of antidiuretic hormone：SIADH）（表5）を合併して低ナトリウム血症となることが多く注意する（治療についてはp.716「低ナトリウム血症

表5 CSWSとSIADH

	CSWS	SIADH
循環血液量	低下	上昇
Naバランス	負	症例によりさまざま
脱水症状	有	無
体重	減少	不変～増加
中心静脈圧	低下	正常～上昇
血清浸透圧	低下～正常	低下
ヘマトクリット値	上昇	低下
尿中Na排泄量	上昇	上昇
ホルモン値	ANP上昇，BNP上昇	ADH上昇

ANP：atrial natriuretic peptide
BNP：brain natriuretic peptide
ADH：antidiuretic hormone

の治療」参照）。特にCSWSが原因のことが多いとされる。この機序として脳性ナトリウム利尿ペプチド（human brain natriuretic peptide：BNP）の異常が一因とされている。この病態は，腎臓からのナトリウムならびに水分の過剰排泄をきたし，低張性脱水と低ナトリウム血症を惹起する。CSWSは，脱水を伴うため脳虚血を悪化させる危険性がある。SAH後に低マグネシウム血症が起こることも知られており，脳血管攣縮の原因の一つとされている。

▶栄養管理

低栄養にならないように管理する。経口摂取が困難な症例は，早期に経過栄養を考慮する。

▶深部静脈血栓症予防

可能なかぎり早期離床を進める。Dダイマーなども適宜チェックし，深部静脈血栓症に注意する。

治療効果の判定検査：画像検査

術直後に頭部CTは必ず施行し，再出血の有無や水頭症の有無のチェックを行う。術翌日にも検査を行い，出血・虚血病変の合併がないかを確認する。神経症状が変化ない場合は，発症後1週間を目安にCT検査を施行する。また2週間以内にMRIまたは3DCTAを行い，血管攣縮の有無を確認する。必要に応じてDSA検査も考慮する。

合併症の予防，診断，処置

▶遅発性脳血管攣縮

脳血管攣縮には，動脈瘤破裂直後（48時間以内）に生じる早期攣縮と遅発性（第4病日～第14病日程度）に発生する遅発性攣縮がある（図17）。臨床上問題となるのは，遅発性血管攣縮であり主要血管の可逆性狭窄病態である。発症機序については不明な点が多いが，SAH溶血によるヘモグロビン分解産物が主原因であるとされており血管内皮障害や血管平滑筋収縮を惹起する。他に頭蓋内圧亢進・炎症・電解質異常など多因子の関与も考えられている。可逆的な血管収縮であるが，脳梗塞を合併して後遺することも少なくない。現在でも根治的治療方法は確立されていないので，SAHの重大な予後不良因子である。

● 評価方法

血管攣縮を予防するためには，神経学的悪化の早期発見に加えて，ベッドサイドでは経頭蓋超音波的ドップラー検査（transcranial Doppler：TCD）を行う。発症後より連日の中大脳動脈血流測定が攣縮の早期発見に有用である。中大脳動脈水平部の血流速度が120～150cm/秒以上の場合，または1日に50cm/秒以上の増加があった場合は，高度の攣縮発生を疑う。攣縮が疑われ場合には，MRIにて虚血の有無やMRAにて攣縮の有無の確認を行う。最近では造影剤を使用しない脳パフュージョン検査（arterial spin labeling：ASL）が普及して短時間で行えるようになってきたので有用である。3D-CTAも有用であるが造影剤使用しなければならないことがデメリットである。症候性の攣縮出現時には，脳血管撮影を行い，必要に応じて脳血管内治療も考慮する。

- ●治療方法
  - ・予防治療

　貧血の有無や脱水に注意して管理する。脳血管攣縮に対する全身投与の薬物療法としては，Rhoキナーゼ阻害薬（塩酸ファスジル；エリル®）やトロンボキサンA_2合成酵素阻害薬（オザグレルナトリウム；キサンボン®，カタクロット®）の有効性が知られている[6]。いずれも手術後早期に開始し2週間続けることが望ましいが，頭蓋内出血合併症に注意する。遅発性血管攣縮発症前の循環血液量増加（hypervolemia），血液希釈（hemodilution），人為的高血圧（hypertension）を組み合わせたトリプルH療法が行われていたが，最近は推奨されていない。抗血小板薬のシロスタゾール（プレタール®）内服治療やフリーラジカルスカベンジャーのエダラボン静注療法も有効との報告がある。血管拡張作用があるマグネシウムは，静脈内投与では効果が認められなかったが，髄腔内投与では有効性が示されている[13]。スタチン内服に関しての効果は不明である。

  - ・塩酸ファスジル（エリル®）を1回30mg，1日3回，30分で点滴静注する。根治術後から2週間投与する。

  - ・症候性攣縮治療

　点滴治療が無効な場合は，血管内より塩酸ファスジルの選択的動注療法や経皮的血管形成術を考慮する。血管形成術は，血管解離などの合併症に注意が必要である。動注療法として塩酸パパベリンによる血管拡張作用の有効性が報告されている。しかし，効果時間が短いことなどが問題である。

  - ・塩酸ファスジル（エリル®）30mg（1A）を生食20mLに溶解して10〜20分かけてゆっくり動脈内注入する（適応外）。

図17 遅発性脳血管攣縮の画像所見

3DCTA（A）にて上向きの前交通動脈瘤を認める。Day 3にてコイル塞栓術を施行した。塞栓時すでに両側A2に攣縮を認める（B）。Day 7になり意識レベル低下あり血管撮影施行。両側前大脳動脈と左中大脳動脈に高度の血管攣縮（C）を認める。Day 21に行った血管撮影では，血管攣縮は消失している（D）。

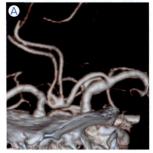
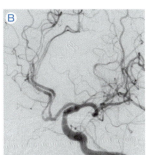
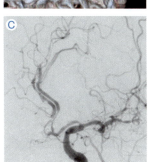
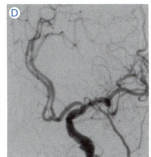

副作用として，脳出血・血圧低下・痙攣などがある。

▶正常圧水頭症

慢性期の合併症として水頭症が挙げられる（図18）。SAHの10～40％程度の頻度で発症し神経症状（意識障害遷延，痴呆，歩行障害，失禁など）を呈する。髄液吸収障害により水頭症を生じる。水頭症が疑われる場合は，髄液排除テスト（tap test）を行う。腰椎穿刺にて30mLの髄液は排液して臨床症状の改善があるかを確認する。治療方法として脳室腹腔シャント・腰椎腹腔シャントなどを行う。

▶動脈瘤の再発

ネッククリッピング術が施行された症例での再発は短期間では問題となることは少ない。一方，コイル塞栓術後は時間経過とともにcoil massがcompactionして，動脈瘤の再発や増大が出現することがある。頭部単純X線写真でcoil massの変形がないことやMRA・DSAなどで適宜評価する必要がある（図19）。

退院後の指導

退院後も定期的に診察し，水頭症の出現に注意する。未処置の未破裂動脈瘤がある場合には，治療適応の検討と1年毎のMRI検査などを考慮する。コイル塞栓術を施行した症例では，定期的な頭部単純X線撮影にてcoil compactionの有無の確認も必要である。必要

図18 正常圧水頭症のCT
発症時CT（**A**）と1.5ヵ月後のCT（**B**）。

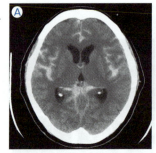
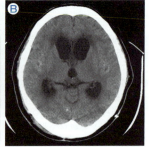

図19 coil compaction症例（**A**）とクリッピング後再発症例（**B**）
A：左内頚動脈瘤2ヵ所のコイル塞栓後のcompactionを認める。
B：右内頚動脈瘤クリッピング後の再発を認める。

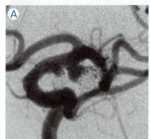
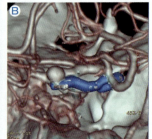

に応じてDSAも行う．ネッククリッピングした症例でも再発することもありうるので，定期的な画像検査を施行する（図19）．新生動脈瘤の頻度は低いが[14]，患者によく説明しておく．生活指導（禁煙・節酒など）も重要である．

（堀内哲吉）

文献

1) Naganuma M, Fujioka S, Inatomi Y, et al. Clinical characteristics of subarachnoid hemorrhage with or without headache. J Stroke Cerebrovasc Dis 2008; 17: 334-9.
2) Horiuchi T, Yamamoto Y, Kuroiwa M, et al. Pontine infarction caused by medial branch injury of the basilar artery as a rare complication of cisternal drain placement: Case report. J Clin Neurosci 2012; 19: 592-3.
3) Fisher CM, Kistler JP, Davis JM. Relation of cerebral vasospasm to subarcnoid hemorrhage visualized by computerized tomographic scanning. Neurosurgery 1980; 6: 1-9.
4) 堤 圭治，堀内哲吉，本郷一博．造影剤アレルギーを有する脳血管障害患者に対する直達手術．脳卒中の外科 2017; 45: 115-20.
5) Horiuchi T, Kusano Y, Yako T, et al. Ruptured anterior paraclinoid aneurysms. Neurosurg Rev 2011; 34: 49-55.
6) 堀内哲吉，本郷一博．くも膜下出血治療薬．日本脳神経外科救急学 編．すぐに役立つ脳神経外科救急ハンドブック 改訂2版．メディカ出版，大阪，2015, p310-3.
7) Horiuchi T, Tanaka Y, Hongo K. Surgical treatment for aneurysmal subarachnoid hemorrhage in the 8th and 9th decades of life. Neurosurgery 2005; 56: 469-75.
8) Hunt WE, Kosnik EJ. Timing and perioperative care in intracranial aneurysm surgery. Clin Neurosurg 1974; 21: 79-89.
9) Report of World Federation of Neurological Surgeons Committee on a Universal Subarachnoid Hemorrhage Grading Scale. J Neurosurg 1988; 68: 985-6.
10) 堀内哲吉．第Ⅱ章 クリッピング術におけるモニタリングと基本手技，4 クリップの選択と基本手技．木内博之 編．プライム脳神経外科シリーズ 第1巻 脳動脈瘤．三輪書店，東京，2017, p42-7.
11) David CA, Vishteh AG, Spetzler RF, et al. Late angiographic follow-up review of surgically treated aneurysms. J Neurosurg 1999; 91: 396-401.
12) Bendok BR, Gupta DK, Rahme RJ, et al. Adenosine for temporary flow arrest during intracranial aneurysm surgery: a single-center retrospective review. Neurosurgery 2011; 69: 815-20.
13) Mori K, Yamamoto T, Nakao Y. Initial clinical experience of vasodilatory effect of intra-cisternal infusion of magnesium sulfate for the treatment of cerebral vasospasm after aneurysmal subarachnoid hemorrhage. Neurol Med Chir (Tokyo) 2009; 49: 139-44.
14) Rahmah NN, Horiuchi T, Kusano Y, et al. De novo aneurysm: case reports and literature review. Neurosurgery 2011; 69: E761-7.

II 脳血管障害

脳動脈瘤：未破裂

はじめに

　未破裂脳動脈瘤は成人の約3％に認められる頻度の高い疾患である。破裂をきたすと前項にまとめられるくも膜下出血をきたすので，破裂の危険性が高いと思われる症例では予防的治療が勧められる。本項では，未破裂脳動脈瘤の治療適応に関する注意点，治療をする場合の注意点についてまとめる。

未破裂脳動脈瘤の治療適応

　一般に未破裂脳動脈瘤の治療適応は，
1）動脈瘤の破裂リスク（健康寿命予後に応じて10〜20年単位）
2）治療の合併症リスク
3）患者の人生観，健康度
などに鑑みて決定される。

　1）の破裂のリスクに関しては日本人においては，UCAS Japan（Unruptured Cerebral Aneurysm Study of Japan）および富成らがまとめたリスクスコアが参考になる[1]。 表1 に，富成らのUCAS Japanリスクスコアを示す。最も重要な因子は大きさであり，ついで部位，その他は高齢（70歳以上），女性，高血圧，ブレブを有することなどが因子となる。
　しかしこれはあくまでも統計上導き出した数値であり，個別の症例の状況，経時的変化もきわめて重要な判断因子としなければならない。
　同様な破裂スコアであるPHASES（Population, Hypertension, Age, Size, Earlier SAH, Site）も世界的には頻用され[2]，またそれに類似した拡大を予測するELAPSS（Earlier subarachnoid hemorrhage, Location of aneurysm, Age, Population, Size, and Shape）も重要な予測モデルである（ 表2 ）[3]。ELAPSSが5点以上の症例では年間拡大リスクが2％以上あるため，経過観察する場合には，より慎重な観察が推奨される。
　2）治療の合併症のリスクに関しては，治療結果は施設の経験数や治療選択によってもかなり異なるので，一概にスコア化することは難しいが，一般にサイズ，部位，年齢，高血圧や糖尿病の合併，多発瘤の同時治療，また施設の治療数などが影響する因子といわれている。開頭クリッピング手術と血管内コイル塞栓術では，おのずと治療のリスク因子が異なってくる。日本では一般に開頭術の予後は施設治療数にはさほど影響しないといわれているが，血管内治療に関しては施設の症例数が多いほうが成績が良い傾向があるとされる。また血管内治療は年齢やサイズ（巨大，大型を除く），部位などの因子はあまり予後に影響せず，むしろneckの広さや動脈瘤と母血管の解剖学的配置に影響されることが多い。特に血管内治療では小型の脳動脈瘤には向いていないとされている。

治療リスクと破裂リスクの比較に関しては各施設の経験を元に論じるのが適切であろう。
　例えば5％以下の永続的合併症で治療できる動脈瘤，5～10％，10％以上の永続的治療合併症の可能性のある動脈瘤の範疇をおおよそまとめておくと良い。
　3）患者の人生観や健康度は，最終的には最も重要な治療適応判断の要素ではないかと考えられる。どんなに小さな動脈瘤でもみつかれば心配であるし，破裂する可能性もゼロではない。100％危険性を排除するためには，小さな動脈瘤でも治療を選択する場合もあるだろう。健康度は特に高齢者の破裂リスクの高そうにみえる脳動脈瘤の治療を考える際に

表1 UCAS Japanリスクスコア

A：UCAS破裂予測スコア

因子	内訳	スコア
年齢(years)	<70	0
	70≦	1
性別	男性	0
	女性	1
高血圧	No	0
	Yes	1
大きさ(mm)	3≦大きさ<7	0
	7≦大きさ<10	2
	10≦大きさ<20	5
	20≦大きさ	8
部位	内頚動脈	0
	前大脳動脈，椎骨動脈	1
	中大脳動脈，脳底動脈	2
	前交通動脈，内頚動脈内頚動脈−後交通動脈	3
ブレブ	なし	0
	あり	1

B：UCAS破裂予測モデル

スコア合計	3年間破裂率（95％信頼区間）	危険グレード
0	0.2[0.2～0.3]	I（<1％）
1	0.4[0.2～0.7]	I（<1％）
2	0.6[0.2～1.5]	I（<1％）
3	0.9[0.2～2.4]	I（<1％）
4	1.4[0.5～3.8]	II（1 to 3％）
5	2.3[0.8～6.3]	II（1 to 3％）
6	3.7[1.3～10]	III（3 to 9％）
7	5.7[2.1～16]	III（3 to 9％）
8	7.6[2.7～21]	III（3 to 9％）
9≦	17[6.4～40]	IV（>9％）

Tominari S, et al. Ann Neurol 2015; 77 (6): 1050-9.[1]より引用

表2 ELAPSSスコア

リスク	点数
くも膜下出血の既往	なし：0　あり：1
部位	ICA/ACA/ACOM：0，MCA：3，PCOM/VB：5
年齢	<60：0，60以上，5歳毎に1点
人種	フィンランド：7，日本人：1，その他：0
サイズ	<3mm：0，3～5：4，5～7，7～10：13，10～：22
形状	整：0，不整形：1

ELAPSS score	3年拡大率（95％CI）
<5	5.0（3.1～7.4）
5～9	7.8（5.9～10.0）
10～14	11.7（9.0～14.9）
15～19	17.5（13.0～22.7）
20～24	25.8（17.3～36.3）
≧25	42.7（33.5～53.3）

Backes D, et al. Neurology 2017; 88 (17): 1600-6.[3]より引用

十分な検討が必要となる。治療は手術だけが治療ではなく，家に歩いて帰るまでが治療である。術前，術後の配慮が足りなければ，フレイル（frail）の患者であれば，病床に3〜7日間横たわっているだけで，回復は非常に難しくなることを念頭におかなければならない。

日本脳ドック学会ガイドラインによれば未破裂脳動脈瘤の対応は 表3 のような推奨となる。

一方で日本の医師も評価者に含めた未破裂脳動脈瘤治療選択スコア（ 表4 ）という報告もされている[4]。これは39名の脳血管外科医，脳血管内治療医が患者や動脈瘤のリスクを総合して積極的治療を勧めるか保存的治療を勧めるかを，リスクに重み付けをして作成したものである。またこのスコアを30名の外部パネルにも使ってもらい，推奨度はかなり近いものになることが示されている。

未破裂脳動脈瘤の治療

▶治療選択

脳動脈瘤の治療には大きく分けて開頭手術と血管内治療がある。現時点で未破裂脳動脈

表3 未破裂脳動脈瘤の対応・推奨

1. 未破裂脳動脈瘤は30歳以上の成人に比較的高頻度（3％強）に発見される。特に高血圧患者，喫煙患者，脳卒中の家族歴を有する患者では注意を要する。
2. 非侵襲的診断法（MRAや3D-CTA）による正診率は90％弱である。特に小型の瘤，前交通，内頚動脈—後交通動脈部では正診率は低い傾向にある。治療を計画する場合には，カテーテル法の脳血管撮影を追加するなど慎重な画像評価を要する。
3. 未破裂脳動脈瘤診断により患者がうつ症状・不安をきたすことがあるため，インフォームドコンセントに際してはこの点への配慮が重要である。うつ症状や不安が強度の場合はカウンセリングを推奨する。
4. 患者および医師のリスクコミュニケーションがうまく構築できない場合，他医師または他施設によるセカンドオピニオンが推奨される。
5. 未破裂脳動脈瘤の自然歴（破裂リスク）から考察すれば，下記の特徴を有する病変はより破裂の危険性の高い群に属し，治療等を含めた慎重な検討をすることが推奨される。
   ①大きさ5〜7mm以上の未破裂脳動脈瘤
   ②上記未満であっても，
   　A）症候性の脳動脈瘤，くも膜下出血の既往のあるもの
   　B）前交通動脈，内頚動脈—後交通動脈部，および椎骨脳底動脈などの部位に存在する脳動脈瘤
   　C）Aspect（dome/neck）比が大きい・Size比（母血管に対する動脈瘤サイズの比）の大きい瘤，不整形・ブレブを有するなどの形態的特徴をもつ脳動脈瘤
6. 日本人の未破裂脳動脈瘤の破裂リスク評価にはUCAS Japanのデータから構築された3年間の破裂リスク予測スコアを用いることが推奨される。
7. 開頭手術や血管内治療などの外科的治療を行わず経過観察する場合は，喫煙・大量の飲酒をさけ，高血圧を治療する。経過観察する場合は半年から1年毎の画像による経過観察を行うことが推奨される。
8. 脳動脈瘤の破裂率は発見から比較的早期に高いことが示されている。大型や多発瘤は拡大することも多く，経過観察する場合には，早期に経過観察を一度行うことが推奨される。
9. 経過観察にて瘤の拡大や変形，症状の変化が明らかとなった場合，治療に関して再度評価を行うことが推奨される。
10. 未破裂脳動脈瘤を有する患者はもともとさまざまな心血管リスクを有しており，死因もくも膜下出血よりも他疾患によるものが多い。まず全身の健康を保つことが重要である。

表4 未破裂脳動脈瘤治療選択スコア

分類	項目	因子	治療推奨スコア	保存治療推奨スコア
患者要素	年齢(single)	＜40 years	4	
		40-60 years	3	
		61-70 years	2	
		71-80 years	1	
		＞80 years	0	
	破裂関連リスク(multiple)	他動脈瘤からのSAH	4	
		脳動脈瘤，SAH家族歴	3	
		現在喫煙	3	
		日本人，フィンランド人，イヌイット	2	
		高血圧(sBP＞140mmHg)	2	
		多発嚢胞腎	2	
		薬剤乱用(コカイン，アンフェタミン)	2	
		アルコール多飲	1	
	症候(multiple)	脳神経障害	4	
		Mass effect	4	
		塞栓症	3	
		痙攣発作	1	
	その他(multiple)	破裂への心配でのQOL低下	2	
		多発制	1	
	余命(年齢，悪性腫瘍などによる)(single)	＜5 years		4
		5-10 years		3
		＞10 years		1
	合併疾患(multiple)	認知障害		3
		凝固，血小板機能障害		2
		精神障害		2
動脈瘤要素	最大径(single)	≦3.9mm	0	
		4.0-6.9mm	1	
		7.0-12.9mm	2	
		13.0-24.9mm	3	
		≦25mm	4	
	形状(multiple)	不整形，ブレブ	3	
		サイズ比＞3またはアスペクト比＞1.6	1	
	部位(single)	脳底動脈先端	5	
		椎骨脳底動脈	4	
		前交通，後交通動脈	2	
	その他(multiple)	経過画像にて拡大	4	
		経過画像で新規動脈瘤	3	
		反対側血管閉塞，狭窄性病変	1	
治療要素	年齢関連リスク(single)	＜40 years		0
		41-60 years		1
		61-70 years		3
		71-80 years		4
		＞80 years		5
	サイズ関連リスク(single)	＜6.0 mm		0
		6.0-10.0mm		1
		10.1-20.0mm		3
		＞20mm		5
	脳動脈瘤治療複雑性(single)	高い		3
		低い		0
	治療関連リスク*	(constant)		5

＊：治療に関連するリスク加算として保存治療スコアに常に5点追加する。

Etminan N. et al. Nat Rev Neurol 2016; 12 (12): 699-713.[4]より引用

瘤に関しては，どちらが優れているというエビデンスはない．欧米では入院期間や入院後の行き先が血管内治療のほうが良かったという結果が報告されている[5]．一方で近年報告された無作為比較試験（RCT）[6]では術後の新たな神経脱落症状の発生はクリッピング手術で有意に高かったものの，1年後のmRS 3以上の頻度は両群で有意差を認めなかった．RCTではあるものの症例数が少なく今後の検討が必要であると同時に，動脈瘤の部位や年齢，大きさなど開頭術に予後に影響する因子別でのサブ解析も重要な意味をもってくると思われる．

現時点で一般に開頭クリッピング手術が勧められるのは，
　1）中大脳動脈瘤
　2）neckの広い脳動脈瘤（dome/neck比が1以下のもの）
　3）小さな脳動脈瘤（3mm未満など）
　4）穿通枝や主幹動脈などの重要な血管が動脈瘤domeやneckから出ている
　5）周術期抗血小板剤，術中抗凝固を使用できない場合
一方で血管内治療が勧められるのは[7]，
　1）動脈瘤と近傍血管を明瞭に分離・確認できるworking angleを設定可能（最も重要）
　2）脳深部の動脈瘤（脳底動脈瘤など）
　3）解剖学的に手術アクセスが困難なもの
　4）dome/neck比が2以上のもの
　5）高齢者の動脈瘤
などであろう．

前交通動脈瘤や内頚動脈瘤など，どちらの治療にするかは，施設や術者の得意な手法が採られることが多いし，慣れている治療を選択することで，特に治療前後の注意点，術中の注意点に留意した慎重な治療が可能となる．

一方でいずれの治療を行っても治療リスクの高い動脈瘤も存在する．そのような症例では，バイパス術による主幹動脈の再建や，血流そのものを逆方向に向けるなどの治療とともに，近年使われ始めたフローダイバーターまたは開頭手術と血管内治療を組み合わせた治療なども勧められる場合がある．

▶治療前の評価

未破裂脳動脈瘤治療を行う場合には，術前に十分なシミュレーションを行っておくことが勧められる．これは開頭手術でも，血管内治療でも同様である．

クリッピングであれば，1）手術の体位，2）開頭の範囲（頭蓋底手技や前床突起削除などを行うかも含めて），3）cisternの開放の範囲，4）静脈をどのように温存し，5）動脈瘤やその母血管（temporary clipを置く位置も含めて）をどのように確認するか，6）あらかじめ何番のクリップをどのように，また組み合わせてかけるか，7）閉創の留意点　などを考えておく．そのためにはまず頭蓋単純撮影，CT骨イメージで開頭の留意点，MRIで脳の状況，3DCTAで骨と動脈瘤の関係，手術アプローチでの角度，動脈瘤の形状，クリップのapply予測，2D，3D angiographyでさらに細かく動脈，動脈瘤，穿通枝，静脈の関係を検討する．MRA，MRI（特にFIESTA）では穿通枝と母血管，動脈瘤との関連を検討できる場合も多い．また特にparaclinoidの動脈瘤であれば，海綿静脈洞，硬膜と動脈瘤の位置を検討できる場合もある．現在は手術シミュレーション3D画像がかなり簡便に作成で

きるようになっているので，ぜひ使用すべきである．また特にクリッピングが困難そうな動脈瘤では立体シミュレーションモデル，また3D virtual simulationのシステムも開発されており，活用したい．

未破裂脳動脈瘤の手術前にはあらかじめクリップ前の予測図を描画しておくことが強く推奨される．

また最近多用されているminimally invasive approachを選択する場合には，アクセスの角度，範囲が限られるので，その範囲で十分安全に操作ができるかをあらかじめ判断して（最後のクリッピングと術中破裂などが起こった場合の対処も予測に入れて）おく必要がある[8]．

血管内治療でも同様な注意点があるが，特に検討しなければいけないのが，1) working angleがうまく確保できるか，2) アクセスルートの容易さ，動脈硬化や血管屈曲の程度（aortaの異常：大動脈の形状，動脈瘤や狭窄，奇形，頭蓋内血管の形状：carotid siphonの形状，ACAの分岐角度など），3) 穿通枝の位置，4) 動脈屈曲と動脈瘤との角度など，である．血管内治療においても術前のシミュレーションは欠かせない．

1) simple techniqueのみでコイル塞栓が可能か否かの検討：wide neck，10mm以上の大型瘤，母血管と瘤のprojectionがずれている場合などコイル塞栓術に不利な条件のある場合，バルーンアシストやダブルカテーテルテクニックなどのadjunctive techniqueの検討を行う．

2) 動脈瘤までのmicrocatheter誘導が容易か否かの検討：蛇行が強い場合やACAなどの分岐角が鋭角な場合など，通常の誘導では困難な場合はDAC（中間カテーテル）の誘導も検討を行う．

3) 最終的に使用するカテーテルのシステムが決まった段階で，guiding catheterを決定する．この際，aortaの形状を確認し，アプローチ可能か否かを判断する．

脳動脈瘤手術における全身評価・神経学的評価は一般の脳神経外科手術と同様である．一般健康度，服薬状況，抗凝固・抗血小板剤の服用の有無，高次機能を含めた神経機能を検討する．特に未破裂脳動脈瘤の治療は高齢者にもされることがあるので，以上に加えてfrailの評価をしておくとよい（表5）[9]．握力や歩くスピード，体重減少などが対象の項目となる．もし患者がpre-frailまたはfrailと判断される場合には，適応自体を再検討するか，手術準備として歩行や運動を促してpre-frail状態を脱するくらいの歩行スピードを獲得できるようにすることが望ましい．またMRI FLAIRでの白質周囲変性やT2*でのmicrobleedsはfrailのサロゲートマーカーともいわれており，高度な患者は術後予後不良

表5 国立長寿医療研究センターFrail Score

① 6ヵ月で2～3kgの体重減少があったか？　□ yes　□ no
② 以前に比べて歩く速度が遅くなってきたか？　□ yes　□ no
③ Walking等の運動を週に1回以上しているか？　□ yes　□ no
④ 5分前のことを思い出せるか？　□ yes　□ no
⑤ ここ2週間わけもなく疲れたような感じがするか？　□ yes　□ no

トータルスコア（YESの数）　[　　　]点
□ Pre frail ＞=2　　□ Frail ＞=3

Yamada M, et al. J Am Med Dir Assoc 2015; 16 (11): 1002 e7-11.[9]より引用

になる場合があるので，要注意である。

▶治療における注意点
●術前準備

通常の術前準備を行う。抗血小板薬や抗凝固薬を服用中は，適切なタイミングで中止し，術後必要度に応じて3～7日後に再開する。近年抗凝固のヘパリンブリッジはBridge研究でコントロールに比して非優位性が示され，推奨されない。心肺リスクの高い患者では，術前によく評価し，術前・術中・術後のケアに注意する。糖尿病患者は，手術リスクの高い傾向があり，血糖コントロールを良好とし，また術後の感染症や虚血合併症に注意する。また高齢者治療の場合には，さまざまな点に注意を要する。Fluid balanceがnegativeになっており，術前日より輸液を行っておくことが勧められる（富山大学プロトコール）。またpre-frail, frailに属する患者では，できる限り術前から運動を励行し，活動性を高めてから手術をすることを検討しても良いと考えられる。

血管内治療では，補助手技の有無によって以下のような抗血小板治療が推奨される[10]。

・Simple techniqueのみで治療する場合

JR-NET2の結果をみても全体の85％で抗血小板療法を使用されていた。術中の塞栓性合併症のリスクを考慮した場合，未破裂脳動脈例であれば使用を検討することが必要。

・Stent assistで治療する場合

正常血管にステントを留置する場合，5％以上でステント内閉塞が起こるリスクがあり，術前から2種類の抗血小板薬（アスピリン，クロピドグレルの2剤が標準的）を用いることが推奨されている。

・フローダイバーターの場合

多くの報告でstent assistに準じた抗血小板薬2剤併用療法（dual antiplatelet therary：DAPT）が用いられている。

DAPTを用いる場合に，low responderおよびnon responderの存在があることを想定する必要がある。ステント治療以上の治療を行う場合は，Verify Now®などを用いた薬効の判断が必要となる。

●手術：開頭クリッピングの要点（表6）
①モニタリング・術中管理

未破裂脳動脈瘤の手術では，合併症を可能な限り低くする必要があり，運動誘発電位（motor evoked potential：MEP）に代表されるモニタリングを準備することが勧められる。Paraclinoidの瘤では眼動脈や上間脳下垂体動脈など視力・視野に関連する動脈へのリス

表6 未破裂脳動脈瘤：開頭クリッピング手術の要点

1. 適切な体位と十分な開頭
2. 開頭後，皮弁・筋層の牽引を緩める
3. 静脈温存のための観察とくも膜の切開
4. 母血管の確保
5. 穿通枝の剥離温存
6. dome, neckの可及的完全剥離と慎重なクリップワーク
7. くも膜plastyと硬膜の完全な閉鎖
8. 固定具の突出（皮膚や筋肉の萎縮も勘案して）を避ける

クやアプローチ，クリッピングの際の損傷のリスクがあるので視覚誘発電位（visual evoked potential：VEP）を準備することが望ましい。後方循環の動脈瘤では周囲脳神経・脳幹機能のモニタリングを併用する。

また麻酔においては，収縮期血圧が100 mmHg以下にならないように注意してもらう。

②体位，開頭範囲の決定

3D画像などからあらかじめ予測されたアクセスルートでクリッピング操作ができる体位．開頭をおく必要がある。体位はクリップをするときの顕微鏡の角度をあらかじめ予測し（通常は動脈瘤と母血管，neckが最もしっかり見える位置，可能であれば穿通枝も同時に確認可能な角度），その角度で頭部を固定する。開頭やシルビウスを開放するなどアクセスの際にはそれに適した角度左右15〜最大20°程度のベッドの回旋は可能である。あくまで最終操作の角度を初期設定とすべきである。開頭範囲は利き手に応じてクリップアプライアーが入るスペース，アプライの角度を考えて決める必要がある。また母血管の基部（temporary clip用）やneckのproximalがよく見えるために，頭蓋底のアプローチや前床突起，後床突起などの削除，テントの切開，クリップワークで損傷しないために視神経管を開放したりfalciforme ligamentを切開するなどの操作が必要となることも多い。

③皮膚切開，筋層の剥離

皮膚切開はできるかぎりcosmeticに行う。また筋肉の剥離などは頭蓋骨側の骨膜もしっかり残す形で剥離をする。電気メスで筋肉を骨から剥がすのは，虚血から将来の筋肉萎縮につながるので，使用は最低限度に止める。

また開頭を行う際や展開のときには強い牽引をしても良いが，十分眼球やその他の組織への圧迫には留意する。いったん開頭まで終わったら必ず筋肉や皮膚の牽引を弱めることが肝要である。牽引し続けると術後皮膚や筋肉のうっ血，浮腫を生じることになる。

④開頭と骨削除

開頭はできる限り骨の欠損を少なくして整容に留意し，かつ十分な術野を確保する。利き手からアプライヤーなどの術具を操作することも考慮して，右利きであれば，右側に開頭を広げることを考慮する。動脈瘤へのアクセス，動脈瘤周辺の剥離，母血管の確保，穿通枝の確認，またクリッピングに必要十分なアングルが取れる開頭を心がける。内頚動脈低位の動脈瘤では，前床突起を削除するか，また視神経管を開放し，視神経を減圧できるようにするかの確認をする。椎骨脳底動脈瘤系の動脈瘤ではもし内頚動脈の動脈瘤で近位部母血管を確保できない場合には，頚部で内頚動脈を確保するか，用手的に圧迫できるようにするか，血管内にバルーンを留置できるようにすることが望ましい。

小開頭によるクリッピングを行うためには，ほぼ1ルートのアクセスラインで動脈瘤へ到達，またクリッピングが可能であることが必要条件である。

⑤動脈瘤へのアプローチ，クリッピング準備

Transsylvian approachに関してまとめる。本手技にはさまざまな流儀があるが，基本は必要十分なtensionをかけて，静脈を温存しつつ動脈瘤周囲のスペースを広げるように深部に到達する。

a) 静脈の温存（図1）：まず硬膜を開放したら静脈の走行をよく確認する。必要であればこの時点で静脈解剖を確認するためにICGを行っても良い。硬膜流入するpterionから脳表まで静脈の還流領域を見てまずアプローチの中心となるwindowを確認する。

その部のくも膜を開放し裂に進入していく。太いシルビウス静脈が2本あればその間であることが多い。側頭葉，前頭葉の可動性を上げるために静脈の側頭葉側のくも膜，前頭葉側のくも膜も切開し，静脈を全周剥離しなければならないことも多い。

b) くも膜開放（ 図1 ）：シルビウス静脈周辺ではくも膜は表層と深層の2層になっており，浅層部と深層を切開してまずはinsulaに向かって進んで行くと良い。まずはinsula表面のM3-2を確認して，表層も確認しつつ，内側から外側のくも膜を切っていくように動脈周囲腔に沿って裂を開放してゆく。

c) 動脈瘤周囲の剥離：動脈瘤が見えてきたら，あらかじめシミュレーションしたように母血管，特に動脈瘤周囲を剥離前にproximalを確保することは徹底すべきである。さらにneckのproximal, distal endに十分クリップが入るスペースを確保する。さらに穿通枝を動脈瘤から剥離し，スペースがあればゼルフォーム®などのスペーサーを置きクリップが挟まないようにすることも勧められる（ 図2 ）[11]。

d) 動脈瘤をどこまで剥離するか？：10mm以上の動脈瘤では全周を剥離することが困難なことが多いが，10mmに満たない動脈瘤では全周を剥離してからクリッピングに移ることが推奨される。まずどこかに癒着がある状況でクリッピングを行うとneckにtensionがかかりneckでの破裂をきたすこともある。また全周が剥離されることで，動脈瘤の可動性が向上し，次のクリッピングにおいて，格段にオプションが増える。10mm以上の動脈瘤でも全周を剥離することを試みるが，剥離が困難な瘤では，できるだけ赤道部までは剥離すること，また硬膜など硬い組織に癒着した部分を剥離しておくとよい。

図1 シルビウス裂表面での静脈の観察

2～3本の静脈が固まっていることがあり，これらをそれぞれ独立させることが必要。最初にたやすくくも膜下腔に入れると思える右図×からシルビウスに入るのではなく，前頭葉－側頭葉を還流する静脈を確認し，その間（B ○）を分けて入るようにする。

＊：静脈を覆うくも膜は表層，深層の2層になっていることが多い。

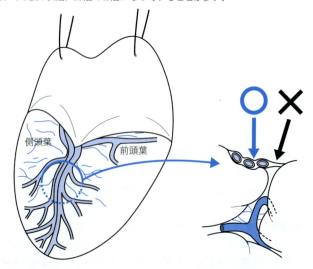

⑥クリッピング

クリッピングの最大の目的は動脈瘤を母血管から隔離し，母血管の健常部を合わせることである．母血管と穿通枝の温存も必要条件である．

クリッピングにおいては，a) simple clipping, b) h-shape clipping with 2 clips, c) cross clipping with fenestrated clip, d) Parent artery reconstruction with fenestrated and other clips, e) combination（図3）などのテクニックがある．あらかじめ動脈瘤の形状，

図2 Hyamsの穿通枝温存法
穿通枝が剥離されたら動脈瘤との間に＊のゼラチンスポンジ等を挿入し，クリップを安全に留置する．

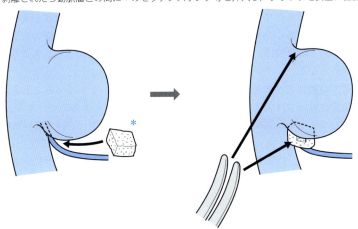

図3 Line of closureとdog earを残さないためのさまざまなクリップテクニック
A：Simple clipping. 手間にdog earがきそうな例ではbayonet clipの膝部が役立つ．
B：h-shape clipping with 2 clips. まず瘤の向こう側のneckを潰すように1本目のクリップをかけ，2本目はミニの強彎クリップなどでdog earを潰す．
C：Cross clipping with fenestrated clip. 特にbifurcationの前後に大きく瘤が張り出し母血管の一部を巻き込んでいるような例に適する．まず第一の直または小彎曲のクリップで向こう側のはみ出した部分を潰す．このクリップはあまり欲張らないで良い．次にfenestrated clipで1本目のクリップを袈裟懸けするように反対側（主に手前側）の突出をfenestrated clipで潰す．1本目の配置がこのクリッピングの肝となる．
D：Parent artery reconstruction with fenestrated and other clips. 複雑に母血管を巻き込むような動脈瘤に適する．さまざまなfenestrated clipや強彎のクリップなどを用いて母血管を作るようにクリップする．クリップとクリップの間はぴったりくっついていなくてもorificeは閉塞していることもある．

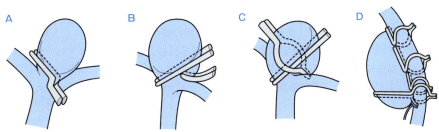

closure lineに留意して薄い壁はできる限りクリップで潰すように心がける。あらかじめ3Dモデルやvirtualでシミュレーションしておくことも可能となっている。

クリップは不適切な装着をすると飛び出すことがあるので、十分訓練された補助者が装着するか、術者自身で装着する[12]。アプライヤーのラッチを確認し、クリップがリリースできることを確認しておく。

できる限り利き手でかけることが勧められるが、左手でないとうまくかからない角度の瘤も存在するので、左手の訓練もしておくことが肝要である。クリップを望む位置まで挿入したら、可能な限りゆっくりしめていき急激な動脈瘤壁の牽引を避ける。同時にa）クリップの位置の微調整、b）穿通枝が挟まれていないこと、c）母血管を狭窄していない、など多くのことを留意しながらクリッピングを行う。クリップアプライヤーは頭が大きく周囲の血管を挟み込むこともあるので、挿入時には最大限の注意を払う。母血管の裏側、クリップの先端が見えにくい場合には、スペースがあれば内視鏡などを挿入しておきクリッピングすることも補助となる。

一方高齢者では母血管や動脈瘤neckの動脈硬化で壁が厚くなっていることも多く、ギリギリの部位でクリップすると母血管が狭窄してしまうこともあるので、ややneckを余すことを考慮しても良い。高齢者でなくてもneck近傍が白色化している場合は壁が厚いと判断して対処する必要がある。

クリップはかけた後、前頭葉や側頭葉がもどってきた場合に、クリップに応力が加わりねじれ、周囲血管を狭窄することもある。従って、モニタリングは硬膜閉鎖終了まで継続することが望ましい。モニタリングに反応低下などあれば、迷わず再開頭を行う。

⑦ **特殊治療**

a) 頭蓋底アプローチ：前床突起の削除、視神経管の開放、orbitozygomatic approachは基本的手技として習得しておくことが望ましい。そのほか脳底動脈中間部へのアクセスはanterior petrosal approach、椎骨動脈瘤ではjugular tuberculumの削除が必要となる可能性もある。

b) バイパス術：母血管の閉塞や、血流のreversalが必要な場合のhigh flow bypass、また分枝の保存のためのバイパスが必要な症例がある。脳動脈瘤の手術をする場合、最低限の血流再建ができる準備をしておく必要がある。

c) 血管内治療との併用：wide neckの動脈瘤で、完全にクリッピングすることが困難な症例では意図的に部分クリッピングを行いnarrow neckの動脈瘤にしてからコイル充填をすることも行われる（図4）。

⑧ **閉創**

くも膜をplastyしてくも膜下腔を再建することが望ましい。特に高齢者では慢性硬膜下血腫が5～10％程度に発生するので、plastyが励行される。硬膜はwatertightにprimaryまたは補填を用いて閉じる。前床突起切除やその他の頭蓋底アプローチをした場合には、air cellとの交通を筋膜や硬膜などで閉鎖する。側頭部の骨切面に乳突蜂巣の一部が露出している場合にはよく骨ろうで閉鎖する。前頭洞が開放されている場合はその程度によって閉鎖方法を変更する。骨弁を戻しチタンプレートやその他の固定具でしっかりと固定する。不安定な固定は術後に頭痛をきたす。プレートの上にはできる限り直接皮弁ではなく筋層やその他の組織がカバーしていることが望ましい。もしプレートの一部が皮弁を押す

ような形になると将来皮膚を菲薄化して露出する場合もあるので，できるだけプレート周辺に皮膚が当たらないように努める．特に前頭洞が開放されGalea－骨膜で補填すると前頭部の皮膚は年々薄くなり，骨弁の切り口やburr hole部に陥入していくことが多いので，できるだけ骨削り粉末やハイドロキシアパタイトなどの骨補填材で埋めておくことが勧められる．側頭筋はしっかりと骨弁に固着するように固定する．術後の開口の左右差・顎関節症を防ぐために留意する必要がある．

⑨術中合併症への対処

a) 術中破裂：術中破裂が発生した場合の最重要なポイントは「慌てないこと」である．顕微鏡下では大量の出血に見えても，肉眼ではせいぜいSTAから出血している程度である．慌てて抑え込むと脳内に血腫を作り脳が腫脹してしまい手術の続行が不可能になる．出血点をやや太めの吸引管でポイントサクションして，あらかじめ確保している近位母血管の閉鎖する．その上で，破裂部位にtentativeにクリップし，さらに剥離をしてからクリッピングを行う．もしneckが避けてクリップが不可能な場合は，血管を縫合する，バイパスを行うなどの手技が必要となる．

b) MEPその他モニタリングの悪化：クリップ後であれば，クリップが穿通枝や母血管を狭窄していないかを確認し，かけ替えるなどを行う．該当するものがない場合には髄液腔を水で満たし，刺激強度をやや強くすることで元に戻ることが多い．

c) 脳浮腫：見えない部分での脳内出血，静脈うっ血などを考慮し，エコーや頚部の確認などを行う．それでも理由がわからない場合，脳室タップで圧，性状をチェックし，もし髄液のリリースで浮腫が改善できれば，手術を続行する．もし原因がわからず，浮腫も治らない場合は，その時点で続行はあきらめ，術直後画像検査で原因を究明する．術中エコーや術中CTが参考になる場合もある．

● 手術：血管内治療の要点（ 表7 ）

①シース挿入

術前にDAPTを行っていることが多く，高位穿刺を避けるように細心の注意を払う．

図4 70歳代女性のBA-SCA動脈瘤

Neck-domeより後大脳動脈（PCA）が出ており血管内治療は困難とされた（当時はまだステントは非認可）．まずクリッピングを行ったが，AでPCAが動脈瘤壁に強く癒着しており，一部瘤の入口があいた状態でクリップを終えた（B, C）．後日動脈瘤入口部からコイル塞栓を行った（D, E）．Neckは狭小化しており，コイルの安定はよかった．

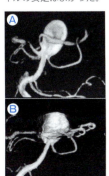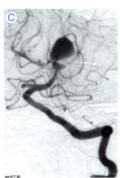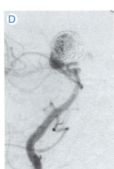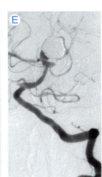

特にintermediate catheterを用いる場合やadjunctive techniqueを行う場合は，大径のシースが必要となるため注意が必要である．

②**全身ヘパリン化**

シース留置時のトラブルが生じなかった場合はヘパリンを投与し，ACT 200〜250程度にコントロールすることは望ましい

③**guiding catheterの留置**

a) 大腿動脈の蛇行が著しい場合，長いシースを用いる．
b) Type C Aortaのような大動脈弓からの分岐角度が急峻な場合，シモンズ型のinner catheterを使用する．上腕からカテーテルを進め, gooseneck-snareを用いて親カテーテルを引っ張り上げる方法もある．
c) 親カテーテル誘導の際はcoaxial systemやtriaxial systemとすることを基本とし，カテーテル先端の血管壁への摩擦負担を軽減するよう努める．
d) 頚部血管蛇行が強い場合は大径の親カテーテルの使用により血管解離を惹起する可能性があり，中間カテーテルの使用が望ましい．

④**マイクロカテーテルの瘤内への誘導**

ガイドワイヤーを利用して瘤内へアプローチする．カテーテル先行とワイヤー先行の2つの方法がある．前者はカテーテル先端の形状を予め母血管の蛇行，動脈瘤起始の角度に合わせてスチームや熱風などの加温により形状変化させ，ワイヤーを瘤内へ進めることなくカテーテルを瘤内に留置する方法である．カテーテルを近位より押し込んで留置する場合と動脈瘤頚部よりいったん遠位へ進めてから引き戻しながら留置する場合がある．

カテーテルを押し込んで留置する場合はカテーテルのjumpingにより，瘤を穿孔する可能性があり，注意が必要である．

ワイヤー先行はワイヤーを瘤内もしくは瘤の頚部に維持しながら，カテーテルを慎重に瘤内へ進める方法である．ワイヤーによる瘤の穿孔に注意する必要がある．

⑤**コイリングの留意点**

1本目のコイルもしくは最初の複数のコイルを用いてのframe形成が最も大事である．不安定なframeや不十分なframeは後にコイルの母血管側への逸脱や不完全塞栓の結果となる．頚部を含めた動脈瘤全体に広がるframe形成が必要である．

コイルのみではなくカテーテルの先端位置に十分に留意し，手術の終盤にはblank roadmap機能を用いてどこにコイルが充填されているかを把握することが大事である．

動脈瘤頚部付近の塞栓はいわゆる"finishing coil"とよばれる柔らかくカテーテルのkickbackが少ないコイルを選択し，カテーテルが母血管側へ押し出されるまで可能な限

表7 未破裂脳動脈瘤：血管内治療の要点

1. 適切な抗血小板・抗凝固
2. Working angleの確保
3. アクセスルートの評価
4. マイクロカテの慎重な誘導
5. 安定したframingの形成
6. アンラベリングに注意
7. 破裂，逸脱時の対応

り塞栓を行うことにより再発やcoil compactionを予防できる。

動脈瘤頚部付近に小径の短いコイルを広頚動脈瘤に対して使用する場合はコイルがコイル塊に絡まず，母血管側へ逸脱・迷入する可能性があるため注意する。

現在のコイルはストレッチ予防機能に優れており可能性は低いが，コイルを粗雑に引き戻す操作によりコイルのアンラベリングを起こすため，注意する。VER（volume embolization rate）は20〜25％以上を目指す。

⑥補助療法

a) Double catheter technique：不整形の動脈瘤に対してカテーテル先端を動脈瘤内の別な方向へ誘導し，それぞれのカテーテルからコイルを誘導し，コイルを絡ませながら塞栓する方法と，広頚動脈瘤に対して1本のコイルでは十分なframeが形成できない場合にそれを離断しないまま，もう一方のカテーテルよりコイルを追加し，frameを固める方法がある。

長所として母血管側の負担が少ない一方，短所として術中破裂時の対応が遅れる，などがある。

b) Balloon assist technique：広頚動脈瘤においてコイルが母血管側に逸脱しないように動脈瘤頚部をバルーン付きカテーテルでカバーする方法や動脈瘤内にカテーテル先端が安定しない場合にカテーテルより若干遠位部でバルーンを膨らませ，カテーテルの安定を図る方法がある。

長所として術中破裂時に母血管遮断による迅速な対応が可能である。短所としてバルーン過拡張によりそれ自体による血管損傷やカテーテル先端の可動性が完全に失われ，コイルによる瘤穿孔をきたす可能性がある。また抗凝固療法が不十分な場合，血栓塞栓性合併症をきたすなどの可能性がある。

c) Stent assist technique：広頚動脈瘤（通常7mm以上が適応，ELVIS®は5mm以上）においてコイルが母血管（内径2.5mm以上，ELVIS®では2mm以上の血管）側に逸脱しないように動脈瘤頚部をステントで用いてカバーする方法である。ステントを展開した後にステントストラットを通して瘤内へカテーテルを誘導するtrans-cell法，瘤内へカテーテルを誘導した後にステントを展開するjailing法，ステントを半分程度展開した状態でコイル塞栓を行うsemi-jailing法がある。

長所として，より確実な母血管の温存が可能となり，大部分の広頚動脈瘤に対し対応が可能となる。短所としてはステント内血栓予防に術前からのDAPTが必須であり，症例によっては永続的な抗血小板薬の内服が必要となる。またステント留置に関するトラブル（ステントの展開不良，ステント変位など）が生じる可能性がある。

⑦術中合併症発生の際の対処

a) 術中破裂：バルーンカテーテルが動脈瘤頚部まで進めてある場合は速やかに拡張させ，止血する。バルーンが上がっていない場合は麻酔科医に依頼し，低血圧を依頼する。

全身へパリン化に対して硫酸プロタミンを用いて中和する。

マイクロカテーテルで瘤を穿孔した場合は決していきなり引き抜いてはいけない。若干長目のコイルを瘤外で巻いた後に慎重に瘤内へ引き戻り，瘤内外でコイルを固める方法をとる。確認撮影にてextravasationをきたしていない場合は新たなマイク

ロカテーテルを瘤内へ誘導し，コイル塞栓を完遂できることもある．穿孔部位が動脈瘤の先端である場合は速やかに塞栓を完遂する．

b) 母血管へのコイルの逸脱：1ループ程度のコイルの逸脱であれば，経過観察しても良い．2ループ以上のコイルの逸脱がある際には1) アシスト用バルーンで押し込む，2) アシスト用バルーンで押し込んだうえでコイルを追加する，3) 母血管にステントを留置する，といった方法がとられる．
1本目のコイルが完全に母血管側に突出した場合や小径コイルが母血管へ逸脱し末梢へ流れてしまった場合はgooseneck snareを用いて回収する．
フローダイバーターは現状ではPipeline™のみ日本で認可されており，対象はC2-C4の大型動脈瘤（最大径10mm以上，neck4mm以上）のみである．特殊な血管内治療であり，詳細は専門書を参照されたい．

● **術後管理**

術後は一般の脳神経外科手術と同様である．無症候性の場合にはできる限り早期に離床を促すことが重要である．術後の検査はルーチンの血液検査や単純撮影，頭部CTに加えて，MRA，MRI（T1，T2，FLAIR DWI，ADC map，T2＊）を行う．バイパス術を実施したような症例ではSPECTやASLを追加する場合もある．脳血管CTや血管撮影は症例により入院中か退院後3ヵ月までに行う．血管撮影は近年はlow risk脳動脈瘤では特に必要な情報がない場合には実施していない．術後硬膜下水腫の認められる症例では五苓散や柴苓湯などが勧められる．

▶ **経過観察**

開頭クリッピング術では手術の複雑さによって追跡観察の種類や間隔は異なる．硬膜下血腫の危険性の高い群（術後硬膜下水腫あり，高齢者など）では1ヵ月前後でCTを撮影しておく．通常半年後にMRI，MRAを行い，その後1年毎のMRA，MRI，数年に一度程度でCTAを行う．血管内治療後では3ヵ月，6ヵ月，1年後，ついて1年毎での血管撮影それ以降はMRAでフォローをする．血管内治療では，脳動脈瘤内の血流再開通が10％前後に確認され，再治療も数％に必要になるので慎重な観察が必要である．施設によりプロトコールは異なるが，3ヵ月後に血管撮影（DSA）と頭蓋単純X線でコイルの形を確認する．その後はその状況より変わるが，半年後MRAと単純X線，1年後同じくMRAまたはDSAと単純X線となる．再発はコイル内への血流の再開通や動脈瘤neckの拡大，コイルが動脈瘤から押し出された状況，domeの再発・新生などがあるが，それに対して再治療のタイミングも施設によって基準が異なる．一般にneckが拡大しdomeが新生，拡大，またはコイルが動脈瘤から押し出された状態は再治療の適応といえる．血管内治療，開頭にするかは状況に応じて判断が必要である．

まとめ

未破裂脳動脈瘤の治療における適応，治療前・中・後の留意点を開頭治療，血管内治療についてまとめた．巨大脳動脈瘤や血栓化脳動脈瘤，紡錘状脳動脈瘤などはさらに特殊な配慮が必要となる．基本的には未破裂脳動脈瘤はほとんどが無症候性疾患であり，合併症をきたさない周到な準備と治療における留意が必要である．今後困難な脳動脈瘤に対応す

る場合も含めて，開頭手術，血管内手術の利点・欠点，さらに融合治療の可能性も含めて十分な知識をもって当たる必要がある．

（森田明夫，鈴木雅規，井手口　稔）

文献

1) Tominari S, Morita A, Ishibashi T, et al. Prediction model for 3-year rupture risk of unruptured cerebral aneurysms in Japanese patients. Ann Neurol 2015; 77 (6): 1050-9.
2) Greving JP, Wermer MJ, Brown RD Jr, et al. Development of the PHASES score for prediction of risk of rupture of intracranial aneurysms: a pooled analysis of six prospective cohort studies. Lancet Neurol 2014; 13 (1): 59-66.
3) Backes D, Rinkel GJE, Greving JP, et al. ELAPSS score for prediction of risk of growth of unruptured intracranial aneurysms. Neurology 2017; 88 (17): 1600-6.
4) Etminan N, Rinkel GJ. Unruptured intracranial aneurysms: development, rupture and preventive management. Nat Rev Neurol 2016; 12 (12): 699-713.
5) Brinjikji W, McDonald JS, Kallmes DF, et al. Rescue treatment of thromboembolic complications during endovascular treatment of cerebral aneurysms. Stroke 2013; 44 (5): 1343-7.
6) Darsaut TE, Findlay JM, Magro E, et al. Surgical clipping or endovascular coiling for unruptured intracranial aneurysms: a pragmatic randomised trial. J Neurol Neurosurg Psychiatry 2017; 88 (8): 663-8.
7) Shigematsu T, Fujinaka T, Yoshimine T, et al. Endovascular therapy for asymptomatic unruptured intracranial aneurysms: JR-NET and JR-NET2 findings. Stroke 2013; 44 (10): 2735-42.
8) Toyooka T, Otani N, Wada K, et al. Head-up display may facilitate safe keyhole surgery for cerebral aneurysm clipping. J Neurosurg 2018; 129 (4): 883-9.
9) Yamada M, Arai H. Predictive Value of Frailty Scores for Healthy Life Expectancy in Community-Dwelling Older Japanese Adults. J Am Med Dir Assoc 2015; 16 (11): 1002 e7-11.
10) Kanaan H, Jankowitz B, Aleu A, et al. In-stent thrombosis and stenosis after neck-remodeling device-assisted coil embolization of intracranial aneurysms. Neurosurgery 2010; 67 (6): 1523-32; discussion 32-3.
11) Morita A, Meyer FB. Perforating vessel preservation during aneurysm surgery. J Neurosurg 1996; 85 (6): 1195-6.
12) Murai Y, Shirokane K, Kitamura T, et al. Aneurysm Tears Caused by an Aneurysm Clip Springing from the Clip Applier. Can J Neurol Sci 2017; 44 (3): 326-8.

II 脳血管障害

脳内出血（高血圧性，特発性）

わが国における脳内出血による死亡率は昭和35年以降低下しており，平成20年に人口10万人あたり26.7となって以降はほぼ横ばいであり，平成28年は25.6である[1]。しかし，病態としては脳組織の破壊であり，患者のQOLや生命に直結する重篤な疾患であることに変わりはない。高血圧性とは高血圧の既往があるという意味だけでなく，高血圧による血管病変が先行し，そのため動脈壁に脆弱な部分が生じ，出血を起こしたものを意味する。ただし高血圧性脳出血と診断された症例のなかで約20〜50％に高血圧の既往がないとの報告もあり，「特発性脳内出血」とされるべき症例も含まれていることに注意が必要である[2]。

脳内出血の検査

救急あるいは外来で脳卒中と思われる患者を診たとき，まず発症の時期と症状を聴くとともに，既往歴を本人あるいは家族から聴取することが大切である。特に高血圧の有無，服薬内容は重要である。迅速に神経所見を取った後，神経放射線学的検査を行う。

▶頭部CT

頭部単純CTで高吸収域（high density）を示した場合，出血を考慮する（図1A）。その際の読影の注意点は，出血の部位と大きさ，出血がくも膜下腔と連続しているか，脳室穿破の状態，水頭症の有無，出血による脳構造の変化（midline shift，cisternの消失，周囲浮腫など）をみる。

初回CTが発症後6時間以内の早い時期に施行された場合は，その後出血が増大する可能性があり，繰り返しCTを施行する必要がある。Fujiiら[3]は419症例の脳内出血を検討し，このうち60例（14.3％）で血腫の増大を認めた。血腫増大の危険因子としては，①アルコールの多量摂取，②血腫の不整形，③初回CT上の血腫量が多いこと，④肝機能異常，凝固系異常を挙げている。

また，近年は脳内出血の血腫増大を予測する新たな画像マーカーが多数報告されている。造影CTにおいて出血点を示す"spot sign"（図1D）[4]やレンズ核線条体動脈と併せて出血点を示す"spot and tail sign"[5]が急激な血腫増大を予測するサインであることが報告されている。Spot signは開頭血腫除去術や内視鏡下血腫除去術の術後における再出血の独立したリスク因子であるとの報告もある[6,7]。

また，単純CTでも判別可能なものでは，"black hole sign"[8]や"blend sign"[9]がそれぞれ血腫増大の予測因子であると報告されている。

このような所見を示す症例では，初回CTから比較的短時間でのfollow-upが必要である。

▶頭部MRI

最近ではCTに加えて，MRIで血腫が診断できるようになった。脳虚血を疑って拡散強調画像を施行しても血腫周囲はhypointensity，中心はhyperintensityとなる

heterogeneous signalとなり，明らかに脳虚血巣とは鑑別できる（ 図1B ）[10]。またT2*強調画像ではmicrobleeds（微小出血）（ 図1C ）[11]や，cortical superficial siderosis（脳表ヘモジデリン沈着）を診断することができる。Cortical superficial siderosisとは，脳アミロイドアンギオパチー画像マーカーであり，大脳皮質の血管の脆弱性を表しており，脳内出血の高リスクといわれている[12,13]。

▶脳血管撮影

CTやMRIで脳内出血と診断したとき，どの症例に対して脳血管撮影が必要かは議論のあるところである。脳血管撮影が必要なCT，MRI所見として，①くも膜下出血の合併，②異常な血腫の形，③発症初期の脳浮腫の存在，④好発部位以外での出血，⑤異常なmassを挙げている。しかし，それ以外でも疑わしいときは積極的に脳血管撮影を施行すべきである。最近では，低侵襲で施行できる3D-CTAを用い原因検索を行うことが多くなった。

▶血液検査

脳内出血の原因の1つとして易出血性があり，血液検査が必要である。少なくとも血小板数，プロトロンビン時間（prothrombin time：PT），活性化プロトロンボプラスチン時間（activated partial thromboplastin time：APTT），フィブリノゲンなどを検査する。また肝硬変の患者では手術が禁忌となる場合がある。ワルファリン（ワーファリン®）を服用している症例ではINR（international normalized ratio）を必ず測定する。INRが延長しているときはワルファリンを中止し，必要に応じてビタミンK製剤（ケイツーN®）を投与する。術前など早急にINRを是正する必要があるときは，乾燥濃縮人プロトロンビン複合

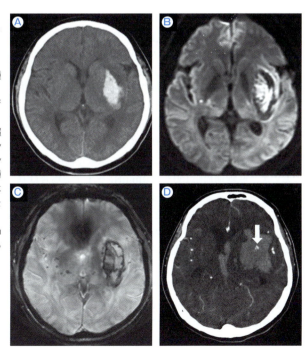

図1 脳内出血の頭部CT，拡散強調画像（DWI），T2*強調画像（T2*WI）の比較
A：頭部CT。
B：拡散強調画像（DWI）では血腫周囲はhypointesity rimがあり，血腫内部のintensityも不均一である。
C：T2*強調画像（T2*WI）では超急性期の血腫中心部はisointesityを示し，血腫周囲はhypointesityを示す。頭部CTに比較して血腫は大きくみえる。またこの症例は両側基底核部にmicrobleedsを認める。
D：造影CTで血腫内にhigh density spot（矢印）を認める（spot sign）。

体(ケイセントラ®)の投与を考慮する。直接トロンビン阻害薬のダビガトラン(プラザキサ®)やXa阻害薬のリバーロキサバン(イグザレルト®)，アピキサバン(エリキュース®)，エドキサバン(リクシアナ®)といった直接経口抗凝固薬(DOACs)が使用される頻度が増しているが，それらはワルファリンやヘパリンと異なり，PTやAPTTといった凝固延長と直接相関しない。近年，中和剤として直接トロンビン阻害薬に対してはイダルシズマブ(プリズバインド®)が臨床現場で用いられており，Xa阻害薬に対してはアンデキサネットの臨床試験が進められている。

また，若い女性の出血時には妊娠反応もチェックする必要がある。

救急処置

▶呼吸管理

脳内出血の患者はしばしば呼吸障害を呈する。舌根沈下や失調性呼吸をきたしている症例に対しては気管内挿管を行い，呼吸管理を行う。呼吸が失調性あるいは微弱な場合は人工呼吸器で管理する。この場合，動脈血二酸化炭素分圧($PaCO_2$)はnormocapnia(45 ± 5 mmHg)で管理する。$PaCO_2$が上昇すると血管床が増大し，頭蓋内圧亢進をきたすので動脈血による血液ガス検査を必ず行う。過換気を行うと一時的に頭蓋内圧は低下するが，効果は持続しない。また嘔吐に伴う気道閉塞および誤嚥には十分気をつける。

▶血圧の管理

脳内出血を伴う患者は来院時血圧が異常に上昇している場合が多い。すぐに静脈ラインを確保し，経静脈的に降圧薬を投与する。使用する降圧薬としてはCa拮抗薬(ニカルジピン，ジルチアゼム)や硝酸薬(ニトログリセリン，ニトロプルシド)の微量点滴静注が勧められる。過去に本邦においてニカルジピンは「頭蓋内出血で止血が完成しないと推定される患者，脳卒中急性期で頭蓋内圧が亢進している患者」には使用禁忌とされてきたが，SAMURAI-ICH[14]などの臨床研究で安全性が示されたことから現在では禁忌項目から削除されている。

血圧はできれば橈骨動脈に動脈ラインを挿入して24時間モニターを行う。できない場合は自動血圧計で発症当初は間隔を詰めて測定する。

AHA/ASAガイドライン2015では，急激な血圧低下に対する禁忌がない脳内出血患者において，収縮期血圧150～220mmHgを呈する場合は収縮期血圧を140mmHg未満へ急激に低下させることは安全であり(ClassⅠ，エビデンスレベルA)，機能的予後を改善するのに効果的である(ClassⅡa，エビデンスレベルB)とされる。また，収縮期血圧が220mmHg以上の脳内出血患者において，頻回の血圧モニタリングを実施しながら持続的静脈注射により積極的に血圧をコントロールすることは妥当であろうとされる(ClassⅡb，エビデンスレベルC)[15]。

本邦の『脳卒中治療ガイドライン2015』では，収縮期血圧140mmHg未満への降圧が推奨されている[16]。本邦から脳出血急性期のニカルジピン持続静注療法による収縮期血圧160mmHg以下への降圧療法に関する他施設共同前向き観察研究(SAMURAI-ICH)が発表され，入院後24時間収縮期血圧を120～160mmHgにコントロールすることの安全性が確認された[14]。また，その120～160mmHgの降圧目標のなかでも，最も厳格に血圧を低下

させた群において神経症候増悪，血腫増大，転帰不良の割合が少なかった[17]。有廣らは，国内研究および国際大規模試験の報告から，血腫増大を防止する観点から，収縮期血圧が130〜140mmHgを目標とした早期の強力な降圧とその後の維持が必要と考察している[18]。

▶尿道カテーテルの留置

膀胱に尿が充満していると腹圧が上昇し，血圧の上昇，頭蓋内圧の上昇を招くので，尿量を測定する意味を含めて，尿道カテーテルを留置する。

▶脳浮腫に対する対策

重症脳内出血では脳浮腫の出現により急激な脳ヘルニアを起こすことがあるので，高浸透圧溶液濃グリセリン（グリセオール®）200〜500mL×1〜2/日を投与して脳浮腫の軽減を図りながら検査を行う。しかし高浸透圧溶液の投与が長期になると，電解質異常および腎機能異常をきたすことがある。また脱水をきたすこともあり，血清浸透圧を300〜320mOs/kgに保ちながら使用する。マンニトール（マンニットール®）300mL×1〜2/日の使用については，脳ヘルニアが進行している際に投与を考慮してよい。脳浮腫に対するステロイドの使用については，有効とする科学的根拠はない。

重症度判定

CTによる出血部位の違いにより 図2 のように分類している。脳内出血に対してどのような治療を行うかを決定するためには，同一の重症度分類を用いて検討する必要がある。そこで1978年に脳卒中の外科研究会で神経学的重症度とCT分類が決定された[19]。

▶高血圧性脳出血の神経学的重症度（neurological grading：NG）

外科治療を行った410例を用いて死亡および6ヵ月後のADL（activities of daily living）を検討し，意識と予後に十分な相関を認めたことより，神経学的重症度を決定した（ 表1 ）。

▶CT分類

●被殻出血

内包と血腫の関係により分類されている。また水頭症をきたす可能性のある脳室穿破を「b」とし，それ以外を「a」としている（ 表2A ）。

●視床出血

視床に限局するかあるいは内包に進展するか，視床下部や中脳に進展するかで分類し，それに脳室穿破を伴うかどうかで分類している（ 表2B ）。

●小脳出血

現在までさまざまな分類が用いられている。筆者らは意識レベルとCT所見を組み合わせて重症度分類を行っている[2,20]。すなわち急性期の意識障害，脳幹症状の有無，CT上の血腫径，脳室拡大（水頭症）の有無によって分類した（ 図3A ）。また下段に軽症型から劇症型までの代表的な小脳出血を示す（ 図3B ）。

●皮質下出血

重症度分類は神経学的重症度を中心に判定されることが多い。しかし，高血圧性脳出血以外の病変が含まれていることが多いので注意する必要がある。

●脳幹出血

脳幹出血の大半は橋に発生する。橋に発生した出血はその大きさが1cmを超えると症

状が重篤になるといわれるが，血腫の上下方向への進展と左右前後への広がりで症状が大きく異なる．

▶**血腫量の算定法**

血腫量の算定は，CTで描出された血腫の長さを測定し量を概算する[21]．

$$血腫(cm^3) = \frac{長さ(cm) \times 幅(cm) \times 厚さ(cm)}{2}$$

図2 血腫の部位別の分類とその発生頻度
A：被殻出血(30〜35%)　　B：視床出血(25〜30%)　　C：混合型出血(5〜10%)
D：皮質下出血(10〜15%)　E：橋(脳幹)出血(5〜10%)　F：小脳出血(5〜10%)

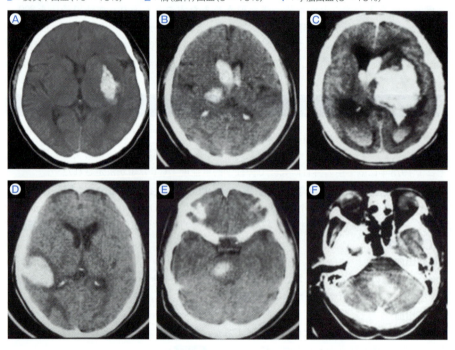

表1 高血圧性脳出血の神経学的重症度

重症度	基準	Ⅲ-3方式
1	意識清明あるいは錯乱	0またはⅠ
2	傾眠	Ⅱ-1
3	昏迷	Ⅱ-2, Ⅱ-3
4a	半昏睡(脳ヘルニア徴候なし)	Ⅲ-1
4b	半昏睡(脳ヘルニア徴候あり)	Ⅲ-2
5	深昏睡	Ⅲ-3

＊脳ヘルニア徴候：
　1)一側あるいは両側の瞳孔散大(＞5mm)と対光反射消失
　2)一側あるいは両側の徐皮質硬直または徐脳硬直

脳卒中の外科研究会，1978

表2 被殻出血と視床出血のCT分類

A：被殻出血のCT分類

CT分類	血腫の伸展範囲
Ⅰ	内包外に限局
Ⅱ	内包前脚へ進展
Ⅱa	内包後脚へ進展し，脳室穿破（−）
Ⅱb	内包後脚へ進展し，脳室穿破（＋）
Ⅲa	内包前・後脚へ進展し，脳室穿破（−）
Ⅲb	内包前・後脚へ進展し，脳室穿破（＋）
Ⅳ	視床，視床下部へ進展

B：視床出血のCT分類

CT分類	血腫の伸展範囲
Ⅰa	視床に限局し，脳室穿破（−）
Ⅰb	視床に限局し，脳室穿破（＋）
Ⅱa	内包へ進展し，脳室穿破（−）
Ⅱb	内包へ進展し，脳室穿破（＋）
Ⅲa	視床下部または中脳に進展し，脳室穿破（−）
Ⅲb	視床下部または中脳に進展し，脳室穿破（＋）

脳卒中の外科研究会，1978

＊ここでいう脳室穿破は鋳型状の大血腫を意味する。

図3 小脳出血の重症度分類

A：小脳出血の重症度分類と手術適応

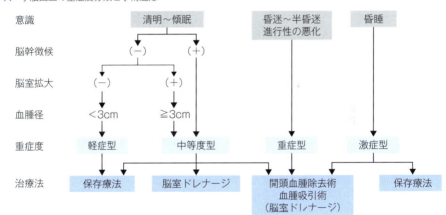

B：小脳出血の各重症度別の代表的症例

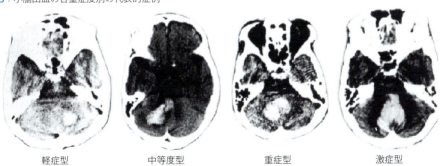

軽症型　　中等度型　　重症型　　激症型

手術適応と手術法の選択

▶AHA/ASA脳出血治療ガイドライン

2015年にAHA/ASAガイドラインが改訂発表された。脳内出血と脳室内出血の脳外科的治療に関する推奨を 表3 に示す[15]。

この勧告による手術適応では，現在のわが国の脳出血の分類法や治療法に完全には当てはまらず現実的でない部分もある。より的確な手術適応を決定するにはわが国で施行するrandomized prospective studyが望まれる。現時点において，脳出血の手術は『脳卒中治療ガイドライン2015』の「高血圧性脳出血の手術適応」を基準に行うことが望ましいと考える。

▶被殻出血

『脳卒中治療ガイドライン2015』では神経学的所見が中等症，血腫量が31 mL以上でかつ血腫による圧迫所見が高度な被殻出血では手術を考慮してもよいとしている。手術方法としては従来開頭血腫除去術や定位的血腫吸引除去術が行われていたが，近年は神経内視鏡手術の報告が増えている。Yaoらは，神経内視鏡手術とその他の治療（開頭術，定位血腫除去術，保存的加療）における比較検討としてシステマチック・レビューとメタ解析を行っている。そのなかで，神経内視鏡手術はもっぱら基底核，とりわけ被殻出血に対して比較的多く行われており，開頭術よりも死亡率や予後，合併症発生率に関して良好な治療成績であったと述べている[22]。しかし，いずれの方法にも利点と欠点があると思われ，『脳卒中治療ガイドライン2015』でも同等の扱いである。

▶視床出血

原則として血腫除去術の対象とはならない。血腫が脳室穿破している症例で，水頭症を

表3 脳内出血と脳室内出血の脳外科的治療に関する推奨（抜粋）[15]

1. 脳室内出血における組み替え型組織プラスミノゲン活性化因子（rt-PA）の脳室内投与は合併症発症率がかなり低いように思われるが，その有効性および安全性は確実ではない。（ClassⅡb，エビデンスレベルB）
   脳室内出血の神経内視鏡治療の有効性は確実ではない。（ClassⅡb，エビデンスレベルB）
2. 神経学的悪化を認める小脳出血患者，または脳幹圧迫および脳室閉塞による水頭症またはそのいずれかを有する小脳出血患者では，できるだけ速やかに出血の外科的除去を行うべきである。（ClassⅠ，エビデンスレベルB）
   このような患者では，外科的除去ではなく脳室ドレナージによる初期治療は推奨されない。（ClassⅢ，エビデンスレベルC）
3. テント上脳内出血患者の大部分において，手術の有用性は十分に確立されていない。（ClassⅡb，エビデンスレベルA）
   具体的な例外および考慮すべきサブグループを推奨4〜7に示す。
4. 早期の血腫除去は患者が悪化した時点での血腫除去と比較して明らかな有益生は認められない。（ClassⅡb，エビデンスレベルA）
5. 悪化した患者では救命手段としてテント上血腫除去を考慮してもよい。（ClassⅡb，エビデンスレベルC）
6. テント上脳内出血における昏睡状態の患者，著明な正中偏移を伴う大きな血腫を有する患者，内科治療抵抗性の頭蓋内圧亢進症状のある患者に対しては，血腫除去の併用の有無にかかわらず減圧開頭術によって死亡率が低下するかもしれない。（ClassⅡb，エビデンスレベルC）
7. 血栓溶解薬併用の有無にかかわらず，定位的手術または神経内視鏡手術による低侵襲的血腫除去の有効性は確実ではない。（ClassⅡb，エビデンスレベルB）

呈している症例に対しては脳室ドレナージの適応を考慮してもよい。

▶脳幹出血
脳幹出血のうち脳室内穿破が主体で水頭症を呈している場合には，脳室ドレナージの適応となる場合もあるが，脳幹自体が破壊されている場合は血腫除去術の適応はない。

▶小脳出血
小さな小脳出血は良性小脳出血ともいわれ，保存的加療で良好な経過をとるが，ときに血腫が増大または脳室内穿破することにより急性水頭症や脳幹圧迫を呈し，意識障害や呼吸停止をきたすこともあり，注意が必要である。血腫径が3cm以上に及ぶ場合には血腫除去術の適応があるとされており（図3A），AHA/ASAガイドラインでもClass Iと記載されている出血部位である[15]。

▶皮質下出血
脳表からの深さが1cm以下のものでは，手術の適応を考慮してよいとされるが，若年者の場合は小さい血腫でも脳動静脈奇形（AVM）などの血管奇形や脳静脈洞血栓症が存在することがあり，MRAやCTAなどによる頭蓋内血管の評価が必須である。高齢者の場合は，出血の原因がアミロイドアンギオパチーのことが多く，手術適応については議論のあるところである。

術中管理

開頭血腫除去術，定位的血腫吸引除去術，内視鏡下血腫除去術，脳室ドレナージ術に分けて述べる。

▶開頭血腫除去術
被殻出血，皮質下出血に対してはテント上の開頭術が施行され（図4），小脳出血に対しては後頭下開頭または外側後頭下開頭が施行される（図5）[23]。

●術中の管理
麻酔導入時の血圧の上昇を最小限に抑える。頭蓋内圧亢進時は，過換気になると脳血流低下が起こり，逆に$PaCO_2$が上昇すると血管床の拡大により頭蓋内圧が亢進する。従ってnormocapnia（$PaCO_2 = 45 \pm 5$ mmHg）に保ちながら，麻酔を維持する。輸液は過不足にならないようにし，高度の貧血があれば輸血を行い，ヘモグロビン値（Hb）が10g/dL以上，ヘマトクリット値（Ht）が30％以上になるように保つ。骨弁除去や，硬膜切開の際に頭蓋内圧亢進があれば，マンニトールを300〜500mL急速に輸液する。

●手術体位の注意点
・**Transsylvian approach**
体位は仰臥位で上半身を約10°挙上し，頭部のみをやや後屈し，約30〜45°健側に傾ける。

・**Transcortical approach**
体位は仰臥位であるが，血腫部位によっては側臥位をとることもある。血腫存在部位を一番上面にくるように体位をとる。

・**後頭下開頭**
体位は腹臥位で，上半身は挙上して頭部はやや高くして，屈曲する。その際挿管チューブが屈曲し，気道閉塞がないことを確認する。

● 手術操作の注意点

　すべての操作の基本は血腫に到達するまでに，正常な脳組織の損傷を最小限にとどめることである．この原則を考慮して術式を選択すべきである．血腫吸引時には顕微鏡の角度を頻回に変えながら，周囲の脳組織の圧迫を最小限とし，新たな脳挫傷をきたさないように心がける．止血は丁寧に確認し，動脈からの出血は確実に凝固止血する．血腫壁に異常所見があれば病理標本用に採取する．Transcortical approachで血腫除去をする場合は脳表から最も浅い部分でcorticotomyを行うが，その際，術中超音波断層装置が有効である．

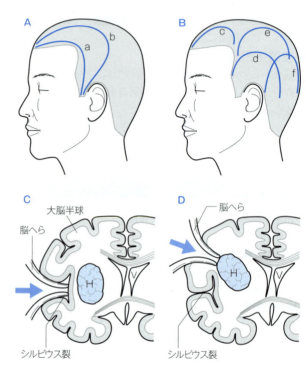

図4 被殻出血，皮質下出血に対するテント上の開頭術

A：被殻出血に対するtranssylvian approachの皮膚切開．aの皮切は減圧術をしないとき，bの皮切は血腫除去とともに減圧術を行うときに置く．
B：皮質下出血時の皮膚切開．血腫が前頭葉(c)，側頭葉(d)，頭頂葉(e)，後頭葉(f)，にあるときの皮切を示す．
C：被殻出血のtranssylvian approachの模式図．シルビウス裂を剥離し，島を切開して血腫腔に入る．
D：被殻出血のtranscortical approachの模式図．血腫腔に最も近い皮質から血腫腔に入る．
H：血腫
V：脳室
➡：進入方向

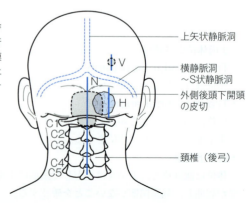

図5 小脳出血時の後頭下開頭

皮切はイニオン(N)より上方から頚椎4/5まで伸ばす．開頭は正中をはさんで両側正中開頭を行い，血腫腔の最も近い皮質から除去を行う．硬膜切開を行う前に，後角穿刺(イニオンより5cm上方，4cm側方にburr holeを穿つ)で脳室ドレナージを行う．
H：血腫
N：イニオン
V：後角穿刺用のburr holeの位置

後頭下開頭で小脳出血を除去する際は後角穿刺などで頭蓋内圧をコントロールした後，硬膜切開を施行すべきである．

▶定位的血腫吸引除去術
●術中の注意点
　局所麻酔下で施行することが多く，体動や痛み刺激で急激に血圧が上昇する可能性があるので，血圧管理には十分注意する．動脈ラインでの血圧観察が好ましい．体動が激しいときは，静脈麻酔による鎮静が必要である．特に高齢者においては，局所麻酔下で手術中に呼吸障害が増悪する場合があるので十分に注意が必要である．少なくとも動脈血酸素飽和度（SaO_2）モニターを連続的に行い，必要であれば血液ガスを測定する．酸素マスクを使用しても，SaO_2が95％以下または動脈血酸素分圧（PaO_2）が70mmHg以下になる場合は気管内挿管を考慮する．

●術後の管理
　定位手術では再出血が10％前後に起こる．血圧の上昇が引き金になるので，血圧の管理は厳重に行う．静注用ニカルジピンやジルチアゼムを使用して術後の血圧を調節し，経口が可能になれば経口薬に変更していく．

▶内視鏡下血腫除去術
　現在までに，内視鏡を使用した血腫除去術の有効性が多く報告されている[24,25]．手術手技としては，西原ら[25]によるdry field methodが一般的に普及している．すべての部位の脳内出血に対し手術が行われており，内視鏡機器の発展に伴い，その安全性と正確性は向上している．一方で，AHA/ASAガイドライン2015では「血栓溶解薬併用の有無にかかわらず定位的吸引または内視鏡的吸引による低侵襲的血腫除去術の有効性は確実ではない」とされている[15]．今後は本邦における長期成績を踏まえたRCTが望まれる．

●手術方法
　被殻出血に対しては，血腫の長軸に内視鏡用シースを挿入する方法と前角穿刺付近から挿入する方法がある．視床出血，脳室内出血に対しては，経脳室的にアプローチを行う．皮質下出血に対しては，脳表から最短距離の部分に穿頭を行う[26]．

●手術体位の注意点
・被殻出血，視床出血
　空気の混入を防ぎ，洗浄液を十分に満たせるよう，穿頭部位が術野の頂点となるように頭部を挙上する．強い意識障害のある場合，または脳室内の操作が加わる場合は，全身麻酔が望ましい[27]（図6A）．

・小脳出血
　体位はsupine-lateral positionとする．イニオンと乳様突起の中点に穿頭を行う（図6B）．血腫前方には脳幹があり，体動すると危険なため，全例全身麻酔が望ましい[28]．

・皮質下出血
　部位により体位は異なる．可能な限り，穿頭部位が術野の頂点になるようにする．脳表から血腫までの最短距離の部分に穿頭を行う．

●術中の注意点
　内視鏡用シースを介して硬性鏡により直視下に吸引管を用いて血腫を除去することができ，モノポーラ通電により専用吸引管の先端で止血操作が可能である．過度に内視鏡用シー

スを動かすと，正常脳へのダメージが大きくなるので注意が必要である。また低侵襲で行える反面，術野が狭くオリエンテーションを失うことがある[26]。また，止血操作などの手技にも習熟が必要となるため，最初は熟練医師（神経内視鏡技術認定医）と一緒に手術を行うことが望ましい。

▶脳室ドレナージ術

脳内出血が脳室内に穿破し，急性水頭症を呈した際に行う。脳室穿刺し脳脊髄液を排除することで頭蓋内圧を下げる効果がある。欧米から脳室内出血に対する脳室ドレーンからのt-PA投与の安全性および有効性が報告されているが[29,30]，AHA/ASAガイドライン2015ではt-PAの脳室内投与の安全性および有効性は不確実としている。2017年に発表された二重盲険での他施設ランダム化比較試験であるCLEAR Ⅲ試験の結果では，脳室内へのt-PA投与は安全に施行できたものの機能的予後は改善させないとの結論が得られている[31]。

合併症の予防，診断と治療

高血圧症を基盤としたこの疾患は，他の部位に合併症を併発しやすい。すなわち高血圧症を全身疾患としてとらえ，各科の医師の協力の下に治療に当たる必要がある。

▶心疾患

高血圧による動脈硬化性病変が冠動脈に及んでいると，治療中に狭心症，心筋梗塞をきたしやすい。特に発症直後や手術中，手術直後の時期に血圧の変動や脱水が加わり発生しやすくなる。また心筋虚血の既往のある症例では術前から冠動脈拡張薬であるニトログリセリン（ニトロペン®）や硝酸イソソルビド（ニトロール®）の点滴薬や貼付薬を使用する。また，うっ血性心不全の既往がある症例は高率に心不全や二次的な腎不全を呈する可能性があり，注意が必要である。

図6 手術体位の注意点
A：被殻出血に対する穿頭部位。
a：血腫の長軸に沿って挿入する場合。b：前角穿刺に近い位置から挿入する場合。
B：小脳出血に対する穿頭部位。体位はsupine-lateral positionとする。イニオン（I）と乳様突起（M）の中点に穿頭が行えるように皮膚切開する。

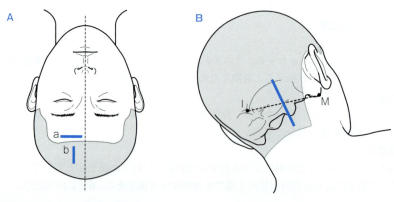

▶腎不全

薬剤の投与や麻酔の影響により，この疾患の患者は腎不全を呈しやすくなる。特に頭蓋内圧が高い症例に対して，高浸透圧薬や脱水治療を行うと，腎機能が悪化しやすい。またこれまで長期間血圧が高い状況で生活していた患者が，手術前後で血圧を正常まで戻しただけでも腎血流量が低下して急性腎不全を呈することがある。

また溝川ら[32]の報告では，血液透析患者は非透析患者と比較して有意に出血量が多く，また予後に関しても有意に不良であった。脳内出血急性期の透析方法としてフサンを使用した持続的血液濾過透析が脳圧管理や循環動態の安定，再出血に関して血液透析より優れていたことを示したが，機能予後はやはり不良であり，さらなる治療法の改善が必要であると思われる。

▶肺炎

頭蓋内圧が亢進し意識障害が進行すると，呼吸障害が持続する。特に高齢者では，脳内出血の死亡原因として肺炎が最も多いことから，良好な機能予後を見込める症例には積極的に気管内挿管，気管切開を考慮する。また発症直後より体位変換を積極的に行い，喀痰の排泄を促す。しかし脳室ドレナージが挿入されている症例はベッドアップや，体位変換時に基準点(ゼロ点)がずれ，思わぬ髄液の排出や逆に脳室ドレナージの機能不全をもたらし，患者の意識障害を強めることがあるので注意する。

▶消化管出血

脳出血後に上部消化管より出血をきたすことがあり，これに手術侵襲が加わるとさらに増悪することもある。従来から"Cushing's ulcer"や「中枢性潰瘍」とよばれたものある。しかし高齢者や，重症な脳出血ほど消化管出血をきたしやすく，抗潰瘍薬としてプロトンポンプ阻害薬(タケプロン®)やH_2受容体拮抗薬(ファモチジン®)の予防的投与を考慮しても良いとされる。ただし，脳出血の全患者に抗潰瘍薬を予防的投与する必要はなく，リスク因子を考慮して判断するのが妥当とされる[16]。

▶創部感染

血腫ドレナージや脳室ドレナージが挿入されている部位の感染に気をつける。髄膜炎や脳炎は致命的となる。また血腫/脳室ドレナージチューブからウロキナーゼを注入する際や髄液を採取する際においても清潔操作には十分気をつけるべきである。

▶痙攣に対する予防

脳内出血の患者が発症2週間以内に痙攣を起こす率は2.7～17%である。抗痙攣薬の投与は痙攣が起きた症例では必須となるが，予防的な投与は推奨されていない[15,16]。脳卒中後痙攣の治療に関して，副作用と有効性の面から従来のカルバマゼピンよりもレベチラセタムやラモトリギンといった新規抗てんかん薬の有用性が報告されている[33]。

リハビリテーション

脳内出血患者に早期よりリハビリテーションを行うことに異論のある臨床医は少ないと思われる。問題はいつから始めるかである。最近では「超早期リハビリテーション」の必要がいわれている。保存的療法，あるいは手術療法を行った患者でも意識レベルが清明あるいは改善傾向で，血圧などのバイタルサインが安定し，神経症状の増悪がない症例に対し

ては，血圧，心電図モニターをしながらベッドアップが試みられている[34]。また，発症直後は理学療法士とともに看護師がベッド上で体位変換，関節可動域訓練を協力して行う。

患者が嚥下障害を呈している場合も嚥下訓練が必要である。意識が清明になった後，水分より開始する。その後プリン，ヨーグルトから開始し，粥，米飯へと進む。嚥下障害があるかどうかはvideofluorographyを用いて精査する。嚥下は体幹の角度が30〜60°で最も容易となる。

脳内出血の症例でも失語症を呈することがある。被殻出血では全失語と反響失語が特徴的であると報告されている[35]。また被殻出血による失語は血腫の圧迫による失語であり，必ずしも古典的失語類型に当てはまらない。被殻出血にみられる失語の半数は慢性期には回復するとの報告がある。また視床出血でも失語がみられ，その特徴は①声量低下，②喚語困難，③錯語，④保続，⑤良好な復唱，である[36]。視床出血による失語の回復は一般には良好であり，多くは慢性期には回復する。失語の回復は，血腫や周囲の浮腫が回復する発症後2〜3週目の時期にみられる第1段階の回復と，発症後3ヵ月までに回復する第2段階がある。しかし失語症のリハビリテーションは片麻痺に対するリハビリテーションより長い目でみる必要があり，発症後1年以内までは緩やかな回復が望みうる。言語訓練によるねばり強いリハビリテーションが必要であろう。

高血圧に対する食事指導

高血圧の治療の要として，食事療法は最も大切であることを認識させる必要がある。まずは減塩食になれ，ついでカロリー制限を行い，体重のコントロールを行う。退院後の摂取カロリーは1,600kcal/日を目安とする。

降圧薬投与の方法

脳内出血患者が急性期を過ぎると，血圧が正常化することがある。この場合は食事療法，運動療法を主体とし，退院後は日々の血圧測定行ったうえで降圧薬の投与を考える。

急性期血圧管理を静脈注射薬から経口薬に変更する際は脳内出血発症前の薬剤を基本とするべきであるが，発症前の血圧管理が不良である場合は以下の基本に沿って降圧薬を選択する。

▶副作用の少ない単独の降圧薬より始める

脳出血急性期に投与する降圧薬としては，Ca拮抗薬であるニカルジピンやジルチアゼムあるいはニトログリセリンなどの硝酸薬の微量点滴静注が推奨されている。急性期を過ぎての経口内服薬への切り替えにはCa拮抗薬，アンジオテンシン変換酵素（ACE）阻害薬，アンジオテンシンⅡ受容体拮抗薬（ARB），利尿薬が用いられる。患者個々人の心機能や腎機能の状態をみて薬剤を選択すべきである。

▶血圧のチェック

降圧薬投与は，最初は1ヵ月ごとの家庭血圧の状態をチェックし，身体症状や血液検査などで副作用と考えられる症状が出た場合は薬剤の変更や中止を考慮する。脳出血再発予防のための血圧コントロールの目標は，家庭血圧で140/90mmHg未満に，可能であれば

130/80 mmHg未満にコントロールする[16]。またmicrobleeds合併例では特に厳格な血圧のコントロールが必要である。しかし一方で，降圧薬の効きすぎによる低血圧にも注意が必要である。

脳内出血の再発

脳内出血の再発リスクとして，T2*画像におけるmicrobleedsの所見がいわれている[37]。Microbleeds合併例ではより厳格な血圧コントロールを行うべきである。その他，アミロイドアンギオパチーは皮質下脳葉出血を繰り返すことがあり，アポリポ蛋白E（ApoE）遺伝子多型の関与がいわれている[38]。

また，喫煙や1日2杯を超える飲酒，違法薬物の使用を控える等の生活習慣を改善させることや閉塞性睡眠時無呼吸症候群の治療が有益とされる[15]。

（平井　聡，宇野昌明）

文献

1) 厚生労働省 人口動態調査（2016年）
2) 松本圭蔵, 本藤秀樹. 脳内出血. Brain Nerve 1994; 46: 105-17.
3) Fujii Y, Tanaka R, Takeuchi S, et al. Hematoma enlargement in spontaneous intracerebral hemorrhage. J Neurosurg 1994; 80: 51-7.
4) Wada R, Aviv RI, Fox AJ, et al. CT angiography "spot sign" predicts hematoma expansion in acute intracerebral hemorrhage. Stroke 2007; 38: 1257-62.
5) Sorimachi T, Osada T, Baba T, et al. The striate artery, hematoma, and spot sign on coronal images of computed tomography angiography in putaminal intracerebral hemorrhage. Stroke. 2013; 44 (7): 1830-2.
6) Brouwers HB, Raffeld MR, van Nieuwenhuizen KM, et al. CT angiography spot sign in intracerebral hemorrhage predicts active bleeding during surgery. Neurology 2014; 83: 883-9.
7) Miki K, Yagi K, Nonaka M, et al. Spot sign as a predictor of rebleeding after endoscopic surgery for intracerebral hemorrhage. J Neurosurg 2018:1-6.
8) Li Q, Zhang G, Xiong X, et al. Black Hole Sign: Novel Imaging Marker That Predicts Hematoma Growth in Patients With Intracerebral Hemorrhage. Stroke 2016; 47: 1777-81.
9) Li Q, Zhang G, Huang YJ, et al. Blend Sign on Computed Tomography: Novel and Reliable Predictor for Early Hematoma Growth in Patients With Intracerebral Hemorrhage. Stroke 2015; 46: 2119-23.
10) Morita N, Harada M, Yoneda K, et al. A characteristic feature of acute hematomas in the brain on echo-planar diffusion-weighted imaging. Neuroradiology 2002; 44: 907-11.
11) 宇野昌明, 森田奈緒美, 原田雅史, 他. Stroke MRIと血栓溶解療法. 脳と循環 2008; 13: 125-32.
12) Charidimou A, Linn J, Vernooij MW, et al. Cortical superficial siderosis: detection and clinical significance in cerebral amyloid angiopathy and related conditions. Brain 2015; 138: 2126-39.
13) Boulouis G, van Etten ES, Charidimou A, et al. Association of Key Magnetic Resonance Imaging Markers of Cerebral Small Vessel Disease With Hematoma Volume and Expansion in Patients With Lobar and Deep Intracerebral Hemorrhage. JAMA Neurol 2016; 73: 1440-7.
14) Koga M, Toyoda K, Yamagami H, et al. Systolic blood pressure lowering to 160 mmHg or less using nicardipine in acute intracerebral hemorrhage: a prospective, multicenter, observational study (the Stroke Acute Management with Urgent Risk-factor Assessment and Improvement-Intracerebral Hemorrhage study). J Hypertens 2012; 30: 2357-64.
15) Hemphill JC 3rd, Greenberg SM, Anderson CS, et al. Guidelines for the Management of Spontaneous Intracerebral Hemorrhage: A Guideline for Healthcare Professionals From the American Heart Association/American Stroke Association. Stroke 2015; 46: 2032-60.
16) 日本脳卒中学会 脳卒中ガイドライン委員会 編. 第Ⅲ章 2-2 血圧の管理. 脳卒中治療ガイドライン 2015. 協和企画, 東京, 2015.
17) Sakamoto Y, Koga M, Yamagami H, et al. Systolic blood pressure after intravenous antihypertensive treatment and clinical outcomes in hyperacute intracerebral hemorrhage: the stroke acute management with urgent risk-factor assessment and

improvement-intracerebral hemorrhage study. Stroke 2013; 44: 1846-51.
18) 有廣昇司, 豊田一則. 新たな視点からみた脳出血急性期管理(1) 血圧は低いほどよいか. 分子脳血管病 2013; 12: 251-5.
19) 金谷春之, 湯川英機, 神野哲夫, 他. 高血圧性脳出血におおける新しいNeurological GradingおよびCTによる血腫分類とその予後について. 高血圧性脳出血の外科Ⅲ. ニューロン社, 1978, p265-70.
20) 宇野昌明, 富田恵輔, 七條文雄, 他. 高血圧性小脳出血に対する外科的治療の選択. 特に定位的血腫吸引術の適応と特長. No Shinkei Geka 1988; 16: 41-8.
21) Kwak R, Kadoya S, Suzuki T. Factors affecting the prognosis in thalamic hemorrhage. Stroke 1983; 14: 493-500.
22) Yao Z, Hu X, You C, He M. Effect and Feasibility of Endoscopic Surgery in Spontaneous Intracerebral Hemorrhage: A Systematic Review and Meta-Analysis. World Neurosurg 2018; 113: 348-56.e342.
23) 安井信之. 高血圧性脳出血の開頭手術. 脳神経外科疾患の手術と適応Ⅱ. 朝倉書店, 東京, 1990, p202-36.
24) Auer LM, Deinsberger W, Niederkorn K, et al. Endoscopic surgery versus medical treatment for spontaneous intracerebral hematoma: a randomized study. J Neurosurg 1989; 70: 530-5.
25) 西原哲治, 永田和哉, 落合慈之: 神経内視鏡による脳内血腫吸引術の現状. Brain Nerve 2003; 55: 499-508.
26) 横須賀公彦, 宇野昌明. 神経内視鏡下血腫除去術 現状とこれからの展望. No Shinkei Geka 2015; 43: 493-506.
27) 横須賀公彦, 宇野昌明, 松村浩平, 他.【神経内視鏡と脳卒中の外科】被殻出血に対する内視鏡下血腫除去術手術手技の工夫. 脳卒中の外科 2015; 43: 415-9.
28) 横須賀公彦, 平野一宏, 宮本健志, 他. 小脳出血における内視鏡下血腫吸引除去術の有用性. 脳卒中の外科 2011; 39: 193-7.
29) Staykov D, Wagner I, Volbers B, et al. Dose effect of intraventricular fibrinolysis in ventricular hemorrhage. Stroke 2011; 42: 2061-4.
30) Gaberel T, Magheru C, Parienti JJ, et al. Intraventricular fibrinolysis versus external ventricular drainage alone in intraventricular hemorrhage: a meta-analysis. Stroke 2011; 42: 2776-81.
31) Hanley DF, Lane K, McBee N, et al. Thrombolytic removal of intraventricular haemorrhage in treatment of severe stroke: results of the randomised, multicentre, multiregion, placebo-controlled CLEAR III trial. Lancet 2017; 389: 603-11.
32) 溝渕佳史, 宇野昌明, 永廣信治, 他. 腎透析患者の脳出血の治療と予後の検討. 脳卒中の外科 2003; 31: 290-4.
33) Consoli D, Bosco D, Postorino P, et al. Levetiracetam versus carbamazepine in patients with late poststroke seizures: a multicenter prospective randomized open-label study (EpIC Project). Cerebrovasc Dis 2012; 34: 282-9.
34) 道免和久, 千野直一. 脳卒中のリハビリテーションの進め方の実際: CT, MRI時代の脳卒中学 上巻. 日本臨床 1993; 51 (増刊): p267-77.
35) 横須賀公彦. 脳内出血に対する神経内視鏡手術の現状. 脳外速報 2012; 22: 1172-78.
36) 本村 暁. 脳卒中による失語症ー発生機序, 回復, 治療: CT, MRI時代の脳卒中学 上巻. 日本臨床 1993; 51 (増刊): p278-90.
37) Sueda Y, Naka H, Ohtsuki T, et al. Positional relationship between recurrent intracerebral hemorrhage/lacunar infarction and previously detected microbleeds. AJNR Am J Neuroradiol 2010; 31: 1498-503.
38) O'Donnell HC, Rosand J, Knudsen KA, et al. Apolipoprotein E genotype and the risk of recurrent lobar intracerebral hemorrhage. N Engl J Med 2000; 342: 240-5.

II 脳血管障害

脳動静脈奇形，硬膜動静脈瘻

脳動静脈奇形（AVM）

▶定義

　脳動静脈奇形（cerebral arteriovenous malformation：cerebral AVM）とは，栄養動脈（feeder）から毛細血管を介さずにナイダス（nidus）[*1]という異常血管塊を介して導出静脈（drainer）に移行する血管奇形であり，胎生3週目ごろに形成されるべき細動脈-毛細血管-細静脈という血管構築の先天的異常と考えられている。

▶病態

　この奇形は毛細血管構造をもたないために，奇形内を流れる血液と周囲の脳組織とは栄養やガスの交換は行われず，抵抗の低い奇形内を大量の血液が流れ，周囲の正常脳組織への血流が減少し〔動静脈短絡：arteriovenous（A-V）shunt〕，動脈血が直接静脈へ流出するため導出静脈は赤くみえる。この奇形では，動脈圧が直接ナイダスや導出静脈側にかかるため，AVMの脆弱な異常血管の破綻により脳内出血を起こしたり，A-V shuntによって周辺正常神経組織への灌流障害（脳虚血）による神経脱落症状を生じたり，虚血脳組織が焦点となり痙攣を起こす。そのほか，栄養動脈上に動脈瘤を合併することがあり，これが出血源となりくも膜下出血や脳内出血を発症することもある。

▶疫学

　AVMは，人口10万人あたり年間1～2人の割合で発見され，脳動脈瘤破裂によるくも膜下出血の1/6～1/10くらいの発生頻度である。発症は20～30歳までの若年者に多く，若年者の頭蓋内出血の原因の1つとして常に念頭におくべき疾患である。年間の出血率は3％前後，出血後の1年は年間6％といわれ[3]，出血した人の10人に1人は致死的であるとされている[17]。出血率は一律ではなく，部位や出血の既往歴などにより異なり，出血既往のあるもの，深部局在のもの，深部静脈への導出，動脈瘤を伴っているものは高いとされている[4]。

▶発症様式

　AVMの発症様式としては，頭蓋内出血と痙攣発作が多い。AVMは脳表や脳室に接して存在することが多く，脳実質内出血に加えてくも膜下出血や脳室内出血を伴うことがある。出血の部位や程度に応じて，軽い頭痛に終わるものから，片麻痺，言語障害，意識障害に至る重篤なものまでみられる。くも膜下出血の原因の80～90％は脳動脈瘤の破裂によるが，AVMはそれに次いで多く約10％を占める。特に若年者のくも膜下出血の原因として重要である。痙攣も部分発作から全身痙攣までさまざまであり，薬物治療に抵抗性を示す場合がある。また，大きな脳動静脈奇形の場合はA-V shuntによる脳虚血の程度が強

[*1] nidus：ラテン語で「巣」を意味する。

く，神経症状が徐々に進行することがある。

▶術前管理：出血急性期

　出血発症で搬送された場合は，呼吸・血圧の管理を十分行い，再出血の予防を行う。CT上くも膜下出血のみの場合や少量の脳室内出血のみで脳室拡大を伴わない場合は保存的治療とし，普段の血圧で安定するように必要に応じて降圧薬持続静注〔ニカルジピン（ペルジピン®）0.5～6μg/kg/分，ジルチアゼム（ヘルベッサー®）5～15μg/kg/分〕を用いる。頭痛に対しては通常の鎮痛薬〔フルルビプロフェン（ロピオン®，適応外）50mg〕や〔アセトアミノフェン（アセリオ®）1,000mg〕を用いるが，効果不十分の場合はオピオイド〔ペンタゾシン（ソセゴン®）7.5～15mg静注〕を用いたり鎮静〔ジアゼパム（セルシン®）5～10mg静注〕を行う。テント上のAVMの場合は術前より抗痙攣薬の静注〔ホスフェニトイン（ホストイン®）初回15～18mg/kg 維持5～7.5mg/kg/日またはレベチラセタム（イーケプラ®）1,000mg/日 1日2回に分けて〕の投与を行い，急性期を過ぎれば経口薬〔カルバマゼピン（テグレトール®）400～800mg，レベチラセタム（イーケプラ®）1,000mg 分2〕に切り替える。脳内血腫を伴う場合で，大きな血腫のため意識障害や神経脱落症状が進行する場合は緊急手術（減圧術，ナイダス摘出術）の対象となるが，術前の血管撮影やMRIなどの情報が十分でないときは血腫除去にとどめておく。急性期の根治術の難易度を考慮して頭蓋内圧亢進に対して保存的治療が可能である場合は，できるかぎり待機手術とする。AVMの場合，脳内血腫による神経症状は，高血圧性脳内出血と比較して次第に改善することが多い。急性水頭症を伴い進行性の意識レベルの低下がある場合は，迅速に脳室ドレナージを行い，頭蓋内圧をコントロールし，待機手術に備える。

▶診断のための必要な検査

●脳血管撮影

　AVMの確定診断に必要不可欠である。6 vessel studyを行いナイダスの存在を証明する（図1）。AVMでは奇形内の灌流速度が速く，通常は3～6コマ/秒以上の静止画像が必要である。全身麻酔下での血管造影は灌流速度が遅くなり詳細な検討が可能となる。AVMでは多系統の血管が関与することが多く，通常の内頚動脈・椎骨動脈撮影に加えて，選択的栄養動脈撮影，3D-RA撮影（4D再合成）や，病変が脳表にある場合は外頚動脈撮影も必要である。特に手術的摘出を前提とする場合は，術前に栄養動脈，ナイダス，導出静脈の立体的な位置関係を正確に把握しておく。また，穿通枝の関与は手術の難易度を上げるため，術前に十分検討すべきである。AVMでは栄養血管やナイダス内に動脈瘤ができやすく，また，静脈系の狭窄・閉塞を伴うことがあり，これらは出血率を上げるとされるため，詳細な読影が必要である。出血後，間もない時期に脳血管撮影を行うとナイダスの描出が不十分となることがあり，待機手術を計画している場合は手術直前に再度脳血管撮影を行うほうがよい。また塞栓術から時期を空けて摘出術を予定する場合も，直前に再度脳血管撮影を行うほうがよい。

●CT，MRI

　ナイダスの位置や大きさ，出血例では脳内出血・くも膜下出血・脳室内出血の部位や程度，随伴する急性水頭症の有無，周囲の正常神経組織との位置関係に関する情報を得ることができる。造影CTでは拡張した栄養動脈，導出静脈やナイダスが描出されることがあり，他疾患との鑑別に有用となることがある。MRIでは流速の速い血管からのシグナルがな

くなるために，AVMナイダスや栄養動脈，導出静脈が無信号野（flow-void area）として描出されるので，周囲の脳との解剖学的位置関係がよくわかる。特に優位脳に近接しているAVMでは，MRIによりナイダスの広がりを把握する（図2）。また，皮質脊髄路や視放線などの重要神経路とナイダスの位置的関係を検討することは術後の神経機能予測に有用である[8]。

- functional MRI（fMRI）

患者に手足の運動や言語想起などのtaskを負荷した際の血流の変化を画像化する検査法であり，優位脳，特に運動中枢や言語中枢などに近接していることが予想される場合に，これらの中枢の局在を術前に評価するのに有用である（図3）。

図1 脳血管撮影
右前頭頂部の大きなAVMで，右中大脳動脈（左列），前大脳動脈（中列），後大脳動脈（右列）より栄養を受けている（上段：A-P像，下段：側面像）。

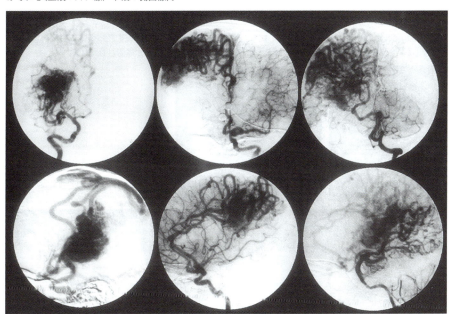

図2 MRI
図1と同じAVM。ナイダスはflow-voidの集簇として描出され，内包，基底核・視床，脳室との位置関係がよくわかる。

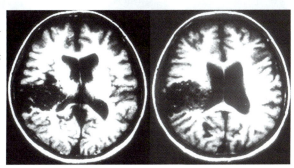

▶治療方針

●外科的摘出

　AVMの治療の目的は，出血防止，痙攣発作のコントロール，神経症状の悪化防止であるが，現在最も確実で有効な治療法はナイダスの外科的摘出である．本来，ナイダス内には正常神経組織は含まれておらず，正常組織に損傷を加えることなくナイダスのみを摘出することは可能であるが，ナイダスがdiffuseである場合，脳幹部や視床・内包などの深部AVM，大きさが6cmを超える巨大AVMなどで神経脱落症状なく摘出することは困難である．AVMの外科的摘出の難易度を表す指標として，Spetzler & Martin分類[20]が汎用されており（表1），ナイダスが大きいもの，深部静脈系が関与しているもの，優位脳に近接しているものでは外科的摘出後に神経脱落症状が出やすいとされている[20]．さらに，ナイダスのdiffusenessや穿通枝の関与なども手術難易度を増加させる．しかし，手術適応の決定の際には，奇形側の要素に加えて，患者の年齢，発症様式，臨床症状なども考慮し

図3　fMRI
左側頭葉inferior temporal gyrusにナイダスを有するAVM（**A，B**）で，fMRIでナイダスに近接する部位に漢字（漢字を見せて頭の中で読んでいただく）に反応する領域があることが確認された（**C**）．

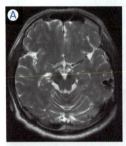
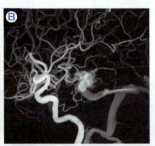
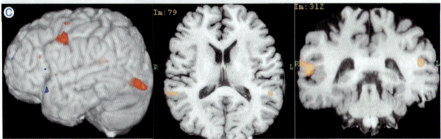

表1　Spetzler & Martin分類
size（1〜3），eloquency（0〜1），venous system（0〜1）の合計により5段階に分類する．

size of nidus	small（＜3cm）	1
	medium（3〜6cm）	2
	large（＞6cm）	3
eloquency of the adjacent brain	non-eloquent	0
	eloquent	1
venous system	superficial only	0
	deep	1

Spetzler RF, et al. J Neurosurg 1986; 65: 476-83.[20]
より改変引用

なければならず，各施設における可能な治療手段，治療成績により治療方針が異なる。未破裂AVMの死亡および新規脳卒中を防ぐという目的に対し，内科的治療は侵襲的治療に優るとのARUBA trial[12]の結果が臨床現場に与えた影響は大きく，その研究手法に批判もあるものの，無症候未破裂の病変の侵襲的治療適応は各治療チームで慎重に考慮すべきである。われわれの治療方針は以下の通りである。出血発症例では出血後の数年間は出血率が増加するといわれており，再出血を軽減するためになんらかの積極的な治療が有益と考えられ，基本的には外科的摘出を行うべきと考えている。ただし，年齢や予想される後遺症などに応じて他の選択も考慮する。非出血例で無症候性の場合は，ARUBA trial[12]なども勘案し，治療介入によるリスク評価を十分に行う必要がある。痙攣発作や脳虚血症状を呈する非出血例でも50歳未満の若年者では，将来の出血の可能性を考えて外科的摘出を検討する。痙攣発作や脳虚血症状を呈する非出血例で50歳以上の場合は，臨床症状の改善が見込まれる場合のみ手術適応とする。また，大脳，小脳の表在性AVMは積極的な外科治療の対象とし，脳幹部や視床で外科的摘出では術後の重篤な後遺症が予想される場合や外科的摘出後の残存例に対しては定位放射線療法を積極的に考慮する。

● 定位放射線療法

外科的摘出以外の治療法として定位放射線療法（ガンマナイフ，X-ナイフ，陽子線）がある。これは，ナイダス（およびドレーナー）を標的として大量放射線を単回照射することによりナイダスを閉塞させるもので，その機序は，血管壁に炎症を惹起し血管内に血栓を誘発するものとされている。この方法は局所麻酔で行われ，照射も短時間であり，ナイダスの大きさが3cm（10cc）以下の病変では照射後3年間の完全閉塞率が70～80％とされており，特に深部病変では有効な治療法である。しかし，3cmを超える病変での有効性は低下し，また，根治に至らない場合もあること，完全閉塞までは出血の危険性は変わらない（低下するとの報告もある）こと，さらに，放射線照射によるナイダス周囲の神経組織の変性による神経脱落症状の可能性（症候性合併症10％，永続的後遺症2～3％）がある[22,23]ことを十分考慮する必要がある。脳幹部病変などvital areaに存在する病変に対しては，慎重な照射計画が必要となる[14]。最近では，難治性の大きな病変に対する分割照射の効用も検討されている。

● 脳血管内治療（p.148参照）

血管内手術法によるナイダス塞栓術や栄養血管塞栓術単独でAVMを根治させることは困難である。AVMに対する脳血管内治療は，1) 外科的摘出術に先立ち，病変背後や深部からの栄養動脈を術前にコントロールする目的（presurgical embolization），2) 放射線治療の有効性を上げるためにナイダス体積を減少させることを目的（preradiosurgical embolization），3) 流入血流を減少させることで周囲脳組織の神経学的症状を改善（悪化予防）させる目的（palliative embolization）で行われる。塞栓物質には，動脈瘤用マイクロコイルをはじめとする固形塞栓物質と，NBCAやOnyxに代表される液体塞栓物質がある。しかし，定位放射線療法前の血管内治療の有用性には一定しておらず[1,7]，根治に至らない部分塞栓術は出血の危険性を増加させる可能性があり[11]，血管内治療の適応決定には慎重を要する。最近使用が可能となったOnyxは，ナイダス塞栓による根治率の上昇や摘出術における出血リスクの軽減に寄与する可能性がある[13,18]。本邦では保険収載上は摘出を前提とした使用が認められている。NBCAとOnyxによる外科摘出前塞栓術の有用性・

安全性に差はなかったと報告されており、塞栓術に関連する合併症率は、一過性も含めると患者あたり10％で、そのうち永続的神経障害は2～9％、死亡率は0.3～2％である[9,13,18]。

● American Heart Association（AHA）からの勧告（2001）[15]

2001年に発表されたAHAからの勧告では、Spetzler & Martin分類Ⅰ、Ⅱは原則として外科的摘出とし、外科的摘出による危険が高い場合は定位放射線照射療法としている。Ⅲについては血管内治療法と外科的摘出／定位放射線照射療法を組み合わせることも可能であるが、Ⅳ、Ⅴでは外科的摘出単独治療はあまり推奨されないとしている。また、いずれの治療法においても完全治癒をゴールとすべきとし、唯一の例外はⅣ、Ⅴでのhigh flowのコントロールのための塞栓術であるとしている。本邦の『脳卒中治療ガイドライン2015［2017追補版］』においてもほぼ同様の推奨となっている。

▶術中管理

● 麻酔管理

顕微鏡下の手術操作、マイクロ手術器械などの発達により、AVMの摘出における出血の危険性は減少しているものの、思わぬ出血に遭遇することがあり、輸血の準備は欠かせない。輸血に伴う合併症を考慮すると保存血より自己血のほうが望ましく、通常は手術の2～3週間前から約800mL程度の自己血を準備しておくべきである。また、不測の事態に備えて保存血が確保できる体制を整えておく。大きなAVMで周囲の脳の血流が著明に低下している場合、ナイダス摘出中または摘出後に周囲の脳が充血状態となり急性腫脹や出血に遭遇することがあるとされている。1978年にSpetzlerらが報告した症例は、進行性の神経脱落症状を呈する右頭頂葉の大きなAVMで、ナイダス摘出後に突然大脳半球の腫脹・出血をきたし、4日後に死亡しているが、この原因として残存ナイダスや止血した血管の破綻ではなくNPPB（normal perfusion pressure breakthrough）という病態を想定している[21]。これは、大きなhigh flow AVMで周囲の正常血管が描出されないような例で臨床的にも進行性の乏血症状がみられる場合に起こりやすく、周囲脳の細動脈の自動調節能の破綻に加えて、慢性的に拡張しきった血管にナイダス摘出後に正常灌流圧がかかることで血管に破綻が起こると説明されている。このようなhigh flow AVMに対して術前に脳血流検査を行うと、ナイダス周囲の脳組織では安静時の血流低下やアセタゾラミド（ダイアモックス®）負荷に対する血管反応性の低下が認められる。NPPBは実際にはまれな現象と考えられているが、特に大脳半球を広く占める大きなAVMの場合は、術中からのバルビタールを用いた低血圧麻酔やエダラボンによる脳保護を考慮する必要がある。出血急性期の緊急手術の場合、頭蓋内圧が亢進しており、通常の頭部挙上（15～20°）、浸透圧利尿〔20％ D-マンニトール（マンニットール®）300mL急速静注〕、過換気（$PaCO_2$ 30～35mmHg）でもコントロールできない場合はバルビタール療法〔チアミラール（イソゾール®）100～200mg 急速静注＋4～5mg/kg/時持続静注〕とする。術中の血圧は降圧薬持続静注〔ニカルジピン（ペルジピン®）0.5～6μg/kg/分、ジルチアゼム（ヘルベッサー®）5～15μg/kg/分〕を用い正常かやや低めとする。待機手術の場合は通常の開頭術と同様の麻酔とし、血圧も正常範囲で維持する。

● 術中モニター

AVMではナイダスの残存は手術後出血の要因となるため、術中または術後の脳血管撮影を行う必要がある。術中脳血管撮影を用いる場合はカーボン製の3点固定器で頭部を固

定する．麻酔導入後，大腿動脈よりカテーテルを挿入し該当動脈に留置．カテーテルはヘパリン生食で灌流しておき，適宜撮影を行う．術中の脳血管撮影で，栄養動脈のクリッピング後に撮影すると術前同定できなかった栄養動脈が描出されることがある（**図4**）．また，術中の解剖学的なオリエンテーションをつけるためにも有用である．ICG angiographyを用いて栄養動脈の同定や血流動態を解析することも行われている[24]（**図5**）．大きなAVMで術前の脳血流検査で周囲脳の血流低下や血管反応性低下がみられる例では，ナイダス摘出後にNPPBを含めた脳腫脹や出血を起こす危険性が高いと考えられ，必要に応じて術中の頭蓋内圧コントロールを強化したり，脳保護薬を追加する．

● **摘出術**[6]

AVMの場合，ナイダス摘出操作に入る前に脳裂・脳溝を開いて栄養動脈を確保する必要があり，栄養動脈や導出静脈が術野において安全に確保できるように体位および開頭範囲を決定する．AVMの周囲のくも膜は肥厚していることが多く，直上の硬膜と癒着していることがあり，硬膜切開時に注意を要する．主な栄養動脈が確保された後ナイダスの摘出に移る．導出静脈周囲より剥離するとナイダスに到達しやすく，また直近に栄養動脈がみつかることがある．ただし，少なくとも主要な導出静脈は絶対に閉塞させないように細

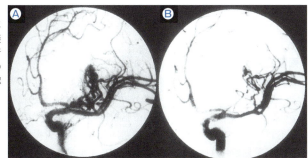

図4 術中脳血管撮影
左基底核のAVM（**A**）で，術中にレンズ核線条体動脈からの栄養血管を遮断して脳血管撮影を行うと，中大脳動脈M2部からの栄養血管が存在することが確認された（**B**）．

図5 ICG angiography
左側頭葉AVMの術中脳表写真（**A**）とICG angiographyのcolor map（**B**）．ICG angipgraphyではICG静注後のどのタイミングで描出されるかがカラー表示され，栄養動脈，導出静脈の区別が可能となる．

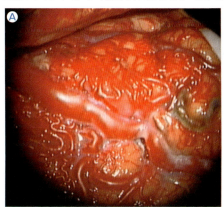
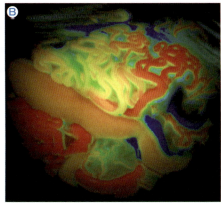

心の注意を払う。周囲の正常脳を綿花で保護し，ナイダス周囲のグリオーシスや出血腔を利用しつつ，ナイダスへ入る細かい血管を1本1本凝固切断していく。太い栄養動脈は凝固止血のみでは術後に再開通による出血をきたす危険があり，クリップをかけるかプロリン糸で結紮しておく。摘出は1ヵ所に固執せず，ナイダスを圧排しながら全周性に徐々に深部に進むのがよい。優位脳に近接したAVMの場合は優位脳への圧排は極力避けなければならない。出血点は綿花を当てながら確実に点で止血する必要があるが，不用意な凝固操作は脆弱な血管を切断してしまい血管断端が脳実質に入り込んでしまうことがある。このような場合はAVM用のミニクリップを用いて止血するとよい。アプローチの対側の深部からの栄養血管については特に慎重な止血が必要となる。脳血管撮影やMRI上，ナイダスが脳室壁に露出していることが予想される場合は必ず脳室まで到達する。ナイダス全周の剥離が終わってから最後に導出静脈を切断し一塊として摘出する。摘出後に術中脳血管撮影によりナイダスの全摘出を確認する。

▶術後管理

● 術直後の対応

AVM摘出後の管理は血圧のコントロールが最も重要である。特に大きなhigh flow AVMでは，術直後の血圧変動を避けるために全身麻酔下で挿管のまま帰棟し，ニカルジピンやジルチアゼムの持続静注を用いてできるだけ術中の血圧を超えないように厳密にコントロールするように努める。翌日のCT検査で出血がないことを確認してから覚醒・抜管させる。

● 画像評価

術直後の脳血管撮影では栄養動脈や導出静脈断端の拡張や造影剤の貯留がみられることがあるが，導出静脈を伴うような残存ナイダスが証明されなければ全摘出と考えられる。しかし，手術操作に伴う血管圧迫や脳組織の変形などで正確な判断ができないと考えられる場合は，手術の影響が消失した時期に改めて脳血管撮影を行うべきである。もし残存ナイダスが発見されれば，血行動態の変化や手術操作による血管壁損傷などの要因で出血しやすいことが予想される，出血の危険性を考えて速やかに再開頭による完全摘出を行うべきである。なお，深部の優位脳AVMでの残存例などで再摘出によるmorbidityが予測される場合は，残存ナイダスに対して定位放射線照射療法を適用する場合もある。

● 退院後の指導

摘出術前からてんかん発作のある場合は，退院後も抗痙攣薬の投与を十分に行い，術後1〜2年は継続する。最近，術後の脳血管撮影にて全摘出が確認された例において，数年後にナイダスの再出現をみる例がまれではあるが報告されている。特に20歳以下の若年者に多く，VEGF (vascular endothelial growth factor) などの血管成長因子との関係も示唆されている[16,19]。全摘出が確認された場合でも若年者例では注意深い経過観察が必要と思われる。

硬膜動静脈瘻（dAVF）

▶定義

硬膜動静脈瘻（dural arteriovenous fistula：dAVF）とは，硬膜において動脈から瘻（fistula）を介して静脈に短絡する動静脈シャントで，静脈洞の壁内に異常な血管網および小さな短路が多数形成される。静脈系の流出障害，静脈洞血栓，静脈圧亢進などが誘因とされており，先天的要因より後天的要因が大きいと考えられている。

▶病態

シャントを介した血液は，脳からの血流を集める静脈洞や静脈洞へつながる脳表静脈に流れ込むため，頭蓋内静脈の圧上昇が起こり，静脈性の循環障害が起こり，局所の静脈灌流障害による脳機能障害や痙攣などを生じたり，重篤な場合は脳内出血を引き起こすこともある。脳の静脈圧上昇が長期間持続すれば，慢性頭蓋内圧亢進症となる。静脈圧上昇が眼球方向へ及ぶ場合，目の充血，眼圧上昇，眼球突出，眼球運動障害，視力低下などが生じる。動静脈の短絡による血管雑音が聴取されるが，血流を耳鳴りとして感じる場合もある。

▶疫学，発症様式，転帰

AVM発生頻度の1/10程度と推測されているが，1998～2002年の5年間で日本の脳神経外科施設で治療されたdAVF 1,815例の解析では，年間発症は0.29人/10万人/年であった。性別では，海綿静脈洞部は女性が多く，横・S状静脈洞部，上矢状静脈洞部では性差なく，前頭蓋底や頭蓋頚椎移行部，脊髄部では男性に多かった。臨床症状はfistulaの存在部位と流出静脈の方向と逆流の程度によってさまざまであり，海綿静脈洞部では，眼球突出，結膜充血浮腫，雑音，外眼筋麻痺など，横・S状静脈洞部では，雑音，頭痛，視障害などが主症状である[10]。

dAVF全体の年間出血率は1.8%で，錐体静脈洞と直静脈洞の病変および静脈瘤の合併例は出血する危険性が高いとされている[2]。また，皮質静脈逆流を伴わないタイプでは，経過観察または経動脈的塞栓術により98.2%で予後良好で，皮質静脈逆流を伴うタイプでは，年間死亡率が10.4%，重篤な有害事象の年間発生率が15%（頭蓋内出血8.1%）と予後不良であった[25]。最近の報告における年間出血率は，Borden type Ⅰ 0%，type Ⅱ 6%，type Ⅲ 10%で，静脈拡張を伴うものでは21%と増加し，また，無症状のものでは2%，非出血性の症候のあるものでは10%，出血発症例では46%と報告されている[4]（表2，3，図6）。

▶診断のための必要な検査

●MRI，MRA

疑わしい症状があれば，通常はまず頭部MRI，MRA検査が行われる。上眼静脈や皮質静脈などが拡張している，通常のMRAで映らない硬膜静脈洞が描出される，MRA元画像（TOF）で静脈洞壁や壁周囲の点状・線状の高信号が多発性に認められる，などの所見がある場合は，CT angiography（CTA），脳血管撮影で精査すべきである。

●脳血管撮影

最近ではCT装置の質が向上しており，3DCTAも非常に有用であるが，脳血管撮影に

よりdAVFの確定診断，部位診断，関与する血管の同定を行う．Fistulaの部位により関与する血管を予測しながら，外頸・内頸動脈，椎骨動脈撮影を行い，必要であれば頚部の血管系も造影する．また回転DSA，超選択的脳血管撮影などを追加し，fistulaの正確な部位を同定する（ 図7 ）．

● SPECT

Leptomeningeal venous refluxがある場合は，周囲脳の血流評価のために脳血流検査を行う．

▶治療方針

治療方針決定においては，各患者の症状，出血既往，各部位の自然歴・出血リスクなどを総合的に考慮することが重要である．出血リスクを上げる因子として，leptomeningeal venous drainage (reflux), venous aneurysm (ectasia), Galenic systemの関与，テント部病変，錐体静脈洞・直静脈洞病変などがあり，特にleptomeningeal venous refluxには留意する（ 図6 ）．

治療法として，血管内治療（経動脈/経静脈塞栓術），fistulaを含めた外科的切除，流出静脈結紮，定位放射線治療などの単独または各治療を組み合わせた治療がある．以下，『脳卒中治療ガイドライン2015［2017追補版］』における推奨を提示する．

表2 Borden分類

3つのtypeに分けられ，Type ⅠからType Ⅲと皮質静脈への逆流が増加するにつれて脳出血などの合併症が増加し，臨床予後が不良となる．

Type Ⅰ：静脈洞に順行性/逆行性に灌流するもの
Type Ⅱ：静脈洞と脳表静脈に灌流するもの
Type Ⅲ：脳表静脈のみに灌流するもの

表3 Cognard分類

Type Ⅰ ：静脈洞に順行性にシャントする
Type Ⅱa：静脈洞にシャントし静脈洞を逆行するが脳表静脈への逆流がない
Type Ⅱb：静脈洞にシャントし静脈洞を逆行し，さらに脳表静脈へ逆流する
Type Ⅱa+Ⅱb：ⅡaとⅡbが併存する
Type Ⅲ ：直接脳表静脈にシャントするが皮質静脈の拡張がない
Type Ⅳ ：直接脳表静脈にシャントし静脈瘤や静脈拡張を伴う
Type Ⅴ ：脊髄静脈に灌流する

図6 脳血管撮影

左横・S状静脈洞部のdAVF（**A**：動脈相，**B**：毛細血管相，**C**：静脈相）で，硬膜動脈から脳表静脈へ直接シャントが形成され，脳表静脈が拡張している．Borden Type Ⅲ/Cognard Type Ⅳであり，出血リスクが高いと判断される．

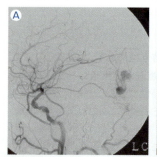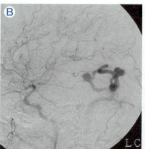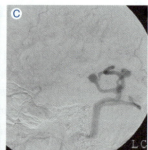

[脳卒中治療ガイドライン2015[2017追補版]【推奨】]
1. 無症候性で脳血管撮影にて皮質静脈への逆流を認めないdAVFでは経過観察が第一選択で，MRIやMRAによる経時的検査を勧める(グレードC1)．
2. 症候性もしくは脳血管撮影にて皮質静脈への逆流を認める症例(Borden TypeⅡ/Ⅲ)では，部位や血行動態に応じて外科的治療，血管内治療，放射線治療の単独もしくは組み合わせによる積極的治療を考慮する(グレードC1)．
3. 海綿状静脈洞部は塞栓術が，前頭蓋窩，テント部，頭蓋頸椎移行部，円蓋部は外科的治療が推奨される(グレードC1)．
4. 横・S状静脈洞部は血管内治療が第一選択であるが，閉塞が得られない場合は外科的治療や定位放射線治療を組み合わせた治療も行われる(グレードC1)．

▶周術期管理
　薬物による痙攣，頭蓋内圧のコントロールを行い，出血例においては血圧コントロール，止血剤投与で対応するが，静脈灌流障害が解消されない限り，臨床症状の改善は一時的である．動静脈短絡の完全遮断によってのみ根治が見込まれる．血管内治療を行う場合は，治療時間が比較的長時間に及ぶため，患者負担や放射線量の低減を目的に全身麻酔下での

図7 Anterior condylar confluence dAVFの画像検査
A：MRA．B：3DCTA．C：3D DSA．
シャントポイント(○)が描出されている．
DE：術中3D DSA．ACCにマイクロカテーテルを留置した状態で撮影．ACC，シャントポイントが明瞭に描出される．

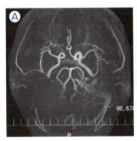
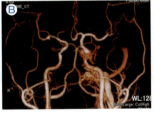
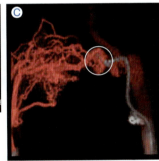
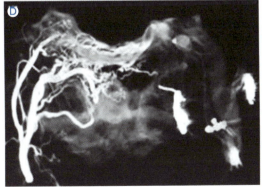
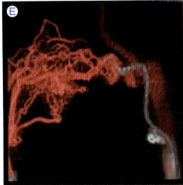

実施が望ましい。シャント部位が確定し静脈からアクセス可能で，罹患静脈洞の閉塞が可能な場合は根治を目指して経静脈的塞栓術が行われる。シャント量が多い場合，シャント部位が不明瞭な場合，経静脈的アクセスが困難・不可能な場合は，経動脈的塞栓術が行われる。

　開頭術を計画する場合は，静脈圧が上昇しないように，また静脈灌流障害とならないように頭位を設定する。開頭術の際に充血した硬膜からの出血に留意し，必要に応じて輸血の準備をしておく。前頭蓋底部正中病変では一側からのアプローチで逆流静脈を離断後に反対側に流出症例があり，両側アプローチないし術中DSAによる確認が必要である。テント部病変など深部病変では，視野外の異常血管を描出できる術中DSAは非常に有用である。

　動静脈短絡の完全遮断が得られない場合は，術後の定期的な画像診断が必要となる。特にleptomeningeal venous refluxの出現に留意する。また定位放射線治療は，即効性の点で血管内治療や直達手術に劣るが，低侵襲かつ高い確率で完全閉塞を得られることから，根治を目的に追加治療として検討する。

（辻　篤司，野崎和彦）

文献

1) Blackburn SL, Ashley WW Jr, Rich KM, et al. Combined endovascular embolization and stereotactic radiosurgery in the treatment of large arteriovenous malformations. J Neurosurg 2011; 114: 1758-67.
2) Brown RD Jr, Wiebers DO, Nichols DA. Intracranial dural arteriovenous fistulae: angiographic predictors of intracranial hemorrhage and clinical outcome in nonsurgical patients. J Neurosurg 1994; 81: 531-8.
3) Gross BA, Du R. Natural history of cerebral arteriovenous malformations: a meta-analysis. J Neurosurg 2013; 118: 437-43.
4) Gross BA, Du R. Natural history of cerebral dural arteriovenous fistulae. Neurosurgery 2012; 71: 594-602.
5) Hartmann A, Stapf C, Hofmeister C, et al. Determinants of neurological outcome after surgery for brain arteriovenous malformation. Stroke 2000; 31: 2361-4.
6) Hashimoto N. Microsurgery for cerebral arteriovenous malformations: a dissection technique and its theoretical implications. Neurosurgery 2001; 48: 1278-81.
7) Kano H, Kondziolka D, Flickinger JC, et al. Stereotactic radiosurgery for arteriovenous malformations after embolization: a case-control study. J Neurosurg 2012; 117: 265-75.
8) Kikuta K, Takagi Y, Nozaki K, et al. Introduction to tractography-guided navigation: using 3-tesla magnetic resonance tractography in surgery for cerebral arteriovenous malformations. Acta Neurochir (Suppl) 2008; 103: 11-4.
9) Kondo R, Matsumoto Y, Endo H, et al. Endovascular embolization of cerebral arteriovenous: results of the Japanese Registry of Neuroendovascular Therapy (JR-NET) 1 and 2. Neuro Med Chir (Tokyo) 2014; 54: 54-62.
10) 桑山直也．わが国における硬膜動静脈瘻(dAVF)の治療の現状．脳外誌 2011; 20: 12-9.
11) Miyamoto S, Hashimoto N, Nagata I, et al. Posttreatment sequelae of palliative treated cerebral arteriovenous malformations. Neurosurgery 2000; 46: 589-95.
12) Mohr JP, Parides MK, Stapf C, et al. Medical management with or without interventional therapy unruptured brain arteriovenous malformations (ARUBA): a multicenter, non-blinded, randomized trial. Lancet 2014; 383: 614-21.
13) Natarajan SK, Ghodke B, Britz GW, et al. Multimodality treatment of brain arteriovenous malformations with microsurgery after embolization with onyx: single-center experience and technical nuances. Neurosurgery 2008; 62: 1213-25.
14) Nozaki K. Benefits and risks of radiosurgery to brainstem arteriovenous malformations. World Neurosurgery 2011; 76: 57-8.
15) Ogilvy CS, Stieg PE, Awad I, et al. Recommendations for the management of intracranial arteriovenous malformations. A statement for healthcare professionals from a

special writing group of the Stroke Council, American Stroke Association. Circulation 2001 29; 103: 2644-57.
16) Pellettieri L, Svendsen P, Wikholm G, et al. Hidden compartments in AVMs-A new concept. Acta Radiol 1997; 38: 2-7.
17) Perret G, Nishioka H. Report on the cooperative study of intracranial aneurysms and subarachnoid hemorrhage. Section VI. Arteriovenous malformations. J Neurosurg 1966; 25: 467-90.
18) Saatci I, Geyik S, Yavuz K, et al. Endovascular treatment of brain arteriovenous malformations with prolonged intranidal Onyx injection technique: long-term results in 350 consecutive patients with completed endovascular treatment course. J Neurosurg 2011; 115: 78-88.
19) Sonstein WJ, Kader A, Michelsen WJ, et al. Expression of vascular endothelial growth factor in pediatric and adult cerebral arteriovenous malformations: an immunohistochemical study. J Neurosurg 1996; 85: 838-45.
20) Spetzler RF, Martin NA. A proposed grading system for arteriovenous malformations. J Neurosurg 1986; 65: 476-83.
21) Spetzler RF, Wilson CB, Weinstein P, et al. Normal perfusion pressure breakthrough theory. Clin Neurosurg 1978; 25: 651-72.
22) Starke RM, Yen CP, Ding D, et al. A practical grading scale for predicting outcome after radiosurgery for arteriovenous malformations: analysis of 1012 treated patients. J Neurosurg 2013; 119: 981-7.
23) Starke RM, Kano H, Ding D, et al. Stereotactic radiosurgery for cerebral arteriovenous malformations: evaluation of long-term outcomes in a multicenter cohort. J Neurosurg 2017; 126: 36-44.
24) Takagi Y, Sawamura K, Hashimoto N, et al. Evaluation of serial intraoperative surgical microscope-integrated intraoperative nearinfrared indocyanine green videoangiography in patients with cerebral arteriovenous malformations. Neurosurgery 2012; 70: 34-42.
25) Van Dijk JM, Terbrugge KG, Willinsky RA, et al. Clinical course of cranial dural arteriovenous fistulas with long-term persistent cortical venous reflux. Stroke 2002; 33: 1233-6.

II 脳血管障害

もやもや病

　もやもや病(ウィリス動脈輪閉塞症)は，両側内頚動脈終末部に慢性進行性の閉塞性病変を示し脳底部に異常な側副血管網の発達をみる疾患である．本疾患に対する術前検査・手術法・周術期管理・退院後の管理について概説する．

　なお，本症の厚生労働省診断基準およびガイドラインが近年改訂された[57]．主な改訂点は，従来認定されなかった片側例も認定されるようになったことと，出血型もやもや病に対する外科的治療の推奨グレードがB(行うよう勧められる)に引き上げられた点である．

臨床像

　男女比は1：1.6〜2.2で女性にやや多く，発症年齢分布は小児期(就学前後)と30〜40歳台の2つのピークがある[1,29,52]．

　発症様式は虚血発症型と出血発症型に大別される．小児例ではほとんどが虚血型であり，成人例では虚血型と出血型がほぼ半数ずつを占める．痙攣発作や舞踏病様の不随意運動(chorea)，あるいは頭痛のみで発症する例もある．MRI/MRAが普及した今日では無症候で偶然発見される例も増えている．

　虚血型，特に小児虚血型では，過呼吸により一過性脳虚血発作(transient ischemic attack：TIA)が誘発されることが特徴である．具体的には，熱い食事を吹いて摂取する際や楽器の演奏時に，一時的な手足の麻痺やしびれ，言語障害，全身脱力などを訴える．後大脳動脈に病変が及ぶ場合には，閃輝暗点後の一時的視野欠損をきたすことがある[37]．2〜3歳未満の低年齢児ほど一般に重症化しやすく，発症時にすでにcompleted strokeをきたしている症例が多い[24]．低年齢児ほど脳発達に伴う旺盛な脳代謝を支えるために高い脳血流量が必要とされるためとされる．逆に，成人虚血型では小児例に比べて側副血行路が比較的良く発達していることが多く，血行力学的重症度がさほど高くない例もある．虚血型には外科的血行再建術(バイパス手術)の有用性が広く認められており[12,45]，後述するようにさまざまな術式が考案されている．

　一方，出血型では脳室内出血あるいは視床および大脳基底核出血が脳室穿破した形を取ることが多い．壮年期にこのような出血がみられた場合にはもやもや病の存在を疑う必要がある．もやもや病における出血機序として，側副血行路として発達した「もやもや血管」への長年の血行力学的負荷による破綻や，これらの血管網内に発生した微小動脈瘤の破裂が原因と推定されてきた[16]．近年，本症特有の脆弱側副路を表す概念として，脳室周囲吻合(periventricular anastomosis)という現象が注目されている[7,11]．脳室周囲吻合とは，穿通動脈あるいは脈絡叢動脈が，髄質動脈と脳室周囲で(上衣下動脈を介して)吻合することにより，大脳皮質の血流を補填しようとする特異な現象である．髄質動脈内の血流は，本来の血流とは逆方向に脳表を灌流する．脳室周囲の病的吻合が脆弱で破綻しやすいと仮

定すると，もやもや病で起こりうる多彩な出血を非常によく説明できる．

出血型では7.09%/年という高い再出血率が報告されている[26]．虚血型同様の直接バイパス手術でもやもや血管への血行力学的負荷を減ずることで再出血が防止できるのではないかとの仮説に基づき，本邦で多施設共同無作為比較試験(Japan Moyamoya Trial：JAM Trial) が行われ[35,41]，2013年に研究期間の終了を迎えた．その結果，主要エンドポイント(すべての医学的有害事象)，二次エンドポイント(再出血発作)のいずれも，手術群の発生率が非手術群に比べて有意に低いことが証明され(それぞれp=0.048, 0.042)，直接バイパス術の再出血予防効果が証明された[41]．手術群の再出血ハザード比は0.355であり，これは，手術により再出血率が1/3に低下することを意味している．

術前検査

下記の検査により①確定診断，②手術適応評価，③術前評価を行う．もやもや病は医療費が公費によって負担される厚生労働省指定難病(小児例では小児慢性特定疾患)に指定されている．認定申請には主治医が記載する臨床調査個人票が必要である．認定申請はMRI，MRAのみでも可能である．

▶MRI, MRA

本症の診断や術前検査としてMRI，MRAは必須である．MRAでは内頚動脈終末部の狭窄・閉塞病変が容易に描出される．ときに後大脳動脈にも狭窄・閉塞が認められ，小児発症例で比較的特徴的である[38]．MRI上梗塞巣は脳主幹動脈間の境界領域に認められやすく，虚血の程度が増すにつれて虫食い状の多発性皮質梗塞から脳萎縮になる(図1)．皮質梗塞のない例でもT2強調画像やFLAIR画像でspot状の深部白質病変がしばしばみられる．小児あるいは若年者でこれらの所見をみた場合には本症を疑う必要がある．基底核周囲にはもやもや血管を示す多数の微細なflow-voidが認められる．T2*強調画像やSWI (susceptibility weighted imaging)で検出されるsilent microbleedsは出血発症の危険因子とされている[32]．MRI，MRAは術後の定期的なフォローアップ法としても第一選択となる．本症では，three-dimensional (3D) constructive interference in steady state (3D-CISS)法において内頚動脈や中大脳動脈の血管外径の狭小化が認められることが報告されており[31]，病態解明や鑑別診断に関連して注目される．冠状断slab-MIP MRAは脳室周囲吻合の検出に有用である[11]．

▶脳血管撮影

MRAの精度が向上した現在においても，脳血管造影は側副血行路の把握や手術計画，手術効果判定に必須の検査と考えている．2歳以上の患者では鎮静薬を用いて自発呼吸下に検査を行っている．呼吸抑制に十分注意し必ず酸素飽和度モニターをつけ，数値低下時には直ちにジャクソンリースやアンビューマスクによる用手的換気ができるようにしておく．2歳未満の年少児では，当疾患に精通した麻酔科医により気管内挿管，全身麻酔下で検査を行っている．この場合の管理は後述する手術時の呼吸管理と同様である．

施行手技に関しては，両側の総頚・内・外頚動脈と椎骨動脈の撮影(6-vessel study)を行う．病期の進行した症例では内頚動脈がcarotid bulb直後から急峻に細くなっていることがある(bottle neck sign)[53]ため，内頚動脈にカテーテルがwedgeしないよう注意し，

造影剤の注入量も少量とする。外頚動脈撮影では，後述のtransdural anastomosisの評価のため，内頚動脈への造影剤逆流は極力避ける必要がある。

読影では，①閉塞性病変の局在，②側副血行路の理解，③バイパス手術に必要な浅側頭動脈の走行確認がポイントである。

閉塞性病変の局在の読影においてまず必要なのは，もやもや病の定義である「内頚動脈終末部の狭窄ないし閉塞」[45]がみられるかどうかの確認である。内頚動脈終末部病変のない中大脳動脈近位部や前大脳動脈近位部のみの狭窄閉塞性所見では，もやもや病と診断し得ない[50]。病期の進行した少児発症例では後大脳動脈にも閉塞病変が及ぶ場合がある[37,38]。もやもや病では一般に後大脳動脈が前方循環に対する重要な側副血行路となっているため，このような例では全脳の脳灌流圧低下がみられる。一方，成人例や軽症例では内頚動脈の閉塞が高度で一見重症のようにみえても，後方循環がintactで十分な側副血行路となっていることが多い。

側副血行路の読影においては，もやもや病に特徴的な側副血行路を知っておく必要がある（図2）。

1）脳底部もやもや血管（basal moyamoya vessel）：内頚動脈の閉塞に伴い発達する最も

図1 MRI・MRA像
AB：内頚動脈終末部で閉塞像がみられる（矢印）。
C：T2強調画像。右前頭葉，左後頭葉にhyperintensity areaを認める（矢印）。
D：T1強調画像。両側大脳基底核にflow-voidを認める。

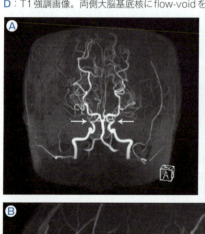
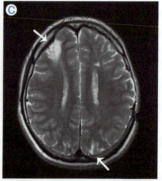
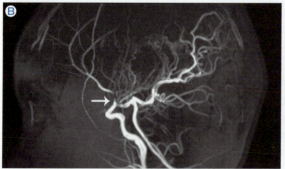
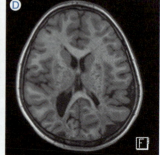

特徴的な collateral network。主に中大脳動脈M1部の穿通枝から形成されると考えられている[28]。初期には脳底部もやもや血管を介して中大脳動脈M1部以遠が描出される。脳室周囲吻合は，広義のもやもや血管に含まれると考えられる。その所見は，中大脳動脈穿通枝，視床穿通枝（premammillary artery や thalamoperforating artery など），あるいは脈絡叢動脈（anterior choroidal artery, lateral posterior choroidal artery）から，髄質動脈を介して皮質が灌流されるものである。病期の進行していない場合には認められないこともある一方，出血型では高頻度に認められる。脳室周囲

図2 脳血管撮影像
A：内頸動脈撮影。脳底部もやもや血管（矢印）と ethmoidal artery を介した側副血行路（2本矢印）を認める。
B：外頸動脈撮影。transdural anastomosis を認める（矢印）。
C：椎骨動脈撮影。pericallosal anastomosis を認める（矢印）。
D：椎骨動脈撮影。leptomeningeal anastomosis を認める（矢印）。

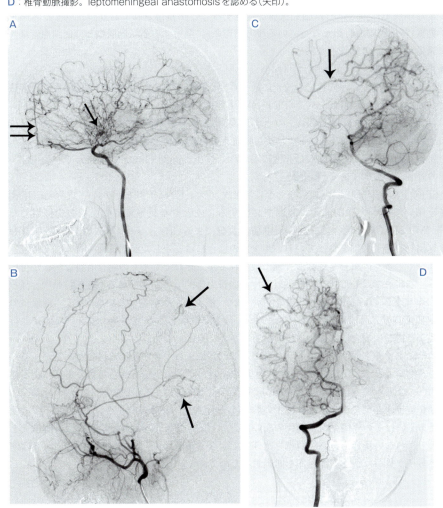

吻合の脳血管撮影所見についてはJAM Trial Groupからの報告も参照されたい[8,56]。

2) ethmoidal arteryを介した側副路 (ethmoidal moyamoya)[47]：眼動脈からの枝である篩骨動脈ethmoidal arteryを介して，主に前頭葉底面を還流する。

3) transdural anastomosis（あるいはvault moyamoya）[27]：外頚動脈系の硬膜血管（中硬膜動脈や後頭動脈硬膜枝）から円蓋部脳実質への血流である。この側副路の確認は手術時のtransdural anastomosisの損傷を防ぐうえでも大切である。

4) pericallosal anastomosis：後大脳動脈の枝であるposterior pericallosal arteryを介して前大脳動脈領域を還流する。

5) leptomeningeal anastomosis：後大脳動脈から脳表皮質動脈を介して中大脳動脈領域を還流するものが代表的である。

これらの多彩な側副血行路を読影したうえで，全体の血行動態の把握（大脳半球の各領域がどのような側副路から還流され，どの領域の血流が特に不足しているのか）に努める。

また本疾患にはしばしば脳動脈瘤が合併することが報告されており[51]，ウイリス輪主幹動脈（特に側副血行路となっている後方循環系）に発生する嚢状動脈瘤と，側副血管網内に発生する末梢性動脈瘤がある。

▶脳血流検査

虚血病態の把握と手術適応の決定に最も重要な検査である。脳血行力学的障害の評価法としてはpositron emission CT (PET) が最も精度が高く，しばしば局所脳血流量 (rCBF) の低下，局所脳血液量 (rCBV) の上昇，局所脳酸素摂取率 (rOEF) の上昇（貧困灌流＝misery perfusion）がみられる。しかし脳血流PETの設置と継続的運用には多くのコストを要するため検査可能な施設は非常に限られており，single photon emission CT (SPECT) での評価が一般的である（**図3**）。

SPECTでは安静時CBF画像ならびにアセタゾラミド（ダイアモックス®）負荷後CBF画像を用いて血行力学的障害の程度を評価する。成人や年長児では動脈採血を併用した^{123}I-IMP SPECTを行って安静時CBF値と負荷によるCBF上昇率（脳循環予備能：CVR）を算出して定量評価を行っている。年少児の場合には安定した動脈採血を行うことは容易ではなく，多くの場合定性画像評価に限られるが，それでも多くの場合有益な情報が得られる。本疾患ではしばしば両側性に重度の血行力学的障害がみられる（**図3**）[33,43]。従ってCBF定量値の評価にあたっては小脳半球や（後大脳動脈病変がない場合には）後頭葉のCBF値を基準にして評価する必要がある。後大脳動脈にも病変が及んで有効な側副血行路となり得ない場合には血行力学的障害はさらに重度となる。

アセタゾラミド静注負荷により全身のしびれ感やふらつきが起こる場合があるが，多くの場合時間とともに消失する。ただし重度の血行力学的障害を有する場合，負荷による健常部への盗血現象 (steal phenomenon) が起こって明らかなTIAが誘発されることがあり，十分な監視が必要である。必ず安静時検査を先行させ，安静時ですでに血行力学性の（梗塞巣あるいはその遠隔効果に関係のない）著しいCBF低下がみられる場合には負荷検査をあえて行わない場合もある。負荷を行うまでもなく貧困灌流 (misery perfusion) がほぼ確実であり，負荷による虚血発作を回避するためである。

手術適応

　脳虚血発作を有し脳血流検査で血行力学的障害の顕著なものが外科的血行再建術の適応となる。年少児ほど進行性に重症化しやすく積極的な治療介入が必要である。術側に関しては，症状やSPECT所見を参考に，より血行力学的重症度の強い側から行うが，左右の血行力学的重症度がほぼ同等である場合には優位半球の手術を先行させる[21]。成人例で血行力学的障害の程度が軽い場合には，抗血小板薬による内科的治療あるいは無治療での経過観察が選択される場合も多い（例：バイアスピリン100 mg分1朝）。

　一方，出血型に対する直接バイパス術の再出血効果はJAM Trialにより証明されたため，同試験の登録基準（表1）が血行再建術の適応基準とみなされる。JAM Trial開始当時の診断基準では片側性病変は本症と診断されなかったこともあり，同試験のプロトコールでは両側半球のバイパス術を必須としている。なおJAM Trialでは，割り付け前に出血部位を前方と後方の2群に分類し，これらの割合が治療群間で均等となる層別ランダム化が行われたため，この前方・後方出血群の間で予後や手術効果が異なるかどうかを調べるprespecified analysis（後付けpost hoc解析ではなく事前に定められた解析）が，後に行われた[48]。この結果，後方出血例では非手術群の再出血率が著しく高く（後方出血例17.1%／年，前方出血例2.0%／年，p = 0.001），手術の再出血予防効果も後方出血例で有意に高い

図3 脳血流検査 ^{123}I-IMP SPECT
上段：安静時，下段：アセタゾラミド負荷時。
安静時定量評価では小脳半球と比較して両側大脳半球の脳血流値が低下している。CVRは両側大脳半球ともマイナスとなっており盗血現象（steal phenomenon）を認める。両側の大脳半球は貧困灌流（Powers分類stage 2相当）を呈している。

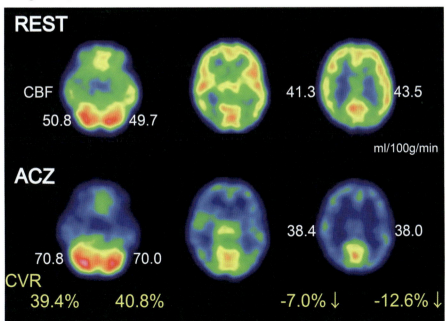

ことが示された（交互作用検定，p = 0.013）。このように予後不良である後方出血例に対しては，外科的血行再建術がより積極的に勧められる[57]。なお，このような後方出血の典型的所見の一つが，脈絡叢型脳室周囲吻合（choroidal anastomosis）からの側脳室三角部近傍の出血である[8]。Choroidal anastomosisは脆弱で特に出血しやすいhigh-risk vessel channelとして注目される[9]。

手術手技

もやもや病に対してこれまでさまざまな手術法が報告されているが，現在用いられている外科的血行再建は，直接バイパス術[19,21,40]と間接バイパス術[2,3,20,22,23,25,34]，および両者の複合バイパスcombined bypass[15,30]に大別される。直接バイパス術は顕微鏡下に頭皮血管を脳表血管に直接吻合する術式であり，STA-MCA anastomosis（浅側頭動脈－中大脳動脈吻合術）が最も一般的である。必要に応じてACA領域への手術（STA-ACA anastomosis），PCA領域への手術（OA-PCA anastomosis）も選択される。間接バイパス術は脳表に血流豊富な有茎組織を接触させることにより自発的な血管新生を促す方法であり，下記のような多彩な術式が報告されている。

- Encephalo-myo-synangiosis（EMS）[20]
- Encephalo-duro-arterio-synangiosis（EDAS）[34]
- Encephalo-duro-arterio-myo-synangiosis（EDAMS）[25]
- Dural inversion procedure[2,22]

表1 JAM Trialの登録基準（JAM Trialプロトコールより）

1. 臨床的基準
   ① 初回出血発症時の年齢が16歳以上65歳以下
   ② ADLが自立（mRS 0, 1, 2）
   ③ 1年以内に脳出血，脳室内出血もしくはくも膜下出血を経験
   ④ 最終発作から1ヵ月以上経過
   ⑤ 急性期治療より1ヵ月以上経過
2. 放射線学的基準
   ① CT, MRI所見
      i. 一血管支配領域にわたるような広範な脳梗塞巣を認めない。
      ii. 脳梗塞巣はCT上の造影効果を伴わない。
   ② 血管造影所見
      i. もやもや病の診断基準を満たす。
      ii. 脳主幹動脈に動脈瘤を認めない。
3. 除外基準
   ① 神経症候が重篤（mRS 3以上）
   ② 動脈硬化や塞栓性病変による内頚動脈の閉塞
   ③ 悪性腫瘍，心房細動，心不全，肝不全，腎不全，呼吸不全
   ④ 6ヵ月以内の心筋梗塞，冠動脈病変
   ⑤ 出血時間や凝固時間の延長
   ⑥ 空腹時血糖が300 mg/dL以上，あるいはインスリンを要する耐糖能異常
   ⑦ 拡張期血圧110 mmHg以上の高血圧
   ⑧ 過去の頭蓋内外バイパス術
   ⑨ 妊娠中

・Multiple burr hole operation[3,23]

　間接バイパス術による側副血行路が形成されるためにはおそらくは脳表での活発な血管増生が可能となる環境が必要であると思われ，血管新生因子が関与している可能性が報告されているが不明な点も多い[14]。

　もやもや病の皮質動脈はしばしば非常に細く，特に年少児において安定した直接バイパス術を行うのには技術的に熟練を要するが，術後早期から確実な脳血流増加が期待できる。一方，間接バイパス術は手術手技が簡便であることが利点であるが，自然発生的な血管新生機序に依存するため，ときに狙った効果が得られないことがある。筆者らは原則的に，全例直接バイパス術を行い，小児（主に10歳以下）ではこれに間接バイパス術を付加する方法を採用している。ただ，術式についてはすでに多くの議論が尽くされており[12,50]，術者が他の術式の存在を説明したうえで，自らの経験とその技術的習熟度で選択すべき問題であろう。なお，出血型もやもや病に対する再出血予防効果が認められているのは，直接バイパス術のみである[41]。

　以下に筆者らが行っているSTA-MCA anastomosis + EMSの手術手技について述べる（ 図4 ）[19,21,39,54]。なお，虚血型において服用している抗血小板薬については，虚血発作が続いている例では手術直前まで続行するが，比較的安定している場合にはアスピリン製剤の場合3日間程度中止して「半効き」の状態で手術を行うことが多い。

①皮切と開頭

　全身麻酔下に仰臥位で肩枕を入れ頸部を対側へ約80°回旋する。Hairlineの後方でSTA parietal branchを囲む逆U字型の皮切を加える。STAのfrontal branchは今後さらに前方領域への追加手術の可能性を考えて温存する。動脈硬化性疾患に対するバイパス手術と異なり，間接バイパス（EMS）や硬膜縁からの広範な血流を得るために皮切・開頭は大きく設定するようにしている。皮弁側にSTAが残るように帽状筋膜と側頭筋膜の間で剥離を行って皮弁を翻転する。側頭筋は皮切に平行なU字型切開とし翻転する。側頭筋が厚い場合は脳表を圧迫するmassにならないよう浅深の2層に分け，deep temporal arteryを含む

図4 皮切と開頭

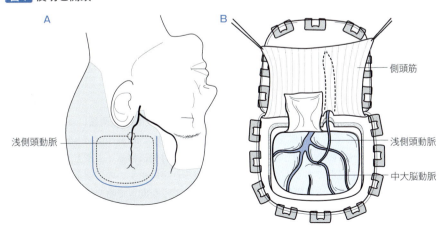

深層のみをEMSに用いることもある．この場合，浅層は閉頭時に骨弁の外から覆うように縫合する．

側頭筋翻転に続いて，シルビウス裂を挟んで前頭葉，側頭葉がともに露出されるような開頭を行う．Burr holeはSTAの基部の直近におき，STAがこの間隙を通過できるようにする．術前血管造影で中硬膜動脈からのtransdural anastomosisがみられる場合には，これを損傷しないよう注意を払う．

②STAの剥離

まずSTAの真上を全長にわたって剥離しその後STAの両側壁を剥離する．最後にSTAの裏側（表皮に近い側）を剥離する．Microscissorsとbipolar coagulationを交互に用いて鋭的剥離・凝固・切断を繰り返す．剥離操作中にはパパベリン20倍希釈液を頻回にかけてSTAの血管攣縮を予防する．

③recipient arteryの剥離

硬膜は後のEMSに備えて側頭筋切開の形に合わせて切開するが，transdural anastomosesをもつ中硬膜動脈は橋状に残す．脳表は通常軟膜血管の拡張が著明である（pial hyperemia）．脳表を見渡し最も太い皮質動脈（M4）をrecipientとして選択するが，できる限り前頭葉の，運動中枢近傍に血流を送ると思われる皮質動脈を選ぶ．脳表に適当な径の血管が見あたらないこともあるが，シルビウス裂に近い脳溝を開けるとたいていの場合吻合可能な血管が露出される．続いて吻合予定部の血管の下にラバーシートを敷く．多くの場合，狙った吻合予定部近傍から出る細い側枝を2～3本凝固切断する必要があるが，この側枝はきわめて脆弱なのでbipolar forcepsで直接摘まず，血管壁からわずかに離して弱い出力で数度にわたって通電凝固し本幹からの引き抜け（avulsion）を防止する．

④STA断端処理と皮質動脈切開

剥離しておいたSTAを基部でtemporary clipで遮断し遠位端を切断して開頭野に導入する．断端からヘパリン加生食を注入して内腔を洗浄した後，断端の血管周囲組織をできるだけ外膜に近いところまで除去する．断端には青色素を玉付きゾンデを用いて塗布しその後洗い流すと視認性が向上する[18]．次いで皮質動脈を吻合用のtemporary clipで遮断する．良質の皮質動脈切開はこの手術の成否を決める重要なポイントであるが，開窓はdonor STA径とほぼ同じか，わずかに大きいサイズが理想的である．筆者らは皮質動脈壁に11-0 monofilament nylon糸をかけて結び，この結紮糸を持ち上げてそのまわりを切る方法（吊り上げ法）を用いているが，直接動脈壁を鑷子でつかむよりも安定した動脈切開を得やすいと考えている．開窓後は皮質動脈内腔をヘパリン加生食で洗浄し，STA同様に色素で視認性を増しておく．

⑤吻合操作とEMS

吻合操作は11-0 monofilament nylon糸を用いて端側吻合を行う．両端にstay sutureをおき，血管径に応じて各々の側を2～3針ずつ合計6～8針でinterrupted sutureを行う．糸の結紮は片側すべての糸を通した後にそれらを結紮し対側に移る．もやもや病の皮質動脈壁は通常きわめて脆弱であり，不適切な力が加わると裂けやすいので慎重を要する．なるべく皮質動脈の内腔から外膜側に向かって針を通すような向きで吻合操作を行う．もやもや病に対する直接バイパスで大切なのは遮断時間の短さではない．Blindでの見込み操作を決して行わず，最大倍率で縫合面を確実に確認しつつ針を通していくことが何よりも

重要である．薄く裂けやすい皮質動脈壁は，針を通した後あるいは結紮後に縫合面の間違いが発覚した場合のやり直し操作を容易に許さないことが多いからである．吻合が終わったら，まずSTAの遮断を一瞬だけ解除し吻合部からairを抜く．次いで皮質動脈の遮断を解除し最後にSTAのclipをはずす．血液のleakがあっても吻合面の整合性が適切であれば程なく停止するが，止まらない場合は再遮断して慎重に縫合追加する．直接バイパスが完成したら硬膜切開部に有茎のtemporal muscleを縫いつけて硬膜を閉鎖する（EMS）．骨弁を戻し，皮下ドレーンを挿入する．皮膚の薄い小児ではSTAの剥離によってできた帽状腱膜の欠損部からまれに髄液漏をきたすことがあるためこれを縫合しておく．皮下および皮膚を縫合閉鎖する．

周術期管理

　本症における術中麻酔管理の重要性は数多く報告され，合併症として脳梗塞が起こることが知られてきた．これを回避するためには麻酔科との十分な連携が必須である．術中呼吸管理として過換気によるhypocapniaの危険性は早くから認識され，麻酔科医は術中hypercapniaで管理維持しがちであった．しかしhypercapniaもアセタゾラミド負荷時同様の環境を生み，steal phenomenonによるリスクを伴うことが認識され，現在ではnormocapniaの維持が最も大切であると考えられている[33]．筆者らの施設ではendotidal CO_2 monitoringおよび反復する動脈血ガス分析を行い，$PaCO_2$実測値38〜40 mmHgの維持を依頼している[55]．

　周術期管理として脱水の予防が大切である．手術前夜から絶飲食であるため，術中の水分バランスのみに注目して管理すると脱水に陥りやすい．特に小児例においては術前の脱水症状は思わぬ合併症を引き起こす原因となる[17]．前夜から持続輸液を行い，術中も十分な輸液量を目指すよう麻酔科医に依頼する．術後も最低5〜7日間程度は維持補液を続行する．

　【例】術前の輸液指示
　　　　ソルデム3A　前日21時より持続点滴
　　　　（学童40 mL/時，成人60 mL/時程度を目安に，体重や状態により増減）
　【例】術後の輸液指示
　　　　ソルデム3A
　　　　（学童60 mL/時，成人100 mL/時程度を目安に，体重や状態により増減．経口摂取増加とともに漸減する）

　術前の抗血小板薬については前述の通りである．いずれにせよ抗血小板薬の影響下での手術となるため，入念な術中止血操作が必要である．術翌日のCTで出血がなければ内服を再開する．また術直後麻酔からの覚醒に伴い小児ではしばしば啼泣がみられるが，脳循環動態の不安定な術後早期における啼泣持続は避けるべきであり，おさまらない場合には一時的な鎮静を行うが，過鎮静は避ける．

　もやもや病の術後急性期にはTIA様一過性の神経症状を認めることが少なからずある．上下肢の脱力発作や異常感覚（しびれ）発作，失語症など多彩な一過性症状が術後2〜3日目から10日目ごろにかけて繰り返しみられる．近年これが局所過灌流による可能性が報

告された[4]。このような局所過灌流は小児より成人で起こりやすい[5]。ただし、筆者らの経験では術後一過性症状は必ずしも局所過灌流によるとは限らず，SPECT上局所過灌流のこともあれば術前よりも血流低下していることもあり，病態は多彩なようである。いずれにせよ，慢性虚血状態にあった脳の循環動態が急激に変化していると考えられ，慎重な観察が必要である。術後早期にSPECT検査を行うことは病態把握の一助となる。これらの症状はやがて徐々に頻度を減じ，ほとんどの場合神経学的後遺症を残さない。しかし，局所過灌流により脳出血をきたすこともまれながら報告されており[6]，一方で前述のような脳血流低下例も存在することから，病態を把握したうえでの慎重な管理が必要である。

直接バイパス術後は頭皮血流が奪われるため，創部の癒合遅延や痂皮形成を起こしやすく，まれに創縁壊死をきたす。こまめに創部の観察を行い，色調不良部があれば創部の阻血を減じる目的で抜糸抜鉤を行い，ステリストリップへの変更を検討する。通常抜糸抜鉤は1週間程度で可能であるが，症例ごとに抜糸時期を判断する。直接バイパスではSTAが硬膜を貫通する孔が開いているので髄液の皮下貯留をきたしやすい。このため皮下ドレーンは陰圧で引かないようにする。髄液の皮下貯留に対しては弾力包帯やswimming capで対処する。

退院後の管理，長期予後

退院後は抗血小板治療を継続しつつ，外来で臨床症状，創癒合状態等をチェックする。筆者らの施設では両側手術後約3ヵ月で短期検査入院を行いMRI，脳血管造影とSPECTを行い，治療効果を判定している。脳血行力学的状態の改善が得られ，なおかつTIAが数ヵ月間以上起こらなくなれば外来で抗血小板薬の減量，中止が可能である。ただし，頻度・程度は下がってもなんらかの発作が残る例，前大脳動脈領域や後大脳動脈領域の虚血が目立つ例では，前・後大脳動脈領域への追加直接血行再建を検討する。小児の場合，体育の授業や運動・音楽の授業における吹奏楽器・歌唱についても症状をみながら少しずつ制限を緩めていく。術後は時期の差はあれほとんどの場合，最終的には日常生活制限は完全解除されるに至っている。

近年の術後長期予後に関する研究では，おおむね良好な脳梗塞予防効果が認められている[13,21,30,36,42,44,46]。一方で，本症に血行再建術が導入されて約40年が経過した現在[19,20]，小児例を対象とした10年以上の超長期追跡研究が行われるようになり，成人後に就学・就労困難等の社会生活適応上の問題を抱える症例が1～2割程度存在することや，中年以降に遅発性出血転化をきたす症例が存在することが，本症の課題として明らかになりつつある[10]。

もやもや病罹患女性の妊娠分娩に関しては，その管理指針が確立されておらず，分娩法も施設ごとに委ねられていた。筆者らは国内の産科施設および女性患者に対して初の全国調査を行い，一般に出産成績は良好で周産期脳発作は非常に低頻度に抑えられていること，国内では約7割のもやもや病既診断妊産婦が帝王切開を受けているが経腟分娩の成績も良好でこれを否定する明確な根拠はないこと，もやもや病罹患を知らずに妊娠した「ノーマーク例」では一定の頻度で重篤な出血発作が生じていることを報告した[49]。もやもや病合併妊産婦に対しては，妊娠中は循環血液量増加や血管内皮障害，妊娠高血圧症候群に伴う頭

蓋内出血に，分娩時や産褥期には過呼吸や貧血，過凝固状態に伴う虚血症状に留意する必要があり，本症に習熟した産科・脳神経外科の専門的連携が必須である．

　もやもや病の診断・治療・フォローアップについて解説した．病態の正確な把握，正しい手術適応，正確な手術手技，慎重な周術期管理が不可欠である．また小児や若年者が多く，外科治療後も長期にわたって細やかなケアを要するのが本疾患の特徴であろう．本項がもやもや病管理の一助となれば幸いである．

（舟木健史，髙橋　淳，宮本　享）

文献

1) Baba T, Houkin K, Kuroda S. Novel epidemiological features of moyamoya disease. J Neurol Neurosurg Psychiatry 2008; 79: 900-4.
2) Dauser RC, Tuite GF, McCluggage CW. Dural inversion procedure for moyamoya disease. Technical note. J Neurosurg 1997; 86: 719-23.
3) Endo M, Kawano N, Miyaska Y, et al. Cranial burr hole for revascularization in moyamoya disease. J Neurosurg 1989; 71: 180-5.
4) Fujimura M, Kaneta T, Mugikura S, et al. Temporary neurologic deterioration due to cerebral hyperperfusion after superficial temporal artery-middle cerebral artery anastomosis in patients with adult-onset moyamoya disease. Surg Neurol 2007; 67: 273-82.
5) Fujimura M, Mugikura S, Kaneta T, et al. Incidence and risk factors for symptomatic cerebral hyperperfusion after superficial temporal artery-middle cerebral artery anastomosis in patients with moyamoya disease. Surg Neurol 2009; 71: 442-7.
6) Fujimura M, Shimizu H, Mugikura S, et al. Delayed intracerebral hemorrhage after superficial temporal artery-middle cerebral artery anastomosis in a patient with moyamoya disease: possible involvement of cerebral hyperperfusion and increased vascular permeability. Surg Neurol 2009; 71: 223-7; discussion 227.
7) Funaki T, Fushimi Y, Takahashi JC, et al. Visualization of Periventricular Collaterals in Moyamoya Disease with Flow-sensitive Black-blood Magnetic Resonance Angiography: Preliminary Experience. Neurol Med Chir (Tokyo) 2015; 55: 204-9.
8) Funaki T, Takahashi JC, Houkin K, et al. Angiographic features of hemorrhagic moyamoya disease with high recurrence risk: a supplementary analysis of the Japan Adult Moyamoya Trial. J Neurosurg 2018; 128: 777-84.
9) Funaki T, Takahashi JC, Houkin K, et al. High rebleeding risk associated with choroidal collateral vessels in hemorrhagic moyamoya disease: analysis of a nonsurgical cohort in the Japan Adult Moyamoya Trial. J Neurosurg [epub ahead of print]
10) Funaki T, Takahashi JC, Miyamoto S. Late Cerebrovascular Events and Social Outcome after Adolescence: Long-term Outcome of Pediatric Moyamoya Disease. Neurol Med Chir (Tokyo), 2018 [epub ahead of print]
11) Funaki T, Takahashi JC, Yoshida K, et al. Periventricular anastomosis in moyamoya disease: detecting fragile collateral vessels with MR angiography. J Neurosurg 2016; 124: 1766-72.
12) Fung LW, Thompson D, Ganesan V. Revascularisation surgery for paediatric moyamoya: a review of the literature. Childs Nerv Syst 2005; 21: 358-64.
13) Guzman R, Lee M, Achrol A, et al. Clinical outcome after 450 revascularization procedures for moyamoya disease. Clinical article. J Neurosurg 2009; 111: 927-35.
14) Hojo M, Hoshimaru M, Miyamoto S, et al. Role of transforming growth factor-beta1 in the pathogenesis of moyamoya disease. J Neurosurg 1998; 89: 623-9.
15) Houkin K, Kamiyama H, Takahashi A, et al. Combined revascularization surgery for childhood moyamoya disease: STA-MCA and encephalo-duro arterio-myo-synangiosis. Childs Nerv Syst 1997; 13: 24-9.
16) Iwama T, Hashimoto N, Murai BN, et al. Intracranial rebleeding in moyamoya disease. J Clin Neurosci 1997; 4: 169-72.
17) Iwama T, Hashimoto N, Yonekawa Y. The relevance of hemodynamic factors to perioperative ischemic complications in childhood moyamoya disease. Neurosurgery 1996; 38: 1120-5; discussion 1125-6.
18) Kamiyama H, Takahashi A, Houkin K, et al. Visualization of the ostium of an arteriotomy in bypass surgery. Neurosurgery 1993; 33: 1109-10.
19) Karasawa J, Kikuchi H, Furuse S, et al. Treatment of moyamoya disease with STA-MCA

anastomosis. J Neurosurg 1978; 49: 679-88.
20) Karasawa J, Kikuchi H, Furuse S, et al. A surgical treatment of "moyamoya" disease "encephalo-myo synangiosis". Neurol Med Chir (Tokyo) 1977; 17: 29-37.
21) Karasawa J, Touho H, Ohnishi H, et al. Long-term follow-up study after extracranial-intracranial bypass surgery for anterior circulation ischemia in childhood moyamoya disease. J Neurosurg 1992; 77: 84-9.
22) Kashiwagi S, Kato S, Yasuhara S, et al. Use of a split dura for revascularization of ischemic hemispheres in moyamoya disease. J Neurosurg 1996; 85: 380-3.
23) Kawaguchi T, Fujita S, Hosoda K, et al. Multiple burr-hole operation for adult moyamoya disease. J Neurosurg 1996; 84: 468-76.
24) Kim SK, Seol HJ, Cho BK, et al. Moyamoya disease among young patients: its aggressive clinical course and the role of active surgical treatment. Neurosurgery 2004; 54: 840-4; discussion 844-6.
25) Kinugasa K, Mandai S, Kamata I, et al. Surgical treatment of moyamoya disease: operative technique for encephalo-duro-arterio-myo-synangiosis, its follow-up, clinical results, and angiograms. Neurosurgery 1993; 32: 527-31.
26) Kobayashi E, Saeki N, Oishi H, et al. Long-term natural history of hemorrhagic moyamoya disease in 42 patients. J Neurosurg 2000; 93: 976-80.
27) Kodama N, Fujiwara S, Horie Y, et al. [Transdural anastomosis in moyamoya disease-vault moyamoy (author's transl)]. No Shinkei Geka 1980; 8: 729-37.
28) Kodama N, Suzuki J. Cerebrovascular Moyamoya Disease IIIrd Report-The Study on the Aging of the Perforating Branches and the Possibility of Collateral Pathway. Neurol Med Chir (Tokyo) 1974; 14 pt 1: 55-67.
29) Kuriyama S, Kusaka Y, Fujimura M, et al. Prevalence and clinicoepidemiological features of moyamoya disease in Japan: findings from a nationwide epidemiological survey. Stroke 2008; 39: 42-7.
30) Kuroda S, Houkin K, Ishikawa T, et al. Novel bypass surgery for moyamoya disease using pericranial flap: its impacts on cerebral hemodynamics and long-term outcome. Neurosurgery 2010; 66: 1093-101; discussion 1101.
31) Kuroda S, Kashiwazaki D, Akioka N, et al. Specific Shrinkage of Carotid Forks in Moyamoya Disease: A Novel Key Finding for Diagnosis. Neurol Med Chir (Tokyo) 2015; 55: 796-804.
32) Kuroda S, Kashiwazaki D, Ishikawa T, et al. Incidence, locations, and longitudinal course of silent microbleeds in moyamoya disease: a prospective T2*-weighted MRI study. Stroke 2013; 44: 516-8.
33) Kuwabara Y, Ichiya Y, Sasaki M, et al. Response to hypercapnia in moyamoya disease. Cerebrovascular response to hypercapnia in pediatric and adult patients with moyamoya disease. Stroke 1997; 28: 701-7.
34) Matsushima Y, Inaba Y. Moyamoya disease in children and its surgical treatment. Introduction of a new surgical procedure and its follow-up angiograms. Childs Brain 1984; 11: 155-70.
35) Miyamoto S. Study design for a prospective randomized trial of extracranial-intracranial bypass surgery for adults with moyamoya disease and hemorrhagic onset--the Japan Adult Moyamoya Trial Group. Neurol Med Chir (Tokyo) 2004; 44: 218-9.
36) Miyamoto S, Akiyama Y, Nagata I, et al. Long-term outcome after STA-MCA anastomosis for moyamoya disease. Neurosurg Focus 1998; 5: e5.
37) Miyamoto S, Kikuchi H, Karasawa J, et al. Study of the posterior circulation in moyamoya disease. Part 2: Visual disturbances and surgical treatment. J Neurosurg 1986; 65: 454-60.
38) Miyamoto S, Kikuchi H, Karasawa J, et al. Study of the posterior circulation in moyamoya disease. Clinical and neuroradiological evaluation. J Neurosurg 1984; 61: 1032-7.
39) Miyamoto S, Kikuchi H, Karasawa J, et al. Pitfalls in the surgical treatment of moyamoya disease. Operative techniques for refractory cases. J Neurosurg 1988; 68: 537-43.
40) Miyamoto S, Nagata I, Hashimoto N, et al. Direct anastomotic bypass for cerebrovascular moyamoya disease. Neurol Med Chir (Tokyo) 1998; 38 Suppl: 294-6.
41) Miyamoto S, Yoshimoto T, Hashimoto N, et al. Effects of extracranial-intracranial bypass for patients with hemorrhagic moyamoya disease: results of the Japan Adult Moyamoya Trial. Stroke 2014; 45: 1415-21.
42) Mukawa M, Nariai T, Matsushima Y, et al. Long-term follow-up of surgically treated juvenile patients with moyamoya disease. J Neurosurg Pediatr 2012; 10: 451-6.
43) Okada Y, Shima T, Nishida M, et al. Effectiveness of superficial temporal artery-middle cerebral artery anastomosis in adult moyamoya disease: cerebral hemodynamics and clinical course in ischemic and hemorrhagic varieties. Stroke 1998; 29: 625-30.
44) Phi JH, Wang KC, Cho BK, et al. Long-term social outcome in children with moyamoya disease who have reached adulthood. J Neurosurg Pediatr 2011; 8: 303-9.
45) Research Committee on the Pathology and Treatment of Spontaneous Occlusion of the

Circle of Willis; Health Labour Sciences Research Grant for Research on Measures for Infractable Diseases: Guidelines for diagnosis and treatment of moyamoya disease (Spontaneous Occlusion of the Circle of Willis). Neurol Med Chir (Tokyo) 2012; 52: 245-66.
46) Scott RM, Smith JL, Robertson RL, et al. Long-term outcome in children with moyamoya syndrome after cranial revascularization by pial synangiosis. J Neurosurg 2004; 100: 142-9.
47) Suzuki J, Kodama N. Cerebrovascular "Moyamoya" disease. 2. Collateral routes to forebrain via ethmoid sinus and superior nasal meatus. Angiology 1971; 22: 223-36.
48) Takahashi JC, Funaki T, Houkin K, et al. Significance of the Hemorrhagic Site for Recurrent Bleeding: Prespecified Analysis in the Japan Adult Moyamoya Trial. Stroke 2016; 47: 37-43.
49) Takahashi JC, Ikeda T, Iihara K, et al. Pregnancy and delivery in moyamoya disease: results of a nationwide survey in Japan. Neurol Med Chir (Tokyo) 2012; 52: 304-10.
50) Takahashi JC, Miyamoto S. Moyamoya disease: recent progress and outlook. Neurol Med Chir (Tokyo) 2010; 50: 824-32.
51) Waga S, Tochio H. Intracranial aneurysm associated with moyamoya disease in childhood. Surg Neurol 1985; 23: 237-43.
52) Wakai K, Tamakoshi A, Ikezaki K, et al. Epidemiological features of moyamoya disease in Japan: findings from a nationwide survey. Clin Neurol Neurosurg 1997; 99 Suppl 2: S1-5.
53) Yasaka M, Ogata T, Yasumori K, et al. Bottle neck sign of the proximal portion of the internal carotid artery in moyamoya disease. J Ultrasound Med 2006; 25: 1547-52; quiz 1553-44.
54) 宮本 享, 永田 泉, 森本将史, 他. 血管吻合の基本手技 (＜特集＞これだけはマスターしたいMicrosurgeryの基本手技). 脳外誌 2000; 9: 451-6.
55) 宮本 享, 菊池晴彦, 永田 泉, 他. Omental graft. No Shinkei Geka 1993; 21: 1083-8.
56) 舟木健史, 髙橋 淳, 宮本 享; JAM Trial Group. 出血発症もやもや病に対する外科治療のエビデンスと最新の知見. 脳外誌 2017; 26: 4-11.
57) 寳金清博, 冨永悌二, 宮本 享, 他. もやもや病（ウイリス動脈輪閉塞症）診断・治療ガイドライン（改訂版）. 脳卒中の外科 2018; 46: 1-24.

II 脳血管障害

脳梗塞：内科的治療

　脳梗塞は心原性脳塞栓症，アテローム血栓性脳梗塞，ラクナ梗塞およびその他脳梗塞に分類される。本項では脳梗塞急性期と慢性期の内科的治療法を，各病型に共通する治療法と特有の治療法に分けて『脳卒中治療ガイドライン2015』[1]やその追補2017[2]および最近の知見に沿って執筆した。

脳梗塞急性期の内科的治療

　まず救急処置と血管確保の後，一般治療と平行して必要な画像診断により正確な脳梗塞病型を診断する。病型に応じて病型特有の治療を考慮する。

▶各病型に共通の治療
●救急処置
　脈拍，呼吸，体温，血圧などのバイタルサインを迅速に把握するとともに，意識障害を伴う症例では気道と静脈ラインの確保に務める。

・気道の確保と酸素投与
　脳幹梗塞やテント上の大梗塞は意識障害や嘔吐を伴いやすい。病変が延髄に及べば浅表で失調性の呼吸を呈する。従って，脳梗塞急性期で意識障害例では気道の確保がまず必要である。枕をはずして頭を低くし，下顎を前方に突出させて舌根沈下を防ぐ。口腔内を清浄に保ち，必要に応じてエアウェイや気管内挿管を行う。
　急性期には換気障害や肺内血流分布障害による低酸素血症や誤嚥による肺炎を起こしやすい。また，奇異性塞栓症ではしばしば肺塞栓を合併している。従って，来院時の動脈血ガスの測定は重要である。低酸素血症があれば，動脈血酸素分圧（PaO_2）90 mmHg（酸素飽和度95％）以上に維持するようにフェイスマスクなどで酸素を吸入させる（2〜3 L/分）。慢性閉塞性肺疾患などがあって，二酸化炭素が貯留しやすい症例では酸素投与は少量（0.5〜1 L/分）から開始する。酸素投与で十分なPaO_2が得られないときは，挿管して人工呼吸器による呼吸管理を考慮する。

・静脈ラインの確保
　急激な血圧の変動，不穏，嘔吐や痙攣発作をコントロールする際の薬物投与ルートとして，さらに水・電解質バランスの維持を図ることを目的として静脈ラインを確保する。軽症や病態が安定し経口摂取が十分できる状況下では不要である。

・安静
　主冠動脈の閉塞や高度狭窄のある症例では，脳血流維持を目的に急激な頭部挙上を控え，水平臥位をとることを考慮しても良い。意識障害例では2〜3時間毎に体位変換を行い，褥瘡の発生を防止する。

- **不穏状態**

不穏状態は安静を阻害するため，クエチアピン，リスペリドン，クロルプロマジン，チアプリド，ジアゼパム，およびミダゾラム等を用いる。強い薬剤では，意識レベルの低下，呼吸抑制，および血圧低下に注意する。クエアチピンは糖尿病症例には投与しない。

- **痙攣**

痙攣の頻発は脳の低酸素状態を悪化させるので，ジアゼパムやホスフェニトインを静注する。前者では呼吸抑制に，後者では心停止に注意する。

- **嘔吐**

嘔吐した場合は，麻痺側を上にした側臥位をとらせて誤嚥を防ぎ，口腔内を清潔にする。制吐薬（メトクロプラミド10mg）を投与し，経鼻チューブを通して胃内容物を吸引する。

- **頭痛**

脳梗塞に伴う頭痛は1/4の患者で認められ，後大脳動脈領域梗塞の場合が多い。治療には非ステロイド系消炎鎮痛薬の経口投与が有効であるが，強い頭痛にはジクロフェナク坐薬やペンタゾシンなどが有効である[1]。

rt-PA血栓溶解療法と血管内治療

経静脈性rt-PA血栓溶解療法

急性脳梗塞症例に対する血栓溶解療法として遺伝子組み替え組織プラスミノーゲン・アクチベータ（recombinant tissue-type plasminogen activator：rt-PA）が本邦では2005年から用いられている。本邦では欧米の2/3の容量にあたる0.6mg/kgの用量が投与されるが，認可前の臨床試験に加えて市販後の大規模臨床試験でもその効果は欧米の成績に匹敵することが報告されている[3-5]。

本薬は欧州で行われたECASS-Ⅲの結果を受けて，2012年9月から投与開始時間が脳梗塞発症3時間から4.5時へ延長された[6-8]。本治療法はすぐれた効果を発揮する一方で厳格なプロトコールを遵守しないと脳出血を増加させることから，日本脳卒中学会医療向上・社会保険委員会のrt-PA（アルテプラーゼ）静注療法指針部会により『rt-PA（アルテプラーゼ）静注療法適正治療指針　第二版』が示されており，その指針を遵守することが肝要である[7,8]。

rt-PA静注療法施設基準として，①CTまたはMRI検査が24時間可能であること，②集中治療のため，十分な人員（日本脳卒中学会専門医などの急性期脳卒中に対する十分な知識と経験をもつ医師を中心とするストローク・チーム）および設備（SCUまたはそれに準ずる設備）を有すること，③脳外科的処置が迅速に行える体制が整備されていること，④実施担当医が日本脳卒中学会の承認する本薬使用のための講習会を受講し，その証明を取得すること（ただし，発症24時間以内の急性期脳梗塞を例えば年間50例程度の多数例を診療している施設の実施担当医については，本薬使用前の講習会の受講を必須とはしないが，できるだけ早期に受講することが望ましい），が挙げられている。

発症4.5時間以内に投与できること，適応外項目に該当しないことを確認し，慎重投与項目を見極めて投与の有無を決定する（表1）。rt-PA投与が決定されたら，体重に基づいて投与量を計算し（34.8万国際単位/kg=0.6mg/kg），薬剤を添付溶解液に溶かして準備する。最初に投与総量の10％を1～2分で静注し，その後残りを1時間で静注する。神経学的所見を投与開始後1時間は15分毎に，1～7時間は30分毎に，7～24時間は1時間毎

表1 rt-PA血栓溶解療法の適応外と慎重項目

適応外（禁忌）項目

既往歴
- 非外傷性頭蓋内出血の既往*1
- 1ヵ月以内の脳梗塞
- 3ヵ月以内の重篤な頭部脊髄の外傷あるいは手術
- 21日以内の消化管あるいは尿路出血
- 14日以内の大手術あるいは頭部以外の重篤な外傷
- 治療薬の過敏症

臨床所見
- くも膜下出血（疑）
- 急性大動脈解離の合併
- 出血の合併（頭蓋内，消化管，尿路，後腹膜，喀血）
- 収縮期血圧（降圧療法後も185mmHg以上）
- 拡張期血圧（降圧療法後も110mmHg以上）
- 重篤な肝障害
- 急性膵炎

血液所見
- 血糖が50mg/dL以下か400mg/dL以上
- 血小板が10万/mm^{3}以下
- 血液所見：抗凝固療法中ないし凝固異常症においてPT-INR>1.7
- aPTTの延長（前値の1.5倍，目安として約40秒を超える）

CT/MR所見
- 広範な早期虚血性変化
- 圧排所見（正中構造偏位）

慎重投与項目（適応の可否を慎重に検討する）

年齢：81歳以上

既往歴
- 10日以内の生検・外傷
- 10日以内の分娩・流早産
- 1ヵ月以上経過した脳梗塞（特に糖尿病合併例）
- 3ヵ月以内の心筋梗塞
- 蛋白製剤アレルギー

神経症候
- NIHSSスコアー26以上
- 軽症
- 症候の急速な軽症化
- 痙攣（既往歴などからてんかんの可能性が高ければ適応外）

臨床所見
- 脳動脈瘤・頭蓋内腫瘍・脳動静脈奇形・もやもや病
- 腹部大動脈瘤
- 消化管潰瘍，憩室炎，大腸炎
- 活動性結核
- 糖尿病性出血性網膜症，出血性眼症
- 血栓溶解薬，抗凝栓薬投与中（特に経口抗凝固薬投与中）
  - ●抗Xa薬やダビガトランの服薬患者への本治療の有効性と安全性は確立しておらず，治療の適否を慎重に判断せねばならない*2。
- 月経期間中
- 重篤な腎障害
- コントロール不良の糖尿病
- 感染性心内膜炎

*1：くも膜下出血でクリッピング術後について指針では言及していないが，rt-PA投与可能との意見が多い。
*2：投与の可否を判断する際にはPT-INRやaPTT値に加えて，新規経口抗凝固薬の最大血中濃度が内服後0.5～4時間であることから内服後の時間も考慮に入れる。

に評価する．頭痛や悪心および急激な血圧上昇を認めた場合は頭部CT検査で出血の有無を調べる．血圧を投与開始後2時間は15分毎に，2～8時間は30分毎に，8～24時間は1時間毎に測定し，180/105mmHg未満に管理する．治療後24時間は抗血栓療法を行わない．ただし，血管造影時や深部静脈血栓症予防目的のヘパリン（1万単位/日以下）は使用可能であるが，頭蓋内出血の危険性を考慮する．治療開始後24時間はSCUやICUで観察する．症状増悪時は頭部CTやMRI検査を行う．症候性頭蓋内出血を合併した場合，血圧と呼吸を管理するともに，抗脳浮腫薬や抗潰瘍薬を投与する．外科治療が必要な場合は速やかに脳神経外科医に相談する．

各抗凝固療法中の急性脳梗塞に対するrt-PA血栓溶解療法は，これまでの指針に従う[7]．抗凝固薬の中和剤の登場以後，抗凝固薬の作用を中和してrt-PA血栓溶解療法を行うという意見もあるが，対応は慎重であらねばならない．抗凝固療法中の脳梗塞は軽症なことが多いこと，中和すると凝固亢進状態が惹起され再発や他の血栓塞栓症を合併するリスクが増すからである．ただし，ダビガトランの特異的中和抗体であるイダルシズマブは，それ自身が凝固亢進作用を有さないため，ダビガトラン療法中の急性脳梗塞に対しては，イダルシズマブで中和してrt-PA血栓溶解療法を行うオプションが提示されている[9]．rt-PA血栓溶解療法は4.5時間以内の投与という制約があるため，発症から病院への搬送時間を短くするための住民への啓発，救急隊員との協力体制の整備と「脳卒中病院前救護」に関する救急隊員への教育，院内到着からrt-PA投与までの時間を短くするための院内体制の構築が本療法成功の鍵となる．

CT上出血性病変が存在したり，低吸収領域が明瞭な場合は本療法は禁忌である．さらに中大脳動脈1/3を超えるような広範なearly CT signs（患側半球のびまん性腫脹，脳溝消失，レンズ核の不鮮明化，皮質と白質間の境界不鮮明化）を伴う症例では効果が期待し難く，頭蓋内出血の危険性が高いので投与しない．最近は，早期虚血変化（early ischemic change：EIC）の範囲判定にAlberta Stroke Program Early CT Score（ASPECTS）による評価を用いることが一般的となっている[10]．これはCTでレンズ核と視床を通る軸位断と，それより約2cm頭側のレンズ核が見えなくなった最初の断面の2断面にて，中大脳動脈領域を10ヵ所に区分し，減点法で病変範囲を表す手法である[7,8]．一般にASPECTS 7が中大脳動脈領域の1/3に相当するとされる．

- **脳血管内治療（p.148参照）**

脳梗塞超急性期の治療として，rt-PA血栓溶解療法をまず考慮し，それが投与できない場合や効果がない場合に血管内治療を考える．

● **全身管理**

- **輸液管理**

病型や重症度を加味して，入院当初からの輸液を考慮する．高齢者ではしばしば浸透圧受容体の感受性が低下しているため，早期から脱水や電解質異常をきたしやすく，脱水だけで意識障害や神経症候の増悪をみることがある．また脱水は血液粘度の上昇を介して脳循環障害を助長し，梗塞巣の増大につながりやすい．さらに脱水は心原性脳塞栓症における心内血栓形成の助長因子でもある[11]．

入院時から，体重，尿量，尿比重，血清蛋白，ヘマトクリット値，ヘモグロビン，血清ナトリウム，カリウム，尿素窒素，クレアチニン，動脈血液ガス，および心臓や腎臓の機

能を考慮に入れながら，輸液量やその内容を適宜変更する．急性期の高血糖は予後不良の要因であり[12]，高血糖や低血糖は是正が必要である．1日1,500〜2,500mL程度の輸液を行い，1日尿量を1,000〜1,500mL確保する．中等度以上の意識障害例では中心静脈圧を測定しながら輸液量を調節する．

・栄養補給

発症直後は絶食とし，必要な検査や病態の把握を行ってから食事の指示を出す．数日経過しても意識障害や嚥下障害のため経口摂取が不可能な場合は，胃にチューブを挿入し経管栄養を開始する．合併する消化管出血や腸管イレウスのため経管栄養が不適切な場合は中心静脈栄養を行う．低栄養が認められる例では，十分なカロリーや蛋白質の補給が予後を改善させる傾向にある[13]．

・合併症の予防と管理

失禁，意識障害および嚥下障害などがある場合は尿路感染症や気道感染を併発しやすいので，全身清拭と口腔内ケアを定期的に行って常に清潔に保つ．長期にわたる膀胱カテーテルの留置は尿路感染症の発症・増悪につながりやすいので，膀胱訓練を行い，できるだけ早めに膀胱カテーテルを抜去できるように努める．長期間の呼吸管理が必要な場合は気管切開を考慮する．感染を疑わせる所見があれば，適切な抗生物質を投与する．この際，無計画な広範囲スペクトラムの抗生物質の投与は，メチシリン耐性黄色ブドウ球菌（methicillinresistant *Staphylococcus aureus*：MRSA）発生の原因となるので注意する．

運動麻痺がある場合は褥創が発生しやすいので，頻回に体位変換を行う必要がある．少なくとも2時間に1回の割合で体位を変換する．また，麻痺肢の関節拘縮を予防する観点からできるだけ早期からのベッドサイドでの他動的運動による訓練が必要である．臥床状態が続くと下肢に静脈血栓を生じ，肺塞栓を発症することがある．これを予防する意味でも，早期のベッドサイドでの機能訓練は重要である．また，下肢に麻痺がある場合，深部静脈血栓症の予防を目的に低用量のヘパリン療法や弾性ストッキングの装着を考慮する．

脳幹梗塞やテント上の大梗塞ではしばしば消化管出血を合併する．その予防や治療にH_2遮断薬やプロトンポンプ遮断薬の投与を考慮する．

● 血圧管理と安静度の拡大

急性期には降圧薬の投与は行わないことを原則とする．その理由は次のとおりである．

1) 脳梗塞は高血圧の持続したものに発症しやすい．高血圧が持続した患者では，脳循環の自動調節能の下限が高いほうへ偏位しており，正常血圧者では影響を与えないような血圧下降でも，脳血流が減少する．
2) 脳梗塞急性期の病巣部およびその周辺では，自動調節能が障害されており，血圧の変動に伴って血流量が増減する．つまり，血圧下降によって脳血流は減少する．早期頭部挙上による起立性低血圧も，脳血流減少につながり，梗塞巣の増大の可能性がある．
3) 発症直後には，頭蓋内圧の上昇（Cushing現象）やカテコールアミンの分泌過剰によって血圧は上昇しているが，この血圧上昇は放置しても数日で下降することが多い．
4) 発症前よりも発症後の血圧が低いもの，あるいは降圧薬が使われた症例では機能予後が悪いという事実がある[14]．

以上のことから，収縮期220mmHg，拡張期120mmHgを超える高血圧が持続する場合[15]や大動脈解離・急性心筋梗塞・心不全・腎不全を合併している場合に限り，慎重な降圧療

法を行うことを考慮する。血栓溶解療法を予定する患者では，収縮期血圧185mmHg以上または拡張期血圧110mmHg以上の場合に，静脈投与による降圧療法を行う。

急性期の降圧薬としては，血圧コントロールが容易なニカルジピンやニトログリセリンの持続点滴が用いられることが多い。脳動脈解離に伴う急性脳梗塞の降圧療法の可否に関して結論はでていないが，脳梗塞を伴わない急性脳動脈解離への十分な降圧療法が頭痛の軽減や血管病変の改善を促すことが示唆されている[15]。

● 抗脳浮腫薬

虚血巣周辺には数時間から一両日中に脳浮腫が発生する（ 図1 ）。大梗塞の場合には，脳浮腫の進展により脳ヘルニアを起こし，死亡の原因となる。

抗脳浮腫薬としては，高浸透圧溶液である10％濃グリセリン（グリセオール®）や20％D-マンニトール（マンニットール®）が用いられる。10％濃グリセリンは脳浮腫を改善し，脳血流量を増加させ，脳代謝を改善させる。1日・体重1kg当たり10〜20mLを，3〜4回に分けて点滴静注する。この際，濃グリセリンによる利尿を考えて輸液量をやや増量することや，溶液にカリウムが含まれていないために，その補給が必要であることに注意が必要である。

マンニトールは濃グリセリンに比べ効果発現は迅速であるが，持続が短く，リバウンドの可能性も大きい。脳梗塞急性期の有効性はこれまで明確にされていない。最重症で緊急を要するとき，外科的処置の開始までの治療薬として用いる。副腎皮質ステロイドは血管障害による脳浮腫への効果が証明されていないことと，重篤な副作用発現の可能性を考慮して通常用いられない。

● 脳保護薬

抗酸化薬であるエダラボンの静脈内投与は，脳梗塞急性期患者の予後改善における有効性が示され，発症24時間以内の脳梗塞患者の治療法として用いられている[16]。ただし，腎機能障害や心不全の増悪に注意を要する。

● その他の治療

ステロイドや高圧酸素療法が虚血性脳卒中急性期に有効とする明確な科学的根拠はない。

図1 洞機能不全症候群でペースメーカー植え込み後の頭部CT像

84歳女性。右中大脳動脈領域の心原性脳塞栓症発症2.5時間後（左から2枚），1日後（左から3枚目），4日後（左から4枚目），および2週間後（左から5枚目）の頭部CT。初回CTで中大脳動脈の閉塞を示すhyperdense MCA sign（矢印）と右中大脳動脈前方領域の皮質とレンズ核の不鮮明化を認める。その後，同部位は低吸収から高度の浮腫を示し，2週間後に一部出血性梗塞となっている。

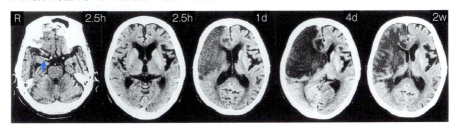

▶各病型に特有の治療
●心原性脳塞栓症
・再発予防
　心原性脳塞栓症急性期は脳塞栓症の再発率が高い（ 図2, 3 ）ため，この時期に抗凝固療法を行えば，再発率を低下させることが期待されるが，一方で栓子溶解による閉塞血管の再開通現象と関連した出血性梗塞もこの時期に高頻度にみられる．従って，抗凝固療法がかえって病態を悪化させるのではないかという懸念もある．この問題はまだ解決されていないので，現時点では，脳塞栓症急性期の再発助長因子（ 表2 ）や，抗凝固療法による出血性合併症に関するこれまでの報告（ 表2 ）を考慮して，個々の症例毎に脳塞栓症急性期における抗凝固療法の適応を判断せざるをえない[17]．

①急性期抗凝固療法の実際
　急性期の再発を予防する観点からは，前述の再発寄与因子がみられる症例では，抗凝固療法をできるだけ早く開始することが望ましい．しかし，出血性合併症を避ける立場からは，発症後一定期間抗凝固療法開始を待機し，出血助長因子を有する症例では抗凝固療法を控えたほうがよいことになる．われわれの施設では症例ごとに再発の起こりやすさと出

図2 非弁膜性心房細動を塞栓源とする心原性脳塞栓症患者の頭部CT像
73歳男性．入院時（A）に陳旧性硬膜巣を左頭頂葉に，今回の責任病巣を右側頭頂部に認める．2日後（B）に左前大脳動脈領域に新たに再発病巣が検出された．さらに7日後（C）に，意識レベルの増悪，左への共同偏視，および右片麻痺が出現し，左中大脳動脈領域に広範囲な梗塞巣を確認した．

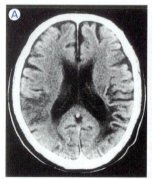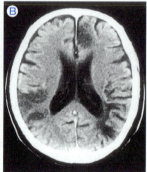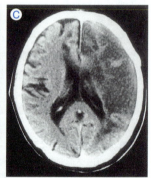

図3 TIAを呈して緊急入院した非弁膜性心房細動症例における経食道心エコー図
左心耳内に可動性球状血栓（矢印）が検出された．

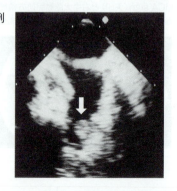

血性合併症の可能性を検討して，抗凝固療法の適応を決定している．具体的には感染性心内膜炎，著しい高血圧および出血性素因がないことを確認し，画像上の梗塞巣の大きさや部位で抗凝固療法開始時期を調整している（表3）．出血性梗塞の発現は神経所見とCTでモニタリングする．軽度の出血性梗塞では抗凝固療法を継続し，血腫型や広範囲な出血性梗塞では抗凝固薬投与量を減じたり，数日中止し，増悪がなければ再開する[18]．新規経口抗凝固薬，ヘパリン，およびワルファリン（ワーファリン®）の投与量および切り替え方法の詳細も 表3 に示す．ワルファリンで開始する場合は即効性のヘパリンを必ず併用し，PT-INRが治療域に入ったらヘパリンを中止する．再発と出血のリスクがともに高い場合，心内血栓成長因子である脱水を避けること，低用量ヘパリンや出血性副作用がなく抗凝血作用のあるantithrombin Ⅲ製剤の使用が考えられる[19]．

②heparin induced thrombocytopenia（HIT）

ヘパリン投与中に血小板第4因子（PF4）とヘパリンの複合体に対する抗体が産生され，その一部の抗体（HIT抗体）が強い血小板活性化作用を有し，血小板や凝固系を賦活化し，血小板数の減少や血栓・塞栓症の発現をきたす病態をheparin induced thrombocytopeniaとよぶ．ヘパリン投与開始後5～10日の間に発症する．早期に診断し，ヘパリンを中止し適切な代替療法を行わないと血小板数のさらなる減少とともに血栓・塞栓症を併発する．血小板数の減少から本症を疑い（10万/mm^{3}未満，もしくは前値の30～50％の低下），HIT抗体を測定する．ヘパリンを直ちに中止し，アルガトロバンによる代替療法を開始する．開始用量を0.7μg/kg/分とし，活性化部分トロンボプラスチン時間（activated partial thromboplastin time：APTT）を基準値（投与前値）の1.5～3.0倍を目標に投与量を調節する[20]．発症後100日程度は再発防止のためにヘパリン投与を避ける必要がある．

・脳浮腫対策

心原性脳塞栓症ではしばしば発症3～5日目に強い脳浮腫を認め，脳ヘルニアをきたすことも少なくない．従って，前述の脳浮腫対策は特に本病型で重要である．急速に意識障害が悪化し，脳ヘルニアに至る症例では外科的外減圧を考慮する場合もある．脳保護薬のエダラボンを投与すると脳浮腫が抑制されることが多い．

・低体温療法

低体温下では，脳代謝抑制，興奮性アミノ酸放出抑制，血小板機能抑制，組織アシドーシスの防止，および脂質過酸化防止などによる脳保護作用が認められる．このため，脳血

表2 脳塞栓症の再発や出血性梗塞関連因子

脳塞栓症 再発関連因子	発症後早期，脱水，利尿薬使用 心疾患：リウマチ性心疾患，人工弁，心内血栓 凝血学的検査値の変動：Antithrombin Ⅲ活性低下，D-dimer値上昇
出血性梗塞 関連因子	高齢者，高血圧，大梗塞 発症後早期（48時間以内） 抗凝血薬療法：開始後早期（24時間以内） 　　　　　　　ヘパリンのボーラス投与 　　　　　　　過度の抗凝血薬療法 　　　　　　　（活性化部分トロンボプラスチン時間がコントロールの2倍以上）

表3 脳塞栓症急性期の抗凝固療法マニュアル(九州医療センター2018年4月1日版)

(1) 基本確認事項を満足すれば抗凝固療法開始の可否を考慮する
　・非感染性であること(感染性心内膜炎がないこと)
　・急性期の著しい高血圧(180/100mmHg以上)がないこと
　・出血性素因がないこと
(2) MRIやCT上の梗塞巣の大きさで抗凝固療法投与の可否を判断する
　①小梗塞：MCA領域の1/3未満で出血がなければ
　　>>当日から 急性期抗凝固療法*
　②中梗塞：MCA 1/3～1/2
　　>>翌日のCTで出血なければ 急性期抗凝固療法*
　③大梗塞：MCA 1/2以上
　　>>3～7日後のCT：出血やヘルニア(中脳圧迫所見)なければ 急性期抗凝固療法*
　④大脳半球の他血管領域(ACAやPCA領域)の梗塞は、大きさが①もしくは②に相当する場合、その治療方針に準ずる
　⑤脳幹小脳梗塞の場合小脳梗塞の大きさに注目し、
　　一側半球1/2未満で出血がなければ当日から 急性期抗凝固療法*
　　一側半球1/2以上であれば、3～7日後のCTで出血や脳幹圧排所見がなければ、 急性期抗凝固療法*

急性期抗凝固療法*
(1) ダビガトラン、リバーロキサバン、アピキサバンもしくはエドキサバンで開始。ただし、内服が困難な場合、禁忌等で新規経口抗凝固薬が投与困難な場合は(2)ヘパリンとワルファリンで開始。ワルファリンが治療域に入ったらヘパリン中止

(3) 出血性梗塞の発現を神経所見とCTでモニタリングする
　①神経所見増悪時、もしくは抗凝固療法開始後2～4日後にCT撮影
　②出血性梗塞が軽度の場合は抗凝固療法を続行する
　③出血性梗塞で血腫タイプの場合は、数日間抗凝固療法を中止もしくは減量する
(4) ダビガトラン/リバーロキサバン/アピキサバン/ワルファリンの用量調節
　ダビガトランを用いる場合
　　①吸収が早いのでヘパリン併用は不要
　　②1回150mg(75mgカプセル2個)の1日2回内服が通常用量
　　③1回110mg(110mgカプセル1個)の1日2回服を考慮する場合：(1)中等度の腎機能障害(CCr 30以上50mL/分未満)、(2)P糖タンパク阻害薬内服中、(3)70歳以上の高齢、(4)消化管出血の既往
　　●禁忌：高度の腎不全例CCr 30mL/分未満、イトラコナゾール内服例、6ヵ月以内の出血性脳卒中
　リバーロキサバンを用いる場合
　　①吸収が早いのでヘパリン併用は不要
　　②1回15mgの1日1回内服が通常用量
　　③1回10mgの1日1回服を考慮する場合：(1)CCr 15以上50mL/分未満(15以上30mL/分未満は要注意)
　　●禁忌：高度の腎不全例CCr 15mL/分未満、肝硬変Child-Pugh分類BとC
　　●HIVプロテアーゼ阻害薬とアゾール系抗真菌剤に併用禁忌項目あり
　　注)リバーロキサバンの粉砕投与をメーカーは勧めていないが、粉砕投与で血中濃度は急上昇しないとの海外報告がある。インタビューフォームに記載あり。
　アピキサバンを用いる場合
　　①吸収が早いのでヘパリン併用は不要
　　②1回5mgの1日2回内服が通常用量
　　③1回2.5mgの1日2回服を選択する場合：(1)クレアチニンが1.5mg/dL以上、(2)80歳以上、(3)体重60kg以下の項目のうち、2項目を満たす場合
　　●禁忌：高度の腎不全例CCr 15mL/分未満
　エドキサバンを用いる場合
　　①吸収が早いのでヘパリン併用は不要
　　②1回60mgの1日1回が通常用量
　　③1回30mgの1日1回を考慮する場合：
　　　(1)CCr 15以上50mL/分未満、(2)P糖タンパク阻害薬併用、(3)体重60kg以下のうち1項目を満たす場合
　　●警告：高度の腎不全例CCr 15mL/分未満
　ワルファリンを用いる場合
　　①虚血性脳血管障害急性期は軽症例であってもワルファリン単独で抗凝固療法を開始してはならない。即効のヘパリン単独もしくはワルファリン併用で開始する
　　②目標INRが2.0～3.0の場合は4.0mg/日より開始
　　③目標INRが1.6～2.6の場合は3.0mg/日より開始
　　④投与開始後1週目と2週目はINRを週2回測定、3週目と4週目は週1回測定、安定したら月に1回測定する。
(5) ヘパリン投与量
　①機械弁やリウマチ性僧帽弁狭窄症：ヘパリンを20単位/kg/時間(1.5～3.0万単位/日)で持続投与し、APTTもしくは全血凝固時間が正常の約1.5～2倍程度になるようにヘパリン量を調整する
　②非弁膜性心房細動：低用量のヘパリン(1日量として10,000単位程度)を用いる。もしくはカプロシン5,000単位を朝夕2回皮下注
(6) 出血時の中和
　①ダビガトラン療法中はイダルシズマブの投与を検討
　②ワルファリン療法中はプロトロンビン複合体の投与を検討
　③ヘパリン療法中は硫酸プロタミンの投与を検討

管閉塞後超急性期から体温を低下させることによって神経細胞の虚血性変化の進行抑制や脳浮腫の阻止が期待される．しかし，これまで脳梗塞急性期の治療法として，有効性の検討は十分になされていないため，治療として勧めるだけの根拠は明確でない．また解熱薬を用いた平温療法に関しても，脳梗塞急性期の治療法として，有効性の検討は十分になされていない．

- **心臓の治療**

合併する心不全や不整脈があるが場合，その治療を合わせて行う必要がある．

アテローム血栓性脳梗塞とラクナ梗塞

- **血液希釈療法**

血液ヘマトクリット値が高くなると血液粘度が上昇し，脳血流は減少するため，循環改善を目的として血液希釈療法が行われる．本療法の良い適応はヘマトクリット値の高いラクナ梗塞や脱水が関与して発症したと思われるアテローム血栓性脳梗塞である．通常，低分子デキストラン500mLを1日1回，一般の輸液に追加するが(hypervolemic hemodilution)，ヘマトクリット値が高ければ，同時に瀉血を行うこともある(isovolemic hemodilution)．体外循環を用いる方法もある．赤血球の酸素運搬能は血液粘度との関係からヘマトクリット値34％程度が最も高いといわれている．ただし，血漿増量剤や体外循環を用いた血液希釈療法の有効性はこれまで十分に証明されていない．

- **抗血栓薬**

①抗トロンビン薬(アルガトロバン)

抗トロンビン薬としてのアルガトロバンは選択的にトロンビンと結合し，血栓形成過程での最終段階であるフィブリン生成，血小板凝集作用，血管収縮作用を抑制することによって二次血栓を予防し，微小循環を改善させる薬剤である．発症48時間以内のアテローム血栓性脳梗塞は本薬剤の良い適応といえる．

②抗血小板薬

脳梗塞急性期におけるアスピリンの有効性がInternational Stroke Trial(IST)とChinese Acute Stroke Trial(CAST)の大規模臨床研究によって示されており[21,22]，アスピリン160〜300mg/日の経口投与は，発症48時間以内の脳梗塞患者の治療として推奨される．しかし，出血性脳卒中は有意ではなかったものの増加傾向を示したので注意が必要であろう．

一過性脳虚血発作(transient ischemic attack：TIA)や軽症脳梗塞の5,170例を対象に行われたCHANCE研究では，発症24時間以内に開始されるアスピリンとクロピドグレルの急性期併用療法(アスピリンは初日に75〜300mg，2〜21日目に75mg，以後3ヵ月目まはプラセボ，クロピドグレルは初日に300mg，以後3ヵ月目まで75mg)がアスピリン療法(クロピドグレルはプラセボ，アスピリンは初日に75〜300mg，2日〜3ヵ月目まは75mg)とランダム化比較試験で比較検討され，急性期併用療法が3ヵ月後の転帰を改善させた[23]．本研究に加えて，抗血小板薬2剤の急性期投与の有用性がメタ解析で示されており，抗血小板薬2剤の併用が亜急性期までの治療法として勧められる．

トロンボキサン合成酵素阻害薬(オザグレル)はトロンボキサンA_2合成を阻害すると同時に，プロスタサイクリンの増加によって，二次血栓を予防し血流改善を促進し，急性期の症候改善が期待される．急性期脳血栓症(ラクナ梗塞とアテローム血栓性脳梗塞の一部)の運動機能改善を目的に投与(発症5日以内に開始)が勧められる．

③ヘパリン，低分子ヘパリン，および低分子ヘパリノイド

　前述のISTではヘパリン皮下投与（高用量，12,500単位を1日2回：低用量，5,000単位を1日2回）の効果も検討された。その結果，ヘパリン皮下注療法は，脳梗塞再発を減らす一方で出血性合併症の頻度も高め，14日以内および6ヵ月後の転帰には有意差が得られなかったという。一方，急性脳梗塞に対して低分子ヘパリンや低分子ヘパリノイドが有用とする科学的根拠もない。

脳梗塞慢性期の内科的治療

▶各病型に共通の治療
●脳循環改善薬と脳代謝改善薬

　従来脳梗塞後遺症の軽減に頻用された脳循環改善薬は，再評価の結果，適応薬剤が大幅に減少し，また適応症も一部変更された。現在，脳梗塞後遺症の諸症状に対して保険適応を有する脳循環代謝改善薬は，ニセルゴリン（サアミオン®），イブジラスト（ケタス®），およびイフェンプロジル（セロクラール®），およびアマンタジン（シンメトレル®）のみである。ニセルゴリンは脳梗塞後の認知障害，イブジラストとイフェンプロジルは脳梗塞後のめまい，アマンタジンは脳梗塞後遺症に伴う意欲・自発性低下に対してそれぞれ有効である。

●抗うつ薬

　卒中後うつ状態が治療されると，併存する認知機能の改善がみられる[24]。卒中後うつ状態に対して，選択的セロトニン再吸収阻害薬（selective serotonin reuptake inhibitor：SSRI）や三環系抗うつ薬の投与が勧められる。

▶各病型に特有の治療
●心原性脳塞栓症

　心原性脳塞栓症は他の脳梗塞病型と比較し，再発しやすく予後不良である。従来，塞栓源として心房細動を伴うリウマチ性心疾患が最も重要視されてきたが，リウマチ性心疾患の有病率の低下と人口の高齢化を反映して，近年，欧米に追従する形で，本邦でも基礎心疾患の主座が非弁膜症性心房細動（non-valvular atrial fibrillation：NVAF）へ移行している。

・二次予防におけるNOAC/DOACとワルファリン

　脳梗塞やTIAの既往を有するNVAFにおける脳梗塞再発のリスクは年間約12％と高く，ワルファリンによる二次予防が行われてきたが[25,26]，近年，ビタミンK拮抗経口抗凝固薬あるいは直接作用型経口抗凝固薬（non-vitamin K antagonist oral anticoagulants：NOAC, direct oral anticoagulants：DOAC）として抗トロンビン薬のダビガトラン（プラザキサ®），抗Xa薬のリバーロキサバン（イグザレルト®），アピキサバン（エリキュース®），およびエドキサバン（リクシアナ®）が登場した。NOACはワルファリンと比較して，管理が容易で，脳梗塞予防効果は同等かそれ以上，大出血発現率は同等かそれ以下，そして頭蓋内出血は大幅に少ない[27-31]ことから，一歩前進した抗凝固薬である。NVAF症例ではまずNOACを考慮し，投与できない場合にワルファリン療法を考慮する。NOACは食事の影響を受けず，定期的な採血によるモニタリングが不要で，薬剤の影響もミニマムとなり，確かに管理が容易になったが，適応はNVAFのみであること，用量調節が十分にできな

いことから高度腎障害などの禁忌症例へ投与しないことや，低用量選択基準を遵守することへ注意を払う必要がある。

一方，ワルファリンはNVAFに限ることなく，さまざまな心疾患に投与できる。薬価が安価でモニタリング方法が確立していることがメリットである。心内血栓を有する症例においても凝固能を持続的に抑制して線溶能を相対的に優位にすることで血栓が確実に縮小・消失することが期待される[32]。NVAFにワルファリン療法を行う場合，維持期で安定していても月に1回はPT-INRを測定し，70歳未満は2.0～3.0で，70歳以上は大出血を回避する観点から低用量の1.6～2.6でコントロールする（図4）[33-36]。NVAF以外の心疾患ではPT-INR 2.0～3.0での管理が基本である。

発作性心房細動も脳梗塞発症のリスクであることから持続性心房細動と同様に抗凝固療法を行う。なお，抗血小板薬には心房細動に伴う心原性脳塞栓症の予防効果はない[37]。

・NOACの使い分け

NVAF患者の脳梗塞再発予防を目的にNOACを投与する際，ダビガトラン，リバーロキサバン，アピキサバンおよびエドキサバンの選択は，各薬剤の特徴（表4）[38]と患者背景を十分に考慮し，症例毎に判断する。

ダビガトランの利点は，脳梗塞予防効果が強いこと（150mgBID），大出血が少ないこと（110mgBID），肝障害への安全マージンが大きいこと，血中濃度はAPTT相関すること，中和薬（イダルシズマブ）が準備されていることである。高度腎機能障害に投与できないこととディスペプシアに注意する。

リバーロキサバンの利点は，1日1回投与であること，小さな錠剤であること，ディスペプシアがないこと，日本人の用量設定とエビデンスがあること，血中濃度はプロトロンビン時間と相関することである。重篤な肝硬変，高度腎障害，プロトロンビン時間は試薬で値が異なることへ注意する。

アピキサバンの利点は大出血が少ないこと，アドヒアランスが高いこと，小さな錠剤であること，CHADS2スコア1点で有効のエビデンスがあることである。一方，高度腎障害，血中濃度とAPTTやプロトロンビン時間が十分な相関を示さないことに注意する。

エドキサバンの利点は，1日1回投与であること，小さな錠剤であること，大出血が少

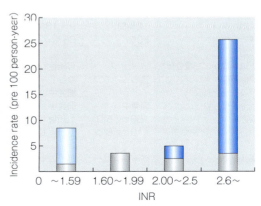

図4 INR毎の脳梗塞と出血の発症率

ワルファリン内服中のNVAF 203例を約2年間追跡調査した結果，軽症の脳梗塞やTIA（■）の発症率はINRの値に関係なかったが，重篤な脳梗塞（■）はINR1.6未満で，重篤な出血性合併症（■）はINR2.6以上で急増した。重篤な脳梗塞や出血の大部分は高齢者であった。高齢者ではINR 1.6～2.6のコントロールが望ましいと考えられる。

Stroke Preventionin Atrial Fibrillation Investigators. Lancet 1996; 348: 633-8.[26]より引用

ないこと，ディスペプシアがないこと，血中濃度はプロトロンビン時間と相関することである。重篤な肝硬変，高度腎障害，プロトロンビン時間は試薬で値が異なることへ注意する。

NOACはモニタリング不要の抗凝固薬として開発されており，モニタリング方法は確立していない。ダビガトランは血中濃度がAPTTと相関し，トラフで80秒を超えると大出血が増加する。われわれは安全域を考慮してトラフでもピークでも70秒を超える場合は投与を差し控えている。リバーロキサバンやエドキサバンはPT-INRと相関するが，試薬で値が異なることに注意する。またPT-INR値と出血や虚血イベントとの関連性は確立していない。アピキサバンはAPTTやPT-INRと十分に相関しない。各NOACにおける虚血リスクの評価としては凝固系分子マーカー（可溶性フィブリン複合体やProthrombin fragment 1+2）が有用である可能性がある[39,40]。大出血を避けるには導入時にクレチニンクリアランス（CCr）測定で重症腎障害例に投与しないこと，ヘモグロビン測定で不顕性出血に早く気づくこと，頻度はきわめて低いが血小板減少症に注意を払うことが必要である。

アブレーションの脳梗塞予防効果が示唆されており，比較的若く，心機能の良い，発作性心房細動ではアブレーションの可否を検討する。また抗凝固療法の継続が難しい症例などでは，外科的左心耳閉鎖術や左心耳閉鎖デバイスの適否も考慮することができる。

- **周術期の抗凝固薬管理**

周術期に抗血栓薬を安易に中止しないことが原則である。休薬すると脳梗塞やその他の重篤な血栓症や塞栓症を起こすリスクが上昇するからだ。ワルファリン療法を休薬すると重篤な脳梗塞などを約1％の頻度で発症し，多くは重篤である[41]。NOACの対応はワルファ

表4 新規経口抗凝固薬の特徴

	ダビガトラン	リバーロキサバン	アピキサバン	エドキサバン（開発中）
分子量	472	436	460	738
作用の可逆性	可逆的	可逆的	可逆的	可逆的
生物学的利用率	6.5％	67〜86％	49％	60％
蛋白結合率	35％	92〜95％	87％	40〜50％
カプセル/錠剤	カプセル	錠剤	錠剤	錠剤
プロドラッグ	Yes	No	No	No
血中濃度ピーク到達時間	0.5〜4時間	2〜4時間	1〜4時間	1〜1.5時間
半減期	12時間	9〜13時間	8〜15時間	6〜11時間
腎臓での代謝	80％	66％	27％	35％
中和剤				
プロトロンビン複合体*	−	可能性	可能性	可能性
抗体製剤イダルシズマブ	適応	なし	なし	なし
デコイタンパク	−	開発中	開発中	開発中
低分子化合物	開発中	開発中	開発中	開発中
内服方法	150mg BID 110mg BID	15mg QD 10mg QD	5mg BID 2.5mg BID	60m QD 30mg QD 15mg QD
製薬メーカー	ベーリンガーインゲルハイム	バイエル	ファイザー/ブリストル・マイヤーズ　スクイブ	第一三共

＊：ケイセントラ®を考慮できるが，保険適応外

リン対応時の原則に準ずるべきであろう．抜歯や白内障の手術では抗血栓薬を休薬しないことが原則である[41]．NOAC単剤で抗血栓療法中の場合は生検などの低侵襲術時には休薬しないが，手技のタイミングは血中濃度のピークを避けるなどの工夫が可能と思われる．また2剤以上で抗血栓療法中やポリープ切除などの高侵襲術時には抗血栓薬の代替や休薬を考慮する．休薬せざるをえない場合は，ヘパリンでの代替や脱水を回避するなどの対応を考慮し[42]，休薬の必要性とリスクを患者さんへ説明し，同意を文書であることが望ましい（図5）．休薬の期間はNOACの適正使用指針に準ずるがおおむね24～48時間程度である．新規経口抗凝固薬再開のタイミングは術者と相談して決めるが，NOACは内服後速やかに抗凝固作用を発揮するので再開時のヘパリン併用は不要である．

●抗凝固療法中の出血性合併症への対応
①大出血時の対応：必ず行うべき5項目

　基本的な対応として，まず①休薬を行うこと，そして外科的な手技を含めて②止血操作を行うことである．③点滴によるバイタルの安定は基本であるが，NOACでは点滴しバイタルを安定させることで，半日程度で相当量の薬物を代謝できるのできわめて重要である．④脳内出血やくも膜下出血などの頭蓋内出血時には十分な降圧を行う．⑤中和薬の有無を確認し，適応があれば，投与を考慮する．中和薬はワルファリン療法中はプロトロンビン複合体（ケイセントラ®）を，ダビガトラン療法中は特異的中和抗体のイダルシズマブ（プリズバインド®）を用いる[43-45]．適応は，大出血時の出血傾向と観血的手技や治療が必要な場合の抗血栓作用の緊急是正必要時である．用法用量は各薬剤の添付文書を参照されたい．両者ともに止血後に抗凝固療法の適応がある場合は，血栓・塞栓症を回避するために可及的速やかに再開する．Xa阻害薬に対する第Xaデコイタンパクの中和薬（アンデキネットアルファ）は開発中である．

②大出血時の対応：場合によって考慮すること

　急速是正が必要な場合，食後のT_{max}が最長で4時間程度なので，4時間以内の場合は胃洗浄や活性炭を投与し吸収を抑制する．ダビガトランは透析で除去されるが，リバーロキサバンやアピキサバンは蛋白結合率が高いため困難と予測される．NOAC療法中にプロトロンビン複合体を投与することで抗凝固作用が是正される可能性が示されている[46]が，反対意見もある．

●卵円孔開存や心房中隔瘤における脳梗塞の再発予防
　若年者脳梗塞や塞栓源不明の脳梗塞の塞栓源として注目されている卵円孔開存（patent foramen ovale：PFO）における抗血栓療法は，他のリスクを考慮に入れて行う必要がある．他のリスクとして，脳梗塞の既往，深部静脈血栓症の存在，合併する心疾患などが挙げられる．いずれのリスクを有さず，偶然みつかったPFO症例には抗血栓療法は不要である．健常者の約1/4はPFOを有しており，予防的な抗血栓療法は必要ない．しかし，深部静脈血栓症や他の塞栓源心疾患を合併している場合は，肺塞栓や脳梗塞予防に抗凝固療法が必要となる．抗凝固療法として各Xa阻害薬とワルファリンを考慮する．深部静脈血栓症や他の塞栓源心疾患がなく，脳梗塞の既往のみを有している場合は，アスピリン治療（1日325mg内服）とワルファリン治療（目標INRは1.4～2.8）の効果に差異がなかったことから，抗血小板薬単独での治療を考慮する．

　卵円孔を外科的もしくは経カテーテル的に閉じる治療の有用性が示されており，今後本

図5 抗血栓薬休薬に関する同意書

同意書

九州医療センター
　　　病院長　殿

患者氏名＿＿＿＿＿＿＿＿＿＿＿　　　　　　　性別＿＿＿＿＿＿＿
生年月日＿＿＿＿＿＿＿＿＿＿＿

診療行為〈　　　　　　　　〉に際しての抗血栓薬〈　　　　　　　　〉の中断

平成　　年　　月　　日に実施される予定の上記の診療行為にあたり，現在服用中の抗血栓薬を中止することについて十分な説明を受け理解しましたので，上記の抗血栓薬を中止したうえでの実施を希望致します。
　　　　　平成　　年　　月　　日
　　　　　患者署名
　　　　　保護義務者（近親者）署名
　　　　　住所　〒
　　　　　続柄　（患者の　　　　　）

説明内容：
　脳梗塞や心筋梗塞など，血栓（血管内での血液の固まり）によって起こる病気を予防するために，抗血栓薬が使われます。すべての抗血栓薬は血を固まらせ難くする作用を持っており，一度出血すると止まりにくい性質を持っています。そのため，出血を伴うことが予想される手術・処置・検査を受ける場合には，現在内服中の抗血栓薬を中止する必要があります。しかし，抗血栓薬を中断すると脳梗塞や心筋梗塞などの血栓性疾患を発症する可能性があります。
　抗血栓薬には，抗凝固薬（ワーファリン，プラザキサ，イグザレルト，エリキュース，リクシアナ）と抗血小板薬（バイアスピリン，プラビックス，プレタール，パナルジンなど）の2種類があります。たとえば，ワーファリンを中断すると約1％の頻度で脳梗塞や他の血栓性疾患を起こし，多くは重症であることが複数の研究で報告されています。また，脳梗塞の患者さんが抗血小板薬を中断すると脳梗塞再発の危険性が3.4倍に上昇するとの報告もあります。抗血栓薬中止による血栓性疾患発症のリスクを低減させる方法としては，飲水・点滴などで水分を補う，あるいは作用時間の短い抗血栓薬（ヘパリン，カプロシン）の注射に切り替えるなどの方法があります。患者の状況に応じて最善と思われる対応を行いますが，血栓性疾患の発症を完全に抑える事を保証するものではありません。
　抗血栓薬を中止することと継続することの両方の危険性を十分にご理解していただきたいと思います。抗血栓薬中止に伴う血栓性疾患発症の危険性を理解された上で，今回の手術・処置・検査を受けることを希望される場合には，この同意書に署名をお願い申し上げます。

説明者署名
記載者署名

邦でも臨床現場で用いられるであろう。

心房中隔瘤はそれ単独では脳梗塞とリスクとはならないが，PFOに合併すると脳梗塞発症のリスクを上げるとの報告がある[47]．しかし，それを否定する研究もあり[48]，治療方法に関して現時点では結論は出ていない。

●アテローム血栓性脳梗塞とラクナ梗塞

アテローム血栓性脳梗塞とラクナ梗塞は動脈硬化を基盤として発症する疾患なので，再発予防を考えるうえで動脈硬化のリスク管理はきわめて重要である。再発予防を目的とした抗血小板薬療法の対象となる場合が多い。

・高血圧

これまでの疫学調査から日常の血圧値が脳梗塞再発と強く関連することが明らかにされていた。最近，実際に脳卒中症例の血圧を低下させると再発率が低下することが二重盲検比較試験（Perindopril Protection Against Recurrent Stroke Study：PROGRESS）によって証明された[49]．個々の症例で降圧のリスク（発症後の時期，臨床病型，高齢）を考慮に入れて可能な限り降圧を行うことが再発予防に寄与すると考えられる。

脳梗塞急性期は脳循環自動調節能が機能せず，わずかな血圧の低下が脳血流の低下を招き，脳梗塞巣を拡大させる可能性がある。そのため，急性期の降圧は心不全や大動脈瘤などがない限りは禁忌である。われわれは発症3週間後をめどに降圧を開始している。

主幹動脈に閉塞性病変があると，急激な降圧や過度の降圧によって脳虚血症状を呈する場合がある。従って，脳梗塞症例における主幹動脈病変の評価は必須であり，主幹動脈病変に基づいて発症するアテローム血栓性脳梗塞では，過度に低い血圧では再発率がかえって増加するJカーブ現象も報告されていることから，慎重な降圧が求められる。目標とする血圧レベルは少なくとも140/90mmHg未満が勧められる。また，非高齢者では130/85mmHg未満，心筋梗塞，腎疾患，糖尿病患者では130/80mmHg未満が推奨されているので，各々の病態を考慮にいれて高圧目標を設定し徐々に降圧を図ることが大切であろう。また，ラクナ梗塞における降圧療法は脳出血予防に有効であり，130/80mmHg未満が推奨される。抗血栓療法中の場合，頭蓋内出血発症例と非発症例のカットオフ値は130/81mmHgであることが報告されており，抗血栓療法中は130/80mmHg未満の降圧療法を考慮できる[50]．家庭血圧を用いる場合は上記の血圧値から5mmHgを減じた目標値を設定する。降圧薬としては脳血流を減じず，心房細動や糖尿病の新規発症抑制効果を有するARBやACE阻害薬を第一選択として用いることが多い。ACE阻害薬は空咳を伴いやすいが，嚥下障害を有する場合では誤嚥性肺炎の予防に有効である。加える場合はCa拮抗薬や少量の利尿薬を選択する。

・糖尿病と脂質異常症

治療は一次予防に準じて行う。近年登場したDPP4阻害薬は血糖コントロールにきわめて有用である。糖尿病では血糖のコントロールともに血圧130/85mmHg未満を合わせて実施する。LDLコレステロール値高値例ではスタチンを投与する。冠動脈疾患合併例では積極的なLDLコレステロール低下を考慮して良いが，過度のLDLコレステロール低下は脳出血のリスクを上げる可能性があるので注意する[51]．

・喫煙と飲酒

喫煙は動脈硬化の危険因子であるので，禁煙を指導する。少量の飲酒（日本酒で1日平

均1合以下）はHDLコレステロールを増加させることが示されているので，飲酒慣行のある患者へ禁酒を指導する必要はない．しかし，大量の飲酒は肝機能障害や脱水を惹起し，高血圧の助長，不整脈の誘発，心機能悪化の可能性があるので避けるように指導する．

・抗血小板薬

抗血小板薬（アスピリン，チクロピジン，シロスタゾールおよびクロピドグレル）の投与は脳梗塞の再発を有意に低減する．

アスピリンは少量の75〜150mgで最も血管性イベント発症リスクを低下させる[52]．安価で豊富な治験があることから基本薬として広く用いられている．しかし，頭蓋内出血や消化性潰瘍への注意が必要である[53]．十分な降圧と消化性潰瘍の既往がある場合はプロトンポンプインヒビターの投与を考慮する．チクロピジンは脳梗塞の再発予防にアスピリンより効果的であることが示されたが，顆粒球減少，肝障害，および血栓性血小板減少性紫斑病といった重篤な副作用が発現することから新規処方は行わない．同じチエノピリジン系の抗血小板薬として登場したクロピドグレルは，アスピリンより抗血小板作用が強く心血管イベント予防に有効[54]で，チクロピジンより安全であることが明らかにされている．心血管イベントや動脈硬化リスクを複合で有する症例でよい高い効果を示す．通常75mg/日が投与されるが，高齢者（≧75歳）や低体重者（<50kg）では50mg/日を投与する．クロピドグレルとアスピリンの併用は3ヵ月を超えると出血性合併症が増加するので注意を要する．シロスタゾール200mg/日は非心原性脳梗塞のみならずラクナ梗塞の二次予防に対しても効果が証明された抗血小板薬である[55]．本剤はアスピリンとの対比研究であるCSPS2研究で，脳梗塞における脳卒中予防効果がアスピリンよりも高いことが示された[53]．特に頭蓋内出血と消化管出血がきわめて少なかったことは特筆すべき点である．シロスタゾールは抗血小板作用とともに血管内皮保護作用を併せ持つことから，出血性合併症が少ない利点を有していが，血管拡張作用に伴う頭痛や動悸に注意する．

・潜因性脳梗塞と塞栓源不明の脳梗塞

原因不明の脳梗塞は全脳梗塞の約25％を占め，潜因性脳梗塞（cryptogenic stroke）とよばれる．その多くは塞栓症と考えられ，それを塞栓源不明の脳梗塞（embolic strokes of undetermined source：ESUS）という．潜因性脳梗塞に対しては埋め込み型心電計による潜在性心房細動の検出が保険適応下で行うことができる[56]．発作性心房細動が検出されればDOACの選択が可能となる．

（矢坂正弘）

文献

1) 日本脳卒中学会脳卒中ガイドライン委員会．脳卒中治療ガイドライン2015．協和企画，東京，2015．
2) 日本脳卒中学会脳卒中ガイドライン[追補2017]委員会．脳卒中治療ガイドライン2015[追補2017]．http://www.jsts.gr.jp/img/guideline2015_tuih02017.pdf（2018年9月20日閲覧）
3) National Institute of Neurological Disorder and Stroke early rt-PA Stroke Study Group. Tissue plasminogen activator for acute ischemic stroke. N Engl J Med 1995; 333: 1581-7.
4) Yamaguchi T, Mori E, Minematsu K, et al. Alteplase at 0.6 mg/kg for acute ischemic stroke within 3 hours of onset: Japan Alteplase Clinical Trial (J-ACT). Stroke 2006; 37: 1810-5.
5) Nakagawara J, Minematsu K, Okada Y, et al; J-MARS Investigators. Thrombolysis With 0.6 mg/kg Intravenous Alteplase for Acute Ischemic Stroke in Routine Clinical Practice: The Japan post-Marketing Alteplase Registration Study (J-MARS). Stroke 2010; 41: 1984-9.

6) Hacke W, Kaste M, Bluhmki E, et al. Thrombolysis with alteplase 3 to 4.5 hours after acute ischemic stroke. N Engl J Med 2008; 359: 1317-29.
7) 日本脳卒中学会医療向上・社会保険委員会rt-PA（アルテプラーゼ）静注療法指針部会.「rt-PA（アルテプラーゼ）静注療法適正治療指針 第二版」http://www.jsts.gr.jp/img/rt-PA02.pdf（2018年9月20日閲覧）
8) Minematsu K, Toyoda K, Hirano T, et al. Guidelines for the Intravenous Application of Recombinant Tissue-type Plasminogen Activator (Alteplase), the Second Edition, October 2012: A Guideline From the Japan Stroke Society. J Stroke Cerebrovasc Dis 2013; 22: 571-600.
9) 日本脳卒中学会 脳卒中医療向上・社会保険委員会「抗凝固療法中患者への脳梗塞急性期再開通治療に関する推奨」作業部会: 抗凝固療法中患者への脳梗塞急性期再開通治療に関する推奨. 脳卒中 2018; 40: 123-35.
10) Barber PA, Demchuk AM, Zhang J, et al. Validity and reliability of a quantitative computed tomography score in predicting outcome of hyperacute stroke before thrombolytic therapy. ASPECTS Study Group. Alberta Stroke Programme Early CT Score. Lancet 2000; 355: 1670-4.
11) Yasaka M, Yamaguchi T, Miyashita T, et al. Predisposing factors of recurrent embolization in cardiogenic cerebral embolism. Stroke 1990; 21: 1000-7.
12) Bruno A, Biller J, Adams HR Jr, et al. Acute blood glucose level and outcome from ischemic stroke. Trial of ORG 10172 in acute sroke treatment (TOAST) Investigators. Neurology 1999; 52: 280-4.
13) Gariballa SE, Parker SG, Taub N, et al. A randomized, controlled, sigle-blind trial of nutritional supplementation after acute stroke. J Parenter Enteral Nutr 1998; 22: 315-9.
14) 木村和美, 山口武典, 矢坂正弘, アテローム血栓性脳塞急性期における抗圧薬投与の梗塞巣と予後に及ぼす影響. 臨床神経 1994; 34: 114-7.
15) 外山祐一郎, 矢坂正弘, 桑城貴弘, 他. 後頭部痛のみを呈し, 積極的降圧療法で良好な転帰を得た椎骨動脈解離の2例. 脳卒中 2015; 37: 428-33.
16) Edaravone Acute Infarction Study Group. Effect of a novel free radical scavenger, edaravone (MCI-186), on acute brain infarction. Randomized, placebo-contorolled, double-blind study at multicenter. Cerebrovasc Dis 2003; 15: 222-9.
17) Yasaka M, Yamaguchi T, Oita J, et al. Clinical features of recurrent embolization in acute cardioembolic stroke. Stroke 1993; 24: 1681-5.
18) Pessin MS, Estol CJ, Lafranchise F, et al. Safety of anticoagulation after hemorrhagic infarction. Neurology 1993; 43: 1298-303.
19) Yasaka M, Yamaguchi T, Moriyasu H, et al. Antithrombin III and Low Dose Heparin in Acute Cardioembolic Stroke. Cerebrovasc Dis 1995; 5: 35-42.
20) 宮田茂樹, 山本晴子. ヘパリン起因性血小板減少症(HIT)の治療. 血栓止血誌 2008; 19: 195-8.
21) The International Stroke Trial (IST). A randomised trial of aspirin, subcutaneous heparin, both, or neither among 19,435 patients with acute ischaemic stroke. Lancet 1997; 349: 1569-81.
22) CAST (Chinese Acute Stroke Trial) Collaborative Group. Randomised placebo-controlled trial of early aspirin use in 20,000 patients with acute ischaemic stroke. Lancet 1997; 349: 1641-9.
23) Wang Y, Wang Y, Zhao X, et al. Clopidogrel with aspirin in acute minor stroke or transient ischemic attack. N Engl J Med 2013; 369: 11-9.
24) Kimura M, Robinson RG, Kosier JT. Treatment of cognitive impairment after poststroke depression: a double-blind treatment trial. Stroke 2000; 31: 1482-6.
25) Europian Atrial Fibrillation Trial Study Group. Secondary prevention in nonrheumatic atrial fibrillation after transient ischaemic attack or minor stroke. Lancet 1993; 342: 1255-62.
26) Stroke Preventionin Atrial Fibrillation Investigators. Adjusted-dose warfarin versus low-intensity, fixed-dose warfarin plus aspirin for high-risk patients with atrial fibrillation: Stroke prevention in atrial fibrillation III randomized clinical trial. Lancet 1996; 348: 633-8.
27) Connolly SJ, Ezekowitz MD, Yusuf S, et al. Dabigatran versus warfarin in patients with atrial fibrillation. N Engl J Med 2009; 361: 1139-51 and Erratum in: N Engl J Med 2010; 363: 1877.
28) Patel MR, Mahaffey KW, Garg J, et al. Rivaroxaban versus Warfarin in Nonvalvular Atrial Fibrillation. N Engl J Med 2011; 365: 883-91.
29) Granger CB, Alexander JH, McMurray JJ, et al. ARISTOTLE Committees and Investigators. Apixaban versus warfarin in patients with atrial fibrillation. N Engl J Med 2011; 365: 981-92.
30) Hori M, Matsumoto M, Tanahashi N, et al. Rivaroxaban vs. warfarin in Japanese patients with atrial fibrillation. Circ J 2012; 76: 2104-11.
31) Giugliano RP, Ruff CT, Braunwald E, et al. Edoxaban versus Warfarin in Patients with Atrial Fibrillation. N Engl J Med 2013; 369: 2093-104.
32) Yasaka M, Yamaguchi T, Miyashita T, et al. Regression of intracardiac thrombus after embolic stroke. Stroke 1990; 21: 1540-4.
33) Yamaguchi T for Japanese NVAF-Embolism

Secondary Prevention Cooperative Study Group. Optimal intensity of warfarin therapy for secondary prevention of stroke in patients with nonvalvular atrial fibrillation. A multicenter prospective randomized trial. Stroke 2000; 31: 817-21.
34) Yasaka M, Minematsu K, Yamaguchi T. Optimal intensity of international normalized ratio in warfarin therapy for secondary prevention of stroke in patients with non-valvular atrial fibrillation. Intern Med 2001; 40: 1183-8.
35) Wakita M, Yasaka M, Minematsu K, et al. Effects of anticoagulation on infarct size and clinical outcome in acute cardioembolic stroke. Angiology 2002; 53: 551-6.
36) 小谷英太郎, 新 博次, 奥村 謙, 他. 心房細動に対するワルファリン療法における日本人の至適INR-J-RHYTHM Registryからの報告-. 心電図 2013; 33: 25-31.
37) Sato H, Ishikawa K, Kitabatake A, et al. Lowdose aspirin for prevention of stroke in low-risk patients with atrial fibrillation: Japan atrial fibrillation stroke trial. Stroke 2006; 37: 447-51.
38) Ogawa S, Koretsune Y, Yasaka M, et al. Antithrombotic therapy in atrial fibrillation: evaluation and positioning of new oral anticoagulant agents. Circ J 2011; 75: 1539-47.
39) 友田昌徳, 矢坂正弘, 中西泰之, 他. 血漿プロトロンビンフラグメント1+2濃度測定によるワルファリンや非ビタミンK拮抗経口抗凝固薬療法中の抗凝固作用の評価に関する検討. BRAIN NERVE 2017; 69: 571-6.
40) 前田世絵良, 矢坂正弘, 鶴﨑雄一郎, 他. 脳梗塞急性期における抗血栓療法導入前後における可溶性フィブリンモノマー複合体値の変化の検討. 脳卒中 2016; 38: 387-92.
41) Wahl MJ. Dental surgery in anticoagulated patients. Arch Inter Med 1998; 158: 1610-6.
42) 心房細動治療(薬物)ガイドライン(2013年改訂版) http://www.j-circ.or.jp/guideline/pdf/JCS2013_inoue_h.pdf (2018年9月20日閲覧)
43) Pollack CV Jr, Reilly PA, van Ryn J. Idarucizumab for Dabigatran Reversal - Full Cohort Analysis. N Engl J Med. 2017; 377: 431-41.
44) Sarode R, Milling TJ Jr, Refaai MA, et al. Efficacy and Safety of a 4-Factor Prothrombin Complex Concentrate in Patients on Vitamin K Antagonists Presenting With Major Bleeding A Randomized, Plasma-Controlled, Phase IIIb Study. Circulation 2013; 128: 1234-43.
45) Yasaka M, Minematsu K, Naritomi H, et al. Predisposing factors for enlargement of intracerebral hemorrhage in patients treated with warfarin. Thromb Haemost 2003; 89: 278-83.
46) Kaatz S, Kouides PA, Garcia DA, et al. Guidance on the emergent reversal of oral thrombin and factor Xa inhibitors. Am J Hematol 2012; 87 Suppl 1: S141-5.
47) Mas JL, Arquizan C, Lamy C et al. Recurrent cerebrovascular events associated with patent foramen ovale, atrial septal aneurysm, or both. N Engl J Med 2001; 345: 1740-6.
48) Homma S, Sacco RL, Di Tullio MR, et al. Effect of medical treatment in stroke patients with patent foramen ovale. Patent foramen ovale in cryptogenic stroke study. Circulation 2002;105: 2625-31.
49) PROGRESS collaborative group. Randomised trial of a peridopril-based blood-pressure-lowering regimen among 6105 individuals with previous stroke or transient ischaemic attack. Lancet 2001; 358: 1033-41.
50) Toyoda K, Yasaka M, Uchiyama S, et al. Bleeding with Antithrombotic Therapy (BAT) Study Group: Blood pressure levels and bleeding events during antithrombotic therapy: the Bleeding with Antithrombotic Therapy (BAT) Study. Stroke 2010; 41: 1440-4.
51) Amarenco P, Bogoussiavsky J, Callahan A 3rd, et al. High-dose atorvastatin after stroke or transient ischemic attack. N Engl J Med 2006; 355: 549-59.
52) Antithrombotic Trialists' Collaboration. Collaborative meta-analysis of randomised trials of antiplatelet therapy for prevention of death, myocardial infarction, and stroke in high risk patients. BMJ 2002; 324: 71-86.
53) Shinohara Y, Katayama Y, Uchiyama S, et al. Cilostazol for prevention of secondary stroke (CSPS 2): an aspirin-controlled, double-blind, randomised non-inferiority trial. Lancet Neurol 2010; 9: 959-68.
54) CAPRIE Steering Committee. A randomised, blinded, trial of clopidogrel versus aspirin in patients at risk of ischaemic events (CAPRIE). CAPRIE Steering Committee. Lancet 1996; 348: 1329-39.
55) Gotoh F, Tohgi H, Hirai S, et al. Cilostazol stroke prevention study: a placebo-contorolled doubleblind trial for secondary prevention of cerebral infarction. J Stroke Cerebrovasc Dis 2000; 9: 147-57.
56) 日本脳卒中学会 脳卒中医療向上・社会保険委員会潜因性脳梗塞患者診断手引き作成部会. 植込み型心電図記録計の適応となり得る潜因性脳梗塞患者の診断の手引き. 脳卒中 2016; 38: 277-86.

II 脳血管障害

脳梗塞：外科的治療

はじめに

脳梗塞に関連する脳神経外科の直達手術治療，以下を解説する。
1) 中大脳動脈灌流域を含む一側大脳半球梗塞における開頭外減圧術
2) 小脳梗塞における脳室ドレナージ，または後頭下開頭減圧術
3) 症候性動脈硬化性内頚動脈，中大脳動脈閉塞または高度狭窄に対する浅側頭動脈−中大脳動脈（STA-MCA）バイパス術
4) 内頚動脈または中大脳動脈の急性塞栓性閉塞に対する，緊急開頭脳塞栓摘出術
5) 急性動脈硬化性椎骨脳底動脈閉塞症に対する，緊急−準緊急浅側頭動脈−上小脳動脈（STA-SCA）バイパス術
6) 脳底動脈先端部脳塞栓に対する緊急開頭脳塞栓摘出術

頚部血栓内膜剥離術（carotid endarterectomy：CEA），もやもや病へのバイパス術は他項に詳述されているので本稿では割愛する。

一側大脳半球梗塞における開頭外減圧術

中大脳動脈灌流域を含む一側大脳半球の広範な梗塞はきわめて予後不良で，脳浮腫が進行するときは保存的加療のみでは死亡率が80％にも達しうる[1,2]。3つのランダム化比較試験のプール解析により，年齢が60歳まで，NIHSS scoreが15より高く，CTにて中大脳動脈灌流域の脳梗塞が50％以上か，MRI diffusion weighted image（DWI）で脳梗塞体積が145cm3を超える症例に，発症48時間以内に開頭外減圧術を行えば，1年後の予後良好（mRS 0〜4）の割合が増え，生存率も上がることが示された[2]。DESTINY 2では61歳以上（中央値70歳，range 61〜82歳）112例のランダム化試験でも外減圧が6ヵ月後の予後良好（mRS 0〜4）の割合を増やし，生存率も上げることを示されたが，生存者の多くが要介助であった[3]（図1）。

小脳梗塞における脳室ドレナージ，または後頭下開頭減圧術

小脳梗塞は，脳幹部圧迫がないが，第四脳室の圧排により水頭症をきたして意識低下をきたしている場合は脳室ドレナージを行って加療する。脳幹部圧排所見があって意識障害をきたす場合は減圧開頭術を行う[4,5]。筆者らは，小脳梗塞が広範，特に塞栓性梗塞が再開通して出血転化しているときで，後頭下減圧開頭のみでは，小脳テントゆえ十分な外減

圧にならないときは，梗塞巣を顕微鏡下に吸引除去，止血する内減圧術も有効であると実感している。

症候性動脈硬化性内頚動脈・中大脳動脈閉塞または高度狭窄に対する浅側頭動脈−中大脳動脈バイパス術

▶手術適応について

『脳卒中治療ガイドライン2015』ではJET study (Japanese EC-IC Bypass Trial) のinclusion criteriaを満たし周術期合併症がない熟達した術者により施行される場合は症候性（動脈硬化性）内頚動脈・中大脳動脈閉塞または高度狭窄に対するSTA-MCAバイパス術が勧められている[6,7]。JET studyのinclusion criteriaの要点は症候性内頚動脈および中大脳動脈閉塞あるいは高度狭窄で，広範な梗塞巣を認めず，最終発作から3週間以上経過後のPET，SPECT，cold Xe CTを用いた定量的脳循環測定にて中大脳動脈領域の安静時血流量が正常値の80％未満かつアセタゾラミド脳血管反応性が10％未満の脳循環予備能低下を確認することである。

COSS trial (Carotid Occulusion Surgery Study) ではランダム化2年以上の同側脳梗塞の発症はEC-ICバイパス群（21％）と内科治療群（22.7％）で有意差がみられなかった[8]。しかしCOSS trialでは術後30日以内の同側梗塞率が15％と非常に高率であることが指摘されている[9]。

脳梗塞再発予防の観点からの手術適応のみならず，脳循環予備能低下がバイパス手術により，回復し，高次脳機能を改善しうる可能性も指摘されている[9-12]。

図1 心原性塞栓性左内頚動脈閉塞（50歳代女性）
A：再開通治療後第1病日，左中大脳動脈域の出血性梗塞と腫脹を認める。
B：減圧開頭術後1日の写真。
C：減圧開頭術後1ヵ月半，頭蓋形成術後1週間の頭部CT。

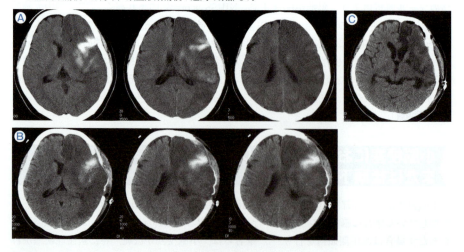

▶術前精査

 複数回の頭部MRI・MRA検査によって,閉塞および高度狭窄が不可逆(塞栓性でなく動脈硬化性)であることを確かめる。T2またはFLAIR条件 axialは術前の完成梗塞巣の評価,術後慢性期での比較対照として撮像しておくべきである。Maximal medical tretmentにもかかわらず,症状の安定しないprogressing strokeに対して準緊急で手術を行うときはDWIでwatershed areaに沿った微小虚血巣が徐々に増加している所見が判断の助けとなる。またarterial spin labelling(ASL)も反対側に比しての定性的に脳血流量を評価を簡便,緊急にでき,有用である。待機手術例においては,SPECT,PET,XeCT等で安静時脳血流量ならびに,アセタゾラミド負荷時脳血流量を測定し,患側脳循環予備能の評価が必須である。準緊急時など諸般の事情で上記脳循環予備能測定がかなわない場合は,perfusion MRIにおけるmean transit time(MTT)の延長も参考所見となる。脳血管撮影は腎機能等の問題がない場合は可及的に行う。閉塞および高度狭窄部位の性状を確認,その末梢の側副血行路の確認,donorとなるSTAの頭頂枝,前頭枝の走行の確認等を行う(図2)。

▶術前投薬

 高血圧,糖尿病,脂質代謝異常の有無等をチェックし,適切に内科的コントロールを行う。抗血小板薬は基本的には使用したまま手術を行うのが望ましい。準緊急時等切迫しているときに,dual antiplateletのまま手術せざるをえないこともあるが,慢性期手術例では,術前にsingle antiplateletに減薬したうえで手術したほうが,術野の止血コントロールがしやすくなる。術前,脳循環予備能が高度に低下し,広範にスチール現象が認められるような場合は,比較的low flowであるSTA-MCAバイパスでも,hyperperfusionを呈しうる。バイパス血管遮断中に,free radical scavenger(エダラボン)の点滴投与し,遮断開放直後に効くようにするなどの対策も考慮する。

図2 症候性右中大脳動脈高度狭窄(50歳代男性)
術前MRA(A),術前アセタゾラミド負荷SPECT(B)で著明な右中大脳動脈域の血流低下を認め,右中大脳動脈域の高度な脳循環予備能低下を認める(C)。

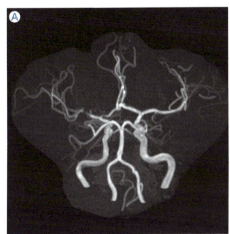
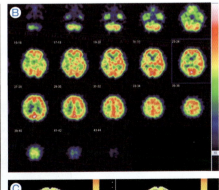
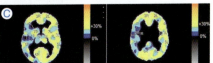

▶手術

図2 症例のSTA-MCAバイパス術を例に詳述する。皮膚切開は右耳介前，STA本幹からSTA頭頂枝に沿って約6〜7cm程おき，前頭方向へ補助切開を加えSTA前頭枝は皮弁翻転後，裏から剥離する。Recipient領域は原則慢性的に脳循環予備能が低下しており，引き込まれるようにバイパス血流量が増えうる。周術期の抗血小板薬続行も相まって，周術期のdonorからのwoozingによるsubdural hematomaは懸念される現象である。Donor採取の段階で，皮膚への側枝はしっかり凝固し，凝固断端をdonor側に長めに残すようにして切離すること，流しながら剥離しているうちに，よく止血が確認できるように，適宜，塩酸パパベリンに浸した綿片等で，donorのspasmを解除し，よく止血を確認することが重要である。シルビウス裂をまたいで，前頭葉，側頭葉が大体半分に出るように開頭を行う。顕微鏡下に，M4のrecipient，donorのSTA断端を，それぞれのサイズ差がなるべくないように，また，2本のdonorが自然な彎曲でrecipientに向かうようにデザインする。Donorはrecipientのサイズとあまり，discrepancyが出ないように，でもdonor，recipientの内皮がいわゆるeversion「外反」して，縫合後，内皮が連続するようにすべく，fish mouse型に形成する。以上，気をつけて，基本的にはdouble bypassを置く（**図3**）。

▶術後管理

いずれの状況でも，高度かつ慢性的に脳循環予備能が低下した領域に，バイパスが形成され，そのdonorは直前に多数の皮膚への分枝を焼灼，切離されたばかりである。すなわち，流量が増えるにしたがい，focalなhyperperfusion，それに伴う神経症状，donor血管からのwoozing等が心配される。血圧をカルシウム拮抗薬（ペルジピン等）持続静脈投与で十分下げて管理し，可能な場合はfree radical scavenger（エダラボン）の点滴投与も行う。さらに，われわれは，もやもや病でいわれているように，抗生物質をミノサイクリンを使用することも，脳循環予備能低下が高度なときは行っている[13]。

▶術後検査

術直後CTで出血の有無を検索する。術翌日MRI・MRAでDWIにより新規梗塞の有無，MRAでバイパスのpatencyを確認する。術前にASLをとっている場合，比較により，術後過灌流の有無を容易に確認できる。バイパスのpatency，新規梗塞巣の有無を術後1週，半年後，1〜2年後と繰り返しフォロー，比較するにはMRI・MRAが非侵襲的で有用である。CT angiographyやDSAではかろうじて確認できる弱いバイパスpatencyはMRAでは信号としてとらえられないことが多い。逆にMRAで十分とらえられるバイパス信号は良好なpatencyの確認といえる（**図3**）。余談であるが，外来フォロー中のバイパス血管の

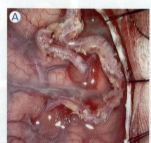 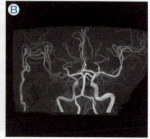

図3 図2症例の術中・術後
Double bypass後（**A**），術後5ヵ月のMRA（**B**）。バイパスは2本とも開存良好，donor arteryのSTAが太く発達している。

patency確認をドップラーで行ったCOSS trialにおいて，JAMAに掲載されたバイパスの模式図は，STA頭頂枝のみ吻合し，前頭枝は皮弁から剥離されてない。この場合，術後，耳介前部でバイパス血管のpatencyをドップラーで確認した場合，吻合部が閉塞していても，皮膚に行くflowをひろってpatentの判定とならないか，疑問が残る[8]。

内頚動脈または中大脳動脈の急性塞栓性閉塞に対する，緊急開頭脳塞栓摘出術

　脳血管内治療で有効な再開通が高率に得られない10年程前より，日本では，患者搬入後速やかにDSAおよびMRA等で閉塞血管を同定でき，画像診断後30分前後で手術開始可能な施設では，開頭脳塞栓摘出術が行われ，case seriesではあるが，その優れた成績が英文臨床論文の形で発表されてきた。完全再開通率が91〜96%と高率なのが特徴である[14,17,19]。塞栓量がきわめて多いとき，近位血管の動脈硬化がきわめて強く脳血管内治療デバイスの閉塞部位へのdeployがきわめて難しいとき，腎機能障害等，造影剤の使用が難しいとき，大型血栓化動脈瘤術中末梢への塞栓等，今後も開頭血栓塞栓摘出術が適している場面は想定される[14-19]。

▶術前精査

　速やかかつ必要最小限の検査が望まれる。Sudden onsetでNIHSS scoreが高い重症例，心房細動等の脈不整，心臓疾患の既往がある場合，搬入直後のCTで出血性疾患を否定し次第，MRI・MRAを行う。MRA，DWI等，必要最小限かつ検査総時間15分前後のstroke setをあらかじめ決めておく。MRAで中大脳動脈，内頚動脈等の主幹閉塞があり，DWIでの急性虚血巣が閉塞血管想定灌流域のごく一部（中大脳動脈灌流域の1/3以下であれば）手術適応である。可及的速やかに手術室へ準備を依頼する。

▶手術

　塞栓量がきわめて多いときや，頚部プラーク破裂による二次塞栓の場合に備え，頚部も消毒したうえで，患側のptrional approachの術野を準備する[15,19]。筋皮弁を一塊に翻転し，fronto temporalに開頭する。最速，最小限の硬膜外止血のあと，硬膜を翻転し，顕微鏡を導入する。シルビウス裂を開放し，塞栓の遠位端を同定する。Arteriotomyは原則，動脈に対して横切開を置く。理由は，1)塞栓が多い場合複数個所にtandemに置きうる。2)縫合時，縦切開に比べ，狭窄をきたしにくい[14]。Arteriotomy設置位置は以下の2点をシルビウス裂を開放しつつ考えて行う。1)そこを縫合することが可能か，2)そこで，すべて塞栓を除去できるか。閉塞部位別のarteriotomyの基本部位は1)中大脳動脈閉塞のときは，中大脳動脈分岐部か，塞栓がより長く嵌入しているM2 trunkの塞栓遠位端近傍，2)内頚動脈遠位端閉塞のときは，内頚動脈分岐部直後のM1，が効率がよい。塞栓除去後，back flow，順行性flowをクリップを開放して確かめる。Arteriotomy部位をヘパリン生食で洗浄して，10-0ナイロン，縫合部位が深いときは9-0，8-0で適宜，intermittentに縫合する（図4.5）。開放直後に筆者らはヘパリン3,000単位ほどを静脈投与し，縫合操作部の二次血栓予防および再塞栓予防を行う。再灌流障害の軽減のためfree radical scavenger（エダラボン）の点滴投与も行う。

▶術後管理，精査

　術直後，可能な場合はMRI・MRAを再検査し，MRAで再開通の評価，術前とDWIを比較して，新規梗塞巣の有無をチェックする（図6）。術後半日ほどはヘパリン5,000単位/日程度で静脈持続投与を行い，day 1の頭部CTで出血性病変（若干のparasylvianのwoozing程度は許容し，再塞栓予防を優先する）の有無を確認し，ヘパリン10,000単位/日の通常静脈持続投与にdose upしつつ，warfarinization等，慢性期の抗凝固治療を立ち上げていく。

図4 心原性塞栓，左内頚動脈遠位部閉塞（embolic ICA-T occlusion）の開頭塞栓摘出術術中写真（60歳代男性）
左シルビウス裂を開放し，近位ICA，A1，M1と青黒い塞栓が広範に詰まっているのが透見される（A）。M1のproximal部分に横切開を入れ（B）塞栓を摘出（C），縫合する（D）。

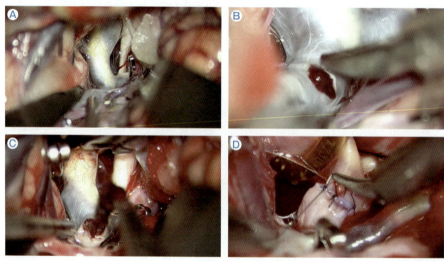

図5 図4症例の摘出塞栓
摘出塞栓は全長10cm以上に及んだ。

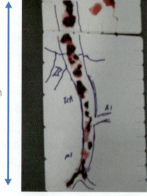

急性動脈硬化性椎骨脳底動脈閉塞症に対する，緊急－準緊急浅側頭動脈－上小脳動脈バイパス術

　急性椎骨脳底動脈閉塞は非常に予後が悪い。閉塞状態を保存的加療のみでみると，85〜95％が死亡しうる。2種類に大きく分類できる。心原性の場合，塞栓は多くの場合，脳底動脈先端部（BA top）周囲に嵌入し，突然で重篤な四肢麻痺，意識障害等をきたす。対して，動脈硬化性閉塞の場合は脳底動脈近位部や優位側椎骨動脈遠位に起こり，症状の進行は数時間から数日かけて徐々に進行し，複視，バランスの障害，めまい，構音障害等にはじまり，やがて麻痺，意識障害と重篤な症状を呈する。本項では，後者に対する緊急－準緊急STA-SCAバイパス術を論ずる。1980年代後半までの当手術成績に鑑みて，急性椎骨脳底動脈閉塞に対する緊急－準緊急STA-SCAバイパス術には否定的な意見が主流となった[20]。一方で，当時は急性期脳虚血の評価にMRIおよびDWIは導入されておらず，おそらくはCTによる広範な脳幹，小脳梗塞の否定で手術適応が決められていた可能性が高い。このような患者がincludeされると，バイパスが成功裏に行われても，術前よりすでに非常に悪い治療予後は決定しており，治療成績も悪くなる。慢性期のSTA-SCAバイパス術においては，temporal baseの丁寧な平坦化，側頭葉牽引前の十分な髄液排除等で，技術的には問題なくSTA-SCAバイパス術が施行できることが示されている[21]。従って，MRI・MRAで動脈硬化性と思われる椎骨脳底動脈閉塞がありMRAでupper basilarの信号がないか，きわめて低いとき，患者が進行性の神経症状悪化，意識障害を呈し，なおかつDWIで脳幹，小脳の急性虚血巣が限定的であれば，STA-SCAバイパス術で虚血の進行を止めうる[22]。

▶術前精査，投薬

　患者は，数時間から数日かけてのめまい，複視，記憶障害，四肢麻痺，四肢感覚異常，

図6 図4症例の術前後写真
A：術前．B：術後．
左からCT（術前は左ICA-T部に大きな塞栓を示唆するhyper-density signがみえる），DWI，MRA，ASL。
術前ASLは左中大脳動脈域の血流低下，術後は同領域の再灌流による血流過多がみられる．

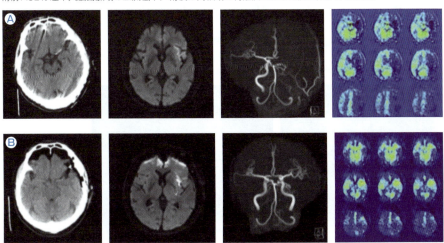

意識障害など脳幹、小脳虚血の程度、範囲によって多彩かつ進行性の症状を呈する。筆者は、経験上、当直救急担当医が、「搬入時、本人の訴えを聞いていると、精神科的疾患の方かと思った」と後日、感想を漏らすのを複数回経験している。頭部CT所見は何もなく、ベッド臥床状態では両手両足がスムーズに動き、患者は「数日前より両手両足がしびれて、治った。今はどこも悪くない、でも起き上がれない」といい、家族は「ほんの少し前話したことを完全に忘れている」と非常に不可解な話をするためである。MRI・MRAをとって、MRAでvertebrobasilar systemの信号がほとんどなく、DWIでposterior circulationに散在する虚血巣をみて、事の重大性に初めて気が付く場合が多い（図7）。抗血小板薬投与、低分子デキストラン投与等のmaximal medical treatmentのみでは数時間〜数日で悪化し、やがて意識障害を呈し、脳幹を横断する梗塞や小脳ほぼ全域といった回復不能の虚血に陥る。その前に、STA-SCAバイパス術を考慮したい。

▶手術

MRI T2画像等で、basilarにつながる右SCAがテント下にあることが確認できれば、側頭葉牽引時の利害得失を考え、右subtemporal approachが第一選択となる。麻酔導入直後に腰椎ドレナージを設置する。皮膚切開は右parietal STA branchをcut down法で長く7cm以上は剥離するようにし、前頭方向に補助切開を延ばす。深部縫合で、長さが足りないときは非常に吻合操作が困難になる。また、閉塞末梢のSCAは虚脱しがちで、あまり近位の動脈硬化の強いSTAとは口径差、壁厚差が大きい。末梢の壁がやや薄く、口径の小さめのSTA断端のほうがSCAとフィットしやすい。開頭し、zygoma rootを中心にtemporal baseをドリルで十分平坦化する。硬膜を切開し、ここで、側頭葉を牽引する前に、あらかじめ設置した腰椎ドレーンより髄液をゆっくり排出する。Temporal baseを牽引し、tentorial edgeに達し、そこに向かってテントを切開すると前方のテント内側（cavernous sinus）に入るように滑車神経が内側を通過し、その外側にSCAがみつかる。ラバーシートでSCAを持ち上げ、8-0ナイロンを用いてSTA-SCAバイパス術を行う（図8）。

▶術後管理、精査

術直後CTを撮影し、術後出血の有無を確認する。POD 1までには、なんとかMRI・MRAを確認し、MRAでバイパス血管の開存とupper basilar領域の血管信号改善、およ

図7 動脈硬化性椎骨脳底動脈閉塞（60歳代男性）
A：進行するふらつき、失調、意識障害で搬入、DWIで脳幹、小脳、後頭葉に散在する急性期虚血巣を認める。B：MRAではVA-BA系の信号はほぼ認められない。

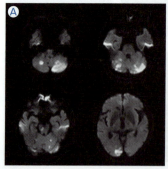
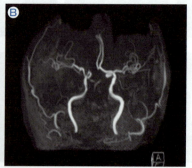

びDWIで脳幹，小脳梗塞巣の進行がないかチェックする（図9）。術後1週間，1ヵ月，および慢性期は基本的にMRI・MRAで経過観察できる。MRAで良好なバイパスおよびupper basilar領域の信号がある場合，DSAを行えば，バイパス血管から，脳底動脈を逆行性に造影剤が入りMRAではわかりにくいAICAにflow outしたり（図10），閉塞箇所まで造影されることを筆者らは経験的に確認しており，最近ではDSAは必須ではないと考えている。術後血圧管理であるが，先述のMRAでupper basilarしか映らないことや，術前より遷延する意識障害，麻痺等をみて，バイパス流量が十分ではないと憶測して，血

図8 図7症例の術中写真
A：STA-SCA吻合部．B：STA-SCAバイパス開存後。

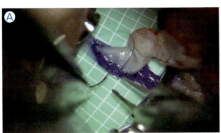
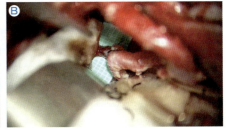

図9 図7症例のPOD-1 MRI・MRA
術前（図7）に比べてやや小脳の梗塞が明瞭化したが，脳幹梗塞の進行は止まっている。
MRA（B）ではSTAを介して，脳底動脈遠位部の信号が描出される。

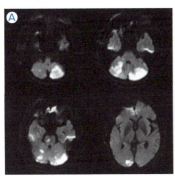
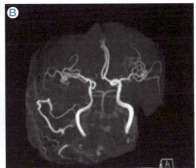

図10 図7症例のPOD-7 DSA
STAを介し，upper basilarが写り，造影剤はbasilar arteryを逆行性に写し，両側AICAにflow outする。

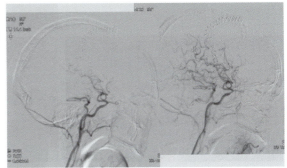

圧を150～160mmHgと高く管理したがる場合が生じうる。原則として，慢性的に高度の動脈硬化性脳底動脈閉塞があり，その末梢の脳循環予備能は高度に低下しているはずであり，そこに急にバイパスflowが入ることになるので，いわば過灌流状態が危惧される。(狭い脳幹部分の予備能低下や過灌流を慌ただしい急性期周術期にSPECTで証明するのは困難であるが，原則的にはそうである)患者さんは往々にして高度の全身動脈硬化を伴い，慢性肺疾患の合併も珍しくないので，心不全管理，利尿目的での血圧高め許容以外は急性期はなるべく降圧を図り，止血の完成を待つべきである。術前より複数の抗血小板薬がロードされていることが多く，術後早期に止血が完成しないうちに，安定しない神経所見から血圧を上げる方向に管理し，術後2～3日にdonorに沿った術後出血を呈し，牽引された側頭葉の浮腫と相まって，さらに術後管理が難しくなりうることを知っておくべきである。

脳底動脈先端部脳塞栓に対する緊急開頭脳塞栓摘出術

　脳底動脈先端部が心原性脳塞栓で閉塞され，再開通なきときの予後はきわめて悪く致死率は40％に達しうる[23]。突然かつ重篤な四肢麻痺，意識障害等でNIHSS scoreが高く，心房細動等の不整脈や心臓疾患の既往がある場合，搬入直後のCTで出血性疾患を否定し（脳底動脈先端部に一致して塞栓を示すhyperdensity signがあれば診断の一助となる。）次第，MRI・MRAを行う。MRAでupper basilarの信号がなく，かつDWIで脳幹，小脳の急性虚血巣が限定的であれば治療適応である。現在では同様状況では血管内治療が第一選択であるが，何等かの理由でそれが難しいとき，開頭塞栓摘出が奏功した例が英文論文でも報告されている[23]。手術法は，利害得失を考え，右側から行うことが多く，通常のpterionalの開頭を可及的速やかに行い，シルビウス裂を広くかつ速やかに開放し，側頭葉を後方へ牽引し，第Ⅲ脳神経を露出，内頚動脈と第三脳室の間で塞栓の充満した脳底動脈先端部を露出する(図11)。動脈切開は，脳底動脈そのものあるいは，アプローチ側の

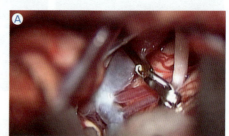
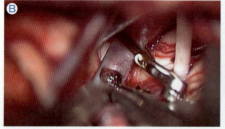
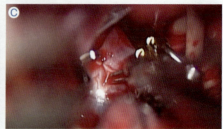

図11 心原性塞栓，脳底動脈先端部閉塞の術中写真(70歳代女性)
右前頭側頭開頭，経シルビウス裂で右内頚動脈と右動眼神経(第Ⅲ脳神経)の間より，青黒い塞栓の充満した脳底動脈先端部がみえる(Ⓐ)。脳底動脈に横切開を置き，塞栓を摘出(Ⓑ)，その後縫合(Ⓒ)。

P2に置くことが多い。塞栓の摘出のしやすさと縫合が可能かを考え合わせて決定する。術後管理，画像検索は前方循環の場合と同様である。

（井上智弘）

文献

1) Hofmeijer J, Kappelle LJ, Algra A, et al. Surgical decompression for space-occupying cerebral infarction (the Hemicraniectomy after Middle Cerebral Artery infarction with Life-threatening Edema Trial [HAMLET]): a multicenter, open, randomized trial. Lancet Neurol 2009; 8 (4): 326-33.
2) Vahedi K, Hofmeijer J, Juettler E, et al. Early decompression surgery in malignant infarction of the middle cerebral artery: a pooled analysis of three randomized controlled trials. Lancet Neurol 2007; 6 (3): 215-22.
3) Jüttler E, Unterberg A, Woitzik J, et al. Hemicraniectomy in older patients with extensive middle cerebral artery stroke. N Engl J Med 2014; 370 (12): 1091-100.
4) 日本脳卒中学会 脳卒中ガイドライン委員会 編．脳梗塞急性期 1-5 開頭外減圧療法．脳卒中治療ガイドライン 2015. 協和企画，東京，2015, p66.
5) Jauss M, Krieger D, Hornig C, et al. Surgical and medical management of patients with massive cerebellar infarction: results of the German-Austrian Cerebellar Infarction Study. J Neurol 1999; 246 (4): 257-64.
6) 日本脳卒中学会 脳卒中ガイドライン委員会 編．脳梗塞慢性期 3-11 EC-ICバイパス．脳卒中治療ガイドライン 2015. 協和企画，東京，2015, p135-6.
7) JET Study Group. Japanese EC-IC Bypass Trial (JET Study) 中間解析結果（第二報）．脳卒中の外科 2002; 30: 434-7.
8) Powers WJ, Clarke WR, Grubb RL, et al. Extracranial-intracranial bypass surgery for stroke prevention in hemodynamic cerebral ischemia: the Carotid Occlusion Surgery Study randomized trial. JAMA 2011; 306: 1983-92.
9) Amin-Hanjani S, Barker FG, Charbel FT, et al. Extracranial-intracranial bypass for stroke-Is this the end of the line or a bump in the road? Neurosurgery 2012; 71: 557-61.
10) Sasoh M, Ogasawara K, Kuroda K, et al. Effects of EC-IC bypass surgery on cognitive impairment in patients with cerebral ischemia. Surg Neurol 2003; 59 (6): 455-60.
11) Fiedler J, Privan V, Skoda O, et al. Cognitive outcome after EC-IC bypass surgery in hemodynamic cerebral ischemia. Acta Neurochir (Wien) 2011; 153 (6): 1303-11.
12) Inoue T, Ohwaki K, Tamura A, et al. Postoperative transient neurological symptom and chronic subdural hematoma after extracranial-intracranial bypass for internal carotid/middle cerebral atherosclerotic steno-occlusive disease: negative effect on cognitive performance. Acta Neurochir (Wien) 2016; 158: 207-16.
13) Fujimura M, Niizuma K, Inoue T, et al. Minocycline prevents focal neurological deterioration due to cerebral hyperperfusion after extracranial-intracranial bypass for moyamoya disease. Neurosurgery 2014; 74 (2): 163-70.
14) Inoue T, Tamura A, Tsutsumi K, et al. Surgical embolectomy for large vessel occlusion of anterior circulation. Br J Neurosurg 2013; 27: 783-790
15) Hasegawa H, Inoue T, Tamura A, et al. Emergent intracranial surgical embolectomy in conjunction with carotid endoarterectomy for acute internal carotid artery terminus embolic occlusion and tandem occlusion of the cervical carotid artery due to plaque rupture. J Neurosurg 2015; 122: 939-47.
16) Inoue T, Tamura A, Saito I, et al. Response to "Role of surgical embolectomy for the treatment of acute large vessel occlusion" Br J Neurosurg 2014; 18 (3): 431-2.
17) Horiuchi T, Nitta J, Miyaoka Y, et al. Open embolectomy of large vessel occlusion in the endovascular era: Results of a 12 year single center experience. World Neurosurg 2017; 102: 65-71.
18) Hino A, Oka H, Hashimoto Y, et al. Direct microsurgical embolectomy for acute occlusion of the internal carotid artery and middle cerebral artery. World Neurosurg 2016; 88: 243-51.
19) Inoue T, Tamura A, Tsutsumi K, et al. Surgical embolectomy for internal carotid artery terminus occlusion. Neurosurg Rev 2015; 38 (4): 661-9.
20) Hopkins LN, Budny JL. Complication of intracranial bypass for vertebrobasilar insufficiency. J Neurosurg 1989; 70: 207-11.
21) Ogawa A, Kameyama M, Muraishi K, et al. Cerebral blood flow and metabolism following superficial temporal artery to superior cerebellar artery bypass for vertebrobasilar occlusive disease. J Neurosurg 1992; 76: 955-60.
22) Inoue T, Tamura A, Tsutsumi K, et al. Acute to subacute surgical revascularization for progressing stroke in atherosclerotic vertebrobasilar occlusion. Acta Neurochir (Wien) 2012; 154: 1455-61.
23) Goehre F, Yanagisawa T, Kamiyama H, et al. Direct microsurgical embolectomy for an acute distal basilar artery occlusion. World Neurosurg 2016; 86: 497-502

Ⅱ 脳血管障害

頚動脈病変

　頚部頚動脈分岐部の粥状動脈硬化性狭窄病変は，脳血流量の低下（hemodynamic ischemia）や頭蓋内塞栓（artery to artery embolism）による脳虚血発作の原因として本邦においても重要視されている．本病変に対する外科的治療法が頚動脈内膜剥離術（carotid endarterectomy：CEA）である．その手術手技は術者や施設によりいくつかの点で趣を異にしているが，確立されている[7,17,25]．また，手術適応に関しては，多くのcontrolled randomized studyがなされ，症候性・無症候性病変に対するガイドラインが示されており[2,8,9,12,19]，その手術件数は本邦において緩やかに増加傾向にある．一方，頚動脈ステント術（carotid artery stenting：CAS）は保険収載後爆発的に手術件数が増加し，現時点ではCEAの1.5倍施行されている．本項では，頚動脈狭窄性病変の診断，手術適応，手技，術中モニタリング，周術期抗血小板療法，術後合併症について述べる．

診断

　頚動脈狭窄症の診断には，スクリーニングのためと手術のための2つの側面がある．スクリーニングのためには診断精度は落ちても非侵襲的で安全であることが第一であるし，手術のためにはより正確な診断が望ましい．

▶スクリーニング検査
　この目的としては，超音波エコー，magnetic resonance angiography（MRA），three-dementional CT angiography（3DCTA）が挙げられる．超音波エコーは最も簡便であるが，表示される画像から狭窄率を実測すると狭窄が誇張されることがしばしばある．狭窄率よりも狭窄部を通る最大血流速度のほうに注目すべきであり，2m/秒を超えると80%以上の有意な狭窄性病変が存在する可能性が高い．MRAは頚動脈分岐部の乱流により，3DCTAは病変の石灰化によりartifactが出ることが問題とされてきたが，撮像法の改良とともに診断精度が向上している．しかし，現時点でも狭窄が誇張されることに注意すべきである．現在では，MRIによるプラークの性状をみるためのイメージングが狭窄率診断と同時に行われているが詳細は後ほど述べる．

▶術前検査
　カテーテル血管撮影は現在もなお頚動脈狭窄性病変における術前検査のgold standardである．しかし，必ずしも安全な検査ではなく，無症候性頚動脈狭窄症の診断の際に，カテーテル血管撮影で1.2%に脳梗塞等の合併をみたとの報告があり[9]，超音波エコー，MRAあるいは3DCTAのみで手術適応を決定することも多い．血管撮影では狭窄率のほか，狭窄部の高位・範囲，側副血行路の有無・程度を見極める．
　現在では，プラーク・イメージングがルーチン検査として行われている．これは術中に塞栓症の起こりやすい脆弱なプラークを術前に診断しようとするものである．この目的で

以前から用いられているのが，超音波エコーである[11]。エコーの低輝度部分は血腫やlipid core，等輝度部分は線維組織，高輝度部分は増殖性病変を主体としたfibrous plaqueや石灰化を表すとされている。また，本法はプラーク内の潰瘍の存在も診断できる。低輝度のエコーが主体を占めるあるいは潰瘍の存在するプラークは脆弱であり，塞栓性合併症を起こす可能性が高く，CEAでは頸動脈の剥離・露出の際にはより慎重な手術操作を要し，CASではさらに慎重な血管内操作を要する。また，エコー上の可動性プラークは脳虚血発作をきたしやすいとともに術中塞栓症を合併しやすいハイリスクのプラークとされている。一方，MRIにおいてもblack-blood法，magnetization-prepared rapid angle gradient echo（MPRAGE）あるいはtime-of-flight（TOF）等の手法を用いてプラークの輝度を観察し，超音波エコーと同様にハイリスクのプラークを検出できる[27,31]。基本的にどの撮像法においても強い高輝度が出血の存在を示し，脆弱なプラークを疑わせる（図1）。一方，これらの方法では，もう一つのハイリスクプラークである脂質成分とリスクの少ないプラークである線維成分との区別ができないとされている。心拍動非同期T1撮像法がこの3つを最も高い精度で鑑別できるとされている[27]。

術前脳循環の測定から手術合併症の出現を予知する試みも行われている。すなわち，術前に脳循環が低下している症例では術中塞栓症による術後脳虚血発作・脳虚血巣，あるいは術後過灌流が出現しやすいことが証明されている。具体的には脳血流SPECTによるアセタゾラミド反応性の低下[1,13,24]，灌流MRIによる脳血液量の上昇[10]，MRAによる中大脳動脈末梢の描出不良[16,29]を示す症例は20～50％の確率で上記の合併症をきたすが，これらを示さない症例は合併症をきたすことはほぼないことが示されている。

頸動脈狭窄症は全身粥状硬化症の1つの表現型であるから，他の重要臓器血管にも同様な病変が当然あるはずである。なかでも冠状動脈の粥状硬化症は必ずあると考えるべきで，そのため術前に負荷心電図，心筋シンチグラフィー等で冠動脈病変が疑われる場合には冠動脈造影を行うべきと考える。

手術適応

本病変に対するCEAの適応は以下のような国際共同研究により明確に示されている。

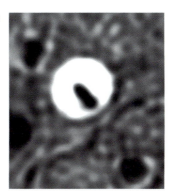

図1 心電図非同期T1撮像による出血主体のプラーク・イメージ

1) North American Symptomatic Carotid Endarterectomy Trial (NASCET)[19]：北米で，過去120日以内にTIAあるいはminor strokeを起こした症例を対象に行われた検討である．症例を頚動脈の狭窄の程度により，high-grade (70～99％)，moderate (30～69％)，mild (30％以下) stenosisの3群に分け，それぞれの群で保存的治療 (best medical therapy alone) と外科治療 (best medical therapy plus CEA) 後のstroke発生率を調査比較した．2年間の追跡調査の結果，high-grade (70～99％) stenosis群においてCEAのstroke発生予防に対する有効性が明瞭となった．
2) European Carotid Surgery Trial (ECST)[8]：ヨーロッパでnon-disabling, TIA, retinal infarctにて発症し，患側頚動脈に狭窄病変を有した症例を対象に行われた検討である．症例は病変の狭窄程度よりmild (0～29％)，moderate (30～69％)，severe (70～99％) stenosisの3群に分けられ，各々CEA施行群と非施行群でstrokeの発生率につき分析が行われた．本検討でもNASCETの結果と同様に，severe stenosis群ではCEAの有効性を示す結果が得られている．
3) The Asymptomatic Carotid Atherosclerosis Study (ACAS)[9]：北米で，60％以上の無症候性狭窄病変を有する症例を，手術群と非手術群 (アスピリン投与) に分け追跡した結果，CEAは有効であると結論された．
4) Asymptomatic Carotid Surgery Trial (ACST)[12]：無症候性狭窄病変を有する症例を，immediate CEA (みつけたらすぐ手術を行う) 群とdeferral CEA (みつけてもしばらく様子をみてからCEAを行う) 群に分け追跡した結果，狭窄率70％以上の症例において前者の群で脳卒中発症率が有意に低かった．

以上のエビデンスから症候性病変に対するCEAについての手術適応は以下のようになる[4]．「①発症6ヵ月以内の70～99％狭窄に対してはCEAをすべきである．②50％以下狭窄の症例にはCEAをすべきではない．③50～69％狭窄例ではCEAを考慮してもよい．ただし，患者が5年以上の生存の可能性があり，施行施設の周術期合併症が6％未満であることが前提」．また，無症候性病変に対するCEAについての手術適応は以下のようになる[3]．「①年齢が40～75歳，②狭窄率が60～99％の症例にはCEAを考慮してもよい．ただし，患者が5年以上の生存の可能性があり，施行施設の周術期合併症が3％未満であることが前提」．なお，上述した国際共同研究では狭窄率の測定法がそれぞれ異なっている．NASCETが最大狭窄部と遠位内頚動脈の径の比を採用しているのに対し，ECSTは最大狭窄部と同部位で本来あったと考えられる仮想径の比として狭窄率を測定している（ 図2 ）．ゆえに，NASCETがより厳しく狭窄率を評価しており，ECSTで高度狭窄と判定される症例の約半数は，NASCETでは中等度狭窄群に入るものと考えられる．ACASはNASCETと同一の測定法を採用しているが，症例の60％はドップラーで計測されており，血管撮影による計測結果とは多少異なるものと思われる．

一方，CASに関する国際共同研究の結果は以下の通りである．
1) Stenting and Angioplasty with Protection in Patients at High Risk for Endarterectomy (SAPPHIRE) study[30]：狭窄率50％以上の症候性あるいは狭窄率80％以上の無症候性病変で，CEA周術期合併症の危険因子（ 表1 ）を1つ以上有する症例を対象に行われた検討である．術後30日以内の全死亡・脳卒中・心筋梗塞または術後31日以降1年以内の死亡・同側脳卒中発症率はCASで有意に少なく，CASのCEAに対する非劣性が

証明された。

2) Stent-supported Percutaneous Angioplasty of the Carotid Artery versus Endarterectomy (SPACE)[28]：狭窄率70％以上の症候性病変を対象に行われた検討である。術後30日以内の全死亡および治療側脳卒中はCASとCEAとで有意差はなく，CASのCEAに対する非劣性は証明されなかった。
3) The Endarterectomy Versus Angioplasty in Patients with Symptomatic Severe Carotid Stenosis (EVA-3S)[18]：狭窄率60％以上の症候性病変を対象に行われた検討である。術後30日以内の全死亡および全脳卒中はCEAに比してCASで有意に高く，試験は中止となった。

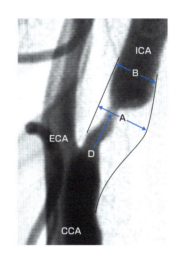

図2 内頚動脈狭窄率の測定法
(1−D/A)×100(%)：ECSTの方法
(1−D/B)×100(%)：NASCETの方法
CCA：common carotid artery
ECA：external carotid artery
ICA：internal carotid artery

表1 High risk factors for CEA in SAPPHIRE study

Congestive heart failure (class Ⅲ/Ⅳ)*1 and/or known severe left ventricular dysfunction LVFE＜30％
Open heart surgery needed within six weeks
Recent M(I＞24 hrs and ＜4 weeks)
Unstable angina (CCS class Ⅲ/Ⅳ)*2
Severe pulmonary disease
Contralateral laryngeal nerve palsy
Radiation therapy to the neck
Previous CES with recurrent stenosis
High cervical ICA lesions or CCA lesions below the clavicle
Severe tandem lesions
Age greater than 80 years

＊1：クラスⅢ　重症心不全。肺水腫，ラ音聴取領域が全肺野の50％以上。
　　　クラスⅣ　心原性ショック。血圧90mmHg未満，尿量減少，チアノーゼ，冷たく湿った皮膚，意識障害を伴う。
＊2：Ⅲ度：日常生活は制限される。普通の速さ，状態での1〜2ブロックの平地歩行，および1階分の階段上昇により発作を起こす。
　　　Ⅳ度：いかなる動作も苦痛なしにはできない。安静時にも狭心症が起こる。

「循環器病の診断と治療に関するガイドライン」より引用

4) International Carotid Stenting Study（ICSS）[14]：狭窄率50％以上の症候性病変を対象に行われた検討である。1次エンドポイントは術後3年以内の全死亡および全脳卒中であるが，術後120日以内の脳卒中，死亡，心筋梗塞が中間解析された。その到達率はCAS群8.5％，CEA5.2％と有意（p=0.006）にCAS群で高かった。各イベント別にみると，脳卒中，死亡のrelative riskはCEA群に比してCAS群でそれぞれ，1.92，2.76であった。心筋梗塞については，その発生率は両群で差はないが，CAS群ではすべて致死的で，CEA群では非致死的であった。

5) Carotid Revascularization Endarterectomy vs. Stenting Trial（CREST）[3]：最も新しい研究である。対象は脳血管撮影上50％以上，超音波検査上70％以上，CTAあるいはMRA上70％以上の症候性病変，脳血管撮影上60％以上，超音波検査上70％以上，CTAあるいはMRA上80％以上の無症候性病変である。1次エンドポイント（周術期の脳卒中，心筋梗塞，死亡あるいは術後4年以内の同側脳卒中）の到達率はCAS群7.2％，CEA6.8％と有意差がなかった。症候性病変あるいは性別別に分けても有意差はなかった。しかし，術後4年以内の脳卒中あるいは死亡率はCEA群（4.7％）に比しCAS群（6.4％）で有意に高かった（p=0.03）。さらに，周術期脳卒中はCEA群（2.3％）に比しCAS群（4.1％）で有意に高かった（p=0.01）。一方，周術期心筋梗塞はCAS群（1.1％）に比しCEA群（2.3％）で有意に高かった（p=0.03）。しかし，その後のquality of lifeに与える影響は心筋梗塞より脳卒中のほうが高かった。周術期が過ぎると，同側脳卒中の出現頻度は両群とも低かった（CAS 2.0％：CEA 2.4％）。また，70歳を境に，それ未満であればCASのほうが1次エンドポイント到達率が低く，それ以上であればCEAのほうが1次エンドポイント到達率が低かった。

本邦の『脳卒中治療ガイドライン2015［追補2017］』では，現時点でCASの適応は，以下のようになっている。「症候性50％以上，無症候性80％以上の狭窄を有し，かつCEAの危険因子を持つ症例。」CEAの危険因子をもたない症例においては，「CASを考慮してもよいが，十分な科学的根拠はない」となっている。一方，CEAハイリスク群があるように以下のようなCASハイリスク群もあることを認識すべきである。①CAS後に急激な血圧低下をきたすことがあるが，重症大動脈弁狭窄症ではこれが致命的な心筋虚血をもたらす。②閉塞性動脈硬化症はCASにおけるアクセス困難の高危険群であり，無理なカテーテル操作は致死的な合併症であるコレステリン塞栓症をきたす可能性がある。③術中の塞栓子はCASで明らかに多く，また脳循環の低下をきたしている大脳半球では術中塞栓子により術後脳虚血病変あるいは脳虚血症状をきたしやすい[1,29]。また，脳循環の低下をきたしている大脳半球では術後過灌流をきたしやすく，術後過灌流による脳内出血はCASで出現しやすく，さらに予防がCASでは限界がある[22]。すなわち，脳循環の低下はCASにおける脳合併症のハイリスクである。

CEAの手技

▶麻酔，術中血圧管理

手術は全身麻酔で行うのが一般的であるが，局所麻酔により意識清明な状態で行うこともある。また，経鼻挿管を行うと下顎をより挙上でき高位病変では有用である。なお，血

流遮断による脳虚血予防のためマンニトール，プロポフォール，エダラボンなど脳保護薬の投与が行われている．術中の全身管理で最も留意すべき点は血圧の管理である．麻酔導入後から術中血行再開までは脳循環の低下をきたさぬよう，少なくとも麻酔導入前の値を維持すべきである[15]．血行再開後は急激な血流増加による合併症（過灌流）を予防するため，むしろ血圧を低めに保つようにすることが必要である．

▶頚部頚動脈および周囲の局所解剖

日本人は欧米人に比し頚部頚動脈の径が細く，また頚動脈の分岐部が約1椎体高いC3の下1/3に位置している．手術ではさらに高位にある内頚動脈末梢側の操作が最も重要である．十分な術野を安全に展開するために知っておくべき解剖学的知識につき，主たるものを記す（図3）．

●内頚動脈と外頚動脈の位置関係

術野で頚動脈分岐部を観察すると，分岐直後の内頚動脈は外頚動脈の外側後方に位置し，その後，内測深部に向かう走行が一般的である．しかし，両動脈の位置関係にはかなりの個人差があり，まれにはその位置が完全に逆転し，外頚動脈が外側に位置する例もある．頚動脈の剥離操作は，上甲状腺動脈あるいは後頭動脈の分岐位置を目安とし，外頚動脈を確認しつつ進めるようにする．

●頚動脈周囲の神経系

CEAの際に問題となる神経は，頚動脈に密着走行する迷走神経，舌下神経，上喉頭神経である．迷走神経は頚動脈鞘のなかで頚動脈の外側深層を平走し，その確認，温存は容易である．舌下神経は術野で頚動脈の前面，上喉頭神経は背面に位置し，それぞれ第2・3頚椎体の高さで弧状の走行をとり，舌，喉頭に向かう．舌下神経の確認にはほぼ平行の位置関係をとる顎二腹筋，およびansa hypoglossiの存在が解剖学的目安となる．後頭動脈は舌下神経と交叉する形をとり，高位の病変で本神経を上方へ移動する際の障害となる．舌下神経の上方移動は多くの場合にはansa hypoglossiのみの切断で十分目的を達するが，不十分な場合には後頭動脈を切断することも必要となる．また，舌下神経は機械的ストレスに強く，神経周囲の結合組織をつまみ上げながらの剥離操作など，少々のことでは麻痺

図3 頚動脈とその周囲の局所解剖

① common carotid artery
② internal carotid artery
③ external carotid artery
④ superior thyroid artery
⑤ occipital artery
⑥ internal jugular vein
⑦ vagal nerve
⑧ superior laryngeal nerve
⑨ hypoglossal nerve
⑩ ansa hypoglossi
⑪ glossopharyngeal nerve
⑫ sinus nerve
⑬ sternocleidomastoid muscle
⑭ mastoid process

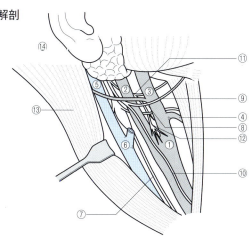

症状の出現はみられない。一方，上喉頭神経は頚動脈の背面に密着して位置する。CEA術後の嗄声や嚥下障害は本神経の損傷が主因であり，その確認，温存のため頚動脈周囲の十分な剥離が必要である。

● 静脈，顎下腺

　頚動脈の露出に際し内頚静脈は通常外側に圧排するが，このとき顔面静脈が頚動脈の上を斜め上方に向け横走する形となる。病変が高位に存在する本邦例では，全体の手術操作をより速やかに進めるためにも，本静脈が確認された時点でその位置，太さにかかわらず，ただちに切断するのが適当と思われる。また，下顎周囲の剥離に際しては，顎下腺の被膜を破らないように留意すべきである。

▶ 手術手技

● 体位

　患側に肩枕を入れ，頭部を対側に軽度（20〜30°）回転し，胸鎖乳突筋の前縁が最も高い位置となるよう頚部を伸展する。

● 頚動脈剥離と病変部露出

　皮切は乳様突起から胸鎖乳突筋の前縁に沿った弧状の縦切開，もしくは皮膚の皺に沿った横切開を行う。高位病変では縦切開が有利である。

　皮切に沿って広頚筋も切開し，胸鎖乳突筋前縁に沿う疎な結合組織の中の頚動脈を触知し，頚動脈鞘に達する。このとき，露出されてくる顔面静脈は切断し，内頚静脈は術野外側に圧排移動する。狭窄病変部より心臓側の総頚動脈の位置で頚動脈鞘を切開して総頚動脈の外膜に到達し，この部位を全周にわたって剥離し，血管テープで確保する。この頚動脈鞘と外膜の間で頚動脈分岐部に向かって剥離を進める。この過程で，外側下方を併走する迷走神経は容易に同定され，また舌下神経より分岐するansa hypoglossiも確認される。頚動脈剥離の原則は頚動脈鞘の中より動脈のみを露出することであるが，この際血管は壁ぎりぎりで露出するのではなく，壁周囲に少なくとも鑷子でつまめる程度の結合組織を残すことを心掛ける。これら結合組織は，アテローム切除後の菲薄化した動脈壁や縫合部に対する補強の役割を果たすとともに，動脈背面の剥離の際に血管を持ち上げながらの操作に利用できる。

　総頚動脈より分岐部までの剥離ができた段階で，舌下神経の確認，剥離を行う。顎二腹筋を引き上げ，その下面の疎な結合組織を剥離しつつ頚動脈を心臓側より末梢側に向け露出していくと，頚動脈表面に密着して走行する舌下神経を確認できる。本神経をできるだけ広範囲に剥離し，可動性をよくしておく。またansa hypoglossiおよび後頭動脈を切断することで，より舌下神経の可動範囲が増し，高位病変にも対応可能となる。

　舌下神経を確認，剥離後，頚動脈末梢側の剥離を進める。内頚動脈末梢では，アテローム病変断端より少なくとも1cm末梢側まで露出し，血管遮断のためのスペースを確保する。高位病変の場合にはこのスペースを舌下神経の上方にとることもある。また，顎二腹筋を前腹と後腹との間で切断すれば，より末梢の内頚動脈の確保も可能である。外頚動脈の剥離は，分枝動脈を避け適当な血管遮断部位を得ることが目的であり，分岐部より1〜2cmの限られた範囲で十分である。

　われわれはこの後，頚動脈の全周性剥離を行い，内頚動脈の主病変部を術野中央に移動固定する方法を行っている。総頚および内頚動脈壁に残した結合組織を持ち上げながら血

管背側の結合組織を完全に剥離切除し，その後このスペースに2×10cmくらいの一重ガーゼを総頸動脈から内頸動脈に向かって，1枚ずつ挿入していき，頸動脈全体をゆっくり挙上する。本操作により内頸動脈の長軸方向から手術操作が可能となり，顕微鏡下でも血管内術野の展開および操作が容易となる。さらに頸動脈全体が持ち上げられることで，より末梢の内頸動脈も術野に引き出される結果となる。

●動脈切開とアテローム切除

上甲状腺動脈を杉田式クリップで遮断後，全身ヘパリン化（5,000単位）を行い，外頸動脈および総頸動脈をbulldog clampにて，内頸動脈を杉田式クリップにて遮断する。内頸動脈より総頸動脈にかけ動脈切開を加えアテローム部を露出する。内シャントを使用する場合にはここでシャントチューブを挿入するが，内シャント使用の有無およびシャントシステムの種類，遮断クリップの種類などについては術者によりさまざまな方法がとられている。内シャントにはステントとしての効用もあり，内頸動脈側の断端処理の場合，鋳型となって十分に内腔が開存する。しかし，本法を用いるためにはさらにスペースが必要で，総頸動脈側および内頸動脈側とも十分な剥離が必要である。

変性肥厚した内膜アテローム病変は可能な範囲で一塊として切除摘出する。注意を要する点はアテローム剥離層の決定と断端の処置である。アテロームの性状は病変により多様で，動脈壁より容易に剥離される面は一層とは限らない。安易にアテロームの全摘を進めると，血管壁は薄くなり，特に石灰化の強い箇所では動脈壁に穴が開く危険性もある。アテロームの最外層を薄く血管壁に残すつもりで，断端を除いては比較的鈍的にこれを剥離するようにする。

本手術の最大のキーポイントが内頸動脈側の断端処理であることは論を俟たない。顕微鏡の拡大率を上げ直視下に境界を確認しつつ，末梢側正常内膜に弁状のflapを形成することのないようアテロームの断端をマイクロ剪刀で鋭的に切除する。動脈硬化性の内膜変化が末梢まで伸びている場合には深追いは禁忌であり，アテローム断端が確認でき次第切除すべきである。flap形成が避けられない場合には，tacking sutureを行いflapを血管壁に固定する。一方，総頸動脈中枢端では，アテローム病変が線維性の内膜肥厚に移行する部分を確認し，粥腫成分を残さないように切除する。中枢端では切断端に内膜flapが形成されたり，断端が不整になることは問題とならない。外頸動脈端では，アテロームを引き出すように剥離を進め，末梢端を鋭的に切断する。

アテローム摘出後は内腔をヘパリン加生食で十分に洗浄しつつ，血管内面で剥がれ目を形成しているアテローム残存部を剥離摘出する。

●縫合，血行再開

血管縫合は動脈切開部の両端より，6-0の血管吻合糸を用いて1～2mmの間隔で連続縫合にて行う。血管縫合糸についてはproleneあるいはnylonを用いるのが一般的である。しかし，これらは鑷子でつまむとその部分が弱くなり破綻することが知られている。ゴアテックス®縫合糸はこの点強度にすぐれ，また滑りやすく有用である。縫合に際しては以下の点に留意する。両端，特に内頸動脈末梢端ではアテローム切開端固定のため切開線上で大きめに針糸をかける。縫合面で左右の壁に段差ができた部分は密に縫合する。動脈壁内腔面を確実に密着させるとともに，壁の薄い部分では壁外面に残した結合組織を含めて針糸をかけ，補強を心がける。

縫合糸を最後に結紮する前に，血管内腔を十分洗浄するとともに各動脈遮断を一時的に解除し，血流により空気や微少血栓などを血管外に吹き出させる。完全縫合の後，外頸，総頸，内頸動脈の順で遮断を解除し血行を再開する。

術中モニタリング

CEAにしてもCASにしても脳虚血合併症としては，術中の頸動脈操作による塞栓症と内頸動脈遮断による血行力学的脳虚血の2つが挙げられる。また，術直後から起こる過灌流も脳合併症の1つである。従って，術中モニタリングによるこれらの監視が推奨される。それぞれのモニタリングには短所と長所があり，いくつかの方法を組み合わせて行う。

▶内頸動脈stump pressure

内頸動脈の遮断により測定した内頸動脈stump pressureは，脳灌流圧の指標である。しかし，内頸動脈の遮断が危険とされているcritical levelは70〜25mmHgとばらつきが大きく，有用性に乏しいとの批判もある。一方，われわれは内頸動脈stump pressure測定後，継続して血管内圧のモニタリングを行い，頸動脈cross clamp後の完全遮断ができているかどうかの確認にも用いている。

▶脳波および体性感覚誘発電位（somatosensory evoked potential：SEP）

両者とも内頸動脈遮断中の脳機能の把握に用いられる。脳波と脳血流との関連では，脳波の徐波化が16〜22mL/100g/分で，平坦化が11〜19mL/100g/分の血流量で生ずるとされている。しかし，脳波は麻酔薬および麻酔深度の影響されること，術中artifactが入りやすいこと，脳虚血時の変化が一定していないことが問題とされる。

一方，SEPは麻酔深度の影響が少なく，脳虚血の判定が容易で安定した記録が得やすいとされている。内頸動脈遮断中のSEPではN20/P25の振幅の変化とcentral conduction timeの変化に注目する。特に，N20/P25がflatとなった場合，半数の症例で神経症状が出現することが知られている。しかし，SEPは錐体路系の機能を反映しないため，錐体路に選択的に虚血が生じた場合には変化をきたさず，偽陰性を示す可能性があることを留意すべきである。

近年は脳動脈瘤に対する運動誘発電位（motor evoked potential：MEP）のルーチン化によりCEAでもMEPを術中モニタリングとして用いるようになった。

▶経頭蓋近赤外分光

近赤外分光法は，非侵襲的に脳表の酸素ヘモグロビンを連続的に測定でき，しかも時間的な分解能がきわめて良好であることが特徴であり，またそれらの変化から脳の酸素供給状態の評価が可能である。内頸動脈遮断により，酸素ヘモグロビンが減少する機序は，脳血流の低下により脳酸素摂取率が亢進するためとされている。従って，酸素ヘモグロビンの変化は虚血に対して鋭敏でしかもreal timeに評価できるため，虚血に対する対策を直ちに行うことが可能である。

しかし，経頭蓋近赤外分光法によるモニタリングは基本的には前頭部の限局した脳表からの情報であり，他の部位での脳虚血は監視できないことに留意すべきである。

内頸動脈遮断による大脳半球虚血以外に，遮断解除後の局所脳酸素飽和度の変化にも注

目すべきである。すなわち，解除後に徐々に遮断前値を超えて局所脳酸素飽和度が増加し続ける場合には過灌流が出現していることを強く示唆する[21]。

▶経頭蓋ドップラー（transcranial Doppler：TCD）

　TCDは頸動脈の手術操作によって出現する脳塞栓をモニタリングすることができる。TCDにより術側の中大脳動脈から検出されるmicroembolic signal（MES）はCEAにおける頸動脈の遮断解放時に多数出現するが，このほとんどは気泡とされており問題にはならない。CEAにおける頸動脈露出時あるいはCASの全般において出現するMESの多くは固形性の塞栓子であり，これが術後脳虚血巣出現に関与する。また，TCDは中大脳動脈血流速度もモニターできる。CEAにしてもCASにしても，MESが出現した際のTCD上の脳血流速度が遅い場合に術後脳虚血巣が出現しやすいとされている[23,26]。さらに，内頸動脈遮断解除後に徐々に遮断前値を超えて中大脳動脈血流速度が増加し続ける場合には過灌流が出現していることを強く示唆する[6,20]。

周術期抗血小板療法

　CEAでは，抗血小板薬の投与は術当日まで行い，術後経口が可能となった時点で再開する。1剤の抗血小板薬で十分である。CASでは術前からの十分な抗血小板療法が重要である。術前から2剤以上を用いる。術後も2剤以上の抗血小板薬を数ヵ月併用し，その後漸減していく。

術後合併症

▶CEAおよびCAS共通の合併症

●脳虚血

　原因として，内頸動脈遮断による血行力学的脳虚血および頸動脈操作による塞栓症など術中にすでに脳虚血をきたしている場合がほとんどである。この場合，術直後より神経学的脱落症状を呈する。しかし，粗雑なCEA術中の操作による術部の血栓形成，intimal flapの形成，clampやシャント装着による血管損傷，不適切な動脈縫合などによる頸動脈閉塞の場合，神経症状の出現には術後数時間から2日くらいの時間を要することが多い。この場合血管撮影，頸部エコー等により原因を確かめ，症状出現から2時間以内に再手術による血行再開を行えば回復が良好な場合がある。また，CASにおいてもステント内血栓が術後急性期のみならず亜急性期に出現することがある。

●過灌流

　術後に10%前後の症例で過度の脳血流増加が出現することが知られており，過灌流とよばれている。多くは神経学的脱落症状をきたすことはないが，数%で頭痛，痙攣等の症状をきたすことがあり，過灌流症候群とよばれている。過灌流症候群の最重症型が頭蓋内出血であり，これをきたすと予後不良である。また，無症候性過灌流であっても軽微ではあるが広範な大脳皮質細胞の脱落をきたし，高次脳機能障害に陥ることが知られている[5]。予知，診断に関してはすでに述べたが，術後の対策としては術直後よりの厳重な血圧管理およびプロポフォールを用いた鎮静につきる。

▶CEAのみの合併症

●脳神経損傷

　反回神経損傷による嗄声，舌下神経損傷による舌偏位，上喉頭神経損傷による嚥下障害が挙げられる。このような神経損傷による症状は，3～6ヵ月で多くの場合改善する。しかし，両側手術による両側損傷で初めて重篤な症状を呈することがあり，両側性病変の場合もう一側の手術を行う前に声帯の動き，咽頭・喉頭反射等について耳鼻咽喉科医による精査を行うべきである。

●動脈縫合部からの後出血

　CEAにおける周術期死亡の最も多い原因である。術後縫合糸の断裂による。鑷子や持針器で縫合に用いる糸の部位を圧挫しないことが肝要である。

▶CASのみの合併症

●コレステリン塞栓症

　カテーテル操作，抗凝固療法などの機械的，化学的損傷が誘引となり，大血管に存在するアテローマ・プラークの構成成分であるコレステロール結晶が飛散して全身の末梢小血管を塞栓する致死率の高い合併症である。つま先の部分がチアノーゼにより青くなることが特徴であり，blue toe syndromeともよばれている。治療は抗凝固薬を中止し，血管拡張薬・ステロイドの投与，全身管理等の対症療法が中心となる。

●徐脈，低血圧

　頸動脈の拡張による頸動脈洞反射が原因で起こる。術中徐脈にはアトロピン，低血圧にはエフェドリンが有用である。石灰化病変がある場合に起こりやすい。急激な低血圧が致命的となる虚血性心疾患や大動脈弁狭窄症ではこのため，CASハイリスクと認識すべきである。

〈小笠原邦昭〉

文献

1) Aso K, Ogasawara K, Sasaki M, et al. Preoperative cerebrovascular reactivity to acetazolamide measured by brain perfusion SPECT predicts development of cerebral ischemic lesions caused by microemboli during carotid endarterectomy. Eur J Nucl Med Mol Imaging 2009; 36: 294-301.
2) Barnett HJM, Taylor DW, Eliasziw M, et al. for the North American Symptomatic Carotid Endarterectomy Trial Collaborators: Benefit of carotid endarterectomy in patients with symptomatic moderate or severe stenosis. N Engl J Med 1998; 339: 1415-25.
3) Brott TG, Hobson RW 2nd, Howard G, et al. Stenting versus endarterectomy for treatment of carotid-artery stenosis. N Engl J Med 2010; 363: 11-23.
4) Chaturvedi S, Bruno A, Feasby T, et al. Therapeutics and Technology Assessment Subcommittee of the American Academy of Neurology. Carotid endarterectomy: An evidence- based review: report of the Therapeutics and Technology Assessment Subcommittee of the American Academy of Neurology. Neurology 2005; 65: 794-801.
5) Chida K, Ogasawara K, Suga Y, et al. Postoperative cortical neural loss Associated with cerebral hyperperfusion and cognitive impairment after carotid endarterectomy. 123I-iomazenil SPECT study. Stroke 2009; 40: 448-53.
6) Dalman JE, Beenakkers IC, Moll FL, et al. Transcranial Doppler monitoring during carotid endarterectomy helps to identify patients at risk of postoperative hyperperfusion. Eur J Vasc Endovasc Surg 1999; 18: 222-7.
7) 遠藤俊郎, 平島 豊, 桑山直也, 他. 頸動脈内膜剥離術の基本手技. 脳外誌 1999; 8: 92-9.
8) European Carotid Surgery Trialist's Collaborative Group. MRC European Carotid Surgery Trial: interim results for symptomatic patients with severe (70-99%) stenosis. Lancet 1991; 337: 1235-43.
9) Executive Committee for the Asymptomatic Carotid Atherosclerosis Study. Endarterectomy for asymptomatic carotid artery stenosis.

JAMA 1995; 273: 1421-8.
10) Fukuda T, Ogasawara K, Kobayashi M, et al. Prediction of cerebral hyperperfusion after carotid endarterectomy using cerebral blood volume measured by perfusion-weighted MR imaging compared with single-photon emission CT. AJNR Am J Neuroradiol 2007; 28: 737-42.
11) Grønholdt ML. Ultrasound and lipoproteins as predictors of lipid-rich, rupture-prone plaques in the carotid artery. Arterioscler Thromb Vasc Biol 1999; 19: 2-13.
12) Halliday A, Mansfield A, Marro J, et al. Prevention of disabling and fatal strokes by successful carotid endarterectomy in patients without recent neurological symptoms: randomised controlled trial. Lancet 2004; 363: 1491-502.
13) Hosoda K, Kawaguchi T, Shibata Y, et al. Cerebral vasoreactivity and internal carotid artery flow help to identify patients at risk for hyperperfusion after carotid endarterectomy. Stroke 2001; 32: 1567-73.
14) International Carotid Stenting Study investigators, Ederle J, Dobson J, et al. Carotid artery stenting compared with endarterectomy in patients with symptomatic carotid stenosis (International Carotid Stenting Study): an interim analysis of a randomised controlled trial. Lancet 2010; 375: 985-97.
15) Kobayashi M, Ogasawara K, Yoshida K, et al. Intentional hypertension during dissection of carotid arteries in endarterectomy prevents postoperative development of new cerebral ischemic lesions caused by intraoperative microemboli. Neurosurgery 2011; 69: 301-7.
16) Kuroda H, Ogasawara K, Hirooka R, et al. Prediction of cerebral hyperperfusion after carotid endarterectomy using middle cerebral artery signal intensity in preoperative single-slab three-dimensional time-of-flight magnetic resonance angiography. Neurosurgery 2009; 64: 1065-71.
17) Loftus CM. Technical aspects of carotid endarterectomy with Hemashield patch graft. Neurol Med Chir (Tokyo) 1997; 37: 805-18.
18) Mas JL, Chatellier G, Beyssen B, et al. EVA-3S Investigators: Endarterectomy versus stenting in patients with symptomatic severe carotid stenosis. N Engl J Med 2006; 355: 1660-71.
19) North American Symptomatic Carotid Endarterectomy Trial Collaborators: Beneficial effect of carotid endarterectomy in symptomatic patients with high-grade carotid stenosis. N Engl J Med 1991; 325: 445-53.
20) Ogasawara K, Inoue T, Kobayashi M, et al. Cerebral hyperperfusion following carotid endarterectomy: diagnostic utility of intraoperative transcranial Doppler ultrasonography compared with single-photon emission computed tomography study. AJNR Am J Neuroradiol 2005; 26: 252-7.
21) Ogasawara K, Konno H, Yukawa H, et al. Transcranial regional cerebral oxygen saturation monitoring during carotid endarterectomy as a predictor of postoperative hyperperfusion. Neurosurgery 2003; 53: 309-14.
22) Ogasawara K, Sakai N, Kuroiwa T, et al. Japanese Society for Treatment at Neck in Cerebrovascular Disease Study Group: Intracranial hemorrhage associated with cerebral hyperperfusion syndrome following carotid endarterectomy and carotid artery stenting: retrospective review of 4494 patients. J Neurosurg 2007; 107: 1130-6.
23) Ogasawara K, Suga Y, Sasaki M, et al. Intraoperative microemboli and low middle cerebral artery blood flow velocity are additive in predicting development of cerebral ischemic events after carotid endarterectomy. Stroke 2008; 39: 3088-91.
24) Ogasawara K, Yukawa H, Kobayashi M, et al. Prediction and monitoring of cerebral hyperperfusion after carotid endarterectomy using single photon emission computed tomography scanning. J Neurosurg 2003; 99: 504-10.
25) 岡田芳和, 森竹浩三, 島 健, 他. T型シャントシステムを用いた内膜剥離術. 脳外誌 1999; 8: 77-83.
26) Orlandi G, Fanucchi S, Gallerini S, et al. Impaired clearance of microemboli and cerebrovascular symptoms during carotid stenting procedures. Arch Neurol 2005; 62: 1208-11.
27) Saito A, Sasaki M, Ogasawara K, et al. Carotid plaque signal differences among four kinds of T1-weighted magnetic resonance imaging techniques: a histopathological correlation study. Neuroradiology 2012; 54: 1187-94.
28) SPACE Collaborative Group, Ringleb PA, Allenberg J, Brückmann H, et al. 30 day results from the SPACE trial of stent-protected angioplasty versus carotid endarterectomy in symptomatic patients: a randomised noninferiority trial. Lancet 2006; 368: 1239-47.
29) Suzuki I, Ogasawara K, Hirooka R, et al. Preoperative single-slab three-dimensional timeof-flight magnetic resonance angiography predicts development of new cerebral ischemic events after carotid endarterectomy. J Neurosurg 2009; 111: 141-6.
30) Yadav JS, Wholey MH, Kuntz RE, et al. Stenting and angioplasty with protection in patients at high risk for endarterectomy investigators: protected carotid-artery stenting versus endarterectomy in high-risk patients. N Engl J Med 2004; 351: 1493-501.
31) Yamada N, Higashi M, Otsubo R, et al. Association between signal hyperintensity on T1-weighted MR imaging of carotid plaques and ipsilateral ischemic events. AJNR Am J Neuroradiol 2007; 28: 287-92.

II 脳血管障害

脳血管内治療

　脳血管内治療は大きく変化しており，新たなデバイスが相次いで認可されている。また臨床研究も多く行われており，治療適応や治療方法は今後も変化していくものと思われる。本項では現時点で基本となる周術期管理について述べる。

治療適応

▶破裂脳動脈瘤

　破裂脳動脈瘤に対する治療としてコイル塞栓術は『脳卒中治療ガイドライン2015』にて「動脈瘤の部位，形状，大きさからみて可能と判断される場合には瘤内塞栓術を施行するよう勧められる（グレードB）」と記載されている[1]。エビデンスとしては多施設共同無作為比較試験（randomized controlled trial：RCT）であるInternational Subarachnoid Aneurysm Trial（ISAT）が重要であり，クリッピング術に対するコイル塞栓術の無障害生存率について，相対リスク減少率22.6％，絶対リスク減少率6.9％と統計学的有意差をもって優れているとされた[2]。また，長期成績について10年後の調査回答が得られた1,003例を解析した結果，生存・介助不要の可能性はコイル塞栓術のほうが高かったが，治療した動脈瘤からの再出血は17例でコイル塞栓術13例，開頭術4例とコイル塞栓術に多かった[3]。コイル塞栓術後はコイルの形状変化や動脈瘤の再増大について長期にわたり経過観察が必要である。

▶未破裂脳動脈瘤

　未破裂脳動脈瘤に対するクリッピング術とコイル塞栓術とのRCTはない。『脳卒中治療ガイドライン2015』では患者背景や未破裂動脈瘤の自然歴，施設や術者の治療成績を勘案して治療適応を検討するよう推奨され，動脈瘤の要因としては「大きさが5〜7mm以上の場合，もしくは5mm未満であっても症候性の脳動脈瘤，前交通動脈，および内頚動脈－後交通動脈部などの部位に存在する脳動脈瘤，Dome/neck aspect比が大きい・不整形・ブレブを有するなどの形態的特徴をもつ脳動脈瘤の場合に治療を検討することが推奨される」と記載されている[1]。国内外からの報告されている未破裂脳動脈瘤の自然歴[4,5]および破裂リスク予測スコア[6,7]やエキスパートによるコンセンサス治療決断サポートツール[8]などを用いて治療適応を判断する。治療法の選択については，術者の経験や技量に応じクリッピング術とコイル塞栓術のうち，いずれが適切かを判断するべきである。

▶脳動静脈奇形

　脳動静脈奇形に対して血管内治療が根治的治療となるのは限られた症例のみであり，基本的には開頭摘出術や定位放射線治療前に補助的に施行されることが多い。開頭摘出術前においては術野から確認しにくいdeep feederやhigh flow feederおよび動脈瘤の塞栓を行う。定位放射線治療術前にはnidus容積の減量やシャント血流の減少を目的とした塞栓を行う。また，放射線治療にて効果が少ないfistulous feederやmeningeal feederに対しても

塞栓術が施行される。

▶硬膜動静脈瘻

　眼症状，脳神経症状，頭蓋内圧亢進症状がある場合や，頭蓋内出血の危険性が高い場合に治療適応となる。病変が静脈洞を介する場合と静脈洞を介さない場合で治療法が異なる。静脈洞を介さない場合は経動脈的に塞栓を行う。静脈洞を介する場合で罹患静脈洞が正常な静脈還流に関与していない場合は静脈洞の閉塞が可能である。静脈洞の閉塞が困難な場合には経動脈的塞栓術を検討する。最近では，静脈洞を温存したシャント部位のみの塞栓も行われている。

▶頚動脈狭窄症

　頚動脈狭窄症に対する外科的治療としては頚動脈内膜剥離術(carotid endarterectomy：CEA)が質の高いエビデンスをもち，症候性および無症候性病変ともに有効性が確立している[9]。一方，頚動脈ステント留置術(carotid artery stenting：CAS)は，症候性の場合50％以上，無症候性の場合80％以上の狭窄度を有するCEA高リスク患者に対して行われたランダム化試験SAPPHIRE(Stent and Angioplasty with Patients at High Risk for Endarterectomy) trialにおいて非劣性が証明され[10]，わが国においても2008年4月からCASが保険収載となった。2010年に発表されたCREST (Carotid Revascularization Endarterectomy vs Stenting Trial)研究[11]は，症候性および無症候性の2,502例の多数例を対象とした大規模RCTで，狭窄度は症候性においてカテーテル血管撮影で50％以上，頚部超音波検査で70％以上，頚部超音波検査で50〜69％狭窄の場合にはCT血管撮影またはMR血管撮影で70％以上の狭窄を対象とし，2005年からは無症候性例についても，血管撮影で60％以上，超音波検査で70％以上の狭窄，あるいは超音波検査で50〜69％狭窄でCT血管撮影またはMR血管撮影で80％以上の狭窄が認められたものが対象となった。患者背景はCEA low (traditional) riskであり，実際の臨床状況に適応しやすい研究である。短期予後は，術後早期(30日以内)死亡率はCEA(0.3％)，CAS(0.7％)ともに低く，脳卒中に関してはCEAで少なく (CEA 2.3％，CAS 4.1％)，心筋梗塞は逆にCASで少なく (CEA2.3％，CAS1.1％)，全体の予後としては両者に差はなかった。さらに10年間の追跡を行った長期予後でも両者に差は認められなかった[12]。

▶急性期脳梗塞

　急性期梗塞において脳主幹動脈閉塞症例に対しては遺伝子組み換え組織プラスミノゲン・アクティベータ(rt-PA)静注療法のみでは効果が不十分であった。脳血管内治療においては治療デバイスが進歩し，2014〜15年にかけて次々と発表された主にステント型血栓回収デバイスを用いたRCTにて良好な血管再開通率，転帰が報告され[13-16]，2015年改訂のAmerican Heart Association(AHA)/American Stroke Association(ASA)ガイドラインにて条件を満たす症例に対して推奨されることとなった[17]。わが国においても『脳卒中ガイドライン2015［追補2017］』において「前方循環の主幹脳動脈(内頚動脈(ICA)または中大脳動脈(MCA)M1部)閉塞と診断され，画像診断などに基づく治療適応判定がなされた急性期脳梗塞に対し，rt-PA静注療法を含む内科治療に追加して，発症6時間以内に主にステントリトリーバーを用いた血管内治療(機械的血栓回収療法)を開始することが強く勧められる(グレードA)。」と記載された。2018年に入り，最終健常確認から6時間以上経過した急性期脳梗塞を対象とするRCTの結果が発表され，神経徴候あるいは灌流低下

領域と虚血コア体積のミスマッチを有する例に対する有効性が示された[18,19]。これを受け，『経皮経管的脳血栓回収用機器 適正使用指針 第3版』が発表され，発症後6時間以降の脳血管内治療の適応についても記載されるに至った[20]。

術前検査

　脳血管内治療は侵襲性の低さから高齢者や合併症を有している患者が対象となることが多い。一般的に局所麻酔でも施行可能であるが，全身麻酔が必要になる場合も少なくない。このため全身麻酔を行うことを前提とした術前検査が必要である。高血圧，糖尿病，高脂血症，虚血性心疾患，呼吸器疾患，腎疾患，末梢動脈疾患などのリスクファクター疾患の術前評価を行い，できる限り事前に治療しておくことが望ましい。また，強力な抗血栓療法を継続しなければならない場合があるため，手術や観血的処置，消化管出血など出血性合併症の危険性がある場合は術前に対応を行う。造影剤の使用が必須であるため，その副作用の既往，アレルギー歴，腎機能を確認する。

　スクリーニング検査として血液検査，尿検査，心電図，胸部X線検査を行うが，特にCASでは心疾患の評価が重要であり，心臓エコー検査による心機能，弁膜症の評価を行い，冠動脈精査も考慮する。術後の過灌流のリスクの評価のためSPECTにて脳循環予備能の評価を行うとよい。

　血液凝固系検査は詳細に行う必要があり，血小板数，プロトロンビン時間（PT-INR），活性化部分トロンボプラスチン時間（APTT），アンチトロンビンⅢ（ATⅢ）などを検査する。血管内治療に使用するヘパリンはATⅢ存在下にて作用するため，その確認は重要である。血小板凝集能についても薬剤反応性の低いlow responderを確認するため，可能であれば評価するとよい。

　アクセスルートの確認は治療の適否を決めるうえで非常に重要である。閉塞性動脈硬化症は穿刺部の合併症のリスクが高くなり，大動脈の動脈瘤や動脈硬化はコレステロール塞栓症のリスクが高くなる。三次元CT血管造影法は大腿動脈から頚動脈までの評価が可能である。また最近では大動脈や末梢血管にインターベンションが行われている症例が増加しており，術前評価は必須といえる。

抗凝固療法

▶ヘパリン

　脳血管内治療に用いられるヘパリンは，ブタの腸粘膜から抽出された分子量5,000〜30,000ダルトンの酸性ムコ多糖体混合物である未分画ヘパリンであり，ATⅢの存在下にて主に抗トロンビン作用，抗Xa作用を発揮する。ヘパリンはプロタミンによる中和が可能であり，通常ヘパリン1,000単位に対してプロタミン10mgを使用する。

▶アルガトロバン

　発症48時間以内の脳血栓症に適応がある選択的抗トロンビン薬であり，ヘパリンとは異なり，ATⅢを介さずにトロンビンの活性部位に直接結合してトロンビンの有するフィブリンの生成・安定化作用や血小板凝集作用を抑制する。ヘパリンと比較してその効果に

個人差が少なく，また用量とその効果発現が直線関係にあり，APTTにて効果判定が可能である．コントロールが比較的容易とされているが拮抗薬がないことが欠点である．Heparin-induced thrombocytopenia（HIT）の治療薬としても用いられる．

▶周術期の抗凝固薬の使用方法

一般的にはシース留置後に活性化凝固時間（activated clotting time：ACT）を測定し，その後ヘパリン4,000〜5,000単位もしくは100単位/kg程度投与する．術中のACTは通常コントロール値の2倍もしくは250〜300秒にコントロールする．術中も適宜ヘパリンを追加する．

破裂脳動脈瘤の場合にはヘパリン化についての明確なエビデンスはなく，施設によって異なっているのが現状と思われる．投与のタイミングはシース留置後や，マイクロカテーテル誘導後，1本目コイル留置後等である．近年は術中破裂に対してバルーンカテーテルおよびヘパリンの中和にて迅速に対処することにより大出血に至ることが少なくなってきていることから，ガイディングカテーテル挿入等による塞栓性合併症予防のためにシース留置後にヘパリン化を行う施設が増えている．術後の抗凝固療法については施設毎に対処が異なる．当施設においてはアルガトロバン（60mg/日）をコイル塞栓術後は24時間，頸動脈ステント留置後は24〜48時間持続投与している．ヘパリンにて抗凝固療法を行う場合はACTモニタリング下に通常1日15,000〜20,000単位を持続静注する．

抗血小板療法(表1，図1)

▶アスピリン

アスピリンはシクロオキシゲナーゼ-1（COX-1）を阻害することにより，アラキドン酸カスケードにおいてプロスタグランジン代謝，血小板活性化因子であるトロンボキサンA_2（TXA_2）の産生を抑制し血小板の二次凝集を抑制する．TXA_2依存性活性化経路のみを抑制するため，コラーゲンやエピネフリンによる血小板凝集を抑制するが，アデノシン二リン酸（ADP）やトロンビンによる血小板凝集は抑制しない．ずり応力による血小板凝集（shear stress-induced platelet aggregation：SIPA）はほとんど抑制しない．血小板は血管

表1 各種抗血小板薬の特徴

	アスピリン	チエノピリジン	シロスタゾール
作用機序	COX-1阻害	ADP（$P2Y_{12}$）受容体阻害	PDE3阻害
可逆性	不可逆的	不可逆的	可逆的
効果発現までの時間	30分〜1時間	3〜5日	3時間
作用消失時間	7〜10日間	7〜14日間	2日間
ずり応力抑制	×	○	○
血管拡張作用	×	×	○
内膜肥厚抑制作用	△	×	○
血小板凝集能検査	コラーゲン低下	ADP低下	ADPやや低下
代表的な副作用	胃腸障害，消化管出血	血栓性血小板減少性紫斑病，無顆粒球症，肝機能障害	頭痛，頻脈

内皮細胞と異なり新たなCOXの産生能がないため，血小板の寿命である7〜10日間効果が持続する。

▶チエノピリジン誘導体

チエノピリジン化合物であるクロピドグレルおよびチクロピジンは，血小板濃染顆粒から放出される血小板活性化因子であるアデノシン二リン酸（ADP）の受容体（$P2Y_{12}$受容体）を阻害することにより抗血小板作用を示す。ADP凝集を抑制し，アスピリンと異なりSIPAも抑制する。チエノピリジンはプロドラッグであり，肝臓で代謝された後に抗血小板作用を発揮するため，服用開始後効果発現までに3〜5日かかる。効果はアスピリンと

図1 抗血小板薬の作用点

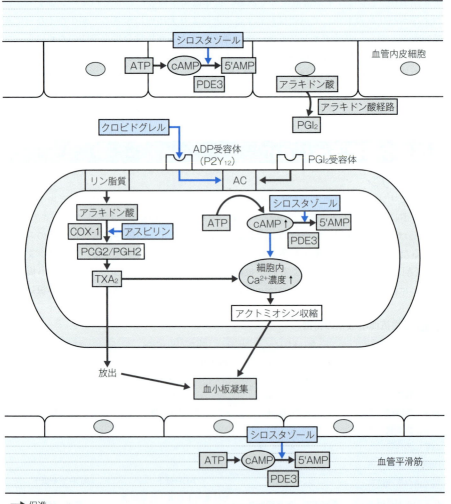

同様に不可逆的である。クロピドグレルは通常75mgを1日1回投与であるが,「非心原性脳梗塞急性期」および「一過性脳虚血発作急性期」の再発抑制に対して300mgのローディング投与が保険適応となった。

▶シロスタゾール

シロスタゾールは血小板および血管平滑筋細胞,血管内皮細胞に存在するホスホジエステラーゼ3(PDE3)を阻害することによってcyclic adenosine monophosphate(cAMP)濃度を上昇させ,血小板機能を抑制する。血管平滑筋細胞にも作用して血管拡張作用を示す。投与後3〜4時間で用量依存性に効果が発現する。副作用として頭痛や動悸,頻脈をきたすことがある。出血時間を延長させないこと,アスピリンやクロピドグレルと異なり抗血小板効果が可逆的で,内服終了後24〜48時間で効果が消失することが利点として挙げられる。

▶周術期の抗血小板薬の使用方法

脳血管内治療においてはカテーテルの長時間留置やバルーンによる血行遮断,コイルやステント周囲の血栓形成による遠位塞栓や分枝閉塞が問題となる。通常アスピリン,クロピドグレル,シロスタゾールのなかから手術法に応じて術前から1〜2剤使用する。抗血小板薬は効果に個人差があることがわかっており,薬剤反応性の低いlow responderが問題となっている。原因は非ステロイド系消炎鎮痛薬の使用や肥満などによる吸収障害とアスピリンにおけるCOX-1への結合阻害,クロピドグレルの場合はP2Y$_{12}$受容体の機能に起因するものが考えられている。クロピドグレルと一部のプロトンポンプインヒビターの併用による抵抗性の報告もある。可能であれば血小板凝集能の測定を行い,効果判定を行うことが望ましい。

Qureshiらの報告では,脳動脈瘤コイル塞栓術に伴う血栓性塞栓症の頻度は8.2%であった[21]。未破裂脳動脈瘤コイル塞栓術において,抗血小板薬の投与の有無にて周術期虚血性合併症の頻度が検討されており,非投与群:16%,術前術後投与群:1.9%と,術前からの抗血小板薬投与が有効であった[22]。従来はアスピリンもしくはクロピドグレルの単剤投与を行う方法が主流であったが,バルーンアシストを要する場合や近年のステント支援下コイル塞栓術症例では,2剤併用抗血小板療法(dual antiplatelet therapy:DAPT)がより積極的に行われるようになっている。ステント支援下コイル塞栓術後における抗血小板薬の減量に関して確立された指針はない。しかし,抗血小板薬中止後や術後6ヵ月以上経過した慢性期でのステント内血栓症の報告がなされているため[23],術後6ヵ月程度はDAPTを継続しその後慎重に減量を検討することが望ましい。2015年からはわが国においてもフローダイバーター(Flow Diverter)が薬事承認され,『脳動脈瘤治療用Flow Diverter適正使用指針 第2版』では治療7日前を目安に複数の抗血小板薬の投与の開始が推奨されており,血小板凝集能の確認が望ましいとされている。

CASの場合,『脳血管内治療指針2009』にて,内服抗血小板薬としてアスピリン(81〜325mg/日),クロピドグレル(50〜75mg/日),シロスタゾール(100〜200mg/日),チクロピジン(100〜200mg/日)のうち2剤以上の継続投与が挙げられており,治療後1〜3ヵ月をめどに1剤に減量することが多いと記載されている[24]。アスピリンとクロピドグレルの長期併用は出血性合併症の危険性が高いため,症例に応じて適当な時期での単剤への減量を考慮する必要がある。シロスタゾールは再狭窄低減効果や対側狭窄予防効果が示され

ており，エビデンスの集積が期待される[25,26)]。

▶抗血栓療法の一般的注意

　高齢化によって心房細動合併症例に対して脳血管内治療を施行する場合も多く，これに伴って抗凝固療法と抗血小板療法を併用せざるをえない状況が増加している。循環器領域では以前から多剤併用療法による出血性合併症の危険性が示されており WOEST（What is the Optimal antiplatElet and anticoagulant therapy in patients with oral anticoagulation and coronary StenTing）試験では，冠動脈ステント留置後の抗凝固療法が必要な心房細動症例に，DAPTにワルファリンを加えた3剤群とクロピドグレルとワルファリンの2剤群にて比較を行い，3剤群において出血イベントも心血管イベントも有意に高頻度であった[27)]。ESC（European Society of Cardiology）のガイドラインでは心房細動患者に対する冠動脈ステント留置術の場合，急性冠症候群であってもDAPT＋抗凝固薬は長くても6ヵ月以内とし抗血小板薬は1剤へ減量，12ヵ月後には抗血小板薬を終了し抗凝固薬のみとする指針となっている[28)]。領域が異なるため脳血管領域にそのまま適用することは難しいが，多剤併用の抗血栓療法は可能な限り短期間とすることを検討すべきである。また近年抗血小板薬と併用される抗凝固薬についてワルファリンと直接経口抗凝固薬（direct oral anticoagulants：DOACs）との比較試験が報告されており，ワルファリンよりDOACsのほうが出血イベントは少なかったこと報告がされている[29,30)]。多剤併用抗血栓療法が必要な場合の抗凝固薬はワルファリンよりDOACsとしたほうが出血性合併症の危険性を下げる意味では妥当である。

　他科の検査・処置・手術の際に抗血栓療法の休薬を相談される機会は少なくない。患者背景や治療内容によっても大きく変わる。『脳卒中治療ガイドライン2015』において「出血時の対処が容易な処置・小手術（抜歯，白内障手術など）の施行時は，抗血小板薬の内服継続が勧められる。出血高危険度の消化管内視鏡治療や大手術の場合は休薬とせざるを得ない。」とされている[1)]。抗凝固薬休薬時のヘパリンブリッジについては否定的な報告が多く『抗血栓薬服用者に対する消化器内視鏡診療ガイドライン 直接経口抗凝固薬（DOAC）を含めた抗凝固薬に関する追補2017』では出血高危険度手技時においても従来のヘパリンブリッジの代わりに，PT-INRが治療域内であればワルファリン継続下での処置，あるいは非弁膜症性心房細動の場合にはDOACsへの一時変更での処置が考慮されると変更された[31)]。実際の臨床においては出血と塞栓症のリスクを勘案し個々の症例に応じて抗血栓療法の中止もしくは継続について判断する必要がある。

セットアップ

　心電図モニター，非観血的血圧モニター，経皮的酸素飽和度モニターなどの装着や術中使用する可能性のある薬剤の準備を行う。ワンショットもしくは持続静脈注射が可能な場所を確認する。厳重な血圧管理が必要な場合や血圧変動が危惧される場合は動脈ラインを挿入し観血的血圧モニターを行う。全身麻酔下の場合で内服薬の投与が必要な場合には経鼻胃管を留置する。

　脳血管内治療における麻酔法の選択は，施設により違いがある。選択にあたっては疾患，全身状態，意識状態，安静が保てるか否かで判断する。難易度が高い未破裂脳動脈瘤や破

裂脳動脈瘤では全身麻酔下で行われることが多い。またCASの場合，側副血行が不良で虚血耐性が乏しく術中の不穏状態・全身痙攣が危惧される場合や過灌流症候群の危険性が高い症例では全身麻酔を検討する。脳循環モニタリングとしては近赤外線モニターにより脳局所酸素分圧，微小塞栓子の検出にはtranscranial Doppler（TCD）が有効である。テーブルを移動させることを勘案した人工呼吸器の設置やチューブの配置，点滴ルートの長さに配慮する。当施設における脳血管撮影室のレイアウトを示す（図2）。

図2 血管撮影室のレイアウト

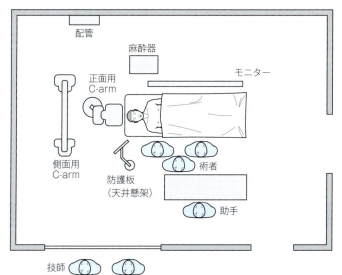

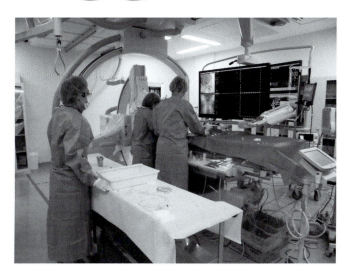

術後管理

術後は脳梗塞(遠位塞栓や治療血管の急性閉塞)，CAS術後においては徐脈・低血圧，過灌流症候群(頭痛，痙攣，頭蓋内出血)などに注意する。徐脈・低血圧は頚動脈に対するバルーン拡張やステント留置による頚動脈洞反射によって起こる病態である。多くは一過性であり術中に改善することが多いが，数日間昇圧薬の使用が必要となることがある。予測因子としては狭窄病変が頚動脈分岐部から10mm以内に存在する場合，偏心性の狭窄病変，頚動脈分岐部の石灰化，エコー上高輝度プラーク，バルーン径が大きい場合などが挙げられている[32,33]。術前に降圧薬を休薬し，術中はバルーン拡張前にアトロピンの投与を行う。高度の徐脈に対しては体外ペーシングを要する場合がある。血圧変動に対しては24時間血圧測定を行い，低血圧が遷延する場合にはカテコラミン(ドパミン，ノルアドレナリン)やフェニレフリンなどによる昇圧を行う。

過灌流症候群は，主幹動脈の高度狭窄・閉塞の場合，慢性的な血管拡張が生じているため，血行再建術後に増加する脳血流に対して血管収縮が不十分なために引き起こされるとされており，頭痛，痙攣，不穏，脳浮腫や重篤な脳出血をきたす病態である。特に脳出血を合併した場合の予後はきわめて不良であるため，術後管理では特に注意すべき病態である。術前のダイアモックス反応性低下が危険因子とされる。術後TCDやSPECTにて前値の2倍以上の場合は危険因子であり厳重な血圧コントロール，プロポフォール等による鎮静，エダラボンの投与などを行う。

合併症

▶ヘパリン起因性血小板減少症 (heparin-induced thrombocytopenia：HIT) 表2

ヘパリン投与により血小板減少が引き起こされる病態である。2型に分類されており，Ⅰ型はヘパリンの物理化学的性状により血小板凝集を増強する作用のために起こり，非免疫性機序である。ヘパリン投与後2～3日にて約10%の患者に起こる。10～20%の血小板

表2 HITの分類

	Ⅰ型	Ⅱ型
発症	ヘパリン投与2～3日後	ヘパリン投与5～14日後
機序	非免疫機序	ヘパリン依存性抗体の出現 (主に抗PF4・ヘパリン複合体抗体)
血小板数	10～20%の減少	15万/μL以下の減少，50%の減少
合併症	なし	動静脈血栓(心，脳，下肢，肺)
頻度	約10%	0.5～5%
経過	ヘパリン継続可，自然に回復	ヘパリン中止で速やかに回復
治療	不要，基礎疾患によりⅡ型に準ずる対応	代替薬(アルガトロバン)などによる抗凝固療法の継続

HIT情報センターHP(http://www.hit-center.jp/)より一部改変

減少を生ずるが，ヘパリン継続投与しても自然軽快する．一方，Ⅱ型はヘパリン依存性抗体（主に抗血小板第4因子：PF4・ヘパリン複合体抗体）による免疫性の機序にて起こるとされ，血小板数は50％以下に減少する．ヘパリン投与後5〜14日後に発症し，頻度は0.5〜5％である．4T's pre-test clinical scoreが提唱されており，診断の一助となる[34]（ 表3 ）．HITは血小板減少とそれに伴う出血ではなく血栓が特徴である．治療法はヘパリンの中止と代替薬（アルガトロバン）である．

▶造影剤腎症

造影剤腎症の定義は，造影剤使用後48〜72時間以内にクレアチニン値の25％以上あるいは0.5mg/dL以上の上昇であり，造影剤使用患者の1〜6％に起こる．腎機能障害，高血圧，脱水，腎毒性を有する薬剤の使用，高浸透圧造影剤の使用，造影剤の大量投与などが危険因子とされる．危険因子を有する患者においては血管内手術の少なくとも24時間前までに非ステロイド性抗炎症薬などの腎毒性を有する薬剤やループ利尿薬等の投与を中止し，術中においては造影剤の使用量を必要最小限とすること，造影剤使用前後の輸液療法が推奨されている．

▶コレステロール塞栓症

コレステロール塞栓症は，カテーテル操作や抗凝固療法などの機械的および化学的損傷が誘因となり，大血管内に存在する高度の粥状硬化巣（プラーク）とそれを覆う防御的血栓が崩壊し，微小なコレステロール結晶が飛散，腎臓，腸管などの臓器や下肢の微小動脈に塞栓をきたす病態である．一般には，検査や治療による血管内カテーテルの操作後の比較的早期（数日後）から発症し，最終的に多臓器不全を呈して重症になることが多く，致死率は60〜80％ともいわれている．数ヵ月以上も経った慢性期において発症することもある．皮膚症状としては網状皮斑（livedo），壊疽，チアノーゼ，潰瘍，結節，紫斑などが下腿から足底・足趾に出現する．

治療についてはいまだ確立されたものはない[35]．コレステロール結晶飛散の原因になっているプラークの安定化を図るため，血栓化・器質化を妨げる抗凝固薬や抗血小板薬を使用している場合には中止する．また塞栓の遊離のみではなく，炎症や免疫学的機序が関与

表3 4T's pre-test clinical score

	2点	1点	0点
血小板減少	50％以上（低値：2万/μL以上）	30〜50％の低下（低値：1〜1.9万/μL）	30％以内の低下（低値：1万/μL以下）
ヘパリン使用後から血小板減少までの期間	5〜10日，もしくは30日以内のヘパリン使用歴がある場合は1日以内	11日以後か発症時期不明，もしくは31〜100日以内のヘパリン使用歴がある場合は1日以内	ヘパリン投与歴なし4日以内
血栓症	明らかな血栓の新生，皮下注部位の皮膚壊死，静注による急性全身反応（アナフィラキシー様の反応）	血栓の進行か再発あり，紅斑様の皮膚症状，血栓症の疑い濃厚	なし
血小板減少の他の原因	明らかにない	他の原因の可能性もある	他に明らかな原因がある

HITの可能性　高：6〜8　中：4〜5　低：0〜3

Warkentin TE. Circulation 2004; 110: 454-8. より引用

しているとの考えからステロイドの投与が行われる場合がある．末梢循環血流改善を目的にプロスタグランジンの投与やLDLアフェレーシス，血漿交換療法などが試みられている．

（辻本真範，吉村紳一）

文献

1) 日本脳卒中学会 脳卒中ガイドライン委員会 編．脳卒中治療ガイドライン2015. 協和企画，東京，2015.
2) Molyneux A, Kerr R, Stratton I, et al. International subarachnoid aneurysm trial (isat) of neurosurgical clipping versus endovascular coiling in 2143 patients with ruptured intracranial aneurysms: A randomised trial. Lancet 2002; 360: 1267-74.
3) Molyneux AJ, Birks J, Clarke A, et al. The durability of endovascular coiling versus neurosurgical clipping of ruptured cerebral aneurysms: 18 year follow-up of the UK cohort of the International Subarachnoid Aneurysm Trial (ISAT). Lancet 2015; 385: 691-7.
4) Morita A, Kirino T, Hashi K, et al. The natural course of unruptured cerebral aneurysms in a japanese cohort. N Engl J Med 2012; 366: 2474-82.
5) Wiebers DO, Whisnant JP, Huston J 3rd, et al. Unruptured intracranial aneurysms: Natural history, clinical outcome, and risks of surgical and endovascular treatment. Lancet 2003; 362: 103-10.
6) Greving JP, Wermer MJ, Brown RD Jr, et al. Development of the PHASES score for prediction of risk of rupture of intracranial aneurysms: a pooled analysis of six prospective cohort studies. Lancet Neurol 2014; 13 (1): 59-66.
7) Tominari S, Morita A, Ishibashi T, et al. Prediction model for 3-year rupture risk of unruptured cerebral aneurysms in Japanese patients. Ann Neurol 2015; 77 (6): 1050-9.
8) Etminan N, Brown RD Jr, Beseoglu K, et al. The unruptured intracranial aneurysm treatment score: a multidisciplinary consensus. Neurology 2015; 85 (10): 881-9.
9) Paciaroni M, Eliasziw M, Kappelle LJ, et al. Medical complications associated with carotid endarterectomy. North american symptomatic carotid endarterectomy trial (nascet). Stroke 1999; 30: 1759-63.
10) Yadav JS, Wholey MH, Kuntz RE, et al. Protected carotid-artery stenting versus endarterectomy in high-risk patients. New Engl J Med 2004; 351 (15): 1493-501.
11) Brott TG, Hobson RW 2nd, et al. Stenting versus endarterectomy for treatment of carotid-artery stenosis. N Engl J Med 2010; 363: 11-23.
12) Brott TG, Howard G, Roubin GS, et al. Long-Term Results of Stenting versus Endarterectomy for Carotid-Artery Stenosis. New Engl J Med 2016; 374 (11): 1021-31.
13) Berkhemer OA, Fransen PS, Beumer D, et al. A randomized trial of intraarterial treatment for acute ischemic stroke. New Engl J Med 2015; 372 (1): 11-20.
14) Goyal M, Demchuk AM, Menon BK, et al. Randomized assessment of rapid endovascular treatment of ischemic stroke. New Engl J Med 2015; 372 (11): 1019-30.
15) Campbell BC, Mitchell PJ, Kleinig TJ, et al. Endovascular therapy for ischemic stroke with perfusion-imaging selection. New Engl J Med 2015; 372 (11): 1009-18.
16) Saver JL, Goyal M, Bonafe A, et al. Stent-retriever thrombectomy after intravenous t-PA vs. t-PA alone in stroke. New Engl J Med 2015; 372 (24): 2285-95.
17) Powers WJ, Derdeyn CP, Biller J, et al. 2015 American Heart Association/American Stroke Association Focused Update of the 2013 Guidelines for the Early Management of Patients With Acute Ischemic Stroke Regarding Endovascular Treatment: A Guideline for Healthcare Professionals From the American Heart Association/ American Stroke Association. Stroke 2015; 46 (10): 3020-35.
18) Nogueira RG, Jadhav AP, Haussen DC, et al. Thrombectomy 6 to 24 Hours after Stroke with a Mismatch between Deficit and Infarct. New Engl J Med 2018; 378 (1): 11-21.
19) Albers GW, Marks MP, et al. Thrombectomy for Stroke at 6 to 16 Hours with Selection by Perfusion Imaging. New Engl J Med 2018; 378 (8): 708-18.
20) 日本脳卒中学会，日本脳神経外科学会，日本脳神経血管内治療学会．経皮経管的脳血栓回収用機器 適正使用指針 第3版．脳卒中 2018; 40: 285-309.
21) Qureshi AI, Luft AR, Sharma M, et al. Prevention and treatment of thromboembolic and ischemic complications associated with endovascular procedures: Part ii--clinical aspects and recommendations. Neurosurgery 2000; 46: 1360-75; discussion 1375-6.
22) Yamada NK, Cross DT 3rd, Pilgram TK, et al. Effect of antiplatelet therapy on thromboembolic complications of elective coil embolization of cerebral aneurysms. AJNR Am J Neuroradiol 2007; 28: 1778-82.
23) Kanaan H, Jankowitz B, Aleu A, et al. In-stent

thrombosis and stenosis after neck-remodeling device-assisted coil embolization of intracranial aneurysms. Neurosurgery 2010; 67: 1523-32; discussion 32-3.
24) 吉村紳一, 他. 脳血管内治療指針 7. 頚動脈狭窄症. JNET 2009; 3 (Suppl 1): 56-65.
25) Kato T, Sakai H, Takagi T, et al. Cilostazol prevents progression of asymptomatic carotid artery stenosis in patients with contralateral carotid artery stenting. AJNR Am J Neuroradiol 2012; 33 (7): 1262-6.
26) Yamagami H, Sakai N, Matsumaru Y, et al. Periprocedural cilostazol treatment and restenosis after carotid artery stenting: The retrospective study of in-stent restenosis after carotid artery stenting (resister-cas). J Stroke Cerebrovasc Dis 2012; 21: 193-9.
27) Dewilde WJ, Oirbans T, Verheugt FW, et al. Use of clopidogrel with or without aspirin in patients taking oral anticoagulant therapy and undergoing percutaneous coronary intervention: an open-label, randomised, controlled trial. Lancet 2013; 381 (9872): 1107-15.
28) Lip GY, Windecker S, Huber K, et al. Management of antithrombotic therapy in atrial fibrillation patients presenting with acute coronary syndrome and/or undergoing percutaneous coronary or valve interventions: a joint consensus document of the European Society of Cardiology Working Group on Thrombosis, European Heart Rhythm Association (EHRA), European Association of Percutaneous Cardiovascular Interventions (EAPCI) and European Association of Acute Cardiac Care (ACCA) endorsed by the Heart Rhythm Society (HRS) and Asia-Pacific Heart Rhythm Society (APHRS). Eur Heart J 2014; 35 (45): 3155-79.
29) Gibson CM, Mehran R, Bode C, et al. Prevention of Bleeding in Patients with Atrial Fibrillation Undergoing PCI. New Engl J Med 2016; 375 (25): 2423-34.
30) Cannon CP, Bhatt DL, Oldgren J, et al. Dual Antithrombotic Therapy with Dabigatran after PCI in Atrial Fibrillation. New Engl J Med 2017; 377 (16): 1513-24.
31) 加藤 元, 上堂 文, 掃本 誠, 他. 抗血栓薬服用者に対する消化器内視鏡診療ガイドライン 直接経口抗凝固薬 (DOAC) を含めた抗凝固薬に関する追補 2017. Gastroenterological Endoscopy 2017; 59 (7): 1547-58.
32) Leisch F, Kerschner K, Hofmann R, et al. Carotid sinus reactions during carotid artery stenting: Predictors, incidence, and influence on clinical outcome. Catheter Cardiovasc Interv 2003; 58: 516-23.
33) Nonaka T, Oka S, Miyata K, et al. Prediction of prolonged postprocedural hypotension after carotid artery stenting. Neurosurgery 2005; 57: 472-7; discussion 472-7.
34) Warkentin TE. Heparin-induced thrombocytopenia: Diagnosis and management. Circulation 2004; 110: 454-8.
35) Li X, Bayliss G, Zhuang S. Cholesterol Crystal Embolism and Chronic Kidney Disease. Int J Mol Sci 2017; 18 (6).

II 脳血管障害

遺伝子異常の検索の意義

脳血管障害と遺伝子異常

　近年の全ゲノム相関解析等の精力的な解析から，さまざまな疾患で責任となる遺伝子異常が特定されている。脳血管障害についても同様で多くの疾患で遺伝子異常の報告がなされている。本項では，脳血管障害の各疾患で現在までに明らかとなっている遺伝子異常につき近年の新たな知見を中心に概説する。また，本項では各疾患における遺伝子異常の概要とその意義を解説することを主眼としているため，各疾患での遺伝子異常の発見の経緯などさらに詳細については，引用文献等を参考頂きたい。そして，本項で取り上げた脳血管障害各疾患での遺伝子異常が明らかとなったことの診断上や治療上の意義について次項でまとめて解説する。また，各疾患の治療適応や具体的な治療法等臨床的側面については，本書の該当項目を参照頂きたい。

▶もやもや病

　もやもや病は，近年日本人研究者を中心に遺伝子異常が同定された遺伝子の創始者変異による疾患である。

　もやもや病は，日本を含めた東アジアに疾患頻度が高くまた常染色体優性遺伝形式を示唆する家族内集積を認めることから，原因遺伝子の存在が示唆されてきた。近年の精力的な全ゲノム連鎖解析を通し，もやもや病が第17番染色体長腕末端部に連鎖することが示され，2011年になりこの領域からもやもや病の感受性遺伝子としてRNF213遺伝子が日本のグループより相次いで同定された[1,2]。KamadaらはRNF213蛋白質内のR4859K変異を家族性もやもや病症例の95％，孤発例の73％，日本人の正常対照群で1.4％に検出しており，RNF213がもやもや病の疾患感受性遺伝子であると報告している[1]。またLiuらは，この多型が日本人等東アジアのもやもや病非発症者では2〜3％存在する一方白人集団では存在しないことを報告しており，RFP遺伝子内の多型の存在がもやもや病の地域差を説明する要因であることを示している[2]。また，この多型の存在により日本人では疾患罹患率が300倍以上上昇することを明らかとした[2]。さらにこの多型には，創始者変異の存在が示唆されており，東アジアに多発するもやもや病が数百世代前の共通の祖先の変異に基づく疾患であることが推定されている[2]。LiuらはさらにRNF213蛋白質の機能解析も行い報告している。RNF213蛋白質は，彼らの報告では従来データベースに登録されている遺伝子産物とは異なり591KDaの細胞膜蛋白質であり新たに"Mysterin"と命名された。そのため，Kamadaらの報告の示すR4859K変異はLiuらの解析結果では，R4810K変異となるが基本的に同一の変異である。一方で，Mysterin（本項では以下RNF213蛋白質をMysterinと記載する）の機能異常がもやもや病を発症させる機序は明らかでない。また，遺伝子変異のみで発症しないことからもやもや病の発症にはなんらかの環境因子等の追加の要素が必要であることも示唆された。現在までの解析では，Mysterinがユビキチン化

酵素E3 Ligase活性を有することが示されている[2]。さらに，ゼブラフィッシュでMysterinを発現抑制すると頭蓋内血管や脊椎動脈の分枝形成に異常を呈したため，Mysterinは血管形成を司る新規の蛋白質であることが明らかとなった[2]。このことから，もやもや病がMysterin変異に伴う血管形成の異常を基盤とした疾患であることが推測される。もやもや病におけるMysterin異常の同定は，もやもや病の病態形成機序を明らかとするとともに，血管形成といったさらに一般的な事象に対しても新たな知見を提供するものであり，その点でも意義の大きいものである。

さらに，RFP213遺伝子内の14576多型（14576G>A）のホモ接合体とヘテロ接合体を比較すると，ホモ接合体群において発症年齢の若年化，発症リスクの増大，病変の重篤化が認められることが報告された[3]。この報告に基づくと，14576多型（14576G>A）がもやもや病の発症リスク増大や重症化を予測するための有効なマーカーとなりうることが示唆される。

RNF213遺伝子のR4810K変異については，近年になりもやもや病のみでなく頭蓋内主幹動脈狭窄や閉塞例においても有意に多く検出され高いオッズ比を示すことが報告されている[4]。よって，RNF213遺伝子変異がもやもや病のみでなく広く頭蓋内の血管病の感受性を上昇させることも推測される。

▶海綿状血管腫

海綿状血管腫は，一般人口の0.3～0.5％程度に認められる疾患で，報告により頻度は異なるもかなりの割合の症例が家族性であり低浸透率の常染色体優性形式を示す[5]。海綿状血管腫の原因遺伝子特定は30年程前より精力的に検討されており，1999年になりCCM1として初めての原因遺伝子が同定され，その後CCM2とCCM3も同定された。家族性海綿状血管腫では人種間で各原因遺伝子の変異の割合が大きく異なることがよく知られており，例えばスペイン系アメリカ人では大多数がCCM1に変異を有する一方，白人系ではCCM1変異40％，CCM2変異20％，CCM3変異40％と報告されている[5]。現在までに，これらCCM1～3において100種類を超える変異の存在が報告されているが，その多くのものが蛋白質の機能を欠損するloss-of-function変異である。さらに，いまだ確定的な証明はなされていないが，よく知られた網膜芽細胞腫でのKnudson's Two-Hit Theoryと同じように，生殖細胞由来で全身の細胞で生まれつき有するCCM変異（germ line mutation）にさらにもう一方の遺伝子に体細胞変異（somatic mutation）が加わり，結果として両アレルのCCMの機能が欠失した際に海綿状血管腫が発症するという説も存在し，これを支持する報告もなされている[5]。また，現在発見されているCCM1～3の変異を認めない家族性海綿状血管腫症例も5％程度存在することや多くの孤発例ではこれら遺伝子の変異を検出できないことから，海綿状血管腫発症の原因遺伝子は他にも存在することが示唆されており精力的に検討されている[5]。

なぜ，CCMの機能異常や機能欠損が海綿状血管腫を発症させるかの機序の詳細については明らかでない部分もあり今後の検討が待たれるが，本項ではCCMの構造と機能について近年の知見を概説する[5,6]。CCM1は，当初Krev-1結合蛋白質として同定されK-Rev interaction trapped 1（Krit1）ともよばれる。CCM1は，N末端にNPXY/F domainを有するとともに，C末端にFERM domainとよばれる構造をもち，これら2つのドメインが直接結合することができるためCCM1は細胞内で分子内および分子間結合を形成すると考

えられている[6]。また，FERM domainは細胞膜と細胞骨格の境界面に存在し細胞膜と細胞骨格をつなぎ止める足場となる蛋白質によく存在するドメインである。このことからCCM1は，細胞骨格の制御を介し内皮細胞間接着の制御，内皮細胞間の透過性の調節，細胞外基質と細胞との結合の調節，細胞極性の制御など多岐にわたる機能を果たしていると推測される[6]。CCM2はPTB domainを有し，CCM1とNPXY/F domainを介して結合したり，MEKK3と結合できることが示されている。そのため，CCM2はCCM1と結合することや制御機構の詳細は不明であるがRhoAやCdc42の活性調節を介し細胞骨格制御を担うとともに，MEKK3の活性制御を介したp38 MAPKの活性調節を介しても細胞骨格制御に寄与している[6]。CCM3は，当初アポトーシスの際に発現量の増加する遺伝子として単離されているが，既知の機能的ドメインが認められない蛋白質である[6]。しかし，近年の検討から，CCM3はVEGFR2に結合し安定化することで血管ネットワーク構築時にVEGFR2のシグナル伝達を促進することが示唆されている[7]。これら近年の知見から，海綿状血管腫が細胞骨格異常や血管ネットワーク構築異常を基盤とした疾患であることが示唆される。

▶CADASIL

CADASIL (cerebral autosomal dominant arteriopathy with subcortical infarct and leukoencephalopathy) は，常染色体優性遺伝形式を示す疾患であり，典型例では20歳頃からの片頭痛発作に始まり，無症候性の白質病変の増加とともに40歳頃には脳卒中のリスクファクターを伴わないにもかかわらず一過性脳虚血発作 (transient ischemic attack：TIA) やラクナ梗塞をきたす[8]。そして病期の進行とともに，最終的には白質病変の進行と脳梗塞の繰り返しにより脳機能の低下をきたす重篤な疾患である。しかし，臨床現場では壮年期以降の発症例や脳卒中のリスクファクターを有する症例等，通常のラクナ梗塞を初めとした脳血管障害と鑑別が困難な症例も存在する。

CADASILの原因遺伝子は，Notch3である。CADASILにおけるNotch3遺伝子変異の約半数はエクソン3とエクソン4に集中しており，大部分が細胞外ドメインのEGF様リピート内のシステインに生ずるアミノ酸変化を伴う変異である。この変異により細胞外ドメインの三次構造が変化し変異型Notch3が血管中膜へ蓄積した結果として血管平滑筋の変性や自動能消失をきたし，最終的にCADASILの諸病態を形成すると推測されている[8]。

CADASILの診断において，Notch3遺伝子異常の同定ないしは生検での細小動脈血管壁へのNotch3の異常沈着の同定は重要である[8]。すなわち，CADASILにおいては，遺伝子異常が確定診断に直結するものであり，特に疑診例でその意義は大きい。さらに，NOTCH3の蓄積が病態の原因であることから蓄積を阻害することによる根源的な治療という創薬戦略も示唆される。

▶アミロイドアンギオパチー

脳アミロイドアンギオパチー (cerebral amyloid angiopathy：CAA) は，アミロイドβ蛋白質等のアミロイド蛋白質の脳血管への沈着を病理学的特徴とする血管病変である。臨床的には，高齢者の非高血圧性脳内出血の原因疾患として重要である。CAAの多くは孤発性であり遺伝子異常に起因しないと考えられているが，いくつかのアミロイド蛋白質関連遺伝子の多型，例えばApoEε4やPresenilin-1遺伝子多型等，がCAA発症を増加させることが報告されている[9]。CAAでは，Amyloid precursor protein (APP) 遺伝子変異によ

る常染色体優性遺伝形式の遺伝性CAAなどいくつかの遺伝性CAAが報告されており，それらでは遺伝子異常も同定されている[9]。また，APP遺伝子が21番染色体上に存在することから，ダウン症においてAPP遺伝子のコピー数の増加に伴うCAAの合併が知られている[9]。

現在，CAAで遺伝子異常を同定することの臨床的な意義は乏しいものであると思われるが，遺伝性CAAでは遺伝子異常の同定が将来の脳血管障害の危険を示唆するマーカーとなったり将来的な治療法開発に貢献することが期待される。

▶脳静脈血栓症[10]

若年者の脳静脈血栓症症例や家族歴のある血栓症症例を診察した場合は，血栓性素因の有無を注意深く検査する必要がある。血栓性素因は，先天性のものと後天性のものに大きく分類される。先天性の血栓素因として，本邦では先天性プロテインS欠乏症（蛋白量の低下するⅠ型と活性低下を示すⅡ型に分類される）が最多であるが全症例の1/4程度にすぎない。その他，プロテインC欠乏症，アンチトロンビン欠乏症，ヘパリンコファクター欠乏症，トロンボモジュリン異常症，プラスミノーゲン異常症など多岐にわたる遺伝子異常に基づく先天性血栓素因が知られている。また，血栓症の原因診断においては後天性の原因である抗リン脂質抗体症候群やビタミンK欠乏症，ワーファリン服用，肝機能異常，播種性血管内凝固症候群についても十分に念頭において精査を進めることが臨床上重要である。これらを鑑別し適正な加療を行うために，血栓性素因が疑われる症例に対してはプロテインS，プロテインC，アンチトロンビンの活性測定や，ループスアンチコアグラントや抗カルジオリピン抗体などの抗リン脂質抗体症候群診断のための項目を精査する必要がある。そして，各々の症例の血栓症の原因に応じ治療介入していくことが重要となる。また，欧米人の血栓症症例を診察する場合は本邦には存在しないと考えられている第Ⅴ因子Leiden変異やプロトロンビン遺伝子G20210A変異が原因となる場合があるため注意が必要である。

これら脳静脈血栓症等の血栓症症例においての遺伝子異常の検索は，診断と治療法選択に直接寄与するものでありきわめて意義の大きいものである。

▶Fabry病[8,11]

Fabry病は，α-galactosidase A遺伝子変異によるX染色体劣性遺伝形式を示すリソソーム病である。Fabry病では，α-galactosidase A遺伝子変異に伴いglobotriaosylceramideを初めとしたスフィンゴ糖脂質がさまざまな組織に沈着することにより多臓器に機能障害をきたす。脳血管障害は，Fabry病症例の数％で認められ，30歳から40歳代で脳梗塞を発症することが多い。Fabry病症例の脳梗塞では再発率が高く，半数以上の症例が再発をきたし最終的に死亡するなど臨床経過が重篤である。また，若年脳梗塞患者の基礎疾患としてFabry病は重要である。例えば，PORTYSTROKE studyによると2.4％の若年脳梗塞患者がFabry病であったと報告している。Fabry病の臨床症状の多彩さからしばしば適切な診断ができないため，本来の治療法である酵素補充療法を受けることができず，不幸な転帰をたどる症例も存在する。

Fabry病症例のMRIによる画像診断では，T2画像やFLAIR画像において白質病変が検出される。白質病変は加齢とともに急速に増加し，半数以上の症例に多発性に認められるようになる。白質病変をきたす機序については，スフィンゴ糖脂質の細小血管への沈着に

よる血管自動能の障害や細胞障害に伴う代謝異常等多岐にわたる。また，Fabry病症例では前方循環に比し椎骨脳底動脈系に障害が生じやすいと報告されており，MRAや脳血管撮影では主要血管の蛇行や拡張が認められる。この椎骨脳底動脈系の主要血管に認められる蛇行や拡張の所見は画像診断においてFabry病を示唆する所見と考えられている。

Fabry病において，酵素補充療法が治療法として確立していることから特に若年脳梗塞症例ではFabry病を念頭におき診断することが重要である。その観点から，遺伝子異常検出は診断の重要な要素となる。

▶遺伝性出血性毛細血管拡張症[12]

遺伝性出血性毛細血管拡張症は常染色体優性遺伝形式を示す疾患であり，繰り返す鼻出血，毛細血管拡張，血管奇形や動静脈瘻(arteriovenous fistula：AVF)を特徴とする。脳血管障害をきたす頭蓋内疾患として脳動静脈奇形(arteriovenous malformations：AVM)は，本症例の内10％程度で認められしばしば脳内出血の原因となる。そのため，AVMの位置や大きさ，静脈還流などによる手術の危険性と年齢を加味して破裂予防のための治療が考慮される。遺伝性出血性毛細血管拡張症においては，出血性病変のみでなく肺に形成されたAVM内の動静脈シャントにより脳塞栓症を発症することもあり注意を要する。

遺伝性出血性毛細血管拡張症の原因遺伝子としてendoglinとactivin receptor like kinase type1（ALK-1）という血管内膜形成に寄与する遺伝子が同定されており，それぞれの遺伝子変異に対応しHHT1，HHT2と分類される。EndoglinとALK-1の変異は，遺伝性出血性毛細血管拡張症の85％の症例に認められる。さらにそれ以外の遺伝子異常として，若年性polyposisと合併した症例におけるSMAD4の変異が報告されている。現在同定されていないその他の遺伝子異常として遺伝性出血性毛細血管拡張症では，第18番染色体と第7番染色体に遺伝子異常が推測される症例も存在し，それぞれHHT3とHHT4と命名されている。

遺伝性出血性毛細血管拡張症において，上記の遺伝子変異はCuracao criteria（繰り返す鼻出血，皮膚などの毛細血管拡張所見，AVF，一親等以内の家族歴で診断）として知られる本疾患の診断基準には含まれていないが，疑診例における早期診断の一助になったり過度な精査による鑑別診断のための医療コストの削減に寄与しうる。

▶脳動脈瘤

脳動脈瘤は，従来多因子疾患として認識されている。脳動脈症例では家族集積を認める家系もあり，それらの家系を用いた連鎖解析等の遺伝学的解析が精力的に行われている。現在までに，脳動脈瘤にかかわる遺伝子異常としては日本人家系においてTNFRSF13B遺伝子の変異（ナンセンス変異，フレームシフト，アミノ酸置換）が報告されている[13]。その他，脳動脈瘤の合併がよく知られている遺伝子変異に伴う疾患としてPKD1/PKD2の変異による常染色体優性多発性嚢胞腎，Collagen Type Ⅳ α1遺伝子変異によるHereditary angiopathy, nephropathy, aneurysms and muscle cramps (HANAC)[13]，Collagen Type Ⅲ α1遺伝子変異によるEhlers-Danlos症候群血管型が知られている。

脳動脈瘤診断・治療における遺伝子異常検索の意義は大きくないが，上記のような脳動脈瘤を合併する疾患の診断のため，特に若年症例や特異な部位・形態の症例の際に有用である。

▶脳動静脈奇形（AVM）

　AVMでは，多発家系はまれであり孤発例が多い．AVMの相関解析によりALK-1，IL-6，TNF-α，APOEといった遺伝子の一塩基多型が，AVMの罹患や破裂に相関することが示されている[14]．よって，なんらかの遺伝子異常による疾患というよりはむしろ炎症反応などの寄与する病態ではないかと推測されていた．加えて最近になり，解析されたAVMのうち過半数の症例（45/72症例）でKRAS遺伝子にG12DやG12Vといった機能獲得型変異，それも体細胞変異，が生じていることが報告された[15]．さらに，KRAS遺伝子のG12V変異により内皮細胞では血管新生関連遺伝子発現の亢進や浸潤能亢進といったAVM病態を形成する可能性のある変化をきたすことも示された[15]．よって，AVMは後天的に生じたKRAS遺伝子の機能獲得変異に基づく疾患である可能性が示唆された．

▶その他疾患

　その他の脳血管障害に関連する疾患における遺伝子異常につき以下に列挙する．

　常染色体優性遺伝形式をとる，retinal vasculopathy with cerebral leukodystrophy（RVCL）では，一本鎖DNA特異的3'-5'エクソヌクレアーゼであるTREX1に変異が生じており，その結果血管内皮細胞障害をきたす．RVCLでは，若年で脳梗塞を発症したり白質病変をきたす[8,16]．

　CARASIL（cerebral autosomal recessive arteriopathy with subcortical infarct and leukoencephalopathy）は，セリンプロテアーゼHTRA1の遺伝子変異により発症する常染色体劣性遺伝を示す疾患である．HRTA1は，TGF-βファミリー蛋白質に直接結合することができそのプロテアーゼ活性依存的にTGF-βシグナルを抑制する．すなわち，本疾患はTGF-βシグナル亢進に起因する疾患であると考えられる．よって，このシグナル経路の抑制が根本的な治療法となる可能性がある．CARASIL症例では，30歳前後に脳梗塞発作を生じMRIでは大脳半球広範に白質病変やラクナ梗塞を認める[8,17]．

　Hemoglobin遺伝子異常による鎌状赤血球症は日本ではまれな疾患であるが，経過中に特に若年で脳梗塞を発症することがある．アフリカや地中海沿岸など疾患頻度の高い国出身の若年脳梗塞患者では考慮すべき疾患である．

　RASA1遺伝子異常によるcapillary malformation-arteriovenous malformation（CMAVM）という常染色体優性遺伝形式の疾患では，皮膚の毛細血管奇形とともに頭蓋内のAVM，AVFやガレン大静脈瘤を合併することが知られている[18]．

脳血管障害の遺伝子異常の検索の意義

　脳血管障害では，前項で概説したように多くの疾患で原因となる遺伝子異常が明らかとなっている．脳血管障害症例においてそれら遺伝子異常を検索することの意義は多岐にわたる．本項では，その内代表的なものを挙げ解説する．

▶治療への貢献

　ある疾患の遺伝子異常の検索を行うことで，治療に直接寄与できる場合がある．例えば前項で挙げた脳静脈血栓症やFabry病では，遺伝子異常の結果産生が低下している因子に対し補充療法を行うことで治療が可能である．この場合，遺伝子異常の診断はきわめて意義が大きく，遺伝子診断自体が治療法選択と直結しているため特に遺伝子異常を基盤とす

る脳血管障害の内でも十分に認識しておき，鑑別診断として想起することが重要となる．

▶鑑別診断の補助検査としての意義

　実際の臨床現場では，ある疾患の典型的症状のすべてが観察されることはまれである．実際は，部分的な症状や画像所見を手掛かりに鑑別診断を行い精査を進めていくことが多い．その際に，例えばCADASIL症例でのNotch3遺伝子異常や遺伝性出血性毛細血管拡張症でのHHT遺伝子異常など特定の疾患に特異的な遺伝子異常を検出することは，鑑別診断に挙がるさまざまな疾患を除外するための精査による時間とコストを大幅に削減することができる．このような状況での遺伝子異常の検索は，早期治療介入による患者への恩恵のみでなく，社会的コスト削減の観点からも意義の大きいものである．

▶予防治療・早期治療介入のための指標としての意義

　前項にて記載した遺伝子異常により脳血管障害をきたしうる疾患では，加療を行っている症例の近親者にも同様の疾患が発症する可能性や，診断はされていないがすでに疾患を有している可能性が存在する．この場合遺伝子異常の有無を検索することは，無症候性の遺伝子異常陽性症例に対する画像検査などによる注意深い経過観察，脳血管障害の発症を未然に予防する治療介入，いったん発症しても重篤化を抑制する治療といった予防的治療や早期治療介入を可能にすることへの貢献が予想される．このような状況下では遺伝子異常の解析は，予防的治療や早期治療介入の面で意義が大きい．さらに，遺伝子異常が陰性であった症例では，将来的な該当疾患発症の不安が取り除かれることを通し不安による社会活動制限が解除されるという点でも意義は大きい．

▶症例経過，治療反応性や予後予測のマーカーとしての意義

　脳血管障害に限らないが遺伝子異常による疾患においては，どの遺伝子のどの部位に変異が生ずるか，変異が染色体転座等広範囲のものか，他の遺伝子異常を合併するか，ヘテロ接合体かホモ接合体か等の要素により疾患の重篤度，治療反応性，予後が大きく異なることがしばしば存在する．その場合，遺伝子異常を検索し確定することは，該当症例の症状経過や予後を推測する有用な指標になりうる．また，治療反応性も遺伝子異常により大いに異なることもあり，この観点でも遺伝子異常の検索は症例毎の適切な治療法選択や過剰な治療の回避に寄与しうるため，意義の大きいものである．

▶新たな疾患概念の確立や新規治療法確立への寄与

　脳血管障害のなかで遺伝子異常に伴う疾患と推測されていながらいまだ遺伝子異常の特定されていない疾患も多く存在する．また，遺伝子異常に伴うと認識されていない疾患のなかでも実は遺伝子異常に伴う疾患であることが明らかとなったり，異なる症候群と認識されてきた疾患が同じ遺伝子の異常に伴う同一機序に基づく疾患であることが明らかとなる可能性も存在する．すなわち，いまだ遺伝子異常が明らかでない脳血管障害で遺伝子異常を同定することは疾患分類，疾患概念上意義深いものである．また，遺伝子異常の同定により，例えば酵素欠損症での酵素補充療法や免疫異常症での免疫抑制療法のような新規の治療法確立の可能性も存在する．

　上記のような点から，脳血管障害症例の各疾患での遺伝子異常の検索は目の前で診察治療を行っている現在の症例を越えて将来的な医療の発展に寄与しうるもので意義の大きいものであると考えられる．

脳血管障害の遺伝子異常の検索における注意点と問題点

　脳血管障害の症例において遺伝子異常を検索することは前項にて記載した通り意義が大きいことは論を俟たない。しかし，各疾患の遺伝子異常を検索することの意義の大きさとともに，遺伝子異常を検出することの倫理的側面を十分に認識する必要がある。近年の技術の進歩とともに，ヒトゲノムの全塩基配列を決定することが時間・コスト面含め容易になっている。一方，各個人の遺伝子情報は究極の個人情報であり疾患への罹患を含めた各個人の形質を決定づけるものであることから，その取扱いには厳密性が強く要求される。よって適正な遺伝子診断を行い適正に治療や診断を進めていくに際しガイドラインの整備と遵守が重要である。そのような現状を踏まえ，遺伝子異常検索における注意点や問題点につき概説する。なお，本項に関連の事項のさらなる詳細については引用文献を参照されたい[19,20]。

　各疾患における遺伝子異常解析においては，個人情報保護の観点と倫理的側面から遺伝子異常が検出された際の利点と欠点を十分に説明のうえ同意を得ることが必須である。この際，遺伝子異常検索を行うこと自体の妥当性や検査の手法，個人情報の取り扱い，試料の取り扱い等につき，決して医師個人の主観ではなく各施設や学会で承認された公式な手順に従い公平性をもって文書で説明し，自由意思の元同意を得ることが必須である。また，しばしば遺伝子異常検索の利点のみが重視される傾向にあるが，欠点も十分に説明をすることに留意すべきである。例えば，特に現在の医療水準では治療困難な疾患への罹患を示唆する遺伝子異常を検索する場合に，陽性の結果が出た際の心理的な支援，遺伝子異常が検出された際に患者本人のみでなくその血縁者にも遺伝子異常の存在の可能性が明らかとなることから，その点への配慮が必要である。そして全ゲノム解析では対象疾患とは無関係な遺伝子異常が予期せず検出される可能性がありその場合の対応等，遺伝子異常検索に伴い生じうる欠点についても事前に十分検討し説明する必要がある。個人情報保護もきわめて重要な注意点である。診断目的での遺伝子異常解析を行う場合には，対象の遺伝子のみの解析が行われることが多いと思われるが，その遺伝子情報の管理の方法や開示の際の規則，検査で使用しなかった余剰な標本の処理方法と取り扱いなどには細心の注意を払う必要がある。また，今まで同定されていない新規の遺伝子異常解析を行う際にはさらに注意深く倫理的側面を含めた配慮を行う必要が生ずる。この場合は，新規の遺伝子異常解析を行うこと自体の妥当性が十分に検討され該当部門より承認されることが必須である。

　すなわち遺伝子異常解析を行うに際しては，十分に検討を重ねたうえ公式な委員会や機関で承認されたプロトコールの下，十分なインフォームド・コンセントを得て倫理面や個人情報保護の観点でも十分に配慮された形で施行することが必須である。

（青木友浩）

文献

1) Kamada F, Aoki Y, Narisawa A, et al. A genomewide association study identifies RNF213 as the first Moyamoya disease gene. J Hum Genet 2011; 56: 34-40.
2) Liu W, Morito D, Takashima S, et al. Identification of RNF 213 as a susceptibility gene for moyamoya disease and its possible role in vascular development. PLoS One 2011; 6: e22542.
3) Miyatake S, Miyake N, Touho H, et al. Homozygous c.14576G>A variant of RNF213 predicts early-onset and severe form of moyamoya disease. Neurology 2012; 78: 803-10.
4) Liao X, Deng J, Dai W, et al. Rare variants of RNF213 and moyamoya/non-moyamoya intracranial artery stenosis/occlusion disease risk: a meta-analysis and systematic review. Environ Health Prev Med 2017; 22: 75
5) Cavalcanti D, Kalani Y, Martirosyan N, et al. Cerebral cavernous malformations: from genes to proteins to disease. J Neurosurg 2012; 116: 122-32.
6) Riant F, Bergametti F, Ayrignac X, et al. Recent insights into cerebral cavernous malformations: the molecular genetics of CCM. FEBS J 2010; 277: 1070-5.
7) He Y, Zhang H, Yu L, et al. Stabilization of VEGFR2 Signaling by Cerebral Cavernous Malformation 3 Is Critical for Vascular Development. Sci Signal 2010; 3: ra26.
8) Federico A, Di Donato I, Bianchi S, et al. Hereditary cerebral small vessel diseases: A Review. J Neurol Sci 2012; 322: 25-30.
9) Yamada M, Naiki H. Cerebral amyloid angiopathy. Prog Mol Biol Transl Sci 2012; 107: 41-78.
10) 森下恵理子. 血液凝固異常症の臨床と検査-血栓性素因の診断-. 血栓止血誌 2008; 19: 467-70.
11) Bersano A, Lanfranconi S, Valcarenghi C, et al. Neurological features of Fabry disease: clinical, pathophysiological aspects and therapy. Acta Neurol Scand 2012; 126: 77-97.
12) McDonald J, Bayrak-Toydemir P, Pyeritz R. Hereditary hemorrhagic telangiectasia: An overview of diagnosis, management, and pathogenesis. Genet Med 2011; 13: 607-16.
13) Inoue K, Mineharu Y, Inoue S, et al. Search on chromosome 17 centromere reveals TNFRSF13B as a susceptibility gene for intracranial aneurysm: a preliminary study. Circulation 2006; 113: 2002-10.
14) Kim H, Marchuk D, Pawlikowska L, et al. Genetic considerations relevant to intracranial hemorrhage and brain arteriovenous malformations. Acta Neurochir Suppl 2008; 105: 199-206.
15) Nikolaev SI, Vetiska S, Bonilla X, et al. Somatic activating KRAS mutations in arteriovenous malformations of the brain. N Engl J Med 2018; 378: 250-61.
16) Kavanagh D, Spitzer D, Kothari PH, et al. New roles for the major human 3'-5' exonuclease TREX1 in human disease. Cell Cycle 2008; 7: 1718-25.
17) Furutake T. Cerebral autosomal recessive arteriopathy with subcortical infarcts and leukoencephalopathy (CARASIL): from discovery to gene identification. J Stroke Cerebrovasc Dis 2011; 20: 85-93.
18) Eerola I, Boon LM, Mulliken JB, et al. Capillary malformation-arteriovenous malformation, a new clinical and genetic disorder caused by RASA1 mutations. Am J Hum Genet 2003; 73: 1240-9.
19) 位田隆一. 個人遺伝情報は特殊か？ ヒトゲノム全解析時代における遺伝情報の意味するもの. 医学のあゆみ 2011; 236: 677-80.
20) 松下一之, 朝長 毅, 西村 基, 他. 遺伝子研究と倫理. 機器・試薬 2008; 31: 685-92.

脳腫瘍

III 脳腫瘍

脳実質性悪性腫瘍：成人

　原発性脳腫瘍は多岐にわたるものの，膠芽腫や中枢神経系悪性リンパ腫などは，初診時の時点で，すでに自立した生活を行えない患者が半数を占める。腫瘍の増大とともに急速に神経症状が悪化するため，必要な検査を速やかに行い，準緊急に手術を行うことが重要である。脳腫瘍手術は神経症状を悪化させないことが何よりも大切であり，そのための準備とストラテジーを術前によく検討し，手術のメリット・デメリットを患者・家族に説明する必要がある。

疫学

　原発性脳腫瘍の頻度は人口10万人あたり20人程度と報告され，日本の原発性脳腫瘍は年間2万人程度と考えられる。脳実質内に発生する悪性脳腫瘍は男性（58％）に多く，脳実質外の良性腫瘍は女性（62％）に多い。脳腫瘍全国集計調査報告2005〜2008（脳腫瘍統計）に基づき[1]，頻度の多い25の腫瘍について，頻度・年齢中央値・予後について 表1 に示す。各腫瘍別の神経症状・発生部位・手術摘出度別の予後など最新版の脳腫瘍統計に記載されているので，患者説明のためにも病棟に置いておくとよい。悪性脳腫瘍のほとんどは男性に多い。

　脳腫瘍統計の主な脳腫瘍25のうちで，0〜9歳に多い腫瘍は，毛様細胞性星細胞腫（10.5％），髄芽腫（12.6％），頭蓋咽頭腫（9.1％），びまん性星細胞腫（5.3％），退形成性上衣腫（4.5％）である。0〜19歳に多い腫瘍は，胚細胞腫（12.0％），毛様細胞性星細胞腫（9.2％），髄芽腫（7.6％），頭蓋咽頭腫（6.8％），びまん性星細胞腫（4.7％）である。20〜59歳に多い腫瘍は，Grade I 髄膜腫（20.7％），非機能性下垂体腺腫（11.2％），神経鞘腫（9.8％），膠芽腫（8.1％），GH産生下垂体腺腫（4.1％）である。60歳以上に多い腫瘍は，Grade I 髄膜腫（31.3％），膠芽腫（17.6％），非機能性下垂体腺腫（12.8％），神経鞘腫（11.6％），中枢神経系悪性リンパ腫（6.9％）である。

　脳腫瘍の術前診断のためには，各腫瘍がどこに発生するかを知っておくことが重要である。前頭葉には髄膜腫・膠芽腫・退形成性星細胞腫，側頭葉では膠芽腫・髄膜腫・退形成性星細胞腫，頭頂葉・後頭葉では髄膜腫・膠芽腫・中枢神経系悪性リンパ腫，基底核では中枢神経系悪性リンパ腫・膠芽腫・退形成性星細胞腫が多い。小脳では血管芽腫・髄膜腫・毛様細胞性星細胞腫，橋では退形成性星細胞腫・びまん性星細胞腫・膠芽腫が多い。側脳室では中枢性神経細胞腫・髄膜腫・中枢神経系悪性リンパ腫，第三脳室には頭蓋咽頭腫・ジャーミノーマ（胚腫）・中枢神経系悪性リンパ腫が多い。

病歴聴取

　脳腫瘍の症状がいつからあるのかを聴取することが重要である．頭痛を自覚した時期や，仕事や学業に集中できなくなった時期などが参考となる．転移性脳腫瘍との鑑別のために，既往のがん治療を行った主治医に，脳転移の可能性について確認する必要がある．最近では脳ドックや脳のCT/MRIを施行したことがある患者は珍しくないので，過去のCT/MRIを取り寄せる．

　手術にあたっては，狭心症・不整脈などの心疾患や糖尿病・高血圧などの既往歴，脳血管障害に対する抗凝固薬・抗血小板薬の投与の有無を確認する．

表1 頻度の多い25の腫瘍

WHO2007診断	割合	年齢	OS	5-y OS (%)	PFS	5-y PFS (%)
Pilocytic astrocytoma	1.3%	15	NR	94.8	NR	83.8
GⅡ Diffuse astrocytoma	2.5%	38	NR	76.9	87.1	57.9
GⅡ Oligodendroglioma・OA	2.3%	41	NR	91.9	90.1	64.9
GⅢ Anaplastic astrocytoma	3.3%	49	41.1	43.2	26.0	36.3
GⅢ AO&AOA	2.5%	53	NR	62.6	47.0	43.9
Glioblastoma	12.2%	62	18.0	16.0	11.0	14.3
Ependymoma	0.5%	37	NR	78.0	NR	70.0
Anaplastic ependymoma	0.5%	10	126.1	63.3	25.0	44.9
Ganglioglioma	0.3%	28	NR	97.7	NR	84.9
Central neurocytoma	0.4%	31	NR	91.2	NR	93.7
Medulloblastoma	0.9%	8	NR	72.1	NR	67.3
Germinoma	1.5%	17	NR	98.7	NR	95.0
PCNSL	4.9%	66	54.0	48.2	39.0	40.2
GⅠ Meningioma	21.8%	60	NR	97.2	NR	90.7
GⅡ Meningioma	1.6%	63	NR	90.4	74.1	57.5
GⅢ Meningioma	0.4%	58.5	95.0	56.8	20.0	36.8
Schwannoma	8.6%	55	NR	98.4	NR	89.3
GH pituitary adenoma	3.4%	53	NR	99.3	NR	94.5
PRL pituitary adenoma	2.3%	31	NR	98.7	NR	94.8
ACTH pituitary adenoma	1.0%	48	NR	99.2	NR	86.5
NF pituitary adenoma	10.1%	58	NR	98.2	NR	86.7
Craniopharyngioma	2.2%	42	NR	97.0	NR	67.7
Chordoma	0.5%	52	NR	90.4	NR	64.4
Hemangioblastoma	1.5%	49.5	NR	95.2	NR	88.7
Epidermoid	0.9%	51	NR	96.1	NR	91.6

OA：oligoastrocytoma（乏突起星細胞腫），AO：anaplastic oligodendroglioma（退形成性乏突起膠腫），AOA：anaplastic oligoastrocytoma（退形成性乏突起星細胞腫），PCNSL：primary central nervous system lymphoma（中枢神経原発リンパ腫），OS：overall survival（全生存期間），5-y：5 year（5年生存率），PFS：progression free survival（無増悪生存期間）

神経学的検査と初発症状

意識レベル，失語の有無，麻痺や感覚障害・小脳症状・脳神経症状等の神経学的検査を行う。失語のある患者では，覚醒下手術が可能かどうか，SLTA(Standard Language Test of Aphasia)などの詳細な失語検査を行う。

各腫瘍の初発神経症状は脳腫瘍統計に記載されているが，検診等でみつかる膠芽腫の割合は2.5%，Grade Ⅱ神経膠腫では10%程度，Grade Ⅲ神経膠腫では4%程度である。中枢神経系悪性リンパ腫も検診でみつかることはほとんどない。一方Grade Ⅰの髄膜腫では23%，非機能性下垂体腺腫では14.4%である。Grade Ⅲ神経膠腫・膠芽腫では巣症状で診断されることが多く，Grade Ⅱ神経膠腫では痙攣発作が多い。乏突起膠腫や神経節膠腫では半数が痙攣発作で発症する。

画像検査

治療方針を決めるためには，造影MRIが必須である。出血や石灰化をみるためにはCTが有用である。乏突起膠腫の90%以上には石灰化を伴う。

腫瘍と脳血管の関係をみるためには，脳血管撮影は不要で3DCT angiography(3DCTA)で十分であるが，優位半球を同定するためには，プロポフォールを用いた脳血管撮影(Wada test)やfMRIを行う。錐体路と腫瘍の関係をみるためには，tractographyやfMRIを撮影する。手術前にはナビゲーション用のMRIを撮影する。悪性腫瘍と脳梗塞や炎症性疾患等を鑑別するためにはメチオニンPETも有用である。

悪性脳腫瘍といえども，初発時に脊髄・脊椎への播種はまれであるが，膀胱直腸障害や背部痛・腰痛が強い患者，対麻痺のある患者では脊髄MRIを撮影する。

術前の全身検査と管理

▶術前の全身評価

手術が可能かどうかの評価のために，原発巣の状態や治療方針を確認するだけでなく，心疾患・糖尿病・肺転移・無気肺・多臓器転移などの併存疾患に対して，他科へのコンサルト・麻酔科受診を行う(表2)。麻痺のある患者ではDダイマーが高値の患者も少なくないため，深部静脈血栓症や肺塞栓がないかどうかエコーや全身CTで評価する。

▶抗てんかん薬の投与

痙攣で発症した患者には抗てんかん薬を投与する。注射薬があり比較的副作用が少なく，

表2 術前検査

①神経学的検査
②画像検査(MRI，3DCTAなど)
③心電図・呼吸機能検査
④血液生化学・凝固能・Dダイマー検査
⑤深部静脈血栓症の有無
⑥全身評価と麻酔科受診
⑦PT/OT/STによる評価
⑧失語・認知機能評価・QOL評価

他の薬剤への影響も少ないイーケプラ®などが投与される。外来から抗てんかん薬を投与している患者では，血小板減少など急激な骨髄抑制がみられる患者がいるので，手術前に必ず血液生化学検査を実施する。

▶糖尿病
高血糖・糖尿病の患者は，術前に糖尿病内科に注意する。早期に手術が必要な患者では，術前よりインスリンによるコントロールを開始する。グリセオール・ステロイドを術前から投与する場合には，高血糖に注意し，少なくとも朝食前の血糖値を測定する。

▶呼吸訓練
高齢者に対してはトリフローなどの呼吸訓練装置を用いて呼吸訓練を行うことは，術後の肺炎予防のために有用である。

▶脳圧亢進
脳圧の高い患者では，グリセオール200＋デキサメサゾン4～6mgを1日2～3回投与する。数日で脳浮腫および神経症状は改善するが，頭蓋内圧亢進症状が改善しない症例は緊急手術の対象である。グリセオールとステロイドを投与する際には高血糖・脱水・上部消化管出血・ニューモシスチス肺炎の合併にも注意する。

▶5アミノレブリン酸の投与
悪性神経膠腫を疑う患者では，手術当日に5アミノレブリン酸（5-ALA）を20mg/kg投与する。5-ALA溶解後の5-ALA内用液はpH2.2～2.8と酸味が強いため，患者の服用しやすさを考慮し，1バイアル（1.5g）あたり30mL溶解用精製水で溶解し，単シロップを5mL追加するとよい。

▶レザフィリン®
悪性脳腫瘍では，腫瘍摘出腔に対してレザフィリン®を用いた光線力学的療法（photodynamic therapy：PDT）が適応となる。照射予定22～26時間前にレザフィリン®40mg/m²を静脈注射する。注射後は，光線過敏症を予防するために，サングラス・長袖長ズボン・帽子・手袋を着用し，500Lx以下の部屋で過ごす。各部屋の照度を確認するために，照度計で確認する。照度計は3,000円前後で手に入る。パルスオキシメーターで水泡等を合併することが報告されているので，パルスオキシメーターは2時間おきに位置を変える。術後1週後に指・手掌を直射日光に5分間露出させ，紅斑などの光線過敏症がないことを確認して，遮光の制限を解除する。

▶ICU・手術室見学
治療前の患者の不安を軽減させるため，ICU見学を行うことは，術後せん妄の予防にも役立つ。覚醒下手術を行う患者では，手術室でのシミュレーションを行い，覚醒後の状況やタスクの内容を確認する。

▶高額療養制度
開頭術は高額療養制度の対象となるため，ソーシャルワーカー等に相談して，高額療養制度の申請手続きを勧める。

手術の方針

悪性脳腫瘍に限らず脳腫瘍の手術の目的は診断と摘出である。緊急対応を除いて，迅速

診断ができない施設は脳腫瘍の治療を行うべきではない。生検術は，Leksellフレームや駒井式フレームのほか，ナビゲーションを用いて行う。穿刺にあたっては，穿刺の方向に腫瘍があることをエコーで確認しておく。穿刺針での生検にあたっては，出血合併症を防ぐために，2.5 mLの注射シリンジで0.5〜1.0 mLの吸引穿刺を行う。脳室内腫瘍では神経内視鏡を用いて生検を行う。悪性リンパ腫や胚細胞腫では生検と放射線化学療法で治癒することもあるので全摘出術を行う必要はない。

腫瘍摘出術にあたっては，神経症状を悪化させることなく最大限の摘出を行う。安全に腫瘍を摘出するためには，ナビゲーション・電気生理学的モニタリング・覚醒下手術・術中MRIなどを併用する。

手術前の説明

手術前のインフォームド・コンセントの内容を 表3 に示す。手術の必要性とメリットなどについて，時間をかけて患者本人，配偶者・両親・子息などのキーパーソンに説明し，文書で同意を得る。インフォームド・コンセントにあたっては，術者一人で説明するよりも，受け持ち医・手術助手・看護師も同席することが望ましい。

術中管理

術前に施行したナビゲーションMRIや3DCTをもとに，開頭部位・体位を決める。手術開始時および3時間ごとに抗生物質を投与する。脳圧コントロールのためにマンニトール200〜300 mL・ステロイドを投与する。術前にグリセオール・ステロイドを投与している症例では，脱水傾向のことが多く，循環虚脱を防ぐためにマンニトールの投与量には注意する。

運動野近傍腫瘍ではSEP/MEPモニタリングを行い，言語野近傍では覚醒下手術も考慮する。

悪性神経膠腫では摘出面へのギリアデルの留置を検討する。手術前にギリアデル留置について説明しておく。

術中に迅速診断を提出する。腫瘍標本は，生食にしばらく漬けておくと変性してしまうので，提出にあたっては，シャーレ上にパラフィルムの上に置いて提出することが望ましい。また永久標本用にも摘出後速やかにホルマリンに入れるよう心がける。可能であれば，遺伝子検査用の凍結保存が望ましい。凍結保存は，DNA/RNA抽出などの処理がしやすいように，摘出後速やかに5 mm角程度の小片を多数，液体窒素で凍結する。

表3 手術のインフォームド・コンセント

①手術の必要性とメリット	⑥輸血や血液製剤使用の可能性とリスク
②手術以外の治療の可能性	⑦ギリアデルやレザフィリンの使用について
③手術の方法	⑧術後せん妄と身体抑制
④手術のリスクと起こりうる神経学的合併症	⑨ICU入室
⑤心疾患・肝腎機能不全などの全身合併症	⑩術後の大まかな方針

止血が十分にできている症例では，硬膜外・皮下ドレーンは不要である．抜管時の血圧上昇に注意する．

術後管理

術後管理のポイントを 表4 に示す．意識レベル・神経学的所見を評価し，意識が悪い場合は緊急にCTを施行する．頭蓋内圧をコントロールするために頭部を15〜30°挙上する．術後の出血合併症を防ぐために，血圧は140〜150以下にコントロールする．胸部X線で肺炎や無気肺の有無を確認する．術中のin-outバランスを確認し，1日1,500〜2,000mLの補液を行う．術後の上部消化管出血を防ぐためにH_2遮断薬やプロトンポンプ阻害薬を投与する．手術摘出により脳圧はコントロールできるので，術後のグリセオール・ステロイドは1〜2日の投与で十分である．術直後の抗てんかん薬としては，イーケプラ®などの静注が有用である．

術後のMRIで腫瘍摘出や脳浮腫の増悪を確認後，食事および内服薬を再開する．早期に離床させて，リハビリテーションを開始することが，術後の肺炎等の合併症を防ぐことになる．

血液生化学検査および発熱に注意しながら，抗生物質を術後3日間投与する．創部感染に注意しながら，早期に洗髪する．

病理・遺伝子検査

神経膠腫をはじめ悪性脳腫瘍の診断には，病理学的所見のみならず，遺伝子検査が必要となる（p.315「遺伝子異常の検索の意義」や『脳腫瘍取り扱い規約』[2]を参照）．グリオーマの診断には，少なくとも，IDH遺伝子の変異・1p/19q染色体両欠失の有無・ATRXおよびp53遺伝子変異の有無などの検索が必要となる（表5）．またテモゾロミドの感受性を予測するためには，MGMTプロモーターメチル化の有無を検索することが望ましい．

術後検査

術後神経症状の悪化を認めた場合には緊急でCTを施行する．腫瘍の摘出度を判定するためには，少なくとも48時間以内に造影MRIを用いて評価する．術後の微小出血等は48時間まではT1-MRIでは低信号域であることが多い．摘出部周囲の梗塞が起きていないか

表4 術後管理のポイント

① 神経学的評価
② 意識レベル・神経症状の悪化がみられた場合は緊急CT
③ Head up（15〜30°）
④ 術中のin-outバランスのチェック
⑤ 術後胸部レントゲン
⑥ 収縮期血圧140以下
⑦ 点滴は1,500〜2,000mL
⑧ H_2遮断薬・プロトンポンプ阻害薬の投与
⑨ グリセオール・ステロイドの投与
⑩ 抗痙攣薬の投与
⑪ 抗生物質の投与
⑫ 術後48時間以内のMRI
⑬ 早期離床・リハビリテーション

どうか，DWI撮影も必要である．手術1週後にCTで頭蓋内病変の増悪の有無を確認する．

手術合併症

過去の大規模な報告をまとめると，手術に関連する合併症状の出現率（morbidity）は10.6％～32％とされている[3]．術後出血が0.5％～3.0％，術後膿瘍が0.5％～1.5％，痙攣が1.9％～7.5％である．30日以内の死亡率（mortality）は0.5％～3.3％である．定位生検術7,471例のメタ解析ではmorbidityが3.5％，mortalityが0.7％，診断率が91％と報告されている[4]．脳幹病変についても同様の報告がされている[3]．脳腫瘍摘出術に限らず，手術前には手術のメリットと重篤な合併症を起こすことについて十分な説明を行い，最善の準備を行って手術を行うことが重要である．

放射線化学療法と妊孕性の温存

病理診断がついたのちに，放射線化学療法を開始する（p.247「放射線治療，化学療法：成人」参照）．

化学療法の開始前には妊孕性の温存のために，患者・家族と出産についてよく相談し，精子や卵子の保存を行う．精子保存は容易で多くの施設で迅速に対応可能であるが，卵子保存については，性周期を考慮する必要があり1～3ヵ月程度要することも多く，膠芽腫患者では困難なことが多い[3]．

退院後の指導

▶抗てんかん薬

てんかん発作で発症した患者は抗てんかん薬を継続する．抗てんかん薬の投与にあたっ

表5 びまん性神経膠腫の分類

	星細胞腫系腫瘍			乏突起膠腫系腫瘍	
	びまん性星細胞腫			乏突起膠腫	
Grade Ⅱ	IDH変異型 DA IDH-mt	IDH野生型 DA IDH-wt	遺伝子型不明 DA NOS	IDH変異型 OL IDH-mt	遺伝子型不明 OL NOS
	退形成性星細胞腫			退形成性乏突起膠腫	
Grade Ⅲ	IDH変異型 AA IDH-mt	IDH野生型 AA IDH-wt	遺伝子型不明 AA NOS	IDH変異型 AO IDH-mt	遺伝子型不明 AO NOS
	膠芽腫				
Grade Ⅳ	IDH変異型 GBM IDH-mt	IDH野生型 GBM IDH-wt	遺伝子型不明 GBM NOS		

DA：diffuse astrocytoma（びまん性星細胞腫），AA：anaplastic astrocytoma（退形成性星細胞腫），GBM：glioblastoma（膠芽腫），OL：oligodendroglioma（乏突起膠腫），AO：anaplastic oligodendroglioma（退形成性乏突起膠腫）
wt：wild type（野生型），mt：mutant（変異型），NOS：not other specified（遺伝子型不明）

ては，攻撃性などの精神症状も含めて注意深く観察する。痙攣の既往のない患者に対しては，周術期も含めて抗てんかん薬の発作予防の効果は否定的な報告が多い[5]。術後の状態や腫瘍の部位を考慮し，患者ともよく相談のうえ，抗てんかん薬を中止する。

▶オプチューン（交流電場腫瘍治療システム）

初発膠芽腫の患者では，オプチューンを装着することができる。維持療法開始時にオプチューンによる治療を開始する必要があるため，放射線化学療法中に，オプチューンを使用するかどうかを患者とよく相談する。

▶介護保険

40歳以上の脳血管障害や末期がんの患者では介護保険の対象となる。神経症状がある患者や今後病状が悪化する可能性の高い患者では，術後早期に介護保険の申請を役所やケアマネージャーなどに相談する。

▶訪問看護・在宅医療

神経症状が強く自宅での生活が困難な患者では，通常の外来通院の他，訪問看護を依頼することにより，患者の自宅での生活の質が向上する。緊急時の在宅など必要な場合には，訪問看護を通じて訪問診療・往診医への依頼を行う。

▶自立支援医療制度と精神障害者保健福祉手帳

最近の抗てんかん薬は高額のものが多い。化学療法中は抗がん剤が高額のためメリットはないものの，抗てんかん薬を服用しながら経過観察する場合は，自立支援医療（精神通院医療）を申請することで医療費の9割を医療保険と公費で負担される。

またてんかん患者では，精神障害者保健福祉手帳を申請することができる。すべての事業主には法定雇用率以上の割合で障害者を雇用する義務があり，精神障害者保健福祉手帳を取得することにより，就労に有利となる可能性がある。

まとめ

悪性脳腫瘍は，急速に増大することが多く，迅速な対応が必要である。診断から手術・放射線化学療法までの期間はおおむね2〜3週間である。このわずかの期間で，患者・家族が病態を受け入れ，治療に前向きに取り組み，輝きを取り戻すためには，医師・看護師・ソーシャルワーカーをはじめ多くの医療スタッフが協力して患者を支えていくことが重要である。

（成田善孝）

文献

1) Brain Tumor Registry of Japan (2005-2008). Neurol Med Chir (Tokyo) 2017; 57 (Supplement-1): 9-102.
2) 日本脳神経外科学会, 日本病理学会. 脳腫瘍取り扱い規約 第4版. 金原出版, 東京, 2018.
3) 田村 晃, 松谷雅生, 清水輝夫, 他. EBMに基づく脳神経疾患の基本治療指針 第4版. メジカルビュー社, 東京, 2017.
4) Hall WA. The safety and efficacy of stereotactic biopsy for intracranial lesions. Cancer. 1998; 82 (9): 1749-55.
5) Chandra V, Rock AK, Opalak C, et al. A systematic review of perioperative seizure prophylaxis during brain tumor resection: the case for a multicenter randomized clinical trial. Neurosurg Focus 2017; 43 (5): E18.

III 脳腫瘍

脳実質性悪性腫瘍：小児

脳腫瘍全国集計調査報告（2005～2008）[1]）による，14歳以下の小児脳腫瘍の発生頻度は，
1. 星細胞系腫瘍 20.3％〔pilocytic astrocytoma（毛様性星細胞腫）10.3％，diffuse astrocytoma（びまん性星細胞腫）3.3％，anaplastic astrocytoma（退形成性星細胞腫）2.0％，glioblastoma（膠芽腫）4.7％〕
2. 胚細胞腫 14.6％
3. 髄芽腫 10.1％
4. 頭蓋咽頭腫 9.8％
5. 上衣腫 7.0％

である（表1）。

このうち，小児期に比較的特異的に発生する後頭蓋窩腫瘍（髄芽腫，上衣腫，毛様性星細胞腫）と胚細胞腫につき詳述する。

これらの腫瘍は脳室内，その近傍に発生し閉塞性水頭症を起こすことが多く，診断から治療までを比較的速やかに行う必要がある。

小児後頭蓋窩腫瘍

▶病歴聴取と診察

髄芽腫，上衣腫，毛様性星細胞腫の患児の平均年齢はそれぞれ，5～7歳，4～6歳，7歳である。

閉塞性水頭症を起こし，頭痛，嘔吐・嘔気，頭囲拡大等の頭蓋内圧亢進症状で発生することが多い。髄芽腫・上衣腫では，症状出現から診断まで数週から数ヵ月間の場合が多い。ときに消化器疾患を疑われて診断が遅れることもある。毛様性星細胞腫においては，症状から診断までの期間はさらに長く5～9ヵ月とされている。

他にも，腫瘍の周囲組織への圧迫による，歩行障害などの小脳症状，外転神経麻痺などの脳幹症状を認めることもある。

表1 小児脳腫瘍（0～14歳）の頻度

	星細胞系腫瘍	胚細胞腫	髄芽腫	頭蓋咽頭腫	上衣腫	その他	総数
0～1歳	6	8	9	1	4	45	73
1～4歳	50	8	33	36	31	94	252
5～9歳	80	39	44	41	23	116	343
10～14歳	80	101	22	26	17	151	397
0～14歳	266	164	141	140	75	531	1,317
頻度（％）	25	15.4	13.2	13.1	7	26.3	100

乳児では頭囲拡大や発達遅延のみが症状ということもあり，診断が遅れやすい。
　診察では，眼底検査でうっ血乳頭の有無を確認する。外転神経麻痺による複視，斜頸を認めることがある。髄芽腫では診断時に30％で髄腔内播種を認め，脊髄症状である膀胱・直腸障害，腰背部痛の有無も確認する。

▶画像診断（表2）

　後頭蓋窩腫瘍が疑われたときは，まずCTを行う。手術のための解剖学的・質的診断にはMRIが必須である。これらの検査により，おおまかな病理診断の検討をつけておく。

　髄芽腫は，第四脳室天井の下髄帆から発生し第四脳室を充満するように進展する。核/細胞質比が高く，plain CTでhigh densityとなる（図1）。これに対し毛様性星細胞腫では細胞密度が低く，low densityを示すことが多い。

　上衣腫の発生部位は第四脳室底60％，ルシュカ孔近傍30％，第四脳室天井10％とされており，マジャンディー孔を越え上位頚髄まで，またルシュカ孔を越えて小脳橋角部まで進展するものも少なくない（図2）。これに対し，髄芽腫ではルシュカ孔を越えて進展するものは少ない。

　毛様性星細胞腫は造影されることが多い。腫瘍はsolidな場合とcysticな場合があり，cysticな場合には壁在結節を伴うことが多い（図3）。通常cyst wallには腫瘍細胞が存在

表2 後頭蓋窩腫瘍の画像検査

	CT	MRI T1 強調画像	MRI T2 強調画像	MRI造影T1 強調画像	ADC値 (10^{-3} mm²/s)	特徴
髄芽腫	high	low	low-iso	不均一に強く造影	0.66±0.15	下髄帆から発生し第四脳室を充満するように進展
上衣腫	iso, 半数以上で石灰化	low	high	造影(＋)	1.10±0.11	マジャンディー孔,ルシュカ孔を越え脳室外に進展
毛様性星細胞腫	low	low	high	造影(＋)	1.65±0.27	cysticな場合には壁在結節を伴う

図1 髄芽腫の画像診断
第四脳室天井の下髄帆から発生し第四脳室を充満するように進展する。

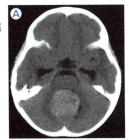
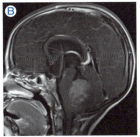
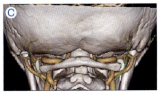
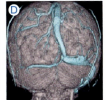

しないことが多いが，cyst wallが厚く造影されるときには腫瘍細胞が存在すると考えcyst wallも摘出するべきである．小脳半球と虫部にほぼ同数が発生し，虫部発生例では脳幹に浸潤する例もある．

　Apparent diffusion coefficient(ADC)は拡散強調画像におけるvoxel内の水分子の拡散の平均を示した値であり，細胞密度が高い組織で低下し，また，核/細胞質比が高い組織で低い値を示す．後頭蓋窩腫瘍の鑑別に有用であり，髄芽腫，上衣腫，毛様性星細胞腫のADC値の平均はそれぞれ0.66，1.10，1.65を示す[2]．

　髄芽腫の30%で診断時に髄腔内播種を認める．これに対し，上衣腫で発症時に播種を認めるものは5%のみである．髄芽腫において，播種を認めると，高リスク群に分類され，標準リスク群と異なるより強力な後療法が必要となる．リスク分類・適切な後療法の選択のために，術前の全脊髄MRIは必ず行う．

　椎骨動脈は，通常第1頚椎後弓の上面を走行し，硬膜内へと入るが，ときにanomalyが存在し，C1-2で硬膜内に入る例もある．椎骨動脈の損傷は重大な神経学的症状を引き起こす．術前CTの3D reconstruction画像でその走行を評価し，C1後弓切除を行う場合には，硬膜貫通部位より，正中からどの範囲であれば安全な切除が行えるか確認しておく．

　腫瘍への到達，小脳のretractionを容易にするために，transverse sinusの下縁まで開頭を行うと有利な場合が多い．また，小脳橋角部の腫瘍に対しては，sigmoid sinusまでの開頭を行う必要がある．MRI SAS+MRV画像にて静脈洞の走行を確認しておく．乳幼児では，occipital sinus, marginal sinusの有無も確認する．Occipital sinusは成人でも10%に認めるとされている．

▶手術適応

　一般に小児後頭蓋窩腫瘍において，摘出率が高いほど，再発率が下がり，生存期間は延

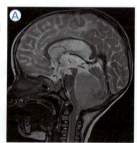
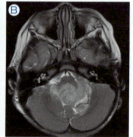

図2　上衣腫の画像診断
ルシュカ孔を越えて小脳橋角部まで進展する．

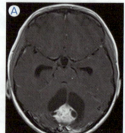
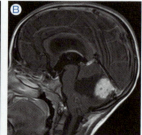

図3　毛様性星細胞腫の画像診断
腫瘍がcysticな場合には壁在結節を伴うことが多い．

長する．手術の目的は，
1）腫瘍減圧により，周囲組織への圧迫による症状，閉塞性水頭症の改善を図る
2）病理診断のための検体を得る
3）安全かつ最大限の摘出により再発率を下げ，予後の改善を図る
ことである．

しかし，病理診断により，手術適応の考え方が少しずつ異なり，術中迅速病理診断をもとに手術中に方針が変わることもある．

髄芽腫では，術後の放射線・化学療法がある程度有効であるため，残存腫瘍が$1.5cm^2$以下であれば全摘出に比べ基本的には予後に差がないとされている．このため，第四脳室底・小脳脚に浸潤した腫瘍は，脳幹症状出現のリスクをおかしてまで積極的に摘出しない．

上衣腫においては，放射線・化学療法が髄芽腫ほど有効でないため，脳幹へと浸潤した腫瘍もある程度積極的に摘出する場合がある．脳幹症状が生じる可能性については，十分に家族と情報を共有しておく必要がある．

毛様性星細胞腫において，少量の残存腫瘍の約半数は術後自然消退するか増殖が停止するとされている[3]．また，残存腫瘍が再増大したときも再摘出が可能な場合も多い．従って，第四脳室底・小脳脚に浸潤した腫瘍は積極的に摘出しない．

▶摘出術前の水頭症に対する治療

水頭症による頭蓋内圧亢進の初期段階の症状は頭痛と嘔吐である．

術前のステロイド治療により軽度の頭蓋内圧亢進症状は緩和することも少なくない．意識障害を伴わない軽度の頭蓋内圧亢進であれば，デキサメサゾン0.1mg/kg程度を1日2～3回投与し，摘出術に必要な画像検査を行い，数日間のうちに必要十分な摘出術の計画を立てる．デカドロンを用いる際は消化管潰瘍の合併を防ぐためH_2遮断薬も併用する．

頭蓋内圧亢進症状が進行すると，意識障害を伴い，さらに脳幹機能が低下して呼吸停止へと至る．乳幼児では頭蓋内圧亢進が急速に進んでいても症状がわかりにくい場合も多く，心拍数が頭蓋内圧亢進の進行を評価するための客観的な指標として有用である．表3 に，年齢ごとの心拍数の正常範囲を示す．

意識障害を伴うような水頭症に対しては摘出術前に脳室ドレナージを行い開頭術に備える．ドレナージの位置を外耳道上15～20cm程度の高めに設定し，ドレナージ量を調節することによりupward herniationを防げる場合が多い．

内視鏡下第三脳室開窓術（endoscopic third ventriculostomy：ETV）も頭蓋内圧のコントロールに有効である．摘出術後に水頭症の出現率を下げるという効果も期待できる[4]．

表3 年齢ごとの心拍数の正常範囲

年齢	覚醒時(毎分)	睡眠時(毎分)	特徴
新生児(28日未満)	100～205	90～160	下髄帆から発生し第四脳室を充満するように進展 マジャンディー孔，ルシュカ孔を超え脳室外に進展 cysticな場合には壁在結節を伴う
乳児(1ヵ月から1歳未満)	100～190	90～160	
1～2歳	98～140	80～120	
3～5歳	80～120	65～100	
6～11歳	75～118	58～90	
12～15歳	60～100	50～90	

脳室ドレナージを行っても，意識障害が改善しない場合には，浸透圧利尿薬の急速投与を行いつつ，速やかに摘出術を行う．

▶手術
●体位
腹臥位で頭部をやや屈曲させて固定する．頭部の前屈により，大孔部・第一頚椎後弓の露出，第四脳室内のより頭側の腫瘍へのアプローチがしやすくなるが，過度の屈曲は頚静脈還流障害による頭蓋内圧亢進を招く．乳幼児でも下顎と頚部のスペースを2横指はとるようにする．

杉田式headframeで6ピン固定を行うことにより，3点固定に比べ頭蓋骨にかかる負荷が分散され，乳幼児でもピン固定が可能なこともある．頭部の前屈固定に有用であるが，ピンの加重の調節にはある程度の経験が必要であり，特に水頭症による頭蓋骨の菲薄化がある例では難しく，馬蹄台による固定を考慮する．

閉塞性水頭症を伴った例では，脳室ドレナージを最初に置く．後角穿刺は腫瘍摘出と同じ術野で行える利点がある．後角穿刺は前角穿刺に比べてやや難しく，ナビゲーションを用いて行うと確実に行える．

●神経生理学的モニタリング，麻酔管理
・運動誘発電位(motor evoked potential：MEP)
皮質脊髄路，皮質球路のモニタリングにより脳幹機能の温存を図ることが目的である．

高頻度経頭蓋電気刺激による末梢四肢筋群よりの複合筋活動電位を記録する．C3-4において運動野を刺激し，皮質脊髄路のモニタリングとして，上肢では短母指外転筋，下肢では前脛骨筋の反応をみる．また，皮質球路のモニタリングとして，口輪筋・舌固有筋からの電位を記録して顔面神経，舌下神経のモニタリングを行う．

これら筋電図よりの反応を記録するために，麻酔管理としては，筋弛緩剤の使用は挿管時のみとし，術中はプロポフォール(6〜10mg/kg/時)とフェンタニル(15〜60mg/kg/時)の持続投与による静脈麻酔を行う[5]．

・聴性脳幹反応(auditory brainstem response：ABR)
刺激は80〜100dB，10Hzのクリック音で，加算回数は1,000回以上で行う．両側の耳朶，または乳様突起よりの短潜時成分の波を記録する．ABRのⅠ〜Ⅴ波は，

Ⅰ波：蝸牛神経
Ⅱ波：蝸牛神経核
Ⅲ波：上オリーブ核
Ⅳ波：外側毛帯
Ⅴ波：下丘

であり，小脳橋角部から中脳に渡る脳幹機能のモニタリングが可能となる．

●皮膚切開
Inionのやや上方からC4に至る正中皮膚切開にてtransverse sinus直下からforamen magnumに至る後頭下開頭を置く．髄芽腫は第四脳室天井の下髄帆より発生するので，正中に首座を置くことが多いが，毛様性星細胞腫や上衣腫などで，腫瘍が側方に進展している場合には，midline skin incisionをinionからやや側方に伸ばし(hockey stick incisionに近付ける)対応する．

● 開頭，硬膜切開

　第四脳室内腫瘍に対しては後頭下正中開頭を，小脳半球に首座を置く毛様性星細胞腫に対しては，腫瘍の位置により外側まで開頭を広げる。上方はtransverse sinusまで開頭を広げておくと，術野に余裕がでて脳のretractionも容易となる。

　Foramen magnumはできるだけ広く，外側までリュエル，ケリソンを用いて開放する。小脳扁桃の下垂や腫瘍の尾側への進展を認めるときはC1 laminectomyも追加する。

　硬膜はY字状に切開する。硬膜切開を行う前に脳室ドレナージよりの髄液の排出や嚢胞穿刺を行う。また，最初にcisterna magna直上の硬膜切開を行い，髄液を開放する。次いで，上外側より硬膜切開を行う。これらの操作により，腫瘍のmass effectがある後頭蓋窩においても，小脳が膨隆してくることを避けることができる。

　大孔周辺でoccipital sinus，marginal sinusが存在する場合には，モスキート鉗子ではさみ切開を進めると静脈性出血を避けることが可能である。切開後に4-0 neurolonで結紮を行う。

● 腫瘍へのアプローチ

　第四脳室内腫瘍の摘出には以下の2つのアプローチがある。

・**Telovelar approach**

　Cerebellomedullary fissureにおいて，tela choroideaを切離し，小脳扁桃に可動性をもたせて上外側にretractする。小脳虫部と小脳扁桃の間のくも膜も切離して小脳虫部も上方にretractする。これらの操作により，第四脳室が下方より広く開放され，腫瘍摘出のworking spaceが得られる。

　小脳扁桃周囲のくも膜の剥離とretractionの際はPICAのtonsillomedullary segment (caudal loop)，telovelotonsillar segmentを損傷しないよう留意する。

　ルシュカ孔近傍まで進展する腫瘍に対しても，このアプローチにて到達が可能である。

・**Transvermian approach**

　小脳虫部下部(uvula；虫部垂)を1cmほどmidlineで切開しworking spaceを得る。

　小脳半球に首座をもつ毛様性星細胞腫に対しては，最も皮質が薄いところで2～3cmのcorticotomyを置いて腫瘍に到達する。

● 腫瘍摘出

　第四脳室内腫瘍の摘出にあたっては，正常の第四脳室底を早期に同定しこれより深くに摘出が及ばないように注意する。髄芽腫においては，脳幹に浸潤している腫瘍は術後の放射線化学療法にて治癒可能な場合が多い。majorなdraining veinが存在するときは腫瘍摘出の後半まで残すことが出血量を減らすのに有効である。腫瘍の摘出により中脳水道が開放されたら，ベンシーツ®かゼルフォーム®を置いて第三脳室への血液の流入を避ける。

　毛様性星細胞腫はvascularityが高いことが少なくなく，後下小脳動脈(PICA)のvermian branchよりのfeederが存在する場合には早期の処理により出血量を減らすようにする。Cyst wallが2mm以下で均一の場合には摘出は必要ないとされているが，2mm以上・不整の場合には腫瘍として摘出する。摘出しない場合には迅速病理で腫瘍細胞が存在しないことを確認する。

● 術後管理

1) 体位は15～30°ベッドアップをして上半身を挙上して，頭蓋内圧を下げるようにする。

2) 術後出血の予防のため，術前の病棟での血圧を参考にして，10〜20mmHg程度は低めに保つようにペルジピン等で降圧を行う。
3) 小児では，術後疼痛による啼泣などにより，覚醒下での血圧管理が困難な場合も多い。また，後頭蓋窩腫瘍の術後に出血が起きると，すぐに脳幹が圧迫され，致命的な呼吸障害が起こる可能性もある。術当日は抜管せずに全身麻酔下で管理し，血圧コントロールを行いつつ，術翌日のCTで後出血がないことを確認してから抜管することも考慮する。
4) 上衣腫において，下位脳神経に癒着している部位や脳幹に浸潤している箇所を積極的に摘出した際，数日間抜管を遅らせたほうが良い場合もある。
5) デキサメサゾン0.1mg/kg程度を2〜3回/日で投与する。徐々にtaperして4〜5日間は投与を行う。H_2遮断薬も併用する。
6) 脳室ドレナージは術後，少なくとも数日間留置し，血性髄液を排出することにより髄液吸収障害による非閉塞性水頭症の出現を予防する。また，術後の髄液漏を防ぐことで創傷治癒の観点からも有用である。髄液漏が遷延すると，後療法の開始が遅れることもあり，予後に影響する可能性もある。このため，術前に重度の水頭症を認めていた際には，抜糸前後まで脳室ドレナージを行うこともある。
7) 脳室ドレナージは，200〜300mL/日程度の排出量とするが，適宜，排出量過多による硬膜下血腫の出現がないかCTで確認する。抜去前は，徐々にドレナージ量を少なくしていき，100mL/日を下回ったところでクランプして，翌日にCTを撮影し，水頭症の悪化がないことを確認して抜去する。
8) ドレナージ量を下げると水頭症が悪化する場合，術前にETVを行っていなければ，まずはETVを行い，脳室ドレナージの抜去を図る。それでも水頭症のコントロールがつかないときには，脳室腹腔シャントの設置が必要となるが，シャントの設置が必要な例はまれである。
9) 術後48時間以内にMRIを撮影し，残存腫瘍の有無の検索を行う。それ以降は術後性変化が生じ，正確な評価が困難となるためである。

● 術後合併症

　小児後頭蓋窩腫瘍に特有の合併症として，小脳性無言症がある。特に髄芽腫の術後に起こりやすい。
　術後1，2日してから無言症，弛緩性麻痺，失調，情緒不安定等の症状で発症する。摘出術直後より起こることもある。"High-pitched crying"以外の発声を認めなくなる。小脳虫部の切開は必ずしもこの原因とならない。髄芽腫術後の25％で起こるとされている[6]。
　ある程度症状は回復する例が多いが，長期的に高次脳機能障害を後遺することもある。脳幹浸潤のある例に多い。両側の歯状核障害が原因とされ，過度の小脳虫部周囲の操作やretractionを避けることがその予防に重要とされている。
　他の合併症として，小脳症状としての歩行障害，巧緻運動障害，体幹失調，下位脳神経障害としての嚥下障害，構語障害，声帯麻痺，脳幹症状としての眼球運動障害，呼吸障害，顔面神経麻痺，聴力障害等が挙げられる。
　これらの合併症を起こさないように，手術の際は，愛護的な小脳のretractionを心掛け，上衣腫で予後改善のために摘出を行う以外は，脳神経に強く癒着している腫瘍・脳幹に浸

潤している腫瘍は，積極的に摘出しない。上衣腫の摘出の際にも，できるだけ脳神経・脳幹に影響を与えないよう，sharp dissectionによる摘出を行い，出血はバイポーラーにて凝固せず圧迫止血を行う。

嚥下障害を認めた際には，speech therapyを依頼し，徐々に摂食を進めていく。声帯麻痺，呼吸障害が遷延するときには，気管切開を行い，呼吸管理を行っていく。

● 摘出術後の治療方針
・髄芽腫

髄芽腫では，年齢，診断時の播種の有無，摘出度によりaverage risk群とhigh risk群に分類し，治療方針を決定する（表4）。

髄芽腫は，手術療法・化学療法・放射線療法が三位一体となった集学的治療により予後が改善する腫瘍であり，術後の治療が重要な意味をもつ。

照射後の晩期合併症である高次脳機能障害を避けるためstandard risk群では全脳全脊髄照射量を抑えて行う。

[放射線照射]
　　Standard risk群：全脳全脊髄照射23.4Gy + 後頭蓋窩照射55.8Gy
　　High risk群　　：全脳全脊髄照射36Gy + 後頭蓋窩照射55.8Gy

[化学療法]
　　Standard risk群：シスプラチン，ビンクリスチン，シクロホスファミド
　　High risk群　　：上記を基本とし，自家骨髄移植を用いた大量化学療法を併用

また，髄芽腫においては，中央病理分子診断に検体を提出し，subgroupの診断をつける（表5）。現時点では，subgroupにより後療法に違いはないが，予後予測に有用である。今後，予後の良いwnt群に対しては放射線照射量を下げる等のより副作用の少ない治療，またsubgroupに合わせた新規標的治療が待たれる。

表4　髄芽腫のリスク分類

average risk （以下のすべてを満たす）	1. 3歳以上 2. 播種なし 3. 残存腫瘍が1.5cm^{2}以下
high risk （以下のいずれかあり）	1. 3歳未満 2. 播種あり 3. 残存腫瘍が1.5cm^{2}を超える

表5　髄芽腫の分子生物学的subgroup

	頻度(%)	5年生存率(%)	特徴
WNT（wingless）	10	95	β-カテニンをencodeするCTNNB1遺伝子の変異や6番染色体の欠失を高頻度に認める。
SHH（sonic hedgehog）	30	60〜80	乳児と成人に多い。Nodular/desmoplastic typeはこのsubgroupに属する。
Group 3	25	50	ほぼ半数で髄腔内播種を認める。MYC遺伝子の増幅を高頻度に認める。Isochromosome 17qなどの多様なゲノム不安定性を示す。
Group 4	35	75	男児に多い

- 上衣腫

後頭蓋窩上衣腫は，分子生物学的にGroup A, Group Bの2群に分類され，小児ではGroup Aのことが多い。Group Aの上衣腫は，側方進展・小脳浸潤が多く，再発時に高頻度に転移を認め，5y-OSは50％程度と予後不良である。このため，全摘出できなかった場合だけでなく，全摘出した際にも，後頭蓋窩に54～59.4Gyの局所放射線照射を行うことが多い。部分摘出に終わった際には，化学療法を行った後に，second-look surgeryを行うと予後が改善するという報告もある[7]。

- 毛様性星細胞腫

全摘出後は後療法を行わずに経過観察する。少量の残存腫瘍を認める場合でも半数程度は増殖が停止するか自然退縮することがあり，まずは経過観察する。

残存腫瘍の再増大を認めた場合には全摘出を目指した手術を行う。全摘出が可能であればその後再発する可能性は低い[3]。

胚細胞腫

胚細胞腫は，ジャーミノーマ（胚腫），奇形腫（teratoma），卵黄嚢腫瘍（yolk sac tumor），絨毛がん（choriocarcinoma），胎児性がん（embryonal carcinoma），およびこれらの複数の要素を含む混合腫瘍（mixed germ cell tumor）で構成される。14歳以下のそれぞれの腫瘍の頻度を 表6 に示す。

▶病歴聴取と診察

松果体部腫瘍の平均年齢は18歳前後であるが，その45％は14歳までの小児期に発生する。4歳以下は4.6％とまれである[1,8]。

第三脳室周辺に発生し，松果体部が最も多く，次いで神経下垂体部（視床下部－下垂体茎－下垂体後葉），基底核の順である。松果体部と神経下垂体部に同時にみつかる場合もある。

松果体部・基底核部では，男性が90％を占めるが，神経下垂体部では性差は認めない。

松果体部腫瘍では，中脳水道狭窄による閉塞性水頭症を起こし，頭痛・嘔吐を認めることが多い。四丘体の圧迫により垂直共同視麻痺と輻輳麻痺を伴ったParinaud症候群を50

表6 胚細胞腫（0～14歳）の頻度

	ジャーミノーマ（胚腫）	奇形腫（teratoma）	卵黄嚢腫瘍（yolk sac tumor）	絨毛がん（choriocarcinoma）	胎児性がん（embryonal carcinoma）	混合腫瘍（mixed germ cell tumor）	総数
0～1歳	1	7	0	0	0	0	8
1～4歳	0	5	2	0	0	1	8
5～9歳	19	8	4	0	1	7	39
10～14歳	72	9	4	2	1	13	101
0～14歳	92	29	10	2	2	21	156
頻度(％)	59	18.6	6.4	1.3	1.3	13.4	100

〜75％に認める．また，対光反射は消失するが調節（accommodation）に伴った収縮は保たれるArgyll Robertson瞳孔を認める．

神経下垂体部腫瘍では，尿崩症，下垂体前葉機能不全，視力・視野障害を認める．

基底核部腫瘍では，錐体路障害による片麻痺を認める．また，精神発達遅延を認める．

絨毛がんではβ-HCG産生により，androgenが過剰に分泌され，男児において思春期早発を起こす．

▶画像診断

CTとMRIにて腫瘍の発生部位，脳室拡大の程度，播種の有無の評価を行う．

CTは石灰化と出血の検出に優れている．松果体の石灰化は，8〜14歳の健常児の10％程度，15歳では30％程度に認める．6歳以下で松果体部に石灰化を認める場合には腫瘍を疑い検索を進める．絨毛がんでは腫瘍内出血を認めることがある．

MRIは解剖学的診断に優れ，ETVを行う際の第三脳室底の状態，また，松果体部腫瘍摘出の際の深部静脈と腫瘍の関係性，上矢状静脈洞への架橋静脈の評価を行う．奇形腫以外の胚細胞腫は造影剤により均一に増強されることが多い．これに対し，奇形腫では嚢胞・石灰化・軟部組織の陰影を種々の程度で含み，不均一な造影パターンを示す．奇形腫以外の胚細胞腫の画像での鑑別は困難である．

神経下垂体部と松果体部の両方に腫瘍を認める場合はジャーミノーマ（胚腫）のことが多いとされていたが，23例中5例で混合性腫瘍が含まれていたという報告もあり，組織診断が必要と考えられる[9]．

松果体部腫瘍に対する摘出術を行う際には，MRVにて深部静脈と腫瘍との位置関係を確認する．後頭経テントアプローチを行う前には，MRV+SASにて上矢状静脈洞への架橋静脈の走行を確認し，左右どちらのアプローチを用いるか検討する（図4）．

▶腫瘍マーカー

病理診断を補助する点で有用であり，治療に対する反応や再発の際の病勢を反映する意味でも重要な検査である．α-fetoproprotein（AFP）とhuman chorionic gonadotropin-β（HCG-β）の測定を行う．

AFPは5ng/mL未満で正常とされ，AFP陽性の場合，卵黄嚢腫瘍もしくは未熟内胚葉成分が含まれるとされる．AFP 2,000ng/mL以上では卵黄嚢腫瘍である可能性が高い．

HCG-βは5mIU/mL未満で正常とされ，陽性の場合，絨毛がんあるいはsyncytiotrophoblastic giant cells（STGC）が含まれることが示唆される．HCG-β 2,000mIU/mL以上では絨毛がんである可能性が高い．絨毛がんはhypervascularな腫瘍であり，内

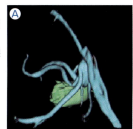
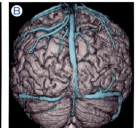

図4 胚細胞腫の画像診断
A：MRVにて深部静脈と腫瘍との位置関係を確認する．
B：MRV+SASにて上矢状静脈洞への架橋静脈の走行を確認する．

視鏡的生検術の際に，出血のリスクも比較的高くHCG-β 2,000mIU/mL以上で絨毛がんが疑われる場合には，組織診断なしに放射線化学療法を行うという考え方もある。

▶手術適応

胚細胞腫に対する手術の目的は，
1) 腫瘍による閉塞性水頭症の改善を図る
2) 病理診断のための検体を得て，組織型にあった後療法を行う
3) 化学療法後，放射線化学療法後に残存・増大する腫瘍に対する摘出術を行い，予後の改善を図る

ことである。

▶内分泌学的評価

神経下垂体部胚細胞腫において下垂体機能不全を多くの症例で合併しており，術前より内分泌的な評価・管理が必要となる。小児内分泌科医と連携して治療にあたる[10]。

尿崩症を80〜90％で合併する。小児では，尿量＞$2L/m^2$/日で多尿と判断する。高度の尿崩症の場合，術前よりデスモプレシン製剤の投与により尿量のコントロールを開始する。

下垂体前葉機能不全も高率に合併し，4者負荷試験を行い評価し，分泌不全を認める際は，術前より副腎皮質ホルモンと甲状腺ホルモンの補充を開始する。成長ホルモンと性腺ホルモンの補充は急性期には行わず，術後再度評価して投与の必要性を検討する。

副腎皮質ホルモンは，生理量であるハイドロコーチゾン（8〜$10mg/m^2$/日）の投与を分3で行う。甲状腺ホルモンの補充はL-サイロキシン$3\mu g/kg$を朝分1で投与開始し，fT4の値を測定し適宜調整していく。

副腎不全があるときは，尿崩症の症状が出にくい（masked DI）。副腎皮質ホルモンを補充して初めて多尿症状がでることもあり，注意を要する。

術当日のステロイドカバーは，術1時間前にハイドロコーチゾン$50mg/m^2$を静注し，以後は同量を24時間持続静注または分4静注する。手術侵襲が少なく状態が安定している場合は，術後3〜4日で経口での生理量に戻していく。

▶水頭症に対する外科治療

多くの松果体部腫瘍において，中脳水道狭窄による閉塞性水頭症を合併し，治療が必要である。

脳室腹腔シャントは，ほぼ確実に水頭症を改善するが，頻度は少ないが腹腔内播種の可能性があり，長期的にslit ventricle syndromeやシャント依存の問題があり，ETVが一般的な水頭症に対する治療となっている。90％程度で，ETVにて水頭症がコントロールできる。

ETVの利点は，内視鏡的に生検術も同時に行え，シャント不全・感染などのシャント関連の合併症を避けることができることにある。

▶生検術

松果体部腫瘍に対する生検術は水頭症に対するETVと同時に，内視鏡的に行うのが一般的である。脳室は拡大しており，内視鏡の側脳室への導入・操作は比較的容易であり，軟性鏡を用いると，single trajectoryでのETVと腫瘍生検が可能である。

これに対し，神経下垂体部腫瘍では，脳室拡大を伴わないことが多い。アプローチとし

ては，経脳室，経蝶形骨洞，経半球間裂がある．経蝶形骨洞アプローチは，術後髄液漏の可能性があり，鼻腔の狭小な小児では困難な場合がある．経半球間裂では，開頭が必要であり，侵襲が比較的大きい．

内視鏡的に経脳室で行う場合，拡大を伴わない脳室への内視鏡の導入と操作が必要となる．まず，neuronavigationのtip extensionのシステムを用いて，生検管の先端の位置をモニターしつつ脳室へと導入する．脳室へ5〜10mLの生理食塩水を注入した後，この操作により形成された脳室へのtractを細径の内視鏡でたどりtractを拡大し，さらに太い径の内視鏡でtractをたどって脳室内へと到達し生検を行う[11]．

▶病理診断確定後の治療方針

病理組織型により，異なる治療強度で放射線・化学療法を行う．

松谷班の多施設共同臨床試験においては，胚細胞腫を以下の3群に分類し，後療法を行っている．

Good prognosis群　　　　　　　: pure germinoma
Intermediate prognosis群　　 : germinoma with STGC, malignant teratoma, germinomaとteratomaが主体のmixed tumor
Poor prognosis群　　　　　　　: choriocarcinoma, yolk sac tumor, embryonal carcinoma, 上記3要素が主体のmixed tumor

各群に対する松谷班の治療プロトコールを 表7 に示す[8]．

▶胚細胞腫に対する摘出術

胚細胞腫のうち，ジャーミノーマ(胚腫)以外の腫瘍(特に奇形腫)は放射線化学療法に抵抗性を示す場合がある．残存した場合は摘出により予後の改善が見込める[12,13]．

胚細胞腫の化学療法後に腫瘍マーカーが陰性化したのに，腫瘍の増大を示してくる場合があり，放射線化学療法に抵抗性の奇形腫が増大してくることによる(図5)．

表7　胚細胞腫に対する放射線・化学療法

	化学療法	放射線療法
good prognosis群	CARE × 3	全脳室照射24Gy
intermediate prognosis群	CARE × 3 + CARE × 5	全脳室照射24Gy + 局所照射20Gy
poor prognosis群	ICE × 3 + ICE × 5	全脳照射30Gy + 局所照射30Gy + 全脊髄照射24Gy

CARE : carboplatin + etoposide
ICE : IFOS + cisplatin + etoposide

図5　放射線化学療法に抵抗性を示す胚細胞腫
放射線化学療法に抵抗性の奇形腫が増大してくる．

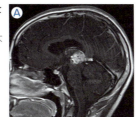
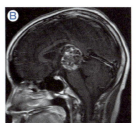

腫瘍の増大は急速なことがあり，時期を逸さずに摘出術を行うことが肝要である。このため，化学療法のそれぞれのコースが終了した時点で画像評価を行ことが望ましい。

　神経下垂体部腫瘍に対しては，病変の進展部位により，経半球間裂アプローチ，経蝶形骨洞アプローチを用いる。松果体部腫瘍に対するアプローチは，後頭経テントアプローチ（occipital transtentorial approach：OTA）とテント下小脳上アプローチ（infratentorial supracerebellar approach：ISA）がある。両者の比較を 表8 に示す[14]。

　モニタリングとしては，OTAの際に，視機能のモニタリングとして視覚誘発電位（visual evoked potential：VEP）を用いる。また，ISAの際は，空気塞栓のモニターとして，超音波ドップラーを用いる。

▶術後管理

1) 体位は15〜30°ベッドアップをして上半身を挙上して，頭蓋内圧を下げるようにする。
2) 術後出血の予防のため，術前の病棟での血圧を参考にして，10〜20mmHg程度は低めに降圧を行う。術翌日のCTで後出血がないことを確認する。
3) 摘出術後はデキサメサゾン0.1mg/kg程度を2〜3回/日で投与する。徐々にtaperして4〜5日間は投与を行う。H_2遮断薬も併用する。神経下垂体部腫瘍において，コルチゾール分泌不全がある場合は，中止せずに生理量の経口ヒドロコルチゾン（8〜10mg/m^2/日）の投与を継続する。
4) 脳室ドレナージは術後，少なくとも数日間留置し，脳室内血腫による急性水頭症の増悪がないことを確認してから抜去する。
5) 摘出術後48時間以内にMRIを撮影し，残存腫瘍の有無の検索を行う。
6) 神経下垂体部腫瘍の術後に尿崩症を合併する可能性がある。尿量＞4mL/kg/時，血清Na＞145mEq/L，尿浸透圧＜300mOsm/kgで尿崩症の始まりと考え，ピトレシンの持続静注を1mU/kg/時で開始し，尿量＜2mL/kg/時となるように調節する。ピトレシン持続静注中は，低ナトリウム血症に注意する。Naの低下を認めた際は，ピトレシンの投与を中止し，1時間以内に利尿が開始するため，2時間以内の利尿時間を作り，Naを測定してピトレシンの再開を検討する。術後2日目以降で経口摂取可能となったら，ピトレシンからデスモプレシンの投与に移行させる。

　デスモプレシンの投与量の調節の際は，1日1〜2回の利尿時間を確保することが，水中毒の予防に重要である。朝まで排尿なく睡眠を確保するために，眠前投与から開始し，年長児では夕方から眠前に2〜3時間の尿量が確保できるように，朝（と昼）の投与を追加する。

表8 松果体部腫に対する手術アプローチ

	後頭経テントアプローチ（OTA）	テント下小脳上アプローチ（ISA）
体位	3/4腹臥位もしくは腹臥位	座位もしくはConcorde位
術者の姿勢	腹臥位手術に順じ，疲労は少ない	肘の固定が必要，頚部への負担が大きい
深部静脈	腫瘍の前面にかかることがある	術野の上方に位置し前面に入らない
小脳-テント架橋静脈	温存可能	離断が必要なことが多い
アプローチ不適例	種々のvariationに対応できる	直静脈洞がhigh angle type
合併症	視野障害，上方注視障害	架橋静脈切断による小脳腫脹，空気塞栓

▶術後合併症

OTAの術後で，視覚野皮質の圧迫により，視野欠損を認めることがある．多くは一過性であるが，脳室拡大のある場合には脳室ドレナージにより，また四丘体槽からの髄液の排出により，脳をslackとし，後頭葉のretractionを最小限とすることにより予防可能である．四丘体槽から髄液が排出された後は，retractionを要さない場合も多い．

内大脳静脈，Galen大静脈等の深部静脈の損傷は，重大な静脈性梗塞を引き起こし致死的となりうる．損傷を防ぐため，腫瘍と強く癒着している部分は無理をせずに被膜を残すようにする．もし出血したときは，バイポーラーでの凝固でなく，フィブリン製剤とサージセル®等を用いた圧迫止血にて対応する．

ISAの術後，小脳腫脹による脳幹圧迫の可能性がある．小脳上面からテントに入る架橋静脈は可能な限り温存し，切断した際は，翌日のCTで小脳腫脹がないことを確認するまでは，抜管を遅らせるほうがよい．

神経下垂体部腫瘍の術後における尿崩症に関しては先項に述べた通りである．

下垂体前葉機能不全に関しては，術後急性期は副腎皮質ホルモンと甲状腺ホルモンの補充を行う．成長ホルモンと性腺ホルモンの補充は急性期には行わず，状態が安定したところで再度評価して投与の必要性を検討する．慢性期にこれらのホルモン補充が不要となる場合もあるが，内分泌科医による長期フォローアップが必須である．

〔荻原英樹〕

文献

1) Brain Tumor Registry of Japan (2005-2008). Neurol Med Chir (Tokyo) 2017; 57 (Supplement-1): 9-102.
2) Rumboldt Z, Camacho DL, Lake D, et al. Apparent diffusion coefficients for differentiation of cerebellar tumors in children. AJNR Am J Neuroradiol 200; 27 (6): 1362-9.
3) Ogiwara H, Bowman RM, Tomita T. Long-term follow-up of pediatric benign cerebellar astrocytomas. Neurosurgery 2012; 70 (1): 40-7.
4) Sainte-Rose C, Cinalli G, Roux FE, et al. Management of hydrocephalus in pediatric patients with posterior fossa tumors: the role of endoscopic third ventriculostomy. J Neurosurg 2001; 95 (5): 791-7.
5) 師田信人. 生理学的検査. 小児脳神経外科学 改訂2版. 金芳堂, 京都, 2015.
6) Robertson PL, Muraszko KM, Holmes EJ, et al. Incidence and severity of postoperative cerebellar mutism syndrome in children with medulloblastoma: a prospective study by the Children's Oncology Group. J Neurosurg 2006; 105 (6 Suppl): 444-51.
7) Massimino M, Solero CL, Garrè ML, et al. Second-look surgery for ependymoma: the Italian experience. J Neurosurg Pediatr 2011; 8 (3): 246-50.
8) 松谷雅生. 松果体部腫瘍. 小児脳神経外科学 改訂2版. 金芳堂, 京都, 2015.
9) Phi JH, Kim SK, Lee J, et al. The enigma of bifocal germ cell tumors in the suprasellar and pineal regions: synchronous lesions or metastasis? J Neurosurg Pediatr 2013; 11 (2): 107-14.
10) 依藤亨. 内分泌領域. 小児脳神経外科学 改訂2版. 金芳堂, 京都, 2015.
11) Ogiwara H, Morota N. Flexible endoscopy for management of intraventricular brain tumors in patients with small ventricles. J Neurosurg Pediatr 2014; 14 (5): 490-4.
12) Matsutani M, Sano K, Takakura K, et al. Primary intracranial germ cell tumors: a clinical analysis of 153 histologically verified cases. J Neurosurg 1997; 86 (3): 446-55.
13) Ogiwara H, Kiyotani C, Terashima K, et al. Second-look surgery for intracranial germ cell tumors. Neurosurgery 2015; 76 (6): 658-61.
14) 師田信人, 荻原英樹. 松果体部腫瘍. 小児脳神経外科学 改訂2版. 金芳堂, 京都, 2015.

III 脳腫瘍

間脳下垂体腫瘍

診断のために必要な検査とその意義

　間脳下垂体領域には下垂体腺腫の他に頭蓋咽頭腫，下垂体細胞腫，胚細胞腫，転移性腫瘍などの腫瘍性病変だけでなく，ラトケ嚢胞や下垂体炎などしばしば鑑別困難な多彩な病変が発生する。各疾患で治療方針や予後が大きく異なるため確実な診断が求められる。鑑別診断には神経・内分泌症状，画像検査，内分泌所見などが必要となるが，特にCT・MRIによる腫瘍の発生部位や性状などの形態学的評価および各種内分泌検査による下垂体機能評価は診断に不可欠である。

▶下垂体画像検査：MRIとCT
●一般的事項
　MRIは骨アーチファクトが少なくトルコ鞍・傍鞍部の微細な解剖学的構造が明瞭に描出でき，前葉・後葉の識別，嚢胞や出血の検出が容易に行える。一方で腫瘍の性状(硬度，線維化の程度)や病理組織所見などを正確に診断・予測することには限界があり，また骨破壊の評価や石灰化の検出にはCTが有用である。

　通常，下垂体腺腫は周囲の正常組織と比較し造影効果が乏しく遅れる(less and delayed enhancement)占拠性病変として局在診断される。現在，広く使われている撮影方法と条件は，1.5または3T(テスラ)MRIで，3mmスライス，トルコ鞍部のT1強調の単純と造影(ともに冠状断・矢状断)，T2強調(冠状断)および頭蓋内MRAである。必要に応じて水平断，1mmスライスの冠状断造影SPGR法やdynamic studyを追加している。3T MRIは1.5T MRIの約2倍のS/N(信号雑音)比が得られるため高解像度で高品位な画像が得られ，特に3T MRIのT2強調画像は解像度が高く海綿静脈洞周囲の微細構造の評価などに優れている。SPGR法は微小腺腫，特に副腎皮質刺激ホルモン(adrenocorticotropic hormone：ACTH)産生腺腫の検出に有用とされる(図1)。一方，微小腺腫の検出に従来よく行われていたdynamic studyは短時間撮像を繰り返し行うが空間分解能は低下してしまう。

　MRIによる明らかな胎児への危険性は報告されていないが，ガドリニウム造影剤は胎盤を通過して羊水中に貯留する可能性があり腎性全身性線維症(nephrogenic systemic fibrosis：NSF)のリスクが高まる。明確な検査の適応がある場合は安定性の高いガドリニウム造影剤(NSFリスク低～中程度)を必要最低用量で投与することが推奨されている。

●外科解剖の評価
　鼻腔，副鼻腔や手術アプローチの術前評価には骨条件CTが必要である。鼻中隔彎曲やトルコ鞍拡大・破壊の有無，蝶形骨洞の含気化の程度(Conchal typeは成人の2～3%)や隔壁，Sphenoethmoidal(Onodi)air cellの有無などを確認する。特に再手術例では前回手術による影響や残っている解剖学的ランドマークなどを確認しておく。これらの所見に

基づき問題があれば術前に耳鼻科受診を行う。

●正常下垂体と各種病変による変位

前葉はT1で脳実質と同程度の信号強度を，後葉は著明な高信号を呈する。前葉の大きさと信号強度には生理的変化がみられ，思春期から生殖年齢期，特に女性では上方凸に増大する。原発性甲状腺機能低下症では二次性過形成を，低髄圧症候群では下垂体の腫大（静脈うっ血）を認める。後葉の高信号はバゾプレシンの貯留を反映するとされ尿崩症では消失する。

病変により圧排された下垂体前葉の位置を把握することは診断と外科治療に重要である。腺腫では上後方，下垂体細胞腫では前方，頭蓋咽頭腫では下方，胚細胞腫では前方，髄膜腫では後下方に前葉が変位していることが多く，リンパ球性下垂体炎（前葉炎）や過形成では通常同定できない。ラトケ嚢胞は前葉と後葉の間にあることが多い。

●微小腺腫の同定

高磁場MRIが最も威力を発揮するのが微小腺腫（特にACTH産生）の検出である。その一方で微小腺腫と偶発腫（incidentaloma）の鑑別に留意する必要がある。造影すると微小腺腫はless (and delayed) enhanced lesionとして描出される（直接所見）（図1）。下垂体上面の上方凸，下垂体茎の対側への変位，腫瘍直下の鞍底部の突出などが間接所見。

●海綿静脈洞浸潤腫瘍の評価

下垂体腺腫の外科的全摘出（機能性腺腫では内分泌寛解）の最大の阻害因子は腫瘍の海綿静脈洞への浸潤である[1]。MRIによる腫瘍の側方進展（海綿静脈洞浸潤）の評価に最もよく用いられるのがKnosp gradeである。簡便な方法でありgradeと浸潤の有無は相関するが，

図1 MRI：3T-SPGR (Spoiled-Grass, 3D fast GE)法による微小ACTH腺腫の同定

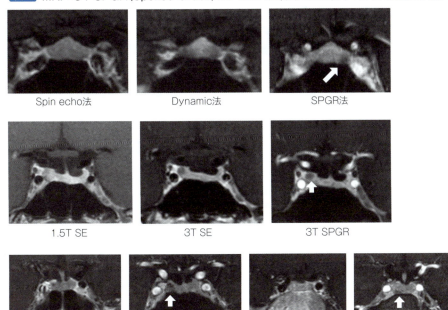

他の報告と同様に（grade 4を除き）浸潤の有無を確実に評価するのは依然として困難である。一方，薬剤抵抗性の機能性腺腫や再発脊索腫などに対して，海綿静脈洞に広範に浸潤した腫瘍の可及的摘出を試みる場合は術前に内頚動脈閉塞試験（balloon occlusion test：BOT）を検討する。

▶下垂体機能検査

下垂体前葉機能の評価にはホルモン基礎値の測定と各種負荷試験などを行う（表1, 2）。前者が基本となる。

● ホルモン基礎値の測定

基礎値測定は原則として早朝空腹時（入院）または午前安静後（外来）に，前葉ホルモンと標的組織ホルモンをセットで評価する：成長ホルモン（growth hormone：GH）とインスリン様刺激因子（insulin-like growth factors：IGF）-1，ACTHとコルチゾール，甲状腺刺激ホルモン（thyroid stimulating hormone：TSH）と遊離トリヨードチロニン（free T3）・遊

表1 下垂体前葉ホルモン，標的組織ホルモンと負荷（刺激）試験

	前葉ホルモン	標的組織ホルモン	負荷（刺激）試験
副腎皮質（HPA）系	ACTH	コルチゾール，（UFC）	CRH試験，ITT，（GHRP2試験）
甲状腺系	TSH	freeT4, freeT3	TRH試験
成長ホルモン系	GH	IGF-1	ITT, GHRP2試験, アルギニン試験, グルカゴン試験
性腺系	LH, FSH	男性：テストステロン 女性：エストロゲン（E2） プロゲステロン	LH-RH（GnRH）試験
プロラクチン	プロラクチン	—	TRH試験

表2 主な下垂体前葉負荷試験とその判定基準

疾患		負荷試験	判定基準
先端巨大症		糖負荷試験（GTT）	GH：nadir ≧ 0.4 ng/mL
クッシング病		デキサメタゾン抑制試験 　　0.5 mg 　　（1 mg 　　8 mg CRH試験 DDAVP試験	コルチゾール：≧ 5 μg/dL コルチゾール：≧ 1.8 μg/dL） コルチゾール：前値の1/2以上 ACTH：頂値が前値の1.5倍以上 ACTH：頂値が前値の1.5倍以上
下垂体前葉機能低下症（成人）	重症GHD	GHRP試験 ITT（インスリン低血糖試験） アルギニン試験 グルカゴン試験	GH：頂値 ≦ 9 ng/mL GH：頂値 ≦ 1.8 ng/mL GH：頂値 ≦ 1.8 ng/mL GH：頂値 ≦ 1.8 ng/mL
	副腎皮質系	ITT（インスリン低血糖試験） CRH試験	ACTH：頂値が前値の2倍未満 コルチゾール：頂値 < 18 μg/dL コルチゾール：頂値 < 18 μg/dL
	甲状腺系	TRH試験	TSH：頂値 ≦ 6 μU/mL
	性腺系	LHRH（GnRH）試験	FSH：頂値が前値の1.5倍以下 LH：頂値が前値の5倍以下
	プロラクチン	TRH試験	プロラクチン：頂値が前値の2倍以下

離チロキシン(free T4)，黄体形成ホルモン(luteinizing hormone：LH)・卵胞刺激ホルモン(follicle stimulating hormone：FSH)とテストステロン(男性)・エストラジオール(女性)（ 表1 ）。一般に前葉機能の評価には前葉ホルモンよりも標的組織ホルモン測定のほうが臨床的意義は高く，これによりGH分泌不全(growth hormone deficiency：GHD)を除き機能低下症の評価はおおむね可能である。ただしACTH・コルチゾールは日内変動を示し，性腺系ホルモンは性周期や年齢により変化し，またIGF-1は年齢・性別の基準値が存在する。

● 各種負荷試験など

内分泌症状と基礎値の結果に基づいて必要な負荷試験(刺激試験と抑制試験)を適切に組み立てる（ 表2 ）。機能性腺腫，特に先端巨大症(糖負荷試験)やクッシング(Cushing)病(デキサメタゾン抑制試験など)では診断確定(と治療効果の判定)に必要である。これに対して前葉機能低下症の診断・評価にはGHDの診断(インスリン負荷試験やGHRP試験など)を除き刺激試験は必ずしも必要ない。前述のように基礎値測定のみで予備能の評価はおおむね可能で，特に大型腺腫では術前刺激試験による下垂体卒中[2]のリスクも無視できないからである。当院では非機能性腺腫に対してGHDの診断目的を除き刺激試験は原則として術前行っていない。

▶ 血清・髄液マーカーなど

神経下垂体部の胚細胞腫も松果体部と同様に組織型に応じた血清マーカーが診断・治療効果判定に用いられる。神経下垂体部で多数を占める純系ジャーミノーマに対しては髄液中の胎盤性アルカリフォスファターゼ(PLAP)[3]とHCG-βの超高感度測定(髄液・血中)が有用である。下垂体炎の鑑別診断に有用な血清マーカーも一部存在する：抗ラブフィリン3A抗体〔リンパ球性漏斗下垂体後葉炎(lymphocytic infundibulo-neurohypophysitis：LINH)〕[4]，IgG4(IgG4関連下垂体炎)などであり，ステロイド使用前に測定することが望ましい。なお血清中の抗下垂体抗体に関する報告は多いが抗原には多様性があり現時点での診断の有用性には問題が多い。

各疾患の診断基準と治療法の選択

▶ 下垂体腺腫

診断の基本は神経・内分泌症状，画像検査と内分泌検査である。理学所見の乏しい機能性腺腫も少なくないので下垂体機能評価は全例に必ず行う。機能性腺腫に対しては厚労省「診断と治療の手引き」が基準となる（ 表3～8 ）。

治療の第一選択肢が薬物治療であるプロラクチノーマを除き，すべての機能性腺腫と症候性の非機能性腺腫に対しては外科治療，特に経蝶形骨洞手術(transsphenoidal surgery：TSS)が適応となる。近年では視認性などの利点から内視鏡下経鼻手術が選択されることが多い[5]。しかし頭蓋内進展が著しい大型・巨大腺腫，特に形状が不整形(分葉状)な腫瘍や著明な頭蓋内前方・側方進展を呈する腫瘍に対しては開頭術または開頭－経蝶形骨洞同時手術(Combined手術)[6]が必要となる。術後の残存腫瘍や再発腫瘍に対しては放射線治療，特に定位放射線治療も有効である。

● GH産生下垂体腺腫(先端巨大症)

理学的所見，GH・IGF-1値とMRI所見で診断する（ 表3A ）。理学所見の乏しい症例も

表3 先端巨大症および下垂体性巨人症の診断と治療の手引き：診断の手引き（A），治療効果の判定（B）

A

先端巨大症の診断の手引き
Ⅰ．主症候（注1）
　1）手足の容積の増大
　2）先端巨大症様顔貌（眉弓部の膨隆，鼻・口唇の肥大，下顎の突出など）
　3）巨大舌
Ⅱ．検査所見
　1．成長ホルモン（GH）分泌の刺激
　　　血中のGH値がブドウ糖75g経口投与で正常域まで抑制されない（注2）
　2．血中IGF-1（ソマトメジンC）の高値（注3）
　3．MRIまたはCTで下垂体腺腫の所見を認める（注4）
Ⅲ．副症候および参考所見
　1）発汗過多
　2）頭痛
　3）視野障害
　4）女性における月経異常
　5）睡眠時無呼吸症候群
　6）耐糖能異常
　7）高血圧
　8）咬合不全
　9）頭蓋骨および手足の単純X線の異常（注5）

(注1) 発病初期例や非典型例では症候が顕著でない場合がある。
(注2) 正常域とは血中GH底値0.4μg/L（現在のGH測定キットはリコンビナントGHに準拠した標準品を用いている。キットによりGH値が異なるため，成長科学協会のキット毎の補正式で補正したGH値で判定する）未満である。糖尿病，肝疾患，腎疾患，甲状腺機能亢進症，褐色細胞腫，低栄養状態，思春期・青年期では血中GH値が正常域まで抑制されないことがある。また，本症では血中GH値がTRHやLH-RH刺激で増加（奇異性上昇）することや，ブロモクリプチンなどのドパミン作動薬で血中GH値が増加しないことがある。さらに，腎機能が正常な場合に採取した尿中GH濃度が正常値に比べ高値である。
(注3) 健常者の年齢・性別基準値を参照する（附表）。栄養障害，肝疾患，腎疾患，甲状腺機能低下症，コントロール不良の糖尿病などが合併すると血中IGH-1が高値を示さないことがある。
(注4) 明らかな下垂体腺腫所見を認めないときや，ごくまれにGHRH産生腫瘍の場合がある。
(注5) 頭蓋骨単純X線でトルコ鞍の拡大および破壊，副鼻腔の拡大，外後頭隆起の突出，下顎角の開大と下顎の突出など，手X線で手指末節骨の花キャベツ様肥大変形，足X線で足底部軟部組織厚heel padの増大＝22mm以上を認める。
(附1) ブドウ糖負荷でGHが正常域に抑制されたり，臨床症候が軽微な場合でも，IGF-1が高値の症例は，画像検査を行い総合的に診断する。

[診断基準]
確実例：Ⅰのいずれか，およびⅡをみたすもの

（次ページへ続く）

少なくなく，糖尿病，月経障害，睡眠時無呼吸，大腸ポリープ，関節痛などが診断の参考となる。GH値は基礎値のみでなく糖負荷試験で抑制されないことを確認するが（**表2**），高血糖者（>200ng/mL）には糖負荷試験は行わない。IGF-1値は低栄養や肝硬変などでは低下するので注意する。薬物治療の効果予測のために抑制試験（ブロモクリプチン・オクトレオチド）を術前に行っておく。

B

治療効果の判定
治療効果の判定はまず血中IGF-1が年齢・性別基準範囲内となったか否か（注1）で判定し（IGF-1正常化，非正常化），治療法によってブドウ糖75g経口投与後抑制された血中GH底値の値とともに判定する。

手術の治癒基準（注2）
1. 寛解
   IGF-1値が年齢・性別基準名範囲内であり，かつブドウ糖75g経口投与後抑制された血中GH底値が0.4μg/L未満（注3）である。臨床的活動性を示す症候（注4）がない。
2. 部分寛解
   1および3のいずれにも該当しないもの
3. 非寛解
   IGF1値が年齢・性別基準範囲を超え，かつブドウ糖75g経口投与後抑制された血中GH底値が0.4μg/L以上である。臨床的活動性を示す症候がある。

薬物治療のコントロール基準
1. コントロール良好
   IGF-1値が年齢・性別基準範囲内であり，臨床的活動性を示す症候がない。
2. コントロール不良例
   IGF-1値が年齢・性別基準範囲を超え，臨床的活動性を示す症候がある。

放射線治療のコントロール基準
   手術の基準に準ずる。

(注1) 健常者の年齢・性別基準値を参照する（附表）。栄養障害，肝疾患，腎疾患，甲状腺機能低下症，コントロール不良の糖尿病などが合併すると血中IGF-1値は低値を示すことがあるので，判定に注意を要する。
(注2) 術後すぐにはIGF-1は正常化しないことがあるので，IGF-1の判定は術後3〜6ヵ月で行う。
(注3) 寛解のカットオフ値は便宜的に0.4μg/L（現在のGH測定キットはリコンビナントGHに準拠した標準品を用いている。キットによりGH値が異なるため，成長科学協会のキット毎の補正式で補正したGH値で判定する）に設定する。
(注4) 頭痛（本症に起因すると思われる頭痛（発症時期，頑固さ，酢酸オクトレオチド著効などから判断する）を指す。典型的な血管性頭痛（偏頭痛）や緊張型頭痛は除く），発汗過多，感覚異常（手根管症候群を含む），関節痛のうち2つ以上の臨床症状がみられる場合に臨床的活動性ありと判断する。

厚生労働省「間脳下垂体機能障害に関する調査研究班」報告書（平成26年度改訂）．より引用

治療の第一選択肢はTSS（図2）。被膜外剥離をはじめとする手術手技や器具の進歩などにより成績は近年飛躍的に向上し，手術単独の内分泌寛解率は60〜85%である。治癒阻害因子としては腫瘍の海綿静脈洞浸潤，大型腫瘍や著明なGH高値などがあり，特に海綿静脈洞浸潤はすべての下垂体腫瘍に共通した最大の摘出阻害因子である[1]。術前ソマトスタチンアナログ（somatostatin analogues：SSA）治療（保険適応外）は症例によっては全身状態の改善に寄与し約半数に腫瘍の有意な縮小をもたらすものの海綿静脈洞浸潤腫瘍の縮小効果は乏しい。

海綿静脈洞浸潤腫瘍の摘出は手術難易度が高いだけでなく眼球運動障害や内頚動脈損傷などのリスクもある。このため薬物治療の効果予測，MRI所見（腫瘍の大きさ・浸潤性）や各症例のニーズなどから治療戦略を個別に術前検討することが望ましい。

術後非治癒例や全身リスクのため手術困難例などには薬物治療を行う（図2）。第一世代SSA（オクトレオチド・ランレオチド）が中心であり，ドパミン製剤（カベルゴリン）は

軽症例に，第二世代SSA（パシレオチド）やGH受容体拮抗薬（ペグビソマント）はコントロール困難例に主に用いる[7]。薬物抵抗例や浸潤性腫瘍などには定位放射線治療を検討する。これら治療選択には負荷試験の反応性，腫瘍組織型やソマトスタチン受容体発現などを参考に行う。

●プロラクチン産生下垂体腺腫（プロラクチノーマ）

症状，プロラクチン値とMRI所見で診断する（ 表4 ）。性別と関係なく腫瘍の大きさとプロラクチン値は強く正相関する。大きさに比してプロラクチンが低い場合は他病変によるstalk effect（通常は＜150ng/mL）や特殊な組織型を，逆に腫瘍が小さいまたは認められないのに高プロラクチン血症を呈する場合は薬剤性，原発性甲状腺機能低下症（下垂体過形成）やマクロプロラクチン血症（多くは無症状）などを疑う。著明なプロラクチン高値（＞5,000ng/mLなど）では測定に使用する抗体が飽和し，見かけ上プロラクチン値が低下することがある（hook effect）。

治療の第一選択肢は薬物治療（ドパミン製剤）である。カベルゴリンによるプロラクチン値の正常化率は90％以上であり，著効例のなかには2年間以上内服した後に中止可能な治癒例もある（約10～40％）[7]。薬物抵抗例や副作用のため継続が困難な例などの一部が外科治療の対象となる。小型腺腫であっても組織学的には浸潤性なことが多く術後再発率は比較的高い。長期寛解のための徹底切除と機能温存の両立が必須である。

●ACTH産生下垂体腺腫（クッシング病）

特異的症候，各種内分泌検査とMRI所見で診断する（ 表5 ）。内分泌検査はデキサメタゾン抑制試験（0.5mg）でスクリーニングし，コルチゾール日内変動の消失（夜間コルチゾール5μg/dL以上），デキサメタゾン抑制試験（8mg），CRH試験，DDAVP試験，尿中遊離コルチゾール測定などにより診断を確定する（ 表2, 5 ）。微小腺腫が多いため高解像度MRI，SPGR法（ 図1 ）などで検索（前述）するが，MRIで確定的でない場合は静脈洞サンプリング（海綿静脈洞・下錐体静脈洞）を追加する。最も診断に苦慮するのは極小腺腫（minute adenoma），偽性や周期性のクッシング症候群である。内分泌学的に下垂体性ACTH依存性クッシング病と診断されたがMRI陰性，サンプリング陽性だった症例の術後寛解率は約50％前後であったと報告されている[8]。

治療の第一選択肢は外科手術（TSS），約60～80％の症例で治癒（内分泌寛解）が得られ

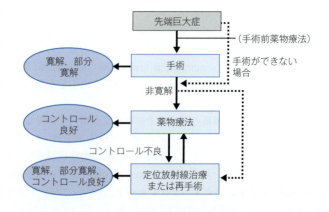

図2 先端巨大症および下垂体性巨人症の診断と治療の手引き：治療の流れ図

年齢，活動性，合併症の程度，腫瘍の大きさと位置，治療の持続性，費用対効果，副作用などを十分考慮したうえで，個々の症例に応じた治療を選択する。

厚生労働省「間脳下垂体機能障害に関する調査研究班」報告書（平成26年度改訂）.より引用

表4 プロラクチン（PRL）分泌過剰症の診断と治療の手引き

PRL分泌過剰症の診断の手引き
Ⅰ．主症候
　1．女性：月経異常　乳汁分泌　頭痛　視力視野障害
　2．男性：性欲低下　勃起障害　頭痛　視力視野障害
Ⅱ．検査所見
　血中PRL基礎値の上昇
　　複数回測定し，いずれも20 ng/mL（測定法により30 ng/mL）以上を確認する。
　　（注）血中PRLは睡眠，ストレス，性交や運動などに影響されるため，複数回測定する。
Ⅲ．鑑別診断（表1参照）
1．薬剤服用
　表1の1の薬剤服用の有無を確認する。
　該当薬があれば2週間休薬し，血中PRL基準値を再検する。
2．原発性甲状腺機能低下症
　血中甲状腺ホルモンの低下とTSH値の上昇を認める。
3．視床下部－下垂体病変
　1，2を除外したうえでトルコ鞍部の画像検査（単純撮影，CT，MRIなど）を行う。
　　1）異常なし
　　　他の原因（表1の5，6）を検討する。
　　　　該当なければ視床下部の機能性異常と診断する。
　　2）異常あり
　　　視床下部・下垂体茎病変
　　　　表1の3の2）を主に画像診断から鑑別する。
　　　下垂体病変
　　　　PRL産生腺腫（腫瘍の実質容積と血中PRL値がおおむね相関する。）
　　　　他のホルモン産生腺腫

［診断の基準］
確実例ⅠおよびⅡを満たすもの。
なお，原因となる病態によって病型分類する。
表1．高PRL血症をきたす病態
1．薬物服用（腫瘍以外で最も多い病因は薬剤である。代表的な薬剤を挙げる）
　1）抗潰瘍剤・制吐剤（シメチジン，スルピリド，メトクロプラミド，ドンペリドン等）
　2）降圧剤（メチルドパ，ベラパミル等）
　3）向精神薬（パロキセチン，ハロペリドール，カルバマゼピン，イミプラミン等）
　4）エストロゲン製剤（経口避妊薬等）
2．原発性甲状腺機能低下症
3．視床下部・下垂体茎病変
　1）機能性
　2）器質性
　　（1）腫瘍（頭蓋咽頭腫・ラトケ嚢胞・胚細胞腫・非機能性腫瘍など）
　　（2）炎症 肉芽腫（下垂体炎・サルコイドーシス・ランゲルハンス細胞組織球症など）
　　（3）血管障害（出血・梗塞）
　　（4）外傷
4．下垂体病変
　1）PRL産生腺腫
　2）その他のホルモン産生腺腫
5．マクロプロラクチン血症（注）
6．他の原因
　1）慢性腎不全
　2）胸壁疾患（外傷，火傷，湿疹など）
　3）異所性PRL産生腫瘍
（注）PRLに対する自己抗体とPRLの複合体形成による。高PRL血症の15～25％に存在し，臨床症状を欠くことが多い。診断には，ゲルろ過クロマトグラフィー法，ポリエチレングリコール（PEG）法，抗IgG抗体法を用いて高分子化したPRLを証明する。

厚生労働省「間脳下垂体機能障害に関する調査研究班」報告書（平成26年度改訂）．より引用

表5 クッシング病/サブクリニカルクッシング病の診断と治療の手引き

クッシング病/サブクリニカルクッシング病の診断の手引き
1. 主症候
    (1)特異的症候(注1)
        満月様顔貌
        中心性肥満または水牛様脂肪沈着
        皮膚の伸展性赤紫色皮膚線条(幅1cm以上)
        皮膚のひ薄化および皮下溢血
        近位筋萎縮による筋力低下
        小児における肥満をともなった成長遅延
    (2)非特異的症候
        高血圧,月経異常,痤瘡(にきび),多毛,浮腫,耐糖能異常,骨粗鬆症,色素沈着,精神異常
        上記の(1)特異的症候および(2)非特異的症候の中から,それぞれ一つ以上を認める。
2. 検査所見
    (1)血中ACTHとコルチゾール(同時測定)が高値〜正常を示す(注2)。
    (2)尿中遊離コルチゾールが高値〜正常を示す(注3)。
        上記のうち(1)は必須である。
        上記の1,2を満たす場合,ACTHの自律性分泌を証明する目的で,3のスクリーニング検査を行う。
3. スクリーニング検査(原則として外来で施行する検査)(注4)
    (1)一晩少量デキサメタゾン抑制試験:前日深夜に少量(0.5mg)のデキサメタゾンを内服した翌朝(8〜10時)の血中コルチゾール値が抑制されない(注5)。
    (2)画像検査:MRI検査により下垂体腫瘍の存在を検討する(注6)。
        (1)を満たす場合,ACTH依存性クッシング症候群を考え,異所性ACTH症候群との鑑別を含めて確定診断検査を行う。(2)によって下垂体腫瘍を認め,他の機能検査で十分にクッシング病と診断できる場合は,下錐体静脈洞血のサンプリングを省略できる。
4. 確定診断検査(原則として入院で施行する検査)
    (1)血中コルチゾール日内変動:深夜睡眠時の血中コルチゾール値が5μg/dL以上を示す。(注7)
    (2)CRH試験:ヒトCRH 100μg)静注後の血中ACTH頂値が前値の1.5倍以上に増加する。
    (3)選択的下錐体静脈洞血サンプリング:下垂体MRIにおいて下垂体腫瘍を認めない場合は,必ず行う。本検査において血中ACTH値の中枢・末梢比(C/P比)が2以上(CRH刺激後は3以上)ならクッシング病,2未満(CRH刺激後は3未満)なら異所性ACTH症候群の可能性が高い(注8)。

【診断基準】
確実例:1,2,3および4の(1)(2)と下垂体MRI陽性または(4)を満たす
疑い例:1,2,3を満たす

重要参考所見
    一晩大量デキサメサゾン抑制試験:前日深夜に大量(8mg)のデキサメタゾンを内服した翌朝(8〜10時)の血中コルチゾール値が前値の半分以下に抑制される。ただし,マクロアデノーマや高コルチゾール血症が著しい場合に抑制されない例があるので,注意を要する。
注1. サブクリニカルクッシング病では,これら特徴所見を欠く。下垂体偶発腫瘍として発見されることが多い。
注2. 採血は早朝(8〜10時)に,約30分間の安静の後に行う。ACTHが抑制されていないことが,副腎性クッシング症候群との鑑別において重要である。コルチゾール測定値を用いる場合,約10%の測定誤差を考慮して判断する。コルチゾール結合グロブリン(CBG)欠損(低下)症の患者では,血中コルチゾールが比較的低値になるので注意を要する。
注3. 原則として24時間蓄尿した尿検体で測定する。ただし随時尿で行う場合は早朝尿ないし朝のスポット尿で測定し,クレアチニン補正を行う。
注4. 従来の手引きに記載されたデスモプレッシン4mg静注法によるスクリーニング検査は偽性クッシング症候群との鑑別に有用な場合があるため,可能な場合は入院に際して施行し,参考所見とする。夜間唾液コルチゾール(各施設平均値の1.5倍以上でクッシング病の疑い)についても,保険適用になっていないため参考所見とする。

(次ページへ続く)

注5. 一晩少量デキサメタゾン抑制試験では従来1〜2mgのデキサメタゾンが用いられていたが，一部クッシング病患者においてコルチゾールの抑制（偽陰性）を認めることから，スクリーニング検査の感度を上げる目的で，0.5mg少量が採用されている。血中コルチゾール3μg/dL以上でサブクリニカルクッシング病を疑い，5μg/dLで顕性クッシング病の可能性が高い。血中コルチゾールが十分抑制された場合は，ACTH・コルチゾール系の機能亢進はないと判断できる。服用している薬物特にCYP3A4を誘導するものは，デキサメタゾンの代謝を促進するため，擬陽性となりやすい。（例：抗菌剤リファンピシン，抗てんかん薬カルバマゼピン・フェニトイン，血糖降下薬ピオグリタゾンなど）米国内分泌学会ガイドラインでは1mgデキサメタゾン法が用いられ，血中コルチゾールカットオフ値は1.8μg/dLとなっている。

注6. 微小腺腫の描出には1〜2mmスライス幅のT1強調あるいはFLASH法による造影MRI冠状断撮影が最も有用である。ただしその場合，まれではあるが小さな偶発腫（非責任病巣）が描出される可能性を念頭におく必要がある。

注7. 可能な限り，複数日に測定して高値を確認する。

注8. 本邦では，海綿静脈洞血サンプリングも行われている。その場合，血中ACTH値のC/P比が3以上（CRH刺激後は5以上）ならクッシング病の可能性が高い。いずれのサンプリング方法でも定義を満たさない場合には，同時に測定したPRL値による補正値を参考とする。

厚生労働省「間脳下垂体機能障害に関する調査研究班」報告書（平成26年度改訂），より引用

るが長期の再発も少なくない。術後非治癒例や診断困難例に薬物治療を行う：腫瘍に直接作用する第二世代SSA（パシレオチド）やドパミン製剤（保険適応外）とステロイド合成酵素阻害薬がある。パシレオチドは有効率が高いが（約40％は著効）副作用の高血糖に注意する。切除困難な腺腫は定位放射線治療の適応。なおinvasive macroadenomaは全摘出が困難で薬物療法は効きにくく，長期的にはがん化する症例もまれにあり注意する必要がある。

● TSH産生下垂体腺腫

内分泌所見とMRIで診断する（表6）。頻脈，発汗過多や倦怠感などの甲状腺中毒症状を呈することは多いが，その多くは軽度であり症状が乏しいことも少なくない。内分泌的には不適切TSH分泌（SITSH）：甲状腺ホルモン（free T3・free T4）高値にもかかわらずTSHが抑制されない（必ずしもTSH高値ではない！）を認める。MRIで腺腫を認める場合には診断はほぼ確定するが，腫瘍が明らかでない場合は同じくSITSHを呈する甲状腺ホルモン不応症〔RTH；レフェトフ（Refetoff）症候群〕との鑑別が必要となる。

症状が乏しいことなどから非機能性腺腫として治療されてきた症例が少なくないと考えられる。硬くやや大型の腫瘍が多いが適切なアプローチ・摘出法により多くの症例（約70〜80％）で治癒が得られる[9]。術前SSA治療（治験進行中）は腫瘍縮小・症状改善のほか，euthyroid化による周術期の甲状腺クリーゼ予防にも有効である。

● 非機能性下垂体腺腫

ホルモン過剰症状・内分泌所見を呈さないため他病変：理学所見の乏しい機能性腺腫，下垂体細胞腫，鞍内型頭蓋咽頭腫，ラトケ嚢胞などとの鑑別が必要となることがある。圧排された前葉の位置，トルコ鞍の拡大，尿崩症がまれなことなどが診断の鍵となる。下垂体機能低下症の術前評価には（GHDの診断を除き）基礎値測定で通常可能であり，負荷試験を行う場合は下垂体卒中に注意する[2]。非機能性腺腫のなかには組織学的にホルモン産生・分化能をもつサイレント腺腫も多く含まれ，なかには若年者のaggressiveで再発リスクの高い腫瘍もあるため留意する[10]。

視機能障害などの占拠性症候を呈する例が手術適応となる。術後の残存腫瘍に対しては，残存部位や組織所見（組織型やMIB-1指数）などから定期的な経過観察，再手術または放射線治療を検討する。全摘出と判断された場合でも長期のフォローは必要である。

● **下垂体偶発腫（インシデンタローマ）**

無症候例でも下垂体機能評価は必ず行う。明らかな視機能障害を認めなくても腫瘍が視交叉と接触・圧迫している場合は相対的手術適応となる（表7）。下垂体機能低下症のみの症例に対しては明確なエビデンスはないが進行性の機能低下を認める場合は手術を考慮する。経過観察を行う場合，若年者は増殖能の高い腺腫や他の腫瘍性病変の可能性があるためより慎重なフォローが必要である。

● **大型・巨大，不整形（分葉状）腫瘍**

頭蓋内に大きく進展し不整形・分葉化した腺腫の外科治療は摘出が困難なだけでなく重篤な合併症のリスクも高い。特に血管障害，視機能悪化や残存腫瘍の出血・腫脹などに留意する必要がある。腫瘍の大きさ，進展方向・範囲などを基に（拡大）TSS，開頭術またはCombined手術を選択する[11]。Combined法は開頭・TSSの各アプローチの死角・欠点を

表6 下垂体TSH産生腫瘍の診断と治療の手引き

下垂体TSH産生腫瘍の診断の手引き
 Ⅰ．主要症候
　(1)甲状腺中毒症状（動悸，頻脈，発汗増加，体重減少など）を認める（注1）。
　(2)びまん性甲状腺腫大を認める。
　(3)下垂体腫瘍による症状（頭痛や視野障害）を認める。
　　（注1）中毒症状はごく軽微なものから中等症が多い。
 Ⅱ．検査所見
　(1)血中甲状腺ホルモンが高値にもかかわらず血中TSHは正常値～軽度高値を示す（syndrome of inappropriate secretion of TSH）。
　(2)画像診断で下垂体腫瘍を認める。
　(3)摘出した下垂体腫瘍組織の免疫組織学的検索により腫瘍細胞内にTSH βないしはTSH染色性を認める。
 Ⅲ．参考事項
　(1)血中αサブユニット高値（注1）あるいはαサブユニット/TSHモル比＞1.0（注2）
　(2)TRH刺激試験により血中TSHは無～低反応を示す（頂値のTSHは前値の2倍以下となる）例が多い（注3）。
　(3)他の下垂体ホルモンの分泌異常を伴い，それぞれの過剰ホルモンによる症候を示したり，腫瘍圧排による分泌低下症状を呈することがある。
　(4)まれであるが異所性TSH産生腫瘍がある。
　(5)抗T4抗体や抗T3抗体，抗マウスIgG抗体などの異種抗体，異常アルブミンなどにより甲状腺ホルモンやTSHが高値を示すことがあり注意が必要である。また，アミオダロンなどヨウ素含有する薬剤で甲状腺ホルモンが高値でもTSHが測定されることがある。
　(注1)保険未収載。年齢性別の基準値に注意が必要である。
　(注2)閉経後や妊娠中は除く（ゴナドトロピン高値のため）。
　(注3)少数例では反応を認める。
 Ⅳ．除外項目
　　甲状腺ホルモン不応症との鑑別を必要とする。甲状腺ホルモン受容体βの遺伝子診断が役立つ。
 ［診断の基準］
 確実例：ⅠのいずれかとⅡのすべてを満たす症例。
 ほぼ確実例：Ⅱの(1)，(2)を満たす症例。

厚生労働省「間脳下垂体機能障害に関する調査研究班」報告書（平成26年度改訂）．より引用

補い合うことにより，より安全，より広範な腫瘍の切除を目指す方法である[6]。しかし血管を中心とした鞍上部重要組織との強い癒着はアプローチ法とは関係なく摘出の限界である。

● **下垂体卒中**

下垂体腫瘍が卒中様に（突然）頭痛，視機能障害，眼球運動障害や意識障害などを引き起こした病態と定義される。

病態は出血，梗塞，出血性梗塞と多彩であり，出血であっても超急性期にはT1-low，T2-high intensityの非特異的所見を呈する。頭痛で発症するラトケ嚢胞と誤診されることも少なくない。腫瘍の造影が乏しくなること，MRI所見が経時的に変化すること，蝶形骨洞粘膜や隣接する硬膜が肥厚すること，腫瘍周囲のrim状造影（肉芽変化を反映）などがMRI所見の特徴である。

診断した場合，ホルモン評価の結果を待たずに続発性副腎不全予防のためステロイド補充を開始する。かつては緊急手術の適応とされていたが，多くは保存的に治療が可能である。高度または進行性の視機能障害や意識障害は緊急手術の絶対適応である。

▶ **頭蓋咽頭腫**

症状（小児は成長障害）とCT，MRI（鞍内・鞍上部の石灰化と囊胞性腫瘍）により診断する。

表7　偶発的下垂体腫瘍（インシデンタローマ）の診断と治療の手引き

定義
ここでは偶発性下垂体腺腫を以下の様に定義する。
慢性頭痛，めまい，頭部外傷，健診など下垂体腫瘍による症候（視野異常，下垂体機能低下症など）以外の理由で施行されたCT，MRIで発見され，下垂体腺腫に合致する画像所見を示す腫瘍性病変。

検査
治療方針の決定のために内分泌検査（注1）で下垂体機能異常の有無を，眼科的検査（注2）で視機能障害の有無を調べる。

治療
Ⅰ．機能性下垂体腺腫と診断された場合は，それぞれの機能性下垂体腺腫の治療方針に従う。
Ⅱ．非機能性下垂体腺腫の場合には下記の方針とする。
　A：画像診断（主にMRI）上，腫瘍が視神経・視交叉を圧迫しており，眼科的な検査で視機能障害が明らかな場合は手術療法が強く推奨される。
　B：眼科的な検査で視機能障害がないが，画像診断（主にMRI）上，腫瘍が視神経・視交叉に接触あるいはこれを圧迫している場合は手術療法を考慮する（注3）。
　C：上記A・B以外の場合は原則として定期的な経過観察とする。経過観察としては，当初半年毎に2回，以降1年毎にMRIと血中下垂体前葉ホルモンおよびその標的ホルモン基礎値（注4）を測定する。

　（注1）内分泌検査はまず基礎値で評価する。採血は早朝空腹時に行い，血中のGH，IGF-1，PRL，TSH，FT4，ACTH，コルチゾール，LH，FSH，Testosteron（男性），E2（女性の場合）を測定する。必要に応じて適切な負荷試験を行う。
　（注2）視野検査は感度の高い静的視野検査が推奨される。
　（注3）年齢，合併症，全身状態などに配慮し，十分なインフォームドコンセントを行ったうえで，患者が手術を希望する場合に手術を実施する。手術療法を選択しない場合には経過観察とする。
　（注4）採血は早朝空腹時に行い，血中のGH，IGF-1，PRL，TSH，FT4，ACTH，コルチゾール，LH，FSH，Testosteron（男性），E2（女性の場合）を測定する。

厚生労働省「間脳下垂体機能障害に関する調査研究班」報告書（平成26年度改訂），より引用

鞍内型（鞍隔膜下型）ではラトケ嚢胞や腺腫との鑑別を要することがある。鞍上部型に拡大TSSを選択する場合は視交叉の位置が重要であり[12,13]，また下垂体機能温存のためには下垂体茎の位置を術前MRIで確認する。

治療の基本は外科的切除。手術アプローチ法は多数提唱されており，症状，内分泌機能，腫瘍の大きさや進展方向，視交叉と下垂体茎の位置などからアプローチ法を選択する。開頭術ではblindとなりやすい視交叉腹側面を含めた鞍内・鞍上部・第三脳室底・上位脳幹腹側面と下垂体茎（すなわち本腫瘍の発生・主な進展部位）を，脳の剥離・牽引なしに直視下に観察・操作することが可能なため内視鏡下拡大TSSが中心となりつつある[12,13]。小さな残存・再発腫瘍には定位放射線治療が有効。また大部分が嚢胞成分からなる腫瘍には脳室内視鏡手術による部分摘出と定位放射線を組み合わせた治療も有効なことが多い。

▶ラトケ嚢胞

多くは無症候性に経過するが，一部は頭痛，下垂体機能低下症や尿崩症などで発症する。症候例の一部には嚢胞壁周囲の慢性炎症が関与する（ 図3 ）[14,15]。嚢胞内容は蛋白濃度を反映したさまざまなMRI信号強度を示す。単房性の嚢胞で実質成分を伴わないこと，壁は薄く造影されないこと，嚢胞内にwaxy noduleとよばれる球状塊が存在すること，トルコ鞍の拡大や石灰化を欠くことなどが典型例の画像所見の特徴。慢性炎症により嚢胞壁の重層扁平化をきたすと頭蓋咽頭腫との鑑別が問題となる。

原則として無症候例は経過観察，症候例（特に視機能障害）に外科治療が選択される[14]。TSSによる嚢胞開放術（内容ドレナージと壁の部分切除）が一般的。頭痛や視機能障害は改善しやすいのに対して内分泌障害は回復が得られにくい（ 図3 ）。再発（再貯留）因子として嚢胞壁の肥厚・造影所見（重層扁平化）が指摘されている[16]。経過観察の場合は炎症病態の潜行による下垂体機能低下症に留意し，MRIと下垂体機能によるフォローを行う。

▶下垂体細胞腫（顆粒細胞腫，紡錘形膨大細胞腫含む）

神経下垂体（後葉・下垂体茎・灰白隆起）のグリア細胞に由来する良性腫瘍（WHO grade I）。神経下垂体原発の腫瘍でありながら尿崩症で発症することはまれなこと，栄養血管が豊富で易出血性であること，腫瘍被膜がないことなどが特徴。しばしば非機能性腺腫と誤診されるが，画像上の特徴は前葉が前方に変位（圧排）されていることと比較的太い栄養動脈（flow void）を認めること[17]。症候例は外科治療の適応となる。

図3 ラトケ嚢胞の病態

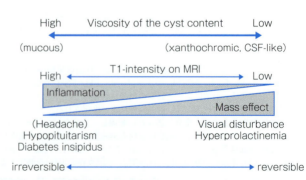

西岡 宏. 脳外速報 2011; 21: 175-82. より引用

▶転移性下垂体腫瘍

原発巣は乳がんと肺がんが多く，尿崩症，前葉機能障害と視機能障害，眼球運動障害などを呈する。神経下垂体や海綿静脈洞への転移が多い。前者はMRIで下垂体茎に沿ったよく造影される腫瘤を呈し，急速な増大，鞍隔膜裂孔でのくびれ形成（ダンベル状），海綿静脈洞への浸潤，周囲硬膜の肥厚，視索の浮腫性変化などが特徴。急激な占拠性症候を呈した例や診断困難例（生検）が手術適応。放射線治療も有効とされる。

▶下垂体炎

単一の病態ではなく下垂体に慢性炎症が生じた病態の総称であり，リンパ球性下垂体炎（前葉炎），リンパ球性漏斗下垂体後葉炎（LINH）の他にIgG4関連下垂体炎，薬剤性下垂体炎，（ラトケ囊胞などによる）二次性下垂体炎などが含まれる。前葉炎（典型例）は妊娠後期・産褥期の女性に多く，他の自己免疫疾患合併などの特徴を示す。前葉炎とLINHには厚労省「診断の手引き」（**表8**）があるが，診断に重要なのは他の炎症性病変（特に二次性下垂体炎）やジャーミノーマとの鑑別である。年齢，既往歴，症状や経過（妊娠との関係），各種マーカー（前述）：抗ラブフィリン-3A抗体[4]，髄液PLAP[3]や血中IgG4，HCG-β，sIL-2R，ANCAなど，MRI所見（炎症の主座，周囲組織の炎症の有無など）およびステロイド反応性などが診断の鍵となるが，鑑別困難な場合は生検術を検討する。生検は多くの場合TSSで可能だがステロイド治療前に行うのが望ましい。

術中管理（体位・モニタリングなど）

当院では術者は患者の右側に位置し，体位は上半身を約15°挙上，下肢は軽度屈曲。顔面は左側に傾けている。鞍上部や前頭蓋底に進展する腫瘍に対してはさらに後屈（chin up），下方（斜台尾側）に進展する場合には前屈（chin down）している。

TSSの手術手技の詳細は割愛するが，手術成績と安全性は近年飛躍的に向上し，特に内視鏡の導入は術野の拡大と経鼻頭蓋底手術への発展をもたらした[5]。内視鏡下のアプローチでも重要なのは必要十分な術野の確保と鼻粘膜の可及的温存である。また内視鏡も顕微鏡も「見る」道具であり重要なのはいかに腫瘍を摘出するかである。基本となるのは直視下のmicrosurgery操作である（従来のblind curettingは禁）。一方，比較的限局性の（治癒が期待できる）機能性腺腫と非機能性腺腫の手術方針は大きく異なる。前者に対しては下垂体機能を温存したうえでの全摘出（内分泌治癒）が必要であり，そのためには被膜外剥離や確実な髄液漏修復などの手術手技が必要であり下記術中モニターなどを適宜利用する。薬物治療の進歩も著しい今日，機能性腺腫の外科治療は薬物・放射線治療を含めた総合的な治療戦略の枠組みのなかで行う必要がある。

TSSにしばしば用いられるモニタリングには眼球運動モニターや視覚誘発電位（visual evoked potential：VEP）などがある。前者は海綿静脈洞の外側深部を，後者は鞍上部の視神経・視交叉を各々操作する際に有用である。手術用ナビゲーションは蝶形骨洞の含気化不良例，再手術例や頭蓋底部が広範に破壊されている症例には特に有用性が高い。術中の内頸動脈の同定には血管ドプラが必須であり，この他にも術中CT，MRI，エコーや迅速凍結組織診断の有用性も多数報告されている。GH産生腺腫における術中GH測定に関しては有用性の報告は多いが否定する報告もある[18]。

表8 自己免疫性視床下部下垂体炎の診断と治療の手引き（A），リンパ球性下垂体前葉炎（典型例）とリンパ球性漏斗下垂体後葉炎（典型例）の診断（B）

A

原因が明らかでない下垂体機能障害の1つに，視床下部下垂体炎がある．他の自己免疫疾患を合併する例や種々の自己抗体の陽性例があること，下垂体へのリンパ球浸潤がみられることから，自己免疫機序の関与が推測されている．主な病変の部位，病理組織所見によって下記のように分類されているが，非典型例も多く発症機序は一様ではない可能性がある．一般に臨床的には主な病変部位による分類が多く用いられている．最近，IgG4関連疾患に伴う漏斗下垂体病変，イピリムマブ（抗ヒトcytotoxic T lymphocyte-associated antigen 4（CTLA-4）抗体）による薬剤誘発性下垂体炎などが報告され，その病態，発症機序が注目されている．

1）主たる病変部位による分類
　1．リンパ球性下垂体前葉炎
　2．リンパ球性漏斗下垂体後葉炎
　3．リンパ球性汎下垂体炎
2）病理組織所見による分類
　1．リンパ球性下垂体炎
　2．肉芽腫性下垂体炎
　3．黄色性下垂体炎
　4．壊死性下垂体炎
3）鑑別を要する疾患
　　自己免疫性視床下部下垂体炎の診断は基本的に除外診断による．従って類似の所見を示す下記の疾患の鑑別が重要である．下記のように胚細胞腫などの局所病変やサルコイドーシスなどの全身性疾患に伴う二次性の下垂体病変（二次性下垂体炎）がある．特に経過観察においては胚細胞腫などの腫瘍性疾患に注意が必要である．全身性疾患についてはそれぞれの疾患マーカーや他臓器病変の検索を行って診断を進めるが，局所病変の鑑別，治療方針決定のためには積極的に下垂体生検について検討する．下垂体生検は可能であればステロイド投与前に行い，適切な生検部位の選択が必要である．

局所疾患による下垂体病変
　①胚細胞腫
　②ラトケ囊胞
　③頭蓋咽頭腫
　④下垂体腺腫
　⑤副鼻腔炎，海綿静脈洞炎など下垂体周囲組織からの慢性炎症の波及（傍鞍部非特異的慢性炎症）

全身性疾患による下垂体病変
　①サルコイドーシス
　②多発血管炎性肉芽腫症
　③ランゲルハンス細胞組織球症
　④梅毒
　⑤結核
　⑥真菌感染症
　⑦IgG4関連疾患

（次ページへ続く）

手術合併症と術後管理

術後管理ではTSSの主要・特有な合併症である，下垂体前葉機能低下症，尿崩症と髄液鼻漏（髄膜炎）に対するケアが最も重要である（図4）[19]．特に生命を脅かす可能性のある副腎皮質機能不全と水分電解質の管理は慎重に行う．低ナトリウム血症や髄液鼻漏のよ

B

1. リンパ球性下垂体前葉炎(典型例)の診断
    I. 主症候
        1. 頭痛,視野障害,乳汁分泌などの下垂体腫瘍に類似の症候
        2. 疲労感,無月経などの下垂体機能低下症に類似の症候
    II. 検査・病理所見
        1. 血中下垂体前葉ホルモンの1ないし複数の基準値または分泌刺激試験における反応性が低い。
        2. 画像検査で下垂体の対称性腫大を認める。造影剤により強い造影増強効果を認める。まれに嚢胞性もある。
        3. 下垂体生検で,前葉に下垂体細胞の破壊像,線維化およびリンパ球を中心とした細胞浸潤を認める(注1)。
    III. 参考所見
        1. 女性でしかも妊娠末期,産褥期の発症が多い。
        2. プロラクチンの上昇が1/3の症例に認められる。
        3. 他の自己免疫疾患(慢性甲状腺炎など)の合併例が比較的多い。
        4. 抗下垂体抗体を認める例がある。
        5. 長期経過例ではトルコ鞍空洞症(empty sella)を示すことがある。

[診断基準]
確実例 I と II を満たすもの。
疑い例 I と II の1,2を満たすもの。
疑い例では,経過中常に前述の鑑別を要する疾患を念頭におく。

(注1)下垂体生検で肉芽腫病変や泡沫化組織球の細胞浸潤を認める場合は,肉芽腫性下垂体炎,黄色腫性下垂体炎と呼称される。

2. リンパ球性漏斗下垂体後葉炎(典型例)の診断
    I. 主症候
        頻尿,多飲,口渇などの尿崩症に特有な症候。
    II. 検査・病理所見
        1. 中枢性尿崩症に合致する検査所見。
        2. 画像検査で,下垂体茎の限局的肥厚,または下垂体神経葉の腫大。造影剤による強い造影増強効果。
        3. 下垂体または下垂体茎生検で,リンパ球を中心とした細胞浸潤,慢性炎症像。
    III. 参考所見
        1. 下垂体前葉機能は保たれることが多い。
        2. 画像検査の異常は自然経過で消退することが多い。

[診断基準]
確実例 I と II を満たすもの。
疑い例 I と II の1,2を満たすもの。
疑い例では,経過中常に前述の鑑別を要する疾患を念頭におく。

厚生労働省「間脳下垂体機能障害に関する調査研究班」報告書(平成26年度改訂),より引用

うに遅発性に出現してくる合併症もある。

　一般的な術後管理事項は通常の全身麻酔下手術と同様である。術後の安静度は術中髄液漏,術後腰椎ドレナージの有無や施設により若干異なるが,当院では手術翌日から制限なく離床可としている。食事も手術翌日から再開しており,開頭-経鼻同時手術を含めて抗生物質投与は原則3日間で中止している。欧米の多施設の調査ではエビデンスはないものの,セファロスポリン系抗生物質が術後24時間まで使われていることが多い[20]。

▶下垂体前葉機能低下症

術後急性期に特に問題となるのは副腎皮質機能不全である。視床下部−下垂体−副腎皮質(hypothalamic-pituitary-adrenal：HPA)系機能不全を術前から認めるときは手術ストレスの程度に応じた推奨補充量のガイドラインがある：TSSでは手術当日にヒドロコルチゾン150mgの静注投与と2日間での漸減が推奨されている[21]。一方，HPA系障害がなく選択的な腺腫切除が可能な場合は補充の必要はない。

周術期には前葉機能(予備能)を正確に評価する必要がある。これには前葉ホルモンと標的組織ホルモンをセットにした基礎値の測定と各種負荷試験が必要だが，大型腺腫では刺激試験により下垂体卒中が誘発されるリスクがある(前述)。HPA系機能評価に最も簡便で術後早期にも有用なのが早朝(AM8時)コルチゾール基礎値の測定である。すでに副腎皮質ホルモン補充が行われている場合は早朝補充前に測定する。一般に早朝コルチゾール値が3.6μg/dL以下の場合はHPA系障害と確診(補充必要)，9μg/dL以上ならその可能性は低い(補充の必要性なし)。3.6〜9μg/dLでは障害の可能性あり，必要に応じて迅速ACTH試験，インスリン低血糖試験あるいはCRH試験などで評価する。補充量も3.6μg/dL以下ならヒドロコルチゾン(コートリル®)15〜30mg/日が必要だが，3.6〜9μg/dLなら10〜15mgで十分とされる。なおクッシング病の場合は腫瘍全摘出(内分泌寛解)により一時的(通常術後数ヵ月)に重篤な副腎皮質不全をきたすため術直後から十分量(コートリル® 20〜30mg/日)の補充が必要である。

HPA系以外に関しては，術前から補充が行われている場合は周術期も継続するが，術直後に新たな補充を開始する必要は通常ない。TSS 1〜数週間後に前葉機能を再評価し，ホルモン補充の必要性やその量を決定する。

▶尿崩症

術後の持続する低張性多尿は臨床的に尿崩症とみなすが，口渇を訴えない場合には注意する。通常の診断基準は，時間尿量250〜300mL以上，尿比重1.005〜1.010以下，2〜3時間以上持続。報告により頻度は10〜60％と大きく異なるが，大多数は一過性(術後24

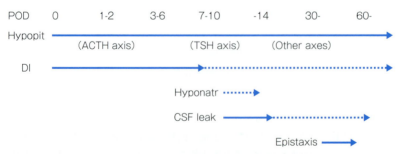

図4 TSSの主な合併症とその発生時期

POD：postoperative days, Hyopit：hypopituitarism, (　)：recommended timing of evaluation
DI：diabetes insipidus, Hyponatr：delayed hyponatremia, CSF：cerebrospinal fluid

西岡 宏．NS NOW No19 下垂体外科Update．メジカルビュー社，2012, p46-52.[19]より引用

時間以内から3〜5日程度）であり永続性はまれ（2％以下）である。

　尿崩症の程度が軽く渇中枢が保たれていれば自由飲水が最も安全・簡便であるが，通常は術後急性期に診断された時点で治療を開始する。大多数は一過性であり，半減期が短く調節が容易なこと，鼻腔投与の必要がないことなどの点からピトレシン®皮下注射を開始することが多い。いわゆる「追いかけ補液」は多尿を遷延化させてしまう可能性が高いため行わない。1週間以上遷延した場合はDDAVP製剤であるミニリンメルト®やデスモプレシン®を用いる[7]。眠前投与から開始し，反応や血清電解質，血漿・尿浸透圧，水分バランス，体重などをみながら至適量・回数を調節する。小児，意識障害や渇中枢が障害された例では電解質異常，特にピトレシン®などの過剰投与による低ナトリウム血症をきたしやすく慎重な管理が必要である。

▶遅発性低ナトリウム血症

　SIADHがその主病態とされ術後1週間前後で出現する。比較的高率（8〜35％）だが必ず一過性で多くは無症候性に経過する。症候例（約5％）は頭痛，めまい，嘔気，倦怠感などを呈し，重篤化すると意識障害をきたす。経過観察または水分制限（1L/日以下）で通常は軽快する。

▶術後髄液鼻漏，髄膜炎

　術後髄液漏は約2〜3％と比較的まれだが，重篤な予後につながる可能性のある合併症であり，再手術例，放射線治療後の症例，拡大TSSなどではリスクが高い[22]。予防には術中の確実な髄液漏修復が重要なのはいうまでもない。修復手技に関してはここでは省略するが髄液漏の程度などにより異なり，拡大TSS後のhigh-flow leakの修復には硬膜（筋膜）縫合や有茎鼻中隔粘膜弁などによる多層性再建が基本となる[23]。

　術後髄液漏を認めた場合は，安静，腰椎ドレナージなどの保存的治療あるいは再手術（髄液漏修復術）を検討する。髄膜炎の起因菌はほとんどが鼻腔の常在菌だが髄液培養では検出されにくく，抗生物質はカルバペネム系（MEPM）とバンコマイシン（VCM）併用またはセフタジジム（CAZ）とVCM併用が推奨されている（細菌性髄膜炎診療ガイドライン2014，グレードC）。

▶鼻腔合併症

　副鼻腔炎，嗅覚（味覚）障害，鼻中隔欠損，鼻出血，鼻閉など多彩であり[5]，遅発性鼻出血（多くは翼口蓋動脈の分枝・仮性動脈瘤からの出血）は1〜2％と報告されている。これら鼻腔合併症は術後QOLに強く影響する[24]。予防には術中の確実な嗅覚野温存や鼻粘膜の愛護的操作（必要最低限の粘膜切開と有茎粘膜弁採取）などが重要であり，また術後は鼻粘膜の乾燥を避けるための鼻洗浄が推奨されている。

治療効果の判定と術後の下垂体機能評価

　機能性腺腫の治療効果判定は下垂体および標的組織ホルモン基礎値の測定と負荷試験により行う。胚細胞腫では術前高値だった腫瘍マーカー（髄液PLAPなど）が治療効果の判定にも有用である。他の病変を含めて腫瘍性病変はすべて術後MRIによる評価が必須である。またいずれの病変に対してもMRIと下垂体機能の長期フォローは不可欠である。

　術後の下垂体前葉機能（予備能）評価には基礎値の測定だけでなく各種負荷試験：通常は

TRH, GnRH(LHRH)とCRHの三者負荷試験とGHRP試験を行い(表2)、その結果に応じた適切な補充療法を行う[7]。HPA系障害に対しては障害の程度によりコートリル® 10〜30mg/日を補充する(前述)。中枢性甲状腺機能低下に対しては、必要ならヒドロコルチゾン補充を行ったうえで、レボチロシン(チラーヂンS®)補充を退院前に開始、補充量(50〜150μg/日)はfree T4値を目安に決定する。性腺系ホルモンの補充は患者の症状、希望などをみながら、男性ではテストステロン(エナルモン・デポー®)やhCG療法(妊孕性、挙児希望)、女性ではクロミフェンやHCG-HMG療法を行う。重症GH分泌不全(growth hormone deficiency:GHD)に対してもすぐに補充は開始せず、腫瘍摘出度や術後の症状経過などをみながらGH補充の適応を検討する。なお外来での長期の下垂体機能フォローには午前安静後に採血し評価する(前述)。下垂体機能は術後数ヵ月の経過で改善、悪化することもあり適宜ホルモン補充量の補正が必要である。

退院後の指導(家庭での生活上の注意点，外来通院の方針など)

　退院時に遅発性髄液鼻漏(髄膜炎)、鼻出血、三相性尿崩症や遅発性下垂体機能低下症などに関しての日常生活指導や服薬指導を行う。退院後約2ヵ月は過度の労働やスポーツ、強い鼻かみなどを避けることを指導する。

　ホルモン補充に関しては患者および家族への細かな服薬指導が必須であり、特に発熱などの体調不良時には適宜コートリル®補充量を増やす(sick day rule)必要があることを十分に教育する。AGHDに関しては易疲労感、集中力低下、体脂肪の増加、筋力低下などやこれらに伴うQOL低下の有無を長期観察していくこととGH補充療法の意義を、またゴナドトロピン(LH, FSH)分泌不全に関しては二次成長の遅れ(小児)、性機能維持、妊孕性の獲得などに対する専門医受診の必要性を各々適切に指導する。尿崩症に対してDDAVP製剤補充を行っている場合も水中毒や低ナトリウム血症のリスクについて説明する[7]。

　機能性腺腫の内分泌寛解例や他の腫瘍性病変"全摘出例"でも長期の再発リスクと定期的な外来でのフォローの必要性に関しても十分なご説明が不可欠である。GH補充療法に伴う腫瘍再発リスクへの影響は否定的ではあるが[25]、より慎重なフォローが求められる。

(西岡　宏)

文献

1) Nishioka H, Fukuhara N, Horiguchi K, et al. Aggressive transsphenoidal resection of tumors invading the cavernous sinus in patients with acromegaly: predictive factors, strategies, and outcomes. J Neurosurg 2014; 121: 505-10.
2) Yoshino A, Katayama Y, Watanabe T, et al. Apoplexy accompanying pituitary adenoma as a complication of preoperative anterior pituitary function tests. Acta Neurochir (Wien) 2007; 149: 557-65.
3) Aihara Y, Watanabe S, Amano K, et al. Placental alkaline phosphatase levels in cerebrospinal fluid can have a decisive role in the differential diagnosis of intracranial germ cell tumors. J Neurosurg 2018 [Epub ahead of print]
4) Iwama S, Sugimura Y, Kiyota A, et al. Rabphilin-3A as a targeted autoantigen in lymphocytic infundibulo-neurohyophysitis. J Clin Endocr Metab 2015; 100: E946-54.
5) Nishioka H. Recent evolution of endoscopic

endonasal surgery for treatment of pituitary adenomas. Neurol Med Chir (Tokyo) 2017; 57: 151-8.
6) Nishioka H, Hara T, Usui M, et al. Simultaneous combined supra-infrasellar approach for giant/large multi-lobulated pituitary adenomas. World Neurosurg 2012; 77: 533-9.
7) 西岡 宏．脳神経外科診療に役立つ薬物治療の知識：下垂体疾患に対する薬物療法. No Shinkei Geka 2017; 45: 67-72.
8) Yamada S, Fukuhara N, Nishioka H, et al. Surgical management and outcomes in patients with Cushing disease with negative pituitary magnetic resonance imaging. World Neurosurg 2012; 77: 525-32.
9) Yamada S, Fukuhara N, Horiguchi K, et al. Clinicopathological characteristics and therapeutic outcomes in thyrotropin-secreting pituitary adenomas: a single-center study of 90 cases. J Neurosurg 2014; 121: 1462-73.
10) Nishioka H, Inoshita N, Sano T, et al. Correlation between histological subtypes and MRI findings in clinically nonfunctioning pituitary adenomas. Endocr Pathol 2012; 23: 151-6.
11) Nishioka H, Hara T, Nagata Y, et al. Inherent tumor characteristics that limit effective and safe resection of giant nonfunctioning pituitary adenomas. World Neurosurg 2017; 106: 645-52.
12) Cavallo LM, Solari D, Esposito F, et al. The endoscopic endonasal approach of craniopharyngiomas involving the third ventricle. Neurosurg Rev 2013; 36: 27-38.
13) 西岡 宏．頭蓋咽頭腫に対する外科治療：経鼻手術. 頭蓋咽頭腫パーフェクトガイド(井川房夫, 川俣貴一, 西岡 宏 編). 中外医学社, 東京, 2016, p95-104.
14) 西岡 宏．囊胞性病変：ラトケ囊胞. EBMに基づく脳神経疾患の基本治療指針 改訂第4版(田村 晃, 松谷雅生, 清水輝夫 編). メジカルビュー社, 東京, 2016, p217-9.
15) Nishioka H, Haraoka J, Izawa H, et al. Magnetic resonance imaging, clinical manifestations, and management of Rathke's cleft cyst. Clin Endocrinol 2006; 64: 184-8.
16) Kinoshita Y, Tominaga A, Usui S, et al. The long-term recurrence of Rathke's cleft cysts as predicted by histology but not by surgical procedure. J Neurosurg 2016; 125: 1002-7.
17) Nagata Y, Inoshita N, Fukuhara N, et al. Low-grade glioma of the neurohypophysis: clinical characteristics and surgical outcomes. World Neurosurg 2018; 114: e1225-31.
18) Otani R, Fukuhara N, Ochi T, et al. Rapid growth hormone measurement during transsphenoidal surgery: analysis of 252 acromegalic patients. Neurol Med Chir (Tokyo) 2012; 52: 558-62.
19) 西岡 宏．経蝶形骨手術の術後管理. NS NOW No19 下垂体外科Update(寺本 明, 編). メジカルビュー社, 東京, 2012, p46-52.
20) Little AS, White WL. Prophylactic antibiotic trends in transsphenoidal surgery for pituitary adenomas. Pituitary 2011; 14: 99-104.
21) Inder WJ, Hunt PJ. Glucocorticoid replacement in pituitary surgery: guidelines for perioperative assessment and management. J Clin Endocrinol Metab 2002; 87: 2745-50.
22) Nishioka H, Haraoka J, Ikeda Y. Risk factors of cerebrospinal fluid rhinorrhea following transsphenoidal surgery. Acta Neurochir 2005; 147: 1163-66.
23) Horiguchi K, Nishioka H, Fukuhara N, et al. A new multilayer reconstruction using nasal septal flap combined with fascia graft dural suturing for high-flow cerebrospinal fluid leak after endoscopic endonasal surgery. Neurosurg Rev 2016; 39: 419-27.
24) Little AS, Kelly D, Milligan J, et al. Predictors of sinonasal quality of life and nasal morbidity after fully endoscopic transsphenoidal surgery. J Neurosurg 2015; 122: 1458-65.
25) Darendeliler F, Karagiannis G, Wilton P, et al. Recurrence of brain tumours in patients treated with growth hormone: analysis of KIGS (Pfizer International Growth Databank). Acta Paediatr 2006; 95: 1284-90.

III 脳腫瘍

聴神経腫瘍

　聴神経腫瘍は全脳腫瘍の約10%を占める良性腫瘍で，小脳橋角部に発生する代表的な腫瘍であり，ほぼ全例が緩徐進行性に増大し聴力喪失をきたす。治療法として定位放射線治療に対し，外科的摘出術は根治性の面では優れるが聴力温存率はおおむね50～60%前後（ガンマナイフで70%程度）にとどまる。顔面神経機能温存率は術後1年で95%程度と良好であるが，手術直後には約10～20%に一過性の麻痺が出現し，聴力ならびに顔面神経機能温存率の向上は大きな課題である。機能温存と根治性のバランスをとることが重要であり，この意味で，手術難易度は高いといえる。

　最近の画像診断技術の進歩により術前に神経走行を把握することが可能となってきている。また，持続神経機能モニタリングの進歩により神経機能が，いつ，どのように損傷され，最終的に回復し得たのかを明らかとすることができるようになってきた。聴力温存術においては，聴性脳幹反応（auditory brainstem response：ABR）や蝸牛神経活動電位（cochlear nerve action potential：CNAP）を用いて聴力モニタリングを行うことが多い。術中に聴力が低下した場合，手術操作の中断や薬剤投与により，聴力の回復を得られ術後後遺症を残さずに済むケースも多く，聴力モニタリングは非常に有用である。一方で現状のABR，CNAPには問題点も多く，近年は背側蝸牛神経核活動電位（dorsal cochlear nucleus action potential：DNAP）が用いられることが多くなってきている。今回はABR，CNAP，DNAPの利点と問題点，実際に施行する際の注意点を総括する。

　顔面神経機能温存においては，剥離子電極を用いた顔面神経刺激と持続顔面神経刺激をモニタリングする。持続刺激の際，顔面神経根に密着した刺激電極を用いた顔面神経根持続刺激モニタリング（facial nerve root evoked muscle action potential：FREMAP）が普及してきている。手術はlateral suboccipital approachを選択する機会が多いと思われるため，本法を中心に総括する。

診断・術前に必要な検査とその意義・注意点

▶画像診断
●単純X線撮影

・頭部単純X線撮影，Stenvers撮影，Towne撮影
　内耳道の拡大（内耳道径の2mm以上の左右差，または内耳道が8mm以上で有意）や，内耳道上縁の侵食破壊像，内耳道の漏斗状変形に注意する。

・頚椎単純X線撮影
　頭蓋頚椎移行部の亜脱臼や頚椎に狭窄症や椎間板ヘルニアがないか確認しておく（手術の体位でlateral positionをとる場合に項頚部を伸展する際に，脊髄損傷をきたさないためである）。

●CT

・単純CT，造影CT

単純CTで約半数が等吸収域を，残りは高・低吸収域を示し，増強CTで腫瘍実質が均一に造影されることが多い．石灰化は少ない．

・側頭骨CT（図1）

Thin slice（0.8〜1mm幅）の側頭骨CTを施行し，以下の点を確認する．①後半規管と内リンパ管を損傷せずに内耳道後壁を骨削除できる範囲（平均7〜10mm程度），②mastoid air cellの発達具合（内耳道後壁の骨削除によりmastoid air cellが開放され術後髄液漏が生じる危険性が高いか否か），③high jugular bulbの有無（内耳道の尾側の骨削除の際に，静脈損傷をきたし，大出血をきたす．また静脈洞閉塞の原因となりうる）．

●MRI

・単純MRI，造影MRI

①所見

聴神経腫瘍は前庭神経の末梢性髄鞘が始まる内耳道深部を発生母地とし，成長に伴い，発生母地より，内耳孔，小脳橋角部の脳槽に進展していく．内耳道から小脳橋角部への腫瘍の連続した進展像が観察されれば本腫瘍と診断される．T1強調画像で低信号に，T2強調画像で高信号に描出され，ガドリニウムで実質部は均一に造影される（図2）．嚢胞変性を伴うことも多い．くも膜嚢胞の合併もある．

図1 側頭骨の解剖とCT像

A：側頭骨の解剖．内耳道内部で，聴神経は上前庭神経，下前庭神経，蝸牛神経に分かれている．聴神経腫瘍は上，下いずれかの前庭神経の内耳道末端より発生する．
B：術前側頭骨CT像．左内耳道の拡大を認める．
C：内耳道後壁の骨削除の範囲は，術前のCT，MRI画像から腫瘍の内耳道への侵入程度を計測して決定する（平均7〜10mm）．内耳道後壁を削除しすぎると，後半規管を損傷する危険性がある．

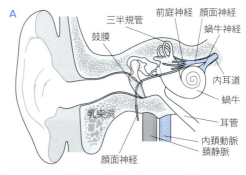

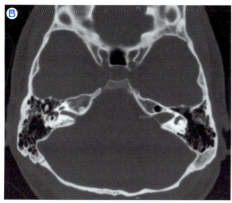

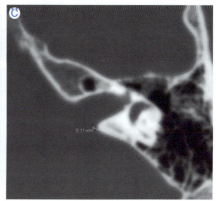

②大きさの測定

腫瘍の大きさを（錐体骨に沿った最大径）×（錐体骨に直交する最大径）×（最大の高さ）として正確に測定しておく。

③腫瘍の内耳道への侵入程度の測定

Lateral suboccipital approachを選択する場合に問題となる内耳道後壁の骨削除の範囲は，MRI画像上の内耳道内への腫瘍の侵入程度によって決まる。また，内耳道最深部fundusまで腫瘍が充満している場合は，聴力温存が難しいとされており，fundusまでの腫瘍進展の有無を確認する。

- **Gadolinium FIESTA画像（ 図3 ）**

内耳道から小脳橋角槽の内部に，髄液内の欠損像として聴神経腫瘍をとらえることが可能である。脳神経は，小脳，脳幹と同様に黒く描出されるため，髄液内に黒い線状構造として描出される。三叉神経の圧排の程度や方向，顔面神経の圧排の程度や方向，舌咽神経周囲への腫瘍の進展程度と圧排の有無を慎重に確認する。小型腫瘍では腫瘍が由来する前庭神経との連続性や内耳道内の他の神経と腫瘍との関係も把握可能である。蝸牛神経が腫瘍の背側を走行する症例ではlateral suboccipital approachで手術する場合，術者にとっては蝸牛神経が腫瘍の上を走行することになり，聴力の温存はきわめて困難である。術前にできる限り注意深く神経と腫瘍の位置関係を確認する必要がある。

- **血管撮影（両側内頚・外頚・椎骨動脈撮影）**

MRA (magnetic resonance angiography) やCTA (computed tomographic angiography) およびMRV (magnetic resonance venography) やCTV (computed tomographic venography) で脳血管撮影を代用することが多い。

図2 代表的な聴神経腫瘍の術前・術後MRI像
A〜C：術前造影T1強調画像，D, E：術後造影T1強調画像，F：術後DWI拡散強調画像。
A：顔面神経根レベル，B：内耳道レベル，C：三叉神経レベル，D：内耳道レベル。
E：三叉神経レベル腫瘍はnear-total removalされている。F：術後血管性副作用はなし。

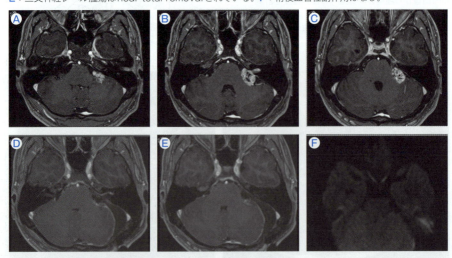

・動脈相

椎骨動脈撮影による腫瘍陰影は12～20％でみられ，選択的外頚動脈撮影では半数以上に腫瘍陰影が認められる（後頭動脈，上行咽頭動脈，中硬膜動脈）。

術中に前下小脳動脈（AICA）からの細動脈タイプの栄養血管を凝固切断する必要が多いため，AICA本幹の走行とその内耳道付近でのmeatal loopの位置を観察する。さらに，脳動脈瘤や血管奇形の合併の有無を確認する。また，症例により椎骨動脈から後下小脳動脈が直接分岐している症例があり，C1後弓と後頭骨の間のスペースに張り出していることがあり（開頭術の際に傷害する可能性が高くなる），その走行を確認しておく。

・静脈相（図4）

Petrosal veinの偏位やそれが流入する上錐体静脈洞の走行，横静脈洞とS状静脈洞の移行部の位置やその静脈灌流の優位側を検討する。また，術中の筋層剥離や開頭に際して，2つのemissary vein（mastoid emissary veinとposterior condylar emissary vein）の発達具合をあらかじめみておく必要がある。

● 3次元融合画像の作成と手術戦略（図5,6）

われわれは，高精細な融合3次元画像を作成し，手術戦略の構築に役立てている。融合3次元画像を作成する際には，まずそれぞれの組織を3次元的に描出するために最適なモダリティを選択し，またそれぞれの構造物に最適な閾値を設定し，さらにmanual

図3 MR Gadolinium FIESTA画像
A：左側聴神経腫瘍患者におけるgadolinium FIESTA画像。左側の第Ⅴ脳神経（矢頭）が良く描出されている。
B：左側の顔面神経が腹側に圧排されている（点線囲み）。
C：左舌咽神経（点線囲み）と腫瘍は離れているようにみえる。

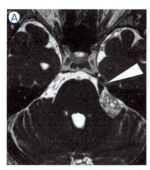 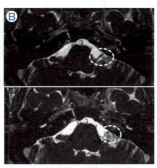 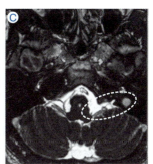

図4 左側聴神経腫瘍の症例の血管撮影（静脈相）
Petrosal vein（→）やそれが流入する上錐体静脈洞（⇒）の走行を確認する。本症例では，静脈灌流は左側優位であり，occipital sinusが異常発達しており，硬膜切開時に十分な注意が必要である。
A：正面像，B：側面像。

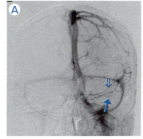 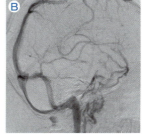

segmentationを用いることで高精細な融合3次元画像を術前に作成している[14]。本症例では，蝸牛神経（Lt.Ⅷ：黄色）が腫瘍（紫色）により尾側から腹側に圧排され，顔面神経（Lt.Ⅶ：黄色）は腫瘍の腹側を走行していると予測された。このため，retrosigmoid approachを用いて摘出することとした。

▶神経耳科学的・神経生理学的診断
●顔面神経の機能の評価
- 涙腺機能検査（Schirmer test）
  患側の涙分泌が障害されていることが多い。
- 電気味覚検査
  舌の前2/3の味覚の機能を評価する。舌の通電刺激により金属性味覚を感じるため，この閾値を左右で比較する。
- House-Brackmann grading
  術前の顔面表情筋の機能評価として用いる（表1）。

図5 左聴神経腫瘍患者における融合3D画像（A-P view）

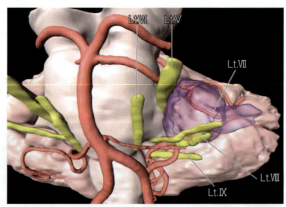

腫瘍（紫）を透見したところ。血管・脳神経と腫瘍の位置関係が非常に理解しやすい。
Ⅶ：FIESTAで作成。
Ⅷ：DTTで作成。

図6 左聴神経腫瘍患者における，実際の体位をとった状態での融合3D画像における開頭シミュレーション（operative view）

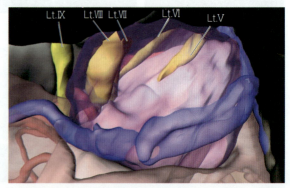

椎骨動脈・occipital sinusの発達度合いや，petrosal veinの走行等も適切にシミュレーションすることができる。
Ⅶ：FIESTAで作成。
Ⅷ：DTTで作成。

- 前庭神経の機能の評価
- カロリックテスト

聴神経腫瘍の症例のほとんどで半規管麻痺を認める。主に上前庭神経の機能を反映する検査と考えられている。

- VEMP(vestibular evoked myogenic potentials)

座位で対側頸部を捻転(刺激側胸鎖乳突筋の持続的な強い収縮が必要)した状態で，片側音刺激による同側胸鎖乳突筋の誘発筋電図反応をみる。下前庭神経がafferent pathwayの1つと考えられている。刺激開始から30 msec以内に陽性波(P13)の後に陰性波(N22)が続く2相性の反応が記録される。下前庭神経由来の聴神経腫瘍例では，反応が減弱・消失することが多い。

- 蝸牛神経の機能の評価
- 純音聴力検査(pure tone average：PTA)

500，1,000，2,000 Hzにおける聴力損失をそれぞれa dB，b dB，c dBとすると，難聴の程度は，(a+b+c)/3または(a+2b+c)/4で表現されることが多い。

- 語音明瞭度検査(speech discrimination score：SDS)

基準的語音リストの単音節を正しく答えられた最も高い%(明瞭度)を記載する。

- Gardner-Robertson分類

上記のPTA，SDSの検査結果をもとに聴力機能を本分類に従って評価する(表2)。PTAとSDSが同じクラスでない場合は，悪いほうのクラスとする。本分類は聴力温存をするか否か手術方針を決定する重要なfactorである。術前にclass 1，2である場合は，聴力の温存に努めなければならない。

- 聴性脳幹反応(ABR)

音刺激による誘発電位を加算記録したものである。

表1 House-Brackmann grading

grade	description
I	normal functional in all areas
II	slight weakness
III	obvious weakness; complete eye close with effort
IV	incomplete eye closure; normal tone & symmetry at rest
V	barely perceptible motion; asymmetry at rest
VI	complete paralysis

表2 Gardner-Robertson分類

class	PTA(dB)		SDS(%)
1	0〜30	かつ	100〜70
2	31〜50	かつ	69〜50
3	51〜90	かつ	49〜5
4	91〜最大損失	かつ	4〜1
5	無反応	かつ	無反応

[セット・アップ]
両側の耳に単耳刺激を行う。
《記録電極》脳波用銀皿電極を用いる（術中は針電極を用いる）。
- ・チャンネル 1：A1-Cz
- ・チャンネル 2：A2-Cz
- ・接地電極：Fpz

《刺激条件》術中には手術操作の障害にならないように，チューブ式イヤホン（日本光電，DR-531B-102J）を用いている。
- ・刺激頻度：10 Hz
- ・刺激の duration：100 μsec
- ・刺激強度：100 dB
- ・刺激相：rarefaction（−）

《記録条件》
- ・加算回数：500〜2,000回
- ・分析時間：10〜15 msec
- ・ハイカット：3 kHz
- ・ローカット：50 Hz
- ・感度：10 μV

聴神経腫瘍では，Ⅰ〜Ⅴ波の潜時の延長，Ⅱ波以降の消失などを認めることが多い。術前のABRの各波の潜時の遅延があっても，Ⅰ〜Ⅴ波まですべて記録できる症例は聴力温存の可能性は高くなる。

治療方針

▶手術

筆者らの基本的な治療方針は，手術による腫瘍摘出術である。むやみに全摘出を目指すのではなく，顔面神経の機能や有用な聴力を温存しながら最大限腫瘍を摘出する。全身の合併症を有する患者や再発症例では，ガンマナイフなどの定位的放射線外科療法も考慮する。また，無症状や軽微な症状のみの小さな腫瘍で発見された高齢者では，まず経過観察を行う。

▶ガンマナイフ

両側性聴神経鞘腫や直径3 cm以内のsolid tumorであれば，ガンマナイフによる治療も可能である。全身合併症などで手術が不可能な症例では，ガンマナイフは良い適応である。

術中管理

▶手術法（lateral suboccipital approach）

多くの脳外科施設で，聴神経腫瘍に対して本術式を採用するものと思われるため詳述する。

▶体位（図7）

Lateral positionをとる。

▶麻酔

現在一般的に使用されている吸入麻酔薬は，容量依存性にある程度短潜時の誘発電位の潜時を延長させることが知られている。また，術中は顔面神経の電気刺激による誘発筋電図のモニタリングを行うので，筋弛緩薬を麻酔導入・気管内挿管時以降は使用しないように麻酔科医に依頼する。挿管チューブの固定を，患側と反対側にお願いすることで，より再現性のある口輪筋のEMGを測定できる。術中の体温と血圧の変化も反応の潜時に影響を及ぼす。

▶術中モニタリング

以下に述べる術中モニタリングでは神経機能検査装置として，MEE-1000（CPA masterシリーズ，日本光電社）を用いている。

● 蝸牛神経のモニタリング

Gardner-Robertson分類のclass 1または2の症例で聴力温存を目的とした手術を行う際に用いる。

・聴性脳幹反応（ABR）（図9）

ABRは最も簡易かつ一般的に行われているモニタリング方法である。ABRにおいて記録電極は耳介基部尾側とCzに配置し，音刺激が頭皮上の電極に誘発する遠隔電場電位はわずか0.2～数μV程度しかなく，脳波の1/10程度である。微小な電位を評価可能とするためには1,000回程度の加算が必要である。また，口輪筋自発筋電図の混入などによりノイズが残存し，波形が不明瞭となることがある。

イヤホンは音刺激を与えるものであり，確実にクリック音を鼓膜に届ける必要がある。イヤホンチューブが屈曲したり捻じれたりしないよう細心の注意を払う。テープで固定した後耳介をオイフテープで柔らかく覆い，その後もチューブが曲がらないよう注意しながら固定する。

患側を105dBで刺激し，健側は65dBホワイトノイズでマスキングする。患側刺激は17Hzで約1,000回の加算を加えて測定するため，1分程度を要する。各々のモニタリング法の刺激条件などは別表（表3）にまとめる。手術開始前にⅠ波からⅤ波までの潜時・Ⅴ波の振幅を測定してコントロールとする。

術中に，I-V波頂点潜時の変化とⅤ波頂点の潜時と振幅の変化をモニタリングしている。

図7　手術体位と術中モニタリングのセットアップ

Lateral positionで手術台の頭側を約15°挙上する。頭頂部を少し下方にvertex downとした後，頸部を頸静脈の静脈灌流を障害しない程度に屈曲して固定する。同時にモニタリングのセットアップも行う。

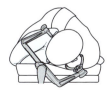
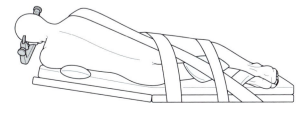

以下の所見は術後聴力の悪化の可能性が高いため，術中即座に注意を促す．
[V波潜時の延長]
　　>1.0 msec：注意
　　>1.5 msec：警告
[V波振幅の低下]
　　<50%：警告

　この基準を上回る場合は手術操作を中断し，術野を水で満たして回復を待つ．場合によってはリンデロン®8〜16 mgを投与し神経の急激な炎症を抑制する．潜時や振幅が改善すれば手術操作を再開できるが，同じような手術操作を同じ部位に行うことは避ける．

・**蝸牛神経活動電位（CNAP）**

　CNAPはABR同様イヤホンからの音刺激を用い，記録用の銀ボール電極を術野で蝸牛神経上に留置する．蝸牛神経の走行を顕微鏡下に確認し，最も反応を得られる部分を同定する．こうすることで蝸牛神経の位置が同定できる．その部分に記録電極を留置し，サージセル®コットンなどで仮固定し，術中持続的に蝸牛神経の活動電位をモニタリングする．
　ABRと比して蝸牛神経上に誘発される電位は約10倍の振幅があり，加算回数も200回程度（約12秒）で測定可能である．また，測定位置周囲に筋肉などノイズを発生させる構造が存在しないため，ABRより短時間で明瞭な波形を得ることが可能である．リアルタイムの変化をモニターできるため，手術操作に伴う蝸牛神経の障害の有無を監視できる．
　留置時のコントロール振幅に対し50%以上の振幅低下を有意と判断する報告が散見される．
　問題点としては，手術操作を行っている術野内で，腫瘍近傍の蝸牛神経に電極を留置するため，電極が手術操作の妨げとなったり，神経上からはずれてしまったりと不安定なことがある．CNAPのみをモニタリングするのではなく，ABRも同時測定しておくことで信頼性を担保する．

［セットアップ］
　通常の術中ABRのセットアップでよい．患側の耳に単耳刺激を行う．
《記録電極》留置用銀ボール電極を用いる．
　・チャンネル1：A1またはA2－蝸牛神経

表3 各種刺激および記録条件

刺激強度：105 dB（健側65 dB）
刺激波形：クリック音
持続時間：0.2 msec
刺激頻度：17 Hz

モニタリング	記録電極	感度	加算回数	分析時間	簡便性	即時性	安定性
ABR	患側耳介基部尾側	5μV/div	500〜1,000	2msec/div	○	×	▲
CNAP	蝸牛神経核上	50μV/div	100〜200	2msec/div	×	▲	▲
DNAP	背側蝸牛神経核上	50μV/div	100	2msec/div	×	○	○

・接地電極：Fpz

《刺激条件》チューブ式イヤホンを用いる。

- ・刺激頻度：10 Hz
- ・刺激のduration：100 μsec
- ・刺激強度：100 dB
- ・刺激相：rarefaction（+）

《記録条件》

- ・加算回数：50〜1,000回
- ・分析時間：10 msec
- ・ハイ・カット：3 kHz
- ・ロー・カット：50 Hz
- ・感度：10 μV

- **背側蝸牛神経核活動電位（DNAP）**

前2者の問題点を解決すべくDNAPが近年用いられるようになった。CNAPにおいて蝸牛神経上に置いた記録電極を背側蝸牛神経核直上に留置する。第Ⅸ脳神経の尾側でchoroid plexusを同定し，そこからforamen Luschkaの奥へ第四室脳室内に向けて挿入する（図8）。4 cm以上の聴神経腫瘍でなければ術中操作においても術野の妨げにならず安定して留置可能であり，術中に記録電極が移動しやすいCNAPの問題点を解決した。モニタリング波形の明瞭さはCNAPよりもさらに大きくノイズが少ない（図9）。また，蝸牛神経核の活動電位は加算回数100回程度で測定可能であり，3〜7秒程度で鋭敏に変化を記録できる。これまでの症例から留置時のコントロール振幅の40％以上が最終値で得られれば，術前とほぼ同一聴力が温存されることがわかってきている。また，手術操作が即時にモニタリングに反映されるため，手術操作による神経損傷を質的・量的に評価することも可能である[1]。

- **顔面神経のモニタリング**

顔面神経の温存が最重要課題である。

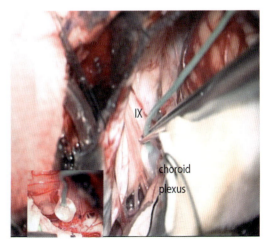

図8 DNAP記録電極の挿入

プレート型の電極を，第Ⅸ脳神経の尾側でchoroid plexusから第四脳室の奥に電極を挿入する。

- **顔面神経・三叉神経誘発筋電図記録**

　術野で顔面神経ならびに三叉神経運動枝を電気刺激して，誘発される顔面表情筋または咬筋の筋電図を記録して，神経の弁別，位置走行や機能の保存程度の確認を行う方法である．

　記録用の針電極は口輪筋，眼輪筋，咬筋（頬骨弓下深く）に各々2本ずつ挿入する．またinternal controlとして胸鎖乳突筋にも電極を留置する．テープで固定する際には，各々の電極が干渉しないこと，挿管チューブ固定・目パッチの邪魔にならないよう留意する．すべての電極を留置した状態を示す（図10）．

　術野では絶縁された剥離子を刺激クリップで挟んでマッピング用の刺激電極とする（図11）．まず腫瘍表面を2mAで刺激し顔面神経が表面を走行していないか確認する．2mA刺激で筋電図が記録されなければ20mm以上神経線維までの距離があると推定される．さらに1mA刺激で反応がなければ神経まで8mm前後の距離があると概算され，安全に凝固・切開を行うことができる．三叉神経の電気刺激（刺激強度0.2および0.6mA）による咬筋の誘発筋電図の反応潜時は約3msecほどであり，顔面神経の電気刺激（刺激強度0.2mA）による顔面表情筋（口輪筋）の誘発筋電図の反応潜時は約6msecほどである．三叉神経運動枝なのか，顔面神経なのかの判別にはこの反応潜時を用いる．

［セットアップ］

《術中刺激電極》われわれは自作した単極性の刺激電極（WS-1）を用いている．日本光電でも注文が可能である．

《記録電極》各筋に1対の針電極を設置し，双極導出で記録する．

・チャンネル1：術側眼輪筋

図9 DNAP，FREMAPのモニタリング波形

モニタリング画面．上段左から，眼輪筋・口輪筋の持続刺激記録（FREMAP），中央左からABR波形，中央右がDNAP波形，右下には術野画像がリアルタイムで表示される．非常に明瞭な波形が得られている．左最下段には，各モニタリングの温存率が自動表示されている．

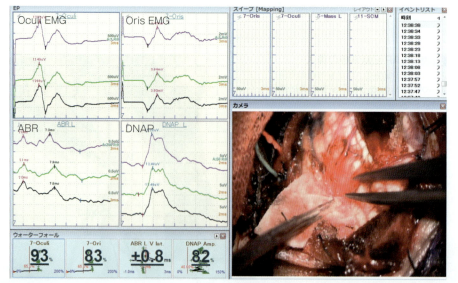

- チャンネル2：術側口輪筋
- チャンネル3：術側咬筋
- 接地電極：Fpz

《刺激条件》
- 陰性の矩形波定電流刺激
- 刺激頻度：−1Hz
- 刺激のduration：200μsec
- 刺激強度：0.1SmA

《記録条件》
- 加算回数：加算はしない
- 分析時間：20〜30msec
- ハイカット：3kHz
- ローカット：100Hz
- 感度：200〜500μV

・**フリーラン筋電図モニタリング**

　顔面神経近傍の手術操作による機械的刺激が引き起こす顔面表情筋の筋電図変化をモニターする方法である。手術中顔面表情筋の筋活動をオシロスコープを用いて常時観察し、増幅させた信号をスピーカーを通して音として術者に注意を促す。

図10 モニタリング電極の配置
記録する筋肉内に各々2本ずつ針電極を挿入。音刺激用のチューブが決して屈曲しないように注意して固定している。

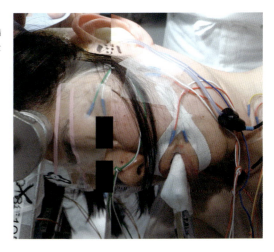

図11 顔面神経刺激器兼剥離子
絶縁された剥離子にクリップから刺激電位が伝わるようになっている。

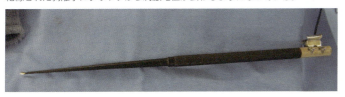

・持続誘発筋電図モニタリング

　顔面神経の起始部に刺激用の微小電極を留置し，一定条件で電気刺激を行う。得られる誘発筋電図の反応の振幅や潜時を定量的に評価することで，顔面神経への障害を早期に発見し回避する方法である。最近われわれは，顔面神経根上に安定して密着する刺激電極を開発し顔面神経根持続刺激電極モニタリング（FREMAP）を行っている（図12）。腫瘍を内減圧し顔面神経基部を確認して，「ラッパ型」の刺激電極を顔面神経基部腹側に留置する。ラッパ型の形状によって，これまでの刺激電極に比べて密着度が高まり術中の安定した顔面神経刺激が可能となる。刺激頻度は神経の疲弊を防ぐため3秒に1回で行っている。

　過去症例の解析から，留置時コントロール振幅の65％以上が最終値で得られれば，術前とほぼ同じ顔面神経機能（House and Brackmann grade 1）が温存されると考えている。

　これらのモニタリングは日本光電社のNeuromaster MEE-1000（図13，当院ではツイ

図12 FREMAP用電極の挿入
先端がラッパ型の電極を顔面神経根の直上に垂直に留置する。

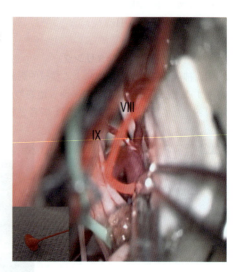

図13 Neuromaster MEE-1000とトレンドグラフ
トレンドグラフ画面。上段上から，眼輪筋Oculi EMGの振幅変化，口輪筋Oris EMG振幅変化（FREMAP），下段上からABR波形Ⅰ～Ⅴ波潜時の変化，DNAP振幅の変化をトレンドグラフでリアルタイムで表示する。Oris EMG振幅＞65％で同一顔面神経グレードが，DNAP振幅＞40％で同一聴力グレードが維持できることが明らかとなっている。

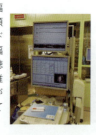
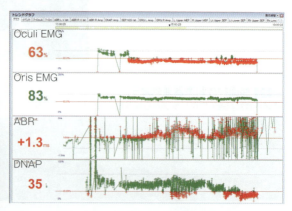

ンディスプレイに増設済）を用いて行っている。32チャンネルと多チャンネルを有し，ABRの他のモニタリング（SEP/VEP/MEPなど）を一画面に表示することができる（図9）。手術の最初から最後までの神経機能の推移をトレンドグラフと手術開始時点の振幅の温存率の同時表示が可能であり，手術中のいつ，どの操作で，どのように悪化し，どうしたら回復するのかを記録することができる。

手術中観察のポイント

▶顕微鏡下手術手技：腫瘍摘出の重要ステップ

小脳橋角部には，3つの脳槽/脳溝がある。尾側のlateral cerebellomedullary fissure，小脳半球間裂面でのhorizontal fissure，吻側でのpetrosal cisternであり，これらを順次開放していくことで，小脳の可動性が増し，病変をとらえやすくなる。

Lateral cerebellomedullary fissureを十分に開放する。第Ⅸ脳神経とchoroid plexusが良い指標となる。Foramen Luschkaより髄液を排泄できるし，ここに新しい蝸牛神経モニタリングである，背側蝸牛神経核活動電位（DNAP）モニタリングを設置可能である。Glossopharyngeal nerve rootのすぐ内側に，顔面神経根があり，ここに顔面神経根誘発活動電位（FREMAP）モニタリングを設置できる（図4A）。適切な手術セットアップを完備する。小脳橋角部腫瘍手術用の各種手術道具および顔面神経刺激装置，顔面神経持続刺激モニタリング，持続ABRを取りそろえ活用する。

さらにhorizontal fissure，trigeminal cisternを開放すると，中型の聴神経腫瘍では，腫瘍の全体像をとらえることが可能である。

腫瘍表面で，電気刺激により，蝸牛神経線維を同定できるので，ここにdye markingを行い，それ以外の腫瘍を4分割し十分なcoring，debulking（腫瘍の内減圧つまりサイズを減らすこと）を行う。

内耳道の開放を必要十分な範囲で行うことで，内耳道内部での顔面神経と蝸牛神経の同定が容易となる。

術後管理

▶術直後

下位脳神経の症状，呼吸パターン，延髄刺激による悪心や嘔吐に注意を払う。

● 顔面神経・聴神経の機能が悪化した際の処方

術前に比べて顔面神経麻痺や聴力障害が悪化することがある。これは，術中の電気生理学的モニタリング所見から予測が可能である。また，術後数日から1週間ほど経過して，遅発性の顔面神経麻痺が出現することがあるので注意深い観察が必要である。以下に処方の一例を示す。

【処方例】
- 点滴・静注（術中所見とモニタリング結果から，術中に投与を開始することもある）
  1) ビタミンB_{12}（メチコバール®）500μg

2）プレドニゾロン（プレドニン®）120〜140mg，またはベタメタゾン（リンデロン®）8〜16mg（1日数回に分け，漸減していく）
3）抗潰瘍薬
・経口
1）メチコバール®（500μg）3錠 分3

● **下位脳神経障害（嚥下障害）が出現した際の注意点**

　下位脳神経障害のなかでも，嚥下障害は術後の患者のQOLを左右する。術後に生じうる嚥下障害は軟口蓋麻痺，咽頭筋麻痺あるいは舌麻痺などによる。通常は嚥下運動の第Ⅱ相咽頭期の嚥下障害に伴う誤嚥が最も問題となる。

● **神経学的検査**

・**迷走神経**

　迷走神経の麻痺により，軟口蓋が麻痺すると発音時に軟口蓋は正常側だけが収縮するため，麻痺側は正常側に比べ口蓋弓が下垂（カーテン徴候）し，鼻声となる。口蓋垂は通常正常側に引っ張られる。声帯の麻痺のため嗄声となる。上喉頭神経麻痺では咳嗽反射がなくなるので，食物が気管に入ってむせ（誤嚥），嚥下性肺炎を起こすことがある。

・**舌咽神経**

　舌咽神経の麻痺により，咽頭反射（咽頭後壁に触れるとゲーとなる）や軟口蓋反射，口蓋垂反射（軟口蓋や口蓋垂に触れるとそれらが挙上される）が障害される。

・**舌下神経**

　舌下神経麻痺による舌麻痺でも嚥下が障害される。舌を突出させると麻痺側へ舌が曲がる。

● **X線透視**

　造影剤を併用しながら透視下に嚥下運動を観察する。誤嚥の有無，程度を評価する。

治療

▶ **誤嚥性肺炎の予防**

　積極的に体位変換，胸部タッピング，バイブレーションを施行し，気管内の分泌貯留物の吸引に努める。胸部X線撮影を随時行う。

● **栄養管理**

　経管栄養あるいは中心静脈栄養を開始し，神経機能の回復や代償作用の発現を期待する。

● **嚥下訓練**

　水の嚥下が最も難しく，ヨーグルト，プリンなどの軟固形物から訓練を開始する。嚥下時に患側に頭を傾斜あるいは回施させるようにすると誤嚥が少ない。耳鼻咽喉科医に嚥下機能を評価してもらい，理学療法士に訓練プログラムをコンサルトする。

● **手術療法**

　嚥下障害に対しては一般にまず保存的療法を行い，陳旧例では症状によって手術療法を考慮し，耳鼻咽喉科医にコンサルトする。手術は麻痺側声帯を内転させ，可及的に正中位に寄せて固定することを目的として，声帯内注入術，甲状軟骨形成術，披裂軟骨回転術などがある。そのほか，喉頭下降期型誤嚥に対して輪状咽頭筋切断術，喉頭挙上期型誤嚥に

対して喉頭挙上術(舌骨下筋群切除術,甲状軟骨舌骨固定術,舌骨前方牽引術)などが行われている。

- **術創部の圧迫**

皮下への髄液貯留の防止のために,術創部を弾性包帯で圧迫する。髄液貯留が難治性の場合は腰椎ドレナージを行う。

- **術後検査**

術前検査と同様に行い,術前後で比較検討する。以下に主な注意点を列挙する。

1) CT,MRI:残存腫瘍やmastoid air cell内の貯留液の有無を確認する。Mastoid air cell内に貯留液が認められた場合には,髄液漏,滲出性中耳炎に注意する。
2) 側頭骨CT:内耳道後壁の骨削除の範囲を確認する。
3) Gardner-Robertson分類:聴力温存の有無を評価する。PTAは,術前に比べて平均10dBの低下をきたすことが多い。
4) House-Brackmann grading

退院後・外来通院の方針

外来で顔面神経や聴神経の機能を中心に経過をみる。術後に聴力の温存ができたとしても,徐々に低下する症例が存在する。従って,術後の聴力温存の有無は1年後に神経耳科的検査を行い判定する。術後の顔面神経麻痺に対しては,高圧酸素療法,理学療法(顔面のマッサージ),点眼液による角膜乾燥の予防を指導する。顔面神経の解剖学的な連続性を保つことができた症例でも,顔面神経麻痺の回復が術後10~12ヵ月の時点で不十分な場合は,舌下神経-顔面神経吻合術などを考慮する。

(中冨浩文)

文献

1) 亀山茂樹.脳神経外科手術のための電気生理モニタリング.西村書店,1997.
2) 佐々木富男,谷口真,桐野高明.聴神経腫瘍の手術.脳外誌 1997; 6: 761-8.
3) 佐々木富男.Lateral suboccipital approach.脳神経外科手術のための解剖学.メジカルビュー社,東京,1998, p62-73.
4) 佐々木富男,谷口真,渡辺克成.聴神経腫瘍摘出術における顔面神経ならびに蝸牛神経の機能温存.脳腫瘍の外科手技-スタンダードと新しい展開-.メディカ出版,大阪,2000, p118-24.
5) 佐々木富男,渡辺克成.schwannoma.脳神経外科治療指針.中外医学社,東京,2002, p333-8.
6) 中冨浩文,斎藤延人.神経鞘腫.EBMに基づく脳神経疾患の基本治療指針 第4版.メジカルビュー社,東京,2016, p169-76.
7) 谷口真.聴神経腫瘍手術時の顔面神経温存のためのモニタリング.臨床脳波 1998; 40: 553-8.
8) Yoshino M, Kin T, Nakatomi H, et al. Presurgical planning of feeder resection with realistic three-dimensional virtual operation field in patient with cerebellopontine angle meningioma. Acta Neurochir (Wien). 2013; 155 (8): 1391-9.
9) Nakatomi H, Miyazaki H, Tanaka M, et al. Improved preservation of function during acoustic neuroma surgery. J Neurosurg 2015; 122 (1): 24-33. doi: 10.3171/2014.8. JNS 132525.

頭蓋底腫瘍

頭蓋底には多種多様な腫瘍が発生する。硬膜内には髄膜腫をはじめ，三叉神経・下位脳神経などの神経鞘腫，類上皮腫・上皮腫，血管腫，下垂体腺腫などがみられ，硬膜外には脊索腫・軟骨肉腫・軟骨腫，ossifying fibroma・giant cell tumorなどの骨性腫瘍，glomus tumor，頭蓋底由来の悪性腫瘍，血液系腫瘍，他臓器からの転移性悪性腫瘍などがみられる。近年発展した内視鏡下経鼻手術においては頭蓋底正中病変を中心に適応が拡大し，下垂体腺腫に加え，鞍結節髄膜腫，頭蓋咽頭腫，脊索腫が主な治療の対象となっている[4]。開頭術の際に内視鏡下の操作を取り入れることで死角の観察が可能になり，より低侵襲な頭蓋底手術の取り組みも行われている[5,19]。

髄膜腫・脊索腫・類上皮腫と頭蓋底由来悪性腫瘍を中心に，術前・術中・術後の注意点を述べる。頭蓋底手術では，脳神経外科だけでなく，耳鼻咽喉科や形成外科など他科との協力が大切である。

診断に必要な検査と意義

術前診断のためにCT・MRI・血管撮影が行われる。CTでは特にbone windowを撮影して骨構造を確認する。副鼻腔とmastoid air cellの発達には個人差が大きい。前頭開頭で前頭洞が開くかどうか，側頭開頭や錐体尖削除予定部位にair cellが発達しているかを確認する。S状静脈洞と頚静脈球およびemissary veinの発達にも個人差や左右差があるので，同部の骨削除を行うときには必ず確認する。脊索腫・頭蓋底髄膜腫・悪性腫瘍では腫瘍が頭蓋底骨内に浸潤性に進展しているので，CT骨イメージで進展範囲を十分に検討する（図1）。経鼻頭蓋底手術においては，蝶形骨洞やトルコ鞍周囲の骨構造に加え，鞍結節，鞍背，斜台の骨の構造，厚み，内頚動脈の走行，vidian canalや正円孔の構造を立体的に把握する必要がある。また，3DCTは腫瘍の局在診断やアプローチの選択，手術のシミュレーションに有用である（図2,3）。

単純・造影MRIは腫瘍診断に必須の検査である。類上皮腫では拡散強調像（diffusion weighted image）を用いて脳脊髄液との鑑別ができる（図4）。頭蓋底手術では静脈系を評価することが重要である。MR angiography（MRA）や3DCT angiography（3DCTA）で十分に静脈系が評価できないときには，脳血管撮影を行い確認する。S状静脈洞・錐体静脈洞・錐体静脈・Labbé静脈，シルビウス静脈・sphenoparietal sinus・sphenobasal vein・sphenopetrosal veinなどの発達，他の静脈系への側副路の程度，emissary veinや翼突筋静脈叢など頭蓋外静脈系との交通の程度を確認する（図5）[6,11]。

術中には必要な各種誘発電位をモニタリングする。聴性脳幹反応（auditory brain-stem response：ABR）などは，術前に検査を行い誘発電位がとれることを確認しておくとよい。経鼻頭蓋底手術で視神経の癒着が疑われる病変では，視覚誘発電位（visual evoked potential：VEP）モニタリングも有用である。

▶頭蓋底由来悪性腫瘍

　鼻・副鼻腔が術野になるときは，抗生物質の選択に参考とするため，入院時に鼻腔・咽頭の細菌検査を行う。また，化学療法を予定しているときには24時間クレアチニンクリ

図1　左錐体斜台脊索腫（25歳女性）
A：造影MRI。
B：CT骨イメージ。
CTで腫瘍の骨進展は対側に及んでいる（矢印）。

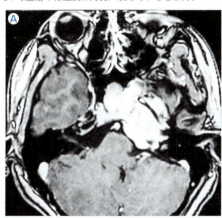
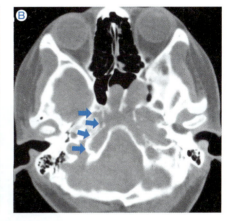

図2　左後床突起部髄膜腫（60歳男性）
A：造影CT。
B：3DCTによる手術シミュレーション。
C：anterior petrosectomy後の術野のシミュレーション。

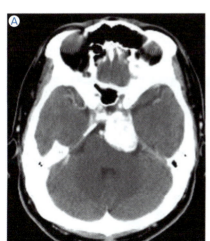
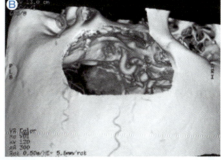
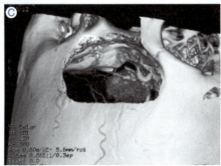

アランス検査を行い，腎機能をチェックして抗がん剤の使用量を調節する。

悪性腫瘍では，頸部リンパ節転移の有無を頸部エコーと頸部造影CTあるいはMRIで確認する。また，遠隔転移・多重がんの有無を胸腹部CT，腹部エコー，positron emission tomography(PET)/CT等で検索する。

病期重症度判定

頭蓋底良性腫瘍では，一般に成長が緩やかであり，無症状であれば経過観察が可能である。しかし，頭蓋底では脳神経や血管が存在し，これらが腫瘍に巻き込まれると治療困難になりやすいので，患者の状態が許せば早期治療が望ましい。特に脊索腫は頭蓋底骨内に進展し，完全摘出が困難で再発も多いため，早期に治療すべきである[1]。

▶頭蓋底由来悪性腫瘍

頭蓋底由来の悪性腫瘍の根治には一塊切除が必要であり[9,12,16,17]，その手術コンセプト

図3 鞍結節髄膜腫(66歳女性)
A：造影CT。
B：造影MRI。
C：3DCTによる経鼻手術シミュレーション。左図は正面からの蝶形骨洞前壁をみた様子。右図は左蝶形骨洞を右側から観察しており，blisteringによる蝶形骨平面の変形が明らかである。これらの情報をもとに必要な開窓範囲を検討する。
VC：vidian canal
FR：foramen rotundum
PS：planum sphenoidale
TS：tuberclum sellae
ST：sella turcica

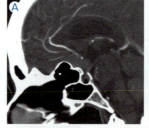
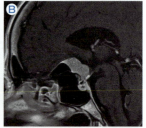
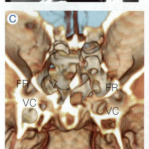
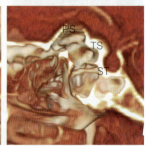

図4 右小脳橋角部から脳底槽に及ぶ類上皮腫(37歳女性)
A：MRI T2強調像。
B：拡散強調像。
拡散強調像では腫瘍はhigh intensityとなり脳脊髄液と鑑別できる。

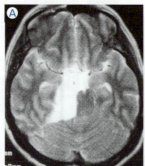
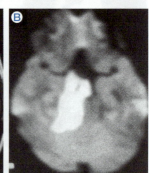

は良性腫瘍とはまったく異なる。従って，頭蓋底悪性腫瘍が疑われる場合は，術前に病理組織診断と臨床病期分類を行う必要がある。まず，生検を行って，病理組織診断をつける。生検は，鼻副鼻腔病変であれば経鼻的に，上顎洞・篩骨洞病変であれば経鼻内視鏡的に行う。上顎洞前壁の欠損等がある場合には歯根部からの穿刺細胞診断や針生検で診断できることが多い。また，翼口蓋窩・側頭下窩病変の場合はCTガイド下の経皮針生検が，眼窩内病変ではエコーガイド下の経皮針生検が可能な場合がある。ほとんどの頭頸部がんが扁平上皮がんであるのに比べて頭蓋底悪性腫瘍は病理型が多彩である。病理型によっては治療方針が異なるため，適切に病理組織検査を行う必要がある。

治療法選択

ほとんどの頭蓋底腫瘍は手術摘出が第一選択となる。脊索腫にはできる限りの摘出が基本である。ガンマナイフ・重粒子線などの放射線治療の有効性も報告されており[1]，残存腫瘍や再発腫瘍にはよい適応となる。頭蓋底髄膜腫の場合は，神経機能を温存して，可能な範囲の摘出を目指す。腫瘍が神経や血管と癒着し剥離困難なときには無理な摘出はせずに，残存腫瘍にはガンマナイフなどの定位的放射線手術を選択する。特に海綿静脈洞進展髄膜腫では，海綿静脈洞部は摘出せずに定位的放射線手術で治療する。また，大きな腫瘍の場合には，二期手術を計画することも有用である。巨大下垂体腺腫や頭蓋咽頭腫などで，正中病変が側方進展し，内視鏡下経鼻手術のみでは不十分な場合，経鼻開頭同時手術を選

図5 脳血管撮影静脈相側面像
A：シルビウス静脈と他の皮質静脈との交通は少なく，中頭蓋底・海綿静脈洞での静脈閉塞は静脈環流障害を起こす危険が高い。
B：卵円孔から翼突筋静脈叢へ流出がみられ（矢印），同部の操作で出血が予測される。
C：S状静脈洞からのemissary veinが著明に発達している（矢印）。

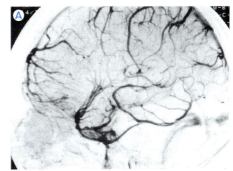
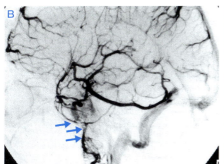
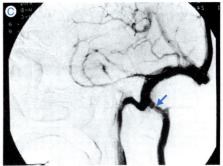

択することもできる．同時に行うことによって死角を補い合い，双方が協力して腫瘍摘出作業を行うことができる[8]．

頭蓋底腫瘍の手術では，あらかじめ再建方法を検討しておく必要がある．側頭筋・骨膜・帽状腱膜などの局所皮弁を用いるか，再手術でこれらを使用できないときには，形成外科に依頼して遊離皮弁による頭蓋底再建を計画する．

内視鏡下経鼻手術による正中頭蓋底病変摘出後の頭蓋底再建は，脂肪，筋膜のフリーグラフトを縫合により固定する方法にくわえ，鼻中隔骨や有茎の鼻中隔粘膜弁を利用して多層性に修復することにより確実な閉鎖が得られる[3]．

▶頭蓋底由来悪性腫瘍

頭蓋底由来悪性腫瘍では腫瘍の組織型により治療方針が異なる．化学放射線療法（抗がん剤同時併用療法，動注化学療法併用など）の進歩や粒子線治療のため，治療方針が多彩になったが，治癒の見込みや機能予後を含めて検討し，患者に十分に説明をしたうえで治療法が選択される．

扁平上皮がんは化学放射線療法を考慮する．高度進行がんでは急速な増大により手術待機中に切除不能となることも危惧される．また，頸部転移症例では微小転移の制御を期待して術前治療として化学療法を選択することもある．化学療法が行えないなら，術前放射線治療が選択されることもある．

腺がん，粘表皮がん，腺様嚢胞がん等では化学放射線療法の効果が期待できないため，手術が第一選択である．しかし，近年では，従来の放射線治療では効果が乏しい悪性腫瘍に対しても重粒子線治療の有効性が報告されている．

横紋筋肉腫では化学療法が必須である．頭蓋底領域に限らず，手術前後の化学療法により予後も改善する．切除困難な高度進展例でも術前化学療法によるダウンステージにより切除可能となる場合もあり，積極的に行う[15]．

嗅神経芽細胞腫の進行例には術前のシスプラチン（CDDP）を中心とした化学療法と放射線治療が有効な場合がある[4]．また，粒子線治療は照射野を限定できる利点があり，視機能温存に有効である．

術前治療・処置・注意点

出血が予想される手術のときには，手術決定時から計画的に自己血輸血を準備する．頭蓋底一塊切除において術後感染はきわめて危険な合併症となる．術後感染の危険因子を減らすため，血糖コントロールや栄養状態には十分留意する．切除が口腔に及ぶ場合も術後感染のリスクが増す．術前からの口腔ケアの徹底が望ましい．下顎骨，上顎骨の切除予定線付近の齲歯や義歯の状態も確認し，必要に応じて口腔外科に受診させておく．化学放射線治療後・粒子線治療後の残存，あるいは再発例においては，治療中の口内炎等による摂食不良が低栄養をきたしていることもあり，留意する．また，放射線照射野内の組織は創傷治癒が明らかに悪くなるため，切除・再建計画において十分留意する．

頭蓋底髄膜腫・glomus tumorなどの血管撮影で血流が豊富な腫瘍では，術前に塞栓術を行う[14]．悪性腫瘍ではtumor-free marginの外で一塊切除するので塞栓術は必要ない．また，腫瘍が内頸動脈近傍に至るときには，術前に内頸動脈閉塞試験（balloon Matas test）を行う．15～20分間の閉塞中にstump pressureの測定や脳波を行い，可能であればsingle photon emission CT（SPECT）を測定する．低血圧負荷も安全性確認に有効である．ただし，閉塞試験で異常がなくても術中術後に合併症が生ずることもある[13]．

手術ナビゲーションを用いるときには，ナビゲーション用CT，あるいはMRIを撮影する．骨削除が重要な手術ではCTをリファレンスデータとして用い，可能であればCTとMRIをfusionして使用する．

他科との合同手術では，術前にカンファレンスを行う．まず，CTやMRIより，腫瘍の進展部位を同定し，切除範囲を決定する．切除範囲が決まったら，体位・皮膚切開と再建方法を検討し，次いで手術手順を決定する．再発の場合には，前回皮膚・顔面頸部の動静脈・帽状腱膜や側頭筋の使用の可否などを確認する．手順は，必要があれば気管切開を行い，その後，体位設定・頭位固定・皮膚切開・頸部顔面剝離・開頭頭蓋内操作・頭蓋底骨切り・顔面骨切り・切除・閉頭・再建となる．最後に手術手順ごとに予想時間と必要器具を確認し，手術室へも連絡する[16]．

手術室での注意点

多科合同手術のときには，各科の術者が立てるように麻酔科医・看護師を配置する．耳鼻科・形成外科との合同では，頭頸部・腹部（腹直筋皮弁のため）・大腿（大腿外側皮弁や大腿筋膜のため）が術野になることが多く，麻酔科医は患者胸部の左側に，看護師は右側に配置する．オーバーテーブルは入れられない．可能ならば一枚板を邪魔にならない胸部に置く（図6）．

図6 術中の各科術者・麻酔・看護師の配置

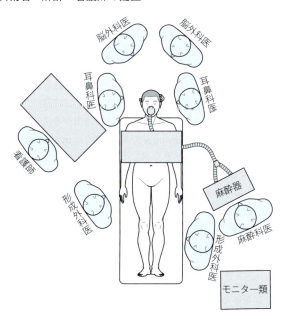

上体は25°程度まで挙上し，頭部は顔面・頚部の術野が確保できるように注意して杉田フレームに固定する．術中にアプローチの方向に応じて頭部を回転するので，あらかじめどの程度，頭部を回転するか麻酔医に知らせておく．

　術野の消毒は，頭部に加えて顔面・頚部・腹部・大腿など各科の必要部分をすべて行う．顔面が術野になるときには，眼軟膏を眼裂に入れてから消毒する．鼻腔口腔内は2倍希釈ポビドンヨードで消毒する．悪性腫瘍に対する手術で口腔内に術創を認めるときには，気管切開をはじめに行う．

　頭蓋底手術では手術時間が長く，多科合同手術のときには，出血量も多くなる．特に内頚動脈を一時遮断，または結紮する可能性があるときには，麻酔科医と打ち合わせて，マイナスバランスや低血圧を避けるように注意する．鼻副鼻腔や口腔が術野になる場合は，基本的に準汚染手術と考え，執刀前に抗生物質を投与する．抗生物質を選択するときには，術前から感染症状があれば汚染手術として，その培養結果を参考にする．感染症状がない場合には皮膚常在菌に加えて嫌気性菌を考慮して選択する．抗生物質は執刀前に初回投与し，その後は3時間おきに術中追加投与を行う．

　術中には術野が乾燥しないように注意し，閉創前には術野を温生食水またはリンゲル液で洗浄する．類上皮腫・上皮腫の摘出後には，化学的髄膜炎の予防のために術野をよく洗浄する．ステロイドの髄腔内注入または静脈内投与が有効との報告もある[18]．

　切除病変は各方向から写真撮影し，病理に提出するときにはオリエンテーションがわかるようにスケッチをつける．可能ならば大切片標本の作製を依頼する[10]．

術後管理の注意点

　鼻副鼻腔・口腔を操作したときには，誤嚥の予防や術後出血の可能性を考えて，挿管のままICUに入室し，翌日に抜管する．

　術後の体位は上体を約20°挙上し，頭位は正中位とする．特に頚部で遊離皮弁の動静脈吻合をしているときには，首を曲げて血流遮断しないように注意し，再建皮弁の血流はピンプリックテストなどを行い，適宜チェックする．術後にアルプロスタジンPGE1（プロスタンディン®）を使用することもある．頭皮下ドレーンは，髄液漏の危険がないときには陰圧をかけて使用する．髄液漏が予測されるときには腰椎持続髄液ドレナージを設定し，頭皮下ドレーンに陰圧をかけない．各皮下ドレーンは流出がなくなり次第抜去する．

　長時間手術の術後には全体としてin overでも血管内にhypovolemiaになりやすい．水分出納は脳浮腫がなければマイナスバランスにならないようにし，血圧は正常域に調節する．また，発熱に対してはcoolingで対処し，坐薬など血圧低下の可能性がある薬剤は使用を避ける．

　創感染や髄膜炎は術後1週間ごろに明らかになりやすい．汚染手術では抗生物質は7～10日間ほど使用する．発熱やCRP上昇が遷延あるいは悪化する場合には，血液・痰・尿・髄液・創部・カテーテル先端などの細菌培養検査を行ってから，抗生物質を髄液移行のよい第四世代セフェムやカルバペネムなどに変更する．

　髄液漏の可能性があれば，3～5日間ベッド上安静（上体を20°挙上）とする．術後3～5日の頭部CT検査で副鼻腔や側頭骨内のair cell・中耳腔に髄液漏の所見がなければ，離床

を進める．髄液漏の心配がないときは，術翌日から離床を進める．口腔内に創がないときには翌日から経口摂取を開始する．口腔内に創があるときには，経管栄養を1週間行った後に経口摂取を開始する．気管切開は離床状況に応じて管理する．髄液漏の危険がなく離床が早いときには，喀出力があり，咽頭の浮腫が軽度であれば3日程でone-way valve付きに変更し，発声可能とする．嚥下機能に問題なければ，抜去・閉鎖も可能となる．

　内視鏡下経鼻手術の術後は髄液漏に注意が必要である．有茎鼻中隔粘膜弁を使用した場合は4日間鼻腔バルーンで固定する．バルーン抜去後は適宜耳鼻科での処置を行っていただき，髄液漏の有無を観察する．

治療効果の判定とその検査

　術直後または翌日のCT検査で，腫瘍の摘出と術後出血や脳損傷・脳浮腫の有無を確認する．同時に頭蓋底骨削除範囲と頭蓋底再建が予定通りかを確認する．内視鏡下経鼻手術においては，鼻中隔粘膜弁の位置，脂肪の位置，バルーンの位置を確認する．通常1週間後にMRIで腫瘍の摘出，その他異常がないか確認する．

合併症の予防・診断・処置

　頭蓋底腫瘍術後に最も頻度の高い合併症は髄液漏と髄膜炎である[11,12]．髄液漏の予防には硬膜と頭蓋底の修復が必要で，感染の予防には死腔をつくらないことが大切である．硬膜はできる限りwatertightに縫合するが，深部では縫合できないことが多い．この場合には硬膜切開部に筋膜などを当て，さらに有茎の帽状腱膜弁や骨膜弁で硬膜切開部分と鼻副鼻腔開放部分を覆う．直接鼻副鼻腔に開放していない部分の非感染死腔には，遊離脂肪塊を詰めることも有効である．前頭洞が開放したときには，鼻前頭管と粘膜を温存して腔として残すか，内壁と粘膜を除去して腔をなくし頭蓋腔化するかを決め，処置する．また，頭蓋底を遊離筋皮弁で再建するときには，頭蓋底欠損部が完全に覆われるように筋体を固定する．

　臥床の状態で後鼻漏が出現したり，鼻孔からの繰り返す髄液漏がある場合は髄液漏を疑う．内視鏡下経鼻手術後の場合，術後1～3日においては術中の洗浄液や，鼻腔の漿液性鼻汁により髄液漏の判定が難しい．髄液漏の診断には検査紙で糖の陽性を確認する．髄液漏が生じたら，ベッド上安静にして腰椎持続髄液ドレナージを行い，数日間髄液を100～150mL/日排液する．さらに完治しなければ再手術が必要となる．なお，耳管閉塞時には滲出性中耳炎となるが，髄液漏の可能性がある間は，鼓膜穿刺をせずに保存的に治療をする．

　内視鏡下経鼻手術後髄液漏が疑われた場合，鼻腔内の観察で，髄液漏が明らかでない，もしくはわずかな髄液漏で鼻中隔粘膜弁により確実に覆われている場合は，1週間の臥床安静に，腰椎ドレナージを追加するかどうか検討する．鼻中隔粘膜弁の血色が悪い，あるいは，髄液漏の流出路が明らかである場合は閉鎖のための再手術を検討する．

　髄膜炎の予防のため，術中の頭蓋内操作は鼻副鼻腔操作と分けて清潔に行う．また，再建時に頭蓋底部に死腔をつくらないことが重要である．術後1週間ごろに発熱があれば髄

膜炎を疑い，髄液検査で診断する．起炎菌を推定し，感受性のある髄液移行のよい抗生物質に変更する．

頭蓋底腫瘍術後の最も重症な合併症は脳梗塞である[17]．脳梗塞の原因には内頚動脈閉塞・術中術後の低血圧・静脈閉塞がある．手術に伴って内頚動脈を閉塞したときや長時間手術のときには，術中術後にhypovolemiaと低血圧にならないように注意する．頭蓋底で静脈路を障害したときにも静脈性梗塞が起こりうる．術前の血管撮影から静脈路障害を予測し予防することが大切である．脳梗塞は軽度であれば保存的に治療できるが，梗塞が広範囲のときには減圧術が必要となる．

残存髄膜腫に対する定位放射線治療は，術後早期（3ヵ月後）に行う．または，MRIで経過観察して腫瘍の増大があれば行う．

術後補助療法

残存脊索腫には放射線治療を計画する．残存腫瘍が限局していればガンマナイフなどの定位放射線治療を，それができないときには陽子線または重粒子線治療を行う．再発の評価は，T2WIでhigh intensity，T1WIでおよそiso intensityの部分が造影されるときに疑う．確定できなければ，2ヵ月後に再検査をして評価する．

頭蓋底由来悪性腫瘍の一塊切除術で切除標本のtumor-free marginが不十分であったときには，病理組織に応じて放射線照射または化学療法＋放射線照射を追加する．

多科合同手術の患者は，退院後に中心となる外科診療科を決め，各科連絡を取りながら通院してもらう．画像検査は術後3ヵ月，術後6ヵ月に行い，以後，問題がなければ4〜6ヵ月毎に再検査をする．

〈渡邉　督，齋藤　清〉

文献

1) Al-Mefty O, Borba LA. Skull base chordomas: a management challenge. J Neurosurg 1997; 86: 182-9.
2) González-Larriba JL, Garcia Cl, Sastre VJ, et al. Neoadjuvant therapy with cisplatin/fluorouracil vs cisplatin/UFT in locally advanced squamous cell head and neck cancer. Oncology 1997; 11 (9 Suppl 10): 90-7.
3) Hadad G, Bassagasteguy L, Carrau RL, et al. A novel reconstructive technique after endoscopic expanded endonasal approaches: vascular pedicle nasoseptal flap. Laryngoscope 2006; 116 (10): 1882-6.
4) Kassam A, Snyderman CH, Mintz A, et al. Expanded endonasal approach: the rostrocaudal axis. Part II. Posterior clinoids to the foramen magnum. Neurosurg Focus 2005; 19 (1): E4.
5) Komatsu F, Komatsu M, Di Ieva A, et al. Endoscopic extradural subtemporal approach to lateral and central skull base: a cadaveric study. World Neurosurg 2013; 80 (5): 591-7.
6) Lustig LR, Jackler RK. The vulnerability of the vein of labbé during combined craniotomies of the middle and posterior fossae. Skull Base Surg 1998; 8: 1-9.
7) McElroy EA Jr, Buckner JC, Lewis JE. Chemotherapy for advanced esthesioneuroblastoma: the Mayo Clinic experience. Neurosurgery 1998; 42: 1023-8.
8) Nagata Y, Watanabe T, Nagatani T, et al. Fully endoscopic combined transsphenoidal and supraorbital keyhole approach for parasellar lesions. J Neurosurg 2018; 128 (3): 685-94.
9) 行木英生．一塊切除術式の適応と限界．頭頸部腫瘍 1994; 20: 481-6.
10) 西川邦男．頭蓋底手術における病理組織学的検討．頭頸部腫瘍 1994; 20: 492-9.
11) 大畑健治, Haque M, 森野道晴, 他．脳腫瘍に対する頭蓋底外科の術中トラブルとその回避．脳外誌 1997; 6:

752-60.
12) O'Malley BW Jr, Janecka IP. Evolution of outcomes in cranial base surgery. Semin Surg Oncol 1995; 11: 221-7.
13) Origitano TC, al-Mefty O, Leonetti JP, et al. Vascular considerations and complications in cranial base surgery. Neurosurgery 1994; 35: 351-63.
14) Robertson JH, Gardner G, Cocke EW Jr. Glomus jugulare tumors. Clin Neurosurg 1994; 41: 39-61.
15) Rousseau P, Flamant F, Quintana E, et al. Primary chemotherapy in rhabdomyosarcomas and other malignant mesenchymal tumors of the orbit: results of the International Society of Pediatric Oncology MMT 84 Study. J Clin Oncol 1994; 12: 516-21.
16) 齋藤 清, 吉田 純, 高橋正克, 他. 頭蓋底悪性腫瘍の手術. No Shinkei Geka 1999; 27: 505-14.
17) Saito K, Fukuta K, Takahashi M, et al. Management of the cavernous sinus in en bloc resections of malignant skull base tumors. Head Neck 1999; 21: 734-42.
18) Vinchon M, Pertuzon B, Lejeune JP, et al. Intradural epidermoid cysts of the cerebellopontine angle: diagnosis and surgery. Neurosurgery 1995; 36: 52-7.
19) 渡邉 督. 内視鏡によるkeyhole transcranial approachのバリエーション. No Shinkei Geka 2017; 45 (6): 479-91.

Ⅲ 脳腫瘍

転移性脳腫瘍

　転移性脳腫瘍の治療は，腫瘍摘出術，放射線治療，化学療法，リハビリテーション，緩和医療などがある。原発巣を治療する診療科，転移巣を治療する脳神経外科や放射線治療科，緩和医療の専門家が共同して行うべきものである。治療法はエビデンスに基づき，転移巣の個数，大きさ，存在部位，組織型，全身状態などにより選択される。

疫学

　がん（悪性新生物）は日本人の死因の第1位であり，2017年の死因の27.9％を占める。がん患者の少なくとも約10％に脳転移が生じると報告されており，2018年のがん罹患数は約100万人であることから，少なくとも国内では毎年約10万人の患者に転移性脳腫瘍が生じると考えられる。

　脳腫瘍全国集計調査報告（2005～2008）によると，発症時の年齢中央値は男性が65歳，女性が60歳で，男女比率は1.24と男性に多い[1]。初発時の転移性脳腫瘍の個数は，単発が51.1％，2～4個が31.6％，5～9個が8.7％，10個以上が5.6％，髄膜癌腫症が3.0％と報告され，1～4個の転移性脳腫瘍患者は全体の8割である。原発巣は，肺がん（46.1％），乳がん（14.5％），大腸がん（6.0％），腎がん（4.2％），胃がん（3.3％），直腸がん（3.0％）が多い。胃がんでは単発の転移がまれであり，前立腺がんは頭蓋骨への転移は多いものの，脳実質への転移はほとんどない。転移性脳腫瘍患者の死因の60％以上は原発のがんの増悪であり，頭蓋内病変による神経死は20～30％であることから[2]，2～3万人は転移性脳腫瘍が原因で死亡していることになる。

病歴聴取

　がん治療中に脳腫瘍がみつかった場合は，転移性脳腫瘍の可能性を考えて対応を考慮する。2006～2008年にがんと診断された，ステージⅠからⅣを含む患者の5年相対生存率は62.1％で（国立がん研究センターがん対策情報センター），最近では複数のがんに罹患し治癒した患者も珍しくない。がんに罹患した患者がグリオーマや中枢神経系悪性リンパ腫等の原発性脳腫瘍を合併することも少なくなく，髄膜腫や血管芽腫との鑑別も必要である。脳腫瘍の症状がいつからあるのかを聴取する必要がある。がんに対する化学療法により，めまいを訴える患者は多いが，脳転移による小脳症状であることにも注意を要する。

　がん治療歴のある患者で，脳腫瘍がみつかった場合には，既往のがん治療を行った主治医に，脳転移の可能性について確認する。最近では脳ドックや脳のCT/MRIを施行したことがある患者は珍しくないので，過去のCT/MRIを取り寄せることも必要である。

神経症状と神経学的検査

転移性脳腫瘍診断時の症状は，麻痺や失語などの局所症状(48.6％)，頭痛などの自覚症状(21.7％)，頭蓋内圧亢進症状(7.7％)，意識障害(8.2％)で，無症状(15.5％)でCT/MRIでみつかることも少なくない。

意識レベル，失語の有無，麻痺や感覚障害等の神経学的検査を行う。癌性髄膜炎が疑われる場合は，髄液細胞診を行う。

画像検査

治療方針を決めるためには，造影MRIが必須である。多発脳転移では，ガドリニウム造影剤の2倍投与により転移巣がより明瞭になることも報告されている。

手術前の脳血管撮影は不要であるが，3DCT angiography（3DCTA）は行うべきである。手術前にはナビゲーション用のMRIを撮影する。

がんの治癒歴のある患者では，全身PETまたは全身の造影CTを行い，他臓器にがんがないかをみておく。膀胱直腸障害や背部痛，腰痛が強い患者，対麻痺のある患者では脊髄・脊椎への転移を考慮し，脊髄MRIを撮影する。

転移性脳腫瘍の治療方針

転移性脳腫瘍の治療方針を 図1 に示す。3cm未満の腫瘍では，定位放射線照射（stereotactic irradiation：STI）が有効である。腫瘍径が3cmを超える腫瘍では放射線壊死の危険性が高くなるため手術が推奨される。

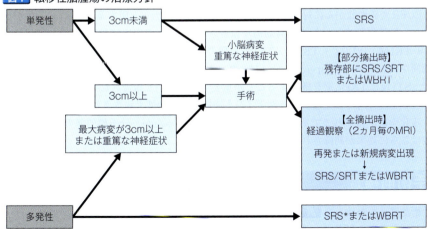

図1 転移性脳腫瘍の治療方針

SRS：stereotactic radiosurgery，SRT：stereotactic radiotherapy，WBRT：whole brain radiotherapy
＊：大きさによっては10個程度までSRSで治療が可能

STIは，1回照射の定位手術的照射（stereotactic radiosurgery：SRS），分割照射の定位放射線治療（stereotactic radiotherapy：SRT）に分けられる。国内にはガンマナイフが54施設，サイバーナイフが38施設あり，SRSが容易に行える環境にある。脳幹など重要組織が近接している場合や，大きい腫瘍でも手術により合併症が起こることが予想される場合には，SRTを行う。多発転移症例の場合，画像上明らかではないほかの転移巣の存在も疑われるため，SRSの適応は3～4個以下と一般的には考えられてきた。JLGK0901試験では，総体積が10 mL未満の10個までの転移性脳腫瘍に対して定位放射線照射を行い，生存期間を前向きに比較した[3]。直径2 cmの腫瘍の体積は約4 mLである。単発・2～4個・5～10個の定位放射線照射による全生存期間はそれぞれ，13.9・10.8・10.8ヵ月で，2～4個の転移性脳腫瘍に対して，5～10個の定位放射線照射でも生存期間がかわらないことが（非劣性）示された。この試験により，10個までの転移性脳腫瘍に対しても，SRSによる治療で十分であると結論され，最近は10個までの脳転移に対してもSRSがより用いられるようになった。

　転移個数が多い場合には，全脳照射（whole brain radiotherapy：WBRT）が行われる。患者の状態に応じて30 Gy（3 Gy×10）や37.5 Gy（2.5 Gy×15）などの照射量となる。

　全身状態が良好で，単発で3 cm以上の腫瘍や，多発であっても神経症状が進行している症例は手術適応である。小脳病変や脳浮腫が強く神経症状が進行している場合には3 cm未満であっても，手術により神経症状が速やかに回復することが期待されるため手術適応となる。転移性脳腫瘍患者は症状が急速に進行するため，臥床による肺炎等の合併症を防ぐためにも，診断後可能な限り早期に手術を行う。特に肝臓がん・肉腫などの転移では，腫瘍内出血を起こすことがあるので，準緊急での手術が勧められる。

　また，がんの治癒歴のある患者では，原発性脳腫瘍との鑑別のために，腫瘍摘出術・生検術も考慮する。

　これまで血液脳関門（blood-brain barrier：BBB）により化学療法の薬剤は脳に到達しにくいとされ，一般的には化学療法が転移性脳腫瘍の治療として選択されることは少なかった。EGFR変異型肺がんに対する分子標的薬（チロシンキナーゼ阻害薬：TKI）の効果が認められ，髄膜癌腫症に対しても有効例が報告されている。EGFR変異型肺がんに対して，STI＋TKI群・WBRT＋TKI群・TKI先行群の生存期間を調べたところ，それぞれの生存期間中央値（overall survival：OS）は，46・30・25ヵ月で，TKI単独治療だけでは不十分で，STI後にTKI治療を継続することが重要ではないかと報告されている[4]。最近では転移性脳腫瘍に対する免疫チェックポイント阻害薬の有効性も報告されている。脳転移に対する化学療法はこれまであまり重要視されてこなかったが，分子標的薬の登場により，今後はさらに効果が期待される。

手術前検査

　手術前に必要な検査を 表1 に示す。手術に耐えうるかどうかの全身状態の評価を行う。転移性脳腫瘍の患者では，放射線治療が必要となるが，照射による認知機能障害の低下も留意する必要があるため，認知機能評価やQOLを評価することが望ましい。認知機能テストとしてMMSE（Mini-Mental State Examination）が一般的に用いられるが，MMSE

はHVLT-R（Hopkins Verbal Learning Test-Revised）などの詳細な認知機能テストに比べて認知機能の変化を検出するには感度が悪いことが知られている。

術前管理

▶全身管理・呼吸訓練

　手術が可能かどうかの評価のために，原発巣の状態や治療方針を確認するだけでなく，心疾患・糖尿病・肺転移・無気肺・多臓器転移などの併存疾患に対して，他科へのコンサルトを行う。がん患者ではDダイマーが高値の患者も少なくないため，深部静脈血栓症や肺塞栓がないかどうかも留意する。高齢者に対してはトリフローなどの呼吸訓練装置を用いて呼吸訓練を行うことは，術後の肺炎予防のために有用である。

▶脳圧亢進

　転移性脳腫瘍や脳浮腫による運動麻痺や頭蓋内圧が高く頭痛・嘔吐・意識障害に対しては，入院の上脳浮腫改善のために，グリセオール200＋デキサメサゾン4～6mgを1日2～3回投与する。数日で脳浮腫および神経症状は改善するが，頭蓋内圧亢進症状が改善しない症例は緊急手術の対象である。グリセオールとステロイド投与を投与する際には高血糖・上部消化管出血・ニューモシスチス肺炎の合併にも注意する。手術までの期間が長い場合には，脱水やグリセオール・ステロイドによる高血糖に注意する。

▶抗てんかん薬の投与

　転移性脳腫瘍患者の約10％で痙攣発作がみられるが，痙攣の既往のある患者には抗てんかん薬を投与する。しかし，痙攣の既往のない患者に対して，抗てんかん薬の予防的投与が痙攣発作を抑えるという報告はこれまでのところない。痙攣発作の既往のない脳腫瘍患者（90％が転移性脳腫瘍）に対するバルプロ酸とプラセボによる投与試験の結果は，バルプロ酸投与群では35％に，プラセボ群では24％で痙攣がみられ，バルプロ酸による予防的効果がないと報告されていた[5]。またフェニトイン・フェノバール・カルバマゼピンは肝臓の酵素chtochrome P450を活性化することにより，併用される抗がん剤によっては，薬物の代謝亢進による抗がん剤血中濃度が下がるため，全身の化学療法を継続するうえで問題になる。最近では注射薬もあるイーケプラ®などが一般的に使用される。痙攣発作の既往のない患者には抗てんかん薬を日常的に投与することは勧められないとしている[6]。

表1 術前検査
① 神経学的検査
② 画像検査（MRI・3DCTAなど）
③ 心電図・呼吸機能検査
④ 血液生化学・凝固能・Dダイマー検査
⑤ 深部静脈血栓症の有無
⑥ 全身評価と麻酔科受診
⑦ PT/OT/STによる評価
⑧ 失語・認知機能評価・QOL評価

転移性脳腫瘍に対する手術

　転移性脳腫瘍に対する手術的治療としては，開頭腫瘍摘出術や生検術が行われる．小脳への転移に対しては，放射線治療後の再発に対しても対処できるように，大後頭孔の開放は必須である．Eloquent areaに存在する大きな囊胞性病変や，PS（performance status）や予後が悪く全身麻酔下の開頭腫瘍摘出術が困難な症例では，囊胞性腫瘍に対して姑息的にOmmaya reservoirを挿入することも行われる．Ommaya reservoirより囊胞液をタップし，囊胞を小さくし放射線治療を行うことにより神経症状が回復する．

　髄膜癌腫症に対する脳室へのOmmaya reservoir留置術は，脳室が小さく挿入困難な症例に対しては，ナビゲーションやエコーを用いることも考慮する．中脳水道や脳幹・小脳への転移や，髄膜癌腫症により髄液吸収障害をきたした症例では急性水頭症をきたすため，意識障害改善のために脳室腹腔シャント術を行うこともある．髄膜癌腫症によるシャント術は，腫瘍細胞によりしばしばシャントチューブが閉塞するため，手術にあたっては，適応も含めて患者・家族ともよく相談する．中脳の脳転移で閉塞性水頭症をきたしている場合は神経内視鏡による第三脳室底開窓術が有用である．

転移性脳腫瘍の手術合併症

　術後のなんらかの合併症は4.5～14％と報告されているが，当院の264例の開頭腫瘍摘出術の合併症は7.6％であった[2]．手術操作による神経症状の悪化が3.0％であった．手術部位とは無関係の脳梗塞が1.1％で，術後の脳内出血は1.1％，硬膜外出血が0.4％，肺梗塞0.4％，術後の心不全・心停止は0.4％，術後の創部感染は0.4％であった．永続的な神経症状の悪化は4.2％であった．術後30日以内の死亡率は1.5％で，死亡した4例のうち2例は原発巣の悪化，1例は髄膜癌腫症の増悪，1例は手術部位とは無関係の脳幹梗塞であった．早期手術とリスクのある患者に対する呼吸訓練，早期のステロイドの中止などにより術後の肺炎による死亡は経験していないが，全身の合併症にも十分に注意すべきである．

手術前の説明

　手術前のインフォームド・コンセントの内容を 表2 に示す．これらの内容について時間をかけて患者本人，配偶者・両親・子息などのキーパーソンに説明し，文書で同意を得る．インフォームド・コンセントにあたっては，術者一人で説明するよりも，受け持ち医・手術助手・看護師も同席することが望ましい．

術中管理

　術前に施行したナビゲーションMRIや3DCTをもとに，開頭部位・体位を決める．手術開始時および3時間ごとに抗生物質を投与する．脳圧コントロールのためにマンニトール200～300mL・ステロイドを投与する．術前にグリセオール・ステロイドを投与している症例では，脱水傾向のことが多く，循環虚脱を防ぐためにマンニトールの投与量には注

意する。

運動野近傍腫瘍ではSEP/MEPモニタリングを行い，言語や近傍では覚醒下手術も考慮する。

止血が十分にできている症例では，硬膜外・皮下ドレーンは不要である。抜管時の血圧上昇に注意する。

術後管理

術後管理のポイントを 表3 に示す。意識レベル・神経学的所見を評価し，意識が悪い場合は緊急にCTを施行する。頭蓋内圧をコントロールするために頭部を15〜30°挙上する。術後の出血合併症を防ぐために，血圧は140〜150 mmHg以下にコントロールする。胸部X線で肺炎や無気肺の有無を確認する。術中のin-outバランスを確認し，1日1,500〜2,000 mLの補液を行う。術後の上部消化管出血を防ぐためにH_2遮断薬やプロトンポンプ阻害薬を投与する。手術摘出により脳圧はコントロールできるので，術後のグリセオール・ステロイドは1〜2日の投与で十分である。術直後の抗てんかん薬としては，イーケプラ®などの静注が有用である。

術後のMRIで腫瘍摘出や脳浮腫の増悪を確認後，食事および内服薬を再開する。早期に離床させて，リハビリテーションを開始することが，術後の肺炎等の合併症を防ぐことになる。手術1週後にCTで頭蓋内病変の増悪の有無を確認する。

表2 手術のインフォームド・コンセント

①手術の必要性とメリット
②手術以外の治療の可能性
③手術の方法
④手術のリスクと起こりうる神経学的合併症
⑤心疾患・肝腎機能不全などの全身合併症
⑥輸血の可能性とリスク
⑦術後せん妄と身体抑制
⑧ICU入室
⑨術後の大まかな方針

表3 術後管理のポイント

①神経学的評価
②意識レベル・神経症状の悪化がみられた場合は緊急CT
③Head up（15〜30°）
④術中のin-outバランスのチェック
⑤術後胸部X線写真
⑥収縮期血圧140以下
⑦点滴は1,500〜2,000 mL
⑧H_2遮断薬・PPIの投与
⑨グリセオール・ステロイドの投与
⑩抗痙攣薬の投与
⑪抗生物質の投与
⑫術後48時間以内のMRI
⑬早期離床・リハビリテーション

血液生化学検査および発熱に注意しながら，抗生物質を術後3日間投与する．創部感染に注意しながら，早期に洗髪する．

術後検査とフォローアップ

　腫瘍の摘出度を判定するためには，術後少なくとも48時間以内に造影MRIを用いて評価する．

　病理検査ではHER2やEGFR変異などについて，原発巣と差異がないかどうかを確認する．原発巣と異なる場合には，薬物療法が変わる可能性もあるので，主治医へ連絡することも大切である．

　手術後放射線治療を行わずに経過をみる場合には，術後1ヵ月後に評価する．放射線治療終了後おおむね2～3ヵ月ごとにMRIで評価する．転移性脳腫瘍は，再発をきたしやすく，また増殖速度も速いため，頻回の画像診断が必要である．

術後の放射線治療

　手術適応のある単発の転移性脳腫瘍患者に対するWBRT vs. 摘出術＋WBRTのランダム化試験の結果，摘出術＋WBRTの生存期間における優越性が示された[15,16]．また，摘出術＋WBRT vs. 摘出術単独試験の結果，両群で生存期間は変わらないものの局所再発を減らすことから[17]，手術後の標準治療は長い間WBRTであった．

　JCOG0504試験では，転移個数が4個以下で，最大病変の腫瘍径が3cmを超える転移巣が1つのみの転移性脳腫瘍を対象として，標準治療である腫瘍摘出術＋WBRTに対して，腫瘍摘出術後にWBRTを行わず，残存病変および新病変に対してsalvage SRSを行うことの有効性を示すために，非劣性試験が行われた[7]．WBRT群のOSが15.6ヵ月，SRS群のOSが15.6ヵ月で，非劣性仮説に対する片側p値＝0.0266（HR：1.05）であり，SRS群のWBRT群に対する非劣性が示された．WBRT群・SRS群の脳内無増悪生存期間中央値は，10.4・4.0ヵ月とWBRT群で長かったが，1年後・2年後・3年後のSRS群の無再発生存またはSRSを継続している割合はそれぞれ，32.1％・18.3％・16.5％であった．治療開始6ヵ月・1年後のMMSE非悪化割合ならびにPSの非悪化割合は両群で差がみられなかった．治療開始から90日までのGrade Ⅱ～Ⅳの放射線皮膚炎・食欲不振・悪心と，91日以降の記憶障害・認知障害については，WBRT群よりもSRS群で有意に低かった．試験全体の1年・2年・3年生存割合は58.9％・27.2％・17.1％で，転移性脳腫瘍といえども長期生存することが示された．JCOG0504試験によって，4個以下の転移性脳腫瘍に対する手術後の標準治療が，SRSとMRIによる定期的な経過観察であることが証明され，術後のWBRTは必須ではなくなった．

　NCCTG N107C/CEC・3試験では4個までの転移性脳腫瘍に対して一つは摘出術を行い，その後SRSまたはWBRTを行い治療開始後6ヵ月後の認知機能を比較した[8]．認知機能低下はSRS群で52％，WBRT群で85％と，術後に全脳照射を加えることにより，有意に認知機能が低下することが示された．OSはSRS群で12.6ヵ月，WBRT群で11.6ヵ月と両群に差はみられなかった．

Mahajanらは，転移個数が3個以下で，腫瘍摘出腔が4cm以下の症例を対象に，術後のSRSと経過観察を比較した[9]。プライマリーエンドポイントである，12ヵ月後の局所再発割合はSRS群で43%，経過観察群で72%と術後のSRSが再発を有意に抑えることが示された。局所の再発までの期間中央値は，経過観察群で7.6ヵ月，SRS群では15.6ヵ月以上であった。OSは経過観察群で18ヵ月，SRS群で17ヵ月と差がみられなかった。治療後にWBRTを追加した割合は経過観察群で46%，SRS群で38%と，術後摘出腔にSRSを行うことが有用であることが示された。

　これらの試験結果をまとめると，腫瘍が全摘出され，MRI上も残存がみられない場合は，術後に定期的なMRIを施行し，再発がみられた時点でSRS/SRTを行うことが有用である。残存腫瘍がみられた場合には，早期にSRS/SRTを行ったほうがよい。

転移性脳腫瘍の予後

　転移性脳腫瘍のリスク分類としてRPA（Recursive-partitioning analysis）分類がよく用いられる（表4）[10]。JCOG0504試験のSRS群の生存データも表4に示す。手術前のカルノフスキー日常活動能力尺度（Karnofsky performance status：KPS）よりも，手術後のKPSに基づくRPAがより予後と相関することが示されている[2]。

　また最近では，各癌腫別のGPA（graded prognostic assessment）分類も用いられる[11]。

まとめ

　転移性脳腫瘍の患者は術後に原発巣・他臓器への転移に対する薬物治療を継続することが多い。手術は，何よりも頭蓋内圧のコントロールのために，神経症状およびPSを回復させる（悪化させない）ことが目的である。PSが悪化した場合には，がんに対する根本的な治療が継続できなくなることに留意して治療することが重要である。

（成田善孝）

表4 RPA分類

*：JCOG0504試験 手術+SRS群
OS：overall survival
1-y-OS：1年生存割合

RPA	定義	JCOG0504* OS（月）	JCOG0504* 1y-OS
Class I	KPS≧70，年齢<65歳 原発巣が制御 他臓器転移なし	26.2	82.4%
Class II	KPS≧70かつClass I 以外	12.5	52.7%
Class III	KPS<70	12.8	51.7%

文献

1) Brain Tumor Registry of Japan (2005-2008). Neurol Med Chir (Tokyo) 2017; 57 (Supplement-1): 9-102.
2) Arita H, Narita Y, Miyakita Y, et al. Risk factors for early death after surgery in patients with brain metastases: reevaluation of the indications for and role of surgery. J Neurooncol 2014; 116 (1): 145-52.
3) Yamamoto M, Serizawa T, Shuto T, et al. Stereotactic radiosurgery for patients with multiple brain metastases (JLGK0901): a multi-institutional prospective observational study. Lancet Oncol 2014; 15 (4): 387-95.
4) Magnuson WJ, Lester-Coll NH, Wu AJ, et al. Management of Brain Metastases in Tyrosine Kinase Inhibitor-Naive Epidermal Growth Factor Receptor-Mutant Non-Small-Cell Lung Cancer: A Retrospective Multi-Institutional Analysis. J Clin Oncol 2017; JCO2016697144.
5) Glantz MJ, Cole BF, Friedberg MH, et al. A randomized, blinded, placebo-controlled trial of divalproex sodium prophylaxis in adults with newly diagnosed brain tumors. Neurology 1996; 46 (4): 985-91.
6) Glantz MJ, Cole BF, Forsyth PA, et al. Practice parameter: anticonvulsant prophylaxis in patients with newly diagnosed brain tumors. Report of the Quality Standards Subcommittee of the American Academy of Neurology. Neurology 2000; 54 (10): 1886-93.
7) Kayama T, Sato S, Sakurada K, et al. Effects of Surgery With Salvage Stereotactic Radiosurgery Versus Surgery With Whole-Brain Radiation Therapy in Patients With One to Four Brain Metastases (JCOG0504): A Phase III, Noninferiority, Randomized Controlled Trial. J Clin Oncol 2018; JCO2018786186.
8) Brown PD, Ballman KV, Cerhan JH, et al. Postoperative stereotactic radiosurgery compared with whole brain radiotherapy for resected metastatic brain disease (NCCTG N107C/CEC.3): a multicentre, randomised, controlled, phase 3 trial. Lancet Oncol 2017; 18 (8): 1049-60.
9) Mahajan A, Ahmed S, McAleer MF, et al. Post-operative stereotactic radiosurgery versus observation for completely resected brain metastases: a single-centre, randomised, controlled, phase 3 trial. Lancet Oncol 2017; 18 (8): 1040-8.
10) Gaspar L, Scott C, Rotman M, et al. Recursive partitioning analysis (RPA) of prognostic factors in three Radiation Therapy Oncology Group (RTOG) brain metastases trials. Int J Radiat Oncol Biol Phys 1997; 37 (4): 745-51.
11) Sperduto PW, Chao ST, Sneed PK, et al. Diagnosis-specific prognostic factors, indexes, and treatment outcomes for patients with newly diagnosed brain metastases: a multi-institutional analysis of 4,259 patients. Int J Radiat Oncol Biol Phys 2010; 77 (3): 655-61.

III 脳腫瘍

放射線治療，化学療法：成人

　脳腫瘍は大きく脳実質性腫瘍と脳実質外腫瘍に分けられる。神経膠腫を主とする脳実質性腫瘍の多くは悪性脳腫瘍であり，境界も不明瞭である。悪性腫瘍は脳実質内を直接浸潤しながら進展し，その距離は膠芽腫ではMRIのT2高信号域全域にわたり，造影される腫瘍陰影の辺縁から3cmにまで及ぶ[1]。手術による治癒的切除は腫瘍境界が不明瞭なことより，基本的に不可能である。脳機能を維持しつつ，可及的に病変を切除した後には，補助治療として残存腫瘍の増殖を抑え，腫瘍の縮小，消失を目的に放射線治療や化学療法が行われる。

　一方で脳実質外腫瘍のほとんどは組織学的に良性腫瘍であり，手術による全摘出が可能であれば再発の心配がない。しかし，残存腫瘍がある場合には，良性腫瘍であっても再発・再増大する。残存腫瘍，再発腫瘍に対しては再手術や，放射線治療を行う。

　これらの治療はいずれも腫瘍周囲の神経細胞（ニューロン），神経膠細胞（グリア細胞）あるいは，血管壁細胞（内皮細胞）に影響を及ぼし，恒久的な機能低下，あるいは脳梗塞といった合併症を引き起こしうることを熟知しなければならない。

放射線治療および化学療法を行う際の留意点

　両治療ともにその基本的な効果判定は，ある量の放射線照射や化学療法剤が腫瘍細胞群をどのくらいの割合で減らすことができるかでなされる（図1）。細胞数を"$1/100 (10^{-2})$"に減らす効果があれば"2 log cell kill"と表現する。照射量や投与量に限界がある以上，定められた量（例えば60Gy照射）でより多くの腫瘍細胞を殺すには，対象腫瘍を可能な限り

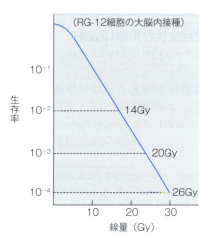

図1 脳腫瘍ラットに対する放射線治療効果
移植脳腫瘍をもつラット脳にリニアックX線を1回照射し，直ちに腫瘍を摘出して培養に移し，colony formation法にてX線の効果を判定した実験。14Gy照射で2 log cell kill，20Gyで3 log cell killの効果である。

松谷雅生，他．脳神経外科周術期管理のすべて 第4版．メジカルビュー社，2014，p233-61．[89]より引用

小さく（腫瘍数を少なく）すべきである（腫瘍1g≒1cm³は10⁹個の細胞を含むと算定する）。従って，脳腫瘍治療においては両治療ともに術後に用いるのが原則で，術前照射や術前化学療法は一般的には行われない。近年の遺伝子解析分野の研究の結果，isocitrate dehydrogenase（IDH）1/2遺伝子の点変異，染色体1番単腕（1p）/19番長腕（19q）の共欠失（1p/19q codeletion），O^6-methylguanine-DNA methyltransferase（MGMT）遺伝子プロモーター領域のメチル化の有無など，神経膠腫の診断，予後，治療反応性に関与する分子マーカーが確立された。これらの因子は，予後を反映する分子診断とも密接に連関し，術後の治療選択にも影響を及ぼす。本邦では，抗血管内皮細胞増殖因子（vascular endothelial growth factor：VEGF）抗体であるベバシズマブ（bevacizumab：BEV）が初発および再発悪性神経膠腫へ適応拡大となり，その強力な抗浮腫効果を期待して，術後残存腫瘍量や脳浮腫が高度にみられる場合，初期治療への併用が行われることがある[*1]。

放射線治療・化学療法ともに作用ポイントと作用機点は異なるとはいえ，腫瘍細胞の分裂を阻止する方向に働く。化学療法の作用として，腫瘍細胞の細胞周期障害をきたし，細胞をG2/M期に集積することが多く報告されている。G2/M期は放射線感受性が高いことが知られており，化学放射線併用療法が相乗的治療効果をもたらすことが以前より期待されている。このような点から悪性神経膠腫では初期治療として，放射線治療に化学療法を併用することが標準治療となっている。

放射線治療の合併症として知能低下（小児），認知機能の低下（高齢者）などが挙げられるが，これは治療成功者（長期生存者）とその家族にとって大きな問題であり，医療者は十分に留意しなければならない。一方で化学療法は，標準投与量においても，有害事象に対する専門的知識の欠如，管理体制の不備，患者の状態の適切な把握が不十分な場合，致命的な合併症が生じ，治療関連死を引き起こすことがある。治療を始めるにあたり，十分にリスクとベネフィットを検討し，患者および家族への説明を行ったうえで治療を実施することが原則であり，治療後の病状や有害事象の有無につき責任をもって対処することが必要である。

効果判定法

▶神経症状の指標（表1）

Karnofsky performance status（KPS），あるいはECOG/WHO performance status（PS）を用いる。

▶放射線治療あるいは化学療法の効果判定

いくつかの効果判定方法があるが，近年は脳腫瘍に関連したさまざまな疾患に対応した判定方法としてResponse Assessment in Neuro-Oncology（RANO）基準が使用されることが多い。ここでは実際に臨床試験などで良く使われる判定方法について紹介する[2]。

---

*1 従来，WHO Grade Ⅲ/Ⅳ神経膠腫を総じて悪性神経膠腫とよび，薬機法上，薬剤等の適応症として対象とされてきた。一方，近年の包括的ゲノム解析の結果，神経膠腫の分類はむしろGrade ⅡとⅢを一群とした低悪性度神経膠腫 [lower grade glioma：LrGG]とGrade Ⅳの膠芽腫を区別することが分子遺伝子学的にも予後的にも妥当であるとする立場が確立しつつある。本項では，本邦における臨床現場での治療の実際を記載することを主眼としていることから，敢えて「悪性神経膠腫」の用語を引き続き使用する。

● Response Evaluation Criteria In Solid Tumors(RECIST criteria)[3]

2000年に米国National Cancer Instituteが提唱し,最長径(多発性の場合には各々の最長径の総和)のみを測定するもので,簡便であるものの,不整形の腫瘍や囊胞形成を伴った腫瘍,造影されない病変の評価には不向きである。現在は,version1.1となっており,日本語訳JCOG版『固形がんの治療効果判定のための新ガイドライン(RECISTガイドライン)改訂版version 1.1 －日本語訳JCOG版－: Revised RECIST guideline(version 1.1)』[4]

表1 神経症状の指標(Performance Status)

KPS : Karnofsky Performance Status

	スコア	患者の状態
正常の活動が可能。特別な看護が必要ない	100	正常。疾患に対する患者の訴えがない。臨床症状なし
	90	軽い臨床症状はあるが,正常活動可能
	80	かなり臨床症状あるが,努力して正常の活動可能
労働することは不可能。自宅で生活できて,看護はほとんど個人的な要求によるものである。さまざまな程度の介助を必要とする	70	自分自身の世話はできるが,正常の活動・労働することは不可能
	60	自分に必要なことはできるが,ときどき介助が必要
	50	病状を考慮した看護および定期的な医療行為が必要
身の回りのことを自分でできない。施設あるいは病院の看護と同等の看護を必要とする。疾患が急速に進行している可能性がある	40	動けず,適切な医療および看護が必要
	30	まったく動けず,入院が必要だが死はさしせまっていない
	20	非常に重症,入院が必要で精力的な治療が必要
	10	死期が切迫している
	0	死

ECOG PS : Eastern Cooperative Oncology Group Performance Status

スコア	患者の状態
0	無症状で社会的活動ができ,制限をうけることなく発病前と同等にふるまえる
1	軽度の症状があり,肉体労働は制限をうけるが,歩行,軽労働や座業はできる
2	歩行や身の回りのことはできるが,時に少し介助がいることもある。軽作業はできないが,日中50%以上は起居している
3	身の回りのことはある程度できるが,しばしば介助がいり,日中の50%以上は就床している
4	身の回りのこともできず,常に介助がいり,終日就床を必要としている

WHO PS : World Health Organization Performance Status

スコア	患者の状態
0	まったく問題なく活動できる。発病前と同じ日常生活が制限無く行える
1	肉体的に激しい活動は制限されるが,歩行可能で,軽作業や座っての作業は行うことがでる。例えば,軽い家事,事務など
2	歩行可能で,自分の身の回りのことはすべて可能だが,作業はできない。日中の50%以上はベッド外で過ごす
3	限られた身の回りのことしかできない。日中の50%以上をベッドか椅子で過ごす
4	まったく動けない。自分の身の回りのことはまったくできない。完全にベッドか椅子で過ごす
5	死亡

が発行されている。

CR：Complete Response（完全奏効）：標的病変が腫瘍による二次的変化を含めて消失した場合。

PR：Partial Response（部分奏効）：標的病変の長径が，治療開始前の長径に比し30％以上縮小した場合。

PD：Progressive Disease（進行）：標的病変の長径が，それまでの最も小さい長径に比して20％以上増大した場合（再発を含む）。ただし，長径の絶対値が10mm以下であれば長径が20％以上増大した場合もPDとしない。

SD：Stable Disease（安定）：上記PRからPDの間に該当する場合。30％未満の縮小あるいは20％未満の増大。

NE：Not Evaluable（評価不能）：なんらかの理由で検査が行えない場合，またはCR，PR，PD，SDいずれとも判定できない場合。

● Macdonald基準[5]

1990年に公表されたMacdonald基準は，悪性神経膠腫（high grade glioma：HGG）に対する客観的治療効果判定を行うために従来最も広く使用されていた判定基準である。画像所見のほか，ステロイドの使用状況と神経学的臨床状態の変化が評価項目となり，それらの総合評価で判定をする指標である。画像所見は二次元測定法が使用され，「造影される測定可能病変の最大径×直行する最大径」の和で表される（表2）。

● Response Assessment in Neuro-Oncology（RANO）基準[5]

テモゾロミド（temozolomide：TMZ）やBEVといった新規治療薬の開発により，Macdonald基準では評価が不確実な点が指摘されるようになった。Macdonald基準の問題点は以下の通りである。①評価病変が造影増強部のみであり，非造影病変は測定しない。②造影効果の変化の原因は区別されない。即ち，治療の影響による造影効果の変化と腫瘍の再発・増悪による変化が鑑別できない。③多発病変に対する効果判定指針がない。④嚢胞壁，切除壁の造影病変の測定が困難。⑤不規則な形の病巣の測定が困難。⑥特に，②には，下記偽増悪（pseudoprogression）や偽反応（pseudoresponse）の評価に対応できないことが含まれる。これらの問題点を改善し，抗血管新生薬などの新規抗腫瘍薬を含む臨床試験での効果判定を共通の基盤で行えるよう，脳腫瘍の診断・治療に関与する各領域のメン

表2 悪性神経膠腫に対するMacdonald基準

Response	画像所見*	ステロイド投与状態	神経症状
CR	全造影病変の消失	なし	安定/改善
PR	≧50％縮小	安定量/減量	安定/改善
SD	CR，PR，PD以外		
PD	≧25％増大または新規病変の出現	安定量/増量	安定/悪化

連続CT/MRI（1ヵ月以上の間隔）で継続
＊：最大面積の断面上の最長径×直交する最大径の積（面積）
CR：complete response，PR：partial response，SD：stable disease，PD：progressive disease

永根基雄．CI研究 2015；36：103-112.[2]より引用

バーにより構成されるResponse Assessment in Neuro-Oncology（RANO）Working Groupが，新たな治療効果評価基準としてRANO基準を作成した。RANO基準は，各種治療法や腫瘍種類に対して，効果判定の最適化を目指し作成されることが検討されており，すでに多くの基準が報告されている。

●悪性神経膠腫に対するRANO基準[6]

Macdonald基準の対象である悪性神経膠腫に対するRANO基準の主要点は以下の通りである。

①画像定義の標準化

Macdonald基準と同様に二次元測定法を採用し，造影病巣の直行する2方向の最大径がともに10mm以上ある測定可能病変の，最大径と直行する最大径の積の和を用い，最大径が10mm未満の病変は測定不能病変と規定した。囊胞や切除腔周囲腫瘍は直径10mm以上の結節がなければ測定不能病変とされた。また病変数については，RECIST version 1.1と同様に，複数病変の場合，少なくとも2病変を，最大で5病変を測定し，その総和を用いる。最も大きい病巣，または増大している病巣，測定再現性のよい病巣を選択する。

②初回増悪規定基準

初回化学放射線療法からの期間による規定（表3）。Pseudoprogressionの鑑別が化学放射線療法終了後3ヵ月間は特に困難であることから[7]，照射終了後12週間以内は，明確な増悪である照射野（80% isodose line）外の病変増悪，および生検にて病理組織学的に再発腫瘍が確認されている場合以外はPDとは判定しない。また臨床症状の悪化のみで，画像上の悪化または病理組織学の再発所見が確認されていない場合もPD判定には十分ではない。

③再発悪性神経膠腫を対象とした臨床試験への登録基準

病変の増悪は，造影病変の直交2方向の積の和が25%以上増加し，ステロイド量が不変または増量された場合である。ステロイドの増量のみ，あるいは神経症状の悪化のみの場合は試験登録条件としては不十分である。新規造影病変の出現は測定不能であっても該当する〔無増悪生存期間（progression-free survival：PFS）をendpointとする場合〕。初発時

表3 RANO基準における化学放射線療法後の初回増悪規定

1) 化学放射線療法終了後12週未満。
   画像診断で定義可能な場合：
   ・照射野外（高線量照射領域外，または80%等線量線外）に新病変が出現。
   ・生検にて病理組織学的に再発腫瘍が確認されている。
   （註：pseudoprogressionと真の増悪の鑑別は困難なため，臨床的増悪のみでは定義されない。）
2) 化学放射線療法終了後12週以降。
   ・ステロイド投与量にかかわらず，照射野外に新規造影増強病変が出現。
   ・測定可能病変の直交する2方向の積の和が，経過中の最小値に比べ25%以上増加。ステロイドは安定量または増量。
   ・併用薬や合併疾患の影響によらない，臨床症状の増悪。臨床試験には登録不可。
   ・抗血管新生療法を施行中の場合，経過中の最良状態と比べ，T2/FLAIR画像上の非造影病変の著しい増大は，増悪と判断可。ステロイド量はベースライン量から安定または増量されていること。またその他の要因（放射線治療の影響，脱髄，虚血性傷害，感染，痙攣，術後変化，その他の治療に伴う変化）による変化ではないこと。

永根基雄．CI研究 2015; 36: 103-112.[2]より引用

に血管新生阻害薬を用いた場合，明らかな非造影病変の進行も増悪とし，試験登録は可能である。ただしその際は，現在の画像診断技術では，測定不能病変として扱わなければならない。

④画像上の効果判定の定義（表4）

奏効（response）は，治療前のベースライン画像との比較で，増悪（progression）は治療前・中の最小値との比較で評価する。判定が困難な場合，4週間後に再検し判断することは可であり，最終的にPDと判定された場合，その期日は最初に疑われた日とする。撮像はベースライン検査と同条件で行う。奏効の評価は表5に従い判断する。

Progressionの判定の際に注意を要する点の一つは，ステロイド投与量に関してである。臨床症状の悪化を伴わないステロイドの増量だけではPDとは判定せず，その後腫瘍が原因で臨床症状が悪化したことが明らかとなれば，ステロイドを増量した時点をPD判定日とする。臨床症状の悪化は，他の病因やステロイド減量が原因ではなく，KPS100/90から70以下への低下，当初80以下の場合は20点以上の低下，または50以下への低下がいずれも7日間以上持続した場合と規定される。ECOG/WHOのPSの場合は，0/1から2へ，または2から3へ低下した場合に判定する。造影される測定不能病変は，著しく増大して測定可能病変（直交する最大径がともに10mm以上）となった際にPDと判断されうるが，少なくとも最大径の5mm以上の増大，あるいは積の和が25％以上の増大を伴うことが必要である。

⑤体積評価法・高度（生理学的）MR画像

RANO基準が作成された時点では，これらの方法による評価は臨床試験などでの検証がなされておらず，効果判定基準としての使用は推奨されない。将来，基準として導入される可能性は期待される。

- **低悪性度神経膠腫（low grade glioma：LGG）に対するRANO基準**[8]

低悪性度神経膠腫では非造影病変が腫瘍の中核をなし，造影病変に乏しいことからMacdonald基準では評価が困難である。また，悪性神経膠腫と比べ一般に進行が遅く，生存期間も長いため，単に画像検査のみならず，認知機能，症状の負担，痙攣発作なども評価し，生存期間の延長による患者の実質的健康利益に関しても評価対象としている。

表4 悪性神経膠腫に対するRANO基準

因子	CR	PR	SD	PD
T1-造影増強効果	なし	≧50％	＜50％減少，＜25％増加	≧25％増加*
T2/FLAIR	安定/減少	安定/減少	安定/減少	増加*
新規病変	なし	なし	なし	あり*
ステロイド量	なし	安定/減量	安定/減量	該当せず
臨床状態	安定/改善	安定/改善	安定/改善	悪化*
判定	すべて必要	すべて必要	すべて必要	*のいずれか

CR：complete response　PR：partial response　SD：stable disease　PD：progressive disease

永根基雄．CI研究 2015；36：103-112.[2] より引用

- **摘出術・手術による局所療法に対するRANO基準[9]**

　Macdonald基準では，摘出度の評価法や手術を用いた脳局所療法における効果判定法について，規定されていなかったため，RANO Working Groupにより新たな評価法が提唱された。以下にその主要項目を示す。

a. 術後の画像評価。
b. HGGにおける造影病変の摘出率の評価は，術後72時間以内の画像検査で行う。
c. LGGなどの非造影腫瘍病変の摘出率の最終評価は，脳浮腫の寛解を待ち，最大12週後までに行う。
d. 拡散強調画像(diffusion-weighted image：DWI)は，後に非特異的な造影増強を示しうる術後の虚血巣を同定するために必須である。
e. 摘出率の評価には，腫瘍の造影・非造影病変の双方を腫瘍のgradeによらず含めて行

表5 RANO基準におけるMRIおよび臨床因子による奏効の規定

1) Complete response, CR 完全奏効。以下のすべての条件を満たす。
   - すべての造影される測定可能病変・測定不能病変の完全な消失が4週間以上継続する。
   - 新規病変の出現なし。
   - 非造影T2/FLAIR高信号病変の安定または改善。
   - ステロイド投与なし(生理的必要量は可)。
   - 臨床症状の安定または改善。
   - (測定可能病変を持たない場合は，CRとは評価しない。)
2) Partial response, PR 部分奏効。以下のすべての条件を満たす。
   - すべての造影される測定可能病変の直交する2方向の最大径の積の総和が，ベースライン値から50％以上減少し，4週間以上継続する。
   - 測定不能病変の増悪がない。
   - 新規病変の出現なし。
   - ベースライン画像と比較して，非造影T2/FLAIR高信号病変が安定しており，ステロイド投与量が同量または減量されている。
   - 臨床症状の安定または改善。
   - (測定可能病変を持たない場合は，PRとは評価しない。)
3) Stable disease, SD 安定病変。CR/PR/Progressionのいずれにも該当せず，以下のすべての条件を満たす。
   - ベースライン画像と比較して，非造影T2/FLAIR高信号病変が安定または改善し，ステロイド投与量が同量または減量されている。
   - 画像上の増悪がないが，新たな自他覚症状の出現のためステロイドが増量された場合，次の画像検査で腫瘍増悪のためステロイド増量が必要であったことが示されれば，SDとしての最終評価日はステロイド量がベースライン投与量と同量であった最終検査日とする。
4) Progression, PD 増悪。以下のいずれかを満たす。
   - 造影病変の直交する2方向の最大径の積の総和が，経過中の最小値と比較して25％以上増大し，ステロイド投与量が同量または増量された場合。
   - 非造影T2/FLAIR高信号病変が，経過中の最小値と比較して"著しく"増大し，ステロイド投与量が同量または増量された場合。かつ，その画像変化が他の要因(放射線治療，脱髄，虚血傷害，感染，痙攣，術後変化，その他の治療による影響)が原因ではない場合。
   - 新規病巣の出現。
   - 腫瘍増悪以外の原因(痙攣，薬剤の有害事象，治療の合併症，脳血管障害，感染等)や，ステロイド投与量の減量が原因でない，明らかな臨床症状の悪化。
   - 死亡，または状態悪化のため評価不能となった場合。
   - 測定不能病変の明らかな増悪。

永根基雄. CI研究 2015; 36: 103-112.[2] より引用

うことが必要である。
f. PDの判定には，腫瘍の摘出状況や局所療法の有無・影響を考慮する。
g. 臨床試験では，PD判定を経過を含めた総合判定として，後方視的に行うことも許容される。
h. 残存造影・非造影腫瘍量の三次元的体積評価法は，今後技術的に汎用性が高まった時点で日常臨床や臨床試験の場で使用されるべきである。

・免疫療法に対するRANO基準[10]

　免疫療法では，抗腫瘍免疫が確立されるまでの期間が一般に長くかかるため，治療効果が短期間で評価しがたい点が特徴とされている。また免疫作用が高度に生じた場合，病巣局所での免疫関連細胞浸潤や標的細胞との炎症様反応が生じることによる一過性の病巣ならびに浮腫性変化の増大がしばしば認められ，通常の判定基準を用いると早期のPD判定となり，真の治療効果を評価できないという問題点がある。そこで，RANO Working Groupでは免疫療法に対する新たな効果判定基準（iRANO）を発表した。主要なポイントとしては，免疫療法を開始後6ヵ月以内であれば，症状の悪化がない限り，画像診断上新規病巣の出現を含めたPD所見が認められても，最大3ヵ月間治療を継続し，その後の画像診断でさらにPDとならなければ免疫療法を継続することが推奨されている点である。またステロイド使用に関する記載も重要である。

・その他のRANO基準[18]

　上記基準の他，転移性脳腫瘍，髄膜腫，髄腔内播種，神経学的評価法などに関するRANO基準も報告されており，参照されたい[11-18]。

※ Pseudoprogression（偽増悪）とpseudoresponse（偽反応）

　Pseudoprogressionとは，主として膠芽腫において，術後TMZ併用同時化学放射線療法を施行した際，放射線治療終了後に画像上造影病変が増大を示し，治療内容を変更しなくてもその後自然に病変が安定，または縮小する現象である[7,19-21]。約20〜30％の率で認められ，炎症性変化，浮腫および異常な血管透過性亢進による著しい局所的組織反応が原因とされ，照射に加えTMZの作用が影響していると考えられている[5]。また，画像上の増悪所見にかかわらず，約2/3の症例では症状の悪化を伴わない。Pseudoprogressionが安定化するまでの期間は3〜6ヵ月と規定されることが多いが，まれに長期に増悪し放射線壊死に至る場合がある[22]。PseudoprogressionはMGMT遺伝子プロモーター領域のメチル化が認められる腫瘍でより高頻度に生ずると報告されている[20,23]。Pseudoprogressionの場合，有効な治療を誤って早期に中止してしまう可能性があるが，現在，その確定的な診断方法は存在しない。従って，特に放射線治療後12週未満は，造影される新規病変が照射野内に出現した場合,治療は継続して1〜2ヵ月後にMRIの追跡を行うことも考慮する。

　一方pseudoresponseとは，真の抗腫瘍効果を伴わない，MR画像上の腫瘍の造影病変および/または浮腫の減少する現象を指す。血管透過性や局所脳血流が異常に亢進した血管を正常化する薬剤による治療後に認められる現象である[24]。悪性神経膠腫に対してBEVやVEGF受容体チロシンキナーゼ阻害薬のセディラニブ（cediranib）などの血管新生阻害薬を投与すると急速に造影病変が縮小し，その結果，再発膠芽腫に対して高い奏効割合（30〜60％）と30〜50％の6ヵ月時のPFS（PFS-6m）が臨床試験にて報告されている[23,25-27]。しかし，全生存期間の延長効果には乏しく，このような急速な造影・浮腫病変の縮小は，必

ずしも真の抗腫瘍効果を反映するものではない可能性がある。抗血管新生療法施行時は，少なくとも1ヵ月は反応が持続することを確認し，奏効を判断する。

▶生存割合

悪性脳腫瘍治療においては経過観察中の症例をも利用できる生存確率（probability）を算出するKaplan-Meier法を用いることが多い。生存期間中央値（median survival time：MST，またはmedian overall survival：mOS）とは，上記の方法で算出した生存確率曲線で50％生存確率に線を引いた点である。平均生存期間は治療評価としては用いない。

放射線治療

▶放射線治療（radiation therapy, radiotherapy：RT）

電気的に発生，あるいは放射線同位元素から発生する放射線を用いる治療をいう。X線による治療からγ線を利用したガンマナイフ，陽子線，重粒子線などすべてを含む（図2）。脳腫瘍に対する標準的な放射線治療線源は直線加速器（liner accelerator：LINAC）より放射されるX線であり，通常"リニアック"とよばれる。

"Irradiation"は方法，目的を問わず放射線を"照射"する意味でさらに広い範囲を含む。

▶外部照射（external-beam radiation therapy：EBRT）

体外の放射線治療装置による治療をいい，脳腫瘍に対する標準的な治療はX線（リニアック）を使った方法である。組織内照射や術中照射と対比して使われている。

▶過分割照射方法
（hyperfractionated radiation therapy：hyperfractionation）

1回1.0〜1.2Gy照射を1日に2〜3回行い，総線量を20〜30％増量する方法であるが，現実的には種々の制約から1日2回照射が多い。正常細胞の照射障害からの回復が腫瘍細胞のそれよりも早いことを利用し，正常細胞は回復したが腫瘍細胞は回復していないうちに次の照射を行う。照射容積内に含まれる正常細胞障害を最小限にしつつ腫瘍細胞により

図2　放射線の分類*

*：脳腫瘍治療に関係したもののみ抜粋。
**：急峻な線料分布をつくりうる。

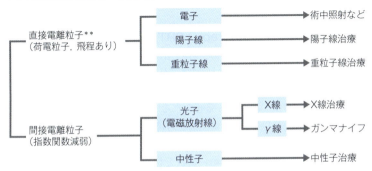

松谷雅生，他．脳神経外科周術期管理のすべて 第4版．メジカルビュー社，2014，p233-61.[89]より引用

強い障害を与え，総線量を80Gy程度まで上げうる方法であるが，残念ながら優位な効果は得られていない。

　Hypofractionation（寡分割照射）と対比して使われるが，hypofractionationは近年，高齢者の膠芽腫患者において有用性が報告されており[28,29]，照射期間を短くする代わりに1回線量を増し，照射総線量を落とすことで，正常脳の放射線障害を抑える方法である。

▶標的体積(target volume：TV)

　どの範囲に照射するかの議論のなかで用いる用語。計画した治療線量の90％以上が照射される容積で"cm^3"あるいは"mL"で表す。

- **Gross tumor volume(GTV)肉眼的腫瘍体積**

　画像で造影される腫瘍体積と定義される。

- **Clinical target volume(CTV)臨床標的体積**

　GTVに微視的な腫瘍の進展を考慮し，1.5cm程度のマージン加えた範囲内の体積と定義される。全摘出例においては，CTVは摘出腔および周囲の造影される範囲にマージン1.5cm程度のマージンを加えた体積とする。ただし，腫瘍増大を妨げる構造物の外側には拡大されない（例：頭蓋骨や小脳テント）。頭蓋骨などにより不均一なマージンとなる場合，GTVに対する最小マージンは0mmとなる。

　※リスク臓器と接する場合には，マージンを1.5cm以下に設定することもある。

- **Planning target volume(PTV)計画標的体積**

　毎日のセットアップエラーと照射中に生ずる体動（intrafractional error）を考慮し，CTVに0.5cm程度のマージンを加えたものと定義される。全摘例では，tumor bedが術前CTまたはMRIと比較して移動していることがある。

▶定位放射線照射(stereotactic irradiation：STI)

　細かい放射線治療ビームを三次元座標にて正確に定めた小病変に集中的に照射する技術で，下記の要件を満たす。

1) 患者あるいはそれに連結された座標系において照射中心を固定精度内に収めるシステム。
2) 定位型手術枠，あるいは着脱固定器具を用いる。

　※照射装置の照射中心精度が1mm以内。現在2方法が行われている。

- **定位放射線手術(stereotactic radiosurgery：SRS)**

　1回に大線量を照射する治療法で，ガンマナイフに加え，リニアック，サイバーナイフもこの照射法が可能である。

- **定位放射線治療(stereotactic radiotherapy：SRT)**

　分割照射で周囲正常組織への照射の影響を抑えつつ，治療線量を上げる方法でガンマナイフに加え，リニアック，サイバーナイフもこの照射法が可能である。

- **ガンマナイフ**

　半球状に配置した201個のコバルト線源から発せられるγ線が，一点に焦点を結ぶことにより小病巣（理想的には直径2cm以下）に大量照射を可能とする。ガンマナイフなどは，聴神経腫瘍などの一部の良性腫瘍と脳動静脈奇形（AVM）などの血管病変に対して治療選択となるが，原発性悪性脳腫瘍の初期治療の第一選択とはならない[30]。ただし，再発の悪性神経膠腫に対するpalliativeな手段として，あるいは一部の転移性脳腫瘍に対して治療手段となることがある。

●サイバーナイフ

X線発生装置を取り付けたロボットアームがコンピュータ制御により患者周囲を自動しつつ照射する。ガンマナイフと同じ急峻な線量分布が得られ，正常脳への影響を下げられる。ガンマナイフのような頭部のピン固定は不要で，顔を覆う熱可塑性のプラスチックマスクで照射可能である。対象疾患は頭蓋内にとどまらず，頭頸部，脊髄に加えて肺，肝臓などの体幹部病変にも照射可能である。

▶重粒子線療法

炭素線などX線やγ線よりも重い粒子を加速して用いることで，より大きいエネルギーで照射でき，正常組織に与える影響が少なくできる。体表より一定の深さで放射線量のピークが最大になるため（Bragg peak），その浅部や深部の正常組織への負担が少ないとされている。従来の放射線治療に対して感受性の低い腫瘍への治療が期待されており，斜台部の脊索腫などが良い適応とされている。ただし，現在までのところ保険未承認である。

▶陽子線療法

重粒子線と同様に粒子線治療のひとつで，同様に，腫瘍治療部位に最大ピークがくる（Bragg peak）ように設定することで，腫瘍の手前や後方の正常組織への影響を少なくできる。小児例や眼窩近傍など，治療範囲を絞って，治療効果を期待する症例に良い適応が期待されている。小児がんは保険承認となった。

▶強度変調放射線治療 (intensity modulated radiation therapy : IMRT)

コンピュータによる治療計画と計画通りの照射をマルチリーフコリメータという装置を制御することで可能とした。トモセラピー®はこの技術を取り入れ，さらにCTとリニアック（放射線直線加速器）を一体化させた装置で，正確に病巣部の照射部位と形を把握し，集中照射が可能である。照射装置自体が回転し，寝台を移動させることにより，周囲360°かららせん状に照射できる。

▶ホウ素中性子捕捉療法(boron neutron capture therapy : BNCT)

比較的エネルギーの低い熱中性子線を腫瘍組織に照射し，あらかじめ腫瘍組織に取り込ませたホウ素(^{10}B)化合物(p-boronophenylalanine：BPA)との核反応によって生成するα線とリチウム核(^{7}Li)によって選択的に腫瘍細胞のみを傷害する。従って周囲の正常組織には負担の少ない治療となる。従来導入・運転にかかわる法的規制などの問題から，病院内での治療可能な設備として原子炉を備え普及させるのに困難であった。最近になって施設に併設可能な比較的小型の加速器を用いた加速器中止線源の開発が可能となり，悪性髄膜腫や一部の悪性神経膠腫，頭頸部腫瘍に対して複数の施設において臨床試験が進められている。保険未承認。

▶放射線治療の実際

悪性脳腫瘍に対する術後の放射線療法は，残存腫瘍細胞の増殖抑制と縮小，消失を目的としている。一方で腫瘍周囲の神経細胞（ニューロン），神経膠細胞（グリア細胞）あるいは，血管壁細胞に影響を及ぼし，恒久的な機能低下，あるいは脳梗塞といった合併症を引き起こす可能性がある。3歳未満の小児へは，神経・脳の発達障害を，また高齢者には遅発性脳障害が出ることが知られており，治療効果を期待する半面，有害事象の頻度や程度についても理解しておく必要がある。一般に大脳，小脳は耐容線量が高く，逆に水晶体や，網

膜，視神経，視交叉，脳幹部，蝸牛などは影響を受けやすい。頭皮や毛根も影響を受けやすいが，最近の照射技法により頭皮表面の線量は低下させられるので，有害事象が生じても可逆的なことが多い。

現在，各施設で一般的に行われている放射線療法は，通常照射と定位照射である（表6）が，リニアックにより電子を加速し，それにより得られるエネルギー（X線）を用いて通常照射の場合には，1回線量2.0 Gy，週間線量10.0 Gyの分割照射法が行われる。例えば「リニアックによるX線を用いて，1日1回2 Gy，週に平日5日間を6週間で総量60 Gyを照射する（60 Gy/30 fractions/6 weeks）。照射体積はMRI T2強調像にて造影腫瘍の周囲に広がる高信号域の辺縁を90％線領域に設定する」，というのが正確な記述となる。

腫瘍への効果を高めるためには照射線量を上げ，有害事象を下げるために分割照射や照射範囲を限局することが行われる。

● 適応

すべての悪性脳腫瘍は絶対適応であり，手術で摘出が難しい症例や術後残存しているもしくは再発した良性腫瘍にも適応がある。ただし，治療経過上，どの時期に照射を施行すべきかは腫瘍型により異なり，また標準的治療時期が定まっていない腫瘍もあることに留

表6 通常照射と定位照射の比較

通常照射は腫瘍を含む比較的広い範囲に照射範囲を設定し，正常脳への侵襲を減らすため，分割して照射をするが，治療期間が長くなる。一方定位照射は小さい標的病変に対して照射野を絞り，高線量で治療することで周囲の脳への侵襲を減らし，短い治療期間で効率に治療できる。

	通常照射	定位照射		
		ガンマナイフ	サイバーナイフ	ノバリス
概念	1～数方向から腫瘍を含む広い範囲に放射線を照射する	腫瘍に対して低線量の放射線を多方向から集中的に照射する		
		半球面に設置されたCoからガンマ線を集中的に照射	リニアックをロボットアームで操作し，多方向から照射	リニアックを円弧状に操作してビームの束で照射を行う
装置・線源	リニアック（直線加速器）	Coのガンマ線	X線	X線
射入方向	1～数方向	多方向		
頭部固定	フェイスマスク（非侵襲的）	頭蓋フレームまたはフェイスマスク	フェイスマスク（非侵襲的）	フェイスマスク（非侵襲的）
照射範囲（精度）	腫瘍を含む広い範囲（低い）	腫瘍に集中（高い）		
標的病変以外への予防効果	あり	なし		
放射線障害の程度	強い	弱い		
特徴	比較的広範囲な病巣に対して治療。分割照射の場合治療期間が長くなる。	照射野の精度が高く，線量の集中が良い。多発病変治療が容易。SRSのみ。	腫瘍の位置をリアルタイムで認識し，補正可能。複雑な形状にも対応。SRS/SRT（定位放射線治療）	患者の動きを赤外線で追尾し，照射前に確認可能。腫瘍の形に合わせて照射可能で1回の照射時間が短い。

意する．また，腫瘍以外でも，例えば脳動静脈奇形にも適応となる場合がある．

●照射の開始時期

悪性腫瘍では術後1～2週間以内に開始する．照射計画（照射容積と線量分布の作成）に数日を要する場合があるので，その分を考慮して早めに放射線治療医に相談することが肝要である．全身状態が不良であっても，照射室（治療室）までの移動が危険でなく，照射が安全に行える限りは照射を行って差し支えない．高次脳機能障害を抱えた高齢者や，治療への協力が得られにくい小児の治療に対しては治療前に鎮静を行うこともあるが，照射が安全に行えることが大前提となる．

1回2Gyの照射では手術部位の創傷治癒過程に大きな影響は与えない．1日も早く腫瘍縮小を望む場合には抜糸前に照射開始も可能であるが，急速進行性で放射線感受性の高い腫瘍〔ジャーミノーマ（胚腫），髄芽腫（medulloblastoma）や中枢神経系悪性リンパ腫（primary central nervous system lymphoma：PCNSL）〕に限られる．

創部感染のある場合や創部からの髄液漏がある場合は，創部の治癒を待機することが必要である．感染悪化の危険や，創傷治癒過程の遅延や髄膜炎の危険が高まるためである．

良性腫瘍（髄膜腫，下垂体腺腫や神経鞘腫などの再発予防）には術後3ヵ月以内ぐらいを目途に開始する．1回の照射時間が数分であり，化学療法の併用がないので外来照射も可能である．

●放射線治療の方法

転移性脳腫瘍やPCNSLを除いては，原則腫瘍発育部位を中心とした領域（局所）に1日2Gy，週に5日間（月～金），総量50～60Gyが原則である．成人悪性神経膠腫（WHO Grade Ⅲ～Ⅳ）は60Gy，さらに高齢者には2.67Gy/日で15回，3週間でtotal 40.05Gyという前述のhypofractionation照射[27]も試みられている．全脳照射の上限は45Gyである．3歳未満の小児への照射は脳の成長発達障害を引き起こすことが懸念され，基本的には行われていない[31]．

●全脊髄照射

全脊髄照射の対象は，髄液内に広範に播種する腫瘍（髄芽腫，高悪性度の胚細胞腫など）である．脳（頭蓋骨を含む）に対する照射と異なり，脊髄照射では造血機能を有する脊椎中の骨髄も照射されるため造血機能が低下する．10Gyを過ぎたあたりから少なくとも週2回の血算監視が必要である．また，食道にも照射されるため，粘膜に炎症（食道炎）を生じ，食欲不振や嚥下痛を訴える患者が少なくない．総線量24～36Gyを基本とするが，日本人では順調に30Gy（2Gy/15f/3weeks）計画を消化できる患者は少なく，G-CSF（granulocytecolony stimulating factor）のサポートを必要とする場合が多い．

●放射線合併症（放射線障害）

放射線治療の合併症は，標準照射方法（60Gy/30f）を守る限りにおいては二次発がん（放射線誘発がん）を除いて生命に危険を及ぼすものは基本的にないと考えられる．ただし，照射範囲に含まれる脱毛（毛母細胞傷害）は必発である．

・照射期間中の合併症

照射によって腫瘍細胞が傷害を受けて細胞死に向かうと，細胞が腫脹する．腫瘍内毛細血管あるいは細小動脈の血管内皮細胞も同じく傷害を受けて，機能的あるいは形態学的な変化を生じ，結果として細胞性および血管性浮腫を生ずるが，極端に頭蓋内圧の高い症例

を除き，神経症状あるいは画像に影響を及ぼすことはない。従って，特別の処置（副腎皮質ステロイドの投与など）を必要としないし，また照射線量を少量（0.5～1.0 Gy）から始める必要もない。頭蓋内圧の高い症例ではまれに神経症状や画像の悪化をきたすことがある。その際には抗浮腫治療（副腎皮質ステロイドや高浸透圧利尿薬）を強化する。

　全脳照射では10 Gyを過ぎたあたりから悪心を伴う食欲低下と精神活動の低下をきたす症例がある。自律神経系（視床下部）と前頭葉機能の微妙な関係が低下したことによると推測される。照射が終了すれば回復するので対症的に処置する。ただし，悪性リンパ腫症例での活動性低下は進行性で回復しないことも多い。

　頭蓋内疾患の頭部照射例では骨髄機能の低下は起きないが，脊髄照射では脊椎骨内の造血機能を有する細胞の機能低下により骨髄抑制を生ずる。

　脳幹部あるいは，小脳などの耳に照射範囲がかかる症例においては，照射後半に外耳炎や中耳炎を併発することがあり，聴力障害や耳漏などの症状聴取を行い，疑われた場合には速やかに耳鼻科に相談し，点耳薬などの処置を行うべきである。

- **亜急性障害（early delayed reaction）**

　照射終了後2ヵ月くらいで出現する軽度意識障害で6週間ほどで消失する（可逆的）。教科書には記載されているが，実際に日常臨床で遭遇することはほとんどない。

- **遅発性壊死（delayed cerebral necrosis）**

　照射終了後6ヵ月～3年後（中央値14ヵ月）に，照射野内で，腫瘍発育部位とは離れた遠隔部に生ずる非可逆的な正常脳組織壊死と定義される。原疾患は副鼻腔がん，頸部悪性腫瘍，下垂体腫瘍などが多く，対向2門照射で両側頭部よりビームが病巣に向かうため，側頭葉に壊死が生ずることが多い。現在は多門（あるいは回転）照射が多く行われているためこの壊死は減少した。CT/MRIでは，低吸収域内に不規則なリング状の造影像を観察する。腫瘍の遠隔浸潤（転移）との鑑別が時に困難であるが，^{11}C-methionineを用いたpositron emission tomography（PET）等によって鑑別が可能なことが多い。ステロイド投与，ワーファリン，ビタミンEにより画像所見および神経症状が改善することもある。最近，悪性神経膠腫に対して日本で保険適応が承認されたBEVは抗VEGF抗体で，血管新生阻害と同時に血管透過性の改善作用があり，放射線壊死による浮腫に対する強力な抗浮腫作用が期待されている[32]。保険未承認。

- **慢性期合併症**

①成人の知能障害

　成人においても全脳照射を施行した患者において知能・情動障害が報告され，脳室拡大（脳萎縮），白室脳症との関連も指摘されている。高齢者ほどその頻度は高い。平均的には照射終了後8ヵ月以内に，長谷川式痴呆スケールにて4点の低下が起こる[33]。高齢患者に多い転移性脳腫瘍や悪性リンパ腫の治療に当たっては，治療効果と患者に残された余命のqualityのバランスで全脳照射の適応を考えるべきである。また，局所照射においても高齢者の膠芽腫においては同様の事象が起こりうるため，十分に配慮すべきである。

②放射線脊髄症（radiation myelopathy）

　温度覚・知覚障害，下肢の筋力低下などが治療終了後20ヵ月以内に徐々に始まり，次いで錐体路障害，膀胱直腸障害をきたし，数ヵ月～数年かかって脊髄横断症状に近づく慢性進行性病態。不完全横断症状で停止する場合もある。脊髄局所に対する1回2 Gy，総線

量50Gy未満の標準治療計画では発生頻度はきわめて低い[34]。

③二次障害：放射線誘発腫瘍および血管病変

　放射線治療によって脳腫瘍が誘発されることは，頭皮白癬症に対する照射後に髄膜腫が発生したとの衝撃的な報告[35]により関心をよび，現在まで，二次的脳腫瘍として髄膜腫，神経膠腫，肉腫が，血管病変としてもやもや病，海綿状血管腫と脳梗塞が報告されている。

　照射後の二次腫瘍（病変）の条件として，①照射野に一致して発生，②照射前にその部に腫瘍は存在しない，③照射終了後十分な潜伏期間を有する，④二次腫瘍が組織学的に同定されている，の4条件を挙げている[36]。頭蓋内腫瘍の照射後に発生した二次腫瘍の場合は上記に加えて⑤二次腫瘍の組織像が原発腫瘍と異なる，との条件が追加される。

　放射線誘発髄膜腫は低線量（10Gy以下－白癬症治療）から20Gy以上照射例まで幅広く存在する[37]。線量が高くなるほど発症までの時間（latency）が短くなる（＝発症年齢が若くなる）傾向がある。

　二次性神経膠腫は低線量でも発生するが，高線量例の報告も多い。報告例のまとめ[38,39]では，照射時の平均年齢は15.0歳，平均潜伏期間は11.0年であるが，40Gy以上照射例の19例に限ると，発症までの期間中央値は8年で90％が5〜14年の間に発症している。下垂体腺腫への放射線治療による神経膠腫発生危険率は非照射群の16倍の高さとの警告がある[40]。

　肉腫（meningieal sarcoma）は下垂体腺腫を主としたトルコ鞍近傍腫瘍の照射後（25Gy以上）の発生の報告が最も多い[41]。以上の報告を整理すると，照射線量が高くなるほど発症までの期間は短く，かつ悪性腫瘍（神経膠腫，肉腫）発生頻度が高くなる。Radiosurgeryも例外ではなく症例報告が散見される。Radiosurgeryの対象は良性腫瘍も対象であるため，二次性腫瘍発生の危険は治療前に説明すべきである。線量から考えて，5〜10年の間に0.5〜1.5％の確率[42]で肉腫が発生する危険があるが，照射体積が小さいために危険率はもっと低いとの報告もある[43]。

　小児では，これらの二次性腫瘍に加えて，血管病変も発生する。視神経膠腫への放射線治療後のもやもや病発生は線量が50Gy前後，発症まで4年以内が多いとの報告であり，NF1（neurofibromatosis type1）に合併した例では40Gyでも発生している[42]。海綿状血管腫の発生もMRIの普及により報告例が散見されるようになった。線量は18〜60Gy（中央値30Gy），80％は照射後10年以内に診断されている[43,44]。主幹動脈の閉塞，穿通枝の閉塞に伴う脳梗塞の報告もされている。長期生存者には2〜3年ごとにMRI・MRAを行うべきである。

化学療法

　脳腫瘍治療における化学療法の役割は，第一に放射線治療と併用して両者の相乗効果で腫瘍の増殖速度の減弱，停止あるいは縮小，第二には放射線治療後の腫瘍のさらなる縮小，あるいは薬剤感受性の高い腫瘍では化学療法単独による腫瘍の消滅とその後の再発抑止効果である。前者については「放射線治療」の項で触れたので，ここでは主に後者を中心に述べる。

　現在，悪性腫瘍治療に用いる化学療法のなかには，薬剤効果と副作用を熟知した

oncologistでなければ安全に行えないような強い化学療法が少なくない．本邦では，残念ながらがん化学療法の専門家（medical oncologistあるいはpediatric oncologist）の多くは希少疾患である脳腫瘍治療にはあまり関心を示さず，われわれ脳神経外科医が化学療法も担当し実施しているのが現状である．一方で，今世紀に入り医療を取り巻く社会的環境は益々厳しさを増している．特にがん薬物療法に対する関心は高く，学会的にも日本臨床腫瘍学会の定めるがん薬物療法専門医や日本がん治療認定医機構の定めるがん治療認定医制度がすでに導入されてから久しい．従って，悪性脳腫瘍の化学療法を施行する際にも，より専門的知識と経験が要求される．

近年の海外で実施された大規模臨床研究から，びまん性神経膠腫はすべてにおいて薬物療法の有効性が第Ⅲ相試験にて検証され，化学療法は手術，放射線治療とならび，欠かせない標準治療の位置づけを確立した．また，そのなかでも乏突起膠腫系腫瘍など化学療法に感受性が相対的に高い腫瘍グループが存在し，治療反応性や予後を規定する特異的な遺伝子変異・マーカーの存在が明らかにされ，またMGMTを中心とした薬剤耐性機序の解明と予後との関連が示されるなど，臨床的に意義深い知見が蓄積されてきている．本邦では2005年2月にPCV療法に使用されるプロカルバジン（procarbazine：PCZ），ビンクリスチン（vincristine：VCR）が神経膠腫に対して適応拡大されたのに続き，2006年7月にテモゾロミド（TMZ）が本邦での悪性神経膠腫への新規治療薬としては約20年ぶりの承認がなされ，さらに2013年6月にはベバシズマブ（BEV）が同様に承認され，脳腫瘍に対する化学療法は一歩前進した．

なお，がん治療関連文献にて"adjuvant chemotherapy"，"neo-adjuvant chemotherapy"なる語をしばしば目にするが，前者は手術あるいは放射線治療の効果を増強する目的で用いる場合で，両治療法の後で行うことが多い．PCNSL以外の脳腫瘍の化学療法のほとんどが該当する．後者は，がん治療に対して，手術や放射線治療に先立ち行う化学療法で，腫瘍縮小を図り，後続治療効果を増大させる目的で行われ，高悪性度胚細胞腫などで実施されることがある．薬剤感受性が期待できるPCNSLなどの腫瘍の場合には，リスクが高く，非治癒的である侵襲的治療（積極的な摘出術や放射線治療）を待機し，生検・部分摘出術にて診断を確定した後，手術や放射線治療による機能低下をきたさず，寛解導入を期待する治療として行う．

現在，本邦で悪性神経膠腫に保険適用が認められているのは，テモゾロミド〔TMZ（テモダール®，テモゾロミド®）〕，ベバシズマブ〔BEV（アバスチン®）〕，ACNU（ニドラン®），BCNU（ギリアデル®ウエハー），MCNU（サイメリン®），インターフェロンβ〔IFN-β（フェロン®）〕，ブレオマイシン〔bleomycin（ブレオ®）〕，および他の抗腫瘍薬と併用下で，ビンクリスチン〔VCR（オンコビン®）〕，プロカルバジン〔PCZ（塩酸プロカルバジン®）〕がある．またPCNSLに対しては大量（high-dose：HD）メソトレキセート（methotrexate：MTX）療法，シタラビン〔AraC（キロサイド®，サイトサール®）〕大量療法，PCZ，VCRが，CD20陽性のB細胞性非ホジキンリンパ腫に対してはリツキシマブ〔rituximab（リツキサン®）〕が保険適用として認められている．小児の悪性固形腫瘍治療においてはシスプラチン〔cisplatin：CDDP（シスプラチン®，ランダ®）〕，カルボプラチン〔carboplatin：CBDCA（パラプラチン®）〕，エトポシド〔etoposide：VP16（ベプシド®，ラステッド®）〕およびイホスファミド〔ifosphamide：IFO（イホマイド®）〕が，他の抗腫瘍薬と併用が認められ，胚細胞腫や

髄芽腫に使用できる。

▶脳腫瘍治療における専門医制度の動向

　21世紀に入って以来の医療を取巻く社会情勢の急激な変化に関連し，がん治療における専門医化の動きが始まった。一定水準以上の知識と経験をもった医師を認定し，医療における地域格差の解消を目的として，現在日本には，悪性腫瘍治療に関する知識と経験を公的に認定する2つの認定医・専門医機構が存在している。日本臨床腫瘍学会が欧米のMedical Oncologist Boardに対応する「がん薬物療法専門医」を2006年に初めて認定した。この専門医を取得するためには，欧米並のmedical oncologistとして要求される知識，経験を独自のカリキュラムの下で一定期間研修することが義務づけられているばかりでなく，多方面にわたる包括的がん治療の専門的修練が要求されている。一方で，日本がん治療学会はがん治療に関する横断的基盤学会との立場から，より幅広く，がん治療の前線に従事する外科医内科医ともに対象とした認定機構（がん治療認定医）を発足させ，2008年に第1回「がん治療認定医」認定医試験を施行した。

　この両学会による独自の専門医制度化への動きに対し，一般人のみならず医療サイドからもそれらのがん治療現場における位置づけ，特異性，共通点などが不明確であり，日本医学会からもこれら学会間での協議・検討を進める提言がなされている。現時点でも医学教育では腫瘍内科学が独立した講座体系として組み込まれていない大学もあり，脳腫瘍を含むがん・悪性腫瘍の治療，化学療法を行うにあたり，この領域の専門的知識を研修することは必須の要項と考えられ，専門性の高い治療がなされるべきであることに異論はなかろう。しかし一方で，悪性脳腫瘍は中枢神経系という臓器特異性から他臓器とは異なる治療・管理が必要となるため，腫瘍内科医に術後治療を完全に委譲することは現実的ではない。さらに腫瘍内科の専門医数が今後徐々に増加するとしても，肺がん・乳がんその他のcommon cancerに比べ発生数の少ない悪性脳腫瘍までを十分にカバーできる体制を整備できる施設は少ないものと考えられる。従って，今後も悪性脳腫瘍治療は，脳神経外科医が放射線腫瘍医や腫瘍内科医，小児科医との協力の下で行う必要があろう。そこに要求される認定医・専門医のあり方について，日本脳神経外科学会，日本脳腫瘍学会を中心に検討が進められており，教育セミナーも開催されているが，悪性脳腫瘍の治療にあずかる医師は，少なくとも上記がん治療認定医資格は取得し，がんの生物学および治療に関する横断的知識を習得しておくことが望ましい。

▶化学療法における脳腫瘍独特の特殊性

　悪性脳腫瘍に対する化学療法は，他臓器腫瘍の際と異なる特徴を有している。中枢神経系に特異な血液脳関門（blood-brain barrier：BBB）が存在し，BBBを透過しうる薬剤が限られている点である。腫瘍本体の中心部ではBBBは破綻しており，薬剤の腫瘍内への到達は認められるが，摘出が困難となる腫瘍辺縁の正常脳への浸潤部ではBBBは比較的保たれていると考えられ，残存腫瘍への薬剤到達能が制限されることとなる。例えば，全身のリンパ腫に対して有効なCHOP療法は，BBB透過性の低い薬剤が使用されており，PCNSLに対しては生存期間の延長効果がほとんど認められないことが挙げられよう（RTOG 88-06）[45,46]。また転移性脳腫瘍は原発がんに対して，抗腫瘍薬が奏効するにもかかわらず，いったん脳へ転移した病巣に対してはBBBの問題から化学療法によるコントロールが不良であり，放射線治療による頭蓋内コントロールが重要な治療手段とされてき

た。

　このようななかで，悪性脳腫瘍に対する抗腫瘍薬の効率良い脳実質内への取り込み方法として，膜蛋白に親和性のある脂溶性薬剤として悪性神経膠腫に対するTMZが開発された。また，血中濃度を高濃度にすることで濃度勾配を利用した脳実質への取り込みを増やす方法として，PCNSLに対してMTXやAraCを大量投与する方法が開発された。一方で，ヨード造影剤やガドリニウム造影剤が腫瘍内に取り込まれ，造影される機序を考えれば，病変部のBBBは破綻されていると考えられ，BBBによる薬剤抵抗性の説明がつかないとの指摘もある。2013年に悪性神経膠腫に対して保険適用となった血管新生阻害薬BEVは，血管壁に作用して血管透過性を改善させる働きがあり，これにより腫瘍の脳浮腫を著明に改善させるとともに，腫瘍内への造影剤の取り込みを強力に抑制させる効果をもっている。脳腫瘍以外の全身悪性腫瘍（がん）は従来の化学療法にBEVを加えることで抗腫瘍薬の腫瘍への効率的なデリバリーを可能にした。一方脳腫瘍の場合には，BEVの投与によりBBBの働きを修復することで，かえって従来の薬剤の効果が期待できないとの報告もある。この，BBBにかかわるさまざまな薬物動態の機序と効果についてはいまだ明確な結論は出ていないというのが現状である。

▶化学療法剤の使い方

　いずれの抗腫瘍薬も，治療効果と合わせて独特な有害事象が知られている（表7）。骨髄抑制に伴う血液毒性（白血球減少，リンパ球減少，血小板減少，貧血など）や消化器症状（食欲不振，嘔気，嘔吐，便秘，下痢）などは，個々の薬剤，患者の状態に合わせて，予防

表7 抗腫瘍薬の適応と有害事象

投与経路	薬剤	分類	主な適応	有害事象
静注・経口	テモゾロミド		悪性神経膠腫	リンパ球減少，ニューモシスチス肺炎
静注	ACNU	アルキル化剤	悪性神経膠腫，乏突起膠腫	間質性肺炎，好中球減少
	イホスファミド		悪性神経膠腫，胚細胞腫	出血性膀胱炎
	シスプラチン カルボプラチン	白金製剤	悪性神経膠腫，胚細胞腫，髄芽腫	腎障害，難聴
	ビンクリスチン	微小管阻害薬	髄芽腫	末梢神経障害
	メソトレキセート	代謝拮抗薬	悪性リンパ腫	肝・腎障害
静注・経口	エトポシド	トポイソメラーゼⅡ阻害薬	髄芽腫，胚細胞腫	間質性肺炎，脱毛

分子標的治療薬

投与経路	薬剤	標的分子	主な適応	副作用
静注	リツキシマブ	CD20	B細胞性悪性リンパ腫	アナフィラキシー
	ベバシズマブ	VEGF	悪性神経膠腫，放射線壊死*	高血圧，蛋白尿，鼻出血，血栓症

＊：ベバシズマブは放射線壊死の保険適用なし

投薬あるいは随時対応が必要である。抗腫瘍薬の誤投与はあってはならない。筆者の施設では患者に投与されるまでの手順書「5つのR(正しい患者名・商品名・量・時間・方法)」を作成し,すべての化学療法は治療ごとにプロトコールで管理され,投与経験のあるスタッフで構成されたユニット(化学療法病棟や外来治療センター)でダブルチェックを基本に治療は遂行されている。化学療法は承認されている用法・用量を遵守し実施する必要がある。特殊な状況下では,定められた用法外で使用する投与法で有効性が報告されている場合がある。そのような治療法を導入する必要がある場合,根拠とした文献や発表と使用理由を明確にしたうえで,安全性を十分に評価し,倫理委員会および未承認新規医薬品等評価室に申請し承認を受けたうえで,患者にその意義と危険性について十分に説明を行い,同意をとらなければならない。またそのような治療法は2018年に施行となった臨床研究法において,特定臨床研究として認定倫理委員会(CRB)における審査が必要となる。

以下に,現在脳腫瘍治療に汎用される化学療法剤の用法を示す。

- **静脈内投与**

ほとんどの薬剤がこの投与方法である。薬剤の毒性の強さと溶解液内での安定性により静脈注射か点滴静注かが定められている。点滴静注の指示がある薬剤(CDDP, IFO, MTXなど)は静注では毒性が強く出すぎるため,投与速度の指示も規定される。逆に静注指示で「点滴静注も可」としていない薬剤(ACNU, VCRなど)は,長時間輸液内にあると生物活性の安定が保てず,効力を減じる可能性がある。同じ意味で,点滴静注の際の溶解液について,例えばIFN-βは電解質溶液内では効力が20%前後も低下するため,生理食塩液あるいは5%ブドウ糖液と指示されている。

- **動脈内投与**

用法として認められているのはACNUのみである。静脈内投与に比べて腫瘍内薬剤濃度が上昇するため,有効性も上昇する期待があるが,現在まで悪性神経膠腫の動注の有効性は示されておらず,動注は行うべきではない。

- **経口投与**

現在用法として認められているのは神経膠腫およびPCNSLに対するPCZと悪性神経膠腫に対するTMZのみである。内服に際して,投与方法(食事との間隔,制吐薬の内服タイミング)に規定がある。外来処方および自宅での内服が可能であるが,内服管理については,患者の誤服薬がないように,患者の内服に対する理解度を見極め,家族や介助者にも十分に指導し,協力を必要とする場合がある。一部の小児脳腫瘍に対してVP16の経口投与が行われている(適用外使用)[47,48]。

- **髄腔内投与**

投与が認められているのはMTXとIFN-βのみであり,ACNUは認められていない。

▶化学療法の実際

ここでは最も代表的悪性脳腫瘍である悪性神経膠腫とPCNSLを中心に記載する。

- **悪性神経膠腫(malignant glioma)の化学療法**
  - テモゾロミド(TMZ):テモダール®,テモゾロミド®

TMZは第二世代の経口アルキル化薬であり,経口投与後速やかに腸管から吸収された後,血漿中などの生理的pH下で自然に加水分解され,活性分子であるMTIC(5-(3-Metyl-1-triazenyl)-1H-imidazole-4-carboxamide)に変換され,また,肝代謝の影響を受けない[49]。

TMZはBBB透過性に優れ，血漿中の約40％近い濃度が脳内や脳腫瘍内に達する特徴をもつ．2005年にEORTC/NCICによる膠芽腫に対する術後TMZ併用照射の第Ⅲ相試験の結果を受けてRT＋TMZ療法が標準治療と解釈された[50,51]．本邦でも2006年に初発・再発悪性神経膠腫に対して承認され，現在世界的に膠芽腫に対する標準治療薬して広く使用されている．

①治療対象

初発および再発膠芽腫および退形成性神経膠腫が適応となる．しかし，組織学的にGrade Ⅱであっても予後がhigh riskな場合，または比較的薬剤感受性の高い乏突起膠腫系腫瘍の場合も（あくまでも「悪性神経膠腫」として）投与されることがある．

②投与方法：Stuppレジメン

a. 初期治療，放射線治療併用期：術後，放射線治療（60 Gy/30 fractions，2 Gy/fraction）と併用し，放射線治療開始日から，連日1日1回，75 mg/m² を内服する．放射線治療終了日まで，（最大49日目まで）投与可能．内服の困難な症例に対しては，点滴静注剤も使用可能である（ 図3A ）．

b. 維持療法，放射線治療後の単独治療期：照射終了後，28日間の休薬期間の後，TMZ単独療法を維持療法（adjuvant therapy）として施行する．5日間連日服用後23日間休薬する計28日間を1サイクルとして，継続治療を行う（ 図3A ）．初回サイクルでは，150 mg/m²/dayの投与量とし，2サイクル目は増量規定を満たした場合，200 mg/m²/dayで投薬する．継続サイクル数は6サイクル以上であるが，効果が持続している場合，何サイクルまで継続すべきであるか，現時点ではエビデンスはない．最近の臨床試験では，12サイクル（約1年間）とする場合が多く，本邦で施行した臨床試験（Japan Clinical Oncology Group：JCOG，脳腫瘍グループのJCOG0911試験）では，初期治療開始後2年間としている[52]．

c. 再発時投与法：再発膠芽腫に対し，初期治療でTMZを未使用である場合，あるいはTMZ使用後治療を終了し，一定期間治療を中止していた症例に対し，上記維持療法と同様の投与方法でTMZ単独療法を施行する．

③有害事象・支持療法

TMZは比較的骨髄抑制の程度と頻度が低い特徴がある．ただし，まれに重篤な血小板低下をきたすことがあり，注意は必要である．TMZ投与に際しては，特に初期治療中にニューモシスティス肺炎が発生する可能性が報告されており，照射中および照射終了後の休薬期間中はST合剤（バクタ®，ダイフェン®など）の1錠連日予防内服，またはペンタミジン（ベナンバックス®）の吸入月1回，あるいはアトバコン（サムチレール®）1回10 mL（アトバコンとして1,500 mg）を1日1回食後に経口投与が推奨される．維持療法施行中も，リンパ球減少が認められる場合は，同様に投与することが推奨される．注意すべきは胃に食物があるとbioavailabilityは9％低下するため空腹時（通常食事より4時間後）に投与する．また投与前，好中球数1,500/μL以上，血小板数100,000/μL以上を必ず確認し，投与中にも定期的な血液検査を要する．食欲低下，悪心，嘔吐症状の予防のため，5-HT₃受容体阻害薬（カイトリル®，ナゼア®等）の前投与が推奨される．その他の頻度の高い有害事象は，便秘や全身倦怠感などがあり対症的に治療する．

④治療効果の規定因子（O^6-methylguanine-DNA methyltransferase：MGMT）

TMZは核DNA中のグアニン残基内O^6部位にメチル基を付加し，O^6-methylguanine（O^6-MG）を形成することで殺腫瘍細胞効果を発揮する[53]。特異なDNA修復酵素であるMGMTは，O^6-MGを単独で正常なグアニンに修復する機能をもち（すなわち，TMZによる抗腫瘍効果を減弱させる），同時にMGMT自身は不活化される自殺酵素である（図4）[54,55]。MGMT遺伝子は，その遺伝子プロモーター領域のepigeneticなメチル化によって発現調節を受けており[56]，メチル化があればMGMT発現は抑制され，TMZ感受性が高まると考えられる。

EORTC/NCICによる初発膠芽腫に対する第Ⅲ相試験において，TMZ治療後の生存率はMGMTプロモーターのメチル化が認められる群で有意に延長することが示され[50,57]，MGMT statusが膠芽腫におけるTMZの予後因子となることが示された。また，MGMTメチル化群では，TMZ併用による全生存期間（overall survival：OS）がRT単独療法より有意に延長したのに対し，MGMT非メチル化群では，TMZ併用によるOS延長効果がわ

図3 悪性脳腫瘍に対する標準的治療法

A：膠芽腫に対する標準治療：放射線照射（RT）併用temozolomide（TMZ）療法：Stuppレジメン

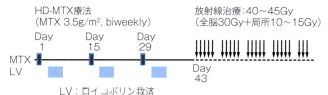

B：中枢神経系原発悪性リンパ腫に対する標準的治療：大量methotrexate（MTX）療法 + 放射線照射

C：中枢神経系原発悪性リンパ腫に対するR-MPV-A療法
・Rituximab（R）：375 mg/m², DIV over 4-5 hours（Day 1）
・Methotrexate（M）：3.5 g/m², DIV in 2 hours（Day 2）
・Leucovorin：21 mg/body/injection, q6hr × 9, from 24 hours after MTX DIV
・Procarbazine（P）：100 mg/m²/day, po × 7 days（Day 2-8）（odd cycle only）
・Vincristine（V）：1.4 mg/m²（max 2.0 mg/body），iv（Day 2）
・G-CSF（G）：given each cycle as prophylaxis for neutropenia
・Cytarabine（AraC）（C）：3 g/m² DIV in 3 hrs（Day 1, 2）

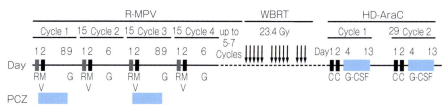

永根基雄．がん化学療法Update 2009, 2010-1．より引用

ずかにとどまり(有意差無し), *MGMT*メチル化はTMZ治療に対する治療効果予測因子であることも示唆された(図5)[58]。Grade Ⅲ の anaplastic glioma (AG) においても, oligodendroglioma (OD)系AGに対する欧州のEORTC試験(EORTC26951)や[59], 退形成性星細胞腫(anaplastic astrocytoma:AA)を含むAGを対象としたドイツの臨床試験(NOA-04)において[60], *MGMT*メチル化症例は, 有意にPFSやOSの延長が認められており, 膠芽腫と同様に*MGMT*メチル化が予後因子であると考えられている。従って, 膠芽腫を含め神経膠腫においては, 摘出腫瘍での*MGMT* status解析は非常に重要な位置を占めるに至っていると考えられる。

しかし, 以下の2点については留意することが必要である。①膠芽腫を始めとしてGrade Ⅲ / Ⅳ神経膠腫 (「悪性神経膠腫」high grade glioma:HGG) においては, TMZ以外

図4 TMZによるDNAメチル化と抗腫瘍細胞効果および耐性機構

TMZは腫瘍DNA中のグアニン残基(G)のO^6位を中心にメチル化し(m), O^6-methylguanine (O^6-MG) が形成される。腫瘍細胞のDNA複製時にO^6-MGはシトシン(C)ではなくチミン(T)とミスマッチし, mismatch repair (MMR) 機構によりチミン(T)が除去修復されるが, O^6-MGは残存するためMMR作用が繰り返され, 最終的にDNA断裂が生じ細胞死に至る。DNA修復酵素のO^6-methylguanine-DNA methyltransferase (MGMT) はO^6-MGからメチル基を除去し, DNAを正常に修復すると同時に自ら失活する。MMR機構が欠損するとDNA断裂が生じず, 細胞は生存する。TMZによるDNAメチル化の約90％はN^7-methylguanineあるいはN^3-methyladenine (ともにN-methylpurine) 形成にある。N-methylpurineはbase excision repair (BER) 機構により速やかに正常DNAに修復される。

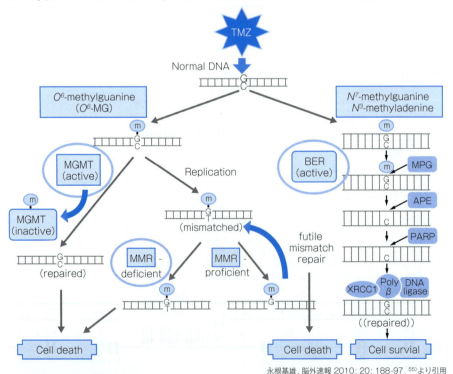

永根基雄. 脳外速報 2010;20:188-97.[55]より引用

に有望な代替治療法は確立しておらず，また一部の非メチル化MGMT症例でもRT+TMZ療法が奏効する場合があることから，臨床実地においてMGMT statusを検査することで治療法を変えることは時期尚早である．MGMT非メチル化例に対してTMZを非投与とすることは，治験・臨床試験の枠内で考慮すべきである．②現在主として使用されているMGMTアッセイ方法は，methylationspecific PCR（MSP）法であるが[57]，検査方法が保険未承認であること，および偽陰性・偽陽性となる可能性もあるなど，精度の意味での問題点も指摘されている．Pyrosequencing法等と正確性や簡便性など比較検討することが重要である[61]．

・ニトロソウレア剤（ACNU）：ニドラン®

BBB透過性が比較的よいとされるニトロソウレア（nitrosourea）系抗がん剤（BCNU，ACNU，CCNUなど）は，わが国においても国内で開発されたACNUが1980年に承認されて以来，主たる悪性神経膠腫治療薬として使用されてきた[62]．現在は，TMZが標準治療薬として初発時から使用されるため，使用頻度が減少しているが，単独療法，あるいは併用療法として，TMZ使用不可の症例や，再発時などに使用されている．

①治療対象

神経膠腫．なお適応症としては脳腫瘍，悪性リンパ腫と規定されている．

②投与方法

a. 初期治療，放射線治療併用期：術後，放射線治療（60 Gy/30 fractions，2 Gy/fraction）と併用し，放射線治療開始日（day 1）と5週後（day 36）に，80 mg/m²（2～3 mg/kg）を静注投与する．

b. 維持療法，放射線治療後の単独治療期：初日に80 mg/m²を静注投与する．以降，6週間毎に継続投与する．

c. 再発時：維持療法と同様に投与する．

③ACNUの有害事象・支持療法

骨髄抑制が遷延して生ずることが多い（投与後3～6週後）．嘔気症状の予防のため，5-HT₃受容体阻害薬（カイトリル®，グラニセトロン®等の点滴静注）の前投与が推奨される．

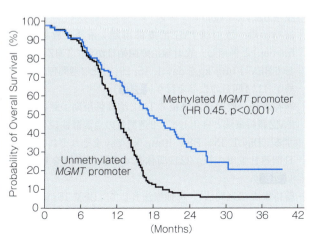

図6 初発膠芽腫におけるMGMTメチル化の意義

EORTC/NCICによる初発膠芽腫に対する第Ⅲ相試験（放射線単独 vs. 放射線併用TMZ療法）のKaplan-Meier曲線．TMZ治療後の生存率はMGMTプロモーターのメチル化が認められる群で有意に延長する（median overall survival 18.2 months vs.12.2 months, p＜0.001）ことが示され，MGMT statusが膠芽腫におけるTMZの予後因子となることが示された．

Hegi, 2005.より改変引用

- **ベバシズマブ(bevacizumab:BEV):アバスチン®**

　2013年6月に悪性神経膠腫(主として膠芽腫が対象)に対して適応拡大が認められた分子標的治療薬(血管新生阻害薬)である。悪性腫瘍、特に膠芽腫をはじめとする悪性神経膠腫では、血管新生が顕著に認められ、促進因子として最も重要なものはVEGFである[63]。膠芽腫では他臓器がんと比較しても、VEGFの発現がきわめて高い特徴をもち、VEGFを標的とした分子標的治療が期待されている。BEVは抗VEGFヒトモノクローナル抗体であり、本邦では進行大腸がんで承認されて以来、肺がん、乳がん、卵巣がん、子宮頸がんでも承認されている。TMZ治療後の再発膠芽腫に対し、国内外での臨床試験で高い奏効割合、無増悪生存期間が示され[23,25,27,64]、BEV単独療法は再発膠芽腫に対する有力な治療法と考えられる。これまでのところ、他剤との併用による効果増強は示されておらず、単独投与が基本である。

　一方で初発膠芽腫に対しては、2つのプラセボ対照第Ⅲ相臨床試験(AVAglio試験[65]、RTOG0825試験[66])の報告があり、TMZによるStuppレジメンに対し、BEVを追加するTMZ+BEV併用療法は無増悪生存期間を3〜4ヵ月延長したが、全生存期間はTMZ単独と変わらず、BEVによる上乗せ効果は示されなかった。従って、現時点での初発膠芽腫に対する標準治療はTMZによるStuppレジメンと考えられる。わが国では、初発からのBEV症が承認されているが、BEVを初期治療から使用することで生存延長が期待できるサブグループはproneuralサブタイプで認められたとの報告もあるが[67]、いまだ明確な因子は検証されてなく、その検索が今後の課題である。

①治療対象

　(初発および)再発悪性神経膠腫(ただし、科学的エビデンスがあるのは膠芽腫のみ)。

②投与方法:再発時単独療法

　BEV 10mg/kgをday 1に点滴静注投与。2週間サイクルで繰り返す。初回は90分間、2回目は60分、3回目以降は30分で投与する(infusion reactionがなければ)。

②' 投与方法:初発時TMZ併用療法

　治療対象とすべきかは、上記臨床試験の結果を熟知したうえで、慎重に判断することが必要。

[投与方法]AVAglioレジメン

a. 初期治療、放射線TMZ治療併用期:術後、放射線治療(60 Gy/30 fractions、2 Gy/fraction)と併用し、放射線治療開始日から、TMZ連日1日1回、75 mg/m²内服と併用してBEV 10 mg/kgをday 1, 15, 29, 42と2週間毎に点滴静注投与。ただし放射線治療終了日に4回目の投与を行う(図6)。

b. 維持療法、放射線治療後のTMZ治療併用期:照射終了後、28日間の休薬期間の後、TMZ維持療法と併用して、2週間毎の点滴静注投与を(adjuvant therapy)として施行する。Day 1, 15にBEV 10 mg/kg/dayをそれぞれ30分で投与。Day 2〜6までTMZ 5日間連日服用の後、22日間休薬する計28日間を1サイクルとして、継続治療を行う(図6)。

c. 維持療法(3週間法)、単独療法として:BEV 15 mg/kg/dayをday 1に投与。以降3週間毎に継続投与する。

③有害事象

BEVに関連する有害事象として，高血圧，蛋白尿，出血（鼻出血が最多），動静脈性血栓塞栓症，消化管穿孔，創傷治癒遅延などが挙げられる。脳内出血のリスクも懸念されたが，臨床試験の結果からは，脳腫瘍からの自然出血率を上回るものではない可能性が指摘されている。高血圧に対しては降圧薬の併用により対応する。蛋白尿は高度な場合休薬にて対処する。

・インターフェロン-β（interferon-β：IFN-β）

Biological modifierとして，1985年より本邦では神経膠腫に対し承認されている。ニトロソウレア剤に対するIFN-βの上乗せ効果を検討した第Ⅱ相臨床試験が国内で施行されてきたが，有意な効果は検証されていない。IFN-βはMGMT発現を抑制するとのin vitroの研究報告があり，TMZとの併用療法が初発および再発悪性神経膠腫を対象とした第Ⅰ相試験で検討された[68]。その後，JCOG脳腫瘍グループにて，初発膠芽腫に対するTMZ+IFN-β併用療法のランダム化第Ⅱ相試験（対照はRT+TMZ標準治療：JCOG0911）が施行されたが，IFN-βの上乗せ効果は証明できなかった[52]。従って，現在IFN-βは神経膠腫に対する薬物療法として通常使用されない。

①治療対象

膠芽腫，星細胞腫，髄芽腫。

②投与方法

a. 初発膠芽腫：術後RT+TMZ併用療法期間中，週3回，300万Uを30分間で点滴静注投与する。
b. 維持療法・再発時単独療法：300万Uを4週間毎に30分間で点滴静注投与する。

③有害事象

発熱をきたしやすいため，投与前にNSAIDs等の予防投与を通常行う。骨髄抑制が生ずることがある。

● 中枢神経系原発悪性リンパ腫（PCNSL）の化学療法

PCNSLの治療の原則は，生検術による腫瘍組織からの病理診断確定の後，大量メソトレキセート（HD-MTX）療法を基盤とする化学療法と，それに引き続く全脳照射を主体とする放射線治療である。しかし，HD-MTX単独療法は初期治療における奏効割合は比較的良好であるのに対し，再発率は依然高く，最終的に腫瘍死あるいは遅発性神経障害を余

図6 初期膠芽腫のAVAglioレジメン

初期治療は従来の膠芽腫に対する標準治療（放射線併用TMZ：Stuppレジメン）に加えて，2週間毎にBEVを点滴静注。維持療法はDay 1にBEV投与後，day 2-6にTMZ投与を行う。

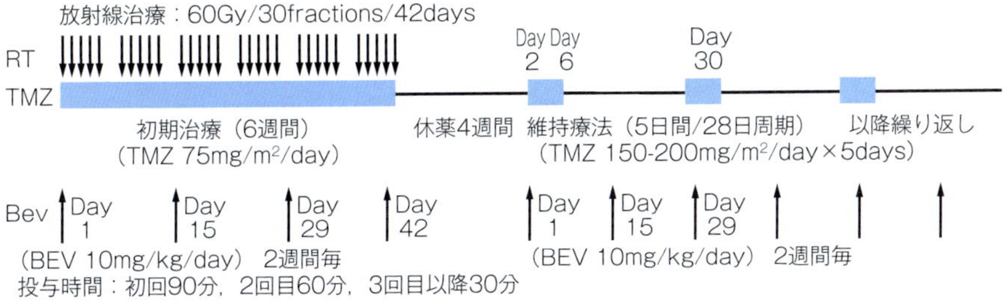

儀なくされることも多く，いまだ機能を維持しつつ治癒に至る率は満足できるレベルには達していない。そのため，近年ではHD-MTXにアルキル化剤を含む多剤併用療法の寛解導入療法レジメンが複数第Ⅱ相試験で探索され，良好な治療成績が報告されている[69-74]。一方，全身性NHLに対する標準治療法であるCHOP療法は，構成薬剤がBBB非透過性であり，第Ⅲ相試験でも有効性が否定されている[45]。一方，葉酸の代謝拮抗薬であるMTXは，大量に急速点滴静注投与することでBBBを透過し，良好な抗腫瘍効果が認められている。抗CD20抗体であるリツキシマブ（rituximab）もBBB透過性に乏しく，PCNSLへは最近まで一般的には使用されていなかったが，欧州で実施されたランダム化第Ⅱ相試験（MATRix試験，IELSG#32）にて，奏効割合や生存期間において有意に近い有効性が示されたことから[12]，初期寛解導入療法に組み込まれることが多くなっている（後述参照）。

- **HD-MTX単独療法**

大阪大学，中枢神経系原発悪性リンパ腫研究会による第Ⅱ相試験，Trans-Tasman Radiation Oncology Groupの報告[75-78]により，2000年以降本邦でのPCNSL治療の基盤となった化学療法である。MTXは主として腎排泄であるため，腎機能が維持されていることが施行条件となる。

①治療対象

初発PCNSL。再発時の再challengeとしても施行されることがある。

②投与方法（図3B）

MTX 3.5g/m²を3時間（2〜6時間とするレジメンもあり）で点滴静注。24時間後より，leucovorin（LV）（15〜21mg，点滴静注，4〜6時間毎）による救済を行う。血中MTX濃度が，0.1μM以下になるまで継続する。

2週間を1サイクルとし，原則3サイクル施行する。治療効果が継続する場合，それ以上のサイクル数を継続施行する場合もある。

③有害事象・支持療法

MTXによる腎毒性を予防するため，大量の輸液を持続で施行。MTX結晶析出の予防のため，尿のアルカリ化が必須（pH7.0以上）である。そのため，輸液にメイロンを必ず加える。利尿薬はアセタゾラミド（ダイアモックス®）を使用し，ループ利尿薬は禁忌である。また，MTX性腎障害を増強する可能性のあるNSAIDsも控える。

初期治療では，HD-MTX療法後に全脳照射を施行する。逆の順序は白質脳症のリスクを増大させる可能性が指摘されている。

- **(R)-MPV-A（Rituximab-methotrexate, procarbazine, vincristine-AraC）療法**

MTXと殺細胞性抗腫瘍薬の他剤（PCZ，CPA，VCR，thiotepa，AraC，BCNUなど）との併用療法もさまざまなレジメンが試みられている。そのうち，Memorial Sloan-Kettering Cancer Center（MSKCC）で行われ，優れた成績を上げた第Ⅱ相試験は，5サイクルのHD-MTX（3.5g/m²），PCZ，VCR併用療法後全脳照射を施行し，その後HD-AraCによる地固め療法を行うMPV-A療法である[79,80]。Morrisらは初期治療にリツキシマブ（rituximab）を追加したR-MPV-A療法[81,82]を報告し，導入化学療法でCRが得られた症例では，PCNSLで問題となる神経障害を回避すべく全脳照射を減量し，23.4Gy/13fractionsとする方法がとられている。これは，PCNSLの病初期は，造影剤が腫瘍病巣に漏出する

ことからBBBが腫瘍部では破綻しており，分子量の大きいリツキシマブが初期治療の早期サイクルでは腫瘍細胞に到達しうる可能性およびリツキシマブによる抗体依存性細胞傷害（antibody-dependent cellular cytotoxicity：ADCC）などの免疫誘導作用が考慮されてのことである。

①治療対象

初発PCNSL。初発時に本レジメンを使用していない症例では，再発時にR-MPV-A療法にてchallengeすることもある。

②投与方法：R-MPV-Aレジメン（ 図3C ）

a. 導入化学療法（R-MPV）：リツキシマブ（RTX）：375mg/m^2（MSKCCでは，500mg/m^{2}で投与となっているが，本邦で承認されている用量は375mg/m^{2}であるため），4〜5時間かけて点滴静注。Day 1。

MTX：3,500mg/m^2，2時間かけて点滴静注。Day 2。

LV：21mg/body/回，6時間毎に計9回。MTX投与24時間後から開始。

PCZ：100mg/m^2/day，7日間連日服用。Day 2-8（奇数投与サイクル時）。

VCR：1.4mg/m^2（最大2.0mg/body），静注。Day 2。

投与コース数：14日周期。5サイクル施行。その後に評価し，CRとなれば，引き続き減量照射（23.4Gy）に移行する。PRの場合，さらに2サイクル追加する。PCZは，奇数投与サイクル時にのみ投与する。MTXおよび，PCZ投与回はPCZ投与後にG-CSFの予防投与を行い，好中球減少による感染のリスク予防を行う。

b. 地固め療法（HD-AraC）：(R)-MPV療法後，全脳照射後に施行。

AraC（シタラビン）：3g/m^2，3時間かけて点滴静注。Day 1，2。点滴期間中は，ステロイド点眼（フルメトロン点眼）を施行する。

投与コース数：28日周期。2サイクル施行。Day 4-13まで，予防的G-CSF投与を行う。

③療法の有害事象・支持療法

MTXに関しては前項を参照のこと。

RTXは，輸注時にinfusion reactionを生ずる可能性があり，監視下に行う必要がある。治療開始前に予防的にアセトアミノフェンとジフェンヒドラミン（レスタミンコーワ®）を投与する。また治療後3〜6ヵ月後くらいまで，遅発性骨髄抑制（主として好中球減少）をきたすことがある。

PCZは嘔気などの消化器症状，骨髄抑制に加えて，皮疹などのアレルギー反応を比較的起こしやすい。

VCRは両手先や足趾先を主体とするしびれなどの末梢神経障害と蠕動低下による腹痛・便秘を生じやすい。パンテノール（パントール®）を使用するなど考慮するが，末梢神経障害に対する有効な治療法はなく，障害程度が強くなる前に，VCRの休薬が必要である。

AraCは，結膜炎を生じやすいため，予防的ステロイド点眼が推奨される。また高度の骨髄抑制（Grade 4レベル）がほぼ必発で，通常day 10-13にきわめて限定して出現する。その後は急峻に改善する。Day 4-13まで，連日G-CSFを投与する。

• HD-MTX + HD-AraC療法

PCNSLに対するHD-MTX療法を行った前向き臨床試験の結果を解析したメタ解析によれば，有意に予後良好であった3g/m^{2}以上のMTX投与量の症例に限ると，AraCの追加

が多変量解析にて生存期間の延長効果が認められた[83]。この結果を受けて，2009年にInternational Extranodal Lymphoma Study Group (IELSG) はHD-MTX療法＋全脳照射群と，AraCをHD-MTXに追加する併用群を比較するランダム化第Ⅱ相試験の治療成績を報告した[84]。

①治療対象

　初発PCNSL。

②投与方法

　HD-MTX 3.5g/m^2点滴静注。Day 1。

　HD-AraC 2g/m^2点滴静注。Day 2，3。

③投与コース数：3週間サイクルで計4サイクル

　本療法後の放射線治療は，治療反応により全脳照射36Gyから全脳40Gy＋局所9Gyまで施行。

④有害事象・支持療法

　骨髄抑制が高度の生ずるため，G-CSFの予防的投与が推奨される。骨髄抑制と治療関連死（併用群で9％）のリスクから，75歳以上の高齢者では推奨されない。

・その他のレジメン

①超大量MTX単独（8g/m^2）療法（NOA-03，NABTT9607）

　mOSは25〜55ヵ月で，神経毒性は軽減されたものの，mPFSは12.8ヵ月と早期再発が認められた[85,86]。

▶その他化学療法の副作用と対策

●肺障害

　肺線維症はほとんどの抗がん剤で出現する可能性があり，投与を中止するだけでは進行は止まらず，予後不良である。過敏性肺臓炎はアレルギー性機序により発生すると考えられ，投与後数時間〜数週間で急性発症する。MTX，PCZで報告があり，投与を中止し，ステロイドパルス療法などを行う。

●腎障害

　CDDPの尿細管障害による腎不全が有名である。予防は利尿薬を投与しながら水負荷を行い十分な利尿を確保する。MTXについては前項参照。

●皮膚障害

　PCZ，TMZの中毒疹は有名であり，直ちに薬剤投与を中止し，ステロイドや抗アレルギー薬の投与を皮膚科に相談する必要がある。VCRの血管外漏出は重症な難治性潰瘍を引き起こす可能性があり十分に注意すべきである。CDDP，VP16もかなり強い炎症と疼痛を引き起こすため，ステロイドの局注を直ちに行う。

●化学療法に伴った二次がん（化学療法誘発がん）

　まとまった報告はないが，放射線治療同様，化学療法誘発がんの可能性はすべての抗腫瘍薬に潜在するが，特にVP16では注意を要する。白血病などの可能性が指摘されている。TMZも数％で二次発がん（通常白血病）が生じたとの報告がある[87,88]。

（小林啓一，永根基雄）

謝辞：「放射線治療」の内容について，がん・感染症センター東京都立駒込病院放射線科の唐澤克之先生にご監修いただきました。ここに深謝申し上げます。

文献

1) Halperin EC, Bentel G, Heinz ER, et al. Radiation therapy treatment planning in supratentorial glioblastoma multiforme: an analysis based on post mortem topographic anatomy with CT correlations. Int J Radiat Oncol Biol Phys 1989; 17 (6): 1347-50.
2) 永根基雄. 悪性脳腫瘍の治療効果判定の画像診断. CI研究 2015; 36: 103-112.
3) Therasse P, Arbuck SG, Eisenhauer EA, et al. New guidelines to evaluate the response to treatment in solid tumors. European Organization for Research and Treatment of Cancer, National Cancer Institute of the United States, National Cancer Institute of Canada. J Natl Cancer Inst 2000; 92 (3): 205-16.
4) Eisenhauer EA, Therasse P, Bogaerts J, et al. New response evaluation criteria in solid tumours: revised RECIST guideline (version 1.1). Eur J Cancer 2009; 45 (2): 228-47.
5) Macdonald DR, Cascino TL, Schold SC Jr, et al. Response criteria for phase II studies of supratentorial malignant glioma. J Clin Oncol 1990; 8 (7): 1277-80.
6) Wen PY, Macdonald DR, Reardon DA, et al. Updated response assessment criteria for highgrade gliomas: response assessment in neurooncology working group. J Clin Oncol 2010; 28 (11): 1963-72.
7) Brandsma D, Stalpers L, Taal W, et al. Clinical features, mechanisms, and management of pseudoprogression in malignant gliomas. Lancet Oncol 2008; 9 (5): 453-61.
8) van den Bent MJ, Wefel JS, Schiff D, et al. Response assessment in neuro-oncology (a report of the RANO group): assessment of outcome in trials of diffuse low-grade gliomas. Lancet Oncol 2011; 12 (6): 583-93.
9) Vogelbaum MA, Jost S, Aghi MK, et al. Application of novel response/progression measures for surgically delivered therapies for gliomas: Response Assessment in Neuro Oncology (RANO) Working Group. Neurosurgery 2012; 70 (1): 234-43; discussion 43-4.
10) Okada H, Weller M, Huang R, et al. Immunotherapy response assessment in neuro-oncology: a report of the RANO working group. Lancet Oncol 2015; 16 (15): e534-42.
11) Alexander BM, Brown PD, Ahluwalia MS, et al. Clinical trial design for local therapies for brain metastases: a guideline by the Response Assessment in Neuro-Oncology Brain Metastases working group. Lancet Oncol 2018; 19 (1): e33-42.
12) Camidge DR, Lee EQ, Lin NU, et al. Clinical trial design for systemic agents in patients with brain metastases from solid tumours: a guideline by the Response Assessment in Neuro-Oncology Brain Metastases working group. Lancet Oncol 2018; 19 (1): e20-32.
13) Chamberlain M, Junck L, Brandsma D, et al. Leptomeningeal metastases: a RANO proposal for response criteria. Neuro Oncol 2017; 19 (4): 484-92.
14) Huang RY, Bi WL, Weller M, et al. Proposed Response Assessment and Endpoints for Meningioma Clinical Trials: Report from the Response Assessment in Neuro-Oncology (RANO) Working Group. Neuro Oncol 2018.
15) Lin NU, Lee EQ, Aoyama H, et al. Challenges relating to solid tumour brain metastases in clinical trials, part 1: patient population, response, and progression. A report from the RANO group. Lancet Oncol 2013; 14 (10): e396-406. Epub 2013/09/03.
16) Lin NU, Wefel JS, Lee EQ, et al. Challenges relating to solid tumour brain metastases in clinical trials, part 2: neurocognitive, neurological, and quality-of-life outcomes. A report from the RANO group. Lancet Oncol 2013; 14 (10): e407-16. Epub 2013/09/03.
17) Nayak L, DeAngelis LM, Brandes AA, et al. The Neurologic Assessment in Neuro-Oncology (NANO) scale: a tool to assess neurologic function for integration into the Response Assessment in Neuro-Oncology (RANO) criteria. Neuro Oncol 2017; 19 (5): 625-35.
18) Warren KE, Vezina G, Poussaint TY, et al. Response assessment in medulloblastoma and leptomeningeal seeding tumors: recommendations from the Response Assessment in Pediatric Neuro-Oncology committee. Neuro Oncol 2018; 20 (1): 13-23.
19) de Wit MC, de Bruin HG, Eijkenboom W, et al. Immediate post-radiotherapy changes in malignant glioma can mimic tumor progression. Neurology 2004; 63 (3): 535-7.
20) Brandes AA, Franceschi E, Tosoni A, et al. MGMT promoter methylation status can predict the incidence and outcome of pseudoprogression after concomitant radiochemotherapy in newly diagnosed glioblastoma patients. J Clin Oncol 2008; 26 (13): 2192-7.
21) Taal W, Brandsma D, de Bruin HG, et al. Incidence of early pseudo-progression in a cohort of malignant glioma patients treated with chemoirradiation with temozolomide. Cancer 2008; 113 (2): 405-10.
22) Giglio P, Gilbert MR. Cerebral radiation necrosis. Neurologist 2003; 9 (4): 180-8.
23) Kreisl TN, Lassman AB, Mischel PS, et al. A pilot study of everolimus and gefitinib in the treatment of recurrent glioblastoma (GBM). J Neurooncol 2009; 92 (1): 99-105.
24) Clarke JL, Chang S. Pseudoprogression and

pseudoresponse: challenges in brain tumor imaging. Curr Neurol Neurosci Rep 2009; 9 (3): 241-6.
25) Nagane M NR, Narita Y, Kobayashi H, et al. Phase II study of single-agent bevacizumab in Japanese patients with reccurent malignant glioma. Jpn Clin Oncol 2012; 42 (10): 887-95.
26) Brastianos PK, Batchelor TT. Vascular endothelial growth factor inhibitors in malignant gliomas. Target Oncol 2010; 5 (3): 167-74.
27) Friedman HS, Prados MD, Wen PY, et al. Bevacizumab alone and in combination with irinotecan in recurrent glioblastoma. J Clin Oncol 2009; 27 (28): 4733-40.
28) Wick W, Platten M, Meisner C, et al. Temozolomide chemotherapy alone versus radiotherapy alone for malignant astrocytoma in the elderly: the NOA-08 randomised, phase 3 trial. Lancet Oncol 2012; 13 (7): 707-15.
29) Malmstrom A, Gronberg BH, Marosi C, et al. Temozolomide versus standard 6-week radiotherapy versus hypofractionated radiotherapy in patients older than 60 years with glioblastoma: the Nordic randomised, phase 3 trial. Lancet Oncol 2012; 13 (9): 916-26.
30) Tsao MN, Mehta MP, Whelan TJ, et al. The American Society for Therapeutic Radiology and Oncology (ASTRO) evidence-based review of the role of radiosurgery for malignant glioma. Int J Radiat Oncol Bio Phys 2005; 63 (1): 47-55.
31) Emami B, Lyman J, Brown A, et al. Tolerance of normal tissue to therapeutic irradiation. Int J Radiat Oncol Bio Phys 1991; 21 (1): 109-22.
32) Back M, Gzell CE, Kastelan M, et al. Large volume re-irradiation with bevacizumab is a feasible salvage option for patients with refractory high-grade glioma. Neurooncol Pract 2015; 2(1): 48-53.
33) 浅井 昭, 松谷雅生, 松田忠義. 脳腫瘍放射線治療後の亜急性障害としての脳萎縮と痴呆. 癌の臨床 1987; 35: 753-61.
34) 兼平千裕. 放射線脊髄症の分析-脊髄耐容線量の時間-線量関係-. 日本医放会誌 1987; 47: 606-20.
35) Munk J, Peyser E, Gruszkiewicz J. Radiation induced intracranial meningiomas. Clin Radiol 1969; 20 (1): 90-4.
36) Cahan WG, Woodard HQ, et al. Sarcoma arising in irradiated bone; report of 11 cases. Cancer 1948; 1 (1): 3-29.
37) Harrison MJ, Wolfe DE, Lau TS, et al. Radiationinduced meningiomas: experience at the Mount Sinai Hospital and review of the literature. J Neurosurg 1991; 75 (4): 564-74.
38) Kitanaka C, Shitara N, Nakagomi T, et al. Postradiation astrocytoma. Report of two cases. J Neurosurg 1989; 70 (3): 469-74.
39) Liwnicz BH, Berger TS, Liwnicz RG, et al. Radiation-associated gliomas: a report of four cases and analysis of postradiation tumors of the central nervous system. Neurosurgery 1985; 17 (3): 436-45.
40) Tsang RW, Laperriere NJ, Simpson WJ, et al. Glioma arising after radiation therapy for pituitary adenoma. A report of four patients and estimation of risk. Cancer 1993; 72 (7): 2227-33.
41) Loeffler JS, Niemierko A, Chapman PH. Second tumors after radiosurgery: tip of the iceberg or a bump in the road? Neurosurgery 2003; 52 (6): 1436-40; discussion 40-2.
42) Kestle JR, Hoffman HJ, Mock AR. Moyamoya phenomenon after radiation for optic glioma. J Neurosurg 1993; 79 (1): 32-5.
43) Larson JJ, Ball WS, Bove KE, et al. Formation of intracerebral cavernous malformations after radiation treatment for central nervous system neoplasia in children. J Neurosurg 1998; 88 (1): 51-6.
44) 杉山達也, 松谷雅生, 小倉弘章, 他. 小児悪性脳腫瘍放射線治療後の血管腫発生. 脳外誌 2002; 11: 425-30.
45) Schultz C, Scott C, Sherman W, et al. Preirradiation chemotherapy with cyclophosphamide, doxorubicin, vincristine, and dexamethasone for primary CNS lymphomas: initial report of radiation therapy oncology group protocol 88-06. J Clin Oncol 1996; 14 (2): 556-64.
46) Ott RJ, Brada M, Flower MA, et al. Deehan BJ. Measurements of blood-brain barrier permeability in patients undergoing radiotherapy and chemotherapy for primary cerebral lymphoma. Eur J Cancer 1991; 27 (11): 1356-61.
47) Chamberlain MC. Recurrent intracranial ependymoma in children: salvage therapy with oral etoposide. Pediatr Neurol 2001; 24 (2): 117-21.
48) 茶山公祐, 宮村能子, 鷲尾佳奈. 小児脳腫瘍に対する経ロエトポシドを使った低用量持続化学療法の安全性・有効性の検討. 日児誌 2009; 113 (2): 343.
49) Newlands ES, Stevens MF, Wedge SR, et al. Temozolomide: a review of its discovery, chemical properties, pre-clinical development and clinical trials. Cancer Treat Rev 1997; 23 (1): 35-61.
50) Stupp R, Hegi ME, Mason WP, et al. Effects of radiotherapy with concomitant and adjuvant temozolomide versus radiotherapy alone on survival in glioblastoma in a randomised phase III study: 5-year analysis of the EORTC-NCIC trial. Lancet Oncol 2009; 10 (5): 459-66.
51) Stupp R, Mason WP, van den Bent MJ, et al. Radiotherapy plus concomitant and adjuvant temozolomide for glioblastoma. New Engl J Med 2005; 352 (10): 987-96.
52) Wakabayashi T, Natsume A, Mizusawa J, et al. JCOG0911 INTEGRA study: a randomized screening phase II trial of interferonbeta plus

53) Gerson SL. MGMT: its role in cancer aetiology and cancer therapeutics. Nat Rev Cancer 2004; 4 (4): 296-307.
54) 永根基雄, 口野嘉幸, 浅井昭雄. ACNU 耐性とMGMTの発現. Mebio 1993; 10 (7): 107-13.
55) 永根基雄. 悪性神経膠腫に対するtemozolomide 化学療法における耐性機序とその克服の道筋. 専門医に求められる最新の知識. 脳外速報 2010; 20: 188-97.
56) Esteller M, Garcia-Foncillas J, Andion E, et al. Inactivation of the DNA-repair gene MGMT and the clinical response of gliomas to alkylating agents. New Engl J Med 2000; 343 (19): 1350-4.
57) Hegi ME, Diserens AC, Gorlia T, et al. MGMT gene silencing and benefit from temozolomide in glioblastoma. New Engl Journal Med 2005; 352 (10): 997-1003.
58) 永根基雄. Temozolomide の有用性は確立したか？ EBM癌化学療法－分子標的治療法 2011-2012（大津 敦, 古瀬純司, 中川和彦, 他）, 中外医学社, 東京, 2010, p554-8.
59) van den Bent MJ, Dubbink HJ, Sanson M, et al. MGMT promoter methylation is prognostic but not predictive for outcome to adjuvant PCV chemotherapy in anaplastic oligodendroglial tumors: a report from EORTC Brain Tumor Group Study 26951. J Clin Oncol 2009; 27 (35): 5881-6.
60) Wick W, Hartmann C, Engel C, et al. NOA-04 randomized phase III trial of sequential radiochemotherapy of anaplastic glioma with procarbazine, lomustine, and vincristine or temozolomide. J Clin Oncol 2009; 27 (35): 5874-80.
61) Malley DS, Hamoudi RA, Kocialkowski S, et al. A distinct region of the MGMT CpG island critical for transcriptional regulation is preferentially methylated in glioblastoma cells and xenografts. Acta Neuropathol 2011; 121 (5): 651-61.
62) 永根基雄. ニムスチン. これだけは押さえておきたいがん化学療法の薬. 古瀬純司（編）. プロフェッショナルがんナーシング 2013 別冊 2013: 100-1.
63) Jansen M, de Witt Hamer PC, Witmer AN, et al. Current perspectives on antiangiogenesis strategies in the treatment of malignant gliomas. Brain Res Brain res Rev 2004; 45 (3): 143-63.
64) Vredenburgh JJ, Desjardins A, Herndon JE 2nd, et al. Bevacizumab plus irinotecan in recurrent glioblastoma multiforme. J Clin Oncol 2007; 25 (30): 4722-9.
65) Chinot O, Wick W, Mason W, et al. Phase III trial of bevacizumab added to standard radiotherapy and temozolomide for newly diagnosed glioblastoma: mature progression-free survival and preliminary overall survival results in AVAGlio. Neuro-Oncology. 2012; 14 (Suppl 6): vi101-vi105.
66) Gilbert MR, Dignam J, Won M, et al. RTOG 0825: Phase III double-blind placebo-controlled trial evaluating bevacizumab in patients with newly diagnosed glioblastoma. J Clin Oncol. 2013; 31 (Suppl 18).
67) Sandmann T, Bourgon R, Garcia J, et al. Patients With Proneural Glioblastoma May Derive Overall Survival Benefit From the Addition of Bevacizumab to First-Line Radiotherapy and Temozolomide: Retrospective Analysis of the AVAglio Trial. J Clin Oncol 2015; 33 (25): 2735-44.
68) Wakabayashi T, Kayama T, Nishikawa R, et al. A multicentric phase I trial of interferon-beta and temozolomide combination therapy for high grade gliomas (INTEGRA Study): the final report. J Neurooncol 2011; 104:573-577.
69) Ferreri AJ, Cwynarski K, Pulczynski E, et al. Chemoimmunotherapy with methotrexate, cytarabine, thiotepa, and rituximab (MATRix regimen) in patients with primary CNS lymphoma: results of the first randomisation of the International Extranodal Lymphoma Study Group-32 (IELSG32) phase 2 trial. Lancet Haematol 2016; 3 (5): e217-27.
70) Ferreri AJM, Ciceri F, Brandes AA, et al. MATILDE chemotherapy regimen for primary CNS lymphoma: results at a median follow-up of 12 years. Neurology 2014; 82 (15): 1370-3.
71) Glass J, Won M, Schultz CJ, et al. Phase I and II Study of Induction Chemotherapy With Methotrexate, Rituximab, and Temozolomide, Followed By Whole-Brain Radiotherapy and Postirradiation Temozolomide for Primary CNS Lymphoma: NRG Oncology RTOG 0227. J Clin Oncol 2016; 34 (14): 1620-5.
72) Laack NN, O'Neill BP, Ballman KV, et al. CHOD/BVAM chemotherapy and whole-brain radiotherapy for newly diagnosed primary central nervous system lymphoma. Int J Radiat Oncol Biol Phys 2011; 81 (2): 476-82.
73) Morris PG, Correa DD, Yahalom J, et al. Rituximab, methotrexate, procarbazine, and vincristine followed by consolidation reduced-dose whole-brain radiotherapy and cytarabine in newly diagnosed primary CNS lymphoma: final results and long-term outcome. J Clin Oncol 2013; 31 (31): 3971-9. Epub 2013/10/09.
74) Rubenstein JL, Hsi ED, Johnson JL, et al. Intensive chemotherapy and immunotherapy in patients with newly diagnosed primary CNS lymphoma: CALGB 50202 (Alliance 50202). J Clin Oncol 2013; 31 (25): 3061-8. Epub 2013/04/10.
75) Glass J, Gruber ML, Cher L, et al. Preirradiation methotrexate chemotherapy of primary central nervous system lymphoma: long term outcome.

J Neurosurg 1994; 81 (2): 188-95.
76) Hiraga S, Arita N, Ohnishi T, et al. Rapid infusion of high-dose methotrexate resulting in enhanced penetration into cerebrospinal fluid and intensified tumor response in primary central nervous system lymphomas. J Neurosurg 1999; 91 (2): 221-30.
77) O'Brien PC RD, Pratt G, Liew KH, et al; Trans-Tasman Radiation Oncology Group. Combined-modality therapy for primaly central nervous system lymphoma: long-term data from a Phase II murticenter study (Trans-Tasman Radiation Oncology Group). Int J Radiat Oncol Bio Phys 2006; 64 (2): 408-13.
78) 泉本修一, 森 鑑二, 有田憲生. 中枢神経系悪性リンパ腫研究会. 悪性リンパ腫に対するHD-MTX 療法の長期成績と問題点- 多施設共同臨床試験から. 第26回日本脳腫瘍学会抄録集, 愛媛, 2008, p130.
79) Gavrilovic IT, Hormigo A, Yahalom J, et al. Longterm follow-up of high-dose methotrexate-based therapy with and without whole brain irradiation for newly diagnosed primary CNS lymphoma. J Clin Oncol 2006; 24 (28) : 4570-4.
80) Abrey LE, Yahalom J, DeAngelis LM. Treatment for primary CNS lymphoma: the next step. J Clin Oncol 2000; 18 (17): 3144-50.
81) Shah GD, Yahalom J, Correa DD, et al. Combined immunochemotherapy with reduced whole-brain radiotherapy for newly diagnosed primary CNS lymphoma. J Clin Oncol 2007; 25 (30): 4730-5.
82) Morris PG,Correa DD, Yahalom J, et al. Rituximab, methotrexate, procarbazine, and vincristine followed by consolidation reduced-dose whole-brain radiotherapy and cytarabine in newly diagnosed primary CNS lymphoma: final results and long-term outcome. J Clin Oncol 2013; 31:3971-3979.
83) Reni M, Ferreri AJ, Guha-Thakurta N, et al. Clinical relevance of consolidation radiotherapy and other main therapeutic issues in primary central nervous system lymphomas treated with upfront highdose methotrexate. Int J Radiat Oncol Bio Phys 2001; 51 (2): 419-25.
84) Ferreri AJ, Reni M, Foppoli M, et al. High-dose cytarabine plus high-dose methotrexate versus high-dose methotrexate alone in patients with primary CNS lymphoma: a randomised phase 2 trial. Lancet 2009; 374 (9700): 1512-20.
85) Herrlinger U, Kuker W, Uhl M, et al. NOA-03 trial of high-dose methotrexate in primary central nervous system lymphoma: final report. Ann Neurol 2005; 57 (6): 843-7.
86) Batchelor T, Carson K, O'Neill A, et al. Treatment of primary CNS lymphoma with methotrexate and deferred radiotherapy: a report of NABTT 96-07. J Clin Oncol 2003; 21 (6): 1044-9.
87) Momota H, Narita Y, Miyakita Y, et al. Acute lymphoblastic leukemia after temozolomide treatment for anaplastic astrocytoma in a child with a germline TP53 mutation. Pediatr Blood Cancer 2010; 55: 577-79.
88) Momota H, Narita Y, Miyakita Y, et al. Secondary hematological malignancies associated with temozolomide in patients with glioma. Neuro Oncol 2013; 15: 1445-50.
89) 松谷雅生, 藤巻高光, 柳澤隆昭. 放射線治療, 化学療法. 脳神経外科周術期管理のすべて 第4版(松谷雅生, 他, 編), メジカルビュー社, 東京, 2014, p233-261.

III 脳腫瘍

放射線治療，化学療法：小児

　小児脳腫瘍は，小児がんにおいて，白血病に次ぐ，最も頻度の高い固形腫瘍である。小児がんの20〜25％を占める。他の小児固形腫瘍と同様に，外科的治療，放射線治療，化学療法を併用した集学的治療の導入により，生存率は向上したが，日本を含めた先進国では，小児がんによる死亡の最大の要因となっている。一方，小児脳腫瘍はほとんどが中枢神経系に限局して発症する腫瘍であるが，疾患や治療により神経障害，内分泌機能障害，成長障害，認知機能障害など多様な重篤な合併症，後遺症を引き起こす。このために，小児がんによる合併症と後遺症の最大の要因となっている。こうした背景から，小児脳腫瘍患者の生存率とQuality of Life(QOL)の向上は世界に共通の急務である。

　これらの目標の達成を妨げる要因として，小児脳腫瘍の稀少性と多様性が挙げられる。小児脳腫瘍の頻度は，全体でも，成人乳がんの1/100，稀少がんに分類される成人脳腫瘍の1/10である。さらに，小児脳腫瘍は，病理学的に異なった100種類以上の腫瘍から構成され，同じ腫瘍でも発症部位と年齢によって診断・治療の方法，予後が異なる。これらの要素を考慮しながら，個々の患者に最適な診断・治療方法を選択することは，非常に複雑で困難になる。

　問題の解決のためには，他の稀少がんと同様に，小児脳腫瘍の診療を集約化する必要がある。欧米では，小児脳腫瘍においても，診療の拠点化が推進され，診療経験の集積・蓄積がなされた。次いで，診療拠点を中心に，個々の小児脳腫瘍を対象とする臨床試験が行われ，多施設共同試験から国際共同試験まで次第に規模を拡大しながら，臨床試験をつみ重ねて治療の進歩がもたらされてきた。わが国においても，小児脳腫瘍の治療の進歩のためには，同様の歩みを続ける必要がある。

治療について最初に知るべきこと

　小児脳腫瘍も，他の小児固形腫瘍と同様，外科的治療，放射線治療，化学療法を併用した集学的治療が用いられる。各治療の運用は，腫瘍の種類，発症部位，年齢により大きく異なる。小児脳腫瘍の治療の理解のためには，個々の疾患において，過去の治療の結果から，現在どのような治療目標が設定され，3つの治療が，どのような時期にどのような役割を期待して用いられるかを理解することが必要である。さらに現在の問題から，将来に，どのような目標が設定されているかを理解する必要がある。**表1**[1])は，現在の小児脳腫瘍の治療における3つの治療の役割を示す。

　各疾患で想定される治療の全体像を理解しておくことが，小児脳腫瘍の治療を開始する際に重要である。例えば後頭蓋窩腫瘍で水頭症を併発した患者が目前にいる場合，水頭症の解除と病理診断のためには，早期の腫瘍摘出が求められる。画像検査所見による鑑別診断は容易ではないが，診断と年齢によって，想定される術後療法は大きく異なる。診断か

ら予想される術後療法の内容と，その有効性によって，腫瘍摘出術に求められる腫瘍切除度への要求は大きく異なる．鑑別診断に挙げられる疾患の治療の全体像を念頭におきながら，初期治療を開始する必要がある．こうした知識をもたずに治療を開始した場合，不必要な切除により大きな障害を残すなどの，悲劇的な結果をもたらすことがある．例えば，診断時から播種を認める高リスク群（high risk）の髄芽腫（表2）では，術後療法において最新の治療を用いる場合，腫瘍の残存の有無は予後に影響を与えないことが示されており，最新の分子分類によるWNT群の髄芽腫では，切除程度が予後を左右しない可能性が示唆されている．これから採用する術後療法とその効果を想定しながら，手術の計画をたてる必要がある．

小児脳腫瘍に対する治療効果判定

小児脳腫瘍における放射線治療，化学療法の有効性は，成人と同様に，第一に治療に対

表1 小児脳腫瘍における外科的治療・放射線治療・化学療法の役割と5年生存率

疾患	外科的治療	放射線治療	化学療法	5年生存率(%)
髄芽腫（標準リスク群）	+++	+++(CSI)	++	80〜85
髄芽腫（高リスク群）	++	+++(CSI)	++	40〜70
髄芽腫（乳幼児）	+++	+	+++	25〜50
低悪性度神経膠腫（切除可能）	+++	-	-	90〜100
低悪性度神経膠腫（切除不可能）	+	+	++	75〜90
上衣腫	+++	+++	-	50〜75
ジャーミノーマ	-	+++	++	85〜95
ジャーミノーマ以外の悪性胚細胞腫	+	+++	+++	65〜75
頭蓋咽頭腫	++	++	-	80〜95
高悪性度神経膠腫	++	+++	+	20〜30
脳幹部グリオーマ	-	+++		0〜5
AT/RT	+++	+	+++	0〜33

+++：essential（必要不可欠）
++：important（重要）
+：occasional role（ときに役割を果たすこともある）
-：no proven role（役割はない）
CSI：全脳脊髄照射
AT/RT：atypical teratoid/rhabdoid tumor（非定型奇形腫様/ラブドイド腫瘍）

Bouffet E, et al. Cancer Treat Rev 2010; 36: 335-41.[1]より引用

表2 medulloblastomaのリスク分類

average risk	3歳以上 術後残存腫瘍の最大径1.5cm^{2}以下 転移，播種なし* ＊ただし，脳幹播種（転移）はあってもよい
high risk	3歳以上 average riskの条件がひとつでも欠けたもの

する腫瘍の反応（response）と奏効率（response rate）により評価される。奏効率は通常，完全奏効（complete response：CR）と部分奏効（partial response：PR）を示す患者の割合として示される。脳腫瘍では，画像所見と，腫瘍マーカーをもつ場合はその変移により反応が評価される。小児脳腫瘍における化学療法の奏効率は，腫瘍により大きな差がある[2]。治療の有効性の指標として奏効率が用いられるのは，通常は，奏功率と生存率が相関するからである。最終的には，治療の有効性は無増悪/無再発生存率（event-free survival rate：EFS）や全生存率（over all survival rate：OS）により評価される。

小児脳腫瘍では，奏功率と生存率が相関しないことがあり注意を要する。ジャーミノーマに対する化学療法では，ほとんどの患者がCRとなる。しかし，化学療法のみでは，6割近くが再発するため，化学療法単独の治療は有効な治療とはいえない。一方，毛様性星細胞腫などの低悪性度神経膠腫に対する化学療法では，奏効率が低く，いずれの治療でもCRとなるのは5％以下である。しかし，化学療法は，重篤な晩期合併症を起こす放射線治療を回避し，腫瘍進行を阻止することを目的に行われ，多くの場合目的を達成し，全生存率の向上やQOLの向上に寄与する。このように，小児脳腫瘍では，腫瘍の縮小，生存率の向上以外のさまざまな役割を期待して用いられることがあり，その有用性は，設定された目的の達成により評価される。単に反応や生存率だけでなく，それぞれの治療に期待される役割をよく理解して治療効果を判定する必要がある。

治療目標の変遷と治療の進化：知識のUpdateの重要性

小児脳腫瘍では，既存の治療によって高い生存率が達成されている腫瘍，反対に救命が非常に困難な腫瘍でも，QOLの向上を目的に新しい治療が行われることがある。効果判定には，QOLをできるだけ客観的に評価する指標が必要である。一方，生存者の長期経過観察のなかで，治療による容認しがたい重篤な障害が明らかになり，QOLに関する知見が，従来の標準治療法の評価を変えることがある。乳幼児脳腫瘍では，一部の腫瘍を除き，現在もなお放射線治療を用いることなく救命することは困難である。欧米では，生存者の長期経過の重篤な合併症の知見から，今日では播種性の強い腫瘍であっても，3歳未満で全脳脊髄照射を採用することがない。

視神経膠腫などの摘出困難な毛様性星細胞腫では，腫瘍の制御，症状の改善のいずれにおいても，放射線治療は，あらゆる化学療法の効果を上回る。しかし，放射線治療後の，血管障害，認知機能障害，内分泌機能障害，二次がん，悪性転化などの容認しがたい合併症が明らかになり，初期治療に化学療法を用いることが主流となっている。化学療法の選択にあたっても，奏効率と生存率が優れていても，晩期障害の可能性から，効果が劣る化学療法が実地臨床では選択されることがある。

エトポシド低容量持続内服治療のような再発小児脳腫瘍で緩和医療的に用いられた治療が，抗腫瘍効果を見出され，髄芽腫や上衣腫など，初期治療に導入されるようになる場合がある。

近年，小児脳腫瘍においては，次世代シークエンスを中心とした解析技術の進歩により，小児脳腫瘍のゲノム解析研究が急速に進み，従来の病理学的範疇の疾患のなかに，分子生物学的機序や病態の異なるさまざまな亜型が存在することが明らかになっている。これら

の亜型は，治療に対する反応性も予後も異なるために，一部の腫瘍では，分子生物学的異常所見が，新しいWHO病理分類に取り入れられ，診断されるようになっている。また異常の一部は，毛様性星細胞腫におけるBRAF遺伝子異常など，標的治療の対象となる可能性が示唆され，BRAF阻害薬やMEK阻害薬による分子標的治療が新たな有効な治療として臨床試験が計画されている。今後，"From bench to bed"が，小児脳腫瘍では急速な勢いで現実となっていくことが期待される[3-5]。

小児脳腫瘍は稀少がんであり「標準的治療がない」とわが国ではしばしばいわれる。標準的治療がないのではなく，知らないのである。個々の脳腫瘍の治療について，世界の多くの治療者が認めるコンセンサス（consensus）と，議論になっていること（controversies）がある。小児脳腫瘍では，疾患の頻度からコンセンサスを形成することが困難でありながら，今日では，ヨーロッパと北米の研究者が交流を深め，互いの知見を集積し，基礎研究から診断や治療までコンセンサスを形成しようとする動きが活発である[3,4,6]。自分が世界のコンセンサスを知り共有しているか確認する必要がある。小児脳腫瘍では，診断や治療についてコンセンサスが得られず，議論となっていることが多い。問題の解決のため，段階を踏んで新しい治療目標が設定され，臨床研究が推進される。稀少がんであることのさまざまな制限のなかにありながら，小児脳腫瘍の治療は，小児がんあるいは，成人がんも含めた臨床全体のなかで，近年最も変化の早い，進歩の可能性の大きな領域である。若い読者の参画を期待する。こうした最新の動向を把握していることは，実地臨床のうえでも重要である。自ら小児脳腫瘍の診療に対する知見を常にupdateし続けることが困難であれば，専門家に尋ねる勇気をもつ必要がある。

診断と治療法の選択

小児脳腫瘍に対する治療法を選択する場合，世界において最良の成果を報告されている治療法を選択するのが原則である。治療の可否は，奏効率，生存率により評価されるが，小児脳腫瘍では，治療による合併症，特に晩期合併症の知見も重要である。ときには発表された論文の情報に加えて，生存者の長期追跡の情報を集める必要がある。世界で成果を上げた臨床試験でも，薬剤が入手困難なため日本では実施が困難なものもある。これらの標準的治療を上回る効果が期待される新しい治療法を探索する臨床試験が行われている場合，患者・家族の同意を得てこれを採用する。

わが国においては，2014年にオールジャパンに立脚する小児がんの臨床研究グループとして，日本小児がん研究グループ（Japan Children's Cancer Group：JCCG）が設立され，他の血液腫瘍，固形腫瘍と同様に，脳脊髄腫瘍も従来の研究グループを統合した全国規模の診断・治療研究が進められており，このなかで中央病理診断，分子診断が実施され，臨床試験が進められるようになっている。

多職種チーム診療推進の必要性と専門医制度の動向

小児脳腫瘍では，集学的治療の必要性から，欧米さらに近年は近隣アジア諸国でも，脳

外科，小児科，放射線科などの関連多科のチームによる治療，多職種診療チームによる診療が行われている。さらに合併症や後遺症に対する診療のために，内分泌を専門とする小児科医，内科医をはじめ多くの専門家との連携が不可欠である。わが国では，小児脳腫瘍の診療では，近年までは腫瘍を専門とする小児科医の関心は低く，献身的な脳外科医が中心となって診療が行われてきた。小児がん診療において，わが国でも集約化と治療水準向上の必要性が認識され，2013年に小児がん拠点病院15施設の選定が行われ，診療体制の整備が求められた。これらの拠点病院は，小児がん全般を対象としたものであるが，小児脳腫瘍においても，拠点化とこれに連動した診療体制の整備と治療水準向上への要求が今後高くなっていくものと思われる。

このような小児がんの診療体制の整備を背景に，日本小児血液・がん学会は，専門医制度を開始し，2011年に小児科医を対象に小児血液・がん暫定指導医の認定，専門医研修施設の認定，小児外科医を対象に小児がん認定外科医を認定し，2014年には小児の非腫瘍性血液疾患から脳腫瘍まで含めた小児がんの診療に従事する医師を対象に，第1回の小児血液・がん専門医試験を実施し，認定を開始する。小児脳腫瘍診療への小児科医の関与のあり方は，今日も地域や施設により大きな差がある。しかし，従来小児科医が関与していなかった施設においても，今後は脳外科医が小児科医の積極的な関与を促し，ともに治療を進めていくことが求められ，小児科医もその必要性を認識するようになると思われる。一方，化学療法の実施を除いては，小児科医の脳腫瘍の診断・治療に対する知識と技術は，脳外科医に及ばない。将来に小児脳腫瘍診療を担う小児科医を育てるのは脳外科医の力に依るところが大きい。近未来には，単なる小児脳腫瘍の薬物療法の専門家にとどまらない，小児脳腫瘍の診断・治療の重要な決断をくだし，治療全体を責任をもって牽引していくことのできる専門家 pediatric neuro-oncologist を輩出してことが究極の目標である。

放射線治療

▶三次元原体照射法
（3 dimentional conformal radiotherapy：3DCRT）

　小児脳腫瘍においては，放射線治療は多くの腫瘍で重要な役割をもつ。小児期，特に神経系が急速に発達する乳幼児期の正常神経組織への照射は，大きな障害をもたらす。このため，小児脳腫瘍に対する放射線治療は，常に治療効果と治療による障害の可能性のバランスをとりながら，採用されてきた。近年の画像診断装置，放射線治療装置の開発により，MRIやCTなどの画像情報を取り入れながら，病変により正確に放射線を照射する技術が開発された。三次元原体照射法（3DCRT），さらにその後に開発された強度変調放射線治療により，病巣部の照射部位と形を把握して照射を集中させ，照射野周囲の重要な組織への照射を軽減することが可能となった。腫瘍の浸潤性によっては，従来の放射線治療からこれらの治療への移行は，照射野周囲への再発を増やす可能性もあり慎重である必要がある。このため，欧米では，臨床試験として，治療法が導入され時間をかけてその安全性と有用性が検証されてきた。髄芽腫[7]，上衣腫[8]ではSt. Jude小児病院（St. Jude Children's Hospital）を中心とした北米グループの臨床試験において，3DCRTの採用が行われ，その有用性が証明され，小児脳腫瘍では3DCRTを用いることが標準的になってきている。特

に上衣腫では，3歳未満，1歳以上の患者に対しては，腫瘍摘出後に直ちに3DCRTによる後頭蓋窩照射を行い，重篤な認知機能障害なく救命できること[9]，年長児同様の生存率を達成できることを示している。この結果は，北米のCOG ACNS 0120試験において検証中である。髄芽腫においては，SJMB 96ではBoost照射において，3DCRTを用いた後頭蓋窩照射を行う臨床試験を実施後[7]，さらにSJMB 03では，海馬への線量を減量することにより，認知機能障害を軽減することを期待して照射野を腫瘍に限局した臨床試験が行われている。再発が増えないかが問題となるが，SJMB 03では生存率の低下はなく，障害の軽減についてもすでに報告が出されている[10]。

▶過分割照射と少分割照射の有用性

　小児脳腫瘍においても，周囲組織への障害を与えずに照射線量を増量し，放射線治療の効果を強化することを期待して，過分割照射（hyper-fractionated radiotherapy）を用いた臨床試験が欧米で実施されている。しかし，今日まで標準的な放射線治療を上回る有用性を示したものはない。髄芽腫では，ミラノの単施設の報告では過分割照射を採用した放射線治療と化学療法併用の術後療法により，高い生存率が達成され有用性が示唆された。しかし，イギリスの多施設共同研究での追試では，従来の放射線治療を上回る生存率を達成することができなかった。ヨーロッパの大規模な標準リスク群髄芽腫を対象とした多施設共同試験HIT-SIOP PNET 4では，標準的な照射と過分割照射の効果を比較するランダム化試験が行われたが，過分割照射群の生存率は標準的照射群を上回るものではなかった。上衣腫に対しても，イタリア小児がん研究グループが，過分割照射を用いた臨床試験を実施したが，標準的照射による生存率を上回る生存率は達成することができなかった。脳幹部腫瘍においても欧米において過分割照射を用いた臨床試験が行われたが，放射線壊死が認められる一方生存率の向上には寄与しなかった。このように小児脳腫瘍で過分割照射の採用を支持するような結果は出ていない。少分割照射（hypo-fractionated radiotherapy）については，脳幹部腫瘍において複数臨床試験が行われているが，治療期間の短縮を除いては，標準的な照射を上回る効果は報告されていない。

▶全脳脊髄照射（craniospinal irradiation：CSI）

　髄芽腫は，診断時に播種を認めることが多く，腫瘍切除後にも播種再発が多かったことからPattersonらが腫瘍摘出後に中枢神経全体に予防照射を行う今日の全脳脊髄照射を提唱し，救命が可能になった疾患である。年長児においては，化学療法・放射線治療を併用する今日でも，全脳脊髄照射は，髄芽腫の重要な治療である。多くの臨床試験の解析では，腫瘍摘出から全脳脊髄照射開始までの期間が，長くなると再発が増えることが示されている。また，放射線治療後には，骨髄抑制が強くなり，強力な化学療法の施行が困難なるため，術後に化学療法を先行させ，さらに放射線治療をはさんで化学療法を行うサンドイッチ式とよばれる治療が複数行われている。これらの多くは，放射線治療先行の治療に比較して生存率が低く，術後早期の放射線治療が必要なのではないかと考えられている。多くのプロトコールでは，術後4週間以内の開始を定めている。腫瘍摘出後に，画像診断や術中迅速病理診断で髄芽腫が示唆されている場合，早期の治療開始が可能なように，準備を進めておく必要がある。高リスク群髄芽腫ではCSIは36〜39.6Gy，標準リスク群では23.4Gyが標準的である。標準リスク群髄芽腫では，放射線治療の軽減を目的とした臨床試験が行われている。北米COG ACNS 0311では，CSI線量を23.4Gyと18Gyにランダム

化し，さらに照射野をせばめるランダム化を行う二重ランダム化試験を施行しているが，18Gyでは再発が多いことが報告された（論文未発表）。St Jude MB 2004では，CSIの線量はそのまま，Boost照射の照射野を腫瘍床のみに狭くした単アーム試験を実施し，後頭蓋窩照射に劣らぬ生存率を達成している。最近のゲノム解析研究から髄芽腫の分子分類が提案されているが[3-5]，臨床試験の解析では，WNT群は予後良好であり，放射線治療の軽減が期待される。分子分類を導入したリスク分類を行い，年長児でもCSIをさらに減量あるいは回避する治療の臨床試験が計画されている。

上衣腫においては，1970年代に照射野を全脳脊髄に広げることで予後が向上したとの報告があり，照射野の勧告がなされたことがあったが，1980年代〜1990年代にかけ，局所照射でも全脳脊髄照射でも，再発率に差がないことが報告された。再発の多くは，局所再発であるため，診断時に播種のある場合を除いては，術後は局所照射が標準的である。

胚細胞腫では，ジャーミノーマに全脳脊髄照射を用いた場合，非常に高い生存率が達成される。治療後の障害の問題から，照射線量の軽減と，照射野の縮小が試みられ，化学療法を併用することで，これらを達成することが可能になった。照射野を局所照射とした場合に，照射野周辺からの再発が多く，拡大局所照射，あるいは全脳室照射を推奨するものが多い。卵黄嚢腫瘍，胎児性がん，絨毛がんなどを含む悪性混合性胚細胞腫は，依然として予後不良であり，生存率の向上を目的に，全脳脊髄照射と局所Boost照射に，化学療法を併用した治療が行われる。

放射線治療を軽減した治療では，長期にわたり晩期合併症や認知機能について追跡し，軽減による利点を明らかにする必要がある。一方化学療法の併用による合併症の有無も明らかにする必要がある。

▶再発小児脳腫瘍の治療

上衣腫では，腫瘍が全摘出できなかった場合，組織型が退形成性上衣腫である場合，40〜70％の率で再発する。再発は局所再発が多いが，再発時には腫瘍が全摘出されるだけでは治癒に至らない。一方，化学療法では治癒の可能性が低いことが示されている。近年，再発時，再発腫瘍を摘出し再度放射線治療を行うことによって治癒に至る可能性が示唆されている[11]。長期の腫瘍制御効果，100Gyを超える総線量となった場合の放射線壊死などの合併症の可能性について，なお長期にわたる追跡が必要である。髄芽腫，脳幹部腫瘍においても再照射の報告があるが症状改善や延命以上の効果は報告されていない。

▶陽子線治療

陽子線治療は，線量分布の特徴から，従来の放射線治療と比較して，治療効果の増強と有害事象の低減が期待され，先進諸国で導入が進んでいる。わが国においても，治療施設は増加し，2016年4月には小児腫瘍が保険収載され，治療状況は大きく変化した。他の新しい治療と同様，治療の適応が問題となり，その有用性を科学的に実証していくことが求められる。このため，欧米では治療のコンセンサス形成が試み，国際的に共同して有用性を検証しようとする試みがある[12]。治療施設が限られているため，わが国おいても，治療適応の検討と，有用性の実証が今後求められる。

化学療法

▶小児脳腫瘍治療における化学療法の役割

小児脳腫瘍治療における役割は，次のようにさまざまな役割がある．現在の治療がどのような役割を期待して用いられているのかを理解する必要がある．

①放射線治療中に併用し，放射線治療の効果を増強する〔髄芽腫の放射線治療中のビンクリスチン，カルボプラチン，エトポシドを併用した化学放射線治療（chemoradiotherapy）〕
②放射線治療後に併用し，根治性を高め，生存率を向上させる（標準リスク群髄芽腫，高リスク群髄芽腫，胚細胞腫）
③放射線治療と併用し，生存率を下げずに放射線治療を軽減する（標準リスク群髄芽腫，ジャーミノーマ）
④放射線治療の時期を遅らせる時間かせぎの化学療法（乳幼児脳腫瘍，低悪性度神経膠腫）
⑤放射線治療を回避して救命する（乳幼児脳腫瘍，低悪性度神経膠腫）
⑥初回手術後に残存腫瘍を縮小させ，再手術による全摘出を促す（上衣腫）
⑦症状を緩和し，延命を図る（再発脳腫瘍における緩和医療的化学療法）

▶小児脳腫瘍治療に用いられる主な抗がん剤

ここでは，小児脳腫瘍で用いられる主な薬剤について，その特徴を述べる．小児脳腫瘍では，各薬剤の用量は，抗生物質のように添付文書に記載された用量をそのまま用いることは少ない．適応疾患も，添付文書には収載されていないことがある．保険診療で実施可能かどうかは，各施設のがん診療を専門とする小児科医や専門家に確認するのがよい．治療における用量と投与方法は，採用する治療のプロトコール（治療計画書）の治療レジメンにより規定されている．小脳腫瘍の治療は，多くが新しい標準的治療を開発・確立するための臨床試験として行われるが，これらの臨床試験の治療計画書をプロトコールとよぶ．プロトコールでは，治療について，化学療法のみならず，外科的治療，放射線治療，支持療法の方法，診断や有効性の判定の方法まで詳細に規定されているものが多い．これを遵守して用いるのが原則である．化学療法の薬剤と用量・スケジュールを規定したものがレジメンとよばれる．プロトコール内に支持療法についての指示がない場合には，支持療法については，北米Children's Oncology Group（COG）[13]やトロント小児病院[14]の詳細なマニュアルが入手可能である．

治療間隔や，治療開始基準は，プロトコールに指示があるのが通常である．治療において，腎毒性，聴力障害，末梢神経障害，骨髄抑制などが重篤になった場合，プロトコールに次回治療での減量，休止基準が定められているのが普通である．次回治療の時期と用量は，これらの指示を遵守して設定する．

- **シスプラチン（cisplatin）：ランダ®，ブリプラチン®，シスプラチン®**
- **作用機序**

細胞周期非依存性のアルキル化剤である．プラチナDNA付加体が，グアニンのN7部位をアルキル化し，DNA二重鎖のストランド間やストランド内に架橋を形成し，腫瘍細胞のDNA合成を阻止し，細胞毒性を発揮する．

- **適応疾患**

シスプラチンが単剤治療で抗腫瘍効果を示す腫瘍として，髄芽腫，胚細胞腫，上衣腫，

星細胞腫が挙げられる。髄芽腫では，腫瘍摘出と放射線治療後に，ロムスチン（CCNU），ビンクリスチンと併用して用いられ，髄芽腫の無再発生存率を向上させた。

- **副作用**

強い副作用があり，聴力障害，腎毒性，骨髄抑制，嘔気，嘔吐，末梢神経障害が挙げられる。小児がんの治療で用いる場合には，腎毒性の軽減のため，1日あたり2,000〜3,000 mL/m²の輸液を行い，利尿を促しながら治療を行う。副作用軽減のために，長時間かけてシスプラチンを投与するよう指示するレジメンもある。電解質異常の予防および腎毒性軽減のために，輸液内容を指示するレジメンもある。これらを遵守して輸液内容を指示する必要がある。輸液内容の記載がない場合には，施設の小児科医から助言を受けるか，専門家より助言を受けるのが望ましい。胚細胞腫や頭蓋咽頭腫などで，尿崩症を合併している場合には，このような大きな水負荷を行う治療は，水中毒を引き起こし，重篤な電解質異常をきたし，非常に危険な場合がある。抗利尿ホルモンの使い方に注意が必要である。

● **カルボプラチン（carboplastin）：パラプラチン®，カルボプラチン®**

- **作用機序**

シスプラチン同様のアルキル化剤であり，同様の作用機序をもつ。

- **適応疾患**

単剤治療では，多くの再発脳腫瘍で活性を示すことが示されている。ビンクリスチンとカルボプラチンの併用が，毛様性星細胞腫をはじめとする小児低悪性度神経膠腫で用いられる。髄芽腫や上衣腫など乳幼児脳腫瘍においても他のさまざまな薬剤とともに併用される。

- **副作用**

カルボプラチンは，シスプラチンのアナログであり，シスプラチンと同様の効果をもつが，毒性は異なる。シスプラチンに比較し，聴力障害，腎毒性が少なく，末梢神経障害や，催吐性も少ない。カルボプラチンには，過敏症やアレルギー反応があり，注意が必要である。低悪性度神経膠腫の治療において，ビンクリスチンと併用して週1回投与（weekly）のスケジュールを用いた場合，アレルギーを発症する率が非常に高く，40％近くに認める。胚細胞腫や，他の腫瘍で他のスケジュールで用いた場合でも注意は必要である。皮疹，蕁麻疹，喘息発作，さらに致死的なアナフィラキシーショックを起こすこともある。治療開始前に，このような症状を認めた場合の対策をたてておくことが重要である。ステロイド剤，抗ヒスタミン薬，ショック時の治療薬や，酸素吸入，蘇生のための装置などを準備しておく。症状を認めた場合，ただちに治療を休止し，アレルギーの治療を開始する。症状が軽度であれば，次回からステロイド剤を予防的に投与することにより，なお治療継続が可能な場合もある。この際にも，なおいっそうの治療中の注意深い観察が必要である。脱感作治療も提案されているが，小児脳腫瘍の診療では実際的でなく，症状が強い場合には，治療方法の変更をせまられる場合が多い。

● **ニトロソウレア（nitrosoureas）**

- **作用機序**

ロムスチン（CCNU），カルマスチン（BCNU），さらに日本独自開発されたニムスチン（ACNU）が最もよく用いられるニトロソウレアであり，細胞周期非依存性アルキル化剤である。いずれもプロドラッグであり，生体内で代謝され活性をもつ。この活性代謝物が架

橋を起こして細胞毒性を発揮する。ニトロソウレアは、脂溶性の分子量の小さな分子であり、血液脳関門を容易に通過し、中枢神経系でも中等度～高度の濃度に達する数少ない合成物質である。

・適応疾患

ロムスチンを含む併用化学療法は、放射線治療と併用され、小児高悪性度神経膠腫の生存率を向上させることが示された。髄芽腫においてはロムスチンを含む併用化学療法を、腫瘍摘出、放射線治療後に併用し生存率を向上させることが示されている。また、腫瘍摘出後の腫瘍残存少なく播種の少ない標準リスク群の髄芽腫では、ロムスチンを含む化学療法を併用することにより、全脳脊髄照射の線量を36Gyから23.4Gyに軽減できることが示された。プロカルバジン、チオグアニン、ビンクリスチンと併用するTPCVレジメンは、低悪性度神経膠腫における有用性が示されている。このように、ロムスチンは小児脳腫瘍のおいて有効性が示された古典的といってよい薬剤であるが、わが国では発売されておらず保険診療で用いることができない。わが国における実地臨床では、ロムスチンに代えて他のニトロソウレアが多剤と併用して用いられる場合がある。これがロムスチンに匹敵する効果を発揮するかどうかは、小児脳腫瘍では確証されていない。

● シクロホスファミド(cyclophosphamide)：エンドキサン®
・作用機序

ナイトロジェンマスタードの一員のプロドラッグであり、求核基nuclephilic groupと共有結合し、DNA鎖間、DNA鎖内で架橋を起こし、DNA合成を阻害して細胞毒性を発揮する。

・適応疾患

初発および再発のさまざまな小児脳腫瘍で抗腫瘍効果を発揮する。髄芽腫、テント上PNET、高悪性度神経膠腫、胚細胞腫での抗腫瘍効果が示されている。乳幼児脳腫瘍においても、他剤と併用して用いられる。

・代謝と排泄

主に肝代謝酵素CYP2B6で代謝され活性化される、抗腫瘍効果を発揮する。その後肝代謝酵素CYP2B6の他、CYP2C8、CY2C9、CYP3A4、CYP2A6も関与して代謝される。約70％は、不活性化カルボキシフォスファミドとなり尿中に排泄される。

・副作用

強い副作用をもち、嘔気・嘔吐、骨髄抑制、尿細管障害、出血性膀胱炎、脱毛が挙げられる。投与に際して、大量投与でない場合でも、輸液により尿量を確保する必要があり、治療プロトコールに従い輸液を計画する。出血性膀胱炎の予防のため、投与前、投与後にはメスナ（MESNA、ウロミテキサン）を併用する。晩期合併症として、妊孕性の著しい低下を起こすことが示されている。可能であれば、治療前に卵子あるいは精子保存の希望を聞き対策をたてる。アルキル化剤であることから、二次がん誘発の可能性が懸念される。シクロホスファミドとエトポシドの累積用量の多い乳幼児脳腫瘍の治療では、二次がんとして白血病の発症リスクが高いことが報告されている。

● イホスファミド(ifosfamide)：イホマイド®
・作用機序

シクロホスファミドと同様、ナイトロジェンマスタードの一員のプロドラッグであり、

求核基nuclephilic groupと共有結合し，DNA鎖間，あるいはDNA鎖内で架橋を起こし，DNA合成を阻害することで細胞毒性を発揮する。

- **適応疾患**

  初発および再発のさまざまな小児脳腫瘍の抗腫瘍効果を発揮することが示されている。髄芽腫，テント上PNET，高悪性度神経膠腫，胚細胞腫での抗腫瘍効果が示されている。乳幼児脳腫瘍においても，他剤と併用して用いられる。

- **代謝と排泄**

  肝代謝酵素CYP3A4により代謝され，活性化される。さらに代謝を受け，不活性化代謝物カルボキシルホスファミド，4-ケトイホスファミドといして尿中に排泄される。

- **副作用**

  強い副作用をもち，嘔気・嘔吐，骨髄抑制，出血性膀胱炎，SIADH，腎毒性，脳症が挙げられる。脳症は骨軟部腫瘍などでの高投与量（$5g/m^2$以上）の治療で報告がある。出血性膀胱炎の予防のため，メスナ（MESNA，ウロミテキサン）を併用する。晩期合併症として，妊孕性の著しい低下を起こすことが示されている。可能であれば，治療前に卵子あるいは精子保存の希望を聞いて対策をたてる。アルキル化剤であることから，二次がん誘発の可能性が懸念される。

● **エトポシド(etoposide)：ベプシド®，ラステッド®**

- **作用機序**

  植物から抽出され半合成されたポドフィロトキシン（podohylotoxin）である。細胞のDNAの二本鎖の切断と結合を介しDNAの高次構造変換に関与する酵素であるDNAトポイソメレースIIと反応し，一本鎖，二本鎖のDNAを壊し，細胞周期のG_2停止を起こし，分裂を止め抗腫瘍効果を発揮する。脂溶性が非常に高いにもかかわらず，分子量が大きいことから血液脳関門を通過しないとされるが，実際には，多くの小児脳腫瘍において抗腫瘍効果を発揮し，実際に治療で用いられている。

- **適応疾患**

  多くの脳腫瘍に抗腫瘍効果を発揮し，経静脈投与では髄芽腫，テント上PNET，上衣腫，胚細胞腫の治療において他剤と併用して用いられる。内服薬は，小児がん治療では，少量持続治療（メトロノミック化学療法）が，緩和医療的化学療法として用いられてきた。標準的治療に抵抗性となった多くの小児脳腫瘍でも抗腫瘍効果を発揮することがあり，再発時に用いられることがある。最近では髄芽腫や上衣腫の初期治療に用いられることもある。

- **代謝と排泄**

  肝臓でグルクロン酸抱合され，代謝され，尿，胆汁，便中に排泄される。

- **副作用**

  嘔気・嘔吐，骨髄抑制が挙げられる。高用量で用いられる場合には，下痢，粘膜炎が認められる。頻度不明であるが，ショック，アナフィラキシー様症状を呈する場合がある。治療開始後には，症状の有無を注意深く観察し，症状を認める場合には，ただちに処置できるよう準備をしておく。注射薬製剤は，基剤にエタノールを含む。小児では，大量化学療法時や，アルコール脱水素酵素活性の欠損あるいは低下した患者が治療を受けた場合に，顔面紅潮，気分高揚，ふらつきなど酩酊様の症状や，頭痛・嘔気などの宿酔様症状が出現することがある。転倒などに注意が必要である。総投与量が多くなると，二次がんを誘発

することが知られている．特に，染色体11q23の相互転座をもつ急性骨髄白血病の発症が多く，治療後1～3年に発症が多い．乳幼児脳腫瘍の臨床試験でも，急性白血病の発症が高くなることが示されている．

・治療上の注意

急速静脈投与では一過性血圧低下，不整脈などの報告があり，通常の化学療法では30～60分かけて点滴静注する．次のように，点滴時の使用物品に対する注意が必要である．治療前に，本剤で用いることに問題がないかどうかを必ず事前に確認する．大量化学療法などで希釈せずに用いられる場合，ポリウレタン製のカテーテルに亀裂を生じ漏出することが多い．アクリル製のプラスチック，ABS（アクリロトニル・ブタジエン・スチレン重合体）樹脂製のプラスチック器具に，ひび割れを生じ漏出することが多い．1.0mg/mL以上の高濃度で用いた場合，ポリカーボネート製の三方活栓や延長チューブの接続部にひび割れを生じ，漏出，空気混入などをきたすことが多い．可塑剤としてDEHP〔di(-2-ehtyhexyl) phthalate〕を含むポリ塩化ビニル製の点滴セットやカテーテルを用いた場合に，DEHPが溶出するので，これらの製品は用いない．

● テモゾロミド（temozolomide）：テモダール®

・作用機序

テモゾロミドは，短時間で吸収され，加水分解を受けて抗腫瘍活性のある代謝物3-methyl-(triazen-1-yl) imidazole-4-carboxamide (MTIC)を形成するプロドラッグである．DNAの主としてO^6部位のメチル化を介し抗腫瘍効果を発揮する．

・適応疾患

成人膠芽腫では，放射線治療と併用することにより，放射線単独治療を上回る治療効果が示され，標準治療となっているが，小児膠芽腫のおける効果は，成人ほどに明白に示されたことがなく，その役割は確立されていない．小規模の臨床試験では，再発高悪性度神経膠腫，再発上衣腫，再発胚細胞腫，再発髄芽腫での治療反応が報告されている．脳幹部腫瘍においては放射線治療との併用効果は示されていない．

● ビンクリスチン（vincristine）：オンコビン®

・作用機序

ビンクリスチンは，細胞の微小管内の蛋白チューブリン（tublin）に結合し，微小管の重合を阻害し，細胞周期を中期で停止をさせ，細胞毒性を発揮する植物アルカロイド（ビンカアルカロイド）である．経静脈的に投与された場合，中枢神経系への到達は不良であることが示されている．このため，ビンクリスチンの有用性については，議論がある．

・適応疾患

こうした薬物動態にもかかわらず，さまざまな小児脳腫瘍の治療で用いられている．単剤では，低悪性度神経腫で有用性が示唆され，多剤併用治療で用いられ，髄芽腫，テント上PNET，低悪性度神経膠腫，乳幼児脳腫瘍で効果を発揮することが示されている．髄芽腫においては，放射線治療中に併用し化学放射線療法として実施されることがある．

・代謝・排泄

70～80%が肝代謝，胆汁排泄である．肝代謝酵素P450CYP3Aが関与する．

・副作用

本剤の標的である微小管は，分裂中の細胞での働き以外に，神経線維の軸索輸送にも重

要な役割を果たしており，これが阻害されるために末梢神経障害を起こす。主な副作用としては便秘，末梢神経障害，SIADHが挙げられる。末梢神経障害の自覚症状としては，初期にはしびれ，知覚異常などである。自覚症状に先行して，深部腱反射の低下を認めることが多く，定期的な神経学的評価を行う。症状が強い場合には，治療レジメンごとに減量基準，中止基準が定められており，これに従って次回の治療を行う。

- 治療上の注意

静脈内投与のみ行い，髄注，皮下注，筋肉内投与は行ってはいけない。髄注は致死的になる。組織傷害性が強く，薬剤が血管外に漏出すると硬結・壊死を起こす。注入にあたっては中心静脈カテーテルを挿入して行うか，末梢血管から注入する場合は，血液逆流を確認し，漏出がないことを確認しながら注入する。脱髄性シャルコー・マリー・トゥース病患者への投与は禁忌である。罹患歴・家族歴を確認する。肝代謝酵素P450CYP3Aを阻害するアゾール系抗真菌薬やマクロライドと併用すると，代謝が抑制され毒性が増強することがある。

● ビンブラスチン(vinblastine)：エグザール®

- 作用機序

ビンブラスチンは，ビンクリスチンと同様の作用機序をもつ植物アルカロイドである。小児腫瘍では非ホジキンリンパ腫やランゲルハンス細胞組織球症に対して用いられる。ビンクリスチンと同様，中枢神経系への到達度は低いとされ，低悪性度神経膠腫瘍に対する作用は，血管新生抑制作用を介する可能性があるとされる。

- 適応疾患

再発低悪性度神経膠腫に対する有効性が報告され，さらに初発低悪性度神経膠腫に対する有用性も示唆されている。

- 副作用

ビンクリスチンに比較して末梢神経毒性も，血液毒性も軽度である。

● メソトレキセート(methotrexate)：メソトレキサート®

- 作用機序

葉酸代謝拮抗薬であり，細胞内での葉酸のホメオスターシスに重要な酵素であるdihydrofolate reductuase(DHFR)に結合して，その作用を阻止することで，抗腫瘍効果を発揮する。このようにして，葉酸が欠乏すると細胞内でプリンやチミジンの合成ができなくなり，細胞周期のS期に細胞毒性が発揮される。細胞周期特異的抗がん剤である。

- 適応疾患

経静脈投与では，乳幼児髄芽腫，乳幼児上衣腫，AT/RTの化学療法に採用されている。髄注で用いられる場合があり，乳幼児髄芽腫，AT/RTの治療に採用されている。

- 大量メソトレキセート療法

$1g/m^2$を超える大量のメソトレキセートを用いる治療であるが，これにより全身投与したメソトレキセートの中枢神経系の到達量が上昇する。小児で用いられる治療レジメンでは投与量の幅がきわめて大きい。治療レジメンをよく熟読し，その指示に従って投与時間を設定し，次のロイコボリン救済を行う。

- 副作用

大量メソトレキセート療法は，粘膜障害，骨髄抑制，腎障害などの重篤な障害が出現す

ることがあり注意が必要である．小児患者に対する治療経験の豊富な専門家によって実施される必要がある．メソトレキセートの投与後に，葉酸のアナログであるロイコボリン（leukovorin）を投与して，正常な細胞を救済し，毒性を最小限にする（ロイコボリン救済，leukovorin rescue）．正常細胞は，大量メソトレキセート投与後42時間までは耐えられるとされるが，メソトレキセート注入後には，治療プロトコールに従ってロイコボリン救済を開始し，その後メソトレキセート血中濃度を測定し，一定濃度以下に低下するまでは，ロイコボリン救済を続ける．小児においては，10歳以上に比較し10歳未満の患者のほうが早く排出されるが，1歳未満の乳幼児ではやや排出が遅くなる傾向がある．このような急性毒性の他に，メソトレキセートは，後に白質障害を起こすことがある．これは特に放射線治療と併用した場合によくみられる．大量メソトレキセート療法の晩期合併症として，認知障害，症候性白質脳症（運動失調，構音障害，嚥下障害，片麻痺，痙攣発作）が知られる．治療後の長期的な経過観察が必要である．北米の治療研究グループは，このようなメソトレキセート治療による白質脳症の発症を危惧し，治療に採用しない傾向にあったが，最近は，乳幼児脳腫瘍の治療に再び採用しつつある．

▶小児脳腫瘍に対する化学療法時の実際

1) 抗がん剤は，血管刺激性の強い薬剤があり，血管外漏出を起こすと重篤な発疱壊死を起こす薬剤がある．治療中は，頻回に採血を必要とし，重篤な副作用に備えた予防的治療を必要とすることも多い．このため，化学療法を実施前に，中心静脈カテーテルや中心静脈ポートを設置しておくのが望ましい．

2) 臨床試験として化学療法を行う場合，すでに臨床試験として実施され，その結果から標準的治療と考えられ採用する治療の場合でも，プロトコール（治療計画書）に記載された指示を遵守して治療を行うべきである．欧米のプロトコールでは，治療に用いられる薬剤の詳細な説明から，治療スケジュール，用量，用法（投与ルートと，投与時間），制吐薬の使用法，治療中の輸液の組成や輸液量，副作用防止のための薬物療法の指示，利尿薬の使用法まで詳細に記載したものが多い．

   初回治療の開始にあたっては，プロトコールに治療開始基準が詳細に記載されており，これに従う．血液検査結果のほか，腎機能検査や，心機能検査，さらにステロイド使用の有無などに対する規定が明記されている．次回治療は，同様に開始基準が記載されており，これに従って可能な限り早期に治療を開始する．小児脳腫瘍には，白血病，神経芽細胞腫などの固形腫瘍では生物学的な相違から，増殖の様式にも大きな差がある腫瘍もある．しかし増殖の早い悪性脳腫瘍では，腫瘍の制御の観点から，化学療法の有効性は，抗がん剤の投与量（dose）と治療の密度（density）によって左右されると考えられる．開始基準を遵守しながら，可能な限り密に治療を行うのが望ましい．胚細胞腫，標準リスク群髄芽腫に対する化学療法[15]の実際を例として示す（表3，4）．

3) 小児脳腫瘍で用いられる抗がん剤が血管外漏出を起こした場合の組織障害を 表5 に示す．抗がん剤により，漏出した際の組織障害の程度は異なり，危険度から次の5段階に分類される．

   a. vesicant drug（起壊死性抗がん剤）：ごく少量の血管外漏出でも，紅斑，発赤，腫脹，水疱性皮膚壊死を起こし，難治性の潰瘍を形成する可能性がある薬剤．

   b. exfoliant drug（皮膚剥離性抗がん剤）：炎症，皮膚剥離を起こすが，組織壊死まで

表3 germ cell tumorの治療（厚生労働省がん研究「小児悪性脳腫瘍研究班」）

Ⅰ．組織型（WHO）により以下の3群に分ける

good prognosis群（qualityの高い治療を目標）
　germinoma, pure

intermediate prognosis群（5年生存率70％以上を目標）
　germinoma with STGC（再発率高い）
　immature teratoma
　teratoma with malignant transformations
　mixed tumorのうち，
　　germinoma＋teratoma
　　germinomaあるいはteratomaが主体で，少量の悪性要素（chorioca.やembryonal ca.など）を含むもの

poor prognosis群（3年生存率50％以上目標）
　choriocarcinoma
　yolk sac tumor（endodermal sinus tumor）
　embryonal carcinoma
　mixed tumorのうち，上記3腫瘍要素を主体（50％以上）とするもの．

Ⅱ．治療の原則

手術摘出を行い組織型を確認し，その後化学療法を1～2コース終了した後に放射線治療を開始する．

germinoma
　化学療法は，原則としてカルボプラチン－エトポシド（CARE）3コース．
　照射は
　　拡大局所に24Gy/12fr/3wks
　　化療＋放治でPR以下の場合は拡大局所（全脳室を含める）に
　　30～50Gy
　　　（CRが得られるまで，ただし30Gy以上は腫瘍部に限局）
　　維持療法は行わない．

mature teratoma（本治療計画には含まない．以下は参考）
　1）真のtotal removalの場合は経過観察．
　2）microscopic residual tumorの場合はCAREを3コース．
　3）subtotal removalの場合はgerminomaと同様に行う．
　4）状況によっては化学療法を行わず腫瘍部局所照射（50Gy）を行う．

intermediate prognosis group
　CARE3コース＋拡大局所照射30Gy＋腫瘍部照射20Gy照射終了後：CAREを3～4ヵ月ごとに5回（計8コース）

poor prognosis group
　ICE 3コース＋全脳30Gy＋全脊髄24Gy＋腫瘍部30Gy（腫瘍部総線量60Gy）
　1回目の化療と照射は同時開始とする．2，3回目は骨髄機能を監視しつつ行う
　その後ICEを3～4ヵ月ごとに5回（計8コース）

（AFP 2,000ng/mLあるいはHCG 2,000mIU/mL以上の症例に限っては，組織診断の確認をせずに治療を開始してもよい）
2歳未満児では可能なら化学療法を継続し，照射は3歳を超えた時点で行う．

放射線治療：全脳照射，拡大局所照射，腫瘍部局所照射，全脊髄照射を対象によって使い分ける．
拡大局所照射：トルコ鞍-松果体部－第三脳室－側脳室を完全に含む（≒全脳室照射）
腫瘍部局所照射：照射時点でのenhanced mass＋1 cm margin
6歳未満では全脳全脊髄照射量は18Gyとし，腫瘍部総量を50Gyとする．

Ⅲ．化学療法の投与例

①CARE（初期治療では3～4週ごとに計3コース）
　Day 1 カルボプラチン 450mg/m² (150mg/m²として3日連続も可)
　Day 1～3 エトポシド 150mg/m²

②ICE（初期治療では4～5週ごとに計3コース）
　Day 1～5 IFOS 900mg/m²
　　　　　 シスプラチン 20mg/m²
　　　　　 エトポシド 60mg/m²

（注）
1. 嘔吐抑制のため5-HT₃受容体拮抗剤（グラニセトロン：カイトリル®，など）を必ず投与する．
2. ICE療法の場合は，出血性膀胱炎予防のためメスナ（ウロミテキサン®）を投与する．
3. 総輸液量は体重を考慮して定める．十分な尿量確保のために，利尿剤を適宜用いる．
4. K，Mgを適宜加える．
5. 尿崩症のある患者では輸液量に注意する

処方例（成人）
①CARE療法（第1日目）
　1）ソリタT3®（250mL）＋アスパラK®1A＋コンクライトMg®8mL＋デキサメサゾン®10～20mg
　2）生理食塩水（100mL）＋カイトリル®（40μg/kg）
　3）生理食塩水（500mL）＋カルボプラチン（450mg/m²）
　4）生理食塩水（500mL）＋エトポシド（150mg/m²）
　5）ソリタT3®（500～1,000mL）

②ICE療法
　ソリタT1®（1,000mL）＋カイトリル®（40μg/kg）
　生理食塩水（250mL）＋エトポシド（60mg/m²）
　生理食塩水（100mL）＋メスナ（270mg/m²）
　生理食塩水（500mL）＋イホスファミド（900mg/m²）
　生理食塩水（500mL）＋シスプラチン（20mg/m²）
　生理食塩水（100mL）＋メスナ（270mg/m²）
　マンニットール®（300mL）
　ソリタT3G®（300mL）＋メスナ（270mg/m²）
　ソリタT3G®（1,000mL）

表4 medulloblastoma (average risk) の治療方針例

シクロホスファミド-シスプラチン-ビンクリスチン併用療法
1) 腫瘍摘出後の放射線治療中の化学療法：照射（全脳全脊髄照射23.4Gy，後頭蓋窩32.4Gy）開始7日以内にビンクリスチン1.5mg/m²（最大量2.0mg）静注，週1回，計8回。
2) 維持化学療法：8サイクルのシスプラチン，ビンクリスチン，シクロホスファミドからなる化学療法を6週間（42日）おきに行うものである。放射線治療終了後6週間の休養期間をおいて最初のサイクルの化学療法を開始する。

Day 0, 7, 14
　ビンクリスチン1.5mg/m²（最大量2.0mg）静注
Day 0
　シスプラチン75mg/m²点滴静注（6時間かけて）
Day 21, 22
　シクロホスファミド1,000mg/m²点滴静注（1時間かけて）
　MESNA 360mg/m²をシクロホスファミド開始前，終了後3時間，6時間に併用し，出血性膀胱炎を予防する。
Day 23よりG-CSF製剤を用いて，好中球が750/μLを超えた状態を2日間維持できるまで使用し，次回治療開始の48時間前には終了する。

注意
1) 血液毒性に基づく治療開始基準：好中球＞1,000/μL，血小板10万/μLとなったところで次回化学療法を開始する。
2) 各種治療関連毒性に基づく減量・休止基準：Day 49を超えて，輸血が不要な状態で好中球≧750/μLであれば，シスプラチン，ビンクリスチンはそのままの用量で，シクロホスファミドを25%減量して次回治療を行う。クレアチニン・クリアランスあるいはGFRが基準値の75%以下の場合には，シスプラチンを50%に減量し，基準値の50%以下の場合には，シスプラチンの使用を中止する。聴力検査により4,000～8,000Hz領域の聴力の30デシベル以上の低下を認めた場合には，シスプラチンの用量を50%に減量する。500～3,000Hzの20デシベルの低下を認めた場合にもシスプラチンの用量を50%に減量する。Grade 4の聴神経毒性を認めた場合には，シスプラチンの投与を中止し，症状の改善を認めるまでは再開しない。

Chang's stage

stage	description
T_1	＜3cm, limited to vermis
T_2	≧3cm with invaion of adjacent structure or part of 4th ventricle
T_{3a}	invading 2 adjacent structures or filling 4th ventricle, aqueduct, or foramina of 4th ventricle
T_{3b}	arising from floor of 4th ventricle or brain stem and filling 4th ventricle
T_4	spread to 3rd ventricle, midbrain, or cervical cord
M_0	no metastasis
M_1	microscopic tumor cells in CSF
M_2	gross seeding of cisterns or ventricles
M_3	gross nodular seeding of spinal theca
M_4	extraneuroaxial metastases

Children's Cancer Group A9961のArm B，Packerら，2006より引用

は起こさない薬剤.
- c. irritant drug(刺激性抗がん剤):局所で発赤,腫脹など炎症性変化を起こし,疼痛などがあるが,潰瘍形成までは至らない薬剤.
- d. inflammitant drug(炎症性抗がん剤):軽度から中等度の炎症を起こす薬剤.
- e. neutral drug(不活性抗がん剤):血管外漏出によって炎症や壊死を起こさない薬剤.

4) 抗がん剤血管外漏出に対する対策
- a. 小児患者で,末梢血管の確保が困難な場合,頻回の治療を必要とする場合,中心静脈カテーテルあるいは中心静脈ポートの留置を行う.
- b. 抗がん剤を投与する前に,必ず点滴ルートが血管内に入っていることを確認する.末梢血管から投与する場合も,中心静脈カテーテル,中心静脈ポートを用いている場合も,血液の逆流を確認し,患者の訴えを良く聞き,刺入部に異常が認められないことを確認する.中心静脈ルートが確保されている場合には,反対に,漏出時の訴えがなかったり,遅くなる場合があることに注意する.
- c. 漏出時に組織障害の大きくなるvesicant drugを投与する際に,急速静注する場合には,頻回に血液逆流を確認しながら注入し,注入後に速やかに生理食塩水等で洗い流す.
- d. 投与後も刺入部の観察を注意深く行う.止血が不十分な場合には,抗がん剤が逆流する可能性があるので,止血を十分に行い確認する.

5) 抗がん剤血管外漏出時の対処:化学療法の実施の多い医療施設では,施設ごとに血管外漏出に対するマニュアルが作成され,対処法を定めていることが多い.対処は原則これに従う.さらに皮膚科医を中心とした漏出時の治療チームが作られていれば,治

表5 小児脳腫瘍で用いられる抗がん剤の血管外漏出時の組織障害

抗がん剤	薬剤名(商品名)
vesicant drug(起壊死性抗がん剤)	ダクチノマイシン(コスメゲン) ドキソルビシン(アドリアシン) パクリタキセル(タキソール) ビンブラスチン(エクザール) ビンクリスチン(オンコビン) ビノレルビン(ナベルビン)
exfoliant drug(皮膚剝離性抗がん剤)	シスプラチン(ランダ,ブリプラチン) ドセタキセル(タキソテール) ノギテカン(ハイカムチン)
irritant drug(刺激性抗がん剤)	カルボプラチン(パラプラチン) エトポシド(ベプシド,ラステッド) イリノテカン(カンプト)
inflammitant drug(炎症性抗がん剤)	フルオロウラシル(5-FU) メソトレキセート(メソトレキセート)
neutral drug(不活性抗がん剤)	ブレオマイシン(ブレオ) シクロホスファミド(エンドキサン) イホスファミド(イホマイド) メルファラン(アルケラン) Thio-tepa(テスパミン:発売中止)

療を依頼する．漏出の可能性が少しでも疑われる場合，その可能性が否定できない場合には，ただちに対処が必要である．対処までの時間がその後の障害の程度を左右する．以下は，対処法の一例である．

a. vesicant drug, exfoliant drug：漏出が疑われたら直ちに投与を中止し，注射針を用いている場合は，抜去せず，薬剤・血液を可能な限り吸入する．漏出の可能性がある部位の輪郭をマークしておく．水溶性プレドニン（ソル・コーテフ®，サクシゾン®）100mg〜200mg，1％プロカイン1mLを生理食塩水に溶解し10mL前後として，漏出部より広めの範囲で，周囲から中心部に向け複数回皮下注射する．この後，0.1％リバノール湿布を行う．局所の挙上を行い経過観察する．

b. irritant drug, inflammitant drug：ステロイド軟膏を塗布し，漏出部を冷却する．

c. neutral drug：経過観察を行う．

▶造血幹細胞移植併用による大量化学療法

小児において，造血幹細胞移植併用の骨髄破壊的（myeloablative）な大量化学療法により最初に生存率の向上が得られたのは再発白血病あるいは高リスク群の白血病に対する同種骨髄移植（allogeneic bone marrow transplantation：allo-BMT）併用の大量化学療法であった．次いで，小児固形腫瘍においても，化学療法をさらに強化することを目的に，自家末梢血幹細胞移植（auto-geneic peripheral blood stem cell transplantation：auto-PBSCT）や自家骨髄移植（autogeneic bone marrow transplantation：auto-BMT）併用の骨髄破壊的大量化学療法が試みられ，神経芽細胞腫などの一部の腫瘍でその有効性が示唆された．今日に至るまで，多くの臨床試験が行われたが，大量化学療法の有効性が確証されているものは多くはない．一般的には，auto-PBSCTのほうが移植後の造血能の回復が早いため多く用いられる．治療の状況から採取が困難な場合，実際に採取を試みて治療に必要な末梢血幹細胞が得られなかった場合には，骨髄採取を行いauto-BMTが用いられる．

小児脳腫瘍に対しても，①アルキル化剤など，薬剤の用量－反応依存性曲線に従って治療効果の増強する用量依存性の薬剤を増量して抗腫瘍効果を高めることが期待できること，②用量を増量することにより薬剤が血液脳関門を越えて中枢神経系に到達する可能性があることを理論的根拠として，脳腫瘍の薬剤耐性，中枢神経系の薬剤到達という2つの問題を克服することを目的に，造血幹細胞移植併用の大量化学療法が数多く試みられた．

乳幼児の脳腫瘍においては，放射線治療を回避するか，これを軽減する目的で造血幹細胞移植併用の大量化学療法が試みられてきた．脳腫瘍は骨髄転移の可能性がほとんどなく腫瘍細胞の混入なく造血幹細胞の採取が期待できることも，早く導入が検討された理由である．

これらの臨床試験では，造血幹細胞移植前の骨髄破壊的化学療法レジメンの薬剤として，①過去の脳腫瘍における化学療法の結果から有効性が示唆されていた薬剤（BCNUなど），②用量依存性が明白に示されている薬剤（カルボプラチン，シクロホスファミド，メルファランなど），③中枢神経到達性が良好であると期待される薬剤（ブスルファン，チオテパ，エトポシドなど）が採用されてきた．これらのなかでも，チオテパと，メルファラン，ブスルファン，カルボプラチンのいずれかと，エトポシドを組み合わせたレジメンが最もよく用いられてきた．脳腫瘍においては単剤の大量投与の有効性と毒性を示した臨床試験はほとんどなく，上記の薬剤が2〜3剤併用して用いられているため，薬剤個々の有効性を

比較することは困難である。

　初期の臨床試験は，標準治療後の再発脳腫瘍を対象としたものが多く，もうひとつの対象は乳幼児脳腫瘍であった。近年，髄芽腫やテント上PNETの初回治療において，早期の強化療法という位置づけで大量化学療法が用いられ，有効性を示唆する報告がなされるようになっている。

　過去の臨床試験結果から，大量化学療法の効果に期待がもたれているのは，標準リスク群髄芽腫，高リスク群髄芽腫，再発胚細胞腫，乳幼児髄芽腫の一部（desmoplastic/nodular type）AT/RTである。一方，高悪性度神経膠腫，低悪性度神経膠腫，上衣腫，脳幹部腫瘍，小児再発髄芽腫では，有効性が否定されている。

　いずれの大量化学療法においても，治療関連毒性は強く，治療関連死も少なくない。生存者の長期予後，晩期合併症，二次がんなど問題はまだ明らかではない。治療終了後には，成人期に至るまで長期の経過観察が必要である。治療にあたっては，大量化学療法の経験の豊富な小児腫瘍科医，腫瘍内科医に依頼して行うべきである。欧米の治療法をそのまま採択して治療を行う場合には，標準的な化学療法を実施する場合と同様，報告論文の治療方法を参照にするだけではなく，場合によっては著者らと連絡をとり，プロトコールを取り寄せ，治療に関する詳細な情報を得て行うべきである。すでに臨床試験の終了したプロトコールは，インターネット上に公開射される場合もあり，研究者たちも広く提供する場合が多い。

●髄芽腫における大量化学療法

　再発髄芽腫では，全脳脊髄照射を含めた標準的放射線治療・化学療法を施行された後の再発であっても，再発腫瘍がなお化学療法に反応を示すことがあり，大量化学療法による救命に期待がもたれた。北米において，再発髄芽腫に対する大量化学療法のパイロット試験で有効性を示唆する報告がなされた[16]。その後，アメリカ，フランス，ドイツ，イギリスなど，世界的に再発髄芽腫を対象とした大量化学療法の大規模な前向き臨床試験が行われた。いずれの臨床試験においても，標準的な放射線治療と化学療法併用の治療歴のある患者では，強力な化学療法によって腫瘍縮小は認めても，化学療法によって寛解となり大量化学療法の対象となる例は全体の半数以下であった。また，寛解となり大量化学療法の対象となった例でも生存率は10％以下と低く，大量化学療法の有効性には否定的な結果であった。一方で，治療関連死も含めた治療関連毒性は強かった。これらの再発髄芽腫に対する臨床試験においては，初期の化学療法に不応性の場合には，エトポシドあるいはテモゾロミド経口抗がん剤による治療が行われた。大量化学療法は，延命という観点からも，これらの不応例での生存期間を上回る効果を発揮していなかった。経口抗がん剤による治療では，ときに完全寛解に至る反応を示すことがあり，長期の生存者も認められた。こうした結果から，国際的に，再発髄芽腫に対する大量化学療法の有効性には否定的である。再発髄芽腫で大量化学療法の有効性の可能性が残されているは，乳幼児髄芽腫など，初期に化学療法のみで治療された場合の再発で，再発後に大量化学療法と同時に放射線治療を用いて治療する場合，成人髄芽腫などで，過去に放射線治療のみで治療をされ，化学療法を受けた既往のないものに用いられる場合である。

　St. Jude小児病院を中心として北米のグループでは，高リスク群および標準リスク具群の髄芽腫に対し，腫瘍摘出・放射線治療後に短期間にauto-PBSCT併用の大量化学療法を

4サイクル行う治療を行う臨床試験[7]を行い，高リスク群群で，それまでに最良の結果を示した北米POG 9031に匹敵する生存率を達成している．このSJMB 96では，放射線照射は従来どおり全脳脊髄照射M_0/M_1は36Gy，M_2は39.6Gy，局所にはBoostで計55.8Gyとなっており，従来の臨床試験とは変わらない．放射線治療には三次元原体照射法（3DCRT）を用いている．この試験における大量化学療法の目的は，白血病における大量化学療法のように寛解後の強化療法あるいはsalvage therapyという概念ではなく，早期強化療法という概念で用いられている．従来の多くの治療では，全脳脊髄照射を含めた放射線治療後には，化学療法による骨髄抑制も強くなることから，シクロホスファミド，ビンクリスチン，シスプラチンなどの併用治療を，8サイクル，1年余りの長期にわたって行う治療であった．SJMB 96は末梢血幹細胞をあらかじめ確保しておくことにより，通常の2サイクル分の化学療法を1回にまとめて行うような治療となっている．シクロホスファミドはアルキル化剤であり，用量依存的に治療効果は高くなると期待される．その用量を骨髄破壊的な用量に増量する一方で，ビンクリスチン，シスプラチンの用量は他の治療レジメンと同様の量に設定されている．PBSCTを併用することにより，これらの治療を4週間おきに実施することが可能であり，短期間に4サイクル治療しようとするものである．これによりビンクリスチン，シスプラチンの総投与量は，POG 9031をはじめとする従来の治療の化学療法における総投与量を大幅に下回るものになっており，むしろ治療毒性を軽減する可能性を期待されている．わが国で，一部で行われているような放射線線量の軽減を企図とした大量化学療法の導入ではない．標準的化学療法を長期にわたって行う治療法との優劣は，長期にわたる生存，QOL，晩期毒性の経過観察から今後明らかになるであろう．

● **胚細胞腫に対する大量化学療法**

胚細胞腫の再発時には，初期治療の内容にかかわらず，化学療法が一時的に抗腫瘍縮小効果を示す場合が多いため，再発後の化学療法によって再度寛解が得られた場合に根治性を期待してPBSCT併用の大量化学療法が試みられ，いくつかのパイロット試験で有効性が示唆されている[17]．いずれの報告においても救命できているのは，大量化学療法前の導入化学療法で，大量化学療法施行までに腫瘍マーカーが正常化し，画像上寛解となっているものである．放射線治療の軽減を企図した放射線治療と化学療法併用治療後の再発，化学療法のみで治療された後の再発の場合には，放射線治療単独でも治癒可能な場合があり，大量化学療法を施行するかどうかは，年齢・再発部位，治療歴（初期治療での放射線治療の線量と照射野），再発後の化学療法に対する反応性，患者・家族の希望を考慮し，総合的に判断するべきである．

● **乳幼児悪性脳腫瘍に対する大量化学療法**

3歳以下の乳幼児悪性脳腫瘍は，放射線治療を用いた場合には，治療により障害が重篤になるために，放射線治療を3歳以降に延期する，あるいは可能であれば回避して救命することを目的に化学療法が行われてきた．このような放射線治療の採用の影響か，生物学的な相異に由来するのか，上衣腫や髄芽腫など多くの腫瘍では，年長児と比較して予後が不良であり，生物学的な相異が基盤にある可能性も考えられてきた．乳幼児脳腫瘍を対象とした先駆的な臨床試験である北米Children's Cancer Group（CCG）およびPediatirc Oncology Group（POG）の乳幼児脳腫瘍の臨床試験では，標準的な多剤併用化学療法により，3歳以降に放射線治療を延期する治療が行われた．髄芽腫および上衣腫では，こうし

た化学療法では3歳に達する以前に再発を起こすことが多く，こうした治療戦略には無理が示された。一方で，特に全摘出をされた場合には，プロトコールの規定に反して3歳以降の放射線治療を拒否した患者のなかに長期生存例があることが示され，化学療法単独治療での救命の可能性も示唆された。これらのCCG，POGの臨床試験の後，乳幼児髄芽腫に対しては，①早期に化学療法と併用して局所放射線治療を併用する，②全身化学療法と抗がん剤脳室内注入の併用治療，③化学療法を強化し，大量化学療法を導入する，などの新しい治療法が臨床試験として行われた。造血幹細胞移植併用の大量化学療法の臨床試験では，アメリカのHead Start Study，COG 99703試験において，乳幼児髄芽腫に対する有効性が示唆されている。上記の異なった治療法による乳幼児髄芽腫の臨床試験の解析では，予後因子の解析では，診断時播種のないこと，腫瘍が全摘されていること，病理組織学的亜型でdesmoplastic/nodular typeであることが，治療方法の違いを越えて，予後因子となっていることが明らかにされている。病理診断で，desmoplastic/nodular typeである場合には，放射線治療を回避した治療を採用することがコンセンサスとなりつつある[18]。放射線治療回避の治療として，大量化学療法の採用は，生存率のうえでは，他の治療法を大きく上回るものではない。一方，大量化学療法を含め，シクロホスファミドとエトポシドの総投与量の多い乳幼児脳腫瘍患者では，二次がん発症のリスクが高くなることが明らかにされている。生存率に加え，生存者の晩期障害の解析から，将来の治療法が定められていくであろう。近年のゲノム解析の進歩で，導入されている分子分類，臨床的リスク因子，病理学的亜型が統合されて，将来のリスク分類が行われていくであろう。髄芽腫でのこうした状況に比較して，テント上胎児性腫瘍，上衣腫では，大量化学療法導入の有用性は示されていない。年長児での状況と異なり，松果体芽細胞腫では，生存例の報告がほとんどない。AT/RTでは，複数の疾患登録研究から，大量化学療法導入の有用性が示唆され，現在北米のChildren's Oncology Group（COG）のACNS 0333，ヨーロッパのEU-RHABの臨床試験では，大量化学療法導入の有用性の検証が行われている。

● **下垂体前葉および後葉機能不全患者に対する化学療法，大量化学療法時の注意点**

胚細胞腫など，疾患や手術により下垂体前葉，下垂体後葉の機能不全を合併している場合には，副腎皮質ホルモン低下症，甲状腺機能低下症，尿崩症があるため，大量化学療法はもとより大きな水負荷をかける標準量の化学療法の場合も注意が必要である。

・**水中毒**

シクロホスファミド，イホスファミド，シスプラチンを用いた化学療法，大量化学療法の際は，腎障害や出血性膀胱炎など重篤な副作用を避けるため$3L/m^2/$日程度の輸液を行い大きな水負荷をかける。尿崩症を合併しデスモプレシン（DDAVP：デスモプレシン点鼻薬）が投与されている症例では，水中毒の危険があるので注意が必要である。ときには生命の危機をもたらすような電解質失調を急激にきたすことがある。臨床上はその適応とされることは少ないが，特に頭蓋咽頭腫においては，水負荷の必要な化学療法は行うべきではないとされる。

水中毒の対策として，治療開始以前にDDAVPなしでの尿量を見極める。1日2回投与されている患者ではまず朝の投与を中止，または半分量にすることにより日中の尿量を見極める。これでも十分な尿量が得られない場合は眠前の投与量を半分にしてみる。これにより大量化学療法時に用いたい輸液量に相応する尿量が得られるDDAVPの減量の見当を

つける。こうした準備とDDAVPの減量にもかかわらず、突然に水中毒を起こし、高度の電解質失調を起こすことがあることを知っておくべきである。実際の化学療法時には体重測定を行い、水分バランスに気をつけると同時に、血清電解質測定も1日1回は最低行う。意識状態など全身状態の観察も必要である。

- **副腎皮質不全**

　副腎皮質ホルモン剤は経口投与されていることが多いが、化学療法による嘔気・嘔吐、食思不振、粘膜障害により経口のホルモン剤が十分に吸収されないことがある。さらに化学療法を初めとするストレスに対処する必要性から、十分量の副腎皮質ホルモン剤が必要である。経口摂取が十分にできるようになるまで静脈ルートでの副腎皮質ホルモン剤の投与が望ましい。大量化学療法時は1日量としてヒドロコルチゾン200mg/日以上を経静脈的に投与する。ストレスが解消した後は経口投与に変更する。抗痙攣薬を服用している患者にも同様に内服の確認、場合によっては注射薬との併用について考慮する。

〈柳澤隆昭〉

文献

1) Bouffet E, et al. Possibilities of new therapeutic strategies in brain tumours. Cancer Treat Rev 2010; 36: 335-41.
2) Chastagner P, et al. What have we learnt from previous phase II trials to help in the management of childhood brain tumours? Eur J Cancer 2001; 37: 1981-93.
3) Tyalor MD, et al. Molecular subgroups of medulloblastoma: the current consensus. Acta Neuropathol 2012; 123: 465-72.
4) Northcott PA, et al. The whole genomue landscape of medulloblastoma subtypes. Nature 2017; 547: 311-7.
5) Mack SC, et al. Genomic analysis of childhood brain tumors: Methods for genome-wide discovery and precision medicine become mainstream. J Clin Oncol 2017; 35: 2346-54.
6) Walker DA, et al. A multi-disciplinary consensus statement concerning surgical approaches to lowgrade, high-grade astrocytomas and diffuse intrinsic pontine gliomas in childhood (CPN Paris 2011) using the Delphi method. Neuro Oncol 2013; 15: 462-8.
7) Gajjar A, et al. Risk-adapted craniospinal radiotherapy followed by high-dose chemotherapy and stem-cell rescue in children with newly diagnosed medulloblastoma (St Jude Medulloblastoma-96): long-term results from a prospective, multicentre trial. Lancet Oncol 2006; 7: 813-20.
8) Merchant TE, et al. Conformal radiotherapy after surgery for paediatric ependymoma: a prospective study. Lancet Oncol 2009; 10: 258-66.
9) Merchant TE, et al. Radiation dosimetry predicts IQ after conformal radiation therapy in pediatric patients with localized ependymoma. Int J Radiat Oncol Biol Phys 2005; 63: 1546-54.
10) Moxon-Emre I, et al. Impact of craniospinal dose, boost volume, and neurologic complications on intellectual outcome in patients with medulloblastoma. J Clin Oncol 2014; 32: 1760-8.
11) Bouffet E, et al. Survival benefit for pediatric patients with recurrent ependymoma treated with reirradiation. Int J Radiat Oncol Biol Phys 2012; 83: 1541-8.
12) Indelicato DJ, et al. Consensus report from the Stockholm Pediatric Proton Therapy Conference. Int J Radiat Oncol Biol Phys 2016; 96: 387-92.
13) COG Supportive Care Endorsed Guidelines. https://childrensoncologygroup.org/index.php/cog-supportive-care-endorsed-guidelinesに掲載され順次更新
14) Qussama A, et al, eds. Handbook of Supportive Care in Pediatric Oncology. Jones & Bartlett Pub 1st ed, 2009.
15) Packer RJ, et al. Phase III study of craniospinal radiation therapy followed by adjuvant chemotherapy for newly diagnosed average-risk medulloblastoma. J Clin Oncol 2006; 24: 4202-8.
16) Finlay JL, et al. Pilot study of high-dose thiotepa and etoposide with autologous bone marrow rescue in children with recurrent CNS tumors. J Clin Oncol 1996; 14: 2495-503.
17) Modak S, et al. Thiotepa based high-dose chemotherapy with autologous stem-cell rescue in patients with recurrent or progressive CNS germ cell tumors. J Clin Oncol 2004; 22: 1934-43.
18) Rutkowski S, et al. Survival and prognostic factors of early childhood medulloblastoma: an international meta-analysis. J Clin Oncol 2010; 28: 4961-8.

III 脳腫瘍

覚醒下手術

　神経膠腫の手術は，MRI等の画像技術の進歩と，脳機能マッピングが導入された結果，近年より論理的に行われるようになってきた。日本では覚醒下手術の麻酔に欠くことのできないプロポフォールが1995年12月に発売され，それ以降，神経膠腫摘出に際して覚醒下での術中脳機能マッピングが取り入れられるようになった。さらに全静脈麻酔（total intravenous anesthesia：TIVA）の普及に伴って，覚醒下開頭手術は広く日本全体の施設にて行われるようになった。また2012年には「日本Awake Surgery研究会」が母体となって，"The Guidelines for Awake Craniotomy"がNeurologia medico-chirurgicaに公表された[20]。もうしばらくすると，本邦で神経膠腫に対して覚醒下手術が用いられるようになって25年が経過することになる。覚醒下手術は夢のような技術ではなく，一般的に用いられる手法となり，まさに成熟期に入ってきたものと評価される。

　本項に記載した皮質および皮質下電気刺激による術中マッピング方法の基本手技は，すべてBergerらの方法[3-6,51,52,64]に準じ，筆者が行ってきたものである[34]。覚醒下手術の目的は，「最小限の機能障害に止めたうえでの最大限の腫瘍摘出」にあることはみじんも揺ぎのないのであるが，具体的な方法は若干の変遷があること，そして将来的にも変遷する可能性があること，を注意していただきたい。Bergerらの方法で変遷したポイントは下記にまとめられると思う。

　1995年シアトル在住ワシントン大学勤務当時には，①患者の最大限の快適性と自由度を追求するために頭部はピン固定しない，②脳表電気刺激で陽性所見を得ることが必須，であると強調されていた。また運動機能モニタリングのみを目的とした摘出術においても覚醒下手術を行っていた。しかし1997年にUCSFへの異動後は，運動機能モニタリングには筋電図モニタリングを併用した全身麻酔下での手術が多く適応されるようになっていた。さらに2007年にBerger自らが筆頭著者で記載したNeurosurgeryの論文[6]中には，頭部はピン固定すると明記された。理由はニューロナビゲーションシステムを使用するためであると記載されているが，Berger自身も頭蓋骨にレファレンスを固定することにより，まったく精度に問題なくニューロナビゲーションシステムは使用可能[1]であることは熟知されている。頭部固定されていたほうが術者には安楽であることは確かであり，鎮痛・鎮静と相反する覚醒状態を良好に保つ神経麻酔技術が進歩したこともピン固定を選択しやすくなった理由として挙げられるであろう。またこの論文中には，腫瘍を露出させるだけではなく，解剖学的な脳機能領域を十分広く露出するような大きな開頭が必要であると記述していたが，翌年の2008年にはNew England Journal of Medicineにnegative language mappingという概念が提唱された[51]。これは，腫瘍存在部位周囲2cmの限られた開頭（smaller tailored craniotomy）で，電気刺激にて言語機能に関する陽性所見がなければ，言語機能を障害することなく全摘出可能である，という概念である。大きな考え方の変化であり，彼ら自身も"paradigm shift"と表現している。この論文に対して，近年精力的に

脳機能マッピングを用いた神経膠腫摘出および脳機能解析に関して仕事をされているフランスのDuffauは，2010年のNeurosurgical Focus[19]のなかで下記のように注意を喚起している。"Note that this procedure has been established by a team with vast experience in cortical mapping and thus should only be relied on if the cortical stimulation technique is well established within the mapping team."まさにその通りであり，Bergerも初めからこのレベルで仕事ができたわけではない。2015年にはBergerは自身の611例に及ぶ覚醒下手術経験をまとめて報告した[22]。術中の痙攣発作は8例（3%）にすぎず，術中マッピングを中断せざるを得なかった症例は2例しかなかった。覚醒下手術の変遷として，1）麻酔方法が進歩したこと，2）術中痙攣発作に対する処置が進歩したこと，3）手術技術と術中機能評価方法が進歩したこと，4）言語機能線維連絡と脳可塑性に関する理解が深まったこと，を挙げ，覚醒下手術が進化していることを強調している。このBergerの業績は，30年にも及ぶ歴史と経験のなかで到達した領域であることを理解しなければならない。

術中マッピング施行のために必要な検査とその意義

腫瘍の伸展範囲を正確に描出するためにMRIが重要なのはいうまでもない。現在，神経膠腫摘出においてニューロナビゲーションシステムは必須になったといっても過言ではないが，このニューロナビゲーションシステム用に撮影するギャップレスのMRI画像を連続画像として何回も観察し，脳溝，脳回の特徴的構造[31,65]を追跡することにより，脳機能領域と腫瘍の位置関係を把握することが可能である。また脳表静脈のイメージを重像したsurface anatomy scan（SAS）により，開頭野を術前にイメージすることが重要である[35,36]。近年高磁場3-Tesla（T）MRIの導入により，血管構築を含めた脳の微細構造の三次元描出が可能となっている。3T MRIでは信号雑音比（signal-to-noise ratio）が1.5T MRIの2倍と高いことから，より空間分解能の高い画像が得られること，造影剤増強効果が1.5T MRIに比べ強いことによる血管や腫瘍の描出の向上により，はるかに繊細な画像を得ることが可能である[50]。DICOM dataを三次元画像処理するコンピューターソフトの進歩により，術野の解剖学的特徴をシミュレーションすることが可能となったことは，神経膠腫手術においてきわめて大きな進歩である。

さらに，機能的MRI（fMRI）と脳磁図（MEG）[41,49]による機能的マッピングにより，解剖学的所見から予想される脳機能領域を再確認する。われわれは，fMRIを用いて，運動機能領域確認のために，手指の掌握運動，口唇の突出運動を，言語機能領域確認のためには，動詞想起，名詞想起，しりとりを基本賦活操作として行っている[26]。優位半球同定のためのアミタールテスト（和田試験）はgold standardであるが，薬剤の供給が絶たれたことにより事実上施行できなくなっている。これに代わる方法として各施設でさまざまな工夫がなされているが，注入する薬剤の問題は払拭されていない。fMRIによる言語機能領域確認はまだいろいろと問題が残されているが，優位半球決定は高い精度で行うことが可能と判断している。ただし，これには反対意見が論文として発表されていることも知っておかなければならない[58]。2005年1月から2010年12月までに，MD Anderson Cancer Centerにて術前fMRI検査と覚醒下手術を行った214症例を後方視的に検討した結果，85/214例（40%）だけでeloquent areaの同定が可能であった。直接皮質刺激と比較して

fMRIの感度と特異度は，Broca野の同定では91，64％，Wernicke野では93，18％，と特異度が低い点が問題であった．MEGでは，口唇刺激[41]，正中神経刺激，尺骨神経刺激，各指の刺激[46]，後脛骨神経刺激，による体性感覚誘発磁界を検査することにより，中心溝を同定するのみならず，一次感覚野の機能分布を確認することができる．また聴覚誘発磁界による側頭言語野の推定[43]，視覚誘発磁界による視機能領域の確認[23]も有用である．

腫瘍摘出に際しては皮質機能領域の確認とともに，白質線維描出法（fiber mapping法[14]，fiber tracking法[63]）にて皮質下での線維走行と腫瘍の関係を把握しておく必要がある．ニューロナビゲーションシステム用造影MRI画像とfiber mapping法を融合することが可能[12]となっており，腫瘍と皮質および皮質下での注意すべき構造との位置関係をより明確に把握できる[37]．Fiber trackingの利点は三次元的に線維描出が可能なことや，線維連絡の確認ができることで[61]，特に錐体路を含む神経線維路の位置を推定できる点は，脳神経外科的手術において有用と考えられている[63]．しかしながら，fiber trackingには，結果が種々の設定に依存してしまうことや，神経交叉部や浮腫の中での線維描出が困難であること，さらには描出された線維が実際何を意味するかということがいまだ定かでないことなど，問題点も数多く報告されている[11]．これまで報告されてきた問題点のほかに，腫瘍性病変周囲の線維描出が良好になるという点と，始点と終点[59]を入れ替えるだけで大きく線維描出が異なるという問題点も挙げられる[26]．こういった方法を改善する方法としてprobabilistic q-ball fiber tracking法が提唱され，より複雑な線維走行が描出可能となってきている[9]．言語機能に関する連絡路に関しては，まだまだ検討の余地が残っているが，近年，下前頭後頭束（inferior frontooccpipital fascicle：IFOF）[28,38-40]，上縦束（superior longitudinal fascicle：SLF）[30,60]，弓状束（arcuate fascicle：AF）[10]，鉤状束（uncinate fascicle：UF）[47]，下縦束（inferior longitudinal fascicle：ILF）[10]，frontal aslant tract（FAT）[17,27,29]，sagittal stratum（SS）[10]といった皮質下線維の描出結果と，術中皮質下刺激での陽性所見とを比較検討することによって，これらの線維の機能解析が大きく進歩した．この点でDuffauらの積極的な業績には目を見張るものがある．

神経膠腫の手術は，術前のシミュレーションでその成否が決まってくるといっても過言ではない．術中マッピングをより短時間で確実に行うためにも，これらの術前検査は必要である．

術中マッピング施行のための準備

過去長い間，フェニトインは周術期に静注により用いることができる数少ない抗痙攣薬であり，脳機能マッピングのためには有効血中濃度上限に保っておくことが重要であるとされてきた．われわれもフェニトインの術前投与とともに，ホスフェニトインナトリウム水和物が使用可能となってからは，術当日朝急速飽和させて手術に入ることを行っていた．しかし，術前投与を行っているとかなりの頻度で肝機能障害，薬疹，等の合併症を引き起こすことを経験する．さらにフェニトインは，協力困難・傾眠・不穏・急性視機能障害・急性髄膜脳炎・混乱・無気力・昏睡をきたす可能性があり，術中のフェニトインの投与は避けるべきであるとの報告がある[45]．抗てんかん薬投与方法に関してはさまざまな意見があるが，てんかん発症の場合は，レベチラセタムを基本薬剤として投与して発作をコン

トロールし，術当日朝レベチラセタム内服もしくは静注して手術に入るようになった。レベチラセタム・ラモトリギン，さらに近年使用可能となったペランパネル・ラコサミドは，酵素誘導を含め他の薬剤との干渉を考える必要がなく，副作用が軽微で，長期投与による問題点が少なく，神経膠腫に対して用いられる抗てんかん薬として重要である。このように抗てんかん薬の進歩と使用可能薬剤の増加は，より安全に覚醒下手術を行う上で役立っている。

また，脳浮腫軽減のためステロイド投与を行っておくことも必要とする場合がある。

術前日ニューロナビゲーションシステム用にMRIを撮像する。使用するニューロナビゲーションシステムによっては，頭皮上にファイデューシャルマーカーを設置してからMRIを撮影する。このデータをニューロナビゲーションシステムに入れ，三次元的な位置関係を納得いくまで観察し，摘出予定領域を前もって確認することが術者にとって重要な作業工程である。

覚醒麻酔下に術中マッピングを行う場合には，術前日に患者を実際の手術場に連れて行って，体位の設定を含めて十分に時間をかけて当日行われることを説明する。また事前にこれまでの症例の手術ビデオを見せて理解を得ることも，覚醒麻酔下での術中マッピングを成功させるポイントとなる。多くの論文で患者とのコミュニケーションをとることの重要性が強調されている[12]。

言語機能マッピングを行う場合は，あらかじめ術前に高次脳機能検査を行い，術中物品呼称に用いる一般的な物の絵もしくは写真を患者に見せて，そのなかから確実に返答できるものを選択しておく。言語領野近傍の腫瘍で症状が進行している症例で，検査から手術までに時間が空く場合には，術直前に再度選択し直す必要がある。言語療法士の介入は必須である。

なお，覚醒麻酔の対象にならない症例としてBergerらは下記を挙げている[4]。1) 5～7歳以下の小児：電気刺激で皮質を興奮させることは難しく皮質電気刺激の適応外である。2) 覚醒麻酔に耐えることができない小児。3) 患者が言語機能において，言語理解，読解，復唱，物品呼称が障害されている場合：ただし言語理解が障害されておらず，発語が流暢でないだけの場合は適応となるとしている。近年小児症例に対して積極的に覚醒下手術を行ったという報告が目立つ。現時点での最年少例は8歳である[48]。Duffauらは小児低性度神経膠腫に対する覚醒下手術のreviewを行い，3つの問題点を挙げている[57]。1) 患児の協力の難しさ，2) 疼痛管理を中心とした麻酔方法の難しさ（疼痛を生ずると興奮状態を生じやすい），3) 皮質刺激に対する低い反応性（10歳を境に皮質刺激強度は成人に近似するが，それ以前は高い刺激強度を必要とし，適正刺激強度を予想するのが難しい），である。彼らは10歳未満で言語機能マッピングが必要な場合は硬膜下グリッドによるマッピングを推奨している。

近年蛍光診断を併用することが多くなってきている。この場合，5-アミノレブリン酸20 mg/kg（成人例では1 g）を手術室入室1時間前に5％ブドウ糖液40 mLに溶解して内服してもらう。この後，入室まで遮光し，移動時にも日光に直接当たらないように注意して手術部へ移動する。なお直射日光への遮光は内服後24時間まで必要である。注意点として，透明ドレープを用いて患者の皮膚，特に顔面が露出した状態で顕微鏡からの明かりが当たると皮膚炎を生ずることを記憶しておいて欲しい。

術中管理(体位,マッピング,麻酔,切除病変の処理など)

▶体位および頭位設定

　覚醒麻酔を選択する場合,前述のように術前日に確認済みではあるが,再度患者が快適な状態を保てるように十分時間をかけて体位と頭位設定を行う。患者と会話しながら苦しいところがないかどうか確認するために,体位を取り終わるまで麻酔導入は行わない。

　言語機能マッピングを含めた運動および感覚領域機能マッピングを行うためには,腫瘍のみならず正常部を十分含むように開頭を行う必要がある。この点は冒頭に記載したように,開頭した範囲で誘発される機能領域がなければ,安全に腫瘍摘出できると判断する方法を採用するのであれば,開頭は腫瘍存在部位を中心としたより小さなものとなる。一般的には前頭−側頭−頭頂開頭を行えるように,頭部は対側に約75°傾ける。われわれは頭部は固定せず,ベッドの上に円座を置くのみとしているが,頭部固定の問題に関しても,固定を行う・行わない,2つの方法に分かれることはすでに述べた通りである。肩から腰に大きなパッドを入れて,肩と頭部が捻転されていないようにする。L字型のバーを使って,患者の視野内に言語機能マッピングに用いるポータブルコンピューターが入るように,また患者の顔が確認できるようにスペースをつくる(図1)。

　長い時間の手術になることと,覚醒麻酔で開頭すると脳腫脹に対して過換気を行うことができず,マンニトールの使用の可能性があるため,持続導尿は必要である。

　全身麻酔下での術中運動機能マッピングでは,覚醒麻酔下とは異なり,腹臥位を含めてより自由な体位および頭位設定が可能となるが,筋弛緩薬を投与しないで脳機能マッピングを行う時間があるため,覚醒麻酔時と同様に無理な体位を強いることなく,常に患者が快適な状態でいられるかどうかを予想して体位設定する必要がある。この点に関しては,どのような全身麻酔下での開頭手術であっても同様の考え方は必須であるともいえる。

　このようにして安楽な体位設定を行っても,長時間の手術になると術中の体位変換はどうしても必要となる。その点からも頭部固定をしないほうがわれわれは望ましいと考えている。覚醒下手術が行われた患者に対するアンケート調査で,患者が感じている不安や不

図1 体位および頭位設定

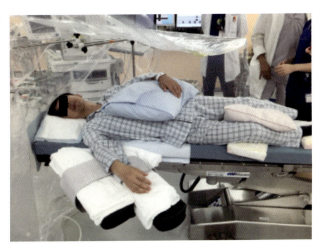

快感がどういうものであるかという興味深い論文が存在する[2]。これによると手術中の不快感の原因は，1)頭部ピン固定の疼痛，2)手術台での疼痛を伴う体位設定，3)部屋の温度の低さ，であった。術中に患者に体位による苦痛を問いかけ，適宜体位変換し，挿入しているパッド類を調整するとともに，状況によっては疼痛を訴える部位に消炎鎮痛薬を貼付することも有効である。

▶神経ブロック

ラリンジアルマスクを用いて十分な麻酔深度を保って開頭する場合(asleep-awake-asleep法)は，問題とならないが，基本的に覚醒を得るまでの間に投与する麻酔薬の量を減らすことを考えると，またラリンジアルマスクを用いずに開頭操作を行う場合(awake-awake-awake法)には，神経ブロックを行っておくことは重要である。体位，頭位設定が終わった段階でプロポフォールの注入開始後，開頭側の大後頭神経，耳介前で浅側頭動脈周囲，両側前頭神経の位置で0.375％のロピバカインとエピネフリン入りの0.5％リドカインの等量混合物を全部で約10mL程度注射し，神経ブロックする。開頭側のみならず対側の前頭神経にブロックを行うことは，頭部上方内側の皮切部での鎮痛効果を得るために重要なポイントである。

▶電極類の設置

患者の下にシールドシートを敷き，シールドシートからもアースをとることを忘れないようにする。頭部グランドとしてシールド付き皿電極はナジオンに，皮質脳波のレファレンスとして通常皿電極を両側耳朶に設置する。筋電図用アースは，上肢用として鎖骨または肩甲骨，下肢用として腸骨稜に置く。

正中神経刺激による体性感覚誘発電位(somatosensory evoked potential：SEP)をとるときは，麻酔科医に反対側の橈骨動脈から動脈ラインをとってもらうように依頼する。口唇刺激によるSEP[32,37]を行う場合は，気管内チューブ固定のときに刺激部位を避けてもらうよう依頼する。口唇刺激の刺激電極は開頭側の対側で，下口唇の正中と口角の中点で口唇を挟み電極が口唇粘膜側に当たるように装着する。なお長時間の装着は口唇の虚血を起こす可能性があるため，刺激電極は刺激開始直前に装着する。

筋電図は，上肢(上腕二頭筋，上腕三頭筋，腕橈骨筋，尺側手根屈筋，短母指外転筋)と下肢(大腿四頭筋，大腿二頭筋，前脛骨筋，下腿三頭筋)に3cm程度の間隔をあけて双極で表面もしくは刺入筋電図を装着する。なお，筋電図マッピングに関してはYinglingらの論文[64]を参照にしていただきたい。

皮質および皮質下刺激の際にクロストークを生じないように，脳波電極のコードと刺激用のコードは重ならないように，なるべく離すことに注意する。これは意外に重要なポイントである。

▶ニューロナビゲーションシステムの設置

使用するニューロナビゲーションシステムを設定する(図2)。BrainLab社のニューロナビゲーションシステム(図2A)で，スカルレファレンスを使用して，頭部固定を行わずに術中ナビゲーションが可能となっている[1]。Stealth Stationの磁場式ニューロナビゲーションシステム(図2B)では，レファレンスを頭部に貼付するだけで済む。これらのシステムでは，顔面および頭皮の形状からレジストレーションが可能であり，術前にファイデューシャルマーカーを貼付したうえでのMRI撮影を必要とせず，患者に対する負担

が少なく優れた方法であると考えられる。

▶麻酔

　当初筆者はラリンジアルマスクを使用しないで覚醒下手術を行ってきたが，ラリンジアルマスク使用により開頭および閉頭時の十分な鎮痛効果および換気を得ることは，麻酔科医のみならず術者にとっても精神的負担を軽減することにつながり，また近年の麻酔薬の改善によりこのような操作を行っても迅速に良好な覚醒が得られること，覚醒状態をさまざまな手術戦略のなかで選択できることから，ラリンジアルマスクは常用している[14,15,54]。ただし，完全な覚醒状態を確実に得るためには，覚醒までに投与されるプロポフォールの総投与量はできるだけ少ないほうが望ましく，その点は手術戦略を立てる段階で考慮すべきである。

　術中の鎮痛効果を得るための局所麻酔をうまく使用する必要がある。術野の消毒後，開頭部位を取り囲むように0.375％のロピバカインとエピネフリン入りの0.5％リドカインの等量混合物を1ヵ所に約2mLずつ注入し，開頭野の大きさにもよるが一般的な前頭－側頭－頭頂開頭において全体で約40mL使用する。側頭筋内にも十分量を注入する。骨片を除去するときに痛みを訴える場合，27G針を用いて中硬膜動脈の周辺に局所麻酔薬注入を行うことがある（この問題はラリンジアルマスクを用いた麻酔では生じない）。硬膜が緊満している場合，0.5g/kg程度の少量のマンニトールを状態をみながら数回投与する。硬膜切開後，マッピング時に必要な脳表電極を固定するための支柱を骨に固定する。ここまでの操作が終わった段階でプロポフォール投与を停止する。個人差はあるが，10分前後で患者は覚醒する。ラリンジアルマスクを抜去する。筋肉をフックで牽引している部分での痛みを訴える場合は，同部位に局所麻酔薬注入を行う，またフックの牽引程度を軽減させる。硬膜内操作で疼痛を訴えることは珍しいが，ときとして中大脳動脈自体や，中頭蓋底硬膜に接触した場合に疼痛を訴える場合があり，操作に注意を払うとともに，例えば島部神経膠腫摘出の際は覚醒状態を得る前に中大脳動脈周囲の剥離操作を完遂させてしまう工夫も必要とする。

　症例によって暑さ・寒さにかなり好みがあるため，術前から適切な温度を確認しておく

図2　ニューロナビゲーションシステムの設置

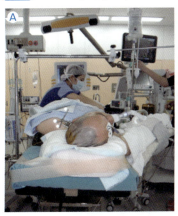
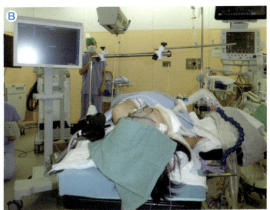

とともに，ブランケットにて細かく調節する。さらに，患者の周りの明るさ，音楽[62]，会話内容に関しても十分な気配りが必要である。

なお術中脳に散布する人工髄液は体温と同等に保温して使用する。

▶解剖学的マッピング

脳表刺激開始の早い段階で有効刺激を得ることにより，落ち着いてその後の細かい機能マッピングを行うことが可能となる。そのために術前検査にてのシミュレーションが大事である。開頭野と脳表静脈を重像したSAS画像を比較検討して，脳溝，脳回，脳表静脈の形状から，中心溝および運動感覚野の機能分布や下前頭回，上側頭回等の言語関連領域と腫瘍存在範囲を確認し，摘出予定領域を決定しておく。ニューロナビゲーションシステムによりこれらを確認する。開頭野をなるべく水平に設定することにより，髄液を排除しない状態での皮質レベルではブレインシフトの影響はほとんどない。

▶SEPによる中心溝の確認

SEPの位相の逆転により中心溝を確認する。SEPは操作が単純で，脳表刺激のように痙攣発作を誘発する危険もなく中心溝同定のために欠くことのできない操作と考えられる。ただ単に中心溝をまたいで電極を設定するのではなく，その刺激している体性感覚に一致した感覚野に設定する必要がある。正中神経刺激が最も頻用されているが，外側前頭－頭頂葉を開頭している場合，手指の感覚野が露出していないことがよくあり，この際にはきれいなSEPが得られない。このような場合は，口唇刺激によるSEP[32,37]が有用である。

術前のシミュレーションはSEPによる電気生理学的確認が行われ，さらに自信をもったものになっているはずである。

▶皮質電気刺激による機能マッピング

脳表脳波電極を設置する（図3）。

刺激により痙攣を誘発していないことを脳表脳波計にて後発射の有無にて確認することは必須である[55]。また電気刺激が実際に行われているかどうかを確認するうえでも脳波

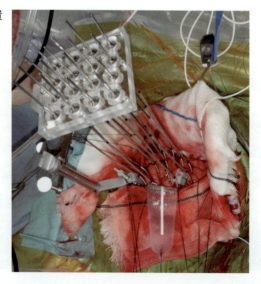

図3 脳表脳波電極の設置

測定は有用である.しかし,脳波測定が必要か否[7]かに関しては術者によってさまざまな意見があり,論文上で論争が行われているくらいである[8,56].術者と電気生理学的マッピングを行っている者,高次機能検査を行っている者の間で刺激部位を確認することができるように,脳表に番号等を記載した小紙片を置く.刺激しない状態で脳表脳波を記録しておく.

50Hz,0.3msecの持続時間の2相性の矩形波にて,電極間の距離が5mmの双極刺激装置を用いて2〜3秒脳表刺激する.安定した刺激を行うためには,脳表を常に霧吹きで湿潤に保つことが必要である.4mAから1mAずつ刺激電流を上げていき,皮質脳波で後発射が出現せずに安定した筋収縮が得られる至適刺激電流を決定する.われわれが使用している刺激条件では,4〜8mAにて有効な刺激が得られることが多い.感覚野に関しては,低い刺激電流で瞬間的な脳表刺激にて患者はしびれ感,違和感を訴えるため,まず感覚野からマッピングを開始する.SEPの結果から裏付けられた解剖学的マッピングから予想される位置で刺激することによって,一発目の刺激で有効な結果が得られるはずである.運動野は中心前回すべてに存在するのではなく,中心溝側にある前後方向の幅をもって存在している[18].従って,刺激する位置はまず中心溝に沿った位置で刺激すべきである.なお双極の刺激装置は中心溝と直交するように刺激している.前頭弁蓋部の腫瘍摘出時で開頭野が手指領域に及んでいない場合,中心溝を電極がまたぐようにして硬膜下にストリップ電極を挿入して刺激することも可能である[35].筋電図はすべての筋肉に設置しているのではないので,常に肉眼にて刺激によって運動誘発が起こると予想される四肢および顔面をよく観察している必要がある.

運動感覚野のマッピングが終了してから,言語機能マッピングに移行する.初めに1から50まで連続的に数えさせていきながら刺激する.このときも皮質脳波にて後発射が生じないことを確認しながら,刺激電流を1mAずつ上げていく.発語停止,逡巡がある部位を記録していく.中心前回下部の刺激により陰性運動反応[42]により発語ができないことがある.これを確認する方法の一つとして,舌を突出させて左右に動かすように命じながら,もしくは親指と人差し指の対向運動を連続させながら,脳表を電気刺激する.このとき舌の運動,もしくは指の対向運動が停止するようであれば,言語機能野ではなく,陰性運動反応であることが確認される.この操作によって至適刺激電流の決定と,前頭言語野をある程度確認したことになるが,引き続いて刺激しながら物品呼称をさせる.

必ずしも数唱で何も起こらないから物品呼称の障害が起こらない訳ではない.スライドは1枚約2〜3秒間位の早さで次々に見せて,「これは,──です」と物品呼称させていく(図4).

刺激により,発語停止,逡巡,誤答があるかどうかを検討する.これらが得られたときに,実際の言語機能野の刺激によって生じているのか,患者が眠いのか[25],疲れているためなのか,スライドが見えないのか,痙攣発作を生じているのか,舌運動野もしくは陰性運動野刺激による発声障害を呈しているのか,等を常に確認する必要がある.言語野の確認には得られた結果を何回か再確認する必要があるため,患者にとってはかなりの労力を強いることになる.それゆえ患者の協力がなくてはならない方法であることを理解して欲しい.

近年さらなる高次脳機能評価が行われるようになった.視野・遂行機能・作業記憶・失

読・失書・視空間認識能・空間的作業記憶・計算能力，などが挙げられる。当然術中のタスクが複雑になるため，必要なタスクをより有効に行えるようなシステム開発が望まれる[13,53]。

▶痙攣発作出現時の対処

術前に十分な抗痙攣薬の投与が行われていても，術中に痙攣発作を出現する頻度は，5〜20％に及ぶと報告されている。この際には冷却した乳酸リンゲル液を刺激部位に散布することにより鎮静化することが可能である[52]。しかし一度痙攣発作を生じ，局所の脳温を下げてしまうとその後の刺激は順調に進むわけではないので，有効な筋収縮が得られないからといって，後発射を確認しながら段階的に刺激電流を上げる過程を省略してはならない。

なお術中出血を可能な限り少なくする努力は，抗てんかん薬の血中濃度を維持するためにも必要である。

▶腫瘍摘出および皮質下刺激による運動・言語機能マッピング

前述の皮質レベルのマッピングが終了した段階で腫瘍摘出操作に移行する。皮質下レベルでの機能温存を考えると，摘出操作中も覚醒状態を維持し，言語および運動機能モニタリングを続行することが必要である。しかし摘出操作は状況によっては6時間を超えることもあり，患者の疲労状況によって覚醒維持状態で摘出を続行するか，麻酔を再開するかを判断する必要がある。覚醒麻酔時には患者の苦痛を可能な限り少なくすることを最大目標として考えている。そのためにわれわれは頭部の固定を行っていない。長時間に及ぶ摘出操作中に頭部を固定されていることは患者にとって最も大きな負担となるため，摘出操作中の覚醒維持を企図するのであれば，頭部固定は望ましくないと考えられるが，すべては患者の負担の少ない覚醒状態をいかに得るかにかかっている。

摘出が進んだ段階では脳偏位の影響を大きく受けている。髄液排除による脳の沈下と，腫瘍摘出による圧排の解除による深部脳の上昇，さらに周辺脳の変形が複雑にからんでいるために，ニューロナビゲーションシステムからの情報をどう解釈するかはきわめて悩ましい状況となっている。従って，皮質下電気刺激による錐体路走行確認が重要な手技となる。ただし，再発症例で脳表が癒着により固定されている場合,脳偏位の影響は少なくなっており，ニューロナビゲーションシステムはかなりの確からしさを最後まで有することを経験する。

図4 脳言語機能マッピング

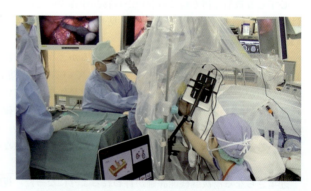

術前のMRIによる解剖学的所見，白質線維描出法による腫瘍と錐体路の相関関係を十分イメージしておく必要がある．実際には予測される錐体路走行から，かなりの安全域を付けた状態から皮質下電気刺激を開始することになる．Haglundらの研究より，われわれが使用している刺激条件下では深部へ2～3mm程度まで刺激が波及していると考えられている[21]．白質を刺激し運動誘発が得られず，皮質を刺激し元々確認された運動誘発が得られていることを確認し，2～3mmを削り足していく．そして再び同様の皮質下刺激および皮質刺激を行い，より深部へ摘出操作を及ぼしていく．最終的に皮質下刺激により運動誘発が出現した段階で摘出操作を終了する．このように皮質下電気刺激法は，皮質電気刺激による脳機能領域確認に比較するとはるかに煩雑な手技である．また陰性所見が陽性になった段階で摘出操作を終了するのであるから，常にその陽性コントロールとして皮質機能領域を確保していることが必要であることがわかっていただけると思う．

　皮質下の術中言語機能マッピングに関して多くの論文[10,16,17,28-30,38-40,47,60]が発表されており，脳機能解析の意味合いからも，今後さらに積極的に言語機能の皮質下マッピングを行っていくことが必要であると考えられる．ただし，皮質下は皮質が平面であることと異なり，三次元構造をとっているため，常時電気刺激を行って摘出操作を行うことは現実的に不可能である．従って，覚醒維持状態で患者と自由会話[13]を行いながら摘出を行い，摘出部位が言語機能に関連すると予測された場合，電気刺激を用いて機能解析を行うことが妥当であると考えている．

術後管理

　麻酔からの覚醒時に痙攣発作を生ずることもあるため，患者から目を離してはならない．覚醒後CTにて摘出状態，術後出血の有無，周囲の浮腫の状態を確認し，集中治療室にて状態観察を行う．術当日は抗痙攣薬としてレベチラセタムの追加静注を行い，有効血中濃度を維持する．ステロイド剤は6時間間隔でデキサメタゾンもしくはベタメタゾン4mgを静注することが多いが，摘出状態と腫瘍周囲の浮腫の状況に大きく影響される．一般的にステロイドは使用の必要性がなければ使用しないのがベストである．

　術翌朝再度CTにて問題がないことを確認後，一般病室へ移り，経口にて投与していた抗てんかん薬を再開する．ステロイド剤は適宜漸減していく．また術後72時間以内にMRIを撮影する．摘出状態確認のための造影MRIを含めたT1およびT2強調画像の他に，拡散強調画像にて摘出操作による血管障害による梗塞巣の有無を確認しておく[33]．なぜならば，引き続いて行われる放射線化学療法中にこの梗塞巣は造影効果を示し，腫瘍の再発なのか否かの判断を迫られることになるからである．また治療判定効果の際に，梗塞巣の造影効果が自然経過で縮小したことを治療効果ありと判断する過ちを回避するためにも，術直後の拡散強調画像は必要である．

（隈部俊宏）

文献

1) 赤松洋祐, 隈部俊宏, 金森政之, 他. 頭部固定を必要としない術中ニューロナビゲーションシステム. No Shinkei Geka 2009; 37: 1193-9.
2) Beez T, Boge K, Wager M, et al; European Low Grade Glioma Network. Tolerance of awake surgery for glioma: a prospective European Low Grade Glioma Network multicenter study. Acta Neurochir (Wien) 2013; 155 (7): 1301-8. doi: 10.1007/s00701-013-1759-0. Epub 2013 May 21.
3) Berger MS, Kincaid J, Ojemann GA, et al. Brain mapping techniques to maximize resection, safety, and seizure control in children with brain tumors. Neurosurgery 1989; 25: 786-92.
4) Berger MS, Ojemann GA, Lettich E. Neurophysiological monitoring during astrocytoma surgery. Neurosurgery clinics of North America 1990; 1: 65-80.
5) Berger MS. Malignant astrocytomas: Surgical aspects. Seminars in Oncology 1994; 21: 172-85.
6) Berger MS, Hadjipanayis CG. Surgery of intrinsic cerebral tumors. Neurosurgery 2007; 61 (1 Suppl): 279-304; discussion 304-5.
7) Boetto J, Bertram L, Moulinié G, et al. Low Rate of Intraoperative Seizures During Awake Craniotomy in a Prospective Cohort with 374 Supratentorial Brain Lesions: Electrocorticography Is Not Mandatory. World Neurosurg 2015; 84 (6): 1838-44. doi: 10.1016/j.wneu.2015.07.075. Epub 2015 Aug 14.
8) Boetto J, Bertram L, Moulinié G, et al. Electrocorticography Is Not Necessary During Awake Brain Surgery for Gliomas. World Neurosurg 2016; 91: 656-7. doi: 10.1016/j.wneu.2016.03.030. Epub 2016 Mar 18.
9) Caverzasi E, Hervey-Jumper SL, Jordan KM, et al. Identifying preoperative language tracts and predicting postoperative functional recovery using HARDI q-ball fiber tractography in patients with gliomas. J Neurosurg 2016; 125 (1): 33-45. doi: 10.3171/2015.6.JNS142203. Epub 2015 Dec 11.
10) Chan-Seng E, Moritz-Gasser S, Duffau H. Awake mapping for low-grade gliomas involving the left sagittal stratum: anatomofunctional and surgical considerations. J Neurosurg 2014; 120 (5): 1069-77. doi: 10.3171/2014.1.JNS132015. Epub 2014 Jan 31.
11) Clark CA, Barrick TR, Murphy MM, et al. Singularities in diffusion tensor fields and their relevance in white matter fiber tractography. Neuroimage 2003; 20: 1601-8.
12) Coenen VA, Krings T, Mayfrank L, et al. Three-dimensional visualization of the pyramidal tract in a neuronavigation system during brain tumor surgery: First experiences and technical note. Neurosurgery 2001; 49: 86-93.
13) De Witte E1, Satoer D, Colle H, et al. Subcortical language and non-language mapping in awake brain surgery: the use of multimodal tests. Acta Neurochir (Wien) 2015; 157 (4): 577-88. doi: 10.1007/s00701-014-2317-0. Epub 2015 Jan 14.
14) Deras P, Moulinié G, Maldonado IL, et al. Intermittent general anesthesia with controlled ventilation for asleep-awake-asleep brain surgery: a prospective series of 140 gliomas in eloquent areas. Neurosurgery 2012;71 (4): 764-71.
15) Dilmen OK, Akcil EF, Oguz A, et al. Comparison of Conscious Sedation and Asleep-Awake-Asleep Techniques for Awake Craniotomy. J Clin Neurosci 2017; 35: 30-4. doi: 10.1016/j.jocn.2016.10.007. Epub 2016 Oct 19.
16) Duffau H, Capelle L, Sichez N, et al. Intraoperative mapping of the subcortical 293 language pathways using direct stimulations. An anatomo-functional study. Brain 2002; 125: 199-214.
17) Fujii M, Maesawa S, Motomura K, et al. Intraoperative subcortical mapping of a language-associated deep frontal tract connecting the superior frontal gyrus to Broca's area in the dominant hemisphere of patients with glioma. J Neurosurg 2015; 122 (6): 1390-6. doi: 10.3171/2014.10.JNS14945. Epub 2015 Mar 27.
18) Geyer S, Matelli M, Luppino G, et al. Functional neuroanatomy of the primate isocortical motor system. Anat Embryol (Berl) 2000; 202: 443-74.
19) Gil-Robles S, Duffau H. Surgical management of World Health Organization Grade II gliomas in eloquent areas: the necessity of preserving a margin around functional structures. Neurosurg Focus. 2010; 28 (2): E8. Review.
20) Guidelines Committee of The Japan Awake Surgery Conference. The Guidelines for Awake Craniotomy. Neurol Med Chir (Tokyo) 2012; 52: 119-41.
21) Haglund MM, Ojemann GA, Blasdel GG. Optical imaging of bipolar cortical stimulation. J Neurosurg 1993; 78: 785-93.
22) Hervey-Jumper SL, Li J, Lau D, et al. Awake craniotomy to maximize glioma resection: methods and technical nuances over a 27-year period. J Neurosurg 2015; 123 (2): 325-39. doi: 10.3171/2014.10.JNS141520. Epub 2015 Apr 24.
23) Inoue T, Fujimura M, Kumabe T, et al. Combined threedimensional anisotropy contrast imaging and magnetoencephalography guidance to preserve visual function in a patient with an occipital lobe tumor. Minim Invasive Neurosurg 2004; 47: 249-52.

24) Inoue T, Shimizu H, Yoshimoto T. Imaging the pyramidal tract in patients with brain tumors. Clin Neurol Neurosurg 1999; 101: 4-10.
25) Itoi C, Hiromitsu K, Saito S, , et al. Predicting sleepiness during an awake craniotomy. Clin Neurol Neurosurg 2015; 139: 307-10. doi: 10.1016/j.clineuro.2015.10.033. Epub 2015 Oct 31.
26) 刈部 博, 隈部俊宏, 冨永悌二. 神経膠腫術前・術後の機能MRIと術中マッピングの比較. 日本臨床 63 巻 増刊号 9（通巻第 878 号）脳腫瘍の診断と治療-最新の研究動向- V. 脳腫瘍の治療 外科療法, 2005, p395-400.
27) Kemerdere R, de Champfleur NM, Deverdun J, et al. Role of the left frontal aslant tract in stuttering: a brain stimulation and tractographic study. J Neurol 2016; 263 (1): 157-67. doi: 10.1007/s00415-015-7949-3. Epub 2015 Nov 11.
28) Khan OH, Herbet G, Moritz-Gasser S, et al. The role of left inferior fronto-occipital fascicle in verbal perseveration: a brain electrostimulation mapping study. Brain Topogr 2014; 27 (3): 403-11. doi: 10.1007/s10548-013-0343-5. Epub 2013 Dec 18.
29) Kinoshita M, de Champfleur NM, Deverdun J, et al. Role of fronto-striatal tract and frontal aslant tract in movement and speech: an axonal mapping study. Brain Struct Funct 2015; 220 (6): 3399-412. doi: 10.1007/s00429-014-0863-0. Epub 2014 Aug 3.
30) Kinoshita M, Nakajima R, Shinohara H, et al. Chronic spatial working memory deficit associated with the superior longitudinal fasciculus: a study using voxel-based lesion-symptom mapping and intraoperative direct stimulation in right prefrontal glioma surgery. J Neurosurg 2016; 125 (4): 1024-32. Epub 2016 Feb 19.
31) Kumabe T, Nakasato N, Inoue T, et al. Primary Thumb Sensory Cortex Located at the Lateral Shoulder of the Inverted Omega-shape on the Axial Images of the Central Sulcus. Neurol Med Chir (Tokyo) 2000; 40: 392-403.
32) Kumabe T, Nakasato N, Nagamatsu K, et al. Intraoperative localization of the lip sensory area by somatosensory evoked potentialstechnical note-. J Clin Neurosci 2005; 12: 66-70.
33) Kumabe T, Higano S, Takahashi S, et al. Ischemic complications associated with resection of opercular glioma. J Neurosurg 2007; 106: 263-9.
34) Kumabe T, Sato K, Iwasaki M, et al. Summary of 15 years experience of awake surgeries for neuroepithelial tumors in tohoku university. Neurol Med Chir (Tokyo) 2013; 53: 455-66.
35) 隈部俊宏, 中里信和, 鈴木匡子, 他. 運動領野周辺神経膠腫に対する手術－術前解剖学的及び機能的マッピングの融合とニューロナビゲーションシステム及び術中マッピング併用による運動機能温存手術－. 脳外誌 2001; 10: 56-64.
36) 隈部俊宏, 中里信和, 岩崎真樹, 他. 中心前回に存在する神経膠腫の手術. 脳外誌 2002; 11: 271-7.
37) 隈部俊宏, 中里信和, 永松謙一, 他. 中心前回に存在する神経膠腫の解剖学的所見による分類. 顕微鏡下手術のための脳神経外科解剖XV- 機能温存のための脳神経外科解剖-, サイメッド・パブリケーションズ, 2003, p109-16.
38) Maldonado IL, Moritz-Gasser S, de Champfleur NM, et al. Surgery for gliomas involving the left inferior parietal lobule: new insights into the functional anatomy provided by stimulation mapping in awake patients. J Neurosurg 2011; 115 (4): 770-9. doi: 10.3171/2011.5.JNS112. Epub 2011 Jun 24.
39) Moritz-Gasser S, Herbet G, Duffau H. Mapping the connectivity underlying multimodal (verbal and non-verbal) semantic processing: a brain electrostimulation study. Neuropsychologia 2013; 51 (10): 1814-22. doi: 10.1016/j.neuropsychologia.2013.06.007. Epub 2013 Jun 15.
40) Motomura K, Fujii M, Maesawa S, et al. Association of dorsal inferior frontooccipital fasciculus fibers in the deep parietal lobe with both reading and writing processes: a brain mapping study. J Neurosurg 2014; 121 (1): 142-8. doi: 10.3171/2014.2.JNS131234. Epub 2014 Mar 21.
41) Nagamatsu K, Nakasato N, Hatanaka K, et al. Neuromagnetic localization of N15, the initial cortical response to lip stimulus. Neuroreport 2001; 12: 1-5.
42) 永松謙一, 隈部俊宏, 鈴木匡子, 他. 覚醒下手術時の言語野マッピングにおける陰性運動反応の特徴と意義. No Shinkei Geka 2008; 36: 693-700.
43) Nakasato N, Kumabe T, Kanno A, et al. Neuromagnetic evaluation of cortical auditory function in patients with temporal lobe tumors. J Neurosurg 1997; 86: 610-8.
44) 新妻邦泰, 隈部俊宏, 清水宏明, 他. Fiber Tracking 法を用いた白質線維描出の問題点. 脳外誌 2007; 16: 504-9.
45) Nossek E, Matot I, Shahar T, et al. Failed awake craniotomy: a retrospective analysis in 424 patients undergoing craniotomy for brain tumor. J Neurosurg 2013; 118 (2): 243-9. doi: 10.3171/2012.10.JNS12511. Epub 2012 Nov 2.
46) Ohtomo S, Nakasato N, Kawamura T, et al. Correspondence of anatomy and function in the human digit sensory cortex revealed by an MRI linked whole-head MEG system. Electroencephalogr Clin Neurophysiol Suppl 1996; 47: 91-5.
47) Papagno C, Casarotti A, Comi A, et al. Long-term proper name anomia after removal of the

uncinate fasciculus. Brain Struct Funct 2016; 221 (1): 687-94. doi: 10.1007/s00429-014-0920-8. Epub 2014 Oct 28.
48) Riquin E, Martin P, Duverger P, et al. A case of awake craniotomy surgery in an 8-year-old girl. Childs Nerv Syst 2017; 33 (7): 1039-42. doi: 10.1007/s00381-017-3463-5. Epub 2017 Jun 3.
49) Roberts TP, Ferrari P, Perry D, et al. Presurgical mapping with magnetic source imaging: comparisons with intraoperative findings. Brain Tumor Pathol 2000; 17: 57-64.
50) Saito R, Kumabe T, Inoue T, et al. Magnetic resonance imaging for preoperative identification of the lenticulostriate arteries in insular glioma surgery. Technical note. J Neurosurg 2009; 111: 278-81.
51) Sanai N, Mirzadeh Z, Berger MS. Functional outcome after language mapping for glioma resection. N Engl J Med 2008; 358: 18-27.
52) Sartorius CJ, Berger MS: Rapid termination of intraoperative stimulation-evoked seizures with application of cold Ringer's lactate to the cortex. Technical note. J Neurosurg 1998; 88: 349-51.
53) Skrap M, Marin D, Ius T, et al. Brain mapping: a novel intraoperative neuropsychological approach. J Neurosurg 2016; 125 (4): 877-87. Epub 2016 Feb 5.
54) Spena G, Schucht P, Seidel K, et al. Brain tumors in eloquent areas: A European multicenter survey of intraoperative mapping techniques, intraoperative seizures occurrence, and antiepileptic drug prophylaxis. Neurosurg Rev 2017; 40 (2): 287-98. doi: 10.1007/s10143-016-0771-2. Epub 2016 Aug 1.
55) Szelényi A, Bello L, Duffau H, et al; Workgroup for Intraoperative Management in Low-Grade Glioma Surgery within the European Low-Grade Glioma Network. Intraoperative electrical stimulation in awake craniotomy: methodological aspects of current practice. Neurosurg Focus 2010; 28 (2): E7. doi: 10.3171/2009.12.FOCUS09237. Review.
56) Templer JW, Gavvala JR, Tate MC, et al. Reexamining the Value of Intraoperative Electrocorticography During Awake Craniotomy. World Neurosurg 2016; 91: 655. doi: 10.1016/j.wneu.2015.10.083.
57) Trevisi G, Roujeau T, Duffau H. Awake surgery for hemispheric low-grade gliomas: oncological, functional and methodological differences between pediatric and adult populations. Childs Nerv Syst 2016; 32 (10): 1861-74. doi: 10.1007/s00381-016-3069-3. Epub 2016 Sep 20.
58) Trinh VT, Fahim DK, Maldaun MV, et al. Impact of preoperative functional magnetic resonance imaging during awake craniotomy procedures for intraoperative guidance and complication avoidance. Stereotact Funct Neurosurg 2014; 92 (5): 315-22. doi: 10.1159/000365224. Epub 2014 Sep 18.
59) Vallar G, Bello L, Bricolo E, , et al. Cerebral correlates of visuospatial neglect: a direct cerebral stimulation study. Hum Brain Mapp 2014; 35 (4): 1334-50. doi: 10.1002/hbm.22257. Epub 2013 Feb 18.
60) van Geemen K, Herbet G, Moritz-Gasser S, et al. Limited plastic potential of the left ventral premotor cortex in speech articulation: evidence from intraoperative awake mapping in glioma patients. Hum Brain Mapp 2014; 35 (4): 1587-96. doi: 10.1002/hbm.22275. Epub 2013 Apr 24.
61) Wakana S, Jiang H, Nagae-Poetscher LM, et al. Fiber tract-based atlas of human white matter anatomy. Radiology 2004; 230: 77-87.
62) Wu PY, Huang ML, Lee WP, et al. Effects of music listening on anxiety and physiological responses in patients undergoing awake craniotomy. Complement Ther Med 2017; 32: 56-60. doi: 10.1016/j.ctim.2017.03.007. Epub 2017 Mar 31.
63) Yamada K, Kizu O, Mori S, et al. Brain fiber tracking with clinically feasible diffusion-tensor MR imaging: initial experience. Radiology 2003; 227: 295-301.
64) Yingling CD, Ojemann S, Dodson B, et al. Identification of motor pathways during tumor surgery facilitated by multichannel electromyographic recording. J Neurosurg 1999; 91: 922-7.
65) Yousry TA, Schmid UD, Alkadhi H, et al. Localization of the motor hand area to a knob on the precentral gyrus. Brain 1997; 120: 141-57.

III 脳腫瘍

遺伝子異常の検索の意義

　脳腫瘍に限ったことではないが，腫瘍を摘出した場合それが「どんな腫瘍であるか」は，その後の経過の予測，治療方針の決定に最も重要な情報である．それが「診断」であるわけだが，それはこれまで主として顕微鏡による組織形態学に基づく診断（形態病理診断）によって行われてきた．しかし，腫瘍の多くが遺伝子異常の蓄積によって発生することが明確になり，その遺伝子異常のパターンによって，腫瘍をより明確に分類し，腫瘍の性質と臨床経過をより正確に推測できるようになってきた．診断のための情報として遺伝子異常の重要性が増し，ついに2016年に改定されたWHO中枢神経系腫瘍分類においては，一部の腫瘍でその診断基準に遺伝子情報が組み入れられることとなった．そのような腫瘍において推奨される診断は，組織診断に分子遺伝学的情報を統合した診断（integrated diagnosis）となり，脳腫瘍における診断の概念が大きく変わろうとしている．遺伝学的情報が診断に組み込まれる腫瘍は今後さらに増加していくであろう．ここでは，主に診断分類に必要な遺伝子異常およびその解析方法を概観するとともに，今後の課題に関しても触れる．

　ここでは扱わないが，遺伝性腫瘍性疾患の場合も遺伝子異常の検索が意味をもつ．脳神経外科でしばしば遭遇する遺伝性腫瘍疾患としてはneurofibromatosis type 1（神経線維腫，視神経膠腫など），type 2（schwannoma, meningioma, spinal ependymoma），von Hippel-Lindau病（hemangioblastoma）などがある．しかしこれは腫瘍細胞に起こる遺伝子異常（体細胞性変異：somatic mutation）というよりも，患者の体のすべての細胞に存在する遺伝子異常（胚細胞性変異：germ line mutation）であり，その診断は腫瘍の診断というよりむしろ遺伝性疾患の診断にあたる．このような遺伝子異常の診断はその影響する範囲が患者だけにはとどまらないものであり，特に慎重な対応を要する．詳しくは日本家族性腫瘍学会のホームページにガイドラインが発表されているので，それを参照されたい[1]．

WHO2016に基づく脳腫瘍分類[*1]と遺伝子異常

▶びまん性星細胞腫および乏突起膠腫 （diffuse astrocytic and oligodendroglial tumors）

　近年の分子遺伝学的研究により急速に解明が進んだ腫瘍であり，最も遺伝子異常の検索が重要となった分類の1つである．臨床的にも，組織形態による分類よりも遺伝子異常による分類のほうが予後と相関することが示されている[2,3]．これまでの知見から想定され

[*1] 略号
DA：diffuse astrocytoma（びまん性星細胞腫），AA：anaplastic astrocytoma（退形成性星細胞腫），
OG：oligodendroglioma（乏突起膠腫），AO：anaplastic oligodendroglioma（退形成性乏突起膠腫），
OA：oligoastrocytoma（乏突起星細胞腫），AOA：anaplastic oligoastrocytoma（退形成性乏突起星細胞腫），GBM：glioblastoma（膠芽腫）

ている，遺伝子異常による神経膠腫の発生過程を 図1 に示す。このなかで，WHO2016において診断に必要な遺伝子異常は*IDH*変異と1p/19q共欠失であり，*TP53*変異，*ATRX*変異，*TERT*プロモーター変異の有無は補助的に用いられる。まず*IDH*変異の有無で分けられ，*IDH*変異を認めるものは1p/19q共欠失の有無で星細胞腫系と乏突起膠腫系に分かれる。1p/19q共欠失は乏突起膠腫の条件である一方，*TP53*変異は1p19q共欠失がない星細胞腫のほとんどに認められ(94％)，1p/19q共欠失と相互排他的である。ATRXとTERTはともにテロメアの維持にかかわる分子であるが，*ATRX*変異は星細胞腫の多くに認めるのに対し(86％)，*TERT*プロモーター変異は乏突起膠腫のほとんどに認め(96％)，同様に相互排他的である[3,4]。これらを確認することにより，星細胞腫系と乏突起膠腫系は明確に分けられる。星細胞腫と乏突起膠腫の両方の組織像を示す乏突起星細胞腫(oligoastrocytoma：OA)の診断名はWHO2016でも残されているが，1p19qLOHの有無により乏突起膠腫か星細胞腫に明確に分類されるため，今後消える可能性が高い。2つの臨床試験(RTOG9402，EORTC26951)によって，1p/19q共欠失を伴う乏突起膠腫系腫瘍は放射線にPCV療法を加えることで予後が改善し，生存期間中央値が14年以上に及ぶことが示されている[5,6]。従って，この遺伝子異常の検索は予後の予測のみならず，治療方針を決定するうえでも重要である。*IDH*変異はGrade Ⅱ，Ⅲの腫瘍のほとんどが有しているが，*IDH*変異がないGrade Ⅲの退形成性星細胞腫(anaplastic astrocytoma：AA)も存在する。しかし，この腫瘍の予後は膠芽腫(glioblastoma：GBM)に類似しており遺伝子プロファイルもGBMに近いため，早期のGBMをみている可能性がある[3]。Grade ⅣのGBMの9割は*IDH*変異を認めず，*IDH*変異を伴うGBMは従来のsecondary GBMと一致する[7]。図には入っていないが，GBMの治療方針決定には，MGMTプロモーターメチル化の有無も重要である。2つの臨床試験によりMGMTプロモーターのメチル化の有無はテモゾロミドの効果予測因子であることが示されており，特に標準治療遂行困難な高齢者のGBMでメチル化がある腫瘍に関しては，テモゾロミド単独の選択肢もありうる[8,9]。

▶びまん性正中神経膠腫(diffuse midline glioma)

これまで小児の神経膠腫は，組織学的に類似した成人腫瘍と同じように分類されてきた

図1 遺伝子異常による神経膠腫の発生過程
まず*IDH*変異の有無で分けられ，*IDH*変異を認めるものは1p/19q共欠失の有無で星細胞腫系と乏突起膠腫系に分かれる。*TP53*変異，*ATRX*変異，*TERT*プロモーター変異の有無は補助的に用いられる。

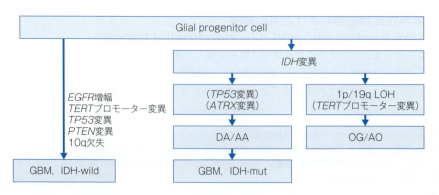

が，特徴的な遺伝子異常をもつものがあり，成人腫瘍とは起源が異なることが明らかとなってきている。その代表的なものがH3K27M変異をもつdiffuse midline gliomaである。小児の神経膠腫には，脳幹，視床，脊髄など中枢神経系の正中線上に発生する予後不良な一群があり，これらはヒストン遺伝子の変異により発生し，*IDH*変異は関与しない。ヒストンは核クロマチンを形成する蛋白の一群であるが，そのなかの一つであるH3.3をコードする*H3F3A*，もしくはH3.1をコードする*HIST1H3B*や*HIST1H3C*に変異があり，その結果27番目のアミノ酸であるリシン（K）がメチオニン（M）に変わっている。これがH3K27M変異である。WHO2016では，この腫瘍はdiffuse midline glioma，H3K27M-mutantとされ，組織学的悪性度はWHO grade Ⅳである。この遺伝子異常は，変異特異抗体を用いた免疫染色またはDNAシークエンスで確認される。

▶上衣腫（ependymoma）

上衣腫はDNAメチル化プロファイルからテント上，後頭蓋窩，脊髄に分類されるが，メチル化解析は一般には困難であるため，WHO2016分類に組み込むことは見送られ，FISH法で検出可能で特徴的なRELA融合遺伝子をもったテント上上衣腫のみが診断名として独立している（ependymoma, RELA fusion-positive）。本腫瘍は免疫染色でL1CAMが陽性であることが知られており，この手法が代替マーカー（サロゲートマーカー）として利用される。

▶髄芽腫（medulloblastoma）

髄芽腫は発現解析（トランスクリプトーム解析）などで4群に分類されることが知られていたが，group 3とgroup 4の分類が不明確であったことから，WNT，SHH，その他（non-WNT/non-SHH）の3群に分けられている。SHHは*TP53*変異の有無により予後が大きく異なるので，変異の有無によりさらに2群に分けられる（変異の有無はp53免疫染色で判断する）。現時点では遺伝学的分類と組織学的分類が併記されており，過渡期の状態である。遺伝学的検査ができない場合には従来の組織分類に従う。胎児性腫瘍に関しては，日本小児分子脳腫瘍グループ（Japan Pediatric Molecular Neuro-oncology Group：JPMNG）による遺伝子診断実施体制が構築されており，登録することで結果のフィードバックを受けることが可能となっている。

▶Atypical teratoid/rhabdoid tumor（AT/RT）

AT/RTの定義にINI1遺伝子変異が組み込まれ，診断には免疫染色によりINI1蛋白の欠失を確認することが要件となっている。この遺伝子はクロマチンのリモデリングにかかわる蛋白をコードするが，その不活化を起こす欠失や変異が横紋筋様腫瘍に特徴的な遺伝子異常であることがわかっている。AT/RTと類似の組織像を呈するものの免疫染色でINI-1陽性の腫瘍は，CNS embryonal tumor with rhabdoid featuresと記載する。

臨床における遺伝子異常解析法

▶*IDH*変異の解析

イソクエン酸脱水素酵素（isocitrate dehydrogenase：IDH）はクエン酸回路を構成する酵素の一つである。*IDH*遺伝子変異の多くは*IDH1*の点突然変異であり，132番目のアミノ酸であるアルギニン酸（R）がヒスチジン（H）になる変異（R132H）が91％を占める[10]。こ

のIDH1 R132H変異は，変異蛋白を免疫染色で検出できるため簡便に検索することができ，臨床的に広く用いられている。ただ，残りの9％はIDH1の他の部位もしくはIDH2の変異が含まれており，これらは免疫染色で検出されない。若年者のGBM（55歳以下）でIDH変異が免疫染色で検出されない場合は，他の部位のIDH変異の存在を疑うべきであり，シークエンシングが必要になる。変異の可能性がある部分をターゲットにして配列を読むターゲットシークエンシングが行われる。

▶1p/19q共欠失の解析

1p/19q共欠失は，染色体1番短腕（1p）と19番長腕（19q）がともに全長で欠失している状態を指し，欠失が起こるメカニズムは19pが1qに融合する転座t(1;19)であると考えられている[11]。その検出方法は複数あり，それぞれ一長一短がある。Fluorescent in situ Hybridization（FISH），マイクロサテライト解析，アレイCGH，Multiplex Ligation-dependent Probe Amplification（MLPA），SNPアレイなどの方法があるが，最も広く行われているのは，FISHとマイクロサテライト解析である。FISHは1p，19q上に設定された蛍光プローブを用いて個々の細胞の染色体の部分のコピー数を検出する方法であるが，現在最も多く用いられているプローブは部分欠失の頻度が高い領域である1p36，19q13.3に設定されており，部分欠失を拾ってしまう欠点がある（図2）。この欠点を補う新たなFISHプローブが，現在国立がん研究センターで開発されており，近々使用可能になると思われる。マイクロサテライト解析はアレル不均衡を検出する方法であり，複数のプライマーを広範囲に設定することで全欠失の同定を可能とするが，正常コントロールとして血液検体を必要とすること，コピー数は同定できないためpolysomyの有無を区別できないこと等の弱点もある（図3）。他の方法にも解析コストの問題など一長一短があり，統一された解析法がないのが現状である。日本脳腫瘍学会では，標準的な手法を提示しこの問題を解決するよう検討を行っている。

▶TP53変異，ATRX変異，TERTプロモーター変異

TP53遺伝子は染色体17p13に存在するがん抑制遺伝子で，その遺伝子産物であるp53蛋白は，細胞周期やアポトーシスを制御し，ゲノム安定性維持に重要な役割を果たしている。変異がないp53蛋白は半減期が短く（30分程度）細胞内で速やかに分解されるが，変異型p53蛋白は分解時間が遅延し核内に蓄積されるため，変異型p53蛋白は免疫染色にて蛋

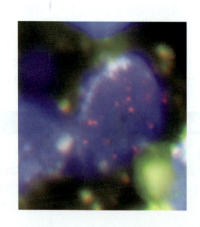

図2 FISH法によるEGFR遺伝子増幅の検出

本来2個のはずの輝点が多数検出される。多いときは数十個以上になる。

白過剰発現として確認される。一方，TP53変異は特定の箇所に変異が限局しておらずエクソン全体に変異を認めるため，変異箇所の同定には広範囲に渡るシークエンスが必要である。ATRX変異は，ATRX蛋白発現の消失を免疫染色で確認することにより同定される。TERTプロモーターの点突然変異は2ヵ所のホットスポットのいずれかであり（C228Tもしくは C250T），シークエンスにて同定可能である。

▶MGMTプロモーターのメチル化

MGMT（O^6-methylguanine DNA methyltransferase）はメチル化されたグアニン塩基のメチル基をはずしてもとに戻す際に働く酵素で，その遺伝子MGMTはテモゾロミドなどのアルキル化剤に対する薬剤耐性にかかわる。この遺伝子のプロモーター領域にメチル化を受ける領域があり，ここがメチル化されると遺伝子の発現が抑制され，腫瘍のアルキル化剤に対する感受性が増加すると考えられている。さまざまな解析法があるが，基本原理はバイサルファイト処理による塩基置換を利用するもので，塩基置換の有無を検出する方法がそれぞれ異なる。腫瘍DNAをバイサルファイト処理すると，通常はシトシン（C）がウラシル（U）に変換されるが，メチル化されたシトシンは変換されない。バイサルファイト後の塩基置換を検出することで，メチル化の有無を同定する。一般的な方法はMethylation-specific PCR（MSP）であり，バイサルファイト処理後にメチル化配列と非メチル化配列を検出するプライマーでPCRを行い，PCRを産物の有無を確認する。

サンプルの採取と保存

▶腫瘍組織からのDNA等の抽出

DNAの抽出はパラフィン切片からも可能であるが，200〜300bp程度の断片になってしまうことが多く，データがやや安定しない。従って，遺伝子検査を考慮している場合は，腫瘍組織の凍結保存が望ましい。適切な凍結保存がなされればDNA，RNA，蛋白等すべてが抽出できるので，研究目的に保存する場合はこれが理想的であるが，長期に保存することは大学等の研究機関でなければなかなか難しい。

▶腫瘍組織の凍結の方法

複数の凍結専用のプラスチックチューブに入れた腫瘍組織（5〜10mm角にしておく）を

図3 マイクロサテライト法による1pのLOHの解析

摘出した腫瘍（T）と患者の血液－正常組織（N）からそれぞれDNAを抽出して，1pに存在するマイクロサテライトマーカーを複数個（通常はそれぞれについて3個以上）PCRで増幅し，電気泳動する。正常DNAから検出される1つのマーカーにつき2つのアリル（赤の矢印）が，腫瘍において1つになっていれば，LOH（loss of heterozygosity）と判断できる。

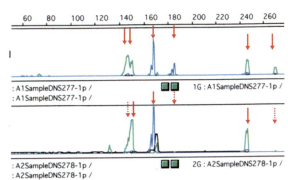

液体窒素の中に投入し瞬間冷凍させる（snap-freeze）。その後－80℃の冷凍庫に移して長期冷凍保存する。細かいことだが油性のマーカーであらかじめチューブに検体の番号等を書いておくことが重要である。後に書くのは難しいし，テープ等を貼ってもはがれてしまうので注意を要する。液体窒素がない場合は，ドライアイスを十分に入れた発泡スチロールの中に投入しても，DNAなどはそれほどの劣化はない。

採取時の注意として，いったん凍結すると，DNAを抽出する際にどのくらい腫瘍成分があるのか判定することは困難であるので，なるべく正常組織を含まないように採取することが重要である。

他施設に送る場合はドライアイスを十分に入れた発泡スチロールの容器に入れて，冷凍の宅配便で送る。抽出したDNAを送る場合は，室温で送付しても問題はない。

▶血液の採取

DNAを抽出するための採血は血算に用いられるEDTA顆粒入りの採血管が最も便利である。これに定量の2ccを採血すれば，検査に用いる量のDNAは十分に抽出できる。採血後は冷蔵庫に保管し，なるべく早く抽出を担当する人に渡すように手配する。他施設に送る場合は冷蔵の宅配便で送る。腫瘍の場合と同様に，DNAを抽出してこれを送る場合は，室温で送付しても問題はない。

▶DNAの抽出

PCRに用いるためのDNAを抽出するには3～5mm角ほどの凍結腫瘍組織か，1～3cm^{2}の面積をもつ腫瘍の6ミクロン切片が3～4枚あればいい。最近は簡便に抽出ができるキットが多種販売されている。これは施設によって馴れたものを使えばよい。

▶腫瘍の不均一性の問題

近年の網羅的遺伝子解析により，脳腫瘍内の空間的，時間的多様性が明らかとなっている。例えば，同一腫瘍内の複数箇所から採取された乏突起膠腫の検体の遺伝子解析では，根幹となる*IDH*変異や1p/19q codeletionなどの異常はどの部位でも共通しているが，他の遺伝子異常のパターンは場所によって異なっていることが示されている[12]。さらに，個々の腫瘍細胞を個別に解析する"single cell analysis"においては，例えば，一つの*IDH*変異型星細胞腫のなかで，星細胞腫系に分化した細胞，乏突起膠腫系に分化した細胞，未分化な細胞が混在することが報告されている[13]。従って，遺伝子異常の解析において，採取されたサンプルがどの程度全体の性質を反映しているかが問題となりうる。可能であれば，同一腫瘍内でも腫瘍の広がりや画像上の特徴が異なる部位に関しては，別々に検体を採取することが必要かもしれない。浸潤性の腫瘍においては，採取検体への正常細胞混入率も問題となる。正常細胞の混入が多いと遺伝子変異の検出率は低下するため，なるべく腫瘍細胞の比率が高いと思われる箇所を採取する必要がある。

インフォームド・コンセント

遺伝子検査の多くは現時点で純粋な臨床目的ともいえず，また，将来の研究目的のために試料を保存することを考慮すると，究極の個人情報である個々の遺伝子の情報を有する試料であるが故に適切な対処が必要である。すでに，患者由来の検体を用いて遺伝子解析，検査を行う場合の手続きについての検討が政府の検討会で行われ，その結果平成13年に

文部科学省，厚生労働省，経済産業省合同で「ヒトゲノム・遺伝子解析研究に関する倫理指針」（いわゆる三省指針）が示された。その後平成29年2月に最新の改訂が行われており，細かな指針が決められている[14]。大部に渡るので細かな引用は避けるが，この指針は主に「いわゆる生殖細胞系列変異又は多型（germline mutation or polymorphism）を解析する研究」を対象としたもので，「がん等の疾病において，病変部位にのみ後天的に出現し，次世代には受け継がれないゲノム又は遺伝子の変異を対象とする研究（いわゆる体細胞変異（somatic mutation）を解析する研究をいい，変異の確認のために正常組織を解析する場合を含む。）については，原則として本指針の対象としない」と明記されている。しかし，「本指針の対象としないこれらの体細胞変異，遺伝子発現及びたんぱく質の構造又は機能に関する研究においても，本指針の趣旨を踏まえた適切な対応が望まれる。」とされている。ではどの程度厳密にこの指針に沿わなければならないかは明確に示されていないが，試料の保存については目的や保存の方法を明記し個々の施設での倫理委員会での承認を得る必要がある。手術の承諾書と同様に，2部作成して1部は診療録に保管し，1部は患者に渡す。電子カルテの場合は電子媒体として保存したうえで，実物も保存しておく。

（大谷亮平，植木敬介）

文献

1) 日本家族性腫瘍学会ホームページ
   Available from: http://jsft.umin.jp/.
2) Eckel-Passow JE, Lachance DH, Molinaro AM, et al. Glioma Groups Based on 1p/19q, IDH, and TERT Promoter Mutations in Tumors. N Engl J Med 2015; 372 (26): 2499-508.
3) Cancer Genome Atlas Research Network, Brat DJ, Verhaak RG, Aldape KD, et al. Comprehensive, Integrative Genomic Analysis of Diffuse Lower-Grade Gliomas. N Engl J Med 2015; 372 (26): 2481-98.
4) Ueki K, Nishikawa R, Nakazato Y, et al. Correlation of histology and molecular genetic analysis of 1p, 19q, 10q, TP53, EGFR, CDK4, and CDKN2A in 91 astrocytic and oligodendroglial tumors. Clin Cancer Res. 2002; 8 (1): 196-201.
5) van den Bent MJ, Brandes AA, Taphoorn MJ, et al. Adjuvant procarbazine, lomustine, and vincristine chemotherapy in newly diagnosed anaplastic oligodendroglioma: long-term follow-up of EORTC brain tumor group study 26951. J Clin Oncol 2013; 31 (3): 344-50.
6) Cairncross G, Wang M, Shaw E, et al. Phase III trial of chemoradiotherapy for anaplastic oligodendroglioma: long-term results of RTOG 9402. J Clin Oncol 2013; 31 (3): 337-43.
7) Ohgaki H, Kleihues P. The definition of primary and secondary glioblastoma. Clin Cancer Res 2013; 19 (4): 764-72.
8) Malmstrom A, Gronberg BH, Marosi C, et al. Temozolomide versus standard 6-week radiotherapy versus hypofractionated radiotherapy in patients older than 60 years with glioblastoma: the Nordic randomised, phase 3 trial. Lancet Oncol 2012; 13 (9): 916-26.
9) Wick W, Platten M, Meisner C, et al. Temozolomide chemotherapy alone versus radiotherapy alone for malignant astrocytoma in the elderly: the NOA-08 randomised, phase 3 trial. Lancet Oncol 2012; 13 (7): 707-15.
10) Olar A, Wani KM, Alfaro-Munoz KD, et al. IDH mutation status and role of WHO grade and mitotic index in overall survival in grade II-III diffuse gliomas. Acta Neuropathol 2015; 129 (4): 585-96.
11) Jenkins RB, Blair H, Ballman KV, et al. A t(1;19)(q10;p10) mediates the combined deletions of 1p and 19q and predicts a better prognosis of patients with oligodendroglioma. Cancer Res 2006; 66 (20): 9852-61.
12) Suzuki H, Aoki K, Chiba K, et al. Mutational landscape and clonal architecture in grade II and III gliomas. Nat Genet 2015; 47 (5): 458-68.
13) Venteicher AS, Tirosh I, Hebert C, et al. Decoupling genetics, lineages, and microenvironment in IDH-mutant gliomas by single-cell RNA-seq. Science 2017; 355 (6332).
14) 厚生労働省　研究倫理指
    Available from: https://www.mhlw.go.jp/stf/seisakunitsuite/bunya/hokabunya/kenkyujigyou/i-kenkyu/index.html.

IV

頭部外傷

IV 頭部外傷

総論

外傷における頭部外傷の疫学

　平成29年の人口動態統計月報年計（概数）の概況[1]によると「不慮の事故」は年間40,395人で死因の6位である（表1）。

　また，年齢別の死因では，1〜9歳，15〜29歳で2位，15〜19歳と30〜34歳で3位になっている（表2）。「不慮の事故」のなかで外傷が起因となっている交通事故死，転倒・転落死は合計14,077人で平成24年の13,582人と比較するとほぼ同数といえる。これら外傷死の約60〜70％が頭部外傷を原因とするといわれていることを考慮すると，外傷死における頭部外傷は大きな位置を占めている。

　わが国の代表的な外傷診療施設が登録している日本外傷データバンク（Japan Trauma Data Bank：JTDB）の統計では（2012〜2016年），全外傷登録52,815名中，頭部外傷は20,830人であり，部位別では下肢外傷22,814人に次いで多かった[2]（図1）。このように外傷のなかでも頭部外傷は頻度が高く，前述のように死亡する割合も高い。また，救命されてもさまざまな後遺症が残存することがあり，その支援のために多くの社会資源を必要とすることが大きな課題で，外傷学における頭部外傷の重要性を示唆している[3]。

　前述のJTDBにおける年齢は，図2のように若年者と高齢者に2つの二峰性分布を示している[2]。

表1 平成29年の死因別死亡数、死亡率

死因	平成29年					
	総数		男		女	
	死亡数(人)	死亡率	死亡数(人)	死亡率	死亡数(人)	死亡率
全死因	1,340,433	1075.4	690,704	1138.4	649,729	1015.6
悪性新生物〈腫瘍〉	(1) 373,178	299.4	(1) 220,301	363.1	(1) 152,877	239.0
心疾患(高血圧性を除く)	(2) 204,203	163.8	(2) 96,151	158.5	(2) 108,052	168.9
脳血管疾患	(3) 109,844	88.1	(3) 53,151	87.6	(4) 56,693	88.6
老衰	(4) 101,787	81.7	(5) 25,886	42.7	(3) 75,901	118.6
肺炎	(5) 96,807	77.7	(4) 53,110	87.5	(5) 43,697	68.3
不慮の事故	(6) 40,395	32.4	(6) 23,151	38.2	(6) 17,244	27.0
誤嚥性肺炎	(7) 35,740	28.7	(7) 20,069	33.1	(7) 15,671	24.5
腎不全	(8) 25,135	20.2	(10) 12,569	20.7	(9) 12,566	19.6
自殺	(9) 20,431	16.4	(9) 14,308	23.6	(14) 6,123	9.6
血管性及び詳細不明の認知症	(10) 19,559	15.7	(15) 6,990	11.5	(8) 12,569	19.6

平成29年(2017)人口動態統計月報年計(概数)の概況より

一方，わが国で重症頭部外傷を治療する代表的な施設が加盟する日本脳神経外傷学会のJapan Neurotrauma Data Bank（JNTDB）は来院時のGlasgow Coma Scale（GCS）が8以下，あるいは頭部外傷に関する外科的手術を行った症例が対象となり，過去に3回の症例登録がなされた．すなわち，Project 1998（以下，P1998：1998～2001年，10施設，6歳以上から登録）の1,002例，Project 2004（以下，P2004：2004～2006年，19施設）の1,101例，およびProject 2009（以下，P2009：2009～2011年，22施設）の1,091例である．P1998では明らかに20～29歳と60～69歳が2つのピークとなる二峰性の分布を示していたが，P2004では20～29歳のピークが減少し，60～69歳のピークが増大し，一峰性の傾向となった．さらに，P2009では70～79歳が年齢分布のピークとなり，若年側へなだらかな裾野をもつ形に変化していた．重症頭部外傷のなかでの高齢者，特に75歳以上の超高齢者の

表2 年齢別死亡原因

年齢	第1位 死因	死亡数(人)	死亡率	第2位 死因	死亡数(人)	死亡率	第3位 死因	死亡数(人)	死亡率
総数	悪性新生物(腫瘍)	373,178	299.4	心疾患	204,203	163.8	脳血管疾患	109,844	88.1
0歳	先天奇形等	637	67.3	呼吸障害等	235	24.8	不慮の事故	81	8.6
1～4	先天奇形等	177	4.6	不慮の事故	69	1.8	悪性新生物(腫瘍)	60	1.5
5～9	悪性新生物(腫瘍)	75	1.4	不慮の事故	61	1.2	先天奇形等	51	1.0
10～14	悪性新生物(腫瘍)	100	1.9	自殺	99	1.8	不慮の事故	50	0.9
15～19	自殺	458	7.8	不慮の事故	234	4.0	悪性新生物(腫瘍)	125	2.1
20～24	自殺	1,057	17.9	不慮の事故	332	5.6	悪性新生物(腫瘍)	174	2.9
25～29	自殺	1,048	17.5	不慮の事故	285	4.8	悪性新生物(腫瘍)	269	4.5
30～34	自殺	1,278	18.6	悪性新生物(腫瘍)	616	9.0	不慮の事故	262	3.8

平成29年（2017）人口動態統計月報年計（概数）の概況より

平成28年 総数	
死亡数(人)	死亡率
1,307,748	1046.0
(1) 372,986	298.3
(2) 198,006	158.4
(4) 109,320	87.4
(5) 92,806	74.2
(3) 119,300	95.4
(6) 38,306	30.6
38,650	30.9
(7) 24,612	19.7
(8) 21,017	16.8
(14) 11,894	9.5

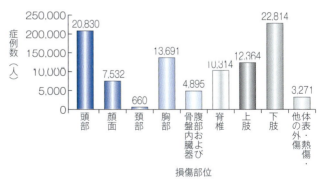

図1 JTDBに登録された損傷部位

頭部 20,830／顔面 7,532／頸部 660／胸部 13,691／腹部骨盤部内臓および臓器 4,895／脊椎 10,314／上肢 12,364／下肢 22,814／他の体表外・熱傷・傷 3,271

https://www.jtcr-jatec.org/traumabank/dataroom/dataroom.htm

割合が増加している本邦の頭部外傷の特徴が明らかとなった（ 図3 ）[4]。

頭部外傷による脳損傷の機序

▶直線方向への外力による脳損傷

　頭蓋骨や脳実質へ外力の直接作用で生ずる損傷をcoup injury（直撃損傷）という。受傷部位直下の頭蓋骨骨折や頭蓋内血腫，脳挫傷が典型である。一方，後頭部や側頭部を強打した際に発生する前頭葉や対側側頭葉の脳挫傷，すなわち，頭部に外力が作用した部位の

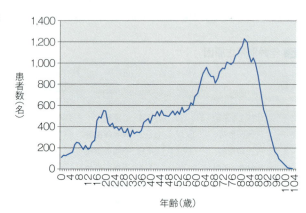

図2　JTDBに登録された年齢別症例数

https://www.jtcr-jatec.org/traumabank/dataroom/dataroom.htm

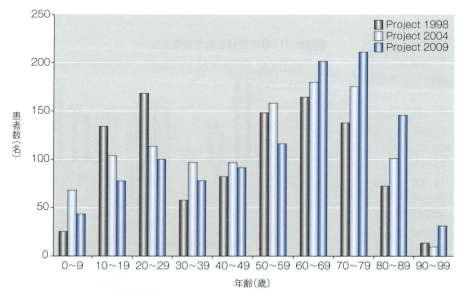

図3　JNTDBにおける頭部外傷の年齢分布

横堀將司, 他. 神経外傷 2013; 36: 61-70.[4]より引用

対角線上に生ずる損傷をcontrecoup injury（反衝損傷）とよんでいる。Coup injuryやcontre-coup injuryは、頭部の特定の部位に外力が作用して頭蓋内損傷をきたす局所性脳損傷（focal injury）に分類される。

▶回転力や加速度による脳損傷

回転力や加速度によって脳組織に生ずるズレの力（剪断力）で脳損傷が生ずることがある。ヘルメットやエアーバッグで頭部を保護される交通事故や爆発物で発生する頭蓋内損傷では、頭蓋の特定部位に外力は作用せず、脳実質に作用した回転力、加速度、あるいは衝撃波により脳損傷が発生する。大脳白質や基底核、あるいは脳幹部などに神経線維（軸索）の断裂が生じ、びまん性軸索損傷といわれる病態を生ずる。受傷直後から意識障害を認めるのが特徴で、意識障害の遷延や高次脳機能障害などの後遺症が問題となる。

頭部外傷の分類

▶重症度による分類

一般に急性期頭部外傷の重症度は来院時の意識状態で評価する。本邦における『改訂第5版 外傷初期診療ガイドラインJATEC』では来院時GCSが3〜8を重症、9〜13を中等症、14〜15を軽症と定義している[5]。これらの重症度分類の根拠は死亡率や後遺症、画像上頭蓋内病変を有する割合である。ちなみに、GCS 3〜8の重症は、9〜13の中等症と比較して死亡率は約3倍高値である。また、GCS 13では頭蓋内病変を有する割合がGCS 14と比較して2倍高値である。一方、日本脳神経外科学会と日本脳神経外傷学会監修による『重症頭部外傷治療・管理のガイドライン 第3版』では軽症と中等症の境界をGCS 13と12の間に設定をしている[6]。

重症度別の頻度は統計によってさまざまであるが、医療機関へ受診する頭部外傷の重症度割合は軽症80％、中等症10％、重症10％であるといわれている。ちなみに、日本脳神経外傷学会が2005年と2012年の決まった7日間に全国の脳神経外科専門医訓練施設（2005年は旧A/C項）、および一部の救命救急センターを対象に行った調査結果では2005年は777例、2012年は678例の登録があった。そのなかで来院時GCS 3〜8の重症例は前者が14.0％、後者が13.8％でほぼ同率で、中等症と軽症例はほぼ80％（645例）で重症度の割合はほぼ同様であった[8]。

▶外界と頭蓋内の交通性による分類

受傷部位の頭皮と直下の頭蓋骨が損傷され、外界と頭蓋内が交通した損傷を開放性頭部外傷とよび、それ以外を非開放性頭部外傷という。さらに、硬膜が損傷された結果、脳実質と外界が交通された場合を穿通性頭部外傷という。開放性頭部外傷や穿通性頭部外傷では創部から頭蓋内への逆行性細菌感染の可能性があり、放置すると細菌性髄膜炎や脳膿瘍の原因となる。創部のデブリードマンや創部の閉鎖を早急に行う必要がある。

▶病態や画像による損傷形態による分類

本邦ではCT導入以前から臨床経過を主体とした荒木分類が広く用いられてきた（**表3**）[9]。最近では臨床症状と画像所見を組み合わせたGennarelliらの分類法（**表4**）が一般に使用され[10]、前述の『外傷初期診療ガイドラインJATEC』でも本分類に則って記載されている。本分類は頭部外傷を頭蓋骨骨折、局所性脳損傷（脳挫傷、急性硬膜外血腫、急性硬膜

下血腫など)とびまん性脳損傷(脳振盪,びまん性軸索損傷など)に分類している。また,予後予測に有用といわれる米国のTraumatic Coma Data Bank(TCDB)分類(表5)も世界的に良く知られている。TCDB分類は来院時CT所見から頭部外傷急性期の病態を分類するものである。ちなみにそれぞれの死亡率はdiffuse injury Ⅰ:9.6%,Ⅱ:13.5%,Ⅲ:34.0%,Ⅳ:38.8%,evacuated mass lesion:52.8%,non-evacuated mass lesion:56.2%である[11]。

さらに最近,日本脳神経外科学会と日本外傷学会が共同で作成した頭部外傷分類も使用されつつある[12,13]。本分類は頭部外傷急性期の初療を担当する機会の多い外傷医と治療を担当する脳神経外科医が共通言語として使用することを目的に作成されたものである。本分類はGennarelliらの分類を基本として作成され,手術適応や画像上所見,脳ヘルニア徴候の有無を加味した分類である(表6)。使用するに当たっては①神経学的所見は経時的に変化するため,継続的な評価が重要で,軽症,中等症,および重症の評価は変更される可能性があり,来院時の分類が絶対的なものではないこと,②重症と判断された場合にはその対応や治療等に関して速やかに脳神経外科医に相談すること等が強調されている(表6)。

表3 荒木分類

第Ⅰ型	単純型または無症状型	脳からの症状を欠くもの
第Ⅱ型	脳振盪型	意識障害が一過性で,受傷後6時間以内(多くは2時間以内)に消失し,その他の脳の器質的損傷を思わせる症状がないもの
第Ⅲ型	脳挫傷型	受傷直後より意識障害が6時間以上持続するか,受傷直後より脳局所症状ないし脳の器質的損傷を思わせる症状のあるもの
第Ⅳ型	頭蓋内出血型	頭蓋内血腫が疑われ早急に外科的処置を考慮する必要があるもの。すなわち,受傷直後の意識障害および局所症状が軽微であるか欠如していたものが,時間がたつにつれ意識障害および局所症状が出てくるとかそれらの程度が増悪してきたもの

表4 Gennarelliらの分類法

1. 頭蓋骨損傷……………円蓋部骨折(線状骨折,陥没骨折)頭蓋底骨折
2. 局所性脳損傷…………硬膜外血腫,硬膜下血腫,脳挫傷,脳内血腫
3. びまん性脳損傷………脳振盪,びまん性軸索損傷

表5 Traumatic Coma Data Bank(TCDB)分類

Category	Definition
diffuse injury	25cc以上の占拠性病変(高あるいは混合吸収域)なし
Ⅰ	CT上明らかな異常所見なし
Ⅱ	中脳周囲脳槽は描出 正中構造偏位0~5mm
Ⅲ	中脳周囲脳槽の圧排や消失 正中構造偏位0~5mm
Ⅳ	正中構造偏位>5mm
evacuated mass lesion	外科的に手術された占拠性病変を示す
nonevacuated mass lesion	外科的に手術されなかった25cc以上の占拠性病変を有す

頭部外傷の管理と治療

▶軽症頭部外傷

　軽症頭部外傷はGCS 13〜15，またはJCS I 桁（『重症頭部外傷治療・管理のガイドライン 第3版』[6]），あるいはGCS 14, 15（JATEC[4]）と定義されている。軽症であっても重症化や頭蓋内病変を有する場合がある。ヨーロッパのガイドラインでは軽症であっても頭蓋内病変存在の危険因子として 表7 のような所見を示している[14]。また，『重症頭部外

表6　日本脳神経外傷学会と日本外傷学会の頭部外傷分類
A：頭蓋骨の損傷

		軽症	中等症	重症
円蓋部骨折	線状骨折	①②を同時に満たす ①骨折線が血管溝と交差しない ②静脈洞部を越えない	①②のいずれかを満たす ①骨折線が血管溝と交差する ②静脈洞部を越える	①②③いずれかを満たす ①1cmを超える陥没 ②開放性（髄液の漏出を認める） ③静脈洞圧迫に起因する静脈還流障害
	陥没骨折	①②を同時に満たす ①1cm以下の陥没 ②非開放性	①②を同時に満たす ①1cm以下の陥没 ②陥没部が外界と交通しているもの（髄液の漏出はない）	
頭蓋底骨折			頭蓋底骨折（髄液漏の有無を問わない）	頭蓋底骨折（大量の耳出血，あるいは鼻出血を伴う）

付記
1) 穿通外傷は銃弾，刃物，ガラス片の他に，傘，針，箸などの日常品によって生ずるため原則として全例が手術適応となる（重症と判断）。
2) 大量の耳出血，鼻出血は血管損傷を伴った頭蓋底骨折の可能性があるので重症と判断する。

B：局所性脳損傷

	軽症	中等症	重症
脳挫傷 急性硬膜外血腫 急性硬膜下血腫 脳内血腫	①②③を同時に満たす ①GCS 14, 15 ②脳ヘルニア徴候なし ③mass effectなし	①②③を同時に満たす ①GCS 9-13 ②脳ヘルニア徴候なし ③mass effectなし	①②③のいずれかを満たす ①GCS 3-8 ②脳ヘルニア徴候あり ③mass effectあり

・脳ヘルニア徴候とはテント切痕ヘルニアの有無で判断し，意識障害を伴う瞳孔不同，片麻痺，Cushing徴候のいずれかが出現した場合をいう（切迫するD）。
・Mass effectとは頭部CT（モンロー孔レベルのスライス）で正中線構造の偏位が5mm以上，もしくは脳底槽が圧排・消失している所見をいう。脳底槽は中脳レベルのスライスにおける左右の迂回槽，四丘体槽の描出度で評価する（p.317）。
・画像上で手術を考慮しても良いCT所見の目安は以下のごとくである（『重症頭部外傷治療・管理のガイドライン 第3版』より）
　　急性硬膜外血腫　：厚さが1〜2cm以上，またはテント上で20〜30mL以上（後頭蓋窩で15〜20mL以上）
　　急性硬膜下血腫　：厚さが1cm以上
　　脳内血腫，脳挫傷：以下のいずれかの所見が認められる場合
　　　　　①血腫の直径が3cm以上
　　　　　②広範囲の挫傷性浮腫
　　　　　③脳底槽，中脳周囲槽の消失

（次ページに続く）

C：びまん性脳損傷

	軽症	中等症	重症
びまん性脳損傷（狭義）	意識消失はないが一過性の神経症候がある（軽症脳振盪）	受傷直後より意識を消失するが，6時間以内に回復する．意識回復後は一過性の神経症候があることがある（古典的脳振盪）	受傷直後からの意識消失が6時間以上遷延する（脳幹徴候を示す場合は最重症）
くも膜下出血	脳表のみにわずかに存在	脳底槽の一部に存在	脳底槽全体に存在
びまん性脳腫脹	一次性の場合であって①②を同時に満たす ①GCS 14，15 ②軽度の脳腫脹	一次性の場合であって①②③を同時に満たす ①GCS 9-13 ②脳ヘルニア徴候なし ③脳腫脹はあるが，脳底槽は描出	・一次性の場合であって①②③のいずれかを満たす ①GCS 3-8 ②脳ヘルニア徴候あり ③脳底槽の圧排・消失 ・二次性脳損傷の場合

- 意識消失：意識消失とはGCSでE1，かつV≦2，かつM≦5の状態をいう．
- 一過性の神経症候：一過性の神経症候とは軽症では記銘力低下，指南力低下など，中等症ではこれに加えて会話困難，小脳失調などをいう．重症はdiffuse injury（Gennarelli）に相当する．
- びまん性軸索損傷：重症びまん性脳損傷（狭義）はdiffuse injury（Gennarelli）に相当する．なお，びまん性軸索損傷は病理学的診断名であるが，日常診療では重症のびまん性脳損傷（狭義）として用いられる．
- びまん性脳腫脹：一次性は主として小児頭部外傷で認められ，比較的予後良好で脳充血を原因とする．一方，ショックや低酸素血症を原因とする二次性脳損傷で生ずる場合は予後不良で重症と評価する．脳底槽は中脳レベルのスライスで左右の迂回槽，四丘体槽の描出で評価する．

傷治療・管理のガイドライン 第3版』[6]においても 表8 の所見を有する場合は中等症も含めて重症化の可能性が強調されている． 表7 や 表8 のいずれかの所見を有する場合やGCS 14では入院による経過観察が勧められている．入院期間内の安静は必要ないものの24時間の経過観察が勧められている．また，抗血小板薬や抗凝固薬を服用している場合も重症化に留意する必要がある．日本脳神経外科学会や日本救急医学会などが支援している"Think FAST" campaignはこのような病態の注意喚起を促している．

▶中等症頭部外傷

中等症の約10〜20％が重症化する．退院後に後遺症として記憶力障害や記銘力障害などにより職場復帰が困難であったり，学業成績が低下したりすることあり，急性期以降の対応も重要となる．

▶重症頭部外傷

脳浮腫や出血，血腫などの占拠性病変が存在し，かつ脳ヘルニア徴候が進行しているときには頭蓋内圧を正常化させるための管理が必要となる．2013年に公表された『重症頭部外傷治療・管理のガイドライン 第3版』（以後，ガイドライン）では病院前救護から救急初療室でのバイタルサイン評価と安定化，集中治療室では各種モニター所見を参考にした頭蓋内圧や脳血流などの頭蓋内環境の正常化，輸液，栄養管理などの重要性が強調されている．ガイドラインで推奨，記載されている部分を以下に列記する．

●救急隊員による病院前救護

病院前救護の目的は二次性脳損傷を軽減・回避することである．生命維持に必須な処置を施行し，緊急度・重症度に基づいた適切な医療機関への迅速な搬送（Load & Go）を行う

ことが勧められている。救急隊員は地域メディカルコントロール協議会が当該地域の実情に合わせて作成した活動基準に則って病院前救護を行うが，その活動基準は頭部外傷を含む外傷の対応は本邦で標準化された「外傷病院前救護ガイドライン：Japan Prehospital Trauma Evaluation & Care：JPTEC」を基本に作成されている（**図4**）[15]。病院前で問題になるのは気道の確保と換気，低酸素と低血圧の是正，頸部保護，合併損傷の応急処置であるが，本邦の救急隊が施行できる処置は限定されており，医師が救急現場に出向いて医療行為を展開できるドクターヘリやドクターカー等を利用した迅速な搬送の重要性が強調されている。

● バイタルサインの評価と安定化

病院初療室では二次性脳損傷の軽減・回避のためにバイタルサインの評価と安定化が重要である。『重症頭部外傷治療・管理のガイドライン 第3版』は『外傷初期診療ガイドライン』（Japan Advanced Trauma Evaluation & Care：JATEC）に則ったprimary surveyを推奨している[5]（**図5**）。JATECでは気道の確保（A：Airway）を最優先し，気道閉塞，呼吸

表7 軽症頭部外傷における頭蓋内病変合併の因子

1. 受傷歴が不明
2. 外傷後（前向性）健忘の持続（前向性健忘の持続は，GCS 4点の混乱した会話と判断することがある）
3. 30分以上の逆向性健忘
4. 頭蓋骨（陥没または頭蓋底）骨折の臨床徴候を含む肋骨より上の外傷
5. 激しい頭痛
6. 嘔吐
7. 局所神経症状
8. 痙攣
9. 2歳未満
10. 60歳超（カナダのガイドラインでは65歳以上）
11. 凝固障害
12. 高エネルギー事故（64km/h以上の自動車事故，車の大破・横転・運転席の30cm以上の圧縮，車内からの救出に20分以上かかる，6m以上の転落，車と歩行者の事故，32km/h以上の二輪車事故）
13. アルコールまたは薬物中毒

Vos PE. Eur J Neurol 2002; 9: 207-19.[13]より引用

表8 軽症・中等症頭部外傷の重症化因子

1. 軽度意識障害や見当識障害，健忘，その他の神経学的異常所見
2. 下記のいずれかに該当するもの
   ①受傷直後の意識消失，健忘，見当識障害の存在
   ②頻回の嘔吐，頭痛
   ③てんかん発作
   ④陥没骨折，頭蓋底骨折
   ⑤CT（bone image）で骨折が疑われる
   ⑥高エネルギー事故
   ⑦高齢者
   ⑧抗凝固薬，抗血小板薬
   ⑨脳神経外科的手術の既往（開頭術，VPシャントなど）

日本外傷学会，日本救急医学会，監修．改訂第5版 外傷初期診療ガイドラインJATEC，へるす出版，東京，2016.[5]より一部改変

図4 Load & Go

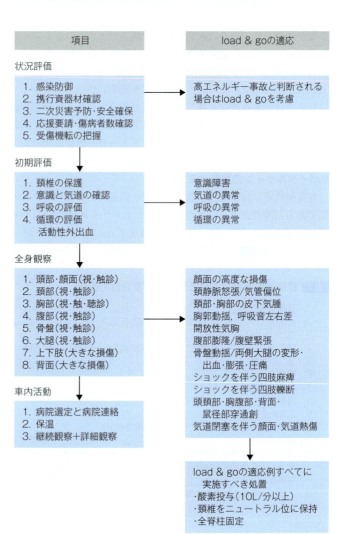

JPTEC協議会 編著. 改訂第2版JPTECガイドブック, へるす出版, 2016.[15]より引用

図5 Primary survey(ABCDEアプローチ)

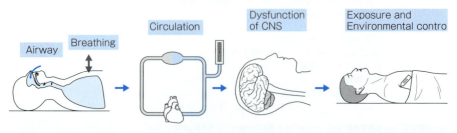

JPTEC協議会 編著. 改訂第2版JPTECガイドブック, へるす出版, 2016.[15]より引用

異常（B：Breathing），ショック（C：Circulation），GCS 8以下，GCSの最良運動反応（M）スコアーが5以下では確実な気道確保としての気管挿管の必要性が強調されている。

また，呼吸管理目標法として高濃度酸素（リザーバー付き酸素マスクで10〜15L/分）の投与が標準とされ，目標値としての末梢血酸素飽和度（SpO$_2$），動脈血酸素分圧（PaO$_2$），動脈血二酸化炭素分圧（PaCO$_2$），安静呼気終末二酸化炭素分圧（EtCO$_2$）が示されている（表9）。

循環（C：Circulation）の評価として出血性ショックの症状があれば初期輸液療法として細胞外液補充液1〜2L（小児：20mL/Kg）を急速輸液して，反応がみられない場合には出血性ショックに対する止血操作（手術，経動脈的塞栓術など）を頭蓋内病変の評価や治療に優先して行う。なお，細胞外液補充液は高血糖を防ぐため，ブドウ糖を含まない輸液を用いる。Cushing現象と考えられる高血圧の場合には，降圧ではなく頭蓋内圧亢進を改善することが重要である。カルシウム拮抗薬は脳血管を拡張するため，頭蓋内圧亢進を増悪させるので，慎重な使用が強調されている。

循環管理の目標として120mmHgを超える収縮期血圧，90mmHgを超える平均動脈圧が示されている（表9）。

「A」「B」「C」の安定化の後に評価したGCSが8以下，経過中にGCS 2以上の低下，意識障害を伴う瞳孔不同，片麻痺，Cushing現象は「切迫するD」と評価し，頭蓋内病変の可能性が高く，確実な気道確保である気管挿管を行い，その後解剖学的評価や診断を行うsecondary surveyの最初に安定化したバイタルサインを前提に頭部CTを施行する。

● **重症頭部外傷の集中治療**
・**各種モニタリング**

重症頭部外傷では脳血流や脳代謝が一次的，二次的に障害され，それらを正常化するためにさまざまな指標が測定される。脳波や誘発電位測定などの電気生理学的モニタリング，経頭蓋骨ドプラー（TCD）やSPECT，Xe-CT，PETなどの脳血流モニタリング，内頚静脈酸素飽和度（SjO$_2$）や局所脳酸素飽和度（rSO$_2$），脳組織酸素分圧（PbtO$_2$）などの酸素代謝モニタリング，microdialysisなどの生化学的モニタリングの意義が報告されている。

表9 重症頭部外傷初期診療における呼吸，循環，頭蓋内圧の管理目標

呼吸管理	・末梢血酸素飽和度（SpO$_2$）＞95％ ・動脈血酸素分圧（PaO$_2$）　＞80mmHg ・動脈血二酸化炭素分圧（PaCO$_2$），または安静時呼気終末二酸化炭素分圧（EtCO$_2$） 　　頭蓋内圧亢進時　　　　　：30〜35mmHg 　　頭蓋内圧正常時　　　　　：30〜35mmHg 　　緊急で減圧開頭を待つ間：一次的に30mmHg以下にする場合もある
循環管理	・収縮期血圧（SBP）　　＞120mmHg ・平均動脈血圧（MAP）　＞90mmHg ・ヘモグロビン（Hb）　　＞10g/dL
頭蓋内圧（ICP）， 脳灌流圧（CPP）	・治療開始の閾値　　　：15〜25mmHg ・脳灌流圧の治療閾値：50〜70mmHg

・頭蓋内圧(ICP)，脳灌流圧(CPP)の管理と制御

①頭蓋内圧(ICP)，脳灌流圧(CPP)の閾値

　GCS 8以下，CT所見として正中偏位や脳槽の消失を有する場合はICP測定が勧められている。ICPの治療閾値はガイドラインでは15～25mmHg，脳灌流圧は50～70mmHg以上が目安である。至適脳灌流圧は個々の病態，症例で異なるが一般的に小児は成人と比較してやや低値とである。

②頭蓋内圧(ICP)，脳灌流圧(CPP)管理と制御の実際

a．低酸素血症の回避

　PaO_2が60mmHg未満の低酸素血症は回避する。「切迫するD」や気道閉塞など低酸素状態の可能性がある場合には気管挿管を行う。

b．頭部挙上

　30°の頭部挙上をすることにより静脈還流が改善され，頭蓋内に存在する静脈側の血液量が低下する。その結果，ICPが低下する。

c．高浸透圧利尿薬の投与

　マンニトールやグリセオールなどの高浸透圧利尿薬を静脈内投与する。利尿作用で循環血液量が減少し，収縮期血圧が90mmHg以下にならないように留意する。

d．過換気療法

　過換気状態は脳血流を低下させる怖れがあるため，盲目的に行うべきではなくICP測定なしに過換気($PaCO_2$<35mmHg)を行うことは勧められない。鎮静薬，筋弛緩薬，脳脊髄液ドレナージ，高浸透圧利尿薬でICPを20mmHg以下に制御できないときに考慮する。その際は30～35mmHgを目安にするが，ICPが20mmHg以下にならないときには25～30mmHgまで下げても良いが，短時間にすべきとされている。

e．脳脊髄液ドレナージ

　脳室を穿刺し，カテーテルを留置する脳室ドレナージが第一選択である。

f．鎮静，鎮痛，不動化

　鎮静，鎮痛にはさまざまな薬剤が使用されるが，一定の評価がなされるものはない。そのなかで，バルビツレートは他の方法でICP制御が困難な際には考慮しても良いとされている。しかし，ICPの低下と同時に血圧の低下作用があることなどの問題点が指摘されている。

　不動化には非脱分極性筋弛緩薬が使用される。脱分極性筋弛緩薬であるサクシニルコリンはICP亢進作用や高カリウム血症の可能性があり使用しない。

g．外科的治療

　頭蓋内圧亢進の原因が血腫である場合には血腫除去術，外減圧，内減圧を施行する。しかし，外減圧や内減圧に関する報告は小規模，無作為試験ではないためエビデンスレベルは低いとされている。

h．低体温療法

　小児例も含め，海外の多施設共同研究で重症頭部外傷に関する低体温療法の有効性は明らかになっていない。ガイドラインでは若年者，evacuated mass lesionで転帰改善の効果が記載されている。

i. ステロイド

頭部外傷に対しては使用すべきでないとされている。

- **栄養管理**

   血糖値が100〜200mg/dLを目標に受傷7日までに目標カロリーの投与が勧められている。経腸栄養が基本であるが、困難なときには静脈栄養も考慮して良いとされている。

- **抗菌薬の使用**

   漫然と抗菌薬を使用すべきではないが、手術時の予防投与として麻酔導入時に第一、もしくは第二世代セフェム系抗菌薬投与が推奨されている。さらに副鼻腔や乳突蜂巣が開放されたときには嫌気性菌に効果のある抗菌薬を1回のみ麻酔導入時に使用することが推奨されている。なお、手術が長時間のときには3時間ごとに投与する。

- **抗てんかん薬(p.640参照)**

   受傷1週間以内に発症する早期てんかんは低酸素血症、高二酸化炭素血症等の影響でICP亢進を招き、二次性脳障害の原因となり予防すべきとされている。その際、バイタルサインに留意しつつフェニトインを経静脈的に投与する。受傷8日後に出現する晩期てんかん(狭義の外傷性てんかん)はカルバマゼピン、ゾニサミドが効果的とされている。

- **画像上の脳ヘルニア徴候**

   頭蓋内占拠性病変でモンロー孔の断面で中心構造の偏位(midline shift)が5mm以上の場合、あるいは脳底槽が圧排、消失した場合を画像上の脳ヘルニアという。正常な脳底槽は中脳の断面が描出されるが(ミッキーマウスサイン、**図6A**)、ICPが亢進すると脳底槽が圧排、消失する(ミッキーマウスサインの消失：**図6B**)[16]。

頭部外傷の手術適応

頭部外傷急性期における手術の主たる目的は、①止血(頭皮、軟部組織損傷など)、②感染予防(開放性、穿通性頭部外傷に対する洗浄(デブリードマン)、硬膜閉鎖など)、③ICP亢進の回避(頭蓋内血腫や挫滅脳の除去、脳浮腫に対する減圧術、脳室ドレナージ、持続ICP測定など)、④脳神経に対する減圧術(視神経管骨折に対する開放術、陥没骨折整復術

図6 ミッキーマウスサイン

A：正常像。正常な脳底槽は中脳の断面が描出されるためミッキーマウスの顔(円内)が認められる。

B：ミッキーマウスサインの消失。脳底槽が圧排・消失し中脳が側頭葉でされた結果、ミッキーマウスの顔が消失する。

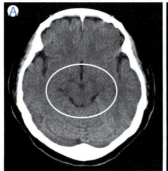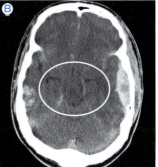

横田裕行. 頭部外傷. 標準救急医学(第5版), 医学書院, 2013, p383, 図6-22, 6-23.[16]より転載

など)である。

　実際の手術適応は患者の年齢や既往歴，損傷形態や頭蓋内の病態によって医師の判断や本人，家族等の意思により個別に選択され，単一で定型的なものではないが，ガイドラインに則った頭蓋内損傷と手術適応および時期に示す（**表10**）。まれではあるが，頭部杙創や頭蓋内異物については注意が必要である。頭部杙創の損傷形態は脳挫傷であるが，頭蓋内血管損傷を合併することがあり，手術に際しては術前に脳血管の評価を行う。止血操作が困難となることがあるので，抜去は術中に行うのが原則である。

（横田裕行）

表10 頭蓋内病変と手術適応・時期

	手術適応	手術時期
閉鎖性陥没骨折	・1cm以上の陥没 ・高度の脳挫滅 ・審美的に容認しがたい ・静脈洞圧迫	
開放性陥没骨折	・創部が汚染 ・高度の挫滅，粉砕骨折 ・脳実質の露出，髄液の漏出 ・骨片が脳内に存在 ・出血が持続 ・静脈洞圧迫 ・1cm以上の陥没 ・高度の脳挫滅 ・審美的に容認しがたい ・副鼻腔を含む損傷	24時間以内の手術が推奨
穿通外傷（銃弾，刃物，ガラス片，ネイルガン，傘，針，箸など）	・全例が手術対象 ・銃創で広範囲脳損傷の場合には保存的もある	・24時間以内可及的速やかに ・血管損傷が疑われる際には血管撮影，CTA，MRA
急性硬膜外血腫	・厚さ1〜2cm以上，または容積20〜30mL（後頭蓋窩15〜20mL） ・脳ヘルニア所見がある場合 ・神経症状の急激な悪化	可及的速やかに
急性硬膜下血腫	・厚さ1cm以上 ・意識障害と正中偏位5mm以上 ・明らかなmass effect ・神経症状が急速に進行	可及的速やかに
脳内血腫，脳挫傷	・mass effectを有し，進行性に神経症状が悪化 ・頭蓋内圧の制御が困難 ・後頭蓋窩では第四脳室の変形・偏位・閉塞，脳底槽圧排・消失，閉塞性水頭症で神経症状がある場合	可及的速やかに
びまん性脳損傷	保存的治療が原則	
びまん性脳腫脹	広範囲の減圧開頭術を考慮しても良い	

日本脳神経外科学会，日本脳神経外傷学会，監修．重症頭部外傷治療・管理のガイドライン 第3版，医学書院，2013．[6]より一部改変

文献

1) 平成29年の人口動態統計月報年計(概数)の概況. https://www.mhlw.go.jp/toukei/saikin/hw/jinkou/geppo/nengai17/index.html
2) 日本外傷データバンク https://www.jtcr-jatec.org/traumabank/dataroom/dataroom.htm
3) Mass AI, Stocchetti N, Bullock R. Moderate and severe traumatic brain injury in adult. Lancet Neurol 2008; 7: 728-41
4) 横堀將司, 荒木 尚, 恩田秀賢, 他. 高齢者重症頭部外傷に対する積極的治療と患者転帰の変遷〜頭部外傷データバンクプロジェクト1998, 2004, 2009における検討〜. 神経外傷 2013; 36: 61-70.
5) 日本外傷学会, 日本救急医学会 監修. 改訂第5版 外傷初期診療ガイドラインJATEC. へるす出版, 東京, 2016.
6) 日本脳神経外科学会, 日本脳神経外傷学会 監修. 重症頭部外傷治療・管理のガイドライン 第3版. 医学書院, 東京, 2013.
7) 重森 稔, 小野純一, 小川武希, 他. 日本頭部外傷データバンクにおけるone week studyの総括. 神経外傷 2011; 34: 1-6.
8) 小野純一, 小川武希, 鈴木倫保, 他. わが国における頭部外傷の最近の動向. One Week Study 2005と2012の比較検討から. 神経外傷 2013; 36: 129-35.
9) Gennarelli TA. Emergency department of head injuries. Emerg Med Clin North Am 1984; 2: 749-60.
10) 荒木千里. 頭部外傷. 日本外科全書. 南江堂, 東京, 1954, p44-7.
11) Marshall LF, Marchall SB, Klauber MR, et al. A new classification of head injury based on computerized tomography. J Neurosurg 1991; 75 (Suppl): S14-20.
12) 頭部外傷分類 http://www.jast-hp.org/zouki/toubu.html
13) 横田裕行, 中村紀夫, 荒木 尚, 他. 外傷医と脳神経外科医による頭部外傷分類. 日外傷会誌 2011; 25:19-24.
14) Vos PE. EFNS guideline on mild traumatic brain injury: report of an EFNS task forse. Eur J Neurol 2002; 9: 207-19.
15) 一般社団法人JPTEC協議会 編著. 改訂第2版 JPTECガイドブック. へるす出版, 東京, 2016.
16) 横田裕行. 頭部外傷. 標準救急医学(第5版). 医学書院, 東京, 2013.

IV 頭部外傷

急性頭蓋内損傷

　頭部外傷に伴う頭蓋内損傷は，その個々が異なった損傷形態や病態生理をもつ。すなわちGlasgow Coma Scale (GCS) 8点以下の「重症頭部外傷」と一様に定義される脳損傷患者のなかでも，その病型や病態生理は多岐にわたる。また，同一患者でも複数の病態を併せ持つことが多く，これが頭部外傷の病態把握と治療・管理をより複雑にしている。

　外傷に起因する頭蓋内病変は，局所性脳損傷とびまん性脳損傷，一次性損傷と二次性脳損傷に大きく大別されるが(「IV．頭部外傷/総論」参照)，本項では一次性損傷，特に急性硬膜外血腫，急性硬膜下血腫，脳挫傷・外傷性脳内血腫，外傷性くも膜下出血について，それぞれの疫学的特徴と病態，術前評価，手術適応と手術法，頭蓋内圧(ICP)管理を含む術後管理について記す。

急性硬膜外血腫

▶疫学的特徴と病態

　急性硬膜外血腫(acute epidural hematoma：AEDH)は致死的頭部外傷の15％を占める病型である[1]。多くは，頭蓋骨骨折，頭蓋底骨折を伴い，中硬膜動脈(middle meningeal arteries)の破綻が主要な原因であるとされる。従って，中頭蓋底あるいは側頭部にその発生が多い(73％)。一方，前硬膜動脈の損傷により11％は前頭蓋底に，9％は矢状静脈洞の損傷から傍矢状静脈洞に，そして7％が後硬膜動脈，横静脈洞，S状静脈洞損傷により後頭蓋窩で発生するとされる[2]。およそ10～40％のAEDHが静脈性出血(静脈洞，導出静脈)に由来するものという報告もある[3]。打撲痕や皮下血腫の直下に発生していることが多く，部位診断の一助になる。

　AEDHの血腫容積は原因損傷血管の太さと硬膜－頭蓋骨内板の癒着の度合により規定される。2歳以下の乳幼児では，硬膜と骨内面の癒着が強く，また硬膜動脈が骨内面に埋没していないため，AEDHの発生は少ない。また，成人後も加齢に伴い硬膜と骨は固く癒着するため，高齢者でのAEDH発生は，若年者に比して少ない。

　いわゆるlucid interval (意識清明期)の存在がこの病型の特徴であるといわれているが，これを示す患者は全AEDHの20～50％程度とさほど多くなく[4]，診断に際し注意が必要である。またAEDH患者の1/3の症例で急性硬膜下血腫(acute subdural hematoma：ASDH)や脳挫傷を合併するとの報告もあり，これらの病態合併の有無もlucid intervalの有無に大きく関与する[2]。

▶術前評価
●CT所見
　頭部単純CT所見では，いわゆる"凸レンズ型(lentiform)"の血腫が特徴である(図1)が，これは頭蓋縫合で血腫の進展が阻まれることに起因する。骨条件撮影を追加し骨折線

を確認することで,血管損傷部位をある程度推測することができる。また,血腫内の高吸収域と低吸収域の混在する所見(swirl sign)は,活動性出血とそれによる急速な血腫増大を警告する所見であり,より緊急度が高い病態を示唆する[5,6]。このCT所見を有する患者は早期より重度の意識障害を有し,死亡率も高い[7]。

造影CT所見における血管外漏出(extravasation)の所見も同様に緊急度,重症度が高く,緊急の開頭止血術を要する所見である。

● その他の評価

術前CT同様,血液凝固能,抗凝固薬・抗血小板薬の使用,血液疾患・肝機能障害などによる凝固異常症の既往の術前チェックは必須である。特に外傷患者では,出血からの消耗性凝固障害や来院時低体温,ショックからの凝固機能障害をきたすことが多い(acute coagulopathy of trauma-shock: ACoTS)[8]。また頭部外傷では,脳組織に凝固機能障害を惹起する組織因子(tissue factor)を多く含むため,外傷のなかでも凝固機能障害の頻度が高い[9]。どのタイプの頭部外傷であっても,凝固機能障害を念頭においた十分な術前評価が必要である。

▶ 術前管理

GCS 8点以下である場合は,気管挿管等の確実な気道確保が必須であり,低酸素血症や高二酸化炭素血症を回避する。ICP上昇を防ぐため,血液ガス検査にて$PaCO_2$ 30〜35mmHgを確認する。『外傷初期診療ガイドラインJATEC』に則り,胸部,骨盤X線や腹部エコーは必須であり,これにより多部位損傷を否定することが肝要である[10]。低血圧がある場合,細胞外液を中心とした十分な輸液蘇生が必要であり,貧血を合併する場合には輸血を考慮する。

ICP高値が考えられる場合の過換気療法($PaCO_2$ 25〜30mmHg)は,過度の血管収縮から脳虚血を助長するおそれもあり,脳酸素分圧や頚静脈酸素飽和度などの脳酸素化モニタリングを併用できない場合は推奨されない[11]。

▶ 手術適応と手術法

2006年に米国で『Guidelines for the Surgical Management of Traumatic Brain Injury』(以下,米国手術ガイドライン)が発表された[12]。またわが国においても『重症頭部外傷治療・管理のガイドライン』(以下,わが国のガイドライン)[13]が第3版と版を重ね[14],手術治療

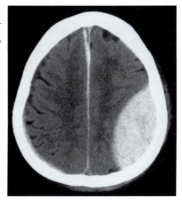

図1 急性硬膜外血腫のCT所見
両側凸型のいわゆるレンズ状血腫を特徴とする。直上の皮下血腫の存在もCT所見で明らかである。

の適応が明確化・標準化されつつある．どちらも文献レビューを基にしたExpert Opinionがガイドラインの根拠となっているが，この項では，これらガイドラインに則した治療適応につき記載する．

- **手術適応**

　わが国のガイドラインでは以下のような記載になっている．
- ・厚さ1〜2cm以上の血腫，または20〜30mL以上の血腫（後頭蓋窩は15〜20mL）や合併血腫の存在時に血腫除去術を選択する．
- ・切迫ヘルニア，神経症状の増悪時は緊急手術．
- ・神経症状がない場合は監視下に保存的治療を行う．

　特に後頭蓋窩は容積が小さくかつ脳幹部を含むという解剖学的特徴から，血腫の厚さより頭蓋内圧亢進症状や脳幹圧迫の所見が優先されるとしている[14]．

　米国手術ガイドラインでは，以下の如くGCS，瞳孔異常所見の有無，CT所見（血腫の厚さ，血腫容積，正中偏位の有無，脳底槽消失所見の有無）を基にした手術適応の規定がなされている[15]．
- ・血腫容積30 cm^3 以上の場合は，患者GCSスコアに関係なく外科的血腫除去術を行う．
- ・GCS 8点以上で局所神経症状がなく，血腫容積30 cm^3 未満の場合，かつ血腫厚さが15mm未満の場合，また，正中偏位が5mm未満の場合は，CTと神経学的所見による継続観察で保存的に経過観察することができる．
- ・GCS 8点以下で瞳孔不同を認める場合は緊急血腫除去を強く推奨する．

　中頭蓋窩のAEDHは頭蓋内圧（intracranial pressure：ICP）値や正中偏位の有無によらず，脳幹圧迫をきたしやすく[16]，手術タイミングには注意を要する．

- **手術法**

　わが国のガイドラインでは開頭血腫除去術が推奨されている．また術前に脳ヘルニアがあった場合には外減圧術の追加を考慮する[14]．

　米国手術ガイドラインでは，エビデンスデータが不十分であるとしながらも，血腫除去の効率からみて穿頭術より開頭血腫除去術が妥当であろうと結論している[15]．

　歴史的には，頭部CT検査がルーチンに撮影できなかったため，大きなクエスチョンマーク型の皮膚切開が多用されてきたが，現在では，CTによる診断精度の向上から線状切開（slash incision）と2〜4個のburr holeによる，より限局的な手術が可能となってきている（**図2**）．しかし，術後の減圧・再灌流からの頭蓋内血腫の再発，あるいは脳腫脹の悪化に対処すべく，線状切開のデザインは大開頭を想定したものとするべきである．開頭後，血腫を洗浄吸引にて除去し，出血点を認めた場合（多くは前述の如く中硬膜動脈）凝固止血する．

　蝶形骨の骨折による場合，中硬膜動脈本幹が損傷されていることが多く，中頭蓋窩まで露出すべく皮膚切開の延長が必要な場合がある．棘孔からの出血は骨ろうを詰めることで止血する．血腫除去後，硬膜外出血の再発を予防すべく硬膜外腔にサージセル®やゼルフォーム®を詰め，また骨窓縁の板間層に骨ろうを詰める．

　骨窓縁にドリルで穴を開け，硬膜を吊り上げ縫合する．開頭部の硬膜中心部にも縫合を置き骨片中心部と縫合を加えることで極力硬膜外の死腔を減らす．皮下ドレーンを留置し

終了する。

▶術後管理

　術後，皮下ドレーンを陰圧に置くことで，術後硬膜外腔の血液貯留を防ぐ。逐次ドレーンの閉塞がないことを確認する。まれに術後，血腫除去に伴う血液再灌流から同側・対側の硬膜下出血が生ずることがある。術後もバイタルサインに加え，継時的な意識状態，瞳孔所見，神経巣症状を含む神経学的所見のチェックを行い，術前より回復に乏しい場合や，所見悪化の際は頭部CTによる再検を考慮する。

急性硬膜下血腫

▶疫学的特徴と病態

　急性硬膜下血腫（acute subdural hematoma：ASDH）は重症頭部外傷の21％，頭部外傷全体の11％を占める[12]。受傷原因として若年では交通事故，高齢者では転倒・転落が多くを占める。また一般的に高齢者では若年者に比してASDHの発生率は高い。これは加齢に伴う脳萎縮からの硬膜下腔の拡大が影響し，剪断力により頭蓋内で脳がより大きく振動するためといわれる（AEDHが高齢者で少ないのと対称的）。近代脳外科の進歩にもかかわらず依然患者転帰は悪い[17,18]。受傷後4時間以内の早期手術患者は，4時間後に手術を行った患者よりも転帰はよいとされる[19]。

　ASDHの病因は大きく2つに大別される。一つは脳挫傷などに伴う脳表の微小血管の損傷による出血である。この病型は強い広範な脳損傷を伴うことが多く，受傷時より意識障害が強い。

　もう一つの病因は外傷による剪断力に伴う架橋静脈（bridging vein）の断裂，あるいは脳表と硬膜を架橋する小動脈の損傷による。純粋に架橋静脈の損傷のみでASDHが生ずる場合（いわゆるsimple type）脳実質に損傷は少ないため，患者は短期間の意識清明期を示すことがある。

　ASDHに特有の病態として，血腫による圧迫に伴う脳灌流低下に伴う脳虚血障害と減圧開頭術後の再灌流障害が挙げられる[20,21]。すなわち血腫除去後，急激な血液再灌流がさら

図2　急性硬膜外血腫の手術
線状切開"slash incision"による開頭術。

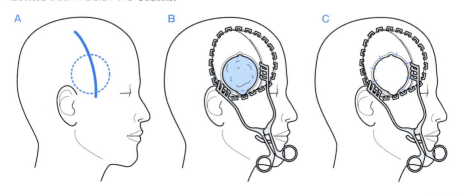

なるフリーラジカルの産生を惹起し、これが神経細胞のnecrosis/apoptosisにつながるといわれている[22]。

患者転帰に影響を与える要因として年齢、来院時GCS、瞳孔所見、ICP値、低血圧、低酸素の合併などが挙げられるが、年齢は最も患者転帰に影響を与えるといわれている[23]。

▶術前評価

頭部単純CT所見では半月状の高吸収域を認めるのが典型である（図3）。ASDHの多くはテント上病変であり、大脳鎌や小脳テントに沿って広がるものもある。AEDHと異なり受傷側と反対側に発生することもある（contrecoup injury、図3参照）。血腫は硬膜下腔に沿って進展しやすく、AEDHよりその広がり方、容積は大きくなる傾向にある。手術適応を決める際のポイントは初診時GCSや神経学的脱落症状はもちろんのこと、CT上の血腫の厚さ、正中偏位の程度が参考になる。

▶術前管理(p.339参照)
▶手術適応と手術法

● 手術適応

わが国のガイドラインでは、
- ・血腫の厚さが1cm以上の場合、意識障害を呈し正中偏位が5mm以上ある場合
- ・明らかなmass effectの存在、血腫による神経症状
- ・神経症状が急速に悪化する場合

に手術を選択するとしている[14]。

米国手術ガイドライン[12]では、CT所見上、厚さ10mm以上の血腫、あるいは正中偏位5mm以上きたしている場合、意識状態にかかわらず血腫除去手術を推奨するとしている。またGCS 8以下のASDH患者では、血腫厚さ10mm以内、正中偏位5mm以内であっても、受傷時から病院初診時の間にGCSスコアが2以上低下する場合、瞳孔不同や瞳孔固定、瞳孔散大などの瞳孔異常所見、もしくはICP 20mmHgを超える場合に血腫除去手術が推奨されている。血腫除去手術のタイミングはできる限り早期が推奨されている[12]。

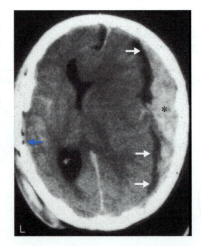

図3 急性硬膜下血腫の頭部単純CT所見
血腫はくも膜-硬膜間の硬膜下腔に広がるため、半月状の形状を示す（＊）。この症例では、くも膜が保たれており、脳表と血腫の間にくも膜下腔が確認される（白矢印）。血腫と反対側の左側には、骨折と思わしき頭蓋骨内板のずれと頭蓋内空気（青矢印）を認め、この硬膜下血腫は対側損傷（contrecoup injury）であることがうかがえる。

● 手術法

　特に意識状態の悪い場合（GCS 8以下）は大開頭手術（前頭側頭開頭）を基本とする。これにオプションとして骨片除去による外減圧術や硬膜拡大形成術を追加する[12]。大きな骨窓による十分な減圧を心がける（図4）。血腫を洗浄吸引にて除去後，脳表の挫傷部位，損傷血管を確認し，止血操作を行う。挫傷部位にはサージセル®など止血材を置き，微小出血をコントロールする。脳表の微小血管はバイポーラーにて焼灼止血するが，架橋静脈が基部から断裂し，静脈洞の側壁に穴が開いているような損傷では，バイポーラーによる焼灼で穴が広がるため避けるべきである。この場合はサージセル®やゼルフォーム®を留置し，その上に脳綿を置き静かに吸引管で押さえ止血を試みる。小さい筋肉片や脂肪片を置いてもよい（図4）。

　血腫が除去され止血が確認され次第，硬膜吊り上げ縫合，頭蓋形成を行うが，脳腫脹が強い場合，あるいは術前の血腫による圧迫所見が強く，術後ICPコントロールが困難であると考えられる場合は，硬膜の減張縫合を行い頭蓋形成は行わず外減圧とする。この際，

図4　急性硬膜下血腫の手術

A：クエスチョンマーク型の大開頭とburr holeの位置。頭頂部のburr holeは矢状静脈洞損傷を避けるべく，正中より1横指以上間隔を空ける（矢印）。患者意識状態が悪く，緊急減圧が必要である場合は，まず中頭蓋底側においたburr holeを拡大し，硬膜を切開したうえで血腫を可及的吸引し，早期の内部減圧を図る。
B：血腫除去後の架橋静脈の処理。架橋静脈からの出血がある場合，止血クリップやバイポーラーによる止血のほか，傍矢状静脈洞壁に大きな出血点がある場合は，バイポーラーを使用せず，ゼルフォーム®や筋肉片による止血を試みる。

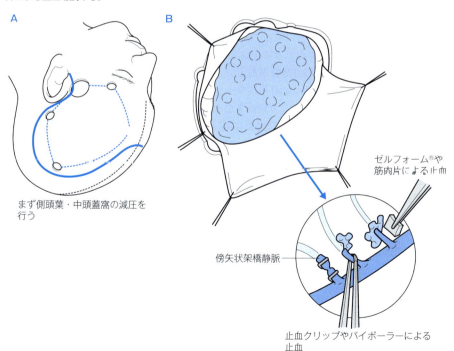

A　まず側頭葉・中頭蓋窩の減圧を行う

B　ゼルフォーム®や筋肉片による止血

傍矢状架橋静脈

止血クリップやバイポーラーによる止血

中頭蓋底を頬骨弓近くまで削り込み，中頭蓋窩を十分に減圧することで，ICP上昇による脳幹圧迫を最小限にする。

▶術後管理

ASDHに限らず，GCS 8点以下の重症頭部外傷患者で，かつ血腫，脳挫傷，脳腫脹，脳ヘルニア，脳底槽の圧迫など，異常CT所見を示す患者ではICPモニタリングが推奨されている（米国重症頭部外傷治療ガイドライン，以下米国治療ガイドライン：Level 2 recommendation)[11]。これには，無論外減圧術を要する重症ASDHも含まれる。ここでは，ASDHの術後管理の基本知識となる，ICP管理の実際について述べる。

● ICP測定の方法

ICP測定はセンサーやカテーテルを頭蓋内に留置し，その部位の圧力を測定するものである。しかし，どこに留置されているかで，測定値の信頼性，感染や合併症の差があり[11]，各々の利点と問題点を熟知し，その病態に即した測定法を選択すべきである（表1）。

● 脳室内圧（intraventricular pressure）モニター

側脳室前角を穿刺し，脳室ドレナージチューブを留置することで髄液圧を測定するものである。ゼロ点は外耳孔の高さ（≒モンロー孔の高さ）とする。最も安価で，ICP値としては最も信頼性が高い[11]。また，ドレナージを兼ねICPをコントロールできる。しかし最も侵襲的で出血，感染の危険性が高い。また脳室の偏位，圧排や狭小化があると穿刺が困難になる。

● 脳実質圧（intraparenchymal pressure）モニター

脳実質圧センサーを脳実質内に挿入する。ICP値の信頼性は高い，また脳室穿刺より手技が容易で，脳室の偏位，狭小化，脳腫脹に関係なく設置できる。しかしmicrotransducerでないと測定不可で，コストが高価である。また脳実質に刺入して留置することから脳出血や感染の可能性がある。

● 硬膜下圧（subdural pressure）モニター

開頭術や穿頭術の際に硬膜縁より硬膜下にセンサーを留置することで測定する。上記2つの方法より安定性に欠ける。脳実質に刺入しないため脳出血の可能性は少ないがmicrotransducerでないと測定不可で高価である。また脳腫脹が強いとカテーテルセンサーが圧迫され圧が正確に測れないことがある。

● くも膜下圧（subarachnoid pressure）モニター

開頭術時に18Gの硬膜外麻酔用カテーテルをくも膜下腔に留置する。脳室の偏位や狭小化があっても測定可能であり，手技，計測が簡単であり経済的である。またくも膜下腔

表1 ICP測定部位とその合併症，値の信頼性，コスト

モニター部位	細菌感染	脳出血	閉塞，機能不全	値の信頼性	コスト
脳室内圧	10〜17%	1.1%	6.3%	高い	安価
脳実質圧	14%	2.8%	9%	↓	高価
硬膜下圧	4%	0%	10%	↓	高価
くも膜下圧	5%	0%	16%	低い	安価

Carney N, et al. Neurosurgery 2017; 80 (1): 6-15. doi: 10.1227/NEU.0000000000001432.[11]より改変

にチューブの先端があるため，髄液採取が可能である．ICPが高値になればなるほど，くも膜下腔は閉塞しカテーテルの挿入が困難になる．またチューブの閉塞を起こしやすく値の信頼性も乏しくなる．ICPモニターに用いるmicrotransducerは，わが国ではfiberoptic catheter (Camino® ICP monitor) とstrain gauge (Codman MicroSensor®)の2つのタイプのセンサーが使用可能である（ 表2 ）．これらは脳室内，脳実質内，硬膜下，硬膜外に留置可能であるが，硬膜外に留置した場合の正確性は低いとされている[24]．脳室ドレナージチューブのように閉塞の可能性はないが，一定の割合でゼロ点のドリフトが起き，いったん挿入するとゼロ点補正ができないことが難点である．これらデバイスの合併症の割合を 表2 に示す[25]．

● ICPの治療閾値－治療のエビデンス

ICPの正常値は年齢により大きく異なり，新生児は1.5～6mmHg，小児は3～7mmHg，思春期～成人では10～15mmHg以下とされる．どのレベルでICPを異常ととらえ治療を開始するかについてはいまだ明確でないが，いわゆる頭蓋内圧上昇（intracranial hypertension）はICP 20mmHg以上が5分以上続いた状態と定義されており[11]，近年米国神経集中治療学会から発表されたEmergency Neurological Life Support (ENLS)[26]のなかでもこの定義が採用されている[27]．頭部外傷では米国治療ガイドラインでICP 22mmHgを治療閾値上限としている[11]．また，わが国のガイドラインでは，治療を開始する閾値は15～25mmHg程度とすることが望ましいとしている[13]．

従来ICPモニタリングの有用性について多くの議論がなされてきた．2012年には世界初のランダム化比較試験（RCT）が発表され[28]，ICPモニタリングを基準とした治療群とCTでの評価を基準にした治療群での2群間で有意な差はみられなかった．この研究には多くの議論があるが，大切なことは患者のICPを常に意識し，ICPモニターや頻回の神経学的評価にて患者病態を追跡することであるといえる．また，近年では脳局所酸素分圧（$PbtO_2$）を測定し，より正確な頭蓋内病態を把握する（advanced cerebral monitoring）の有効性も報告されている[29]．

● ICP亢進に対する治療

ICP上昇は重症頭部外傷において主な死因の一つである．頭部外傷の病態は多様かつダイナミックで，ICP上昇に関与する因子も多様であり，時々刻々とその主因は変化する[30]．何より管理において大切なことは，脳灌流圧（cerebral perfusion pressure：CPP）を適正に管理するため，CPPに変調をきたすさまざまな因子を常に意識し，段階的に治療手段を強化するプロトコールを用いることである．

施設ごとにさまざまなプロトコールが使用されているのが現状であるが，一般的には

表2 Microtransducerの種類とその合併症

デバイスの種類	方式	感染性合併症	出血性合併症	ゼロ点ドリフト
Camino® ICP Monitor	Fiber optic	4.75[59]～8.5%[60]	1.1[59]～2.5%[60]	3.5[61]～7.3[60]mmHg
Codman MicroSensor®	Strain gauge	0%[62,63]	0～0.3%[63]	0.1[64]～2.0[65]mmHg

Raboel PH, et al. Crit Care Res Pract 2012; 950393.[25]より一部改変

basicな治療がまず選択され，これが有効でない場合，より侵襲的なモニタリングの方法が選択される（stepwise algorithm）。すなわち段階的に治療法を強化する治療プロトコールが用いられる。ここでは米国マイアミ大学の7段階の基本プロトコールを紹介し，これに沿って各治療段階につき説明する（図5）。どの段階においてもICP上昇，神経学的所見の悪化の原因をCTにて迅速にチェックしmass effectを伴うものは手術による除去を考慮する[12,15,31-33]。また適正CPP（60mmHg）を維持するよう努める。

第1段階：全身管理（呼吸管理，鎮静，鎮痛）

ICPが20〜25mmHgが5分以上続いた場合，まず気管挿管を含めた呼吸管理，鎮静，鎮痛，無動化を含めた全身管理を行う。特に$PaCO_2$の高値（＞36mmHg）や呼気終末の軌道内圧上昇（ベンチレータとのファイティングなど）に注意し必要に応じ補正する。米国のガイドラインでは重症頭部外傷患者の鎮静・鎮痛を表3の如く推奨している[11]。これら鎮静薬のICPコントロールに対する強いエビデンスはない。唯一，KellyらのdoubleblindedRCTのなかで，モルヒネ群とプロポフォール使用群でのICPコントロールと患者転帰の比較が行われた[34]。プロポフォール群のほうが多くの転帰不良因子を認めたもののICPコントロールは容易で，治療3日目のICPは有意に低かったという。しかし，長期

図5 米国マイアミ大学におけるICP亢進に対するstepwise treatment
脳灌流圧（CPP）を適正に管理すべく，basicなものからadvancedなものへと段階的に治療手段を強化する。

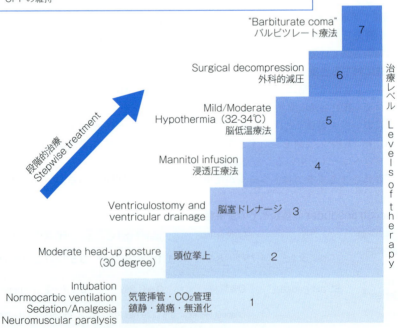

予後に関しては差がなかった[34]。この唯一のRCTにより，現在ではプロポフォールが最も推奨されている治療のオプションとされている[11]。

頭部外傷におけるルチーンの過換気療法（$PaCO_2$を20～25mmHgに維持）は1991年のMuizelaarらのRCTによりその有効性が否定され[35]現在では推奨されていない[11]。また，いわゆる脳虚血期に相当する受傷後24時間以内は過換気を避けることと，もし過換気療法を行う場合は前述の脳局所酸素分圧（$PbtO_2$）や頚静脈酸素飽和度（$SjvO_2$）を測定し，脳虚血を予防すべきとしている（Level Ⅲ recommendation）[22]。

第2段階：頭位挙上（30°）

ICPコントロールの目的での頭位挙上は有用である[36,37]。しかし過剰な挙上は脳灌流を低下させるため15～30°が推奨されている。また頚部が屈曲して静脈還流が障害されると，脳組織の充血に伴いICPが上昇するため頭位を正中位に維持することが重要である。

第3段階：脳室ドレナージ

頭蓋内コンプライアンスが低下した状態では，効果は短期間ではあるものの，わずかに髄液を排出除去させるだけでもICPを急激に低下させ，CPPを上昇させることができる[38]。しかし脳腫脹が強く脳室容積が虚脱してしまった場合，ドレナージできる脳脊髄液の量は少なくなり，ドレナージの治療効果は少なくなってしまう。また脳室ドレナージは脳室の狭小化や正中偏位で挿入が難しくなる。

脳室の虚脱を防ぐため，髄液排出は間欠的かつICPの治療閾値を獲得できるよう行う。（外耳孔上20cmH_2O以上の圧設定で2分間排出）その後廃液を中止しICPを測定する。

第4段階：浸透圧療法（マンニトール，高張食塩水）

浸透圧療法は血液脳関門（blood brain barrier：BBB）内外での浸透圧勾配を用いて間質の水分を血管内に引き込むことでICPを下げる方法であるが，米国では主にマンニトールや高張食塩水が使われる。またわが国ではグリセオールも使用されている。

マンニトールはNeuro ICUで広く普及した薬剤であるが，頻回投与によるICPコントロールの有効性を示したエビデンスはない。主に0.25～1g/kgのボーラス投与が推奨されている[11]。ボーラス投与により1～5分以内にICP低下の効果が現れ，20～60分にその効果がピークとなり，その効果は1.5～6時間続くとされる[39]。2～6時間おきに反復投与可能で，血清浸透圧を300～320mOsmまで上昇させるべく使用するが，低血管内容量，

表3 重症頭部外傷における鎮静・鎮痛

鎮静・鎮痛薬	容量とリバースの方法
モルヒネ	4mg/時持続投与　ナロキソンでリバース
ミダゾラム	2mgの試験投与のち2～4mg/時の持続投与 フルマゼニルでリバース
フェンタニル	2μg/kgの試験投与 2～5μg/kg/時の持続投与
スフェンタニル	10～30μgの試験投与のち 0.05～2μg/kgの持続投与
プロポフォール	0.5mg/kgの試験投与 25～75μg/kg/分の持続投与 （5mg/kg/時を超えない）

Carney N, et al. Neurosurgery 2017; 80 (1): 6-15. doi: 10.1227/NEU.0000000000001432.[11]より引用

高浸透圧および腎不全を避けるため，320mOsm以上の浸透圧上昇は避けるべきである。また，体液喪失があれば十分な輸液量の確保を行い，血清ナトリウム155mEq/L以下となるよう調節する。

　高張食塩水はナトリウム濃度が3％から23.4％までの使用が報告されている[40]。7.5％高張食塩水のほうが20％マンニトールのボーラス投与よりICP低下に効果的であったという報告もある[41,42]。特に循環血液量減少や低血圧を呈したICP亢進患者は，マンニトールは使いにくく，高張食塩水のほうが血圧上昇効果も期待でき，有効であるといわれている。またCPPを上昇させ脳酸素化も改善させるとの報告がある[43]。一方で低血圧を伴う頭部外傷患者への7.5％食塩水のボーラス投与は，同量のリンゲル液投与と比較し，神経学的予後を改善させなかったというCooperらの報告もある[44]。また20％マンニトールと15％食塩水を後方視的に比較した報告では，ICP低下作用と持続時間に差はなかったとの報告もある[45]。いずれにせよ，より大規模なRCTの出現が待たれる。

　高張食塩水の副作用や合併症として注意すべきは血小板凝集障害による出血，血液凝固時間の延長（PT，PTTの延長），低カリウム血症や低塩素性アシドーシスである。また理論上はNaの20mEq/L/日以上の上昇で浸透圧性脱髄症候群（橋中心髄鞘崩壊症）を起こす可能性がある。

　過去の報告で使用されたプロトコールを以下に記載する。

[ボーラス投与]
・3％食塩水250mL急速投与[40]。
・血清ナトリウムを145～155mEq/Lの間に維持。血清Naが155mEq/Lを超えるまで何回でも使用可能。
・7.5％食塩水2mL/kgを20分間投与[41]。
・23.4％食塩水30mLボーラス投与（2分以上かけて）[46]。

[持続投与]
・3％食塩水の持続投与（0.1～1.0mL/kg/時）
・小児頭部外傷患者のICP亢進に対して長期間の有効性が認められており[47]，小児重症頭部外傷に対する急性期治療のガイドラインにおいて推奨されている[48]。

　わが国で多く使用されているグリセロールは欧米での使用は少なく，国際的な研究報告に乏しい。近年におけるICPコントロールに関する報告もない。残念ながらエビデンスのある治療とはいえず，経験的治療と表現せざるをえない。

第5段階：低体温療法

　患者体温を33～34℃にコントロールするmild hypothermiaは基礎実験やいくつかの臨床研究によって，ICP低下作用を含む有効性が報告されている。しかし依然多施設研究で生命予後，機能予後への有効性が実証されておらず，米国治療ガイドラインのなかではオプション的治療という立場になっている[11]。脳低温療法のプロトコールは施設により異なるが，維持期48～72時間ののちの0.25～0.5℃/日の復温期のように，復温を緩徐にすることでICPの反跳的上昇を予防することが重要である。

第6段階：減圧開頭術

　減圧開頭術は頭部外傷や脳梗塞，くも膜下出血などのICP上昇に対して内科的治療に効果が乏しい場合選択される。小児では頭部外傷における早期両側前頭部減圧開頭の有効性

が検討されその生命・機能転帰への有効性が示された[49]。また，最近の成人例における検討では，3年後の長期成績において減圧開頭術の有効性が示された[50]。最新のRCTであるRESCUEicp（Randomised Evaluation of Surgery with Craniectomy for Uncontrollable Elevation of Intra-Cranial Pressure）では，ICPが25mmHg以上に上昇した408例を減圧開頭群と内科的治療群に分け，6ヵ月後のGOSE（Glasgow outcome scale extended）を比較している。これでは減圧開頭群で有意に死亡率は減少した一方で，植物症や重度後遺症患者は増加したと報告されている[51]。今後，機能転帰を指向した治療が必要かもしれない。

第7段階：バルビツレート療法

バルビツレート療法は神経保護作用とICP低下作用を併せ持つ治療法として普及している。しかし重症頭部外傷患者におけるRCTでは，神経保護作用を目標とした予防的バルビツレート治療の有効性は示されなかった[52,53]。一方，ICPコントロール不応の患者に対する多施設研究では，対照群に比してICPコントロールしえた症例がおよそ2倍になった[54]との報告がある。以上からバルビツレート治療はICPコントロールのための治療手段として強力な手段であるといえる。米国治療ガイドラインでは上記を踏まえEEGにおけるburst supressionを指標とした予防的バルビツレート療法は推奨されていない[11]。しかし他の内科的・外科的治療法に反応しないICPコントロール困難例に対しては大量バルビツレート療法が推奨されている[11]。

バルビツレート大量療法の合併症は全身血管抵抗の低下および心筋抑制に伴う低血圧，肺炎などであるが，特に低血圧に伴うCPP低下に注意を払うべきである。以下に具体的使用法を記す。

[ペントバルビタール][54]

・ローディング10mg/kgを30分以上かけて投与し，その後維持として5mg/kg/時を3時間，さらに1～3mg/kg/時へと減量する。

脳挫傷，外傷性脳内血腫

▶疫学的特徴と病態

脳挫傷は外傷による微小血管の損傷と脳実質の神経・グリア組織障害がその本態である。典型的には，前頭蓋底，中頭蓋底など，頭蓋底に接する脳の下半部分に多い。しかし，回転加速度による剪断力に起因する深部白質の微小出血を認めることもある（いわゆるgliding contusion，びまん性軸索損傷に合併する）[55]。脳挫傷は受傷後も出血，血管性浮腫や脳虚血の増悪などで範囲が拡大することもある。

外傷性脳内血腫（traumatic intracerebral hemorrhages：TICH）は外傷を起因とする直径2cm以上の血腫を指し，重症頭部外傷の15％に存在するとされる。脳組織内の小血管，深部白質の血管や基底核の血管の外傷性破綻が原因とされる。血腫は遅発性に出現することもあり（delayed traumatic intracerebral hemorrhage：DTICH），受傷後24時間以内のCTフォロー中に51％発生するという報告もある[56]ため注意が必要である。

▶術前評価

単純CT上では，高吸収域である挫傷性微小出血と低吸収域である挫傷周囲の脳浮腫が混在するパターン，いわゆる"salt and pepper"様所見を呈する。前述の如く頭蓋底の骨性

突起と脳実質が接する部分，特に前頭蓋底，中頭蓋底に接する前頭葉，側頭葉下半に発生が多い。小脳病変はまれである。陥没骨折周辺に存在することもある。

▶術前管理(p.339参照)
▶手術適応と手術法
●手術適応
わが国のガイドラインでは，
- CTで血腫や挫傷性浮腫によりmass effectを呈する場合のうち，神経症状が進行性に悪化する症例や保存的治療でICP亢進が制御不能な症例
- 後頭蓋窩症例では頭部CT上，第四脳室の変形・偏位・閉塞を認める症例，脳底槽の圧排消失を認める症例，閉塞性水頭症を認める症例で，神経症状がある症例

にできるだけ早い血腫除去術が推奨されている[14]。

米国手術ガイドライン[31]では，神経学的巣症状の悪化を認める場合，内科的治療でのICPコントロールが難しい場合，あるいはCT上でmass effectが明らかな場合，血腫除去を行うとしている。

また，GCS 6〜8点，大きさ20cm^{3}の脳挫傷が前頭葉あるいは側頭葉に存在し，CT上で5mm以上の正中偏位もしくは脳底槽の圧迫所見を認める場合は手術適応となる[31]。また，50cm^{3}以上の脳挫傷あるいはTICHは部位や症状によらず手術適応ありとしている。神経所見がなく，ICPが内科的治療でコントロールされ，CT所見上もmass effectがみられない場合は，モニタリングや経時的CTにて経過観察が可能としている[11]。

●手術法
開頭血腫除去術が推奨される。また，減圧術（側頭外減圧開頭，側頭葉切除による内減圧，両側前頭減圧開頭など）がICPコントロール困難の患者への治療オプションとされている[31]。特に両側前頭葉挫傷に伴うmass effectの解除，減圧に両側前頭開頭が用いられる（ 図6 ）。

▶術後管理
ICP亢進に対する治療法は前述のICP亢進に対する治療に準ずる（p.345参照）。特に挫傷脳組織からの再出血に注意し，ICP亢進時はCT再検を考慮する。

外傷性くも膜下出血

▶疫学的特徴と病態
外傷性くも膜下出血(traumatic subarachnoidal hemorrhage：TSAH)は重症頭部外傷で最も合併頻度が高いが，TSAH自体が神経症状を呈することはまれである。従ってTSAH自体が手術適応になることは少ない。脳挫傷からの出血がくも膜下腔に進展したものや，くも膜下腔に存在する微小動静脈が外傷により損傷を受けての発症が考えられる（血管壁の強度の違いから静脈性が動脈性より多い）。TSAHはほかの頭部外傷との合併が多くみられる。TSAHの存在は外傷のインパクトを反映し，頭部外傷患者の重症度や転帰を反映する。Stocchettiらは，TSAHの存在が6ヵ月後の転帰不良に関与する独立因子であるとしている（OR 1.6, 95%CI 1.2〜2.2）[57]。また，WongらもTSAH合併症例患者は死亡率が有意に高値であったとし，TSAHの厚さが転帰不良（OR 0.8, 95%CI 0.7〜0.9）と患者

死亡 (OR 1.3, 95%CI 1.2〜1.5) に関する独立因子であるとしている[58]。まれであるが動脈瘤破裂による内因性SAH同様，経過中に脳血管攣縮による脳虚血を起こすことがあり，これが患者転帰を悪化させるという報告もある。TSAHに続発し，水頭症 (閉塞性，非閉塞性ともに) も起こることがあるため，巣症状のみならず意識レベルの経過観察も必須である。

▶画像による評価

CT上では脳溝や脳槽に沿う高吸収域を示す。微小な硬膜下血腫と判別がつきにくいこともあるが，近接した脳溝に血液が進展している場合は明らかにTSAHと判断できる。脳底槽やシルビウス裂の厚い血腫の場合，動脈損傷やそれに伴う仮性動脈瘤の発生なども考慮し，入院中に3DCTや脳血管撮影での血管評価を考慮する。

▶術前管理 (p.339参照)

以上，頭部外傷による急性頭蓋内損傷について，各病型の特徴と治療・管理につき言及した。特に重症頭部外傷においては，二次的脳損傷を回避すべくきめ細かい術後管理が必要であり，神経所見の経時的評価はもちろんのこと，各種モニタリングを駆使し，的確な病態診断と異常病態への対処が不可欠である。

（横堀將司，横田裕行）

図6 両側前頭開頭
A：浅側頭動脈，顔面神経頬骨枝を損傷しないようcoronal incisionを置く。
B：矢状静脈洞をていねいに剥離しつつ開頭する。帽状腱膜は前頭洞開放時の閉鎖のために温存しておく。
C：鶏冠 (crista galli) 近傍の矢状静脈洞を結紮し大脳鎌を切離することで減圧効果を高める。
D：血腫を吸引しつつバイポーラーにて止血。

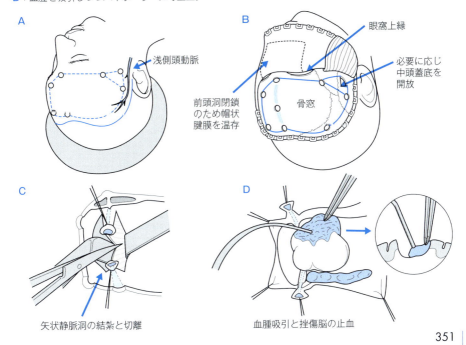

文献

1) Freytag E. Autopsy findings in head injuries from blunt forces. Statistical evaluation of 1,367 cases. Arch Pathol 1963; 75: 402-13.
2) Jamieson KG, Yelland JD. Extradural hematoma. Report of 167 cases. J Neurosurg 1968; 29: 13-23.
3) Yilmazlar S, Kocaeli H, Dogan S, et al. Traumatic epidural haematomas of nonarterial origin: analysis of 30 consecutive cases. Acta Neurochir (Wien) 2005; 147: 1241-48; discussion 1248.
4) Kushner D. Mild traumatic brain injury: toward understanding manifestations and treatment. Arch Intern Med 1998; 158, 1617-24.
5) Greenberg J, Cohen WA, Cooper PR. The "hyperacute" extraaxial intracranial hematoma: computed tomographic findings and clinical significance. Neurosurgery 1985; 17: 48-56.
6) Al-Nakshabandi NA. The swirl sign. Radiology 2001; 218: 433.
7) Pruthi N, Balasubramaniam A, Chandramouli BA, et al. Mixed-density extradural hematomas on computed tomography-prognostic significance. Surg Neurol 2009; 71: 202-6.
8) Hess JR, Brohi K, Dutton RP, et al. The coagulopathy of trauma: a review of mechanisms. J Trauma 2008; 65: 748-54.
9) Laroche M, Kutcher ME, Huang MC, et al. Coagulopathy following traumatic brain injury. Neurosurgery 2012; 70: 1334-45.
10) 日本外傷学会外傷初期診療ガイドライン改訂第5版編集委員会. 改訂第5版 外傷初期診療ガイドラインJATEC（日本外傷学会 監修）. へるす出版, 東京, 2016.
11) Carney N, Totten AM, O'Reilly C, et al. Guidelines for the Management of Severe Traumatic Brain Injury, Fourth Edition. Neurosurgery 2017; 80 (1): 6-15. doi: 10.1227/NEU.0000000000001432.
12) Bullock MR, Chesnut R, Ghajar J, et al. Surgical management of acute subdural hematomas. Neurosurgery 2006; 58: S16-24.
13) Shigemori M, Abe T, Aruga T, et al. Guidelines for the management of severe head injury, 2nd edition guidelines from the guidelines committee on the management of severe head injury, the Japan Society of Neurotraumatology. Neurol Med Chir (Tokyo) 2012; 52: 1-30.
14) 重症頭部外傷治療管理のガイドライン作成委員会. 重症頭部外傷治療・管理のガイドライン 第3版. 医学書院, 東京, 2103.
15) Bullock, MR, Chesnut R, Ghajar J, et al. Surgical management of acute epidural hematomas. Neurosurgery 2006; 58, S7-15.
16) Andrews BT, Chiles BW 3rd, Olsen WL, et al. The effect of intracerebral hematoma location on the risk of brain-stem compression and on clinical outcome. J Neurosurg 1988; 69: 518-22.
17) Wilberger JE Jr, Harris M, Diamond DL. Acute subdural hematoma: morbidity, mortality, and operative timing. J Neurosurg 1991; 74: 212-8.
18) Miller JD, Butterworth JF, Gudeman SK, et al. Further experience in the management of severe head injury. J Neurosurg 1981; 54: 289-99.
19) Seelig JM, Becker DP, Miller JD, et al. Traumatic acute subdural hematoma: major mortality reduction in comatose patients treated within four hours. N Engl J Med 1981; 304: 1511-8.
20) Miller JD, Bullock R, Graham DI, et al. Ischemic brain damage in a model of acute subdural hematoma. Neurosurgery 1990; 27: 433-9.
21) Kuroda Y, Bullock R. Local cerebral blood flow mapping before and after removal of acute subdural hematoma in the rat. Neurosurgery 1992; 30: 687-91.
22) Yokobori S, Frantzen J, Bullock R, et al. The use of hypothermia therapy in traumatic ischemic/reperfusional brain injury: Review of the literatures. Ther Hypothermia Temp Manag 2011; 1: 185-92.
23) Howard MA 3rd, Gross AS, Dacey RG Jr, et al. Acute subdural hematomas: an age-dependent clinical entity. J. Neurosurg 1989; 71: 858-63.
24) Bruder N, N'Zoghe P, Graziani N, et al. A comparison of extradural and intraparenchymatous intracranial pressures in head injured patients. Intensive Care Med 1995; 21: 850-2.
25) Raboel PH, Bartek J Jr, Andresen M, et al. Intracranial pressure monitoring: Invasive versus non-invasive methods-A review. Crit Care Res Pract 2012; 950393.
26) Smith WS, Weingart S. Emergency Neurological Life Support (ENLS): what to do in the first hour of a neurological emergency. Neurocrit Care 2012; 17 Suppl 1: S1-3.
27) Stevens RD, Huff JS, Duckworth J, et al. Emergency neurological life support: intracranial hypertension and herniation. Neurocrit Care 2012; 17 Suppl 1: S60-5.
28) Chesnut RM, Temkin N, Carney N, et al. A trial of intracranial-pressure monitoring in traumatic brain injury. N Engl J Med 2012; 367: 2471-81.
29) Okonkwo DO, Shutter LA, Moore C, et al. Brain Oxygen Optimization in Severe Traumatic Brain Injury Phase-II: A Phase II Randomized Trial. Crit Care Med 2017; 45 (11): 1907-14. doi: 10.1097/CCM.0000000000002619.
30) Maas AI, Dearden M, Servadei F, et al. Current recommendations for neurotrauma. Curr Opin Crit Care 2000; 6: 281-92.
31) Bullock MR, Chesnut R, Ghajar J, et al. Surgical

management of traumatic parenchymal lesions. Neurosurgery 2006; 58: S25-46.
32) Bullock MR, Chesnut R, Ghajar J, et al. Surgical management of posterior fossa mass lesions. Neurosurgery 2006; 58: S47-55.
33) Bullock MR, Chesnut R, Ghajar J, et al. Surgical management of depressed cranial fractures. Neurosurgery 2006; 58: S56-60.
34) Kelly DF, Goodale DB, Williams J, et al. Propofol in the treatment of moderate and severe head injury: a randomized, prospective double-blinded pilot trial. J Neurosurg 1999; 90: 1042-52.
35) Muizelaar JP, Marmarou A, Ward JD, et al. Adverse effects of prolonged hyperventilation in patients with severe head injury: a randomized clinical trial. J Neurosurg 1991; 75: 731-9.
36) Ng I, Lim J, Wong HB. Effects of head posture on cerebral hemodynamics: its influences on intracranial pressure, cerebral perfusion pressure, and cerebral oxygenation. Neurosurgery 2004; 54: 593-7; discussion 598.
37) Ledwith MB, Bloom S, Maloney-Wilensky E, et al. Effect of body position on cerebral oxygenation and physiologic parameters in patients with acute neurological conditions. J Neurosci Nurs 2010; 42: 280-7.
38) Kerr EM, Marion D, Sereika MS, et al. The effect of cerebrospinal fluid drainage on cerebral perfusion in traumatic brain injured adults. J Neurosurg Anesthesiol 2000; 12: 324-33.
39) Knapp JM. Hyperosmolar therapy in the treatment of severe head injury in children: mannitol and hypertonic saline. AACN Clin Issues 2005; Issues 16: 199-211.
40) White H, Cook D, Venkatesh B. The use of hypertonic saline for treating intracranial hypertension after traumatic brain injury. Anesth Analg 2006; 102: 1836-46.
41) Vialet R, Albanese J, Thomachot L, et al. Isovolume hypertonic solutes (sodium chloride or mannitol) in the treatment of refractory posttraumatic intracranial hypertension: 2mL/kg 7.5% saline is more effective than 2mL/kg 20% mannitol. Crit Care Med 2003; 31: 1683-7.
42) Battison C, Andrews PJ, Graham C, et al. Randomized, controlled trial on the effect of a 20% mannitol solution and a 7.5% saline/6% dextran solution on increased intracranial pressure after brain injury. Crit Care Med 2005; 33: 196-202; discussion 257-8.
43) Pascual JL, Maloney-Wilensky E, Reilly PM, et al. Resuscitation of hypotensive head-injured patients: is hypertonic saline the answer? Am Surg 2008; 74: 253-9.
44) Cooper DJ, Myles PS, McDermott FT, et al. Prehospital hypertonic saline resuscitation of patients with hypotension and severe traumatic brain injury: a randomized controlled trial. JAMA 2004; 291: 1350-7.
45) Sakellaridis N, Pavlou E, Karatzas S, et al. Comparison of mannitol and hypertonic saline in the treatment of severe brain injuries. J Neurosurg 2011; 114: 545-8.
46) Ware ML, Nemani VM, Meeker M, et al. Effects of 23.4% sodium chloride solution in reducing intracranial pressure in patients with traumatic brain injury: a preliminary study. Neurosurgery 2005; 57: 727-36; discussion 727-36.
47) Peterson B, Khanna S, Fisher B, et al. Prolonged hypernatremia controls elevated intracranial pressure in head-injured pediatric patients. Crit Care Med 2000; 28: 1136-43.
48) Kochanek PM, Carney N, Adelson PD, et al. Guidelines for the acute medical management of severe traumatic brain injury in infants, children, and adolescents-second edition. Pediatr Crit Care Med 2012; 13 Suppl 1: S1-82.
49) Taylor A, Butt W, Rosenfeld J, et al. A randomized trial of very early decompressive craniectomy in children with traumatic brain injury and sustained intracranial hypertension. Childs Nerv Syst 2001; 17: 154-62.
50) Morgalla MH, Will BE, Roser F, et al. Do long-term results justify decompressive craniectomy after severe traumatic brain injury? J Neurosurg 2008; 109: 685-90.
51) Hutchinson PJ, Kolias AG, Timofeev IS, et al; RESCUEicp Trial Collaborators. Trial of Decompressive Craniectomy for Traumatic Intracranial Hypertension. N Engl J Med 2016; 375 (12): 1119-30. doi: 10.1056/NEJMoa1605215. Epub 2016 Sep 7.
52) Schwartz ML, Tator CH, Rowed DW, et al. The University of Toronto head injury treatment study: a prospective, randomized comparison of pentobarbital and mannitol. Can J Neurol Sci 1984; 11: 434-40.
53) Ward JD, Becker DP, Miller JD, et al. Failure of prophylactic barbiturate coma in the treatment of severe head injury. J Neurosurg 1985; 62: 383-8.
54) Eisenberg HM, Frankowski RF, Contant CF, et al. High-dose barbiturate control of elevated intracranial pressure in patients with severe head injury. J Neurosurg 1988; 69: 15-23.
55) Sganzerla EP, Tomei G, Rampini P, et al. A peculiar intracerebral hemorrhage: the gliding contusion, its relationship to diffuse brain damage. Neurosurg Rev 1989; 12 Suppl 1: 215-8.
56) Yokota H, Naoe Y, Nakabayashi M, et al. Cerebral endothelial injury in severe head injury: the significance of measurements of serum thrombomodulin and the von Willebrand factor. J Neurotrauma 2002; 19: 1007-15.

57) Stocchetti N, Paterno R, Citerio G, et al. Traumatic brain injury in an aging population. J Neurotrauma 2012; 29: 1119-25.
58) Wong GK, Yeung JH, Graham CA, et al. Neurological outcome in patients with traumatic brain injury and its relationship with computed tomography patterns of traumatic subarachnoid hemorrhage. J Neurosurg 2011; 114: 1510-5.
59) Bekar A, Dogan S, Abas F, et al. Risk factors and complications of intracranial pressure monitoring with a fiberoptic device. J Clin Neurosci 2009; 16: 236-40.
60) Gelabert-Gonzalez M, Ginesta-Galan V, Sernamito-Garcia R, et al. The Camino intracranial pressure device in clinical practice. Assessment in a 1000 cases. Acta Neurochir (Wien) 2006; 148: 435-41.
61) Stendel R, Heidenreich J, Schilling A, et al. Clinical evaluation of a new intracranial pressure monitoring device. Acta Neurochir (Wien) 2003; 145: 185-93; discussion 193.
62) Hong WC, Tu YK, Chen, YS, et al. Subdural intracranial pressure monitoring in severe head injury: clinical experience with the Codman MicroSensor. Surg Neurol 2006; 66 Suppl 2: S8-337 S13.
63) Koskinen LO, Olivecrona M. Clinical experience with the intraparenchymal intracranial pressure monitoring Codman MicroSensor system. Neurosurgery 2005; 56: 693-8; discussion 693-8.
64) Lescot T, Reina V, Le Manach Y, et al. In vivo accuracy of two intraparenchymal intracranial pressure monitors. Intensive Care Med 2011; 37: 875-9.
65) Al-Tamimi YZ, Helmy A, Bavetta S, et al. Assessment of zero drift in the Codman intracranial pressure monitor: a study from 2 neurointensive care units. Neurosurgery 2009; 64: 94-8; discussion 98-9.

Ⅳ 頭部外傷

慢性硬膜下血腫（成人型）

　慢性硬膜下血腫とは，頭部外傷後3週から2ヵ月に硬膜下（くも膜外）に血液が徐々に貯留した状態である。患者が受傷したことを覚えておらず頭部外傷が明らかでない場合も10〜30％にある。
　血腫は硬膜下，くも膜外で被膜に包まれて存在し，暗赤色から茶褐色の陳旧性の血液成分からなる。局所麻酔下での血腫の洗浄やドレナージ手術で多くは完治する予後の良い疾患であるが，数〜10％程度に再発しうる。また，高齢者に多いため合併症や基礎疾患には十分な注意が必要である。

症状

　頭蓋内圧亢進や脳実質の圧迫により，頭痛，不全片麻痺，記銘力低下，失見当識，尿失禁，認知機能低下などの症状がみられる。高齢者に多い疾患であるが，30〜40歳代の比較的若年者にも生じうる。若年患者では頭痛，嘔吐，意識障害など頭蓋内圧亢進症状が先行し，その後局所症状を呈することも多い。高齢者では，精神症状や失禁などが目立ち認知機能障害を呈する他の疾患との鑑別に苦慮することもある。
　発症に影響する因子について，アルコールの多飲者，脳萎縮，抗血小板薬・抗凝固薬の内服，血液疾患や肝疾患による出血傾向，水頭症に対するシャント手術後，低髄圧症，がんの転移などが慢性硬膜下血腫を生じやすい条件とされている。

診断

▶頭部CT検査
　CT検査では硬膜下に脳実質と同等あるいは軽度高吸収の三日月状の血腫を認める。血腫の被膜や多房性の血腫のためにときに凹凸状あるいは凸レンズ状になることもある。CT画像によりhomogeneous, laminar, separated, trabecularなどに分類されている[1]。
　頭部外傷後早期の頭部CTから，慢性硬膜下血腫の発症を予見するのは困難である。頭部外傷後の頭部CT検査にて，硬膜下液体貯留（subdural fluid collection, subdural effusion）を認めることがある（4〜6.6％）[2]。そうした硬膜下の水腫が慢性硬膜下血腫に進展するのは4〜58％とさまざまな報告がある[3]（図1）。

▶頭部MRI検査
　MRI検査ではT1強調画像では高信号域，T2強調画像やFLAIRでは高信号域をきたし，再出血をきたしている血腫ではT1強調画像では脳実質と等〜軽度高信号，T2*強調画像では低信号をきたす。しかし，T1強調画像やFLAIR画像ではわずかな出血や蛋白濃度の上昇によっても髄液は等〜高信号となりうる点に注意が必要である。MRI検査には時間

を要することからも，硬膜下水腫や術後の経過観察にはCT検査が有用であろう（図2）。

保存的治療

　少量で正中構造変位を伴わない慢性硬膜下血腫は自然治癒あるいは投薬により消失する例も経験される。血腫量が少なく，無症候性の場合，あるいは手術後に少量が残存している例では投薬による保存的治療を行う。
1) トラネキサム酸 750 mg/日，1回250 mg 毎食後[4]
2) 五苓散 7.5 g/日，1回2.5 g 毎食前または柴苓湯 9.0 g/日 毎食前[5,6]
3) ステロイド剤（デキサメタゾン 4 mg×3/日，3日間。効果があればその後内服1ヵ月間）[7]
4) この他，アンジオテンシン変換酵素（ACE）阻害薬やアトルバスチンによる治療も報告されている。

手術治療

▶術前管理

　手術は局所麻酔下に可能であり，侵襲も少ない。しかし，患者は多くの場合高齢であり，基礎疾患を有している場合が多く，基礎疾患の確認および術前検査は詳細かつ確実に行う。患者は記銘力障害や認知機能障害を生じていることも多く，抗血小板薬や抗凝固薬，糖尿病治療薬の服用の有無，薬剤アレルギーの有無については家族からも詳しく聴取する必要

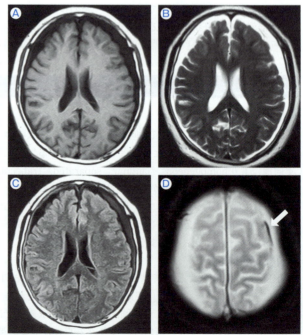

図1　症例（74歳女性）：受傷3日後
頭部外傷の3日後，頭重感を訴えて来院。
A：T1強調画像。両側の硬膜下に低信号を呈する硬膜下水腫を認める。
B：T2強調画像。両側の硬膜下に高信号を呈する硬膜下水腫を認める。
C：FLAIR画像。両側の硬膜下水腫を認めるが左側は髄液よりやや高信号であり，出血を混在を示唆する。
D：T2*画像。頭頂部の硬膜下に帯状の低信号を認め出血を示唆する。

がある。

穿頭ドレナージ術では皮膚切開も小さく，出血のコントロールもさほど難しくはない。しかし，抗凝固薬や抗血小板薬を内服している場合には，可能であれば一時休薬した後に手術を計画する。ワーファリンならばビタミンKやプロトロンビン複合体製剤などで抗凝固状態を是正するなどして対処する。

▶手術

頭蓋内圧亢進症状や神経脱落症状，意識障害を生じた場合や血腫の最大の厚さが1cm以上の場合などが手術適応と判断される。手術は局所麻酔下に穿頭し，血腫の洗浄やドレナージを行う。欧米などではtwist-drillによる穿頭後閉鎖式血腫ドレナージもなされるが，硬膜や脳表からの出血や再発率がやや高いとの報告がある。再発率は，twist-drillによる

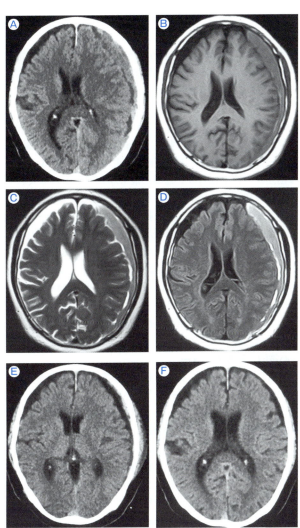

図2 図1と同じ症例：受傷1ヵ月

頭部外傷後1ヵ月目の検査所見。軽度の失語と右不全麻痺あり。
A：頭部CT。右硬膜下水腫および左慢性硬膜下血腫を認める。
B：同時期のMRI，T1強調画像。脳実質に比較し等～高信号を呈する左硬膜下血腫を認める。
C：T2強調画像。等～低信号を呈する左硬膜下血腫を認める。
D：FLAIR画像。脳実質とT2強調画像。等～低信号を呈する左硬膜下血腫を認める。
E：左慢性硬膜下血腫に対して穿頭血腫ドレナージ術施行後1日目の頭部CT。
F：術後1ヵ月後のCT。患者は術後1ヵ月間トラネキサム酸と五苓散の内服を続けた。右硬膜下水腫は減少し，左硬膜下血腫はほぼ消失した。

手術では22.4〜31.3％[8-10]，burr holeによる穿頭術では9〜10.5％[10,11]，開頭術では11.9％[10]と報告されている．以前，ドレナージチューブ留置の要否についての議論が数多くなされたが，ドレーンを留置することにより再発率が低下すると報告されている[12,13]．

また，ドレナージの際の洗浄の要否について，再発率に変化はなく洗浄は必要ないとのメタ解析の報告がある[14]．術後の硬膜下腔の残存空気が術後再発の危険因子との報告がある[15]．

● 穿頭による血腫ドレナージ術

穿頭による血腫ドレナージ術について記す．血腫の厚さが最大となる部位が穿頭部位となるように，CT画像から穿頭部位をマークしておく．穿頭部位が最上点となるように頭部を回旋しテープで固定する．必要に応じて手術側の肩の下に枕やタオルを挿入する．マスクによる酸素投与を行う．

術中の体動による頭部の転落を懸念して馬蹄型頭部固定器は用いていない．ジアゼパム5〜10mgを静脈内投与して鎮静し，皮膚切開およびドレーン刺入部の皮膚に1％キシロカイン数mLで局所麻酔を行う．その後，皮膚切開し，電動ドリル（パーフォレーター）を用いて穿頭する．筆者らは，医療安全の観点から手動ドリルは使用しておらず，電動ドリルの自動リリースのため穿頭が不十分となった際にのみ手動のドリルを使用している．鋭匙を用いて残存骨を取り除き，骨ろうで骨からの出血を止血する．ここでドレナージを頭皮の刺入部位から皮下を通して皮膚切開・穿頭部位に誘導しておく．硬膜面を電気凝固した後，硬膜を十字に切開する．血腫外膜を確認し，表面を電気凝固した後に外膜を切開しドレーンを挿入する．このとき，頭蓋内（血腫腔内）に空気が混入しないようドレーン挿入は迅速かつ慎重に行う．血腫が最も厚い部位から挿入しているのでドレーンは硬膜から5cm前後挿入すれば十分である（過度に長く挿入すると血腫排除に伴い血腫腔が虚脱した際にドレーンの先端の孔が血腫被膜で塞がれドレナージされなくなる）．ドレーンは皮膚に縫合固定する．硬膜などからの止血を確認した後，穿頭部にゼルフォーム®を充填し，バーホールキャップを留置して骨膜，皮下，皮膚を縫合する．特に高齢者で頭皮が比較的薄くまた毛髪も少ない場合には穿頭部の陥凹が目立つためバーホールキャップを用いている．

洗浄を行う場合には，ドレーンを前後，頭尾側それぞれに慎重に挿入して生理的食塩水で洗浄する．閉創後にもドレーンに接続した三方活栓から硬膜下の空気を慎重に吸引除去し，生理的食塩水を同量ずつ置換し，空気の残存を減じる．

▶ 術後管理

● 心電図，呼吸モニター

患者は高齢者が多くまた術中の鎮静薬の影響も懸念されるため，心電図モニター，酸素飽和度など呼吸モニターを行う．必要に応じて酸素投与を行う．誤嚥による肺炎に注意する．

● 血腫ドレナージチューブの管理

術後，患者はドレナージチューブを挿入しているので自然抜去や自己抜去が生じることのないよう対処する．術後，頭蓋内圧が変化し正常化（低下）するが，それに伴い一過性に不穏など精神症状が出現することがある．術前より患者および家族に，必要に応じて抑制を使用することを説明し同意書を得ておく．

術後はドレーンを抜去するまではベッド上安静とし，ドレナージバッグはベッドの高さ

に固定して自然排出とする．血腫の排出を促すため，患者の心機能，腎機能に問題がなければ翌日までの補液をやや多めに行い，中心静脈圧の低下，脱水に注意する．術前に飲水，食事摂取が不十分であった患者では脱水を補正する．

翌日頭部CT検査を行い，血腫の減少を確認した後にドレーンを抜去する．ドレーンは翌日，遅くとも48時間以内には抜去する．

再発率は9〜20％程度と報告されている．術後の再発をきたしやすい因子として，高齢者，脳萎縮，アルコール多飲，血液凝固異常，抗凝固薬・抗血小板薬の服用，血液透析，シャント術後および術後の硬膜下腔の空気の残存などが指摘されている．

可能であれば，抗凝固薬や抗血小板薬を休薬し，再発の危険を低下させるように努める．血小板減少や血液凝固能の低下をきたす疾患を合併している場合には，原疾患の治療，血液凝固能の補正を行う．「保存的治療」(p.356)で述べたように，血腫が軽度残存している際にはトラネキサム酸や五苓散を投与する．

▶合併症

痙攣発作，頭蓋内出血，創部感染，硬膜下膿瘍や髄膜炎，緊張性気脳症，肺炎，深部静脈血栓症などが生じうる．

34,000名以上の患者を対象としたメタ解析の結果によると[16]，外科的治療における死亡率は，randomized control studyのみに絞ると4.0％，合併症の発生率は11.0％であり，すべての研究報告を含めると死亡率は3.5％，合併症の発生率は7.0％であった．また，手術法について解析したメタ解析では，外科的治療による死亡率はtwist-drillによる穿頭術では5.1％，burr holeによる穿頭術では3.7％，開頭術では12.2％との結果が報告されている[17]．

血腫が多房性で隔壁の存在が疑われ，再発を繰り返す場合には，神経内視鏡を併用した穿頭血腫吸引洗浄術を行ったとする報告がある．また，再発を繰り返し穿頭術のみでは治療に難渋する例には血管内手術による中硬膜動脈の塞栓術が有効であったとする報告がある[18]．

退院後の指導

術後早期に神経症状が改善し，家庭生活が可能となった場合には早期に退院して術後一週後に外来にて抜糸を行うことも可能である．その際には，患者および家族に病状や術後の経過をよく説明し，退院後の頭部打撲に注意し，発熱や創部の感染兆候にも留意してもらう．

術後1〜2ヵ月後に再発する可能性があり，これまでの報告からも10％前後の再発率であることを説明する．術後，血腫の完全な消失や拡大した硬膜下腔の改善・正常化には2〜3ヵ月ほど要することも多い（図2）．運動麻痺などの神経症状や頭蓋内圧亢進症状など症状の再出現には十分注意し，慎重な経過観察が必要である．

（小林正人）

文献

1) Nakaguchi H, Tanishima T, Yoshimasu N. Factors in the natural history of chronic subdural hematomas that influence their postoperative recurrence. J Neurosurg 2001; 95: 256-62.
2) Ohno K, Suzuki R, Masaoka H, et al. Chronic subdural hematoma preceded by persistent traumatic subdural fluid collection. J Neurol Neurosurg Psychiatry 1987; 50: 1694-7.
3) Lee KS, Bae WK, Bae HG, et al. The fate of traumatic subdural hygroma in serial computed tomographic scans. J Korean Med Sci 2000; 15: 560-8.
4) Kageyama H, Toyooka T, Tsuzuki N, et al. Nonsurgical treatment of chronic subdural hematoma with tranexamic acid. J Neurosurg 2013; 119: 332-7.
5) 宮上光祐, 賀川幸英. 慢性硬膜下血腫に対する五苓散の有用性. No Shinkei Geka 2009; 37: 765-70.
6) 長谷川秀, 松元 淳, 大田和貴, 他. 慢性硬膜下血腫に対する柴苓湯の治療効果. 脳神経外科と漢方 2015; 1: 7-12.
7) Thotakura AK, Marabathina NR. Nonsurgical Treatment of Chronic Subdural Hematoma with Steroids. World Neurosurg 2015; 84: 1968-72.
8) Holl DC, Volovici V, Dirven CMF, et al. Dutch Chronic Subdural Hematoma Research Group. Pathophysiology and Nonsurgical Treatment of Chronic Subdural Hematoma: From Past to Present to Future. World Neurosurg 2018; 116: 402-11.
9) Chari A1, Kolias AG, Santarius T, et al. Twist-drill craniostomy with hollow screws for evacuation of chronic subdural hematoma. J Neurosurg 2014; 121: 176-83.
10) Lega BC, Danish SF, Malhotra NR, et al. Choosing the best operation for chronic subdural hematoma: a decision analysis. J Neurosurg 2010; 113: 615-21.
11) Brennan PM, Kolias AG, Joannides AJ, et al. The management and outcome for patients with chronic subdural hematoma: a prospective, multicenter, observational cohort study in the United Kingdom. J Neurosurg 2017 Mar 17: 1-8. doi: 10.3171/2016.8.JNS16134.test.
12) Liu W, Bakker NA, Groen RJ. Chronic subdural hematoma: a systematic review and meta-analysis of surgical procedures. J Neurosurg 2014; 121: 665-73.
13) Alcalá-Cerra G, Young AM, Moscote-Salazar LR. Efficacy and safety of subdural drains after burr-hole evacuation of chronic subdural hematomas: systematic review and meta-analysis of randomized controlled trials. World Neurosurg 2014; 82: 1148-57.
14) Yuan Y, Wang QP, Cao YL, et al. Burr hole drainage and burr hole drainage with irrigation to treat chronic subdural hematoma: A systematic review and meta-analysis. Medicine (Baltimore) 2018; 97: e11827.
15) 高山東春, 照井慶太, 大岩美嗣. 慢性硬膜下血腫の再発因子に関する後ろ向き統計学的分析：単変量, 多変量解析による検討. No Shinkei Geka 2002; 40: 871-6.
16) Almenawer SA, Farrokhyar F, Hong C, et al. Chronic subdural hematoma management: a systematic review and meta-analysis of 34,829 patients. Ann Surg. 2014; 259: 449-57.
17) Ducruet AF, Grobelny BT, Zacharia BE. The surgical management of chronic subdural hematoma. Neurosurg Rev 2012; 35: 155-69.
18) Mino M, Nishimura S, Hori E, et al. Efficacy of middle meningeal artery embolization in the treatment of refractory chronic subdural hematoma. Surg Neurol Int 2010; 1: 78.

IV 頭部外傷

広範性（びまん性）脳損傷

広範性（びまん性）脳損傷には、びまん性軸索損傷(diffuse axonal injury：DAI)とびまん性脳腫脹(diffuse brain swelling)が含まれる。これらは硬膜下血腫など局所性脳損傷と異なる独特の病態をもつ。これらの病型自体が手術適応になることはないが、DAI患者の頭蓋内圧(intracranial pressure：ICP)亢進は減圧開頭術の適応になる。ここでは各病型に特徴的な病態を説明し、またそれらに対する集中治療管理につき言及する。

びまん性軸索損傷（DAI）

▶疫学的特徴と病態

びまん性軸索損傷(DAI)は元来、臨床的・病理学的疾患群として定義されている。すなわち、CT上明らかな局所性脳損傷を認めないが、意識障害を示す臨床症候群であり、かつ病理学的検査で脳白質の異常損傷所見"退縮球(retraction ball)"(図1A)を示すものとして定義されている。脳白質の損傷は剪断力(shearing force)により軸索の過伸展が起こり生ずる。DAIは一次的脳損傷後にも損傷が進展する、いわゆる二次的脳損傷の側面ももつことがわかっている。すなわち、軸索損傷受傷後の軸索流のうっ滞から、時間をおいて軸索の切断が起こる(secondary axonotomy)。これは受傷後24時間から72時間後に起こるとされる[1]（図1B）。DAIは重症頭部外傷のおよそ半数を占めるといわれ[2]、また認知障害などの後遺症を呈する割合が多い[3-5]。残念ながらDAI自体には有効な治療法は確立されておらず、対症療法が治療の中心となる。

図1 びまん性軸索損傷（DAI）の顕微鏡学的特徴
A：retraction ballの鍍銀染色（×800）。
B：軸索の切断(secondary axonotomy)の模式図。①受傷直後は軸索の損傷部位において細胞骨格(neurofilament)の不整が起こり軸索流(axonal flow)が障害される。②5～30分後に障害された軸索流により軸索の部分的腫脹が起きる。③さらなる細胞質のうっ滞から受傷後24時間から72時間後に軸索の切断が起こる(secondary axonotomy)。

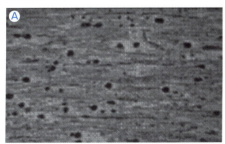 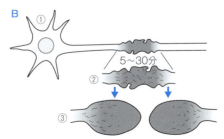

Yokobori and Bullock. Brain Injury Medicine, second edition, 2012, p139. より一部改変

DAIは受傷直後より重篤な意識障害，異常肢位や自律神経障害を示すが，軽症の脳震盪でも一時的な意識障害を起こすことがあるため，DAIを受傷後早期に診断することは難しい。また前述の如くCTによる画像診断では所見を認めないことがほとんどである。従ってDAIの診断と転帰の予測のためには意識障害の継続時間を明確に記録することが重要である。

▶画像診断

　前述の如く単純CT上では損傷を明確に判別することは難しい。剪断力により生ずるとされる白質の微小出血（gliding contusion）や脳梁部，中脳背側部の微小出血はDAIの存在を推測させるCT所見である。

　一方，頭部MRIはCTに比しDAIの診断に優れている。特にT2強調画像やFLAIR撮影が微小出血性病変の描出に優れる[3]。また近年普及している高磁場MRI（3T）は，より診断能が高い[5]。また拡散強調画像（DWI）はグラディエントエコー（GE）法よりも異常所見の発見に優れ，患者転帰を反映するという報告もある[6]。近年では，DAI患者における拡散テンソル画像（DTI）の有用性に関する報告も多い。例えばDTIは従来のMRI撮影よりも白質病変の描出に優れ，重症度[7]や転帰[8]を反映するという報告がある。

▶手術治療

　前述の如く，DAI自体への治療は確立されていない。DAIのみでは外科的適応はなく，ICPモニター挿入下の脳圧管理，二次的脳損傷の回避が治療の根幹をなす（「急性頭蓋内損傷／亢進に対する治療」参照）。ICPコントロールの一環として減圧開頭術が用いられることがある。

　しかし，2011年に報告されたDECRA（Decompressive Craniectomy in Patients with Severe Traumatic Brain Injury）研究ではびまん性脳損傷に対する両側前頭開頭術の有効性が否定された結果となった[9]。このDECRA研究では両側前頭開頭術によってICPは良好にコントロールされ，ICU入院期間を減らすことができたものの，内科的療法のみでICPをコントロールした群よりも転帰は悪かったという結果であった[9]。この報告は，患者のInclusion criteriaや治療群のランダム化のバランス，減圧手術の方法の不備などいくつかの点で大きな議論を引き起こした[10,11]。米国のガイドライン（Brain Trauma Foundation Guideline）では，上記を受け，びまん性脳損傷患者に対する両側減圧開頭は推奨されないとしている[23]。

▶患者転帰

　患者転帰良好例の割合は，意識消失時間により規定される重症度と関連している。すなわち意識消失時間が長い重症のDAIであるほど，転帰不良例が多い。転帰不良例は画像上では慢性期のびまん性脳萎縮が特徴的である[12]。

びまん性脳腫脹（diffuse brain swelling）

▶病態

　びまん性脳腫脹はびまん性脳損傷の一型とされている。程度の差こそあれ脳腫脹は重症頭部外傷の5～40％に[13,14]，中等度頭部外傷の5～10％に生ずるとされる[15]。小児に多く成人には少ないとの報告が多い[16]。受傷直後から起こる場合と，受傷後意識良好の時期

をはさみ数時間後に急激に意識障害をきたす場合がある[17]。前者は小児に多く，後者は成人に多いとされる[18]。重度のびまん性脳腫脹は遅発性の頭蓋内圧亢進から死亡に至ることもある。従って適切な脳循環代謝を維持し脳腫脹を予防することが重要である。びまん性脳腫脹の病態は，脳充血，脳虚血，低酸素，細胞毒性浮腫などの複数の病態生理が関与しており，複雑な発症メカニズムによるとされる[19]。造影MRIやSPECTによる臨床研究においてはびまん性脳腫脹に血管性浮腫（vasogenic edema）は確認されなかったともあり[20-22]，細胞性浮腫（cytotoxic edema）がその主病態であるとしている報告もある。

▶画像評価

CT上両側性の側脳室，第三脳室，脳底槽の圧排や脳溝の消失を認める（図2）。全体的に頭蓋内がタイトな印象を受ける。

▶治療・対処法

治療はICPコントロールが中心となる。従来過換気療法が推奨されていたが，現在では，過換気療法に伴う脳虚血の進行が指摘され，脳酸素化モニター下での施行が好ましいとされる[23]。確実な気道確保，十分な換気による適正な酸素レベル，二酸化炭素レベルを保つこと，また低血圧を避けるなどの基本的な全身状態の安定化が不可欠である。また重症例には髄液ドレナージ，脳低温療法，バルビツレート療法を併用する。これら内科的治療でICPコントロールが困難な場合，外減圧術を考慮する。特に小児例において外減圧術は有効であるとされる[24]。

▶患者転帰

小児と成人の転帰は大きく異なる。Langらの118例の報告では，6ヵ月後の転帰良好例は小児78％，成人41％と，この病態をもつ成人患者の転帰は小児より悪い[25]。小児は治療に反応し，比較的良い転帰が得られるのに対し，成人では一度この病態を併発すると治療の効果が得難いとされる。頭部外傷患者に対する病院前救護よりの十分な酸素化，そして初期治療における確実な気道確保や循環の維持が強調される所以である。

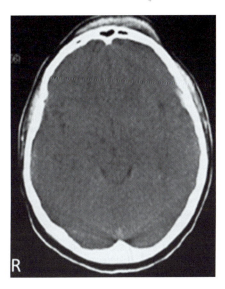

図2 びまん性脳腫脹のCT所見
18歳男性。交通外傷による前頭部打撲により受傷直後より意識障害を認める。来院時GCS4点。瞳孔両側散大。CT上脳底槽，側脳室の圧排消失を認める。

びまん性血管損傷による白質微小出血

びまん性血管損傷は，びまん性脳損傷の一病態として，脳組織の伸展や剪断力による微小血管の破綻を指す（microbleeding）（図3）[26,27]。高体温・低体温などの体温異常，ショック，低酸素，凝固機能障害，年齢やアルコール因子などの全身状態もその発生に関与するとされる。またアンフェタミンなどの違法薬物常用による血管脆弱性も発症に関与するとされる。治療に関してはDAIやびまん性脳腫脹と同様，対症療法とICP管理が中心であるが，遅発性に出血が拡大することもあり注意を要する。

（横堀將司，横田裕行）

図3 びまん性血管損傷の一例
17歳女性。10日後のMRI撮影（SWI）微小血管損傷が低信号域として観察できる（矢印）。

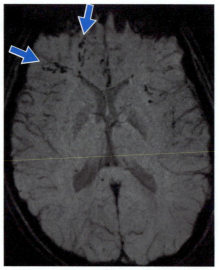

Iwamura A, et al. Neuroradiology 2012; 54: 335-43.[26]
より転載

文献

1) Povlishock JT, Christman CW. The pathobiology of traumatically induced axonal injury in animals and humans: a review of current thoughts. J Neurotrauma 1995; 12: 555-64.
2) Jennett B, Adams JH, Murray LS, et al. Neuropathology in vegetative and severely disabled patients after head injury. Neurology 2001; 56: 486-90.
3) Mittl RL, Grossman RI, Hiehle JF, et al. Prevalence of MR evidence of diffuse axonal injury in patients with mild head injury and normal head CT findings. AJNR Am J Neuroradiol 1994; 15, 1583-89.
4) Inglese M, Makani S, Johnson G, et al. Diffuse axonal injury in mild traumatic brain injury: a diffusion tensor imaging study. J Neurosurg 1994; 103: 298-303.
5) Scheid R, Preul C, Gruber O, et al. Diffuse axonal injury associated with chronic traumatic brain injury: evidence from T2*-weighted gradientecho imaging at 3T. AJNR Am J Neuroradiol 2003; 24: 1049-56.
6) Ezaki Y, Tsutsumi K, Morikawa M, et al. Role of diffusion-weighted magnetic resonance imaging in diffuse axonal injury. Acta Radiol 2006; 47: 733-40.
7) Benson RR, Meda SA, Vasudevan S, et al. Global white matter analysis of diffusion tensor images is predictive of injury severity in traumatic brain injury. J Neurotrauma 2007; 24: 446-59.
8) Wang JY, Bakhadirov K, Devous MD Sr, et al.

Diffusion tensor tractography of traumatic diffuse axonal injury. Arch Neurol 2008; 65: 619-26.
9) Cooper DJ, Rosenfeld JV, Murray L, et al. Decompressive craniectomy in diffuse traumatic brain injury. N Engl J Med 2011; 364: 1493-502.
10) Honeybul S, Ho KM, Lind CR, et al. The future of decompressive craniectomy for diffuse traumatic brain injury. J Neurotrauma 2011; 28: 2199-200.
11) Kitagawa RS, Bullock MR. Lessons from the DECRA Study. World Neurosurg 2012.
12) Ding K, Marquez de la Plata C, Wang JY, et al. Cerebral atrophy after traumatic white matter injury: correlation with acute neuroimaging and outcome. J Neurotrauma 2008; 25: 1433-40.
13) Eisenberg HM, Gary HE J, Aldrich EF, et al. Initial CT findings in 753 patients with severe head injury. A report from the NIH Traumatic Coma Data Bank. J Neurosurg 1990; 73: 688-98.
14) Marmarou A, Fatouros PP, Barzo P, et al. Contribution of edema and cerebral blood volume to traumatic brain swelling in headinjured patients. J Neurosurg 2000; 93: 183-93.
15) Miller JD, Butterworth JF, Gudeman SK, et al. Further experience in the management of severe head injury. J Neurosurg 1981; 54: 289-99.
16) Aldrich EF, Eisenberg HM, Saydjari C, et al. Diffuse brain swelling in severely head-injured children. A report from the NIH Traumatic Coma Data Bank. J Neurosurg 1992; 76: 450-4.
17) Bruce DA, Alavi A, Bilaniuk L, et al. Diffuse cerebral swelling following head injuries in children: the syndrome of "malignant brain edema". J Neurosurg 1981; 54: 170-178.
18) Zwienenberg, M, Muizelaar JP. Severe pediatric head injury: the role of hyperemia revisited. J Neurotrauma 1999; 16, 937-43.
19) Unterberg AW, Stover J, Kress B, et al. Edema and brain trauma. Neuroscience 2004; 129, 1021-29.
20) Bullock R, Butcher S, McCulloch J. Changes in extracellular glutamate concentration after acute subdural haematoma in the rat-evidence for an "excitotoxic" mechanism? Acta Neurochir Suppl (Wien) 1990; 51: 274-6.
21) Lang DA, Hadley DM, Teasdale GM, et al. Gadolinium DTPA enhanced magnetic resonance imaging in acute head injury. Acta Neurochir (Wien) 1991; 109, 5-11.
22) Todd NV, Graham DI. Blood-brain barrier damage in traumatic brain contusions. Acta Neurochir Suppl (Wien) 1990; 51: 296-9.
23) Carney N, Totten AM, O'Reilly C, et al. Guidelines for the Management of Severe Traumatic Brain Injury, Fourth Edition. Neurosurgery 2017; 80 (1): 6-15. doi: 10.1227/NEU.0000000000001432.
24) Jacob AT, Heuer GG, Grant R, et al. Decompressive hemicraniectomy for pediatric traumatic brain injury: long-term outcome based on quality of life. Pediatr Neurosurg 2011; 47: 81-6.
25) Lang DA, Teasdale GM, Macpherson P, et al. Diffuse brain swelling after head injury: more often malignant in adults than children? J Neurosurg 1994; 80: 675-80.
26) Iwamura A, Taoka T, Fukusumi A, et al. Diffuse vascular injury: convergent-type hemorrhage in the supratentorial white matter on susceptibility-weighted image in cases of severe traumatic brain damage. Neuroradiology 2012; 54: 335-43.
27) Onaya M. Neuropathological investigation of cerebral white matter lesions caused by closed head injury. Neuropathology 2002; 22: 243-51.

Ⅳ 頭部外傷

骨折，髄液漏，顔面損傷

　頭蓋骨骨折は頭部外傷患者の23〜60％に合併するといわれ[1]，しばしば日常診療でも遭遇する損傷である。直接的な外力により生ずる頭蓋骨骨折には，頭蓋内部と交通するもの（開放性骨折），しないもの（閉鎖性骨折），あるいは形状により線状骨折，陥没骨折などと多様な分類がある。臨床の場で大切なことは，保存的に治療できるものか，あるいは緊急処置，手術が必要なものかを的確に判断することである。この項ではこれら頭蓋骨骨折の各病型の特徴，画像所見と治療法を概説する。また頭蓋骨骨折に合併する頻度の高い髄液漏や顔面骨折への対処法についても言及する。

線状骨折

▶特徴
　線状骨折は頭蓋骨骨折のなかで最も頻度が高い。線状骨折は外傷の直接的なインパクトにより生じ，受傷部直下に生ずる。硬いもの，平坦なもの，そして比較的大きいものが当たることで，骨折の形態が線状になる（図1）。骨折線の直上には外傷のインパクトを反映した皮下血腫を認めることが多く，骨折を見落とさないためにも，画像診断のみならず視診や触診が重要である。

▶画像診断
　部位的には頭蓋冠が最多である。偏位の少ない骨折ほど画像上診断しにくい。頭部単純写真では骨縫合線や血管圧痕などとの鑑別が必要になることもあるが，骨折線はこれらに比して境界がシャープであり，より直線的であることが多い。また左右で比較することで，左右対称の縫合線と鑑別しやすい。大切なことは，前述の如く視触診を怠らず，理学所見と画像所見を比較し，その一致を確かめることにある。単純写真での画像診断が困難な場合，頭部CTの骨条件撮影で確認することがあるが，骨折線がちょうどaxial scanと並行

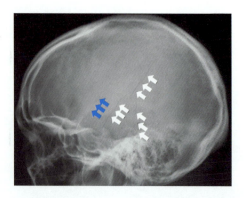

図1 線状骨折の頭部単純X線写真
中頭蓋底から側頭骨にかけ骨折線を認める，骨折線は複数走行しており，一部は錐体骨にもかかっている（白矢印）。骨折線は中硬膜動脈の血管溝（青矢印）と比して明らかに境界が明瞭，シャープである。

になる場合，頭部CTのみでは判別困難なこともあり注意が必要である。

特に中硬膜動脈や静脈洞の走行に接する骨折線の存在は硬膜外血腫の併発を疑わせる所見となるため，注意を要する。単純写真にて骨折線を認める患者は頭部CTにて頭蓋内病変を確認することが望ましいが，特に小児ではCT撮影に際し鎮静が必要となることもあり，また被ばくの問題もある。Readらは140例の小児例を検討し，意識清明であり，受傷形態が転落でなくつまずきや転倒による線状骨折はCT撮影をせず，経過観察も可能としている[2]。

▶治療

閉鎖性の線状骨折であり頭蓋内病変や神経所見を伴わない場合は経過観察でよい。小児では，まれではあるが進行性頭蓋骨骨折（growing skull fracture）に至ることがあり，この場合は骨折直下の硬膜形成が必要になる。

陥没骨折

▶特徴

比較的小さく，硬い物体による頭蓋へのインパクトにより生ずる。前頭部や頭頂部に多い。また成人よりも2歳以上の小児期に多いとされる。陥没骨折が疑われた場合は陥没の深さ，硬膜損傷の有無，頭蓋内損傷の有無を確認すべきであり，CT撮影にての確認が推奨される。特に陥没直下の脳挫傷や脳内血腫，静脈洞への骨片の陥入などに注意を要する。副鼻腔や錐体骨蜂巣と交通する内性開放骨折（internal compound fracture）や開放創を介し頭蓋内と外界が交通する外性開放骨折（external compound fracture）を併発することがあるが，これらにより頭蓋内感染の頻度が上昇するため[3]，これらの存在は手術や処置の緊急度にかかわってくる。

▶画像診断

内板と外板の偏位の程度にもよるが，通常は頭部単純写真で診断が可能である。

前述の如く，陥没骨折が疑われる場合は骨条件を含めた頭部CTは必須で，陥没の程度，脳実質損傷（挫傷や血腫），静脈洞損傷の有無を確認する。また骨条件で同時に確認できる頭蓋内空気の有無が開放性（内性，外性）・非開放性の判断材料になる（**図2**）。

図2 両側側頭骨陥没骨折の一例
26歳男性。プレス機械に頭部をはさまれ受傷。両側側頭骨に陥没骨折を認め（青矢印），錐体骨蜂巣との交通から生じた頭蓋内空気（白矢印）が観察できる。

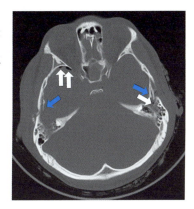

▶手術適応と手術法

前述の如く，閉鎖性と開放性骨折ではその手術適応，方法が異なる。

●閉鎖性陥没骨折の手術適応と手術法

わが国のガイドライン『重症頭部外傷治療・管理のガイドライン 第3版』（以下，わが国のガイドライン）[4] および米国の手術ガイドライン『Guidelines for the Surgical Management of Traumatic Brain Injury』（以下，米国手術ガイドライン）[5] では，1cm以上の陥没や高度の挫滅脳が存在した場合，審美的に容認しがたい頭蓋骨変形がある場合，また，静脈洞を圧迫する場合に手術が推奨されている。

手術法については通常開頭整復術が用いられる。特に頭蓋骨の薄い小児では，陥没部の周囲にburr holeを開け，elevatorを差し込み挙上し整復することが可能な場合がある（陥没骨片挙上術）。また，近年では新生児や乳児のいわゆるピンポンボール型の陥没骨折に際して，陰圧吸引を使用した整復法の有用性が紹介されている[6]。従来から陥没骨折と遅発性外傷性てんかん発症の関連が論じられてきたが，早期手術の予防効果は証明されていない。

静脈洞に骨片が陥没した場合の開頭法および静脈洞の止血法を 図3 に示す。

図3 静脈洞陥没骨折の手術法

A：皮膚切開とburr holeの位置。皮膚の虚血を起こさないよう皮膚の栄養血管の走行を考え，側頭部に十分な基部をもったコの字型の皮膚切開とする。また十分なマージンを取った骨切りを行うべくburr holeを置く。

B：静脈洞損傷の対処法。小さい損傷であれば，吸引や脳綿を用いた軽い圧迫止血を試みる（①）。大きな損傷には直接縫合（②）や硬膜翻転（③），骨膜や筋膜を用いたパッチを用いる（④）。頭位をやや挙上し，若干頭位を挙上し出血の勢いをコントロールしつつ処置するが，静脈洞内に空気が入らないよう過度の挙上は避ける。

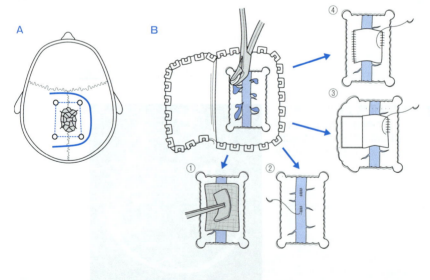

- **開放性陥没骨折の手術適応と手術法**
- 手術適応

　わが国のガイドライン[4]では，
- 高度の汚染創の存在
- 高度の挫滅創や粉砕骨折
- 脳脱，脳脊髄液の漏出など，硬膜が損傷し硬膜内外の交通が疑われる場合
- 骨片が脳内に存在する場合
- 骨片に関連した出血が止まらない場合（静脈洞の損傷など）
- 陥没骨折による静脈洞圧迫に起因する静脈灌流障害が存在する場合
- 1cm以上の陥没や高度の脳挫滅の存在する場合
- 審美的に容認しがたい頭蓋骨変形がある場合
- 副鼻腔を含む損傷が存在する場合

が手術適応とされている。

　また，米国のガイドライン[7]では陥没の程度が周囲頭蓋骨の厚さ以上に陥没している場合手術を勧めるとしている。また，
- 臨床的あるいは画像的に硬膜損傷がない
- 血腫除去が必要となるような大きな血腫がない
- 陥没の程度が1cm未満
- 副鼻腔との開放がない
- 審美的に問題がない
- 気脳症や重度の創部汚染がない

以上の場合は非手術的な経過観察が可能としている。

　手術時期に関しては日米どちらのガイドラインも感染を予防するための早期手術が推奨されている。特にわが国のガイドラインでは重症後24時間以内の手術が推奨されている[4]。

- 手術方法

　手術法に関しては，骨片の挙上とデブリドマンが推奨される。骨片が汚染されていない場合はその骨片を再度頭蓋形成に用いることも可能である。

　しかし，高度の汚染創の存在や高度の挫滅創，粉砕骨片の存在，48～72時間以降の手術，骨片が脳内に存在する場合，脳脱を認めた場合，副鼻腔を含む損傷を認めた場合は汚染骨を除去して，後日頭蓋形成を施行することが推奨されている[4]。汚染創の場合は培養検査を施行することもわが国のガイドラインには明記されている。感染予防のためには十分な洗浄，デブリドマンと確実な硬膜閉鎖が重要である。特に大きな硬膜欠損がある場合は筋膜，骨膜を用いた硬膜形成を併用する（図4）。

頭蓋底骨折

　頭蓋底骨折は頭部外傷患者の7～24％に生ずるといわれている[8]。頭蓋底部骨組織は円蓋部に比して薄く，特に篩骨篩板，前頭蓋側頭面，トルコ鞍周囲，蝶形骨大翼などに骨折の発生が多い。また側頭部打撲に伴い円蓋部骨折が椎体乳様部に波及することもある。ここでは頭蓋底骨折でよくみられる錐体骨骨折，視神経管骨折についてその特徴，画像診断，

治療に言及する。

▶錐体骨骨折の特徴，画像診断，治療
●特徴
　古典的には縦骨折（錐体骨の錐体に平行の骨折），横骨折（錐体に直交する）の分類があり（図5），頻度としては縦骨折が多い（横骨折20％，縦骨折80％）[1]。耳介後方に血腫を認めるバトル徴候（Battle sign）が視診上重要であるが（縦骨折に多い），受傷後2〜3日にて明らかになることが多く，これの有無で骨折を否定できない。錐体骨骨折の縦骨折は側頭

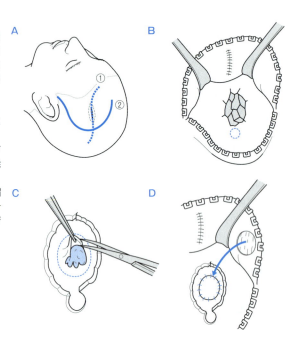

図4 開放性陥没骨折の手術
A：開放創を延長した緩やかなS状の皮膚切開（①）か，開放創を含むコの字状切開②を用いる。創の大きさや汚染の程度，皮膚デブリドマンの必要の有無による。
B：骨折部近傍にburr holeを穿ち，汚染骨片をできるだけ除去できるよう，十分なマージンを取る。
C：損傷硬膜縁を切除除去し，直下の脳組織に骨片がある場合それを除去。十分な止血と洗浄を心掛ける。
D：硬膜欠損部は，前頭部骨膜や帽状腱膜を用い，パッチにて閉鎖。十分な洗浄の上閉創し，後日人工骨での頭蓋形成を行う。

図5 錐体骨骨折の古典的分類
A：縦骨折。錐体骨乳突蜂巣の前方を走行しotic capsuleに至る。
B：横骨折。頬骨弓基部から大孔に向かう骨折線を認める。

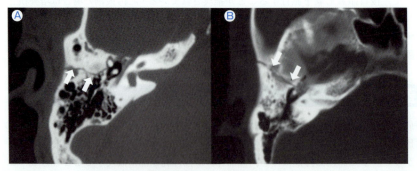

Gladwell M, et al. J Oral Maxillofac Surg 2008；66：513-22.[1]より転載

部からのインパクトで発生しやすく，伝音性難聴，髄液漏，顔面神経麻痺（部分性，遅発性）を認めることが多い．一方横骨折は，頭蓋骨への前後方向へのインパクトにより発症することが多い．横骨折は大後頭孔から連続するような骨折パターンが多く，内耳障害による感音性難聴や，迷路障害によるめまいや眼振，受傷直後からの顔面神経麻痺（横骨折の30〜50％）を発症することがある．

この古典的分類は一見クリアにみえるが，実臨床では縦・横骨折を合併したり，もしくは斜めの骨折も多く，実臨床に即していないとの指摘もある[9]．

近年では迷路骨包（otic capsule）の損傷の有無で分類する方法もあり[10]，otic capsuleに骨折がかかる損傷のほうが，otic capsuleにかからない骨折よりも，難聴，髄液漏，顔面神経麻痺の頻度が高かったという報告がある[11]．すなわちotic capsuleにかかる骨折は7〜25倍の難聴，4〜8倍の髄液漏，2〜5倍の顔面神経麻痺の発生をみるという[10,11]．

● 画像診断

髄液漏や中耳の鼓膜内出血や前述のBattle signを認める場合は錐体骨骨折を疑い頭部CT撮影を行う．ルチーンの骨条件では骨折線が明らかにならないことも多く，その場合はthin sliceでの錐体骨撮影を併用するとよい．前述の如く，骨折線の向きや迷路骨包への骨折線の波及に注意する．錐体骨蜂巣内の液体貯留像（fluid level density）も錐体骨骨折の存在を強く疑う所見である．

● 治療

錐体骨骨折自体の治療は偏位がない限り経過観察でよいが，顔面神経麻痺を伴う場合はステロイドを投与することがある．永続する場合は顔面神経減圧[12]や神経移植なども考慮される[13]．

髄液漏に関しては，まず感染予防に抗生物質を用い，安静臥床で経過をみる．髄液漏とくに髄液耳漏は数日で停止することがほとんどであるが，長期に続く場合は腰椎ドレナージを留置し髄液（CSF）の排出を減らすことで漏孔の閉鎖を試みる（髄液漏の治療については後述参考）．

▶視神経管骨折の特徴，画像診断，治療

● 特徴

前頭蓋底骨折が視神経管に伸び骨片が視神経管内の視神経を圧迫して視神経損傷をきたす．直接的な外力による受傷後直後からの神経損傷により視力障害を起こす場合（一次的障害）と，視神経管内の視神経浮腫から視力障害が起こる場合（二次的障害）に分けられる．前額部打撲に多い．パンダの目兆候（英語名ではRaccoon's eye）を認める場合は前頭蓋底骨折や視神経管骨折を疑う．

● 画像診断

画像診断では，古典的には単純写真撮影で左右の視神経管をRhese法にて撮影し，その左右差，周囲の不整をみることで診断が可能である．CT骨条件は視神経管の詳細な観察が可能であり，視神経管を構成する篩骨洞や前床突起に骨折線を認める場合，注意が必要である．

● 治療

視神経管骨折の明確な治療指針は依然定まっておらず，神経浮腫を軽減するステロイドの投与や視神経管を外科的に開放する治療，あるいはその両者が行われることがある．近

年では内視鏡を用い，経篩骨洞的に整復する方法も報告されている[14]。減圧に関しては視神経の直接的，一時的な損傷での重篤な視力障害（光覚弁以下）に関しては積極的な外科的減圧術は推奨されない[4]。また，二次的障害により視力・視野障害が進行する例では，ステロイド治療とともに視神経管開放術を考慮してもよい[4]。

髄液漏

▶特徴

外傷性髄液漏は外傷により硬膜内腔と外界が交通し，それにより髄液が漏出する病態である。そのほとんどが骨折を伴う。頭蓋底骨折患者の2〜20％に外傷性髄液漏を伴うとの報告がある[8]。また受傷後48時間以内に発生することが多いが[15]，遅発性症例も多い。総じて95％は外傷後3ヵ月以内に生ずる[4]。前頭蓋底，篩骨篩板の骨折に伴い鼻腔から髄液が漏出する髄液鼻漏や，錐体骨骨折が中・外耳までつながり耳孔から髄液の漏出を伴う髄液耳漏があるが，頻度が高いのは前者である。また前者は自然治癒しにくい[16]。再発性，遅発性髄液漏の自然治癒は少なく，積極的な漏孔閉鎖を必要とすることもある。

▶治療

●保存的治療

歴史的に積極的な観血的手術治療が行われてきた経緯があるが，現在ではまず保存的治療とし，治療困難例に手術を施行する傾向にある。

保存的治療としては，軽度（15〜30°）の頭部挙上にて経過観察を行う。1〜2日の間に髄液漏が停止しない場合は持続脊髄ドレナージを置き，髄液漏出を抑えることで非手術的漏孔閉鎖を期待する。自然治癒率は80〜95％との記載もある[4]。抗菌薬の予防的投与の有効性は依然明確でない。

●外科的治療

外科的治療の適応について，わが国のガイドラインでは以下のように示されている[4]。
- ・1〜3週間の保存的治療を行っても停止しない遷延性髄液漏の症例
- ・間欠性，再発性，遅発性の症例
- ・画像上頭蓋底の変形が著しい症例
- ・骨弁，異物が脳内に嵌入した症例
- ・大量の髄液漏がみられる症例
- ・頭蓋底の穿通性外傷
- ・気脳症が進行性に増悪する症例

治療法は開頭下に硬膜形成術を硬膜内から行う方法が主流であるが，近年では内視鏡的な経鼻的修復を行う報告もある。大切なことは十分な洗浄，確実な硬膜閉鎖である。硬膜内アプローチ法の一例を 図6 に示す。特に骨欠損部が大きい場合は金属性プレートを併用するが，頭蓋内感染をできる限り減らすためには，開放創への人工物留置は極力避けるべきである。

顔面骨骨折

▶眼窩吹き抜け骨折(blow-out fracture)
● 特徴

　眼部，眼窩部への直接的外力により，眼窩底が上顎洞に陥没する骨折のパターンである。外傷による眼窩内圧の上昇により，骨組織の薄い眼窩底・眼窩内側壁にその圧がかかることによって，骨片や眼窩内容物(脂肪や下直筋など)が上顎洞に陥没し症状が出現する。眼窩縁の骨折の有無によって大きく純粋型(眼窩縁に骨折なし)，非純粋型(眼窩縁に骨折あり)と分類される。また，骨折片の上顎洞への嵌入の有無により，開放型骨折，閉鎖型骨折に分けられる。すなわち開放型は，副鼻腔に向かって眼窩底が嵌入し，その部分から眼窩内容物が落ち込み嵌入することで眼球運動障害を呈する(open door fracture, 図7A)[17]。また閉鎖型は，骨折した骨が弾性により再度同じ位置に戻り，眼窩内容がその骨折線にトラップされて眼球症状が起こる(trapped door fractureともいわれ，骨が柔軟で弾性に富む若年者，小児に多いとされる，図7B)[17]。

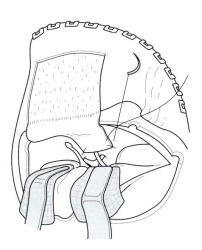

図6 前頭筋膜を用いた髄液漏孔の閉鎖
両側前頭開頭にて開頭する。矢状静脈洞を遠位で結紮切除し，大脳鎌をfreeにした後に前頭蓋底を観察する。この例では篩骨篩板に穴を認めていたため，前頭筋膜を翻転させ前頭蓋に敷き込み，硬膜と縫合している。また開頭の際，前頭洞が開放した場合も筋膜がすべての開放部を覆えるよう十分なマージンを取る。

図7 眼窩吹き抜け骨折の冠状断CT
A：開放型(open door fracture)。眼窩底骨片が上顎洞に嵌入し(白矢印)，その開口部より眼窩内容物が嵌入する(下直筋，青矢印)。
B：閉鎖型(trapped door fracture)。骨折線に眼窩内容がトラップされるパターン(白矢印)。

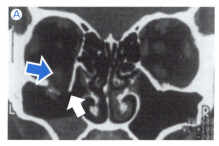
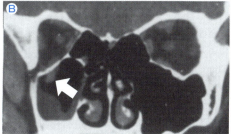

de Man K, et al. Int J Oral Maxillofac Surg 1991; 20: 330-6.[17]より転載

臨床症状は，眼球陥凹，眼球運動障害と複視（下直筋のトラップや眼窩内出血，浮腫，外眼筋麻痺などによる），三叉神経第2枝の障害による知覚障害（患側頬部や上口唇のしびれ）などである．理学所見上，患側の上方注視障害を認める．下直筋のトラップが存在する場合，traction test（麻酔下に下直筋をピンセットで引っ張った場合に抵抗を感じる）が陽性となる．前述の如く若年者は閉鎖型が多いが，特に眼窩内容の絞扼により迷走神経反射が起こり（眼心臓反射）低血圧や徐脈を呈する場合があるため注意が必要である．

● 画像診断

頭部単純写真ではWaters法（軟部撮影含む）により骨片，眼窩内容物の上顎洞への突出が明らかとなる．また，吹き抜け骨折が疑われた場合のCT検査はaxial, coronal, sagittalの三方向撮影が推奨されている[4]．より詳細な嵌入物の評価にはMRIが有用である．近年ではこれら画像診断と臨床所見のみでの診断が容易となり，traction testの診断的意義は薄れてきている．

● 治療

手術適応と時期についてはいまだ明確なコンセンサスはない．わが国のガイドラインでは開放型，閉鎖型のそれぞれについて下記の如く手術適応と時期が記されている[4]．

・開放型骨折
・眼球運動障害の原因が軟部組織や筋の浮腫・腫脹，眼窩内気腫など可逆的変化のみの場合には，経過観察でよい．
・眼球運動障害の原因が骨片の変位，眼窩内容組織の脱出など不可逆性変化である場合には，Hess chartで異常（両眼単一視領域で30°未満）が認められれば，通常手術適応である．可能な限り早期に（2週間以内）整復を行うことが勧められる．
・眼球運動が正常であっても，眼球陥凹が目立つ場合には整容上手術を行うことがある．

・閉鎖型骨折
・結合組織や外眼筋まで絞扼されている場合は，経過観察では治癒せず，手術が必要である．
・特に筋絞扼型は筋の壊死の進行を阻止するため緊急手術を要する．
・眼心臓反射を呈する症例では，生命の危険を回避すべく緊急手術を要する．

手術法は下眼瞼経由がスタンダードであるが，結膜経由，上顎洞経由（バルーンによる整復），内視鏡による鼻腔経由などもある．

▶ 頬骨骨折

頬骨は眼窩の側壁と眼窩底を構成する．頬骨弓のみの骨折はまれであり，そのほとんどが眼窩下縁，頬骨弓，頬骨前頭突起が同時に骨折をし，頬骨全体が陥没する骨折パターンが多い（tripod fracture）．従って顔面の変形のみならず，眼球運動障害，眼位異常，咬合・開口障害，三叉神経障害（下顎神経）による顔面知覚異常など多彩な症状を示す．

画像診断上は，Waters法による単純撮影により眼窩，上顎洞縁を追うことで，骨折縁による不整を確認する．また骨条件によるCT撮影（Axial, Coronal）で診断可能である．Thin slice CTの3D再構築画像は，骨片の変位の度合がイメージしやすく，術前の評価としてルチーンになりつつある．

治療について，頬骨の変位が少なく，症状がない場合や審美的に問題がない場合は保存的治療による経過観察でよい．手術適応，手術時期，方法について，わが国のガイドラインでは下記の如く頬骨弓部，頬骨体部の骨折に分けて記載されている[4]．

- **頬骨弓部骨折**
  - **手術適応**

  頬骨弓部の皮膚陥没が予想される症例。開口障害は通常数週で軽快するが，早期の手術適応とされることもある。

  - **手術時期**

  受傷後早期に行う。慢性期になると癒着が強くなる。

  - **手術方法**

  Gillies法による側頭筋筋膜下頬骨弓整復術が一般的である。粉砕骨折などでは，直達術によりミニプレートで固定する。

- **頬骨体部骨折**
  - **手術適応**

  頬骨体部の転位があり，顔面の変形が残存すると考えられる症例。知覚異常を適応とすることもある

  - **手術時期**

  受傷後早期が勧められる。2週間以上経過すると癒着が強くなる。

  - **手術方法**

  眉毛外側切開，口腔前庭切開，下眼瞼切開等により骨折線を露出し，整復後に固定する。チタンまたは吸収性のミニプレートやワイヤーを使用してrigid fixationすることが多い。頬骨前頭縫合，眼窩下縁，頬骨体部の3点固定を行うことが多いが，3点固定を必要としない症例もある。眼窩底に大きな骨欠損が生じている場合は骨移植を考慮する。

▶上顎骨折

- **特徴**

  交通外傷におけるハンドル外傷など，顔面への強い外力がかかった場合に生ずる。歯槽骨に近い低位の骨折から，眼窩にかかる高位の骨折まで，大きくLe Fort I型，II型，III型に分けられるが，臨床上はこれらが併存していることが多い。症状は多彩であり，顔面変形，咬合障害，顔面感覚異常，眼球運動障害などのほかに，頭蓋底骨折に伴う髄液漏には注意が必要である。また，大量の鼻出血を認めることが多く，これが気道閉塞，窒息の原因になることもある。気道緊急として気管挿入や外科的気道確保(輪状甲状靱帯切開や気管切開)が必要なこともあり，緊急度が高い場合が多い。

- **画像診断**

  Waters法による単純撮影のほか，Thin slice CT撮影による3D再構築が，立体的な評価と手術イメージの考慮に威力を発揮する。

- **手術的治療**

  手術については，骨癒合が起こる前に可能な限り早期に行うが[4]，髄液漏を併発している場合はどのタイミングが最良か明らかな結論は出ていない。2週間以上待ってから待機手術にすることもあるが，その場合すでに骨癒合が起こり，骨切り手術を要することもある。また，整復手術後に髄液漏が再発することもあり注意が必要である。

  手術方法は間接的な可動化と整復を行ったのち，顎間固定による咬合状態の再建を行い，そののち骨片を金属プレートや吸収性プレートにて固定する方法がスタンダードである。アプローチは口腔前庭，睫毛下，結膜，下眼瞼等を切開してアプローチを行うが，Le

Fort Ⅱ型，Ⅲ型では冠状切開も用いられる[4]。

▶下顎骨折

　下顎は咀嚼運動，咬合に大きくかかわるため，機能的再建を中心とした治療が必要とされる。口腔外科医とともに治療をすることが望ましい[4]。転位の少ないものは顎間固定などで保存的治療とするが，保存的治療で十分な咬合の改善が得られない場合などは手術適応となる。手術法は骨折片のプレート固定＋顎間固定がスタンダードである[4]。

　以上，脳神経外科医が遭遇することの多い骨折，髄液漏，顔面骨損傷についてその特徴と対処法について概説した。特に顔面損傷においては，顔面部の解剖学的特徴から審美的，機能的に問題になることが多く，眼科，耳鼻科，口腔外科など他科との連携が不可欠であることを強調したい。

（横堀將司，横田裕行）

文献

1) Gladwell M, Viozzi C. Temporal bone fractures: a review for the oral and maxillofacial surgeon. J Oral Maxillofac Surg 2008; 66: 513-22.
2) Read HS, Johnstone AJ, Scobie WG. Skull fractures in children: altered conscious level is the main indication for urgent CT scanning. Injury 1995; 26: 333-4.
3) Wilberger J, Chen DA. Management of head injury. The skull and meninges. Neurosurg Clin N Am 1991; 2: 341-50.
4) 重症頭部外傷治療管理のガイドライン作成委員会．重症頭部外傷治療・管理のガイドライン 第3版．医学書院．東京．2103．
5) Bullock MR, Chesnut R, Ghajar J, et al. Surgical management of depressed cranial fractures. Neurosurgery 2006; 58: S56-60.
6) Lopez-Elizalde R, Leyva-Mastrapa T, Munoz-Serrano JA, et al. Ping pong fractures: treatment using a new medical device. Childs Nerv Syst 2013; 29: 679-83.
7) Carney N, Totten AM, O'Reilly C, et al. Guidelines for the Management of Severe Traumatic Brain Injury, Fourth Edition. Neurosurgery. 2017; 80 (1): 6-15. doi: 10.1227/NEU.0000000000001432.
8) Brawley BW, Kelly WA. Treatment of basal skull fractures with and without cerebrospinal fluid fistulae. J Neurosurg 1967; 26: 57-61.
9) Ghorayeb BY, Yeakley JW. Temporal bone fractures: longitudinal or oblique? The case for oblique temporal bone fractures. Laryngoscope 1992; 102: 129-34.
10) Dahiya R, Keller JD, Litofsky NS, et al. Temporal bone fractures: otic capsule sparing versus otic capsule violating clinical and radiographic considerations. J. Trauma 1999; 47: 1079-83.
11) Little SC, Kesser BW. Radiographic classification of temporal bone fractures: clinical predictability using a new system. Arch Otolaryngol Head Neck Surg 2006; 132: 1300-4.
12) Hato N, Nota J, Hakuba N, et al. Facial nerve decompression surgery in patients with temporal bone trauma: analysis of 66 cases. J Trauma 2011; 71: 1789-92; discussion 1792-3.
13) Davis RE, Telischi FF. Traumatic facial nerve injuries: review of diagnosis and treatment. J Craniomaxillofac Trauma 1995; 1: 30-41.
14) Yang QT, Zhang GH, Liu X, et al. The therapeutic efficacy of endoscopic optic nerve decompression and its effects on the prognoses of 96 cases of traumatic optic neuropathy. J Trauma Acute Care Surg 2012; 72: 1350-5.
15) Eljamel MS, Foy PM. Post-traumatic CSF fistulae, the case for surgical repair. Br J Neurosurg 1990; 4: 479-83.
16) Leech PJ, Paterson A. Conservative and operative management for cerebrospinal-fluid leakage after closed head injury. Lancet 1973; 1: 1013-6.
17) de Man K, Wijngaarde R, Hes J, et al. Influence of age on the management of blow-out fractures of the orbital floor. Int J Oral Maxillofac Surg 1991; 20: 330-6.

IV 頭部外傷

小児の頭部外傷・虐待

　小児頭部外傷は救急診療において遭遇する機会の多い疾患のひとつである。わが国における小児の死亡原因のうち不慮の事故は常に上位にあり、頭部外傷は直接死因として深く関与する。またスポーツ関連脳振盪や近年増加する児童虐待も小児頭部外傷診療の重要な側面である。小児頭部外傷は多発外傷（ 図1 ）に合併する頻度が高いこと、生理的に呼吸循環動態が不安定になりやすいことから、小児患者に対しては、より慎重に手術適応を判断し、手術を実施し、的確に周術期管理を行うことが大切である。佐野圭司先生が、『幼小児頭部外傷の特殊性』の序文にて「幼小児頭部外傷の特殊性を知っておくことは（中略）いやしくも頭部外傷の診療に従事するものにとっては必要不可欠の資格であり、責務である」と述べられているように、小児頭部外傷の周術期管理は現在もなお、その重要性において色褪せることはない[1]。

　小児頭部外傷患者の開頭の際には救命の意識が高まるあまり、性急に処置を行おうとし、その結果、手技が乱雑になりがちである。初期治療の段階から呼吸循環動態の安定に全力を傾け、速やかに麻酔科と連携を取りながら安全な麻酔導入を完了することが重要である。

図1 多発外傷の単純写真（9歳男児）
AB：頭蓋骨骨折（単純正面、側面）。
C：右上腕骨骨幹部骨折。
D：胸部単純写真。両側肺挫傷による透過性低下。

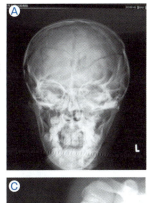
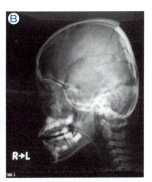
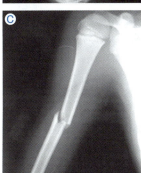
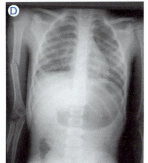

慌てずに正しく体位を取り，組織を愛護的に取り扱い，かつ可能な限り失血を減らす努力を払う。骨弁固定や皮膚縫合などは年齢により成人例と異なる物品や手法が必要となることもあり，"小児頭部外傷はサイズの小さな成人頭部外傷ではない"ことを踏まえながら周術期を乗り越えなくてはならない。

2012年に"Guidelines for the Management of Severe TBI in Infants, Children, and Adolescents"第2版が発表され，特に低体温治療，減圧開頭術について新たな知見が加えられた[2]。本邦では2019年に日本脳神経外科学会・日本脳神経外傷学会が『重症頭部外傷治療・管理のガイドライン 第4版』を公表し「小児頭部外傷」の項目が大幅に加筆されており，周術期管理に有用である[3]。周術期管理は病院前救護の段階から始まっており，気道確保，静脈路確保などの初期治療は，二次性脳損傷を増悪させる最も大きな因子としての低酸素・低血圧を防止するために重要である。病院到着後も脳神経外科医を含め，チームにより治療方針決定がなされることが望ましい。

小児頭部外傷の臨床症状の特徴

▶病院前救護[4]

病院前救護は救急蘇生処置を前提として，全身の包括的かつ迅速な評価を行うことから始まる。小児は生体恒常性が未熟であり，低血圧や低酸素，低体温の状態に陥りやすいため，迅速に判断しなくてはならない。事故現場から気道確保し，酸素投与（フェイスマスク10L）を行い，呼吸循環動態を評価し，緊張性気胸など短時間で致死的となる胸部外傷の存在がないか確認する。意識状態を評価し，体温測定を行う。また頭皮や口腔からの出血，耳・鼻出血，四肢変形など持続的出血を示唆する損傷を認識する。

頸椎損傷を念頭におき，頸椎カラーを装着し頸部を固定する。バックボードに全身固定し搬送するが，この際，頭部を過度に前屈させ気道開通性を悪化させないようにする。小児の心肺停止は呼吸原生であることが多いため，搬送中に状態が悪化しないよう細心の注意が必要である。

▶受傷機転（病歴の重要性）

小児頭部外傷の病歴はさまざまであり，年齢により特徴がある。例えば，2歳以下では転落または虐待の頻度が高く，年長になるにつれて交通事故やスポーツ外傷が増加する[5]。受傷機転の情報は損傷に関与したエネルギー量の推定に役立つため，目撃者や救急隊より聴取すると良い。一方，虐待による頭部外傷の場合，加害者は多くの場合，外傷を否定し病歴を"作って"報告する。「6ヵ月未満の乳児が柵に捕まり立って，誤って転落した」といった発達に伴わない受傷機転や，「ソファーから落ち，床にあったおもちゃに頭をぶつけた」など損傷にそぐわない病歴の場合虐待を疑う。

一方，本邦では「畳の上で転んで後頭部を打った」など軽微な受傷機転でも乳児急性硬膜下血腫の原因となるとした報告もあり，性急な判断に至らないよう心掛ける[1]。児童虐待の予防に関する法律では，疑い例を含めた虐待事案の児童相談所への通告が義務付けられており，脳神経外科医が救急診療において虐待診断の端緒となることも多く，責任ある対応が望まれる。小児頭部外傷では，急性脳腫脹が特徴的であり，高炭酸ガス，低酸素，輸液過剰，痙攣重積などがその原因となることが多い。

▶初期治療における基本的治療

　小児頭部外傷の初期治療において最も優先されることは，呼吸循環動態の安定化であり，低酸素・低血圧の改善に全精力を注ぐ．具体的に次のような手順で評価を進める．

a) 気道評価ならびに頚椎固定(A：Airway)
b) 呼吸評価ならびに生命危機的な胸部外傷の緊急処置(B：Breathing)
c) 循環評価ならびに出血に対する止血処置(C：Circulation)
d) 神経学的評価(D：Dysfunction of central nervous system)
e) 全身露出のうえでの外傷評価および体温管理(保温)(E：Exposure)

　以上の過程を可能な限り早く終了することが望ましい．

▶気道確保

　気道確保と適切な換気は最も重要である．気道確保はまず下顎挙上法にて行う．乳幼児の場合，口腔容積に占める舌の成分が大きく，仰臥位にすると，後頭隆起により頚部が前屈するため，舌根沈下により気道閉塞を起こしやすい．この場合，丸めたタオルを肩下に挿入することで頚部を伸展させ，いわゆるsniffing positionとする．また，鼻呼吸が主であるため，簡単な吸引により閉塞を解除するだけで呼吸を取り戻すこともある．

　小児では経口挿管を第一選択とする．挿管前には頚椎保護，吸引の準備，酸素投与の準備，適切なサイズの挿管チューブや喉頭鏡の準備，必要薬用量を確認する．頭部外傷など鎖骨より高い位置に受傷部位がある症例では頚椎損傷の頻度が高いため愛護的に処置を行う[4]．

▶呼吸評価

　小児の気道および呼吸異常はわかりにくく軽微なものが重篤化しやすい．"視診，聴診，触診"により，気道開通，胸郭呼吸運動の対称性，胸骨上や肋間の陥没などの臨床症状をみる．特に努力様呼吸，頻呼吸に注意する．酸素飽和度低下(96％以下)や頻脈，頻呼吸(30回以上)に顔面蒼白や冷汗を伴う場合には躊躇せず補助呼吸，気管挿管を考慮する．呼吸窮迫，片側の呼吸音消失や胸郭の膨隆，気管偏位，頚静脈怒張を同時に認めた場合には緊張性気胸を強く疑い，速やかに胸腔穿刺を施行する．

▶循環評価

　迅速に静脈路を確保し輸液を開始する．血圧低下が認められた場合には，晶質液(0.9％生理食塩水)20mL/kgを急速輸液しつつ，脈拍，脈の速さ，リズム，皮膚色調や毛細血管充満時間をみる．適切な循環動態と判断するため，意識状態や時間尿量を評価する(最低1mL/kg/時の尿量が確保されることが好ましい)．静脈路確保は，できるだけ太いサイズの静脈路を2ヵ所確保する．骨髄穿刺，静脈路カットダウンまたは中心静脈穿刺が代替手段として施行される．

　小児では頭皮や顔面の創傷からの出血もショックの原因となるため，外出血は，用手的直接圧迫で止血する．胸腔内，腹腔内，後腹膜出血は致命的になることがあるため，特に骨盤や大腿骨骨折を伴う場合には急速輸液を行いながら抜本的止血(血管内塞栓術など)への準備を行う．

▶外傷時の輸液

　生理食塩水や乳酸リンゲル液は小児外傷の急速輸液に第一選択である．特に頭部外傷による脳浮腫を伴う場合，自由水や低浸透圧輸液の急速負荷は禁忌である．ショックを呈し

た場合，生理食塩水20mL/kgを急速輸液する．反応がなければ再度投与を行い，積極的に濃厚赤血球輸血を使用しつつ持続性出血の部位を検索する．循環が安定した場合には，輸液を維持量に減量し，細胞外液を維持液に変更する．輸液治療の効果判定には，治療ごとに脈拍，呼吸，血圧，意識レベルなどの指標を正確に評価することが重要である．

▶神経学的評価

小児の意識障害の評価には，Pediatric Coma Scaleが利便である．特にmotor scoreは機能予後と相関があるとされるため，3～5の判断は明確に行う．意識レベル，瞳孔所見，対光反射，眼球運動，痛覚刺激に対する四肢の動き，深部腱反射，脳幹反射を評価する．Glasgow Coma Scale（GCS）に比べ，より簡便な評価法としてAVPU法があり，A（Alert＝意識清明），V（Responds to verbal stimuli＝呼びかけに対する反応），P（Responds to painful stimuli＝痛み刺激に対する反応），U（Unresponsive＝反応なし）の四段階で評価する．

軽症であってもスコアをつけることが大切であり，経時的に経過観察を行う．年齢により意識レベルの判断が困難である場合には厳密なスコアリングよりも経時的変化を重要視する．

▶全身の露出と身体所見，体温管理（保温）

衣服を取り除き，身体表面の様子を観察する．顔面に新旧混在する紫斑など虐待を疑う皮膚所見や四肢の変形や腫脹を認めることがある．小児は急速に低体温となりやすいために保温に留意する．

▶搬送における注意点

CT撮影や手術室へ"移動"の際，医師は必ず随伴し呼吸循環動態を監視しなくてはならない．鎮静については，薬用量や薬剤選択について麻酔科の判断を要することもある．鎮静による呼吸抑制や気道閉塞の危険性がある場合，あらかじめ気管挿管を行う．小児重症頭部外傷では，脳代謝需要の増加や脳血流減少が背景にあり，鎮静による状態変化が二次性脳損傷に大きく関与しうるため，慎重に対処する[6,7]．

画像診断の適応と選択

▶単純撮影

頭部の単純X線写真は，CTの普及とともに撮影される機会が減少している．単純X線写真上の陥没骨折や線状骨折の所見は，神経機能障害を推測するために有用である．後頭骨の線状骨折を認める場合，急性硬膜外血腫や外傷性小脳出血の合併に注意が必要である．副鼻腔，乳突蜂巣の透過性低下（左右差）は含気部への液体貯留（出血）を意味し骨折を示唆する所見である．この場合，CTによる精査が必要となる．

虐待が疑われる症例の場合，頭部単純撮影に加えて四肢を含めた全身骨の撮影が必要である．骨折所見には虐待に特有の所見があり，時間的多発性を示すことがある．

▶頭部CT

小児頭部外傷の診断において，頭部CT検査は最も重要な放射線学的評価である．しかし髄鞘が未発達な小児の中枢神経に対する放射線被ばく線量を減らしながら，頭蓋内病変の診断を正確に行うため，頭部CTの適応基準が検討されてきた．

古典的な基準として，New Orleans Criteria[8]やCanadian CT Head Rule[9]が知られ，小

児頭部外傷CT基準としては，CATCH(Canadian Assessment of Tomography for Childhood Head Injury)[10]，PECARN(Prediction Rule for identification of children at very low risk of Clinically-important Traumatic Brain Injury)[11]，CHALICE(Children's Head Injury Algorithm for the Prediction of Important Clinical Events)[12]が公表されている。PECARNはCATCHやCHALICEよりも頭蓋内病変検出の感度・特異度ともに優れる[13]。Pandorら[14]はCHALICEの経済効果について検討し，1〜10歳の小児ではCHALICEが最も医療費削減をもたらし，次いでPECARNと結論している。3基準とも科学的根拠としては弱いため今後の検証が待たれる。近年NICE2014が公表され[15]，頭部外傷の疑いのある子どもに対し，受傷から1時間以内の頭部CT検査が推奨される危険因子について言及されている。

びまん性脳腫脹は小児頭部外傷に特徴的なCT所見として知られるが，大脳皮質の高吸収域化や脳溝消失などから脳血流増加(hyperemia)による病態と解釈されてきた[16]。虐待による頭部外傷の場合にも，大脳半球表面や半球間裂の薄い硬膜下血腫の直下の脳実質に著明なびまん性脳腫脹が認められることがあり，"Big black brain"と表現される[17]。

小児頭部外傷には上位頸椎損傷の合併をみることもあり，頭部CTと同時に後頭骨からC1-C2までを薄いスライスで撮影し，上位頸椎損傷のスクリーニングに有用である。確定診断にはMRIが必須である。

▶MRI

MRIは大脳白質や基底核，脳梁等の深部病変の描出に優れているが，血液成分の検出率が低く，かつ骨病変が描出できないため外傷超急性期のMRIの有用性は限られていた。Diffusion weighted image(DWI)を用いた脳浮腫の描出やT2*法やsusceptibility weighted image(SWI)法による微細出血の描出，novel MRIを用いた脳血流定量など新しいシークエンスの開発によって，急性期頭部外傷におけるMRI画像の重要性はより大きなものとなった[18]。受傷後2〜5日以降では血液成分の信号変化がきわめて明らかに描出できるため有用とされている。DWIは虚血病変の描出に優れ，外傷性脳血管病変の評価にも有用である。また，乳幼児の薄い急性硬膜下血腫に合併する大脳半球の広範な虚血性信号変化は，虐待による頭部外傷に特徴的な所見として知られる。MR spectroscopyを用いた脳代謝の評価から，細胞毒性浮腫と血管原性浮腫の鑑別を行う試みや，diffusion tensor image(DTI)による白質神経線維の質的量的評価，functional MRIによる機能予後判定など，新しい画像診断法は頭部外傷の病態生理の解明に用いられている[19]。

▶頭蓋内圧(ICP)モニタリング

小児重症頭部外傷治療におけるICPモニタリングの意義について，重症頭部外傷(GCS8またはそれ以下)の乳児(1歳未満)では頭蓋内圧(intracranial pressure：ICP)値測定の実施率が低く治療の選択に与える影響は少ない[20]，またICP値測定は生存率と正の相関が認められるが，入院日数・ICU在室日数・人工呼吸器装着日数の増加とも相関があるとされ，必ずしも肯定的ではない意見もある[21]。しかし，小児重症頭部外傷の臨床研究の多くがICPを基準としていることや，ICP留置をinclusion criteriaに加えている[22]。現在，頭蓋内病態を反映しうるパラメータのうち，ICP値以上の臨床知見が蓄積されたものは存在しない。

また，小児期の収縮期血圧や循環血液量，血管抵抗等を考慮し年齢に応じて脳灌流圧

(cerebral perfusion pressure：CPP)の適正値を設定すべきという意見もある[23]。ICP値を用いて内科的治療の効果判定を行い，最適な脳循環動態を維持しつつ，最速にICP降下が期待された高張食塩水を第一選択として推奨する報告もある[24]。

ICPセンサー留置による感染性合併症はほとんどが留置後5日以内に発生し，それ以降14日目までの感染率は1％以下である[25]。

虐待による頭部外傷（abusive head trauma：AHT）

頭部外傷で救急受診する小児患者の中には，被虐待児が一定の割合で存在する。2歳以下，特に平均2～4ヵ月の乳児に多く，事故による受傷と判別が困難な症例も少なくない[26]。国内でも児童虐待は大きな社会問題であり，全国児童相談所への児童虐待に関する相談件数（厚生労働省調査）は増加の一途をたどり，平成29年度133,778件に至る。今後も虐待による頭部外傷の診断・治療に遭遇する機会は増加するであろう。

▶受傷機転と病態について

現在，虐待による頭部外傷はabusive head trauma（AHT）と総称されており，よく知られるshaken baby syndrome（SBS）は硬膜下血腫，網膜出血，脳症を三徴とするAHTの一病態である（虐待の場合は小児科学会の診断の手引きで「眼底検査」が全例で必須となっている）。古典的なSBSは「前後に揺さぶる」動作が傍矢状洞の架橋静脈を破綻させるという機序によるものであり，加えて揺さぶりにより脳が移動し，頭蓋骨に衝突することにより生ずる「impact」も重要な受傷機転であると考えられている[27]。また，突き落す・投げつける・頭部顔面を殴打する等の際に，移動する頭部が物体に衝突する，あるいは静止した頭部に移動する物体が衝突する，といった急激な加速・減速と角加速度が混合した複雑な外力が作用しており，単純な揺さぶりのみが外傷の原因ではないことが解明されつつある。また虐待によるAHTにより頭蓋頸椎移行部に外力が作用し，延髄下端が損傷され，心肺停止（低酸素，低血圧）することもある。血液脳関門が未発達なため，血管透過性が亢進し炎症性変化が容易に波及しやすく，さらにグルタミン酸の過剰放出による興奮毒性（遅発性神経細胞死を含む）が伝播し悪循環を形成して，損傷は広範かつ重篤になると考えられる[28-30]。

三木らは，本邦と北米における受傷形態の違いについて報告し，父親による受傷が多い北米とは逆に，本邦では母親による虐待の比率が高く，また揺さぶりよりも，殴る，打ち付ける等の直達損傷の頻度が高いことを指摘している[31]。AHTの診断をステレオタイプに行った結果，偽陽性を生じ，医事紛争の原因や不本意な家族崩壊を生ずる可能性があるため，慎重に判断する。単一診療科の判断は避け，多診療科により構成された虐待診療チームにより，多角的な視点から判断することが望ましい。児童虐待の予防に関する法律では，疑いを含めた虐待事案の児童相談所への通告が義務づけられており，脳神経外科医がその窓口になることも多く，責任ある対応を行わなくてはならない。

▶注意すべき検査所見

多発骨折，両側骨折，縫合線を横断する骨折は虐待に多い[27]。頭蓋内病変のうち急性硬膜下血腫は特徴的であり，後部半球間裂や大脳半球表面に薄く伸展することが多い（図2）。また硬膜下血腫の直下には広範な虚血性病変を有することが多く，ICP亢進の

原因となる.多くは高エネルギーが作用しているが,分娩外傷,凝固異常,髄膜炎,脳代謝異常,低酸素など,全身性疾患の関与を除外しておくことも必要である[29].

▶AHTに対する手術

AHTの手術適応は,事故による重症例に対する判断と大きな相違はない.AHTの場合,
1)来院時の神経学的状態が重篤なことが多く,脳損傷も重度であることが多い.
2)来院時の全身状態が重篤な場合がある.
3)低年齢層
4)手術承諾を得ることが困難な場合がある.

上記の理由から,ICPモニタリングや開頭血腫除去術に至らず不慮の転帰を迎える症例が多いことも事実である.急性硬膜下血腫は薄く,占拠性病変となることは少ないが,広範囲な脳実質虚血性病変は抜本的減圧術を行わない限り,ICP降下を得ることが困難であることが多い.虚血性病変を追跡した研究によれば,AHTの場合損傷された白質が急速に萎縮する傾向にあり(encephalomalacia)[32],救命後の機能予後も悲観的であるという.このため積極的治療の適応について議論も多い.実際に行われる手技は以下の通りである.
1)穿頭血腫ドレナージ:薄い硬膜下血腫を除去し同時にICPセンサーを留置する.
2)開頭血腫除去・減圧開頭術(図3)
3)硬膜下−腹腔シャント術

ICP測定によるICP亢進が確認された場合,減圧開頭術を選択している.大泉門が開放

図2 虐待による外傷症例(頭部単純CT)
A:軸位,B:矢状断,C:冠状断.矢状断・冠状断CTでは上矢状静脈洞に沿った急性硬膜下血腫を認める.

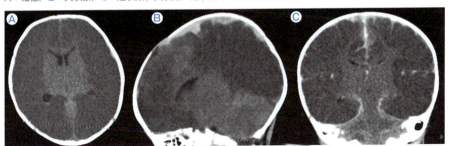

図3 開頭血腫除去・減圧開頭術
A:両側前頭骨の露出.
B:頭蓋骨弁を除去した硬膜の表面.直下の急性硬膜下血腫が透見できる.ICPセンサーを留置している.
C:左蝶形骨翼の削除と中頭蓋窩の減圧.ICPは高い.

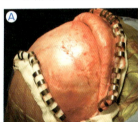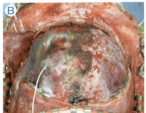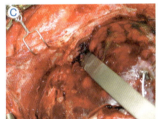

した乳児では，びまん性脳実質病変に対し，両側前頭減圧術が有効である．また慢性期になり難治性慢性硬膜下血腫および脳萎縮を認めた場合では，硬膜下－腹腔シャント術を選択する．

治療の実際

初期治療により呼吸循環が安定し，脳ヘルニアの原因となる頭蓋内血腫除去がなされた後，術後管理として神経集中治療が進められる．2012年に"Guidelines for the Management of Severe TBI in Infants, Children, and Adolescents"第2版が発表され，特に低体温治療，減圧開頭術について新たな知見が加えられた[2]．本邦では2019年に日本脳神経外科学会・日本脳神経外傷学会が『重症頭部外傷治療・管理のガイドライン 第4版』を公表し「小児頭部外傷」の項目が大幅に加筆されており，周術期管理に有用である[3]．

▶頭蓋内圧管理（ICPおよびCPPについて）

小児患者では，重症頭部外傷に低血圧・低酸素・痙攣などの病態が合併した場合，急激にICPが亢進しやすく，その予後も不良である．痙攣重積により意識障害を呈することがほとんどであるため，脳腫脹の経過を観察するためにはICP測定が有用である．

小児のICPの正常値については，若年ほど低いとされており，年齢とともに変化する．治療開始の閾値は15～20mmHgを正常上限として扱うことが多い．ICP 20mmHg以上が遷延する場合は予後不良と考えられており，積極的な治療対象となる[33]．

CPP 40mmHg以下は年齢に関係なく死亡率上昇と相関する．小児重症頭部外傷患者のCPPの治療閾値も40mmHg以上と推奨されている．一次性脳損傷の周囲に存在する相対的虚血領域の局所の病態をCPPがどの程度反映するかについては議論が多い．目安として0～5歳では40mmHg以上，6～17歳では50mmHg以上，思春期～成人60mmHg以上を治療目標とすることが適切である[34]．人為的血圧上昇を行う際には呼吸循環機能の経時的評価を行い，急性呼吸促迫症候群（acute respiratory distress syndrome：ARDS）等の合併症の発生を防ぐ[35,36]．

脳において動脈圧の変動は血管運動性緊張の変化により代償される．Pressure reactivity index（PRx）は脳血流自動調節能の指標として知られる．PRxは動脈血圧とICP値の相関係数であり，ICP値とnegative PRxは負の相関を有する．つまりICP値上昇はPRxの上昇を伴う．小児では脳血管が最も反応したPRxを示すCPP値をCPP opt値（適正CPP）とし治療の指標とする説もある[37,38]．これらの値はreal timeであり，個別の病態に応じた治療を行うための指標として期待される．

▶基本的治療

Guidelines for the Management of Severe TBI in Infants, Children, and Adolescentにおける改訂の要点は，1) 適正なCPP値の推奨，2) 高浸透圧利尿薬，特に高張食塩水の使用に関する推奨，3) 適正体温に関する推奨，4) 過換気療法に関する推奨，5) 副腎皮質ステロイド使用に関する推奨，6) 鎮静薬・鎮痛薬・筋弛緩薬に関する推奨，7) 血糖値および栄養に関する推奨，8) 抗痙攣薬の推奨，以上8項目に及んだが，いずれもエビデンスレベルの低い臨床研究を根拠とした推奨であり，今後の動向が待たれる[2]．

- 頭部挙上

 頚静脈閉塞はICP亢進に強く関与する。頭部を30°挙上した際ICPおよび頚動脈圧は降下するがCPP，脳血流は変化しないという。頭部を正中位に保つことによって頚静脈灌流や髄液排出が促進されると考えられている。

- 鎮静ならびに筋弛緩

 ミダゾラム等の鎮静薬を持続投与することが多い。小児例に対するプロポフォール投与は原則禁忌であり，特に持続投与は行われない。疼痛やストレスは脳代謝を上昇させるため，フェンタネスト®（あるいはモルヒネ）等の鎮痛薬を併用する場合もある。低体温療法の際には，シバリング予防のため筋弛緩薬を持続投与するが，小児ICU（PICU）在室日数の延長や誤嚥性肺炎の発生率が上昇した[39]という見解もある。いずれの場合も，血圧低下等の合併症に十分注意する。

- 脳脊髄液排出（髄液ドレナージ）

 脳室ドレナージによる髄液排出により，急速なICP降下が期待できる。同時に脳血流増加や頚静脈酸素飽和度上昇などの作用が報告されており，ICP亢進に対する治療として第一選択されることも多い。また，髄液排出によりICPが降下したため，高浸透圧利尿薬等の薬物使用が減少したという報告もある[40]。小児では，スリット状の脳室へ挿入困難な場合もあるが，超音波エコーガイドによって比較的安全に実施可能である。腰椎ドレナージによる髄液排出の有効性も報告されている。

- 高浸透圧利尿薬

 本邦ではマンニトール・グリセオールが使用されることが多い。マンニトールの場合は，血漿浸透圧に気を付け，320mOsm/L以上とならないようにする。使用は反復投与であり，0.25～1.0g/kgで使用できる。ICP降下，CPP維持には有効であるが，ICU入院日数を増加させる傾向にあり[41]，予後との直接的因果関係は証明されていないため，経験則として選択されているところが大きい。3%高張食塩水製剤は本邦では未認可であり，使用実数が少ない治療法である。Khannaらは，3%食塩水の投与はICP降下，CPP維持に有効であると報告し，小児は高ナトリウム，高浸透圧の状態に耐性があると述べている[42]。海外の使用報告は多いが，本邦では担当医の選択に委ねられている。

▶ 侵襲の強い治療

 小児重症頭部外傷のうち20～40%が治療困難なICP亢進を呈し30～100%の死亡率に至るという報告[43]がある。基本的治療に反応を認めなかった症例群に対しさらに侵襲の強い治療が選択される。

- バルビツレート療法

 バルビツレートは強力な脳代謝率低下作用を有するが，不応性ICP亢進の治療のラストリゾートといわれてきた[44]。一方，心拍出量減少や末梢脳循環低下により脳血流が低下し，二次性脳損傷を増悪させる可能性があるため注意を要する。基礎研究では脳組織内乳酸値やグルタミン酸値の低下が認められたが，臨床データは存在しない[45]。長期使用では感染症の合併率が高くなるという報告もある。バルビツレートの効果判定には脳波上のburst suppressionが目安となるが，Mellionらは治療不応性のICP亢進に対し，burst suppressionをモニタリングしながらバルビツレートを使用し，特に受傷後平均76時間程度経過したICP亢進に対して有効性を認め，長期予後も改善させたと述べている[46]。一般

的には，チオペンタールをLoading dose：10〜20mg/kg，Maintenance：3〜5mg/kg/時で投与することが多いがICUなどの環境で投与されることが望ましい。

● **過換気療法**

「脳充血が小児頭部外傷のICP亢進の主病態」と考えられてきたため[47]，過換気療法は脳内アシドーシスや脳血流自動調節能を改善させるとして1980年代まで治療の第一選択であった。その後，急性期頭部外傷における過度の過換気は脳虚血を助長し予後を悪化させると結論された[48]ため，現在は盲目的な過換気は推奨されない。過換気を行う場合には至適二酸化炭素濃度を30〜35mmHgとし，同時に動脈血液ガス分析や呼気終末二酸化炭素濃度を必ず測定する。可能であればICPとSjO$_2$等をモニターしながら脳虚血の進行がないように観察することが求められている。また受傷後早期には脳血流低下が起きており，過換気は適切ではない。

● **低体温療法（図4）**

受傷後8時間以内に32℃，24時間施行した小児重症頭部外傷患者への低体温療法は，神経学的予後を改善しないと結論されたが[49]，急速にICPが降下したという症例報告は多く，経験則として低体温治療を行っている施設も少なくない。比較的大規模な前方視的研究により32〜33℃を72時間継続する低体温治療と，36〜37℃を厳密に管理する平温治療の比較により，目覚ましい転帰改善には至らなかった以上，低体温に管理する利点は積極的に肯定されない。ただし，急性硬膜下血腫除去後の低体温管理が予後改善するという仮説もあり，小児における結論は存在しない。現時点では，高体温を回避するということのみが明確に提示可能な指針である。肺炎，凝固異常，電解質異常，不整脈等の全身合併症が二次性脳損傷に与える影響は大きい。これらを調節することにより，重症頭部外傷患者の救命率が上昇する可能性は残されている。

● **外科的減圧術**

小児重症頭部外傷に対する減圧開頭術は重症頭部外傷，びまん性脳腫脹，虐待による頭部外傷，その他代謝性脳症や髄膜炎・脳炎などによる脳腫脹に対して実施され，多くの結果が報告されている。術式については，片側減圧術，両側前頭減圧術などがあり，特に両側びまん性脳腫脹に対しては両側前頭開頭および硬膜切開が選択される[50]。Mhannaは後方視的かつ小規模なcase-control studyにより，重症頭部外傷の小児患者に対する早期減圧術により予後は改善と報告した[51]が，Polinは80％の症例に良好な転帰を認めている[50]。

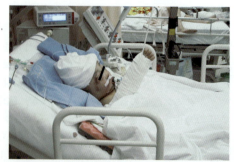

図4 低体温療法
体温は水冷式マットにて行った。穿頭術後であり，ICPモニターが挿入されている。

Taylorは唯一のrandomized controlled trial (RCT)を行い，減圧群の54％が予後良好，非減圧群の14％に比べ良好と報告した[52]。Jagannathanは入院時injury severity score (ISS)が高い症例に対しては，多部位損傷の治療を十分に行った後に開頭を施行すべきとしている[53]。性急な開頭に走らず，術前評価によって呼吸循環動態が不安定となりうる因子を除外し，迅速な手技により不必要な出血を避け，術後も引き続き神経組織への良好な酸素化を意識した集中管理が必要となる。

術中管理

▶手術体位

小児の頭皮は柔らかく圧迫に弱いため，手術体位を取る際には手術台と接触する部分の保護を行う。新生児・乳児の開頭の際には馬蹄枕が選択されるが，Mayfield等を用いた場合，頭頂から後頭にかけて切開が確実に取れ，より効率的な減圧が可能となる。頸部は脆弱なため，頸部の回旋が強すぎると環軸椎亜脱臼を誘発する可能性があり，愛護的に固定する。

▶消毒，皮膚切開

アレルギー歴が不明な場合にはヨードアレルギーを考慮し，グルコン酸クロルヘキシジン（ヒビテン®）消毒が安全である。局所麻酔薬にはエピネフリン（ボスミン®）入りのキシロカイン®を使用することにより，創縁からの出血に対応できる。対して，汚染創や再手術創，頭蓋形成の場合には末梢血流を維持するために使用しなくとも良い。

開頭の皮膚切開は，表皮を軽くメスで切開し，鋭利な電気メス（コロラドメス）を使用して真皮および皮下脂肪組織を切開することで出血を軽減できる。またAdson型のバイポーラーを用いて真皮と皮下脂肪層を一塊に切離することにより，頭皮への直接通電をなくし，熱傷をつくらないようにすることも大事である。頭皮クリップは小児用のものを装着し，筋組織や軟部組織からの出血は適宜凝固する。

▶開頭，閉頭

骨表面からの静脈性出血の止血に難渋するため骨膜は極力剥離せず，開頭予定線のみ電気メスで切離すると良い。Burr holeは容易に作成できるが，頭蓋骨が薄いためcutting burrが深く入りないように注意する。硬膜は硬膜剪刀で切開するが，ICP亢進時には切開に伴い血圧低下や徐脈を伴うことがあるため，麻酔科医に十分状態の監視を依頼しながら慎重に進める。頭蓋骨は生理食塩水に浸し，清潔に保存しておく。陥没骨折の場合は，汚染が認められない限り丁寧に骨片を除去し，自家骨を用いた形成術を念頭におく。硬膜外腔からの静脈血は硬膜つり上げで止血できるが，乳幼児の場合，少量の失血であっても循環動態に影響しうるため止血は迅速に行う。

骨弁の固定には，さまざまな方法が用いられる。一定年齢以上であれば頭蓋骨の厚さも十分あり，チタンプレート等を用いても固定性に問題はないが，頭蓋冠の成長と同時に正常骨と骨弁が離解しプレートの脱転が起きることがある。近年吸収性プレートを用いた報告もある。絹糸による固定は骨縁の接着に良く，特に新生児や乳児に対し用いることが多い。新生児や乳幼児では直上の皮膚が薄く脆弱であるため，炎症，表皮剥脱や褥瘡，感染を起こしやすくプレートが露出することがある。プレートは僧帽腱膜下に収め，皮下脂肪

組織に露出しないようにする。頭皮は皮下を吸収糸，真皮をモノフィラメントで二層縫合する。ステープラーを使用することもあるが，除去時の疼痛が問題となる。連続縫合は抜糸の際の患児の負担が少なくてよい。ICPが高いまま頭蓋形成術を行うと，骨弁が吸収されることがあり注意する。

閉頭の際，帽状腱膜などの自己組織を硬膜修復に用いることができれば，感染予防の観点からも理想的である。時間的に余裕がなければ，多くの場合，人工硬膜を用いる。サージセル®とフィブリンスプレーを用いて硬膜表面を整えると良い。

側頭筋や軟部組織からの出血，特に深部側頭動静脈の分枝からの出血は止血不十分なまま皮膚縫合すると，術後の急性硬膜外血腫の原因となることも経験される。減圧開頭術の閉頭の際の止血は，最後まで丁寧に行うことが大切である。

▶術中の体温管理

小児は低体温となりやすく，術中から体温モニタリングが大切である。体重当たりの体表面積が大きく熱喪失が多いためであり，長時間の低体温により凝固異常をきたす前に復温する。来院時低体温であった重症頭部外傷患者を急速に復温すると予後が悪化した報告もあり，できる限り34℃程度に維持し，緩徐に復温することが望ましい。

▶疾患別注意点

●急性硬膜下血腫

痙攣重積などを伴い重篤な意識障害を呈していることが多く，緊急性が高いので初期治療の段階で低血圧・低酸素状態を回避しながら，術前準備を行う。血腫除去によって一時的な減圧は確実に得られるが，血腫除去後に急激な脳腫脹が合併し閉創が不可能になることもある。また術後虚血病変を呈することがある。骨除去後硬膜を広範に翻転せず，スリット状の切開を多数行い血腫を緩徐に除去する方法や，穿頭下に血腫を吸引除去しドレーンを置き，ICPモニターしながら段階的に開頭術のタイミングを計る手法もある。脳腫脹が急激に進行すると硬膜の辺縁で皮質静脈が圧迫閉塞され脳腫脹がさらに増悪する危険性がある。上矢状静脈洞近傍の静脈からの出血が疑われる場合，静脈洞を含めた大開頭術（Becker開頭）を行うと思わぬ出血量となり，不慮の事態に陥る危険がある。静脈性出血の凝固処理に固執して時間を費やさない判断も重要である。サージセル®やトロンビン付きゼルフォーム®を用いて圧迫止血を試み，可能な限り早く止血を完了するように努める。

●急性硬膜外血腫（図5）

成人に比べ後頭蓋窩に多く，保存的観察で軽快する例も多い。特に無症候で，明瞭な骨折線を伴う場合は，血腫成分が皮下に漏出し吸収されることで自然消褪する。一方，意識清明期があり，出血源が動脈（中硬膜動脈など）の場合血腫は急速に増大するため迅速に対応する必要がある。原因血管を十分に凝固処理し硬膜のつり上げを丁寧に行い，硬膜外腔ができるだけ残存しないよう努める。閉頭時の不注意な操作で筋組織や皮下の細動脈を損傷し，血腫再発を起こさないようにする。後頭蓋窩の場合，硬膜静脈洞からの緩徐な出血が原因であることが多く，保存的治療により自然消褪することも多い。

●脳内出血・脳挫傷

Primaryに存在する小さな脳挫傷が遅発性に増大し占拠性病変を形成する場合は外科的摘出術の適応となる。受傷後6〜24時間に神経症状の悪化が明らかとなることが多く，積極的な血腫除去と減圧開頭術，さらにICP管理を行うことにより良好な転帰を得る例もある。

● 陥没骨折

　小児の陥没骨折は前頭部および頭頂部に多くみられる。開放性陥没骨折は手術の絶対適応である。髄液漏出や気脳症が認められる場合は，硬膜損傷の間接所見と判断し緊急で硬膜修復を行う。その他，陥没の程度や汚染度，骨折部位を参考に手術法を検討する。静脈洞をまたぐ骨折の場合，静脈洞からの重篤な出血や静脈洞内血栓の危険性を考慮しておく。陥没骨折に対する手術的修復には外傷後性てんかんや神経学的症状を改善させる効果はないと考えられ，cosmeticな問題が修復の理由となることが多い。

術後管理

　小児頭部外傷周術期の管理は脳神経外科医により行われる機会が少なくないが，近年では小児集中治療室（PICU）において，小児専門の集中治療医が全身管理に参画する施設も増えている。特に乳幼児の呼吸循環管理は脳損傷の転帰にも密接にかかわっているため，体重ベースの薬剤投与量の調節や呼吸器設定など，的確な専門的判断が重篤な全身合併症を防ぐことになる。PICU部門を有さない場合でも，小児診療科による全身管理への参画は患児の予後に大きくかかわるため，診療科を越えた連携が重要である。

図5 右硬膜外血腫に対する開頭血腫除去術（4歳女児）
A：皮膚・皮下をコロラドマイクロディセクションニードル®にて切開中。止血を丁寧に行う。
B：皮膚弁を翻転したところ。骨表面からの静脈性出血に注意する。
C：骨を除去し硬膜外血腫が認められたところ。
D：血腫除去し，硬膜外腔に空いた間隙であり，この後に十分につり上げを行った。

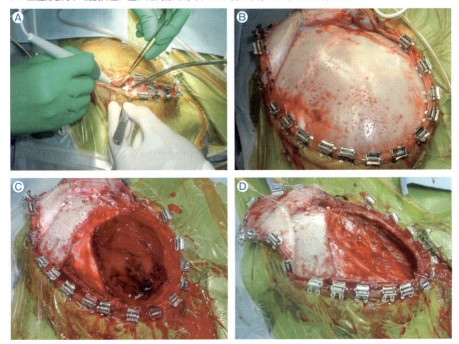

術前より気管挿管が行われていた患者で，術後も鎮静・筋弛緩下に管理されることがある。術中にICPセンサーを留置することで，術後のICP亢進に早急に対応することができる。特に受傷後24～48時間の急性脳腫脹を念頭に管理する必要がある。手術直後の痙攣発作はしばしばみられ，持続脳波モニタリング（continuous EEG）による非てんかん型痙攣集積の診断精度が上がり，治療方針の決定に有用である。抗痙攣薬として，主にフェニトインの静脈内投与が選択されるが，投与速度が速いと徐脈や低血圧などを合併するため注意する（初回量15～20 mg/kg，その後12時間ごとに5 mg/kg，有効血中濃度10～20 μg/mL）。末梢静脈からのアルカリ性薬品投与は強い血管痛を起こし，皮下組織の炎症や壊死を起こすこともあり，有害事象を避ける観点から，ホスフェニトインやレベチラセタム（イーケプラ®）の投与が推奨される。抗痙攣薬の投与は外傷後急性期（1週間）の痙攣予防に有効である反面，外傷性てんかんの予防効果は明らかではなく，長期間内服を行うかどうかについては議論が多い。慢性期にわたる漫然とした予防投与を正当化する根拠はない[2]ため，臨床症状や損傷の局在，脳波所見を参考にして決定する。また，使用可能な年齢については添付文書をよく読み，総合的に判断する姿勢も重要である。

輸液は5%グルコース溶液など低浸透圧製剤の急速な投与を避け，出納バランスを厳密にする。術直後から糖濃度の高い輸液製剤を用いるのは避けたほうが良い。小児は脱水に傾きやすいため，CPPを落とさないような管理が必要である。

術後の抗生物質については，髄液あるいは脳組織移行性の強い製剤を選択し術後3日間の投与が標準的である。高熱や髄膜刺激症候など感染が示唆された場合には，ICP亢進のないことを確認したうえで腰椎穿刺を施行し，ブロードスペクトラムの抗生物質の早期使用も考慮する。

合併症の予防，診断，処置

小児頭部外傷の術後合併症のうち，最も頻度が高いものとして肺炎，髄膜炎，創部感染などの感染症，貧血，血小板減少などの血液学的変化，低ナトリウム・低カリウム血症などの電解質異常などが挙げられる。

小児患者の管理においては，入院そのものや親との離別など心理的ストレスや心的外傷のケアも必要となる。長期の創部管理において鎮痛は非常に重要であり，必要に応じてフェンタニル（フェンタネスト®）などの少量持続投与は有効である（静注1～4 μg/kg，2～3分で作用発現，20～60分作用持続）。

早期より経口栄養投与を始め，栄養欠乏にならないように留意することも発達過程にある小児においては重要である。

退院後の指導

退院に際しては，外傷後痙攣の発生，復学後高次脳機能異常の出現が問題となることが多い。入院中に器質的疾患の形態評価はMRI（特にSWI画像）などにより可能な限り診断しておき，その時点での症状に妥当な所見であるかどうか考察しておく。脳波により痙攣波の有無，徐波や半球間左右差の存在なども診療録に記載する。

抗痙攣薬の予防投与をいつまで継続するかについては一定の指針はない。受傷後1ヵ月ごろから起きる晩期発作すなわち真の外傷性てんかんの発生は加齢とともに発生頻度が増加し，小児にはむしろ少ないという報告もある。

高次脳機能検査を主眼とした心理学的評価，運動機能評価，感覚機能評価を行うことで，退院後の経過観察上有用である。

通常Glasgow Outcome Scaleなど成人用評価スケールを小児用に利用されているが限界がある。LevinらはTraumatic Coma Data Bank (TCDB) のデータを基に，5～10歳の患者の1/3が予後良好であった一方，4歳以下の小児患者の60%以上が死亡したと報告した[54]。また最新の報告では，小児頭部外傷の73%以上に予後良好を期待できるとしている。虐待や銃創による受傷の場合予後は悪く，虐待例の35%，銃創の24%のみが予後良好であったとする報告もある。局在した外傷性病変をもつ患者では，リハビリテーションにより劇的な改善を認めることがあり，長期的予後の検討は今後，重症頭部外傷の研究課題のひとつである。

現在，頭部外傷児童に特化したリハビリテーションプログラムの確立に注目が集まっている。小児脳損傷は成人とは経過も予後も大きく異なっている。小児では予想外の回復を示すことが多いが，脳の発達だけでなく身体の発達全体に大きな影響を残す。後遺症のうちでも高次脳機能障害は社会復帰の大きな妨げとなっており，受傷早期からその対策を立てていくことが大切である[56]。小児科医，臨床心理士，理学療法士，作業療法士，ソーシャルワーカーなど多くのスタッフが集まり，十分な連携を取っていくことが大切であろう。

（荒木　尚，横田裕行，森田明夫）

文献

1) 中村紀夫，平川公義，橋爪敬三．幼小児頭部外傷の特殊性 診断と治療方針．大日本製薬株式会社，1970．
2) Kochanek PM, Carney N, Adelson PD, et al. Guidelines for the acute medical management of severe traumatic brain injury in infants, children, and adolescents--second edition. Pediatr Crit Care Med 2012; Suppl 1. S1-82.
3) 日本脳神経外科学会，日本神経外傷学会．重症頭部外傷治療・管理のガイドライン 第4版．(出版前)，2019．
4) Mikrogianakis A, Valani R, Cheng A. The hospital for sick children manual of pediatric trauma. Lippincott, Williams & Wilkins, 2008.
5) Division of Injury Control, Center for Environmental Health and Injury Control, Centers for Disease Control: Childhood injuries in the United States. Am J Dis Child 1990; 144: 627-46.
6) Wallen E, Venkataraman ST, Grosso J. Intrahospital transport of critically ill patients. Crit Care Med 1995; 23: 1588-95.
7) Pediatric Advanced Life Support. American Heart Association, 2007.
8) Stiell IG, et al. The Canadian CT head rule for patients with minor head injury. Lancet 2001; 357: 1391-6.
9) Stiell IG, et al. Comparison of the Canadian CT head rule and the New Orleans criteria in patients with minor head injury. JAMA 2005; 294: 1511-8.
10) Lyttle MD, Cheek JA, Blackburn C, et al. Applicability of the CATCH, CHALICE and PECARN paediatric head injury clinical decision rules: pilot data from a single Australian centre. Emerg Med J 2013; 30: 790-4.
11) Kuppermann N, Holmes JF, Dayan PS, et al. Identification of children at very low risk of clinically-important brain injuries after head trauma: a prospective cohort study. Lancet 2009; 374: 1160-70.
12) Dunning J, Daly JP, Malhotra R, et al. Children's Head injury Algorithm for the Identification of significant Clinical Events Study (CHALICE Study). The implications of NICE guidelines on the management of children presenting with head injury. Arch Dis Child 2004; 89: 763-7.
13) Easter JS, Bakes K, Dhaliwal J, et al. Comparison of PECARN, CATCH, and CHALICE rules for children with minor head injury: a prospective cohort study. Ann Emerg Med 2014; 2: 145-52.

14) Pandor A, Goodacre S, Harnan S, et al. Diagnostic management strategies for adults and children with minor head injury: a systematic review and an economic evaluation. Health Technology Assessment 2011; 15 (27): 1-202.
15) Head Injury: Triage, assessment, investigation and early management of head injury in children, young people and adults. CG 176 (Partial update of NICE CG56) Methods, evidence and recommendations January 2014 Commissioned by the National Institute for Health and Care Excellence.
16) Zimmerman RA, Bilaniuk LT, Bruce D, et al. Computed tomography of pediatric head trauma: acute general cerebral swelling. Radiology 1978; 126: 403-8.
17) Duhaime AC, Durham S. Traumatic brain injury in infants: the phenomenon of subdural hemorrhage with hemispheric hypodensity ("Big Black Brain"). Prog Brain Res 2007; 161: 293-302.
18) Marmarou A, Barzo P, Fatourous P. Traumatic brain swelling in head injured patients: brain edema or vascular engorgement? Acta Neurochir Suppl (Wien) 1997; 70: 68-70.
19) Ferrazzano PA, Rosario BL, Wisniewski SR, et al. Use of magnetic resonance imaging in severe pediatric traumatic brain injury: assessment of current practice. J Neurosurg Pediatr 2019; 1-9.
20) Dixon RR, Nocera M, Zolotor AJ, et al. Intracranial Pressure Monitoring in Infants and Young Children With Traumatic Brain Injury. Pediatr Crit Care Med 2016; 17: 1064-72.
21) Alkhoury F, Kyriakides TC. Intracranial Pressure Monitoring in Children With Severe Traumatic Brain Injury: National Trauma Data Bank-Based Review of Outcomes. JAMA Surg 2014; 49: 544-8.
22) Bell MJ, Adelson PD, Hutchison JS, et al. Differences in medical therapy goals for children with severe traumatic brain injury-an international study. Pediatr Crit Care Med 2013; 14: 811-8.
23) Chambers IR, Stobbart L, Jones PA, et al. Age-related differences in intracranial pressure and cerebral perfusion pressure in the first 6 hours of monitoring after children's head injury: association with outcome. Childs Nerv Syst 2005; 21: 195-9.
24) Shein SL, Ferguson NM, Kochanek PM, et al. Effectiveness of Pharmacological Therapies for Intracranial Hypertension in Children With Severe Traumatic Brain Injury--Results From an Automated Data Collection System Time-Synched to Drug Administration. Pediatr Crit Care Med 2016; 17: 236-45.
25) Pfisterer W, Mühlbauer M, Czech T, et al. Early diagnosis of external ventricular drainage infection: results of a prospective study. J Neurol Neurosurg Psychiatry 2003; 74: 929-32.
26) Keenan HT, Runyan DK, Marshall SW, et al. A population-based study of inflicted traumatic brain injury in young children. JAMA 2003; 290: 621-6.
27) Goldsmith W, Plunkett J. A biomechanical analysis of the causes of traumatic brain injury in infants and children. Am J Forensic Med Pathol 2004; 25: 89-100.
28) Duhaime AC, Christian CW, Rorke LB, et al. Nonaccidental head injury in infants-the"shaken-baby syndrome". N Engl J Med 1998; 338: 1822-9.
29) Duhaime AC, Gennarelli TA, Thibault LE, et al. The shaken baby syndrome. Aclinical, pathological, and biomechanical study. J Neurosurg 1987; 66: 409-15.
30) Costine-Bartell BA, McGuone D, Price G, et al. Development of a Model of Hemispheric Hypodensity ("Big Black Brain"). J Neurotrauma. 2018 Sep 14. doi: 10.1089/neu.2018.5736.
31) 三木 保, 原岡 襄. 本邦における小児虐待: 脳神経外科医の役割. Jpn J Neurosurg 2007; 16: 26-35.
32) Matlung SE, Bilo RAC, et al. Multicystic encephalomalacia as an end-stage finding in abusive head trauma. Forensic Sci Med Pathol 2011; 7: 355-63.
33) Sharples PM, Stuart AG, Matthews DSF. Cerebral blood flow and metabolism in children with severe head injury. Part 1: relation to age, Glasgow coma score, outcome, intracranial pressure, and time after injury. J Neurol Neurosurg Psychiatry 1995; 58: 145-52.
34) Allen BB, Chiu YL, Gerber LM, et al. Age-specific cerebral perfusion pressure thresholds and survival in children and adolescents with severe traumatic brain injury. Pediatr Crit Care Med 2014; 15: 62-70.
35) Downard C, Hulka F, Mullins RJ. Relationship of cerebral perfusion pressure and survival in pediatric brain-injured patients. J Trauma 2000; 49: 654-8.
36) Shapiro K, Marmarou A. Clinical applications of the pressure volume index in treatment of pediatric head injuries. J Neurosurg 1982; 56: 819-25.
37) Lewis PM, Czosnyka M, Carter BG, et al. Cerebrovascular Pressure Reactivity in Children With Traumatic Brain Injury. Pediatr Crit Care Med 2015; 16: 739-49.
38) Young AM, Donnelly J, Czosnyka M, et al. Continuous Multimodality Monitoring in Children after Traumatic Brain Injury-Preliminary Experience. PLoS One 2016; 11(3).
39) Hsiang JK, Chestnut RM, Crisp CB. Early, routine paralysis for ICP control in severe head injury: is it necessary? Crit Care Med 1994; 22:

40) Fortune JB, Feustel PJ, Graca L. Effect of hyperventilation, mannitol, and ventriculostomy drainage on cerebral blood flow after head injury. J Trauma 1995; 39: 1091-9.
41) White JR, Farukhi Z, Bull C. Predictors of outcome in severely head-injured children. Crit Care Med 2001; 29: 534-40.
42) Khanna S, Davis D, Peterson B. Use of hypertonic saline in the treatment of severe refractory posttraumatic intracranial hypertension in pediatric traumatic brain injury. Crit Care Med 2000; 28: 1144-51.
43) Araki T, Yokota H, Morita A. Pediatric Traumatic Brain Injury: Characteristic Features, Diagnosis, and Management. Neurol Med Chir (Tokyo) 2017; 57: 82-93.
44) Roberts I, Sydenham E. Barbiturates for acute traumatic brain injury. Cochrane Database Syst Rev 2012; 12: CD000033. doi: 10.1002/14651858.CD000033.pub2.
45) Goodman JC, Valadka AB, Gopinpath SP. Lactate and excitatory amino acids measured by microdialysis are decreased by pentobarbital coma in head-injured patients. J Neurotrauma 1996; 13: 549-56.
46) Mellion SA, Bennett KS, et al. High-dose barbiturates for refractory intracranial hypertension in children with severe traumatic brain injury. Pediatr Crit Care Med 2013; 14: 1-9.
47) Bruce DA, Alavi A, Bilaniuk L. Diffuse cerebral swelling following head injuries in children: the syndrome of "malignant brain edema". J Neurosurg 1981; 54: 170-8.
48) Muizelaar JP, Marmarou A, Ward JD. Adverse effects of prolonged hyperventilation in patients with severe head injury: a randomized clinical trial. J Neurosurg 1991; 75: 731-9.
49) Hutchison JS, Ward RE, Lacroix J, et al. Hypothermia therapy after traumatic brain injury in children. N Engl J Med 2008; 358: 2447-56.
50) Polin RS, Shaffrey ME, Bogaev CA. Decompressive bifrontal craniectomy in the treatment of severe refractory posttraumatic cerebral edema. Neurosurgery 1997; 41: 84-94.
51) Mhanna MJ, Mallah WE, Verrees M, et al. Outcome of children with severe traumatic brain injury who are treated with decompressive craniectomy. J Neurosurg Pediatr 2015; 16: 508-14.
52) Taylor A, Butt W, Rosenfeld J, et al. A randomized trial of very early decompressive craniectomy in children with traumatic brain injury and sustained intracranial hypertension. Childs Nerv Syst 2001; 17: 154-62.
53) Jagannathan J, Okonkwo DO, Dumont AS, et al. Outcome following decompressive craniectomy in children with severe traumatic brain injury: a 10-year single-center experience with long-term follow up. J Neurosurg (4 Suppl Pediatrics) 2007; 106: 268-75.
54) Levin HS, Eisenberg HM, Wigg NR, et al. Memory and intellectual ability after head injury in children and adolescents. Neurosurgery 1982; 11: 668-73.
55) Schrieff-Elson LE, Steenkamp N, Hendricks MI, et al. Local and global challenges in pediatric traumatic brain injury outcome and rehabilitation assessment. Childs Nerv Syst. 2017, 33: 1775-84.
56) 栗原まな. 脳外傷. 小児リハビリテーション医学. 医歯薬出版, 東京, 2006, p173-182

Ⅳ 頭部外傷

スポーツ頭部外傷

はじめに

　文部科学省の統計によると，日本の成人全体のスポーツ実施率は緩やかであるが上昇傾向にあり，平成29年度には，成人の週1回以上のスポーツ実施率は51.5％まで上昇している。また，平成24年に策定されたスポーツ基本計画でも，政策目標として，成人の週1回以上のスポーツ実施率が3人に2人（65パーセント程度），週3回以上のスポーツ実施率が3人に1人（30パーセント程度）となることが目標とされている。このようにスポーツ人口が増加することに伴い，スポーツ中の頭部外傷，いわゆるスポーツ頭部外傷の発生が社会的な問題になっている。2019年ラグビーワールドカップの日本開催，2020年東京オリンピック・パラリンピックを控え，競技スポーツへの国民の関心が高まっているなか，脳神経外科医としてスポーツ頭部外傷の重要性を理解しておくことが大切である。

体育活動における頭部外傷の傾向

　日本スポーツ振興センターのデータによると，中高生の体育活動における頭頸部外傷は，運動部活動時に82％が発生し，その約8割が頭部外傷である。頭部外傷の多くは，野球，サッカー，ラグビー，柔道，バスケットボールで多く発生している（図1）。
　テニス（軟式，硬式），バスケットボール，サッカー，野球は中高生の競技人口が多いために，頭部外傷の発生件数が多いと思われる。注目すべきは柔道，ラグビーの頭部外傷が多いことである。競技人口から考えると，柔道，ラグビーのようなコンタクトスポーツでは，他のスポーツと比べて軽症，重症ともに頭部外傷の発生率が高い傾向にあり，さらに，死亡または重度の障害が後遺した重症頭部外傷例では，柔道競技中の発生が38件と最も

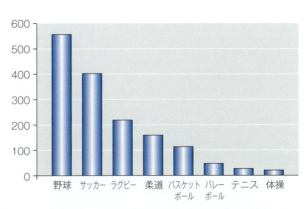

図1　競技別頭部外傷発生数
（平成17年度～23年度）

多い(図2)。

傷病別発生数(図3)では，脳振盪が最も発生数が多く，スポーツ頭部外傷において脳振盪の取り扱いが重要となる。また重度の障害，死亡の原因となる急性硬膜下血腫の発生件数も多い[1]。

スポーツ外傷における急性硬膜下血腫(ASDH)

スポーツ外傷における急性硬膜下血腫(acute subdural hematoma：ASDH)の特徴は，患者のほとんどが高校生以下の若年者であるということである[2,3]。競技としては，欧米では，アメリカンフットボール，ラグビー，ボクシング，アイスホッケー，スキー，スノーボードに多くみられる[4]。わが国では，ASDHの発症は柔道競技中に多く(図4)，米国のアメリカンフットボールと同様に若年者，特に中学1年生や高校1年生の初心者にピークがあり，乱取りを始めた5～7月頃に多く，実力差や体力差がある者との練習中に発生している[1,5,6]。

ASDHの転機は予後不良例が多く，死亡が半数，高度障害が1/3を占めるため，取り扱

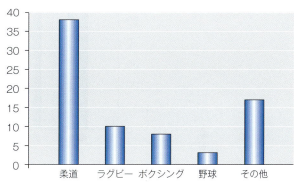

図2 競技別重症頭部外傷数
(平成17年度～23年度)

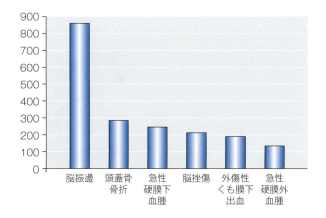

図3 傷病別発生数
(平成17年度～23年度)

いが重要となる．

スポーツ外傷に伴うASDHは，脳挫傷を伴わない単純ASDHであることが多い．スポーツ中に，頭部に後方へ急激な回転加速度が生じ，十分な受け身が取れない場合に，前後方向への頸部を支点とした頭部の揺さぶりが生じる．この揺さぶりにより，頭部には前後方向への急激な回転加速度の増減を生じる．このときに，大脳と頭蓋骨に回転加速度のズレが起こり，大脳と硬膜との間の架橋静脈が引き伸ばされ，断裂する（図5）．

また，柔道における事故調査では，受傷前に頭痛を訴えていたものが22.8％あり，複数回の頭部への衝撃により架橋静脈が破綻した可能性が考えられる．また発生時の状況としては，大外刈りによる後頭部打撲時が最も多い[6-8]．

▶ **急性硬膜下血腫の症状**

スポーツ頭部外傷によるASDHは，架橋静脈の断裂による脳挫傷を伴わないpure ASDHのことが多い．そのために，外傷発生後に短期間の意識清明期があることもあり，経過中に意識レベルの低下，麻痺の出現，痙攣のように急激に状態が悪化することもある．

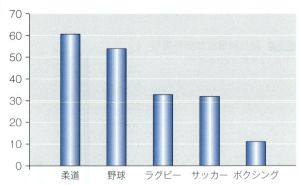

図4 競技別急性硬膜下血腫発生数（平成17年度〜23年度）

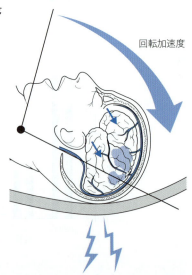

図5 急性硬膜下血腫の発生機序

回転加速度

また，少量の出血の場合は，症状としては頭痛のみのこともあるので，脳振盪との鑑別が必要である。コンタクトプレー後に頭痛などの症状があれば，医療機関への受診を勧めるべきである。断裂が高度の場合は，ASDHによる意識障害を生じ，緊急の開頭血腫除去術が必要となる。架橋静脈の断裂が，軽度の場合は，少量の出血で，症状が軽い場合もあり，単純な頭部打撲や脳振盪として扱われることがある（図6）。しかしながら，再出血により重症化する可能性もあり，鑑別が重要となる。

▶急性硬膜下血腫の画像診断

医療機関では頭部単純CTまたはMRIで診断する。意識状態が悪い，神経症状が急速に進行，嘔吐している症例では，MRI撮影は撮影時間が長いために，重症例ではCTのみで診断する。頭部外傷後に頭痛が続くが，CTでは異常がない症例で，MRIでASDHが診断されることもある（図6）。重症例では多くの症例において頭部単純CTで三日月状の高吸収域を認めることが多い（図7）。

▶急性硬膜下血腫の手術適応

『重症頭部外傷治療・管理のガイドライン』での急性硬膜下血腫の手術適応は，
・CTにて血腫の厚さが1cm以上あるいは意識障害を呈し正中偏位が5mm以上ある場合
　明らかなmass effectの存在，血腫による神経症状を呈する場合
・神経症状が急速に悪化する場合

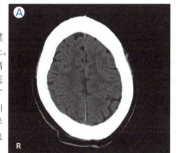
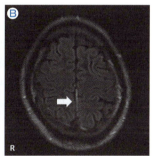

図6 症例(1)：急性硬膜下血腫
乱取り中に左後頭部を打撲し，意識を20分間消失した。意識回復後より軽度の頭痛が続くために，4日後に医療機関を受診した。頭部CT（A）では不明瞭だが，MRI FLAIR画像（B）では大脳半球間裂に薄い急性硬膜下血腫を認める（矢印）。

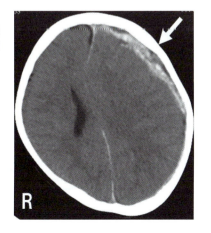

図7 症例(2)：急性硬膜下血腫
柔道乱取り中に意識障害をきたし，搬送される。頭部CTにて左前頭部に三日月状の急性硬膜下出血を認める（矢印）。

は開頭による血腫除去術を行う[9]。血腫除去のタイミングはできる限り早急に行うことが望ましいが，すぐに搬入できない緊急時は，血圧低下に注意しながらマンニトールを点滴静注し，救急外来で穿頭術による血腫排出し，引き続き手術室での開頭術による血腫除去を行うことを考慮する。血腫除去のタイミングが遅れることにより，重大な後遺症が残る可能性があり，手術のタイミングは重要である。

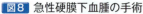
急性硬膜下血腫の手術

1) 頭部は円座，馬蹄にて，やや頭部を心臓より高い位置に固定する。症例によっては，ピン固定を行う。
2) 架橋静脈からの出血が原因であることが多いために，架橋静脈の処置が可能な耳介前方から正中部近傍までのクエスチョン型の皮膚切開を行う。
3) 前頭部は，frontal sinusが開放しない程度，前頭蓋窩の観察ができるまで開頭し，側頭部は側頭葉の減圧を行うために中頭蓋窩底まで開頭し，リュエル等で骨削除を行う。ただし開頭が正中部すぎると上矢状静脈洞を損傷する可能性があるので，正中部の骨削除は十分に注意する。
4) 開頭野の中心部に小切開を加え，X状に切開する。頭蓋内圧（intracranial pressure：ICP）が亢進している場合には，硬膜切開による急激な減圧により，ショック状態になることもあるために，麻酔科医に血圧の低下の可能性を伝えておく（**図8**）。
5) 生理食塩水で十分に洗浄しながら，浮き上がってくる血腫を吸引管や粘膜剥離子で除去する。吸引管で脳表に固着している血腫を吸引すると，血腫を突き抜けて，脳組織を吸引するような余計なダメージを与える可能性があるので注意する。
6) 血腫を洗浄除去後に脳表，架橋静脈を観察し，挫傷部位，損傷血管を確認し，サージセル®やバイポーラーによる焼灼にて止血する。上矢状静脈洞からの出血に対してバイポーラーなどによる焼灼止血を行うと，静脈洞の狭窄，閉塞にて脳腫脹が増悪するために，筋肉片やゼルフォーム®などの止血剤で止血を試みる。
7) 止血確認後に硬膜を縫合し，頭蓋形成を行う。術中の脳腫脹が強い場合や，術後脳腫脹が予想される場合は，骨膜や人工硬膜を用いて硬膜形成し，骨弁を戻さず，外減圧を行う。
8) 術前の状態がGCS 8点以下で，硬膜下血腫，脳腫脹，脳挫傷により正中偏位，脳槽の消

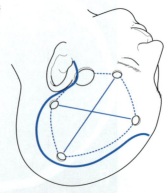

図8 急性硬膜下血腫の手術

失がCTにて認められた場合は，術後管理でICP測定を行うことを考慮する．ICP測定の方法としては，
① 脳室ドレナージチューブを側脳室前角に穿刺，留置することで髄液圧を測定する．最も安価で，ICP値として信頼性が高く，髄液排出によりICPのコントロールも行える．脳室偏位，圧排による脳室の狭小化があると留置は困難となる．また，やや侵襲的で，留置時の出血，感染の危険性が高い．
② 硬膜下にICPセンサーを留置し，ICPを測定する．脳室ドレナージに比べて，出血，感染の危険性は低いが，コストが高く，脳腫脹が強い場合は，ICP値が正確ではないこともある[9]．

われわれの施設では，術前の意識状態，血腫量，正中偏位の状態により，術後の脳腫脹が予想される場合は，閉頭時に，外減圧部を避けた硬膜下の脳表にCodman ICP monitorのマイクロセンサーを留置，固定し，術後ICPを測定している．

▶急性硬膜下血腫の術後管理

脳灌流圧（CPP：平均動脈圧からICPを引いた値）を維持するために，乳酸リンゲルなどの細胞外液を投与し，収縮期血圧を120mmHg以上，平均血圧90mmHg以上を維持する．

ICPを測定している場合，日本の『重症頭部外傷治療・管理のガイドライン』の治療開始閾値は，15〜25mmHg，米国では20〜25mmHgが望ましいとされている．ICPが20mmHg以上を異常と考え，25mmHg以上は積極的に治療する．しかしながら，ICP亢進を伴わないテントヘルニアなどの病態もあるために，注意が必要である．ICP上昇時の具体的なICPコントロールの治療法を以下に示す．CPPは50〜70mmHgを目安に管理する．

① 30°の頭部挙上を行う．頭位による頸部屈曲で静脈還流が妨げられないように注意する．特に，体位変換時に頸部が屈曲していることがあり，コメディカルへの指示を徹底しておく．30°以上の頭位挙上は，CPPが低下するため勧められない．
② 低酸素状態（PaO_2<60mmHgあるいは酸素飽和度＜90％）を避ける．必要に応じて，鎮静，鎮痛，無動下に，気管内挿管を行い，呼吸器管理を行う．頭部外傷時のルーチンの過換気療法（$PaCO_2$を25mmHg以下に維持）は，推奨されていない．
③ 高浸透圧利尿薬（マンニトール，グリセオール）の静脈内投与を行う．ただし，収縮期圧が90mmHg未満の低血圧時には，高浸透圧利尿薬により，さらなる血圧低下をきたし，腎不全，CPPの低下をきたすために，使用は控える．われわれの施設では，マンニトールに比べて，グリセオールのほうが，反跳現象が少ないために，術後，血圧が維持できている状態で，腎機能障害がない場合にはルーチンに用いている．しかしながら，グリセオールの使用を推奨する明確なエビデンスは存在しない．
④ 上記の①〜③を行っても，ICPの管理が困難な場合は，バルビツレート療法，減圧開頭，脳低温療法の導入を考慮する．バルビツレート療法の神経保護作用は示されていないが，ICPコントロールに関しては，有効な手段である．脳低温療法は，若年者では転帰改善効果が高いとされているが，脳低温療法時や復温時の感染症，不整脈，電解質異常，凝固能異常の発生が起こりやすく，脳低温療法に関するエビデンスレベルの高い研究はないために，導入には注意が必要である[9]．

スポーツ外傷における急性硬膜外血腫（AEDH）

　急性硬膜外血腫（acute epidural hematoma：AEDH）は，頭部外傷により頭蓋骨と硬膜の間に血腫を形成したものである．多くの症例で，受傷部位に線状骨折や陥没骨折を認める．骨折により損傷された中硬膜動脈や静脈洞損傷が出血源となることが多い．AEDHは受傷側の一側性の発生であり，部位としては側頭部，側頭頭頂部が多い．AEDHは野球，サッカー，バスケットボールで多く発生しており，競技中にボールや器具が直接頭部に当たることが原因で発症することが多く，ASDHと異なり，柔道，ラグビーなどのコンタクトスポーツには比較的少ない（図9）[1]．

▶急性硬膜外血腫の症状

　典型的症状は，意識清明期を伴う意識障害で，意識清明期は数分から数時間までさまざまである．AEDH単独の場合は，血腫の増大とともに症状が増悪するが，脳挫傷などの脳実質損傷を伴う場合は，意識清明期を伴わないこともある．血腫による頭蓋内圧亢進のために，頭痛，嘔吐，運動麻痺をきたす．側頭部の血腫は早期に鉤ヘルニアをきたすために，意識障害に先行して，瞳孔不同が起こることもある．意識障害の約60％が受傷後3時間以内，約25％が受傷後3～6時間以内に発生することより，受傷後24時間以内の経時的観察が必要であるが，特に受傷後6時間以内は，慎重な観察が必要である[10]．

▶急性硬膜外血腫の画像診断

　診断は，頭部単純CTが有用である．頭部CTにて，頭蓋骨直下に凸レンズ型の高吸収域を認める．CT値が不均一な場合は，出血が続いている可能性があり，厳重な経過観察が必要となる．三次元画像処理を行うことにより，頭蓋骨の骨折部位が明瞭となる（図10）．

▶急性硬膜外血腫の手術適応

　血腫量が多い場合は，手術の適応となる．『重症頭部外傷治療・管理のガイドライン』での手術適応は下記のようになっている．

① 厚さ1～2cm以上の血腫，または20～30mL以上の血腫（後頭蓋窩は15～20mL以上）や合併血腫の存在時には，原則として手術を行う．
② 切迫ヘルニアの所見がある場合，神経症状が進行性に悪化する場合は，緊急手術を行うことが勧められる（特に，受傷後24時間以内の経時的観察とrepeat CTが必要である）．

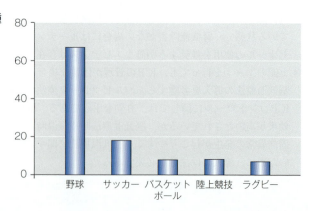

図9　競技別急性硬膜外血腫発生数（平成17年度～23年度）

③神経症状がない場合は厳密な監視下に保存的治療を行うことを考慮してもよい．

手術時期は，適応がある場合は，可及的早期に全身麻酔下で開頭血腫除去術を行う．準備中に急速に神経症状が悪化する場合は，血圧低下に注意しながらマンニトールを点滴静注し，局所麻酔下に穿頭術を行って血腫を排出し，引き続き開頭術を行う．治療の経過で両側瞳孔散大，呼吸停止を呈しても必ずしも予後不良ではない．特に，小児症例やマンニトールの急速投与に反応が認められる症例は，手術を急ぐことが大切である[9]．

▶急性硬膜外血腫の手術

1) 頭部は円座，馬蹄にて，やや頭部を心臓より高い位置に固定する．体位によりピン固定を行う場合は，骨折部にピンを立てないように注意する．
2) 皮膚切開，開頭範囲はCTより血腫の範囲を予想して，血腫の範囲をカバーできるようにデザインする．骨折がある場合は，骨折部位も含めたデザインとする．静脈洞損傷による急性硬膜外血腫の場合は，静脈洞直上の骨弁をブリッジ状に残した開頭を行う（図11）．

図10 症例(3)：急性硬膜外血腫
頭部CTにて，右後頭部から後頭蓋窩にかけてレンズ状の高吸収域を認める（**AB**矢印）．三次元画像処理にて，右横静脈洞からS状静脈洞にかけて頭蓋骨骨折を認め（**C**矢頭），静脈洞破綻による急性硬膜外血腫と診断された．

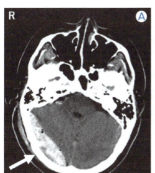
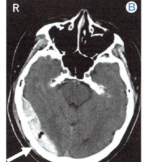
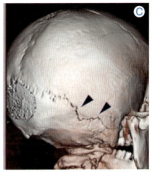

図11 図10症例の術後
右横静脈洞直上の骨をブリッジ状に残し，右後頭部と右後頭蓋窩を開頭し，硬膜外血腫を除去した．出血源は横静脈洞で，フィブリン糊付きのサージセルにて圧迫し，硬膜をブリッジ状に残した骨に吊り上げし，止血した．術後，後頭蓋窩の骨片は，除去したままで閉創した．

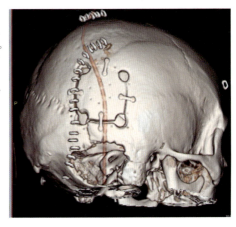

3) 静脈洞からの出血は，出血部位にサージセル®，またはフィブリン糊を浸したサージセル®で圧迫し，ブリッジ状に残した骨弁に硬膜を吊り上げて止血する。
4) 止血を十分に確認し，硬膜外ドレーンを留置し，可能な場合は骨弁を戻し，閉創する。後頭蓋窩の骨弁は，除去したままでも，術後，美容的に問題になることは少ない。

▶急性硬膜外血腫の術後管理

術後CTにて，血腫の有無を確認する。術前には明らかではなかった対側の血腫や脳挫傷が術後や，しばらく経過してから明瞭化する場合もあるため，厳重な観察が必要となる。特に術後，挿管，鎮静した状態では，意識レベルの確認ができないために，通常より頻回の瞳孔所見の確認や血圧の変動の観察が必要である。重症例では，ASDHの術後管理で述べたICP管理を行う。

スポーツ頭部外傷における脳振盪

救急外来や外来診療で，スポーツ頭部外傷における脳振盪（concussion）を診察する機会は多い。脳振盪は近年，大きな注目を浴びている頭部外傷の一つであり，スポーツの現場において脳振盪が発生した場合の対応に注目されている。

米国では年間160万～380万人のスポーツに起因する脳振盪が発生していると推定されており，アメリカンフットボールやボクシング，アイスホッケー，バスケットボール，サッカーなどのコンタクトスポーツで多い[11-16]。日本でも米国とはスポーツの種類やその競技人口が異なるものの，サッカー，ラグビー，野球，柔道などのスポーツで脳振盪が発生している（図12）[1]。

以前，脳振盪は，自然に回復する軽症の頭部外傷として扱われていたが，脳振盪と疑われる症状が持続するために，競技を引退する選手や，後遺症に苦しむ選手の存在が明らかになるにつれ，脳振盪に対する概念や対応の仕方が，米国などスポーツが盛んな海外において大きく変わってきた[11,15,17,18-20]。脳振盪を繰り返すことにより，致死的な脳腫脹をきたす事例[21-23]や神経心理テストに異常をきたす例があること[15,22,23]，繰り返す脳振盪により，慢性外傷性脳症（chronic traumatic encephalopathy：CTE）になる可能性が指摘されている[15,24,25]などの理由により，脳振盪の取り扱いは重要である。

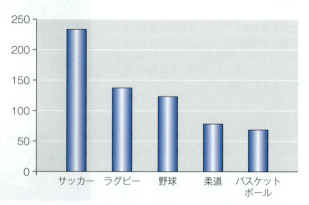

図12 競技別脳振盪発生数
（平成17年度～23年度）

▶脳振盪の発生機序

　脳振盪は，脳組織への限局的な直撃損傷によって起こるのではなく，頭部への直接的，または他部位からの伝搬する外力により，発生する．ヘルメットやマウスガードに加速度計やジャイロスコープを取り付け，実験的に頭部への衝撃を加える，または実際のスポーツの現場で脳振盪が生じた際の頭部が受けた外力の計測と生物工学的に有限要素モデルを用いたシミュレーションでは，頭部に衝撃が加わり，ある方向に加速度を受けると，頭部には鞭のしなりのような力が加わり，頭蓋骨の損傷を伴わず脳自体にひずみが生じて脳組織に回転加速度が生じる．外力による脳の表面部での挫傷ではなく，基底核部や脳幹部といった脳の深部に大きなひずみが急激に生じる．さらに柔らかい脳組織は，歪み，ねじれを生じ，引き延ばされる[26]．特に，脳梁，脳室周囲，脳幹などの深部でねじれは強く起き，神経線維の断裂が生じ，さまざまな脳振盪による症状が出現するとされている（図13）．

▶脳振盪の症状

　以下に示す徴候または症状が1つ以上認めた場合，脳振盪を疑わなければならない（必ずしも意識消失，健忘を伴うとは限らない）．

- 徴候：身体的徴候（例：頭痛），認知的徴候（例：霧の中にいるような感覚），感情の徴候（例：不安感）
- 身体的な症状（例：意識消失，健忘，神経症状）
- 行動の変化（例：易刺激性）
- 認知機能障害（例：反応時間遅延）
- 睡眠障害（例：不眠症）

　脳振盪後の症状として，頭痛が最も多く，次にdizziness（ぼーっとする）で，必ずしも意識消失を伴うわけではなく，意識消失の頻度は10％程度とそれほど高くはない[25,27]．また頭痛やdizziness，嘔気，倦怠感，眠気などの症状は，次の頭部への衝撃時に脳振盪を起こす危険性が高い症状とも認識されている[11,13,14]．脳振盪症状の80％は10日以内に自然に消失するが[27,28]，10〜20％は数週から数ヵ月持続するといわれている[11,29,30]．練習

図13　脳振盪の発生機序
脳に回転加速度が生じることにより，基底核部や脳幹周囲，脳梁，脳室周囲にねじれが生じることにより，神経線維の微小断裂が生じる。

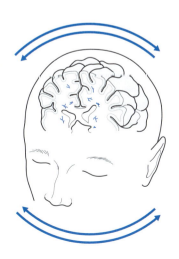

中,または競技場において脳振盪の発生を疑った場合,コーチ,保護者などの医療関係者ではない場合は,ポケット版Concussion Recognition Toolなどを用いて脳振盪の発生の有無を確認する必要がある。フィールドにおいて医療関係者が初期対応を行う場合はSport Concussion Assessment Tool(現在はSCAT5, child SCAT5)などのツールを用いて脳振盪の評価を行う[19,20]。

脳振盪の発生が疑われた場合は,症状の有無にかかわらず,同日に選手を競技,練習に復帰させるべきではない。また,外傷発生後数時間は症状の悪化がないように連続した観察が必要不可欠である。

▶脳振盪の画像診断

症状や,周囲の目撃情報より脳振盪の発生が疑われる患者が医療機関を受診した場合には,頭部CT,あるいはMRIを撮影し,器質的病変の有無を確認することが望ましい。特に脳振盪後に頭痛が継続している場合には,硬膜下血腫,脳出血などの器質的病変を除外するための画像診断が勧められる。その際,MRIではFLAIRやT2*を追加し,またCT,MRIとも冠状断の撮像を行い,頭頂部正中部の架橋静脈近傍やテント周囲の限局性血腫などを見逃さないようにすることが必要である(図6)[31]。

▶脳振盪後の管理

脳振盪の症状が完全に消失するまで,競技への復帰は禁止する。症状が消失したら段階的復帰プログラム(表1)に従って徐々に負荷を加えていく[14,16,25]。各段階を24時間ごとに進み,症状があれば進まないので,最短でも競技復帰には1週間程度必要となる。最終段階の前にメディカルチェックを受けて,競技に復帰する。途中症状が出現すれば休養し症状がなかった前の段階に戻る。

表1 段階的競技復帰プロトコール

リハビリテーションの段階	各リハビリテーションの段階における運動	各ステージの目標
1. 症状が悪化しない程度の活動	症状が悪化しない程度の日常行動	仕事,学校への段階的な復帰
2. 軽い有酸素運動	低〜中程度のペースでの歩行,室内サイクリング 抵抗のないトレーニング	心拍数の増加
3. 競技に関連した運動	アイスホッケーにおけるスケート訓練,サッカーにおけるランニング 頭部への衝撃となる活動は控える	運動負荷
4. 接触プレーのないトレーニング	より複雑なトレーニング(例えば,サッカーやアイスホッケーにおけるパス練習) 筋力トレーニングを始めても良い	運動・協調・認知負荷
5. 接触プレーを含むトレーニング	医師の診察後に通常練習参	自信の回復とコーチングスタッフによる機能評価
競技復帰	通常の競技参加	

慢性外傷性脳症（CTE）

　慢性外傷性脳症（chronic traumatic encephalopathy：CTE）とは，コンタクトスポーツなどによる繰り返しの脳振盪，頭部への外傷により，進行性に脳組織に変性をきたす病態である[32]．繰り返し頭部への打撃を受けるボクサーに，運動障害，認知機能障害を呈する，いわゆるパンチドランカーとして1928年にMartlandにより報告された．CTEの疾患名は，1960年代より使用され，ボクシングだけではなく，アメリカンフットボール，プロレスリング，プロアイスホッケーなどの，繰り返し脳振盪を起こすような競技の選手において報告されている．CTEの症状の多くは，複数回の頭部の外傷から，数年から10年以上経過した後，出現する．初期症状として，うつ状態，無気力，易興奮性，自殺企図などの心的障害，衝動調節障害（怒りやすい，感情をコントロールできない），脱抑制，暴力的などの行動障害，学習障害，記憶障害，高次脳機能障害などの認知機能障害が三徴候として挙げられ，30～50歳代にかけて発症し，緩徐に進行する[33]．CTEが進行することにより，バランス障害，錐体外路障害，構音障害，発語障害などの運動障害が認められる．CTEの進行期には，前頭葉，側頭葉，基底核，乳頭体の萎縮が認められ，多くの症例において透明中隔腔が存在し，髄液の貯留が認められる．病理学的には前頭葉，側頭葉，脳幹，基底核，小脳歯状核の神経線維，神経突起，グリアにタウ蛋白TDP-43の蓄積を認める[33-35]．CTEの発症，病期の進行において，必ずしも，繰り返される頭部への外傷のみで，発症するわけではない．その他の因子の関与が推察されているが，原因は明らかではない．したがって，必要以上に，競技者や保護者を不安にさせてはいけない．

器質的脳損傷を有する場合の競技復帰

　画像検査にて器質的脳損傷が発見された場合や硬膜下血腫が発生した場合には，たとえ症状が消失し画像上も病変が消失したと考えられる場合でも，頭の頻繁な打撃や回転を伴うコンタクトスポーツ（特にボクシング，空手，柔道，相撲，ラグビー，アメリカンフットボール，サッカー，アイスホッケー，スノーボードなど）への競技復帰は原則として許可すべきではない[24]．

（溝渕佳史，髙木康志，永廣信治）

文献

1) 独立行政法人日本スポーツ振興センター学校安全部安全支援課：「学校の管理下における体育活動中の事故の傾向と事故防止に関する調査研究」―体育活動における頭頚部外傷の傾向と事故防止の留意点―．調査研究報告書 第2編 体育活動における頭部外傷の傾向．
2) Forbes JA, Zuckerman S, Abla AA, et al. Biomechanics of subdural hemorrhage in American football: review of the literature in response to rise in incidence. Childs Nerv Syst 2014; 30: 197-203.
3) Mueller FO. Catastrophic Head Injuries in High School and Collegiate Sports. J Athl Train 2001; 36: 312-5.
4) 谷 諭，川又達朗，荻野雅宏，他．スポーツにおける頭部外傷（頻度，分類，特殊性など）．臨床スポーツ医学 2008; 25: 309-12.
5) 永廣信治，谷 諭，荻野雅宏，他．スポーツ頭部外傷における脳神経外科医の対応 ガイドライン作成に向けた中間提言．神経外傷 2013; 36: 119-28.
6) 永廣信治．柔道と頭部外傷．日医会誌 2014; 142: 2464-6.
7) 永廣信治，溝渕佳史．スポーツ頭部外傷を可視化する．脳外誌 2014; 23: 957-64.
8) 永廣信治，溝渕佳史，本藤秀樹，他．柔道における重症頭部外傷．No Shinkei Geka 2011; 39: 1139-47.
9) 重症頭部外傷治療・管理のガイドライン作成委員会 編．

重症頭部外傷治療・管理のガイドライン 第3版. 医学書院, 東京, 2013, p89.
10) 前田 剛. 急性硬膜外血腫. 頭頸部・体幹のスポーツ外傷. メジカルビュー社, 東京, 2017, 36.
11) Giza CC, Kutcher JS, Ashwal S, et al. Summary of evidence-based guideline update: evaluation and management of concussion in sports: report of the Guideline Development Subcommittee of the American Academy of Neurology. Neurology 2013; 80: 2250-7.
12) Guskiewicz KM, McCrea M, Marshall SW, et al. Cumulative effects associated with recurrent concussion in collegiate football players: the NCAA Concussion Study. JAMA 2003; 290: 2549-55.
13) Guskiewicz KM, Weaver NL, Padua DA, et al. Epidemiology of concussion in collegiate and high school football players. Am J Sports Med 2000; 28: 643-50.
14) Harmon KG, Drezner JA, Gammons M, et al. American Medical Society for Sports Medicine position statement: concussion in sport. Br J Sports Med 2013; 47: 15-26.
15) Jordan BD. The clinical spectrum of sport-related traumatic brain injury. Nat Rev Neurol 2013; 9: 222-30.
16) 平川公義. スポーツによる脳振盪-脳振盪と硬膜下血腫-. 臨床スポーツ医学 1991; 8: 147-52.
17) Harmon KG, Drezner JA, Gammons M, et al. American Medical Society for Sports Medicine position statement: concussion in sport. Br J Sports Med 2013; 47: 15-26.
18) Kelly JP, Rosenberg JH. Diagnosis and management of concussion in sports. Neurology 1997; 48: 575-80.
19) McCrory P, Meeuwisse W, Dvořák J, et al. Consensus statement on concussion in sport-the 5th international conference on concussion in sport held in Berlin, October 2016. Br J Sports Med 2017; 51: 838-47.
20) 溝渕佳史, 永廣信治, 他. スポーツにおける脳振盪に関する共同声明-第4回国際スポーツ脳振盪会議-. 神経外傷 2016; 39: 1-26.
21) Mori T, Katayama Y, Kawamata T. Acute hemispheric swelling associated with thin subdural hematomas: pathophysiology of repetitive head injury in sports. Acta Neurochir Suppl 2006; 96: 40-3.
22) Bailes JE, Petraglia AL, Omalu BI, et al. Role of subconcussion in repetitive mild traumatic brain injury. J Neurosurg 2013; 119: 1235-45.
23) Silverberg ND, Iverson GL. Etiology of the post-concussion syndrome: Physiogenesis and Psychogenesis revisited. NeuroRehabilitation 2011; 29: 317-29.
24) Lishman WA. Physiogenesis and psychogenesis in the 'post-concussional syndrome'. Br J Psychiatry 1988; 153: 460-9.
25) McKee AC, Stein TD, Nowinski CJ, et al. The spectrum of disease in chronic traumatic encephalopathy. Brain 2013; 136: 43-64.
26) Hernandez F, Wu LC, Yip MC, et al. Erratum to: Six Degree-of-Freedom Measurements of Human Mild Traumatic Brain Injury. Ann Biomed Eng 2016; 44 (3): 828-9.
27) McCrea M, Guskiewicz K, Randolph C. Effects of a symptom-free waiting period on clinical outcome and risk of reinjury after sport-related concussion. Neurosurgery 2009; 65: 876.
28) Putukian M. The acute symptoms of sport-related concussion: diagnosis and on-field management. Clin Sports Med 2011; 30: 49-61, viii.
29) Lishman WA. Physiogenesis and psychogenesis in the 'post-concussional syndrome'. Br J Psychiatry 1988; 153: 460-9.
30) Ommaya AK, Gennarelli TA. Cerebral concussion and traumatic unconsciousness. Correlation of experimental and clinical observations of blunt head injuries. Brain 1974; 97: 633-54.
31) 溝渕佳史, 他. 脳振盪への対応. 救急医学 2018; 42.
32) McKee AC, Cantu RC, Nowinski CJ, et al. Chronic traumatic encephalopathy in athletes: progressive tauopathy after repetitive head injury. J Neuropathol Exp Neurol 2009; 68 (7): 709-35.
33) Baugh CM, Stamm JM, Riley DO, et al. Chronic traumatic encephalopathy: neurodegeneration following repetitive concussive and subconcussive brain trauma. Brain Imaging Behav 2012; 6 (2): 244-54.
34) McCrory P, Meeuwisse WH, Kutcher JS, et. al. What is the evidence for chronic concussion-related changes in retired athletes: behavioural, pathological and clinical outcomes? Br J Sports Med 2013; 47 (5): 327-30.
35) Tator CH. Chronic traumatic encephalopathy: how serious a sports problem is it? Br J Sports Med 2014; 48 (2): 81-3.

V

脊髄・脊椎疾患

Ⅴ 脊髄・脊椎疾患

脊髄・脊椎疾患

　脊髄脊椎疾患の外科治療においては必然的に運動器を扱うことから脳の外科疾患と異なる管理の視点が必要となる。変性圧迫，虚血，腫瘍，血管障害，外傷などの脊髄の病態に対処すると同時に末梢神経である馬尾の障害，神経根の障害も取り扱う。呼吸，循環，消化器，排尿機能に対する管理も必要となる。安定性に関しては内固定・外固定の技法と，離床に関する判断力とプロトコールが確立されていなければならない。また単に安定性の再建にとどまらず，踏み込んで，神経科学を基盤とする脳神経外科医による脊椎脊髄外科においては，神経制御のもとにある脊椎，傍脊柱筋の機能，姿勢制御などの運動機能を尊重，保存，強化することが重要である。神経症状と脊椎安定性の回復過程を十分把握したうえで，ADLを最大限に確保する管理を行わなくてはならない[1]。

脊髄・脊椎疾患における一般的術前管理

　外傷に伴う亜脱臼や脊柱骨折，不安定な環椎軸椎亜脱臼などの急性期においては安定性を確保することが最重要である。一方，日常最も多く遭遇する変性脊椎疾患，すなわち頸椎症性脊髄症や神経根症，頸椎後縦靱帯骨化症（ossification of posterior longitudinal ligament：OPLL），腰椎脊柱管狭窄症や腰椎椎間板ヘルニアなどの場合は，安定性に関する特別な管理は必要としない。

　術前の指示は経口摂取制限くらいで特別な術前指示は必要とされない。

　術後には翌日からの早期離床が一般的である。術前には頸椎後方手術であっても創部の剃毛は不要であり，頸椎前方，胸椎・腰椎手術でももちろん剃毛は必要としない。手術室で体位をとったのちに最低限必要な剃毛を行う。主要な画像検査が終了しており，全身状態が良好で，重大な既往がなく心機能，呼吸機能が正常，かつ糖尿病，肝機能，腎機能の低下などの合併症がないことを確認している場合は，手術前日に入院とする。変性性の脊椎疾患の患者には高齢者が多いが，70歳以上なら心電図に加えて心エコー検査をルーチンに行って心機能をチェックしている。また虚血性変化に関して不安があるときには負荷心電図を外来検査で行っておく。抗凝固療法を行っているときには，その病態に応じて循環器内科と相談のうえ必要なら数日前に入院させてヘパリン持続静脈注射に切り替えることもあるが，ヘパリンブリッジを要しないこともしばしばである。

　頭部外傷・多発外傷の場合は常に頸椎損傷あるいは脊椎不安定性があるものとして扱うことが必要であり，搬入時より砂嚢による固定を行い，必要ならハローフレームを装着し，牽引下におくかハローベストを装着する。ベッド/ストレッチャー移動の際にも細心の注意を払う。特に頸部に自発痛・圧痛が強いときは要注意である。ハンマーで頸椎後方を軽く叩いて，叩打痛があれば骨折，脱臼，靱帯損傷があるものと想定して準備する。CT，X線所見やMRI所見により骨折・脱臼，軟部組織の逸脱・損傷の有無を検索するが，現

在では外傷例では搬入時にまず，ヘリカルCTで全身の外傷，すなわち頭部，全脊椎，胸腔，腹腔，骨盤，四肢の損傷をチェックする．頚椎の安定性評価のためには前屈・後屈撮影が必要であるが，担当医の立ち会い，観察・注意のもとに慎重に行い，安定不安定を評価，確認する．不安定性が認められる場合には，基本的にはハローベストを装着する．ベスト装着が困難であるならばring frameのみを装着して牽引固定を開始し，手術までの間の新たな脊髄損傷を予防する．

個々の疾患においての注意は，「各論」(p.427)でふれる．

術前術後の神経学的評価

脊髄脊椎疾患においては画像診断を重視するあまり，ともすれば神経学的所見をとり，分析することがおろそかになることもありうる．責任病巣の診断には，現在でもなお神経学的診断が基本である．なぜなら，画像で見られる変化が実際には症状，病態を引き起こすものではないことがしばしばあるからである．例えば画像上に椎間孔の狭小化があっても，そこを通る神経根の機能は損なわれていないこともあり，痛みの原因でないこともよくある．画像上の異常が認められても症状，病態の責任病巣は別にあることがしばしばあるので注意が必要である．画像所見は神経学的所見の補助にすぎないことを銘記すべきである．ハンマーを手にとって反射の亢進，減弱を仔細に観察することが重要である．神経学的評価として，基本的な症状・理学所見と脊椎脊髄疾患判定基準について述べる．

▶臨床症状・理学所見

頚髄頚椎疾患の初発症状は頚部痛や上肢・手指のしびれ感であることが多く，その後脊髄症状が出現してくるが，脊髄症(myelopathy)は分節性(segmental)と伝導路性(long tract)とに分けて考えると病態を理解しやすい．最も障害される頻度の高い第5・6頚椎付近での分節性運動障害(脊髄髄節としてはC7，C8)としては，この高位の前角細胞の障害・減少により，手指の対立運動の障害や巧緻運動の障害が起こり，ボタンかけや箸の使用などが困難となる．手指巧緻運動障害の評価法としては10秒間に行いうる手指の最大開閉回数(alternative motion rate：AMR)が簡便である(正常では30回/10sec以上)．伝導路性の運動障害としては主に下肢において症状が自覚されやすいが，つまずきやすい，膝ががくがくして階段が降りにくい，などの訴えが多くみられる．徐々に痙性歩行となり進行すると起立と歩行が困難となることもある．高齢者などで脊髄症の進行期に入ると数日で歩行が困難となることもある．また脊髄後索の障害の症状として，スリッパや履物が脱げやすい，足の裏に小石を踏んでいるような異常な感覚などの自覚症状が出る．知覚障害は，上肢では髄節性にしびれや感覚異常が出現し，下肢では末梢に強く症状がみられることが多い．また頚髄の症状として知覚脱失のレベルが胸髄レベルに相当する部位に出現することもある(pseudo localizing sign)．例えば中位頚椎OPLLの症例でTh5のデルマトーム以下にあった知覚低下が，術後に改善消失したことを経験している．腱反射は，上肢では圧迫障害されている髄節で低下・消失し，障害分節以下では亢進する．病的な反射拡延も上下肢にみられ，pathological finger flexion(腕橈骨筋腱を叩くと指の屈曲がみられる)やHoffmann反射，膝蓋腱反射に伴って大腿の内転などがみられる．ことに頚椎症性脊髄症では前腕の腕橈骨筋腱を叩いてpathological finger flexion(異常な指の屈曲反応)がみられ

ることはC5・6付近の脊髄圧迫を示唆する所見として重要かつ便利である。頚椎症性脊髄症の進行したものでは手の骨間筋の萎縮を呈することがよくある。筋萎縮性側索硬化症などとの鑑別が必要となる場合もあるが，後者では小指球(hypothenar muscles)の萎縮も呈することが多い。その場合motor neuron diseaseを考えて，神経内科に針筋電図を依頼する。手根管症候群による正中神経の絞扼性障害ではthenar muscle, 母指球筋の萎縮がみられる。

　排尿・排便障害は頚椎変性疾患では極度に進行しない限り出現しにくいが，橋の排尿中枢と仙髄との神経連絡が障害される結果，排尿筋と括約筋の協調障害(dyssynergia)は起こりうるため，患者からの症状聴取を丁寧に確実にしなくてはならない。

　胸椎胸髄疾患ではその病変局在の決め手に乏しいが，胸腹部に帯状の疼痛やしびれ感が初発症状となることが多い。病巣以下の知覚異常，下肢の筋力低下，痙性歩行，深部腱反射の亢進，Babinski徴候が出現し，排尿・排便障害も加わることがある。根性疼痛は帯状疱疹による痛みや狭心症等の内臓痛と鑑別しなければならないこともあるので注意が必要である。Th8～10あたりに好発する黄色靱帯骨化症では脊髄円錐上部，epiconusが圧迫される結果，下肢の反射は亢進し，またL5神経根症を模すような下垂足の様相を呈することが多い。

　腰椎腰髄疾患では，下肢のしびれ感や，下肢痛，腰痛が出現する。腰痛は腰椎の不安定性から生ずるものや，潜在的なすべり症による椎間関節の過剰な負荷，あるいはアライメントの悪化からもたらされる仙腸関節の過剰な負荷，もしくは馬尾あるいは神経根の圧迫により生ずるものなどさまざまな原因がある。鑑別は症状のみからでは困難である。馬尾・神経根の圧迫では神経根の分布に応じた下肢放散痛や運動麻痺が生じ，知覚障害も同様にデルマトームに応じて出現する（ただし，教科書的デルマトームはそれを決めた方法論によってさまざまであり，絶対的なものでないことを認識すべきである[2]）。歩行障害は，腰椎脊柱管狭窄症では間欠性跛行を示す例が多い。

　当教室で用いている脊髄神経学所見チャートを提示する（表1）。

▶判定・治療基準

　脊髄脊椎疾患の病態分類は病理学的障害に対応すべきであるが，実際の臨床症状は病理学的な障害と一致するとは限らない。そこでまず頚椎頚髄疾患について臨床症状からの病態分類が1966年Crandallによって報告された。その後いくつかの変遷を経て臨床症状の重症度に基づく基準が必要となり，整形外科から1976年，日本整形外科学会頚部脊椎症性脊髄症性治療成績判定基準（Japan Orthopaedic Association score：JOA score）が設定され，脳神経外科からは1992年，脊椎・脊髄疾患の神経症状判定基準（Neurological Cervical Spine Scale：NCSS）[3]（表2）が提起された。いずれも患者の生活における運動・知覚を評価するスコアであり，点数のallocation（異なる機能の1点の重み）が恣意的に定められていて加算の意義に限界があるが，治療前後の臨床症状の改善率を比較・評価するため，本邦では汎用されている。JOA scoreは1976年に提示されて以来，いくつかの問題点が指摘されたため，1994年，改訂17点法（表3）が公表された。NCSSについては，1992年に発表されて以来一貫して用いられている。簡便であり，3桁連記で表記されて(4-3-3, 3-4-3など)上肢下肢の機能障害をよく表していてわかりやすく実用的には好ましい。さらに腰椎疾患についての判定基準が整形外科学会から提唱されている（1986年）（表4）。

脊髄損傷の機能評価にはこれまで神経症状を重症のものから軽症のものまでを5段階に分類したFrankel分類（ 表5 ）が汎用されてきたが，最近はASIA（American Spinal Injury Association）impairment scale（ 表6 ）[4)]も用いられるようになってきている。Frankel分類との違いは，完全麻痺をsacral sparingのないものと定義したことと，筋力がMMT（Manual Muscle Test）3以上の残存であるか否かでCとDとを区別した点である。これは同じFrankel分類でも予後に違いがあることが判明してきたためである。また，急性期の脊髄損傷の機能評価判定は，受傷後短期間のうちに機能障害の変化を呈することがあり，経時的な評価・観察が必要である。

脊椎脊髄疾患に必要な検査

▶脊椎単純X線検査（ 図1 ）

頸椎，胸椎，腰椎病変を問わず，不安定である可能性に十分に注意し，安全を確保しながら前後屈位を含む側面像（機能撮影）・左右斜位像を撮影する。頸椎病変のうち症状や神経学的所見により環椎・軸椎疾患（頭蓋頸椎移行部病変）が疑われる場合には開口位像を追加する。

前後像では棘突起の配列や椎体側方への骨棘の存在を確認する。外傷で一側の椎間関節の脱臼・骨折がある場合は，その上下で分節が回旋し，棘突起が一列にならない所見がみられる。

側面像では脊椎全体のアライメントや椎間板高を確認し，骨棘や後縦靱帯骨化の有無や程度を評価する。また側面像では脊柱管前後径（antero-posterior canal diameter：APCD）の評価が重要であり，頸椎の場合一般的に12mm以下のときは発育性脊柱管狭窄症と判断する。この際，棘突起内側（椎弓腹側）を結ぶspino-laminar lineと外側塊・椎間関節後面を結ぶarticulo-pillar lineが重複して観察されれば，成長性脊柱管狭窄症を示唆する。OPLLは日本人では頻度が高いため，その有無の確認も必要である。APCDに占める靱帯骨化占拠率を計算し，40%以上であれば脊髄症を発生しやすいともいわれたが，脊髄の中でも側索が圧迫・扁平化されていると運動障害ならびに脊髄視床路の障害による知覚障害が出やすいので，単純に面積の変化だけでは症状の出やすさと関連付けられない。正中付近の脊柱管断面積の占拠では症状が出にくい。

外傷例ならびに前方手術の術後においては，頸椎側面像の軟部組織の像にも重要な情報が含まれている。後咽頭の軟部組織の厚み（retropharyngeal space：RPS），気管後面の軟部組織の厚み（retrotracheal space：RTS）が増大している場合は頸椎損傷に伴う血腫，術後出血を考える。放置すると気道の狭窄に至ることもあるので注意が必要である。

変性疾患の手術方針の決定や治療効果の評価のために，頸椎の正常な前彎が保たれているかをみることが必要であり，彎曲度（lordosis index）を計測することも有用である[5)]。側方向の単純X線撮影では肩によってC7，Th1が評価困難な場合があるが，この場合は左右上肢を交互に挙上したswimmer's viewを撮影する。

前屈後屈撮影は椎体の後方すべりなど脊椎の不安定性を評価するうえで大変重要である。頸椎の場合，不安定性がなくても上位頸椎椎体後下角と下位頸椎椎弓前縁との距離が12mm以下の場合，正常な可動域の動きによっても脊髄圧迫が生じる可能性を考えておく

表1 当教室で用いている脊髄神経学所見チャート

[NEUROLOGICAL STATUS OF THE SPINAL CORD]

Name:_____ Sex: M, F   Age:_____   Occupation:_____
Date of Exam(Y/M/D):_____   Examiner:_____

Ⅰ. Motor   (Rt, Lt) handed   (Rating: 0, 1, 2, 3, 4-, 4, 4+, 5)

		[R]	[L]
	Alternative Motion Rate (25-30/10 s)	/10 s	/10 s
	Grasping power	Kg	Kg
Muscle strength (MMT)			
U/E	Barre's sign: - +/- + (R L)		
	Deltoid (C5)	/5	/5
	Biceps (C5)	/5	/5
	Brachioradialis (C6)	/5	/5
	Triceps (C7)	/5	/5
	Wrist extensors (C6)	/5	/5
	Wrist flexors (C7)	/5	/5
	Finger extensors (C7)	/5	/5
	Finger flexors (C8)	/5	/5
	Interossei (Th1)	/5	/5
L/E	Barre's sign: - +/- + (R L)		
	Iliopsoas (L3)	/5	/5
	Quadriceps femoris (L4)	/5	/5
	Tibialis anterior (L5)	/5	/5
	Extensor hallucis longus (L5)	/5	/5
	Gastrocnemius & Soleus (S1)	/5	/5
	Hamstring (L5)	/5	/5
	Gluteus maximus (L5)	/5	/5
	Anal sphincter	/5	/5

Ⅱ: Reflex

DTR	(Normal: +)	[R]	[L]
	Biceps (C5)	-, +/-, +, 2+, 3+, 4+	-, +/-, +, 2+, 3+, 4+
	Brachioradialis (C6)	-, +/-, +, 2+, 3+, 4+	-, +/-, +, 2+, 3+, 4+
	Triceps (C7)	-, +/-, +, 2+, 3+, 4+	-, +/-, +, 2+, 3+, 4+
	Knee jerk (L4)	-, +/-, +, 2+, 3+, 4+	-, +/-, +, 2+, 3+, 4+
	Achilles jerk (S1)	-, +/-, +, 2+, 3+, 4+	-, +/-, +, 2+, 3+, 4+
	Ankle clonus	-, +/-, +, 2+	-, +/-, +, 2+
Pathological reflexes	Pathological finger flexion	-, +, 2+	-, +, 2+
	Hoffman reflex	-, +, 2+	-, +, 2+
	Trömner reflex	-, +, 2+	-, +, 2+
	Babinski reflex	-, +, 2+	-, +, 2+

III: Sensory (pinprick & light touch: absent: 0 – normal: 10;   dysesthesia: -, +, 2+)

		Pinprick [R / L]	Light touch [R / L]	Dysesthesia [R / L]	(Pain, etc) [R / L]
U/E	Anterior neck (C3)	/	/	/	/
	Lateral arm (C5)	/	/	/	/
	Lateral forearm, thumb (C6)	/	/	/	· /
	Middle finger (C7)	/	/	/	/
	Medial forearm, small finger (C8)	/	/	/	/
	Medial arm (Th1)	/	/	/	/
Trunk	Nipples (Th5)	/	/	/	/
	Umbilicus (Th10)	/	/	/	/
L/E	Inguinal region (L1)	/	/	/	/
	Middle medial thigh (L2)	/	/	/	/
	Lower medial thigh (L3)	/	/	/	/
	Medial leg (L4)	/	/	/	/
	Dorsum of foot (L5)	/	/	/	/
	Lateral foot (S1)	/	/	/	/
	Posterior thigh (S2)	/	/	/	/
	Perianal region (S3-5)	/	/	/	/

Dysesthesia in soles?   (-,   +)

Vibration sense	[R]	[L]
U/E	absent, hypo, normal	absent, hypo, normal
L/E	absent, hypo, normal	absent, hypo, normal
Joint sense	[R]	[L]
U/E	absent, hypo, normal	absent, hypo, normal
L/E	absent, hypo, normal	absent, hypo, normal
Romberg's sign	- +/- +	

IV: Lumbar & Miscellaneous signs

	[R]	[L]
Femoral nerve stretch test (L3, 4)	- +/- +	- +/- +
Straight leg raising (Lasègue) (L4/5, L5/S1)	- +/- + (°)	- +/- + (°)
Sciatic irritation (Valleix point)	- +/- +	- +/- +
Hoover's sign	- +/- +	- +/- +
Patrick test	- +/- +	- +/- +
Beatty sign/ Pace sign (piriformis synd.)	- +/- +	- +/- +
Tinel's sign (median n., ulnar n.)	- +/- +	- +/- +
Phalen's sign (carpal tunnel synd.)	- +/- +	- +/- +

Anal-cutaneous reflex	- +/- +	Spurling	(R, L, Bil)- +/- +
Bulbocavernosus reflex	- +/- +	Jackson	- +/- +
Lhermitte's phenomenon	- +/- +	Kernig's sign	(R, L, Bil)- +/- +

V: NCSS =   :   :   (   );   JOA score (new/ old) = (/   )

(dynamic canal stenosis)。MRIでは脊髄が動的に圧迫を受けるときにはT2強調画像で高信号の変化を呈することが多く，脊髄の前後の径がくびれている場合が多い。歯突起後縁と環椎後弓前縁との距離，すなわちこのレベルにおける有効な脊柱管前後径（space available for the cord：SAC）（図1）が，13mm以下の場合脊髄障害が発生する可能性が高くなるという。環椎軸椎亜脱臼の際には前屈位・後屈位それぞれの位置でSACを計測し，その変化を後屈位で得られる最大値との割合で比較し（instability index），20％以上のときには手術適応ありとする提案がなされている[6,7]（図2）。しかしもともとの径が大き

表2 脊椎・脊髄疾患の神経症状判定基準（NCSS）

A：神経症状

1）下肢運動機能

status	score	
機能の全廃	1	車椅子，または寝たきりの状態
高度障害	2	階段の昇降できず，平地の歩行にも支持必要
中等度障害	3	階段の昇降に支持必要，平地の歩行に障害あり
軽度障害	4	階段の昇降に軽度障害，平地の歩行に障害なし
正常	5	神経学的に腱反射亢進，病的反射はあってもよい

2）上肢運動機能

status	score	
機能の全廃	1	筋力の低下が著しく，日常生活不可
高度障害	2	筋力低下があり，日常生活の著しい障害あり
中等度障害	3	中等度の巧緻運動障害，日常生活に支障あり
軽度障害	4	軽度の巧緻運動障害，日常生活に支障なし
正常	5	神経学的に腱反射の異常，病的反射はあってもよい

3）痛みおよび知覚障害

status	score	
高度障害	1	痛みおよび知覚障害が強く，日常生活に著しい障害あり
中等度障害	2	痛みおよび知覚障害のため，日常生活に支障あり
軽度障害	3	痛みおよび知覚障害はあるが日常生活に支障なし
正常	4	痛みおよび知覚障害なし

B：performance status

grade	
A	日常生活は介助なしには不能
B	復職不能。日常生活にかなりの制限あり
C	職種を変えれば部分的に復職可能。日常生活に制限なし
D	職種を変えれば復職可能
E	発病前の状態と変わらず職場復帰している

注：判定基準（NCSS）記載にあたっての注意事項
1. 本基準は成人の頚椎変性疾患に適用する。
2. 1）～3）の項目で症状が左右で異なる場合，症状の重いほうをとる。
3. 判定基準の表現方法：例えば最悪の状態は，NCSS 1：1：1：A，正常であればNCSS 5：5：4：Eと表現する。
4. 神経症状改善中の算出方法：

$$改善率(\%) = \frac{追跡時の総点数 - 術前の総点数}{最高点数(14) - 術前の総点数} \times 100$$

5. perfomance statusの判定の際，家庭の主婦やすでに仕事を引退した人などでDとEの評価が困難な場合には，D/Eと表現してもよい。

表3 日本整形外科学会頚髄症治療成績判定基準(改訂17点法)

運動機能

上肢

手指
0	[不能]	自力では不能(箸,スプーン,フォーク,ボタン掛けすべて不能)	
1	[高度障害]	箸,書字不能,スプーン,フォーク,かろうじて可能	
2	[中等度障害]	箸で大きな物はつまめる,書字かろうじて可能,大きなボタン掛け可能	
3	[軽度障害]	箸,書字ぎこちない,ワイシャツの袖のボタン掛け可能	
4	[正常]	正常	

肩・肘機能
−2	[高度障害]	三角筋または上腕二頭筋	≦2	
−1	[中等度障害]	〃	=3	
(−0.5)	[軽度障害])	(〃	=4)	
0	[正常]	〃	=5	

下肢
0	[不能]	独立,独歩不能
(0.5)		(立位は可能)
1	[高度障害]	平地でも支持が必要
(1.5)		(平地では支持なしで歩けるが,不安定)
2	[中等度障害]	平地では支持不要,階段の昇降に手すり必要
(2.5)		(平地では支持不要,階段の降りのみ手すり必要)
3	[軽度障害]	ぎこちないが,速歩可能
4	[正常]	正常

知覚機能

上肢
0	[高度障害]	知覚脱出(触覚,痛覚)
(0.5)		[5/10以下の鈍麻(触覚,痛覚),耐えがたいほどの痛み,しびれ]
1	[中等度障害]	6/10以上の鈍麻(触覚,痛覚),しびれ,過敏
(1.5)	[軽度障害])	[軽いしびれのみ(知覚正常)]
2	[正常]	正常

体幹
0	[高度障害]	知覚脱出(触覚,痛覚)
(0.5)		[5/10以下の鈍麻(触覚,痛覚),耐えがたいほどの痛み,しびれ]
1	[中等度障害]	6/10以上の鈍麻(触覚,痛覚),しびれ,過敏
(1.5)	[軽度障害])	[軽いしびれのみ(知覚正常)]
2	[正常]	正常

下肢
0	[高度障害]	知覚脱出(触覚,痛覚)
(0.5)		[5/10以下の鈍麻(触覚,痛覚),耐えがたいほどの痛み,しびれ]
1	[中等度障害]	6/10以上の鈍麻(触覚,痛覚),しびれ,過敏
(1.5)	[軽度障害])	[軽いしびれのみ(知覚正常)]
2	[正常]	正常

膀胱機能
0	[高度障害]	尿閉,失禁
1	[中等度障害]	残尿感,怒責,尿切れ不良,排尿時間延長,尿もれ
2	[軽度障害]	開始遅延,頻尿
3	[正常]	正常

合計17点　　　　　　　　　　　　　　　　　　　　　　　　　　　　計

いものではこの変化の割合が大きくても脊髄圧迫に至らず，経年的に観察して進行しないこともあるので必ずしもその通りではない．腰椎病変でも椎体のすべりや不安定性および

表4 腰椎疾患治療成績判定基準（JOA）：正常29点（日整会誌1986）

Ⅰ．自覚症状（9点）

A．腰痛に関して
- a．全く腰痛はない　3
- b．時に軽い腰痛がある　2
- c．常に腰痛があるかあるいは時にかなりの腰痛がある　1
- d．常に激しい腰痛がある　0

B．下肢痛およびシビレに関して
- a．全く下肢痛，シビレがない　3
- b．時に軽い下肢痛，シビレがある　2
- c．常に下肢痛，シビレがあるかあるいは時にかなりの下肢痛，シビレがある　1
- d．常に激しい下肢痛，シビレがある　0

C．歩行能力について
- a．全く正常に歩行が可能　3
- b．500m以上歩行可能であるが疼痛，シビレ，脱力を生じる　2
- c．500m以下の歩行で疼痛，シビレ，脱力を生じ，歩けない　1
- d．100m以下の歩行で疼痛，シビレ，脱力を生じ，歩けない　0

Ⅱ．他覚所見（6点）

A．SLR（tight hamstringを含む）
- a．正常　2
- b．30°-70°　1
- c．30°未満　0

B．知覚
- a．正常　2
- b．軽度の知覚障害を有す　1
- c．明白な知覚障害を認める　0
- 注1：軽度の知覚障害とは患者自身が認識しない程度のもの
- 注2：明白な知覚障害とは知覚のいずれかの完全脱出，あるいはこれに近いもので患者自身が明らかに認識しているものをいう

C．筋力
- a．正常　2
- b．軽度の筋力低下　1
- c．明らかな筋力低下　0
- 注1：被検筋を問わない
- 注2：軽度の筋力低下とは筋力4程度さす
- 注3：明らかな筋力低下とは筋力3程度をさす
- 注4：他覚所見が両側に認められるときはより障害の強い側で判定する

Ⅲ．日常生活動作（14点）

	非常に困難	やや困難	容易
a．寝返り動作	0	1	2
b．立ち上がり動作	0	1	2
c．洗顔動作	0	1	2
d．中腰姿勢または立位の持続	0	1	2
e．長時間座位（1時間位）	0	1	2
f．重量物の挙上または保持	0	1	2
g．歩行	0	1	2

Ⅳ．膀胱機能（−6点）
- a．正常　0
- b．軽度の排尿困難（頻尿，排尿遅延，残尿感）−3
- c．高度の排尿困難（失禁，尿閉）　−6
- 注：尿路疾患による排尿障害を除外する

Ⅴ．満足度（参考）
- a．とてもよかった
- b．よかった
- c．わからない
- d．やらない方がよかった

Ⅵ．精神状態の評価（参考）
- a．愁訴の性質，部位，程度など一定しない
- b．痛みだけでなく機能的に説明困難な筋力低下，痛覚過敏，自律神経系変化を伴う
- c．多くの病院あるいは多数科を受診する
- d．手術に対する期待度が異常に高い
- e．手術の既往がありその創部痛のみを異常に訴える
- f．異常に長く（例えば1年以上）仕事を休んでいる
- g．職場，家庭生活で問題が多い
- h．労災事故，交通事故に起因する
- i．精神科で治療の既往がある
- j．医療訴訟の既往がある

表5 Frankel分類

A. Complete ：損傷部以下に完全な知覚・運動障害が認められるもの
B. Sensory ：損傷部以下に完全な運動障害があるが，知覚はある程度残存しているもの
C. Motor Useless ：筋力は弱く残存するが，機能的には役に立たないもの
D. Motor Useful ：損傷部以下の筋力が，有用な程度維持されているもの
E. Recovery ：知覚・運動麻痺がなく，膀胱・直腸障害も回復し，正常機能を残すもの

表6 ASIA分類

A. S4，5髄節まで運動・知覚機能の完全麻痺
B. 運動機能は保たれていない　障害レベル以下S4，5まで知覚機能が保たれている
C. 障害レベル以下の運動機能・筋力はMMT 3未満
D. 障害レベル以下の運動機能・筋力はMMT 3以上
E. 運動・知覚機能は正常

図1 頸椎単純X線写真側面像の読影

SAC：space available for the cord
　　　有効脊椎管前後径（13mm以上）
ADI：atlas-dens interval
　　　環椎歯突起間距離（2〜3mm以内）
RPS：retro-pharyngeal space
　　　後咽頭腔（2〜7mm）
RTS：retro-tracheal space
　　　気管後腔（5〜14mm）
APCD：antero-posteroor canal diameter
　　　脊柱管前後径

Lordosis Index $= \dfrac{\Sigma\, ai}{AB} \times 100$

後縦靱帯骨化症占拠率 $= \dfrac{D}{APCD} \times 100(\%)$

（　）は正常値

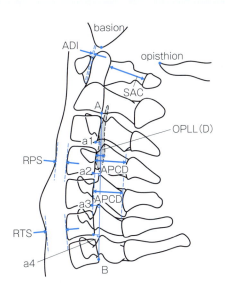

図2 環椎軸椎亜脱臼におけるinstability index

canal diameter：mininal diameter(min.d)　最小径
　　　　　　　　maximal diameter(max.d)　最大径
instability index＝(max.d.−min.d.)／max.d.×100(%)

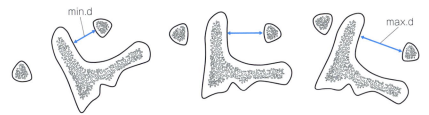

Kadoya S. Nurol Med Chir (Tokyo) 1992; 32: 40-1.[3],
American Spinal Injury Association. International standards for neurological classification of spinal cord injury, revised 2000. 6th ed, American Spinal Injury Association, 2000.[4]より引用

それらの程度を評価するが，これは方針決定のうえで重要である。

斜位像では，Luschka関節に生じる骨棘や，椎間関節の骨棘形成による椎間孔の狭小化を評価することが大切である。神経鞘腫や髄膜腫などの脊髄硬膜外腫瘍では，椎間孔拡大・椎体のscallopingや椎弓根部の破壊像・左右非対称などが認められる。腰椎分離すべり症ではこの斜位像で上下椎体関節関節間部（pars interarticularis）の分離が確認できるが，CTで見るほうがより確実である。

一般に椎体の破壊像は転移性脊椎腫瘍や化膿性脊椎炎の存在を強く疑わせる。画像上の骨濃度の低下は骨粗鬆症に起因することが多いが，骨軟化症，副甲状腺機能亢進症あるいは多発性骨髄腫の可能性も考慮しなければならない。

脊椎変性疾患がおいては，頚椎の前彎，胸椎の後彎，腰椎の前彎からなる脊椎の正常なアライメントが失われることがそれぞれの部位での発症と進行に関与する。アライメントを検討するには，頚椎，腰椎だけでなく全脊椎写真を撮影し，横方向のアライメントをチェックする。ならびに骨盤と仙骨のアライメント（sacro-pelvic disposition）もチェックする。頭蓋の重心位置は外耳道の直前にあるが，この位置が脊柱に対して真上にあることが傍脊柱筋の疲労の軽減のために重要である。立位での全脊椎側面像は有用であり，頭蓋重心の前後位置に近いC1前弓から降ろした鉛直線（C1 plumb line）が，第一仙骨上面の2等分点に対する位置や，横方向写真において臼蓋の中心を通る鉛直線と，臼蓋中心と第一仙骨上面の2等分点を結ぶ線との角度（pelvic tilt）すなわち骨盤の股関節を中心とする回旋状態も評価し，姿勢矯正の指導に役立てることも重要である。

▶脊髄腔造影検査（myelography），脊髄腔造影後CT検査（CT myelography）

脊髄脊椎疾患において歴史的に重要な検査であるが，MRI検査の進歩・普及によりこれらの検査の重要性は少なくなってきている。ペースメーカや脳深部刺激のパルス発生器（IPG）が装着されていてMRI撮像が困難なときには有用である。前後像ではroot sleeveの圧迫やfilling defectがみられ，側面像では病変部位に一致した黄色靱帯・椎間関節の肥厚による欠損がみられる。腰椎病変ではroot sleeveの圧迫途絶像を確認するために斜位の角度をさまざまに工夫することが大切である。しかし神経鞘腫のように硬膜内髄外腫瘍で移動性のある腫瘍（mobile schwannoma）では，myelography後に症状の悪化がみられることがあり[8]，これらの疾患が疑われる場合は行うべきではない。

CT myelographyを脊髄横断面の検討に用いて，頚髄の横断面積と重症度との関係を論じた報告がある。これらによると脊髄横断面積が30mm²以下では手術成績が不良であり[9]，頚髄の扁平率（脊髄前後径／脊髄横径）が30％以下では術後症状の改善が悪いといわれているが[10]，脊髄の側索が圧迫扁平化を受けていることが運動症状の出現には重要であり，必ずしも面積だけの数字では当てはまらないことが多い。

通常，腰椎穿刺で脳脊髄腔に非イオン性造影剤を10mL注入した後，スキャンを行っている。検査後は低髄液圧症候群の予防・治療のため約2時間程度ベッド上安静としている。検査後の頭痛の頻度は少ない。

▶単純CT検査，CT reconstruction

微細な骨変化，石灰化・骨化が明瞭となり，変形性頚椎症の際の骨変形や椎間孔の狭小化や後縦靱帯骨化あるいは黄色靱帯骨化・石灰化の検出および程度の検索には重要である。

また，脊椎損傷の際には破砕された骨片の位置や脊柱管の狭小化，脊髄の圧迫の程度が把握可能であり，脊椎腫瘍や脊髄腫瘍の形態もよく描出される。頚椎椎間板ヘルニアでは脱出髄核による脊髄圧迫が認められ，myelographyと併用するとさらに明瞭となるが，近年のCT検査はその描出力が格段に進歩し，髄腔に造影剤を注入しないでも硬膜内外の状況をかなり確認することが可能になってきている。通常の検査においては，ヘリカルCTを用いて該当する病巣を含む範囲をスキャンし，reconstructionを同時に行い，必要とする各断面を抽出して診断ならびに手術に役立てている。

　CT椎体後方の骨棘や後縦靱帯骨化，脊椎管後方の黄色靱帯骨化あるいは石灰化などの所見がより明瞭となり，実際の手術のimageが明確となる。さらに椎間孔部分の狭小化の状態が正確に観察可能であり，頚椎，腰椎いずれにおいても矢状断画像にて椎間孔部の上下関節突起ならびに近傍の骨棘・軟部組織の変化を詳細に検討できる（**図3**）。下位頚椎など単純X線撮影では肩が重なる場合にも有効であり，単純X線撮影では不明瞭なことが多い歯突起病変なども鮮明になる。また，前屈位・後屈位での撮影を行うことにより，椎体のすべりの程度や神経圧迫の程度が動的に正確に診断できる。

　Instrumentationの進歩により内固定を行う機会が増加しているが，DSA-CT装置を備えた手術室（hybrid-OR）で，術中のr-CT検査をnavigationに用いることにより，正確で確実なscrew刺入やplate/rod設置，脊椎アライメント矯正が可能となっている。

　CTによる精密な寸法測定により，術前に使用すべきinstrumentationの選択や固定方法，固定範囲をシミュレーションすることが可能である。また掘削する骨の範囲や，掘削する溝の正中線からの距離の測定などにより，安全確実な手術操作の支援が可能である。

▶MRI検査

　MRI検査は脊椎・脊髄疾患の診断に広く用いられている。一般的には，spin echo（SE）法T1強調矢状断像を撮像し，続いてSE法あるいはgradient echo（GE）法にてT2強調矢状断像を得る。その後，SE法T1強調横断像を撮像して病変の部位・性状と進展範囲を確認する。脊髄あるいは神経根への圧迫状況や椎間板の突出状況，周囲軟部組織の変化など，得られる情報は多い。通常，神経学的所見とaxial imageならびにsagittal imageで診断が可能であるが，高齢者や側彎症を伴う症例の場合は多椎間病変を呈していることが多く，

図3 椎間孔の評価

A：CT reconstruction画像（矢状断）。椎間孔，上下関節突起の形状等を把握できる。
B：MRI T2強調画像（矢状断）。椎間孔，神経根の評価が可能である。正常像：上関節突起変性などによる椎間孔狭窄はみられない。MRIでは，神経根周囲の脂肪組織が描出されている。

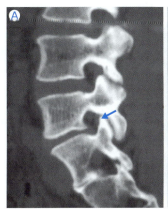
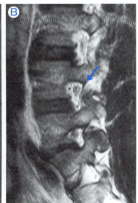

責任病巣の同定に悩む場合がある．このような場合，上記CT（reconstruction）検査やmyelography検査から総合的に確定診断を行うが，MRI curved MPR（multi-planar reconstruction）といわれる描出法の開発などにより，より容易にしかも詳細に神経根等周囲の状況把握が行えるようになってきている．MRI cueved MPRはgradient echo法の一つであるtrue FISP（fast imaging with steady-state precession）法を用いてTR 140.0 ms，TE 1.81 msの撮像条件で得られるvolume dataを作成したのち，神経根の走行に沿って曲線を描くMPR画像を作成したものである．神経根を末梢まで追うことが可能であり，神経根の圧迫や走行偏位が描出できるため，頚椎神経根症や腰椎椎間孔狭窄の診断にきわめて有用である[11]（図4）．

このようにMRI検査はすべての脊椎脊髄疾患に第一選択の検査であるといえるが，脊

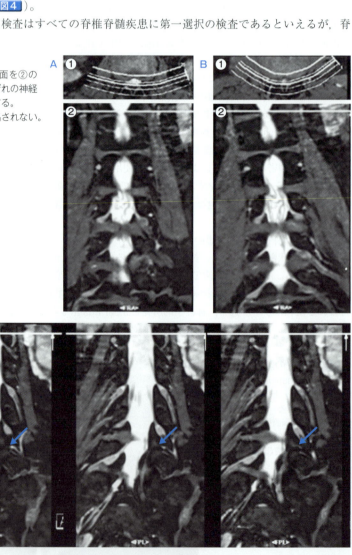

図4 MRI検査
A, B：①の任意の平面を②のように展開し，それぞれの神経根の走行状況を描出する．
C：左L5神経根が描出されない．

椎変性疾患のほか，脊髄空洞症やくも膜嚢胞などの疾患，椎体炎等の感染症や転移性脊椎腫瘍においても有用である．Gd-DTPAを使用した造影MRI検査は椎体炎や腫瘍性病変の描出に有用であり，感染の波及範囲や腫瘍の局在を明確にする．造影効果により腫瘍の性質が判断できる場合もあり，腫瘍以外の髄内病変との鑑別に有用となることもある．

一方，MRI画像上の異常所見が責任病巣でないことも多々あり，臨床所見・神経学的所と照合したうえで原因を特定すべきである．また，MRIは病態をよく反映するが，前述したように実際の大きさ・距離(size)の描出はCTに比しやや劣ることもあり，この点でも注意が必要である．MRI画像に対しては疑いをもってみる姿勢が必要であり，ピットフォールに陥らないよう心がけなければならない．

▶血管撮影，multi-detector CT(MDCT) angiography

脊髄動静脈奇形などの血管病変や脊髄腫瘍の血管構築を明らかにする際には必要となる．特に脊髄動静脈奇形や動静脈瘻では流入動脈や流出静脈・短絡部位の同定が必須であり，治療方法の選択に大きく寄与する．このためすべての分節動脈(segmental artery)を造影する必要があることが多く(選択的脊髄血管撮影)，詳細な検討の上に適切な治療法が選択されなくてはならない．マイクロカテーテルを用いた選択的造影が一般的となり，これを併用した回転DSA(digital subtraction angiography)によるCT画像も有用である．病変に関与する分節動脈に目標をしぼって選択的脊髄血管撮影を行い，造影剤使用量の増加や分節動脈の損傷，血栓症の誘発などのリスクを軽減させる目的で，128列以上のCTを用いたmulti-detector CT (MDCT) angiographyが有用である[12]．これは，選択的脊髄血管撮影に先立ち病変近傍の大動脈内に留置したカテーテルより造影剤を注入後，動脈相と静脈相それぞれのタイミングでMDCTにてスキャンを行い，各方向の断層画像，椎体後面に沿ったcurved multi-planar reconstruction imageを作成し評価するものである．これにより大動脈からの血管連続性を確認し，両相画像を比較検討することにより動脈，静脈さらには病変が区別可能となる．病変に連続する分節動脈を同定したのち，同分節動脈近傍のみを選択的に血管撮影を行うことによって，上記のリスクを軽減させることが可能である[13]（ 図5 ）．

血管病変以外においても，頚椎椎体骨棘形成のため横突孔が狭小化することによって椎骨動脈循環不全が引き起こされるBow-Hunter症候群や，上位・中位頚椎固定術にtranspedicular screwなどを用いる際にも，術前に血管撮影(場合によっては3DCT angiography)が必要である．

脊髄脊椎疾患における一般的術中管理

▶気管内挿管に関しての注意

脊椎疾患特に頚椎疾患の患者に対して麻酔を行う場合は，X線学的評価に基づき安定性・不安定性を評価しておくことが重要である．不安定と評価した場合は，原則として内視鏡下挿管あるいはカメラ付き喉頭鏡を用いた挿管を考慮し準備をしておく．安定と評価されても脊髄が病変により絞扼されている場合には，後屈により脊髄圧迫が強まり(先に述べたdynamic canal stenosis)脊髄損傷となることがあるため注意が必要である．麻酔科の術前診察の際に，患者に前屈・後屈運動を行ってもらい背部や上肢に放散するLhermitte徴

候様の異常知覚や痛みがみられた場合，安全な運動域の範囲で挿管可能であるか評価する要がある．そのような警告サインがみられない場合には十分な注意のもとに通常の挿管を行い，少しでも危険性があると考えられる場合には内視鏡下挿管（あるいはカメラ付き喉頭鏡を併用した挿管）が妥当である．内視鏡下挿管でも，挿管に手間取り喉頭・咽頭を刺激しすぎると，特に前方手術の際には術前・術中に喉頭浮腫を招来し，あるいは術後の気道狭窄の原因となるため，迅速・円滑な挿管が必要である．挿管後も反転させて腹臥位に体位をとる際（特にprone positionのとき），不用意に頸部を過伸展させないよう注意することが肝要であり，慎重な体位変換が必要である．腰椎の狭窄症などを手術するときには術前に，頸椎に狭窄や圧迫病変がないかMRIで確認すべきである．高度な脊髄圧迫があるときには頸椎の手術を優先することも考慮する．全麻下の腹臥位の体位において頸椎が好ましくない角度でおかれて頸髄を損傷することを防ぐためである．挿管後，胃チューブを挿入し，目に消毒薬等が入らないよう眼軟膏を入れテープを貼る．

▶体位

頸椎後方・胸椎・腰椎手術のほとんどの場合腹臥位で行う．頭部はMayfieldの3点固定器などを使用してほぼneutral positionになるよう固定するが，腰椎椎間板ヘルニアなど短時間の手術の場合はface matを使用することもある．後者の場合は眼球が圧迫されないよう注意が必要である．胸部には褥創予防のためコの字状あるいは川の字状のマットやタオルを当てることがよく行われるが，頸椎手術の場合，われわれはlaminectomy frameや4点架台は用いず，Action Pad (viscoelastic polymer, ACTION PRODUCTS INC. USA)のみで手術を行っている．気道内圧も上昇せず10時間程度までの手術においても褥創が発生した例はない．胸椎・腰椎手術では，以前は彎曲フレーム（laminectomy frame）や4

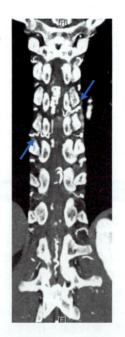

図5 Spinal AVM
Lt. Th8とRt. Th9 intercostal arteryからのfeeding arteryが確認できる．

点架台を使用していたが，現在では専用にデザインして製作したマットのみを用いている。腸骨翼を挙上し，腹部に対する圧迫を完全に除くことによって腹圧・下大静脈圧を十分に減じ，術中の硬膜外静脈叢からの出血を減少させることが重要である．腹臥位の際には膝や足趾が手術台に接触しないよう，大腿部および前脛骨部を浮かせておくことが必要である．これは術中の大腿外側皮神経の圧迫を軽減して絞扼性神経障害を防ぐ目的でもある．両上肢は頸・胸椎手術の場合は側腹部にそろえて下方へ伸ばし，胸・腰椎手術の場合は上方へ挙上させる．術中に椎体レベルを透視で確認する必要がある場合は，C-arm（X線透視）を出し入れするスペースを十分に確保しておく．

頸椎前方手術の際は正常の前彎を保った体位とし（場合によってはやや後屈位），必要であれば頸部から上背部に薄い砂嚢（あるいは roll mat）を敷く．透視で脊椎レベルを確認し皮切部位を決定する．

頸椎損傷や環椎軸椎亜脱臼など術前にハローベストを装着していることがあるが，こういった症例に対して後方手術を行うときには，内視鏡下挿管の後ベスト装着のまま腹臥位にし，ハローベスト用の Mayfield 3点固定器のアダプターを用いて手術台に固定するのが便利である．透視を行い適切なアライメントに固定することはいうまでもない．

▶術中モニタリング

われわれは通常の変性疾患においての手術では術中モニタリングを行っていない．しかし，高度に脊髄が菲薄化した OPLL の症例や，脊髄動静脈奇形や動静脈瘻，髄内腫瘍などでは術中モニタリングを行っている．モニタリングの詳細は他書に譲るが，経頭蓋電気刺激による運動誘発電位（motor evoked potentials：MEP）を末梢四肢筋肉から記録する方法を用いることが多い．末梢四肢の複合筋活動電位（compound muscle action potential：cMAP）を記録するためには，強い高頻度刺激を行う必要があり[14]，刺激時間 0.5 msec の矩型波を 300 Hz の高頻度で 5 回行い，記録を行っている[15]．麻酔の深度にも依拠するのでセボフルランを用いるときには 1.5％以下で維持する．プロポフォールとレミフェンタニルによる麻酔をすると MEP をマスクすることが少ない．MEP モニタリングは四肢それぞれの機能を評価することが可能であるが，手術前に筋力が正常の筋肉であっても，手術開始時から MEP が記録されないことが多い．われわれの研究では上肢では 12％，下肢では 38％の頻度である．これは MEP が記録する単シナプスの経路でない多シナプスの系統を介して伝達される場合は MEP で検出されないからである．また手術中に MEP の減弱があっても，手術翌日から筋力低下がまったくないことを多く経験する．すなわち検査としての偽陽性（false positive）であるが，この率は術中電位低下があった例の 59％に及ぶ[16]．

術野での末梢神経刺激による誘発筋電図や H-reflex の測定も行っており，大きい神経鞘腫や腰仙髄脂肪腫の手術の際には有用である．体性感覚誘発電位（somatosensory evoked potential：SEP）は髄内腫瘍の場合は，脊髄後正中溝を分割する操作によって直ちに減弱することが多く，実用上の意義には限界がある．経頭蓋刺激で，脊髄表面より記録する白質の compound potential である MEP D-wave は，麻酔や筋弛緩の影響を受けにくい点で筋電図記録 MEP に優るかに思えるが，volume conduction によって流れた電流が大後頭孔などに集中して，非特異的に脊髄小脳路などを刺激してこれが逆行性に記録されている可能性があり，要するにどの索路の伝導を記録しているのか不明なので，その意義は特定しにくい．下位の脊髄表面から導出して compound potential を評価するが，「なにがしか

の白質，索路の伝導機能が活きている証し」程度に考えるべきであろう．筋電図を記録する術中モニタリングを行う場合は，筋弛緩薬の投与を控えることは当然であるが，モニタリング中の麻酔条件（プロポフォールの使用や，セボフルランは濃度1.5％以下で維持など）について麻酔科と協議しておく．

脊髄脊椎疾患における一般的術後管理

▶呼吸管理

　一般に脊椎変性疾患の術後に呼吸機能が問題となることは，あまりない．しかし頚椎前方手術の際，ことに多椎体病変に対して手術を行う場合など，気管・食道に対してレトラクタを一定位置でかけたまま長時間操作を行うと気道浮腫を起こしうる．気道・喉頭浮腫は術後48時間ころに最大となり，患者は口腔・咽頭内分泌物がからむという訴えをすることが多い．頻回に痰を拭って喀出するような動作を繰り返すときには注意が必要である．頚椎前方手術では，術中頻回にレトラクタを緩め，気管・食道に過剰な圧迫をかけないようにすることが肝要である．

　実際に気道・喉頭浮腫が出現した場合にはステロイドの静脈内投与が有効であり（水溶性プレドニン60mg/3x i.v 2～3日），状況によっては予防的に手術終了時に投与することもある．

　空洞症に対して，大後頭孔減圧術を行ったときや，腫瘍の手術で操作が延髄に及んだときなどは，睡眠時に呼吸が不安定になる（「オンディーヌの呪い」）ことがあるので，酸素分圧モニターを装着する．筆者は一例，術後死亡を経験している．網様体の呼吸中枢の機能障害によるものである．

▶循環管理

　変形性頚椎症による慢性脊髄圧迫が手術により解除された後に，まれに血圧調節が障害されて比較的強い起立性低血圧がみられることがある．原因は明らかではないが，数日の経過で消失することがほとんどである．一方，頚椎症性脊髄症の術後に，治療抵抗性の高血圧が改善することもよく経験される[17]．胸髄の手術後は，交感神経出力が影響を受け，低血圧となることも多い．要注意である．また，脊髄損傷の症例では，spinal shock状態を呈することがあり，その場合は昇圧薬を用いた厳密な血圧維持が必要となることもある．

▶消化器系管理

　腰椎手術後に麻痺性イレウスがみられることがある．特に，高齢者の多椎間の腰椎手術や，硬膜内の神経鞘腫や，脂肪腫の手術で，馬尾全体の神経根の操作が長時間になされたときには注意を要する．術後は腸蠕動を確認したのちに経口摂取を開始する．必要ならば補液を十分にし，パントールなどのcholinergic agentを用いて蠕動の回復亢進を図る．

▶神経因性膀胱の管理・治療

　変性疾患で精密な手術を行っていれば，術前に排尿障害のない患者に術後排尿障害がみられることは少ない．一般的な排尿管理で十分であり，手術1日後には尿道カテーテルは抜去する．しかし，脊髄損傷の場合は排尿障害が多くみられ，また胸髄以下の脊髄髄内腫瘍や脊髄血管障害では術後少なくとも一過性に排尿障害が出現することは多い．排尿障害が遷延する場合は，尿道カテーテルにて導尿を行うが，長期のカテーテル留置は膀胱機能

の回復遅延・感染等の問題があり，1日3～4回の無菌的間欠的導尿（CIC）が原則である。残尿量を測定して100mL以下になるまでは間欠的導尿管理を継続する。排尿障害が永続的なものであれば，患者自身が行う間欠的自己導尿が必要となり，本人への教育を行う。

膀胱への蓄尿と排尿は膀胱排尿筋と尿道括約筋の協調運動，すなわち排尿筋の収縮時には内括約筋が弛緩する相互の協調が成り立っている。橋あるいは上部延髄の迷走神経核の高さ付近にある排尿中枢と仙髄の排尿中枢との連絡が障害されると，協調の障害により排尿障害が惹起されることが多い（dyssynergia）。脊髄損傷や髄内腫瘍術後の一時期にはこのタイプの神経因性膀胱が認められるが，尿路機能検査（cystometry）を行い排尿障害の病態を確認することが重要である。この検査に基づき病態に合致した薬物治療が選択されるならば，一定の効果が期待できる。われわれの施設では，尿道抵抗を減弱させるためプラゾシン（ミニプレス®）3～9mg/日，排尿筋の緊張を高めるためにジスチグミン（ウブレチド®）5～20mg/日を短期的あるいは間欠的に処方している。髄内腫瘍や脊髄血管障害（脊髄動静脈奇形，動静脈瘻など），脊髄損傷の術後にこれらの薬物を投与すると，一時的に麻痺した排尿機能の再開を促進する。

▶その他

深部静脈血栓症（deep vein thrombosis：DVT）にも注意が必要である。深部静脈血栓が肺塞栓をきたすと致命的な合併症に進展することがある。術中より下肢を空気圧でポンピングするpneumatic A-V impulse systemを装着し，術中の塞栓を防ぐ。下肢に麻痺がある場合には装着を継続するか弾性包帯を巻き，少量のヘパリンを皮下注射投与（5,000U/1回/日）している。下腿の痛み，圧痛，Homan's signなどをチェックするが，感覚障害があると自覚されにくいので注意が必要である。DVTが疑われたら，下肢静脈の超音波検査を行う。

麻酔から覚醒したらベッドの中でも四肢を動かすことを指導する。下肢の運動はDVTの予防のために重要である。頚椎手術の後は肩関節をよく動かすように指導し，頚部の不要な筋緊張を緩めることを図る。痛みを和らげるためにも有用であり，また術後に起きることがある肩関節周囲炎（いわゆる五十肩）の予防のためにも重要である。

脊髄脊椎手術後の外固定・安静と姿勢の指導

▶脊椎不安定性の問題

脊椎が安定であるか不安定であるかは治療・管理の方針のうえで重要である。最近では不安定であれば速やかに内固定を行うので不安定な状態で管理を続けることは少ない。第一頚椎の骨折や，椎間関節の一側の骨折など，骨癒合を期待できるときにハローベストを装着して癒合を待つことはある。持続的な臥床は深部静脈血栓症ならびに肺塞栓，深部静脈炎や無気肺，肺炎などを惹起するばかりか，高齢者では神経運動機能の低下，意欲減退，精神活動の低下を招くなど，悪影響が大きく避けるべきである。近年，内固定（instrumentation, implant）が発達し，早期離床が可能となってきており，ハローベスト装着の必要性は少なくなってきている。しかし，外傷により上位頚椎などの不安定性があるような場合，手術までの短期間に安定性を確保する目的で使用することはこれまでのとおりである。

頚椎前方手術の場合，1椎間固定では頚椎カラーを手術終了時に装着し，覚醒後は離床を許可する．カラーは首の長さや姿勢に合わせて顎の高さを変更できるものが有用である（Vista®など）．無気肺予防のため体位変換を始め，術翌日の頚椎単純X線検査にて手術部位のgraft, constructが安定であることを確認し，翌々日には起座位と自由歩行を許可する．

頚椎OPLLなどで多椎体の切除後に40〜60mmの長いグラフトを用いて固定を行う例では，以前はハローベストを使用し固定を行っていたが，最近ではプレート内固定を併用するので術後の離床は一椎間手術とまったく同様である．

頚椎後方手術の場合，変性疾患で椎弓拡大形成術を行った後は，やはり1椎間の前方固定手術と同様，1日ないし2日程度の安静でよい．術前に不安定性が認められ，椎間関節スクリューや外側塊スクリュー，椎弓ワイヤリングを用いるような後側方固定術を行った例でも，頚椎カラーによる頚椎安静をやや強化するのみで問題ない．

頚部痛の軽減のためには，まず手術技法として，頭板状筋，頚半棘筋，多裂筋を温存し，かつ各筋膜の縫合が各層ごとに確実に行われることが最も重要である．15年来，これらの筋群を完全に保存した筋層構築的棘突起椎弓形成術（myoarchitectonic spinolaminoplasty）[18)]を後方手術の基本としている．左右対称で広いアプローチも可能なので応用がきき，変性疾患のみならず腫瘍摘出のアプローチとしても常用している．

腰椎手術においては固定術の有無にかかわらず，早期離床を推奨している．椎間板ヘルニア，腰椎脊柱管狭窄症の手術では，手術翌日より起座位あるいは近距離の歩行を許可している．手術創などの疼痛の軽減に伴い，活動性はおのずと拡大していく．固定術を行った場合は，手術翌日に単純X線検査ならびにCT検査を行い，コンストラクトの安定性を確認したのち歩行許可を行う．腫瘍の手術で硬膜をあける操作を行った場合，あるいは硬膜の補修が必要であった場合は術2日目の午後に，ベッドの上体を挙上し，髄液漏−低髄液圧による頭痛が起きないことを確認して，翌日より起立歩行を再開している．

▶頚椎カラー，頚椎装具

頚椎カラー，頚椎装具に関してはさまざまな意匠のものがあるが，その効果は安静が主たるものであって強固な固定や負荷の支持は期待できない．現在ではinstrumentation, implantの併用により，基本的には手術終了時に安定性が再建されていることがほとんどであり，できあがったconstructの保護，癒合促進のための運動制限が主な目的となっている．従って頚椎カラーは正しい姿勢（頚椎前彎）が維持でき，装着時の適合がよく，シンプルかつ清潔が保てるものであればどれでもよい．

装着期間は頚椎前方手術の場合，1椎間であれば2〜3週間程度，多椎間固定であれば3〜4週間装着し，頚椎後方手術の場合は通常の椎弓拡大形成術であれば装着しない．それぞれ手術1カ月後に，頚椎の前屈位後屈位での単純X線検査を行い，constructが安定であることを確認する．椎弓拡大形成術後は，分節内において形成した椎弓および棘突起と椎体の間に動きがないことと，隣接した分節同士間で可動性が残されていることが確認目標である．

頚椎後方手術において，項靱帯の再建・再生は頚部痛等の長期的な満足度に重要な影響を及ぼすため，術直後は正中で縫合再建した筋膜ならびに項靱帯に過大な張力がかからないよう両側の肩甲骨を内に寄せるような姿位・運動をするように指導している．この姿位を維持するため鎖骨骨折時に使用するクラビクルバンドを装着しているが，良い姿位が保

たれるうえに，頚椎アライメントの矯正にもよい。

腰椎・胸椎疾患手術後には固定術の有無に関係なく，硬性コルセット等の装具は使用しない場合が多い。

術後は，姿勢の指導が重要であり，頭蓋の重心である外耳道付近が頚椎の軸より後方に位置するように意識させ，後頚筋の緊張，張力負担の軽減を図る。首の筋緊張性の痛みのメカニズムとしても姿勢が重要であり，頚部の痛みを防ぐ，あるいは術前あった頚部痛を消失せしめるうえで重要である。

壁を背にして，背部，腰部を壁面に接触させて立ち，顎を引いた状態で，後頭部で壁面を押すようにすることも意識を維持するうえでよい。立位での前後方向のバランスをとるには，大腿骨頭の上の垂線上に上半身の重心を保つことが必要である。頚部の前彎が失われて，頭部と上半身の重心が前に出たままの状態では，この全身バランスを維持するためには骨盤全体を後ろに回旋するか，腰椎の前彎を強めて後方にそらせる姿勢をとるようになる。仙腸関節ならびに腰椎にストレスがかかり腰痛の原因となる。

▶創部のケア，退院，退院後の指導

創部は，hydro-colloid dressingの手法で湿潤状態をたもって管理する。手術終了時にhydro-colloid被覆剤（カラヤヘッシブ®など）を貼付しその上に清潔な透明防水フィルムを貼付する。抜糸まで創部の状態が観察できるとともに，密閉清潔状態が維持できる。抜糸あるいはステープルの抜去までは病棟での創部消毒が必要なく，感染の危険性を減じることも可能である。変性疾患で術後特に問題がなければ，抜糸・退院は通常手術1週後である。腰椎脊柱管狭窄症に対する脊柱管拡大術（部分椎弓切除術）などでは，手術2日後に退院し，外来での抜糸も可能である。退院を急ぐとき，あるいは抜糸を遅らせたいときには，皮膚の縫合を2-0程度の吸収糸でマットレス縫合とし，2〜3週後の外来で抜糸することもある。頚椎・胸椎後方手術の場合は上肢や肩の動きによって創部に張力がかかることがあり，状況に応じて抜糸をやや遅らせることもある。再手術例や糖尿病を有する例では抜糸の時期は慎重にするほうが賢明であろう。

復職についての指導は個々の例で異なるが，職種，本人の性格，神経症状に合わせて行っている。通勤が困難でなく間欠的に休息が可能である場合は，術後2週間から出勤するよう指導しているが，建設業や運輸業など重労働が伴う場合は，1カ月程度自宅療養を指示することが多い。

各論

それぞれの疾患についての病態・症状，手術技法の詳述は本書の目的ではないので省略し，画像のチェックの要点と，治療法の適応と方針についてのみ記すこととする。必要な検査・管理については別に示した「脊髄脊椎疾患における必要な検査と術前・術中・術後管理」（表7）を参照されたい。通常，頚椎・腰椎の変性疾患ではクリニカルパス通りに治療することが可能である。

表7 脊髄脊椎疾患における必要な検査と術前・術中・術後管理

術前検査		
1.	神経学的検査	脊髄神経学チャート記載
2.	全身検査	血液・生化学検査，尿一般検査 心電図検査，心超音波検査 胸部単純X線検査
3.	画像検査	脊椎単純X線検査（頸椎6方向，胸椎4方向，腰椎6方向） 脊椎単純CT検査 脊髄CT reconstruction検査 脊髄腔造影，脊髄腔造影後CT検査（含reconstruction） 脊髄MRI検査（T1，T2 axialおよびsagittal study，必要に応じてT2 coronal・Gd-DTPA造影，MPR）脊髄血管撮影（脊髄腫瘍，脊髄動静脈奇形，Bow-Hunter等）

術前処置	
1. 剃毛（大後頭孔減圧術の場合：両耳尖を結ぶ線より下方）	
2. 手術前日の浣腸，前夜からの禁食	

術中管理		
1.	挿管時の注意	過伸展の禁止（必要であれば内視鏡挿管）
2.	体位の確認	褥創予防
3.	頸椎のアライメント確認	術中透視の使用（C-arm）
4.	術中モニタリング	麻酔深度
5.	一般的麻酔管理	高位頸髄の場合は術中のvital signの変化に注意
6.	感染予防	術野の十分な消毒（スポンジあるいはガーゼを用いて10分程度の消毒） 閉創前の術野の十分な消毒（生理食塩水を十分に用いる） 皮膚切開直前に抗生物質を投与

術後管理		
1.	神経学的検査	脊髄神経学チャート記載
2.	全身検査	血液・生化学検査，尿一般検査 胸部単純X線検査 vital signのチェック（血圧・呼吸管理） 頸椎前方手術後は咽頭・喉頭浮腫に注意
3.	輸液管理	適切な輸液管理（髄内操作を伴う場合methylpredonisoloneの投与）
4.	安静	頸椎カラーの装着（必要に応じて） 通常の頸椎手術では術後1〜2日より起座位あるいは歩行開始 硬膜内操作を行った場合は術後3日間はベッド上安静
5.	尿路管理	カテーテル導尿・早期カテーテル抜去 間欠的自己導尿 神経因性膀胱の治療（薬物治療） コリン作動性薬，α-blockerの投与による排尿回復の誘導
6.	髄液漏のチェック	
7.	画像検査	脊椎単純X線検査 脊椎単純CT検査（術後出血等のチェック） 脊髄MRI検査（術後1〜2週）
8.	リハビリテーション	
9.	創部感染予防	抗生物質の投与は原則として開創前より投与開始し術後2日間のみ

▶変形性頚椎症(cervical spondylosis)(図6), 頚椎椎間板ヘルニア(cervical disc herniation)(図7), 頚椎OPLL

● 検査のチェック要点

1) 頚椎単純X線撮影
   - 椎体骨棘,脊柱管狭窄,不安定性の有無(前後屈)
   - Luschka関節・関節突起変形による椎間孔狭窄は斜位像で確認(図8)

2) CT/CT reconstruction
   - 圧迫病巣の鑑別:骨棘か軟部組織(椎間板ヘルニア)か
   - 後縦靱帯骨化の有無,形状
   - 脊柱管前後径(成長性狭窄症),椎間関節の形状,
   - 頚椎の棘突起椎弓形成術のための外側溝掘削位置の計測(正中線からの距離)
   - 術後のコンストラクト,棘突起椎弓形成術における脊柱管拡大効果,減圧効果の確認,前方固定術のグラフトの位置確認

図6 変形性頚椎症(ならびに成長性頚部脊柱管狭窄症)
A:単純X線側面像(術前)。矢印:成長性頚部脊柱管狭窄症。B:MRI T2強調矢状断像(術前)。矢印:変形性頚椎症。C:MRI T2強調軸状断像(術前)。矢印:脊髄の圧迫・変性。D:単純X線側面像(術後)。E:MRI T2強調画矢状断像(術後)。F:CT(術後)。

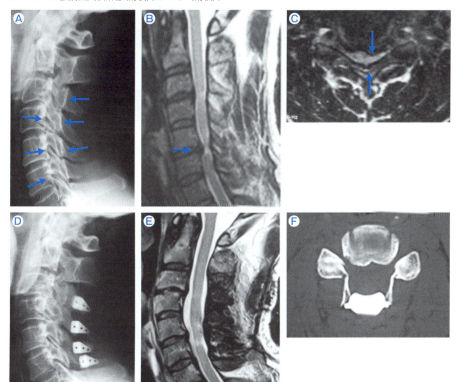

3) 頸椎MRI検査
- T2強調画像で脊髄圧迫の有無と程度を示す。脳脊髄液の腔の狭小化，圧迫による髄内の虚血などによる高信号化，術後の減圧効果の確認。

● 適応の考え方と治療方針

　保存的に頸椎の運動制限，安静化を図ることを第一選択とする立場もあるが，社会的活動を考慮すると長期の安静や頸椎カラー装着は負担も大きく，手術によって速やかに症状を取り除き就労，社会機能回復を図るべき場合も多い。脊髄圧迫を放置した場合，循環障害のため神経細胞の脱落，脊髄症の進行が不可逆的であること，また高度な脊髄圧迫例では手術のリスクが高くなることなどから，ある程度の症状が認められ，患者が必要性を感じるのであれば手術を行う。熟練した専門医が手術を行った場合の合併症発生のリスクは非常に小さい。手術の目的は脊髄と神経に対する圧迫除去と，脊椎と傍脊柱筋の生理的運動機能の確保・再建である。脊柱としての安定性のみではなく，脊柱配列（アライメント）・可動性・安定性を予測し計画を立てるべきである。前方・後方の2通りありその術式もさまざまであるが，それぞれの患者・病変に応じて適切な術式を選択する。一般的に表8，9 に示したような状況，要件を考慮して術式を選択するのが基本であるが，最近の筋肉と骨格の機能を保った後方手術（筋層構築的手術）ののちにはアライメントが改善され

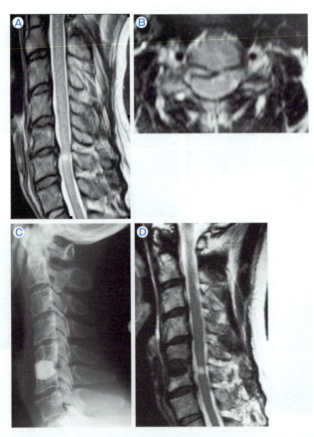

図7 頸椎椎間板ヘルニア
A：MRI T2強調矢状断像。
B：MRI T2強調軸状断像。
C：単純X線側面像（術後）。
D：MRI T2強調画像（術後）。

ることが多いので，後方手術の必要条件としての前彎はあまり重要視しない。

　前方手術では骨棘・後縦靱帯などの直接の圧迫を取り除くことが可能であるが，椎体間の可動性を奪ってしまうことが問題となりうる。固定した椎体の上下の隣接椎間の変形が促進され，長期的にその部位の変形性頚椎症を惹起することが問題されるが，実際にはよいアライメントを再建維持できた場合，術後の長期経過をみると隣接椎間の変性変形は少ない。経椎体法など固定を必要としない前方手術も各種考案されている。

　一方，後方手術では椎弓形成術が標準的である（図6）。後方手術では多椎間の病変に対処可能であるが，頚椎前彎が失われている場合は効果を発揮しにくいとされるが，頚椎後方要素を完全に保存・再建する筋層構築的棘突起椎弓形成術を行うと，減圧に伴いアライメントも前彎にむかって改善するので，われわれは前彎が減弱している例でも行っている。同様の理由で手術前の頚部の筋肉痛も改善することが多い[19]。

　いずれの方法でも最近は，内固定のためのtitanium plate/cageや骨の代替物質としてのhydroxyapatiteなどの応用が進み[20-22]，固定性の強化・骨癒合の促進，手術侵襲の低減，早期離床，早期社会復帰が可能となっている。正しい適応のもとに，妥当な手術法が選択され，専門家による手術が行われる限り，risk-benefit ratioは非常に良好である。

▶腰椎椎間板ヘルニア（lumber disc herniation）（図9），腰椎脊柱管狭窄症（lumber canal stenosis）（図10）

● 検査

1) 腰椎単純X線撮影
　・骨性狭窄の有無，不安定性の有無，椎間板高，腰椎分離症の有無（関節間部の離開の

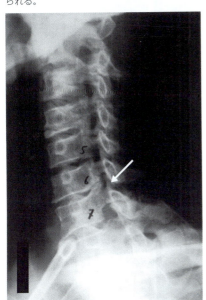

図8　変形性頚椎症
単純X線斜位像。骨棘による椎間孔狭窄が認められる。

表8　術式選択の基準（前方手術）

前方手術を考慮する状況，要件

・圧迫の主体が前方からのものであること
・手術によって完全に切除することができること
・病変の上下の広がりがあまり大きくないこと
・2椎間3椎体，最大でも3椎間4椎体程度
・前彎（lordosis）が失われているとき
・病変部の分節間の可動性が失われていること
・不安定性があること

表9　術式選択の基準（後方手術）

後方手術を考慮する状況，要件

・多椎体，多椎間に及ぶ病変
・病変が第二頚椎まで及ぶとき
・発育性脊柱管狭窄症（developmental canal stenosis）が合併するとき
・前彎（lordosis）が保たれていること
・分節の可動性が保たれていること

チェック）
  ・椎間関節変形の程度
2）CT
  ・骨棘と軟部組織（椎間板ヘルニア）との鑑別，椎間孔の評価，上下関節突起の形状・脊髄腔造影：(図9C, D)髄液腔狭小化・神経根に対する圧迫，外側型腰椎脊柱管狭窄症ではroot sleeveが上関節突起−椎弓−lateral recessの部位で圧迫
3）腰椎MRI検査（T2強調画像）
  ・硬膜管common dural sacの形態の狭小化や神経根の走行を確認
  ・extruded disc（ 図9A, B ），椎間関節の変形，靱帯の肥厚
  ・椎間板の変性，水分含量変化
4）MRI curved MPR：神経根の圧排，走行異常，形状の評価(図4)

● 適応の考え方と治療方針
　腰椎椎間板ヘルニアについては，脱出した髄核が吸収されることも多いこと，顕微鏡手術と内視鏡手術のオプションがあり，両者の侵襲と手術合併症の発生率の違い，術後の再

図9 腰椎椎間板ヘルニア（L5/S1）
A：MRI T2強調画像（術前）。B：MRI T2強調画像（術前）。
C：myelography（術前）。右S1 root sleeveの途絶像が認められる（矢印）。
D：myelography後CT像（術前）。E：MRI T2強調画像（術後）。F：MRI T2強調画像（術後）。

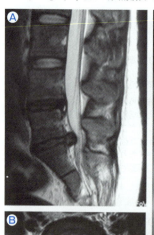
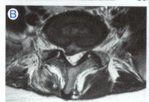
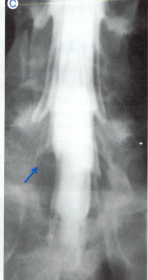
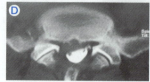
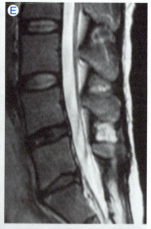
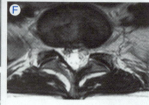

発率が患者の職業や生活活動性によって異なること，など考慮して適応を決める．MRI検査上も脱出した髄核破片（fragment）が縮小することも多いが，一方，1ヵ月以上観察しても吸収があまり起きないことも多い．保存治療，安静治療後に，歩行開始しても痛みが完全に消失せず，再発の不安のため活動レベルを制限されることも多い．持続的な安静療法による社会的な損失が大きくなることもある．また，痛みが消失しても異常知覚や部分的な筋力低下（drop footなど）が残存するためADLに影響を及ぼすことも多い．画像所見と症状が一致して確実な効果が見込め，手術侵襲や合併症のリスクが低いのであれば手術治療を選択する意味が十分あるといえる．顕微鏡手術は全身麻酔下，内視鏡手術は局所麻酔下に行われるがいずれも侵襲は小さく手術時間は1時間前後であり回復も早い．顕微鏡手術では棘突起正中分割アプローチによる椎間板切除術（microdiscectomy）を行っている．Extruded fragmentを摘出し線維輪のヘルニア孔を通じて髄核の変性した部分のみを除去し，神経根ならびに中心硬膜管の減圧を確実に行うことをルーチンの手術としている．根症状に対する効果は確実であり，術後再発率も低く1%程度である．

　腰椎脊柱管狭窄症に対しては，保存的治療として，腰椎の前彎を弱めるbrace装着や神経根ブロックなどが行われてきた．プロスタグランジン製剤（リマプロスト，オパルモン®など）が効果を示す場合もあるが比較的軽症例に限定的である．発症の原因が神経根の圧迫とこれに由来する根の循環障害による二次的な変化であること，病態が進行性であることを考慮すると，手術による神経減圧の意義は大きい．過去には椎弓切除術や，それに続いて神経を圧迫している肥厚した黄色靱帯と下関節突起を選択的に切除する開窓術（fenestration）が行われてきたが，最近は腰椎棘突起への筋付着部を完全に温存する棘突

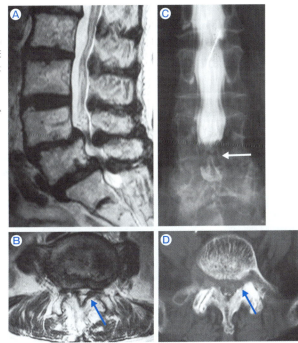

図10　腰椎脊柱管狭窄症
A：MRI T2強調画像（矢状断）．
B：MRI T2強調画像（軸状断）．L4/5のすべりを伴う脊柱管狭窄が認められる．変性拡大した椎間関節（矢印）も認められる．
C：myelography．
D：myelography後CT．中心硬膜管の狭窄像が認められる．

起正中分割アプローチによる部分椎弓切除＋椎間孔拡大術が行われている．確実に効果を持続させるためには，中心硬膜管の減圧に加え神経根も十分に減圧することが必要であるが，このアプローチでは椎間孔内（inter vertebral foramen）や外側陥凹（lateral recess）で圧迫されている神経根の減圧も可能である．確実な神経減圧と同時に，脊椎の運動性・安定性に関与する構造は温存すべきであり，棘上靱帯，棘突起，棘間靱帯，傍脊柱筋，（頭側）椎弓，上関節突起をすべて残しえる[23]．症例ごとに，症状や神経根の圧迫の程度，不安定性，すべりの有無，関節間部（pars interarticularis）の骨の厚さなどを考慮して，減圧範囲を決定することはいうまでもない．通常手術翌日から起立歩行可能であり，減圧が有効であれば症状はすみやかに改善する．

▶脊髄腫瘍（spinal cord tumor）

● 検査

脊髄腫瘍は硬膜外腫瘍，硬膜内髄外腫瘍，髄内腫瘍に分類される．MRI検査によって位置の判断は比較的容易に行える．一方，髄内腫瘍の画像所見は多様であり，典型的なものについては病理組織学的分類まで判断されうるが，難しいことも多い．一度はGd造影を行い，造影程度，均質性，局在，などを詳細にみておく．手術標本により組織学的診断を確実にすることが，治療方針の決定に重要である．また，腫瘍性病変以外の髄内疾患との鑑別にもMRI検査は有用である．神経鞘腫が硬膜外へ進展した場合には椎間孔の拡大像などが認められ，診断の一助となることがある．転移性腫瘍では椎弓根の破壊が生じやすく，CT検査によってその有無が確認できる（図11）．また転移性脊椎腫瘍では血液生化学検査で腫瘍マーカーが高値を示すこともある．血管性腫瘍が疑われる場合には脊髄血管撮影を行う必要がある（図12）．また，脊髄空洞症が認められるがChiari奇形が確認できない場合には，血管芽腫を疑い全脊髄の造影MRI検査を行う．脊髄腫瘍においても治療にあたってはその質的判断，局在とともに手術のアプローチが重要となり，各画像所見を十分検討しなくてはならない．

● 適応の考え方と治療方針

神経鞘腫，髄膜腫などの硬膜内髄外腫瘍の大部分は良性腫瘍であり，精密な手術の成績

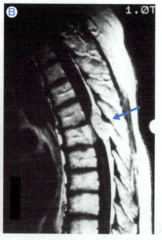

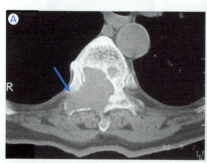

図11 転移性脊椎腫瘍（metastatic spinal tumor：clear cell carcinoma）
A：単純CT像．矢印：椎弓根の破壊．
B：MRI T1強調画像．矢印：椎弓根から椎弓にかけての腫瘍による脊柱管の狭小化．

ならびに予後は良好であるが，筋骨格系に対する配慮とそれを再建維持する操作の有無は，長期的結果，満足度に大きな差異をもたらす．腫瘍が神経学的合併症状なしにとれたとしても，例えば広範な椎弓切除の結果，筋肉の機能が低下し数年後に変形をきたしたり，背部痛，頸部痛，腰痛などに苦しむようではよい治療結果とはいえない．

神経鞘腫の場合（ 図13 ），約2/3は後根由来であり，後方アプローチで問題なく全摘

図12 脊髄髄内腫瘍：血管芽腫（hemangioblastoma）
A：MRI T2強調画像．
B：MRI Gd-DTPA造影像．
C：angiography（造影剤貯留像が認められる）．

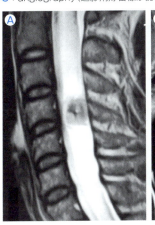
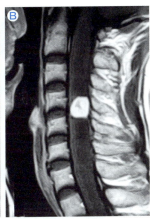
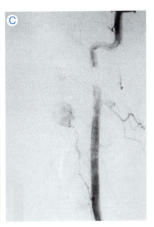

図13 脊髄硬膜内髄外腫瘍：神経鞘腫（schwannoma）
A：MRI T1強調画像．
B：MRI T2強調画像．
C：MRI Gd-DTPA造影像．

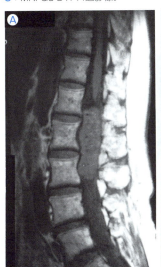
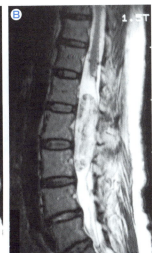
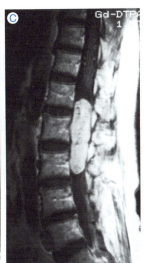

出がほぼ可能である．約1/3は前根由来であり基本的に腹側に位置するので後方アプローチでも歯状靱帯を数分節にわたって切断してつり上げ，脊髄を回転挙上するなどの操作をして腫瘍を摘出する．神経鞘腫の場合，宿主神経根を切断・摘出するか否かが問題となるが，切断しても新たな神経症状の出現する可能性は低いことが示されている[24]．髄膜腫（図14）でも同様に基本的に後方手術で摘出できる．硬膜付着部の処理については，全層摘出しなくても，付着部位の焼灼のみで再発はみられない．

脊髄髄内腫瘍（図15）については，上衣腫では境界が明瞭であることが多く肉眼的全摘が可能であり，星細胞腫であれば部分摘出にとどめ後療法を行う，というのが脳神経外科医の一般的認識である．しかし，星細胞腫のなかにも全摘出可能な症例があり，実際に

図14 脊髄硬膜内髄外腫瘍：髄膜腫（meningioma）
MRI Gd-DTPA造影像．

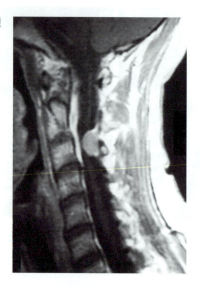

図15 脊髄髄内腫瘍：神経膠腫（astrocytoma）
A：MRI T1強調画像．B：MRI T2強調画像．C：MRI Gd-DTPA造影像．

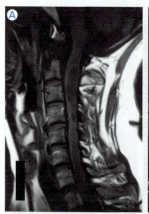 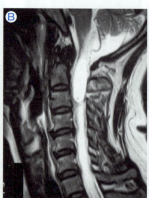 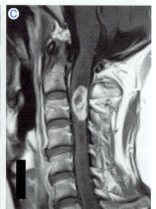

毛様星細胞腫などでは腫瘍と正常脊髄との境界を保ちつつ全摘出可能なことを経験する。上衣腫，海綿状血管腫，血管芽腫，星細胞腫は75％程度である。残りの髄内腫瘍は多様であり，上衣下腫（subependymoma），神経節細胞腫，脂肪腫（軟膜下），リンパ腫，神経鞘腫，神経細胞腫，solitary fibrous tumor，血管肉種，黒色細胞腫，胚芽腫，転移性腫瘍（小細胞癌）などが含まれる。最近では悪性の神経膠腫瘍のなかで2016年のWHO分類に加わったヒストン関連遺伝子K27M変異陽性のdiffuse midline gliomaも5例経験している。これらの多様な腫瘍については，画像診断が難しいことも多く，病理組織診断ならびに遺伝子解析が重要である。グリオーシス境界が保たれている腫瘍では熟練した手によって髄内操作を安全に行うことが可能であり，新たな神経症状を最小限にしながら髄内腫瘍を可及的に摘出することができる。また，MRI検査の精度が上がり，髄内腫瘍の経過，増大の過程が容易に観察されるようになってきたため，術後のfollow upの精度も上がっている。比較的分化の度合いの高い上衣腫や低グレードの星細胞腫であれば，残存腫瘍があったとしても再増大の発見，再手術は迅速に行うことが可能であるため，術後の放射線照射を行わない場合が多い[25]。髄内腫瘍は，脳腫瘍に比して悪性の頻度は少ないが，high grade astrocytomaと診断された例には，術後，放射線治療と化学療法とが追加されるが，その効果は限定的と言わざるをえない。上位脊髄ならびに頭蓋内に播種して，1年以内に水頭症をきたすことが多い。胸髄以下の悪性髄内腫瘍ですでに下肢の運動知覚の機能が失われている場合には，生命予後を第一に考えて脊髄の耐容線量を超えた放射線照射を行うこともある（radiation cordectomy）。テモゾロミド（テモダール®）を用いた化学療法も用いられるがその有効性の評価は今後確立されていくであろう。一般的に脊髄髄内腫瘍の術後神経症状の悪化は，術前神経機能の悪いものほど起こりやすく，発見後は早期に手術すべきである。

血管芽腫（hemangioblastoma）（図12），海綿状血管腫（cavernous angioma）はMRIで診断がつく。慎重に剥離操作を行えば，術後神経症状の悪化はみられないことが多い。Hemangioblastomaは易出血性であり，比較的大きさの限られたものは，腫瘍と正常脊髄間のgliosis planeを慎重に剥離しながら流入血管を同定・焼灼し，その後腫瘍を凝固縮小させて摘出する。ただし，大きなものでは止血を絶えず行いながら部分摘出していく場合もある。海綿状血管腫などの病変の出血したのちには出血による侵襲から脊髄が回復し，神経症状が安定した後に摘出手術を行うべきであると考える。残存血管腫からの再出血率は9〜18％程度[26]であるため，全摘出が望ましい。

転移性脊椎腫瘍については放射線治療と手術治療が2本柱であり，治療の目標が他の脊髄腫瘍と異なる。その目標は①神経機能の改善・維持，②脊柱安定性の再建・維持，③疼痛の軽減である。従って，神経症状の経過，脊椎の破壊・支持性減弱の程度，病巣の進展程度に加え，患者の病状理解度や原発巣に対する治療効果などを総合的に判断し治療方法を選択するべきである。放射線治療は転移性脊椎腫瘍のうち脊椎安定性が損なわれていない例，ことに硬膜外静脈叢への転移には良い適応となる。特に近年のIMRT（intensity modurated radiation therapy：強度変調放射線治療）の進歩は，脊髄脊椎疾患における有用性・安全性を飛躍的に増大させている。脊髄や馬尾の圧迫により神経症状が出現した場合には，緊急放射線治療の適応となり[27]，対麻痺発生から短時間のうちに治療を開始しないと機能回復はきわめて困難となる。経皮的椎体形成術も痛みのコントロールに有効で

あり，症例を選んで放射線療法と組み合わせて用いる場合もある[28]）。脊椎転移巣に対しての手術治療は，近年の悪性腫瘍原発巣の早期診断と治療法の発展および脊椎instrumentationの導入によりその適応が拡大してきている。先に述べたように，手術治療の目的は脊椎支持性再建と神経減圧によるADLの改善にある。対麻痺が不可逆的であっても余命の期間起座位がとれることの意義は大きい。

▶脊髄血管障害
●検査
　脊髄動静脈奇形，動静脈瘻などの脊髄血管障害については脊髄血管撮影が必須である。通常MRI検査によって，髄内信号変化などの髄内病変あるいは脊髄内外のflow voidあるいはnidus等の所見によってこれらの疾患が疑われる。MRIでは流入血管，流出血管あるいは短絡部位の同定は，時間分解能を有するtime-resolved contrast-enhancer MRAによって一部可能ではあるが[29]），十分な分析能をいまだ有してはいない。従って，先に述べたMDCT angiographyなどを用いて病変近傍の血管構築に予想をつけ，選択的脊髄血管撮影検査を行い，これらの検査結果を複合的に検討したうえで治療方針を決定する（図5, 16）。

●治療方針
　脊髄動静脈奇形の分類はいくつか提唱されているが，硬膜動静脈瘻（dural AVF），脊髄辺縁部動静脈瘻（perimedullary AVF），髄内動静脈奇形（intramedullary AVM）の3つに分類[30]）すると理解しやすい。Dural AVFは胸腰椎背側のroot sleeve近傍の硬膜内に短絡部位があり，導出静脈は硬膜から直接起始してcoronal veinに流入する。Venous hypertensionにより進行性の脊髄症を呈する。手術で導出静脈を遮断する治療と，N-butyl cyanoacrylate（NBCA）を短絡部位に塞栓する血管内治療がある。Perimedullary AVFは胸腰椎移行部から脊髄円錐に多く，前脊髄動脈からの分枝が脊髄表面で動静脈瘻

図16 脊髄血管障害
A：MRI T2強調画像。脊髄表面，髄内にflow voidが認められる。
B：Lt. Th8 intercostal artery
C：Rt. Th9 intercostal artery

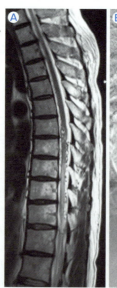
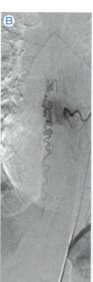
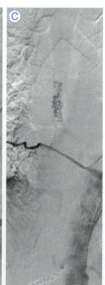

を形成し，拡張した導出静脈に静脈瘤を形成することもある．また実際には，軟膜下に小さいnidusをもったAVMが短絡の本態であることもある．脊髄円錐部では前後脊髄動脈から血流を受け短絡部位が複数あることが多く治療に難渋する．Venous hypertensionや出血，静脈瘤による圧迫症状などを呈する．外科的に脊髄表面の短絡部位をすべて遮断する方法と，血管内治療による塞栓術がある．短絡部位が複数ある場合は，すべての短絡部位を遮断する必要があり，術中のdigital subtraction angiographyやインドシアニングリーン(indocyanine green：ICG)を用いた術中血管撮影が必要となる．後者では，ICG動脈内投与により術中の短絡部位同定に有用である[31]．前脊髄動脈が関与している場合は血管内塞栓術のみでは根治は難しく，外科治療前に，短絡血流量を減少させるために部分的に塞栓を行うことがある．Intramedullary AVMはnidusが脊髄髄内から髄外に存在するものである．前脊髄動脈が栄養血管となることが多く，短絡血流量も多い．しばしば髄内出血やくも膜下出血で発症する．Parimedullary AVFと同様，外科的nidus摘出術か血管内塞栓術が治療法であるが，外科的摘出術は手術侵襲が大きく，第一選択は血管内治療である．しかし，前脊髄動脈が関与する場合が多く，その塞栓は局所的にならざるをえない．いずれの治療法にしても根治は困難である．近年，定位的放射線治療が進歩し，intramedullary AVMに対する定位的放射線治療の報告が散見されるが，その治療効果はいまだ議論のあるところである[32]．

▶脊髄損傷(acute spinal cord injury)

●検査

外傷により脊椎脊髄だけでなく多発骨折，頭蓋内や腹腔内，胸腔内損傷，四肢の損傷なども同時に認められることがあり，全体の病態の把握は全身ヘリカルCTで行う．神経学的な評価をチェックしつつ，頭頚部以外の損傷の評価ならびに血管治療塞栓術も含めた止血処置も素早く行う．意識障害がある場合は，脊髄損傷を見逃す危険があり注意を要する．脊椎の不安定性があるものとして取り扱い，単純X線検査では前屈位や後屈位での撮影は行わない．頚椎では側面像で前述した後咽頭腔や気管後腔を計測し頚椎損傷の可能性を検討する(図1)．できる限り早期にMRI検査を行い，脊髄損傷の有無と局在，程度を評価する．MRI検査では単純X線検査では明らかとならない靱帯や椎間板などの軟部組織損傷の評価が可能となり[33]，非観血的な徒手整復の危険性を少なくする意味もある．

●治療方針

全身管理を十分に行う．呼吸・換気不全に十分注意する．またspinal shockになっていることもあり，循環管理も大切である．心電図，血圧測定，血液生化学検査を頻回に行い，状態に合わせて適切な輸液管理を行う．急性脊髄損傷後の低血圧(収縮期血圧90mmHg未満)を避け可及的早期に是正を行うことと，損傷後7日間は脊髄灌流の改善のため平均動脈圧を85〜90mmHgに維持することが推奨されている．

メチルプレドニゾロン(methylpredonisolone：MP)は大規模二重盲検試験が行われ(NASCIS II)[34]，脊髄損傷に対しての有効性が期待された．本邦でもその有効性が報告されていた[35]．これは受傷8時間以内の患者に対して，MPをはじめ15分以内で30mg/kg投与し，45分のintervalの後，23時間でMPを5.4mg/kg/時 持続投与するものである．しかし，これらの結果を疑問視する報告[36]や，MP大量投与に伴う合併症の報告[37]が出され，MP大量投与に関しては否定的見解が一般的である．2002年に発表された米国脳神経外科コン

グレス学会誌である"Neurosurgery"のsupplement[38]では,「有効性を示す結果より副作用を示す結果がより信頼性が高いことを理解したうえであれば使用を推奨する」としている。

脊髄損傷に関しては病態に応じた治療が必要である。手術治療の目的は,神経症状悪化の回避,椎体不安定性の解消,アライメントの正常化,神経組織の除圧であり,骨折脱臼を整復することで脊髄損傷部位より上位に空洞症の上行を防ぐ意味もある。一般的には脊髄圧迫の明らかなものは,急性期に神経除圧と椎体固定を目的に手術が行われることが多い。中心性脊髄損傷の場合は受傷前からの脊柱管狭窄や変形性頚椎症,OPLLなどが原因となっていることが多く,やはり脊髄圧迫の強いものは早期に減圧手術を行い,早期にリハビリテーションを開始する。

手術の有無にかかわらず,患者の状態が安定したならば,可及的早期にリハビリテーションを開始すべきであり,離床不可能の場合でも関節の拘縮予防のため,ベッド上で機能訓練を行う必要がある。

合併症

脊髄・脊椎疾患の手術・治療に伴い注意すべき合併症について簡単に記す。

頚椎前方手術においては,先に述べたようにレトラクタの圧排による気道喉頭浮腫,声帯麻痺(recurrent laryngeal nerve損傷),不適切なdrilling操作による食道・気管穿孔,頚長筋中の交感神経叢損傷によるHorner症候群などに注意が必要である。椎体固定を行った場合,短期的には移植片の逸脱,長期的には骨癒合不全(2〜20%程度と報告),sinking(沈み込み)による後彎変化などが発生しうる。

頚椎後方手術では通常大きな合併症は生じない。術後の項部痛(axial pain)についていくつかの報告があるが,手術方法の違いにより発生率は異なる。頚椎後方の筋群と骨格との付着を保存することが重要であり,われわれの筋層構築的棘突起椎弓形成術の術後1年で頚部痛を訴える頻度は1%以下である。一般的には長期的には頚椎可動域の減少がみられるが,椎弓切除後にみられるような後彎変形(swan neck変形)は少ない。椎弓形成術と椎弓切除術とに違いがないとする報告[39]があるが,頚椎後方筋群,靱帯の付着を維持・再建する手法であれば,頚椎アライメントの維持,頚部痛・肩こりの出現予防に有効である。

頚椎手術では,術後のC5 weaknessがときに問題となる。Deltoid muscleの支配神経がC5 root単一であることが顕在化しやすい原因とされるが,その発現のメカニズムは明らかではない。一過性であることがほとんどであるが,頚椎後方手術でのその発現率はこれまでの報告上平均8%とされている。しかし,われわれの後方手術方法では,C5,C6,C7 weaknessのすべてを含めても0.75%の発現率であり,手術法の違いによる可能性がある。

腰椎手術においては腹部大血管損傷に注意が必要である。腰椎椎間板ヘルニア摘出術に合併した大動脈損傷による死亡率は37〜67%ときわめて高く,Love法などを含め一般的な腰椎後方手術では,椎間板には必要以上の深さに手術器具を挿入しすぎないよう注意が必要である。椎間板炎や硬膜外膿瘍,表層および深部の感染症の発現率は概して1%以下と少ない。腰椎脊柱管狭窄症に対する開窓術については,その効果はきわめて高いが,5年後の再発率は20%程度[40]という報告もあり,注意深い減圧操作と経過観察が必要であ

る(棘突起正中分割アプローチにおける再発率については現時点でまとまった報告はない)。腰椎椎間板ヘルニアにおける再発率は報告によってばらつきがあるが3～19%の範囲である。

さらに，腰椎手術においてはfailed back syndromeが問題となる。これは，手術を施行するも症状の改善がみられず，各種の不定愁訴を呈するものである。原因としては，誤診(罹患対間のレベル間違い)，過誤(手術による神経根損傷)，骨に刺入されたスクリューによる微細骨折，固定隣接椎間への過剰な負荷，加齢変性による仙腸関節への負荷，術後の癒着性くも膜炎，傍脊柱筋の過負荷，などが考えられるが，疾病利得，薬物常用，心理的要因などの非解剖学的・社会的要因が背景にあることも多く，手術適応決定の際には慎重な判断が必要である。

硬膜を切開開放して行う手術では，術後の髄液漏がときに問題となるが，硬膜閉鎖の際に縫合糸としてGORE-TEX® sutureを用いて連続縫合し，watertightにしたうえでコラーゲンシートとフィブリン糊を併用することで防止しうる。また，くも膜下腔に血液が入り込むと，術後くも膜炎を惹起する可能性がある。くも膜炎はきわめて治療が難しく，一度発生すると改善は期待しにくいため，手術当初より術野の止血に注意しながら手術操作を心がけるべきである。

(金　彪，黒川　龍，糸岐一茂，川本俊樹)

文献

1) 金　彪．頚椎・頚髄のガイドブック 初診から顕微鏡手術まで．メジカルビュー社，東京，2007．
2) 下津浦広之，井上聖啓．デルマトーム図．脊椎外科 2012; 26: 147-61.
3) Kadoya S. Grading and scoring system for neurological function in degenerative cervical spine disease- Neurosurgical Cervical Spine Scale. Nurol Med Chir (Tokyo) 1992; 32: 40-1.
4) American Spinal Injury Association. International standards for neurological classification of spinal cord injury, revised 2000. 6th ed. American Spinal Injury Association, Chicago, IL, 2000.
5) 石原 明．正常人の頚椎柱彎曲に関するX線学的研究．日整会誌 1968; 42: 1033-44.
6) 阿部 弘，都留美都雄，三森研自，他．Allanto axial dislocation, Instability indexと手術適応. No Shinkei Geka 1976; 4: 57-72.
7) 秋野 実．環軸椎脱臼.脳神経外科疾患の手術と適応I(阿部 弘，菊地晴彦，田中隆一，他編). 朝倉書店, 東京, 1990, p651-66.
8) Hollis PH, Malis LI, Zappulla RA. Neurological deterioration after lumbar puncture below complete spinal subarachnoid block. J Neurosurg 1986; 64: 253-6.
9) 藤原佳樹. 頚部頚髄症の治療予後と関連する因子の研究. 日整会誌 1987; 61: 143-54.
10) 岩崎洋明，他．頚椎症性脊髄症の画像診断．整・災害 1986; 29. 253-67.
11) 糸岐一茂，金 彪，新郷哲郎，他．腰椎変性疾患におけるMRI curved-MPR画像の有用性．Spinal Surgery 2013; 27 (1): 74-6.
12) 山口 智，武田正明，梶原洋介，他．320列area detector CTを用いた脊髄疾患 4D imagingの試み. Spinal Surgery 2012; 26 (3): 322-4.
13) Yamamoto S, Kanaya H, Kim P. Spinal intraarterial computed tomography angiography as an effective adjunct for spinal angiography. J Neurosurg Spine 2015; 23: 360-7.
14) Taniguchi M, Cedzich C, Schramm J. Modification of electric cortical stimulation technique for motor evoked potential monitoring under general anesthesia: Technical description. Neurosurgery 1993; 32: 219-26.
15) Calancie B, Harris W, Broton JG, et al. "Thresholdlevel" multipulse transcranial electrical stimulation of motor cortex for intraoperative monitoring of spinal motor tracts: description of method and comparison to somatosensory evoked potential monitoring. J Neurosurg 1998; 88: 457-70.
16) Kurokawa R, Kim P, Itoki K, et al. False positive and false negative results of motor evoked potential monitoring during surgery for intramedullary spinal cord tumors. Oper Neurosurg (Hagerstown) 2018; 14: 279-87. Operative Neurosurgery, opx113.
https://doi.org/10.1093/ons/opx113
Published: 16 May 2017 Article history.
https://doi.org/10.1093/ons/opx113
17) Itoki K, Kurokawa R, Shingo T, et al. Effect of Myoarchitectonic Spinolaminoplasty on Concurrent Hypertension in Patients with Cervical Spondylotic Myelopathy. Neurospine 2018; 15 (1): 77-85.
18) Kim P, Murata H, Kurokawa R, et al.

Myoarchitectonic spinolaminoplasty: efficacy in reconstituting the cervical musculature and preserving biomechanical function. J Neurosurg Spine 2007; 7: 293-304.
19) 川本俊樹, 金 彪. 頸椎後方手術(筋層構築的棘突起椎弓形成術) 脊椎脊髄手術に必要な基本的知識. No Shinkei Geka 2013; 41 (12): 1119-29.
20) Kim P, Wakai S, Matsuo S, et al. Bisegmental cervical interbody fusion using hydroxyapatite implants: Surgical results and long-term observation in 70 cases. J Neurosurg 1998; 88: 21-7.
21) 金 彪, 川本俊樹, 朝来野佳三. ハイドロキシアパタイトを用いた頸椎前方手術と長期成績. 脊椎脊髄 2000; 13: 20-6.
22) Koyama T, Handa J. Cervical laminoplasty using apatite beads as implants: Experiences in 31 patients with compressive myelopathy due to developmental canal stenosis. Surg Neurol 1985; 24: 663-7.
23) 川本俊樹. 椎弓切除術 棘突起縦割法(lateral recess stenosisを含む). 脊椎脊髄外科サージカル・テクニック. メジカルビュー社, 東京, 2013, p212-9.
24) Kim P, Ebersold MJ, Onofrio BM. Surgery of spinal nerve schwannoma. Risk of neurological deficit after resection of involved root. J Neurosurg 1989; 71: 810-14.
25) 金 彪, 黒田 龍. 上衣腫 脊髄腫瘍の最新動向 脊髄腫瘍-各腫瘍の概説ならびに手術手技のポイント. 脊椎脊髄 2009; 22 (1): 41-54.
26) Kondziella D, Brodersen P, Laursen H, et al. Cavernous hemangioma of the spinal cordconservative or operative management? Acta Neurol Scand 2006; 114: 287-90.
27) Gilbert RW, Kim JH, Posner JB. Epidural spinal compression from metastatic tumor: diagnosis and treatment. Ann Neurol 1978; 3: 40-51.
28) 金 彪, 川本俊樹, 朝来野佳三. 経皮的椎体形成術の適応と基本手技. 脊椎脊髄 2003; 16: 939-44.
29) Vargas MI, Nguyen D, Viallon M, et al. Dynamic MR angiography (MRA) of spinal vascular disease at 3T. Eur Radiol 2010; 20: 2491-5.
30) Kendall BE, Louge V. Spinal epidural angiomatous malformations draining into intrathecal veins. Neuroradiology 1977; 13: 181-9.
31) Yamamoto S, Kim P, Abe Y, et al. Bone temperature elevation by drilling friction and neurological outcome in the cervical spinolaminoplasty. Acta Neurochir (Wien) 2013; 155: 2321-5.
32) 小野寺俊輔, 西川 昇, 白土博樹, 飛騨一利. 髄内動静脈奇形に対する定位放射線治療. 脊椎脊髄 2011; 24 (4): 289-93.
33) Kulkarni MV, McArdle CB, Kopanicky D, et al. Acute spinal cord injury: MR imaging at 1.5T. Radiology 1987; 164: 837-43.
34) Bracken MB, Shepard MJ, Collins WF, et al. A randomized, controlled trial of methylpredonisolone or naloxone in the treatment of acute spinalcord injury. Results of the Second National Acute Spinal Cord Injury Study. N Engl J Med 1990; 322: 1405-11.
35) 大谷 清, 阿部 弘, 角家 暁, 他. 急性期脊髄損傷に対するコハク酸メチルプレドニゾロンナトリウムの臨床成績. 脊椎脊髄 1994; 7: 633-47.
36) Short DJ, El Masry WS, Jones PW. High dose methylpredonisolone in the management of acute spinal cord injury: a systemic review from a clinical respective. Spinal Cord 2000; 38: 273-86.
37) Coleman WP, Benzel E, Cahill DW, et al. A clinical appraisal of the reporting of the National Acute Spinal Cord Injury Studies (II or III) of methylpredonisolone in acute spinal cord injury. J Spinal Disord 2000; 13: 185-99.
38) Section on disorders of the spine and peripheral nerves of the American Association of Neurological Surgeons and Congress of Neurological Surgeons: Guidelines for the management of acute cervical spine and spinal cord injuries. Neurosurgery 2002; 50 (supplement).
39) Ratlife JK, Cooper PR. Cervical laminoplasty: a critical review. J Neurosurg (Spine 3) 2003; 98: 230-8.
40) Caputy AJ, Luessenhop AJ. Long-term evaluation of decompressive surgery for degenerative lumbar stenosis. J Neurosurg 1992; 77: 669-79.

VI

小児
(新生児, 乳児)

VI 小児（新生児・乳児）

総論

今日の医療ではチームで動くことが不可欠であり，小児脳神経外科領域においては小児科の協力なしでは治療は成立しない。また説明をし，同意を得るのは患児本人ではなく保護者であることが多い。これは他の脳神経外科領域と大きく異なる点で，保護者，小児脳神経外科医，関連する科の医師，看護師を含むコメディカルが協力しその患児にとって最善の策を検討すべきである。また年長児においては，年齢，理解度に応じて患児が自らの病気や必要な検査，治療を理解できるように医療者が努めるべきである。

診察

▶出生前診断

超音波機器の発達により，出生前に胎児の異常が発見されることが増えてきている。超音波による胎児頭部スクリーニングは従来，側脳室/大脳半球比などが用いられてきたが現在ではいずれの週数であっても側脳室三角部幅（artrial width：AW）で評価するのが一般的である。AWは妊娠中期から後期にかけてほぼ一定であり，週数に左右されない。この数値が10mmを超えた場合には脳室拡大を疑う（10mmルール）[1]。しかし脳室拡大と水頭症は厳密にいうと同じではない。AWが正常域を超えている胎児期脳室拡大例であっても自然軽快するものもあり，胎児期脳室拡大すべてが水頭症でないということに留意する必要がある[2]。Galiotiらは，176例のisolated ventriculomegaly（IVM）においてAW＝10～12mmで正常発達は93％，AW 12.1～14.9mmでは75％，AW≧15mmでは62.5％であったと報告している[3]。

水頭症が疑われた場合は胎児MRIを行う。時期としては第一三半期を避け，妊娠18週以降に行うことが望ましい[2]。

異常がみられた場合は，産科，新生児科（小児科），脳神経外科，放射線科，遺伝科などの関連科と助産師，看護師，臨床心理士，ソーシャルワーカーなどのコメディカルも含めたチームの協力の下，患児のご両親に対してその時点での情報を正確に伝え，ご両親をサポート，胎児の診療に当たり，心理的，社会的支援を行う[2]。

▶出生歴

患児の出生歴は非常に重要であり，その情報のソースとしては母子手帳を活用することが有用である。母子手帳には母体の年齢，妊娠回数，分娩回数，妊娠中絶の有無のほか，出産方法や麻酔方法，児の体重，身長，頭囲，胸囲，1分後と5分後のApgar scoreなどの記載があり重要な情報が得られる。妊娠中の発疹，発熱，出血の有無，使用薬剤の有無も確認する。

▶家族歴

遺伝性疾患，先天性疾患，新生児死亡の家族歴を調べる。家族構成と育児担当者，双胎

妊娠妊娠と同胞の入院歴および病名などは，ネグレクトを含めた乳幼児虐待を疑う例で参考となる。

▶診察

　成熟新生児は軽い指の刺激で目覚め，強い光刺激によって瞬目がみられる。この反射は在胎30週以降には認められる。しっかり覚醒していれば母親の顔に視線を固定し，短時間であれば追視する。明瞭な追視は生後3ヵ月にはみられる。頭皮静脈の怒張，落葉現象などの眼球の位置や眼振の有無を観察し，大泉門の緊張状態をみる。健常児では頭部を挙上すると大泉門はわずかに陥凹して拍動が触知できる。大泉門は90％が18ヵ月頃に閉鎖するといわれている。閉鎖する時期には個人差があり，トルコからの文献では健康な321人の乳児を24ヵ月観察し，大泉門の平均閉鎖時期は9.7±5.0ヵ月と報告しており，閉鎖時期は非常に幅が広い[4]。小児科から18ヵ月前に大泉門が閉じてしまった，閉じかかっていると紹介されることがあるが，脳が成長できずに縫合が閉鎖してしまうこと場合と頭蓋骨縫合早期癒合症である場合がある。前者は小頭を呈することが多く，後者は頭囲正常であることも少なくない。両者を鑑別し，問題がなければ正常範囲内と初めて判断できる。頭囲は後頭結節を通る最大周径を測定する（図1）。母子手帳を元に身長・体重の変化と頭囲の値を経時的にみる（図2）。

　衣服を脱がせ，外表面の異常を検索する。頭部においては顔貌異常や耳介の位置を確認する。耳介低位がみられる場合は異常と判断する。臀部から後頭部で正中の潜在性二分脊椎を示唆する皮下脂肪腫，皮膚血管腫，皮膚陥凹（dimple），異常毛髪など皮膚病変がみられた場合はMRIを施行し，脳・脊髄に伴う病変の鑑別を行う。特に異常毛髪，皮膚血管腫を伴う皮膚陥凹は先天性皮膚洞の可能性が高く，新生児期でもMRIを行い診断がつけば予防的な切除を検討する。表皮の欠損がみられた場合，meningocele manquéもしくは近年提唱されているlimted dorsal myeloschisis[6]といわれる病態を考慮し，皮下の索状物が硬膜内に連続し脊髄を係留している場合係留解除を検討する必要がある。一方で臀裂内で肛門部に近い尾骨部に発生する皮膚陥凹はcoccygeal pitとよばれ異常毛髪，皮膚血管腫を伴わない。新生児の2〜4％に認められ，脊椎管内には連続しないとされている[7]。しかし，これらの一部に終糸脂肪腫がみられるケースが散見するため，MRIを行って病

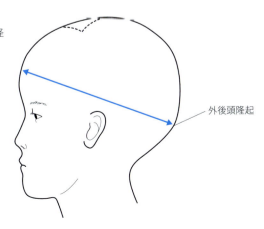

図1　頭囲測定
外後頭隆起を通り最大周径を測定する。

変検索を一度行うことが望ましいと考える．その他外表を観察する際，Sturge-Weber症候群の顔面の葡萄様母斑（port wine nevus），神経線維腫症Ⅰ型（NF1）のカフェオレ斑，結節性硬化症の血管線維腫など神経皮膚症候群の特異的所見，虐待を疑わせる時期の異なるアザや火傷の跡に留意して観察をする．Galen大静脈瘤など頭蓋内の大きな動静脈短絡（shunt）をもつ疾患では頭部の聴診で血管性の雑音を聴取できる．また四肢の動きや筋緊張も確認する．

乳児になると視力，聴力，触覚，温痛覚などの検査が可能となる．また各月齢のmile stone，定頸（3～4カ月），寝返り（4～5カ月），1人座り（7～8カ月），つかまり立ち（8～9カ月），歩行獲得（12カ月），単語（1歳～1歳半），2語文（2歳～2歳半）など発達を確認する（図3）．発達の遅れとは，一般集団で90％以上の通過率を示す年齢を過ぎてもその項目が獲得されない場合をいう．年少児のため知能指数（intelligence quotient：IQ）を用いて評価できない例に対しては発達指数（developmental quotient：DQ）を用いる．2～3歳児には新版K式，2歳以上は田中・ビネー，3歳10カ月から7歳1カ月はWPPSI（Wechsler Preschool and Primary Scale of Intelligence），6歳から16歳はWISC-R（Wechsler Intelligence Scale of Children-Revised）をそれぞれ用いて評価する．精神発達遅滞はIQ 70以下を指す．

検査

▶病棟での検査

●採血と静脈ルートの確保

新生児，乳児の採血では，児の手背を採血者の示指と拇指で固定して手背静脈の走行に沿って24Gの留置針（サーフロー針®など）を刺入し，ルートを確保する．採血は注射器で

図2 頭囲曲線
mean±2SDを正常範囲とするが，この範囲内でも1～2ヵ月で急速に増大した場合は，頭蓋内圧亢進を疑って精査する．

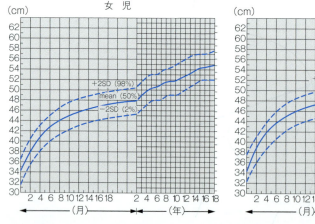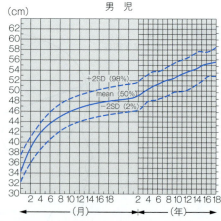

坂本博昭．小児脳神経外科．金芳堂，2009，p135-47,[5]より一部改変

図3 USDTの図

乳幼児期の発達は急速であり，個人差があり，変化するので簡便な方法で定期的に評価し，支援するのが原則である。図3は少ない所定の用具を用い，観察・面接法によって日本の乳幼児2,510人を対象とし，75～90％が可能である54の検査項目が，3領域（社会性，言語，運動）に配置されている。

評価方法は3領域にある「遅れ」の項目に注目して総合評価し，①「疑問」（遅れ・歪みのリスクあり），②「普通」（検査時にリスクなし），③「検査不能」（検査にのらない）と分類する。①と③の場合には，原則として，日を改めて再度検査を実施し，確認する必要がある。なお，「遅れ」の項目とは対象児が自分と同じ年月齢の90％が可能な項目ができないことを意味する（文献）。視覚的に短時間に発達評価が可能である。

文献：上田礼子．USDT（上田式子どもの発達簡易検査）の手引き書．竹井機器工業株式会社，2010，p23-8.

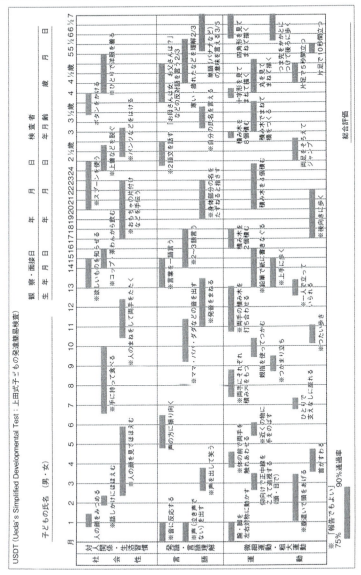

上田礼子．上田式 子どもの発達簡易検査．医歯薬出版，2011，p8．より転載

吸引できなければ，外筒から滴下する血液を採取する（図4）。患児の手を握る力を加減するのがコツで，握りすぎると末梢循環が阻害され採血しにくい。静脈ルートを探すために赤いライトを透過させる器具などもあるので，患児に余計なストレスをかけないように心がける。患児の保護者は刺入した部位の数や処置に掛かった時間を口に出さずとも気にしている。手早く処置を終えることも重要であると同時に困難であった場合は迷わず小児科に依頼することも重要である。

● 腰椎穿刺

　筆者らは乳幼児に対し，検査前は絶食として鎮静薬を経静脈的に投与して行っている。患児を側臥位にして前屈位に保つ。第4/5腰椎の棘間で23〜25Gの針で局所麻酔を行い，穿刺方向と深さを確認する。穿刺は腰椎穿刺針を用いる。硬膜を穿刺する前に内筒を抜いて1滴の生理食塩水を針の入り口に滴下する。針先が陰圧の硬膜外腔に達すればこの液が針の中に吸い込まれ，さらに進めていけば硬膜，くも膜を貫通して針先はくも膜下腔に達し，髄液が流出し始める。乳幼児では棘突起は短く，椎間も広いため刺入はしやすいが，針が硬膜を穿通する感覚のみに頼るのは安全とはいえない。穿刺後は点滴用の延長チューブを接続して圧測定を行う。脳槽造影では痙攣に備えて静脈ルートを確保し，180〜240mgI/mL濃度の低浸透圧の非イオン性ヨード造影剤（0.2〜0.3mL/kg）をゆっくり注入する。

● 硬膜下穿刺（大泉門穿刺）

　硬膜下液貯留や硬膜下膿瘍に対し，上矢状静脈洞やそれに流入する橋静脈を損傷しないように，大泉門の外側縁を穿刺して液を採取する。内筒のある腰椎穿刺針を用いる。両側の病変では両側を穿刺し，自然に液を流出させて左右同時に減圧する（図5）。液の性状の観察，細菌検査など診断的目的に通常1回のみ行う。

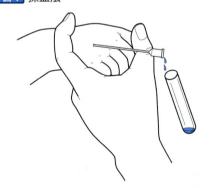

図4 採血法

岡田武史．診療に必要な技能．採血．小児科診療 1995；58：806-7．より一部改変

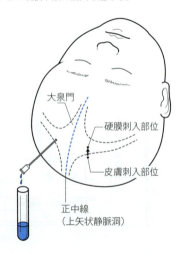

図5 硬膜下穿刺（大泉門穿刺）

骨縁より手前の皮膚を穿刺し，大泉門内の硬膜を貫通する部分とずらす（→）ことによって抜針後に穿刺部からの硬膜下液の漏出を避ける。

▶補助検査

●鎮静方法

　6歳以下の小児はMRIなどの画像検索や脳波検査に鎮静が必要で，6歳以上でも患児の協力が得られない場合は鎮静が必要となる[8]。保護者に鎮静の必要性と呼吸抑制から生じる呼吸障害などの合併症のリスクを説明し，承諾を得る。検査中の呼吸状態の悪化や薬剤によるアレルギー反応など急変した場合に対応できるように蘇生器具を用意する。体重が20kg未満の場合，経口的にトリクロホスナトリウム（トリクロリール® 0.8mL/kg）を検査30分前に投与する。非経口的には抱水クロラール（エスクレ®坐剤 50mg/kg）を浣腸して便を出してから坐薬として投与する。小児の全身麻酔での経口摂取制限（2-4-6ルール：清澄水は2時間前から，母乳は4時間前から，人工乳や固形物は6時間前から制限）に従い，またMRI施行中は医療スタッフが専属で患者観察し，検査中の状態を記録する（MRI検査時の鎮静に関する共同提言：http://www.jspr-net.jp/information/gijiroku/MRI_20150129.pdf）。検査終了後覚醒すれば脱水予防のために水分やミルクを与える。覚醒しても鎮静薬の効果が残り，一時的に興奮状態になったり，ふらついて転倒するリスクがある。経口薬や坐薬で鎮静が得られない場合は，全身麻酔に準じて絶飲食とし，呼吸状態の悪化した場合気管内挿管ができるように準備をし，ミダゾラム（ドルミカム® 1回0.1mg/kg）の静脈内投与やペントバルビタールなどの静脈麻酔薬を用いて検査する。検査中はモニター画面で患児の呼吸状態を観察し，経皮酸素飽和度（パルスオキシメータ：SpO_2）などのモニタリングを行う。

　最近では，幼児や学童児で鎮静薬を用いず苦痛を伴う処置が行われることもある。チャイルド・ライフ・スペシャリスト（ホスピタル・プレイ・スペシャリスト）が主体となって，こどもと遊びを通じて手術や処置に対して心の準備をすることによって不安や恐れを軽減するプレパレーションの手法や，痛みなどの苦痛を伴う検査のときに人形や医療器具を用いて気をそらすことによって，検査や処置後に振り返って現れる不安や恐れを軽減させるディストラクションの手法が用いられるようになった[9]。

●新生児・早産児の検査

　保育器に収容が必要な新生児・早産児・低出生体重児で移動が必要な検査を行う場合は新生児科の医師と相談をする。低体温に最も注意しなければいけないため保温用のタオルなどを多数準備する。心拍呼吸センター，SpO_2モニターを付け，酸素ボンベ，アンビューバッグもしくはJackson-Rees bagを用意する[8]。移送は原則新生児科の先生にも同行を依頼し，低体温，チアノーゼなどが出現，悪化した場合は検査を強行せず中止し，帰棟するべきである。

●超音波エコー検査

　低出生体重児やハイリスク児でも保育器の中で安全かつ迅速に繰り返し行える利点のある検査である。大泉門部よりプローベを当てて，脳室の拡大，嚢胞性病変，先天性の病変，脳室内出血，脳腫瘍などの検索が可能である。しかしながらCTやMRIと異なり，検者の技量によって画像が異なってみえたり，小さな変化がとらえにくいという欠点もある。

・新生児・乳児の血管造影

　保温に注意しながら，全身麻酔下に超音波ガイド下で大腿動脈穿刺で行うことが多い。検査後の大動脈の閉塞を防止するために，3歳以下ではできるだけ細いカテーテル（3.2〜

4Fr）を用いる．出生直後であれば新生児科に依頼をし臍帯動脈，静脈を確保し逆行性造影が可能である[10]．腎障害の点からヨード造影剤使用量は6mL/kg/日を限度とする．

周術期の検査

▶周術期の全身管理

●呼吸管理

　生理的な呼吸回数は新生児40〜60回/分，乳幼児30〜40回/分，学童20〜30回/分である．また簡便な呼吸のモニタリングとしてSpO_2モニターを行う．SpO_2は98〜100％が正常である．新生児で60回/分以上の呼吸回数は異常と判断し，原因検索が必要である．33〜34週の低出生体重児では，明らかな病的原因がなくても15〜20秒程度の呼吸停止や10秒以下でもチアノーゼを伴う無呼吸発作がみられることがあるため，呼吸機能の調節が確立されるまでNICUで呼吸管理およびモニタリングを行う．水頭症や脳室内出血による頭蓋内圧亢進，脊髄髄膜瘤に伴う症候性Chiari type II malformationでは中枢性の無呼吸を起こし，軟骨無形成症や症候性の頭蓋骨縫合早期癒合症では上気道閉塞による閉塞性もしくは中枢性の無呼吸発作をきたしやすい．このような呼吸機能の定量的評価はポリソムノグラフィーで行える．横隔膜呼吸が主体である乳幼児では，胃が充満していると呼吸抑制をきたすため，イレウスに関しては経鼻チューブを留置して胃内容を吸引する．

●血圧・脈拍

　血圧の測定には適切な幅のマンシェットを利用する．早産児の生後早期血圧管理の目標として平均血圧は在胎週数と同じ値を目指す．例えば在胎30週で出生したなら30mmHgを管理の目標とする．成熟新生児の場合は40mmHg以下，低出生体重児で30mmHg以下が継続すると低血圧を疑う．正常血圧は新生児で40〜60mmHg，乳児で80〜100mmHg，幼児で90〜120mmHgである．新生児の脈拍は150〜200回/分で平均150回/分である．乳児では80〜160回/分で平均120回/分，幼児では90〜110回/分で平均100回/分である．徐脈や血圧上昇は循環器系の異常のみならず，成人同様頭蓋内圧亢進によっても惹起される．

●体温管理

　保育器は周産期のハイリスク児は2,000g未満の低出生体重児に用いられる．器内温度は低出生体重児で32〜34℃，成熟新生児で30〜32℃に設定する．36週以降の成熟新生児の口腔または直腸で測定した正常深部体温は36.5〜37.5℃で，深部体温35.5℃以下を低体温と定義する．低出生体重児が34.4℃以下の低体温に陥れば，全身血管が収縮して循環系の異常，強いアシドーシス，播種性血管内凝固など重篤な合併症を伴うため，体温管理は重要であり，慎重に行う必要がある．頭囲が拡大した新生児は頭部の保温も必要である．また水無脳症，全前脳胞症，著しい脳室拡大と菲薄化した脳実質をもつ水頭症などでは視床下部障害をきたしやすく，室温が低いと低体温になって活動性の低下や意識障害がみられ，加温しすぎると体温が異常に上昇する．

●水・電解質の管理

　経口的あるいは経管的に摂取した水分量を推測するため，固形物では1gを1mLとみなして水分出納を計算する．これに持続点滴や静脈内注射などの水分量をすべて加えたもの

がすべての摂取水分量となる。体内では代謝水12mL/100kcalができる。この関係を式に表すと，「摂取水分量＋代謝水＝腎排泄量＋不感蒸泄量＋排液量（ドレナージなど）」となる。脳室，硬膜下腔から持続的に排液を行っていれば細胞外液を喪失し低ナトリウム血症にも注意する。不感蒸泄量は基礎代謝で45mL/kg/日であり，身体活動を伴う場合には乳児で60mL/kg/日，幼児40mL/kg/日，学童30mL/kg/日で体温が1℃上昇することに10％上昇する。

　新生児・乳児では体表面積あたりの必要水分量から体重に換算して輸液総量を求める（図6）。尿量は1mL/kg/時以上を目標に輸液を調整する。新生児では利尿がつくまで10％ブドウ糖液にカルシウムを添加したものを用い，利尿が得られた時点で，電解質液に変更する。乳児以降の等張性脱水に対する急速初期輸液は10〜20mL/kg/時で，利尿が得られるまで約4時間行う。緩速輸液では2〜5mL/kg/時を20〜23時間行う。小児点滴用セットでは1分間の滴下数が1時間の輸液量に一致する。例えば40滴/分は40mL/時，10滴/分は10mL/時の輸液量となる。注入ポンプを使用した場合には点滴漏れを起こすと皮膚の壊死を起こすため，自然滴下がみられた場合でも点滴刺入部の腫脹の有無などを頻回に観察する。

● 新生児・乳児の栄養管理

　必要カロリーはそれぞれ新生児120kcal/kg/日，乳児100kcal/kg/日，小児50kcal/kg/日である。低出生体重児では吸啜は28週からみられるが，呼吸と嚥下との協調は33週ごろまでには確立しないので栄養チューブを挿入して栄養する。周術期でミルクの飲みが悪い場合も経鼻チューブによる間欠的胃内栄養を行う。

　術前，術後の経口摂取の目安は術前6時間まではミルクを与え，術前4時間前に糖水または白湯を10mL/kg与えて脱水を予防する。12時間前から絶食が必要な患児は維持輸液を行う。術4時間後に腸雑音を確認し，まず白湯は糖水を20〜30mLほど与え，嘔吐がなければミルクを開始する。新生児では輸液量と哺乳量の総和量が120〜180mL/kgになるように調節し，段階的に哺乳量を増量，輸液量を減らしていく。哺乳量が100mL/kgを超

図6 小児の必要水分量

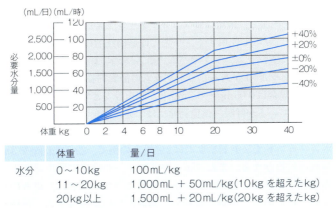

	体重	量/日
水分	0〜10kg	100mL/kg
	11〜20kg	1,000mL＋50mL/kg（10kgを超えたkg）
	20kg以上	1,500mL＋20mL/kg（20kgを超えたkg）

宮崎正夫，田中義文，橋本悟，佐和貞治．水分管理．ICUマニュアル．永井書店，1995．p80．より一部改変

えれば輸液を止める。嘔吐があれば原因を検索する必要がある。また胃内に残乳があれば哺乳量を減じ，その分輸液を増やす。

●排尿・排便管理

尿量は1mL/kg/時以上を保つ。新生児の持続導尿には6Frのバルーンカテーテルを使用する。二分脊椎などの術後に神経因性膀胱が増悪する可能性があれば術後数日間は留置するが，その他は尿路感染の予防のために早期に抜去する。便秘が継続する場合50％グリセリン（1回に1mL/kg）を用いて浣腸する。

●輸血の管理

貧血があれば手術開始前より輸血を行う。1回の輸血は10～20mL/kgを目安とする。急性硬膜下血腫では術前貧血が軽度であっても，緊急開頭に伴って頭蓋内圧を急激に減圧すると出血性ショックをきたすことがあるので輸血は手術開始前から始める。頭蓋骨縫合早期癒合症に対する頭蓋骨形成術では硬膜外腔や皮下に大きな死腔が発生し，術後24時間以内にこの部に大量出血しても硬膜外または皮下ドレナージから排除されない例があるため，循環不全に陥らないよう輸血を追加する。小児の手術においては術前に輸血を要しない出血許容量を算出し，対策を立てておくことが大事である。

▶周術期に用いる薬剤

セフェム系抗生物質，合成ペニシリン系抗生物質の投与量はいずれも100mg/kg/日（重症感染症では200mg/kg/日）で，これを術直前に投与する。濃グリセリン（グリセオール®）は1回0.5g/kgを1日2～3回投与し，マンニトールは1回1g/kgを1日2～4回投与する。筆者らは抗脳浮腫薬としてデキサメサゾンを用い，H_2遮断薬としてファモチジン（ガスター® 1mg/kg/日）を1日2回に分けて用いている。（解熱薬・抗痙攣薬は別項）

▶痙攣

新生児の痙攣は乳児期以降にみられる典型的な全般性強直性間代性発作はまれで，眼球運動異常，自律神経症状，四肢の運動異常など微細発作が主体であるため見逃しやすい。術後の痙攣の原因としてSIADH (syndrome of inappropriate secretion of antidiuretic hormone)，salt loosing syndromeや脳室ドレナージを留置した乳児例では髄液の喪失のため低ナトリウム血症がある。この場合は電解質を補正しないと痙攣は止まらない。周術期の絶食による抗痙攣薬の中断も発作の原因となる。予防としては全身麻酔前の最終投薬に2回分の抗痙攣薬を内服し，術後にはフェノバルビタール坐薬（ワコビタール® 4mg/kg/日）を1日2回または3回に分けて使用する。小児では筋肉注射は避ける。静脈内投与が可能な抗痙攣薬として，ミダゾラム，ジアゼパム，ホスフェニトインナトリウム，フェノバルビタール（ノーベルバール®）がある。ミダゾラムの静脈内投与の1回の総量は0.3mg/kgまでで，持続投与の場合は0.05mg～0.3mg/kg/時を目安とする。ミダゾラムによる呼吸抑制は軽いといわれているが呼吸・循環動態には十分に注意する必要がある。ジアゼパムは0.3mg/kgを呼吸抑制に注意して2分以上かけて静脈内に投与し，1回使用量は10mgまでとする。ホスフェニトインナトリウムは2歳以上の例で，22.5mg/kgを3mg/kg/分以下の速度で静脈内に投与する。またフェノバルビタールは主に新生児てんかんに用い，20mg/kgを静脈内投与する。痙攣がコントロールできない場合は，患者の状態に応じ，初回投与量を超えない範囲で用量を調節し，静脈内に追加投与する。維持投与は2.5～5mg/kgを1日1回静脈内投与する。これに加えてレベチラセタム（イーケプラ®）が点滴静

注が可能な薬剤として発売された。4歳以上の患児には20mg/kgを1日2回用いる。

『てんかん診療ガイドライン2018』では痙攣重積の定義を「発作がある程度の長さ以上に続くか，または短い発作でも反復しその間の意識の回復がないもの」とし，持続時間に関しては5分以上持続した場合治療を開始すべきで，30分以上継続すると後遺障害の危険性があるとしている[11]。重積状態の治療フローチャートを 図7 に示す。治療開始の遅れは虚血や脳浮腫による頭蓋内圧亢進により脳に不可逆的損傷を加える。難治になった場合，呼吸管理下に脳波をモニターする必要がある。脳波では burst and suppression の状態にして72時間程度持続する。ミダゾラムを用いると外見上痙攣発作が消失しても，脳波上では痙攣重積が持続している非痙攣性痙攣重積状態に陥ることがあり，この診断には脳波検査が必須で，ミダゾラム以外の薬剤で治療すべきである（小児けいれん重積治療ガイド

図7 小児のてんかん重積状態の治療フローチャート

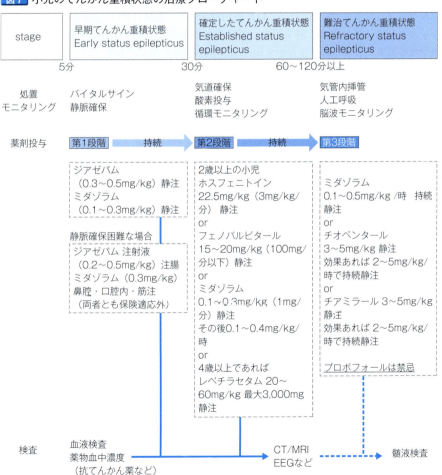

てんかん診療ガイドライン[11]より一部改変

ライン 2017：https://www.childneuro.jp/modules/about/index.php?)。

▶小児感染症

　入院時に感冒などの感染症を疑わせる所見がある場合，可能であれば入院を延期する。筆者の施設では面会者からの感染を防止するため15歳以下の面会を禁止している。両親であったとしても獲得した免疫の無い疾患（水痘・風疹など）に感染した場合には入室を禁じる。免疫耐性のない乳幼児に対して集団感染を引き起こす可能性の高い小児ウイルス性疾患には水痘・麻疹・風疹である。また頻度は少ないが流行性角結膜炎，伝染性紅斑，手足口病，単純ヘルペス感染症，インフルエンザ，ウイルス性肝炎，突発性発疹も重要である。感染力の強い水痘，麻疹，流行性耳下腺炎，流行性角結膜炎が病棟内で発生した場合は当該児を感染症病棟に移すか，可能であれば退院させる。免疫のない同室者は潜伏期間中は退院させる。入院継続が必要であった場合は予防的投与の必要性を保護者に説明し，アシクロビル（ゾビラックス®）を1回20mg/kgを1日4回1週間続けて経口投与するか，免疫グロブリン製剤100mg/kgを1回静脈内投与する。乳児のRS（respiratory syncytial）ウイルス気管支炎は発熱と咳を呈し，CRPの上昇は軽度であるがしばしば重症化して呼吸管理が必要となる。鼻汁などからRSウイルスの抗原が検出できる。

▶視床下部・下垂体内分泌障害

　患児，保護者には補充療法を中止すれば短期間に尿崩症や副腎不全などの重篤な状態に陥ることを退院前に十分理解してもらう。

●副腎皮質ホルモン（adrenocorticotropic hormone：ACTH）

　CRH（corticotropin releasing hormone）の1.5μg/kgの負荷により，正常では投与前値に対してACTHでは30分後に3倍以上，コルチゾルでは60分後に2倍以上の反応値となる。副腎皮質ホルモンの補充療法はヒドロコルチゾン（10mg/m²/日）を朝夕2～3回に分けて経口投与する（朝2：夜1の比率で）[12]。半減期が90分と短いため，感冒，下痢，高熱などで内服できないと短期間で急性副腎不全の症状として全身倦怠感，活動性の低下がみられ，さらには低ナトリウム血症，意識障害，ショックをきたす。強いストレスとなる全身麻酔や手術などには事前にヒドロコルチゾンを1日投与量の2～3倍の量を6時間毎に静脈内投与する。

●抗利尿ホルモン（antidiuretic hormone：ADH）

　ADH分泌不全による尿崩症に下垂体前葉ホルモン分泌障害を合併していれば典型的な多尿の症状はみられない。この状態で副腎皮質ステロイドを投与すると尿崩症が顕在化する（masked diabetes insipidus）。

　視床下部・下垂体近傍の術後や神経内視鏡を用いた第三脳室底開窓術に伴い，尿崩症が術中や術後数時間で出現することがある。尿崩症は持続もしくは一過性の場合もある。術前後に体重を測定し，以後1時ごとに尿量と尿比重を測定する。尿量が100mL/時（乳児では50mL/時）を超え，かつ尿比重が1.005より低下した時点で水溶性ピトレシン0.02単位を静脈内投与する。尿量や尿比重，血中ナトリウム値を観察しながら必要に応じて投与する。持続的に投与すれば尿量が持続的に減少し低ナトリウム血症（水中毒）を合併しやすい。進行すれば活動性の低下，痙攣，意識障害を起こす。このような場合は水分摂取を制限し，一時的にピトレシンの投与を注視して尿量を増加させて補正する。尿崩症が持続するときはデスモプレシン（デスモプレシン®点鼻薬もしくはスプレー）に切り替える。通常

朝夜1日2回の投与で効果が長ければ1日1回でよい。鼻炎，感冒などで鼻粘膜からの吸収が悪いと効果がなかったり，短期間で消失する可能性があるため追加を考慮する，また経口薬のミニリンメルト®を定期的に用いることが多くなっている。新生児や乳児，意識障害を伴う例，視床下部障害により口渇感を訴えない例では水分バランスの管理が困難である。このような場合，筆者らは毎日の体重変化と水分バランスを指標としている。体重が1～2日で大きく減少すれば脱水を疑い，術後1～2日で体重が術前以上に増加すれば，水中毒を疑って血中ナトリウム値を測定して，適切に対応する。

- 甲状腺刺激ホルモン(thyroid-stimulating hormone：TSH)

　甲状腺ホルモンの補充はレボチロキシンナトリウム2～3μg/kg/日を1日1回1投与する[12]。血中freeT4値を正常に保つ。この薬剤の半減期は7日間と長いので，薬剤を数日間中止しても問題はない。

- 成長ホルモン(growth hormone：GH)，その他の下垂体系ホルモン

　小児科と相談し補充療法を行う。

▶新生児・乳児期に特有な病態への対応

- 新生児期の貧血と高ビリルビン血症

　成熟児では血液濃縮のためヘモグロビン値は生後数時間で急上昇し，約1週間で元のレベルに戻る。その後徐々に低下し，生後2～4ヵ月の乳児期には生理的貧血がみられる。低出生体重児では貧血が進行する。胎児型ヘモグロビンは3～5ヵ月で成人型ヘモグロビンをもつ赤血球に置き換わる。生理的黄疸は生後2～3日にあらわれ，4～5日目ごろが最も強くなり，1～2週間で消える。治療が必要となる新生児の高ビリルビン血症は総ビリルビン値が低出生体重児や早産児では12mg/dL以上，成熟児では15mg/dL以上である。

- 出血傾向

　ビタミンK欠乏性の頭蓋内出血を予防するため，出生直後，1週間後，1ヵ月後の3回経口的にビタミンKシロップを投与する。出生直後から絶食が必要な場合ビタミンK 2mgを経静脈的に投与する。母乳栄養では不足しやすいため注意が必要である。原因が明らかでない頭蓋内出血は血友病，先天性胆道閉鎖症に伴うビタミンK欠乏症などまれな疾患も考慮する。

- 発熱

　小児例での脱水や全身麻酔後数時間内に38.5℃以上の発熱をみることが多い。2歳までの小児では高熱時に痙攣を起こしやすいので，輸液ルートを確保し発熱の原因を検索する。解熱薬としてはアセトアミノフェン坐薬（アルピニー®）1回10mg/kg，点滴（アセリオ®）は乳児および2歳未満の幼児では1回7.5mg/kgを，また2歳以上の幼児および小児では体重1回10～15mg/kgを15分かけて静脈内投与し，投与間隔は4～6時間以上とする。ジクロフェナンナトリウム（ボルタレン®）は低体温やショックが起きるリスクがあるため乳児には使用せず，またアスピリンはライ症候群を起こす可能性があるため使われなくなっている。

- 嘔吐

　頭蓋内圧の亢進による嘔吐は胃内容が勢いよく噴水様に吐出され，ミルクや食事を摂取しなくとも繰り返す。嘔吐はミルクを飲んだ後の胃内のガス抜きが足りないときにも起こる。食道胃接合部の機能低下により生じる胃食道逆流で少量の吐乳が継続する。この場合

は上半身を挙上して，時間をかけてミルクを与える。経鼻チューブの場合は1回の注入量を減らして与える回数を増やす。感染などウイルス感染に伴う嘔吐では腸管蠕動が乏しく，腹部膨満，下痢がみられる。シャント感染などによる腹膜炎ではイレウス症状を伴う。嘔吐継続するときには絶食にして輸液を行う。尿中ケトン体が陽性であったとしても単なる自家中毒と考えず，嘔吐の原因検索が必要である。

● **下痢**

乳幼児の下痢の原因としてウイルス性腸炎が多い。ロタウイルスやアデノウイルスが多く，黄白色の水様便を特徴とし，発熱，嘔吐，腹部膨満を伴う。便のウイルス抗原検査を行えば容易に診断できる。細菌性腸炎の原因としては腸炎ビブリオや病原性大腸菌が多く，他に抗生物質投与により腸内細菌叢が変化しても下痢が発生する。ウイルス性腸炎の予防としては接触感染をするため手洗いを必ず行い，周術期の乳幼児とは同室にしない。細菌性腸炎は感染症として隔離する。乳幼児では容易に脱水をきたすため原則として絶食にして十分に補液する。静脈路を確保して利尿がつくまではソリタT1®などカリウムを含まない輸液を投与し，整腸薬を経口投与する。利尿がつけばソリタT3®などの維持輸液に変更する。粘血便がみられた場合は腸重積などを鑑別診断に入れる。

新生児・乳児の術中管理(p.450参照)

▶ 術中の体温管理

手術室では手術開始の前に室温を高く設定する。入室後手術台に患児が乗るまで体温が下がらないように準備をする。麻酔導入時にはラディアントウォーマーを用いる。四肢にはアルミ製のホイルを巻き放熱を防ぐ工夫をする。術野以外の部分にはタオルをかけ保温に努める。

▶ 手術体位

低出生体重児，新生児では覆い布は軽いディスポーザブルのものを用いる。術野に顔面部分が露出するときには眼球部を0.02％のマスキン液で消毒する。頭部はシリコン製の馬蹄型頭部支持器に載せるか，ヘッドピンで固定する。小児用ヘッドピンは2歳を過ぎれば注意して使用が可能となる[13]。伏臥位の手術では馬蹄型頭部支持器の上にスポンジを置き，顔面の広い範囲で支えるようにし，眼球を圧迫しないように注意する必要がある。後頭下開頭などで頸部を屈曲位にする場合は下顎と頸部の間に少なくとも1横指挿入できる程度とする。また閉塞を防ぐために挿管チューブはspiral tubeを用いる。体位を固定したら気管内吸引を行いスムーズに吸引可能か確認する。大量の出血が予想される場合は中心静脈ルートを確保する。

▶ 術中操作

新生児の頭皮や皮膚は薄いので水頭症に対する脳室腹腔シャントは2,000g以上（できれば2,500g以上）の体重が望ましい[2]。それ以下の体重であればOmmaya reservoirを脳室内から皮下に設置するし，間欠的に吸引するか，subgaleal shuntを形成し，体重増加を待つ。開頭の手技としては新生児期から乳児期，幼児期では頭蓋骨の縫合部での骨と硬膜との強い結合があるため，縫合部を十分骨と硬膜を剥離しておく必要がある。硬膜内での顕微鏡下の操作では新生児から乳児期例では血管の動脈硬化性変化はなく，脳表面も比較

的損傷されにくいので手術操作は成人例よりもむしろ容易といえる[14]。しかし，この時期脳室から髄液がくも膜下腔に開放されれば術後硬膜下水腫や血腫を起こしやすいので，ゼルフォーム®などにフィブリン糊を塗布して脳室とくも膜下腔の交通を遮断する。硬膜縫合部からの髄液漏が発生すれば，皮下に貯留し，細菌感染しやすいので，密に硬膜縫合を行い，さらにこの縫合部をフィブリン糊などで補強することが多い。硬膜外ドレーンは広範囲の開頭でなければ新生児，乳児には留置しないことが多い。

▶創部の保護

新生児や乳児の頭皮下組織は疎なため，術後に頭皮下に髄液や血液が貯留しやすい。そのため術直後から弾性包帯で軽く圧迫しておく。皮下貯留を防止するためには術中の硬膜閉鎖が重要である。縫合部が著明に拡大した大きな頭蓋を持つ水頭症の患児では髄液の流出により頭蓋形態を保つことができないことがある。低出生体重児や新生児の頭皮はこのような軽い圧迫でも壊死が起こりやすいため注意する。特にシャントのデバイス部位や骨の突出部では壊死が起こりやすいので，周囲にガーゼを置いて突出部を保護するなど工夫をする必要がある。また表皮剥離が起こりやすいためテープなどを勢いよく剥がすことはせず，リムーバーなどを用いて丁寧に剥がす必要がある。

以上小児脳神経外科の総論をまとめたが，前述した通り，この領域は小児科を始め多職種が関与し患児に最も適した治療を行うべきであり，小児脳神経外科医はこのチームのまとめ役としても機能すべきである。

（下地一彰，新井　一，坂本博昭，國廣誉世）

文献

1) Nyberg DA, ed. Diagnostic Imaging of Fetal Abnormalities. Lippincott Williams & Wilkins, Philadelphia, 2003.
2) 胎児水頭症ガイドライン編集委員会編. 胎児水頭症―診断と治療ガイドライン改訂2版. 金芳堂, 京都, 2010.
3) Galioti P, Danelon D, Bontempo S, et al. Fetal cerebral ventriculomegaly: outcome in 176 cases. Ultrasound Obset Genecol 2005; 25: 372-77.
4) Boran P, Oguz F, Furman A, et al. Evaluation of fontanel size variation and closure time in children followed up from birth to 24 months. J Neurosurg Pediatr 2018; 22: 323-29.
5) 坂本博昭. 3章 患者・家族への説明 §1 インフォームド・コンセント. 小児脳神経外科学(山崎麻美, 坂本博昭, 編集). 金芳堂, 京都, 2015. p129-39.
6) Pang D, Zovickian J, Wong ST, et al. Limited dorsal myeloschisis: a not-so-rare form of primary neurulation defect. Childs Nerv Syst 2013; 29: 1459-84.
7) Weprin BE, Oakes WJ. Coccygeal pits. Pediatrics 2000; 105: E69.
8) 川名 信, 和名由布子. 小児脳神経外科疾患の麻酔・鎮静法. 小児脳神経外科診療ガイドブック. メジカルビュー社, 東京, 2013, p46-51.
9) 坂本博昭, 松坂康弘. 小児脳神経外科領域での周術期管理. 脳外誌 2013; 22: 269-75.
10) 小宮山正樹. 4章 治療 §3 血管内治療 小児脳神経外科 (横田 晃, 監修, 山崎麻美, 坂本博昭 編集). 金芳堂, 京都, 2009. p194-215.
11) てんかん診療ガイドライン
12) 依藤 亨. 12章 脳神経外科医が知っておくべき各領域の知識 §4 内分泌領域. 小児脳神経外科学(山崎麻美, 坂本博昭, 編集). 金芳堂, 京都, 2015. p972-83.
13) 新井 一. 4章 治療 §2 手術治療 2. 手術総論. 小児脳神経外科学(山崎麻美, 坂本博昭, 編集). 金芳堂, 京都, 2015. p162-7.
14) 坂本博昭. I 総論 小児脳神経外科手術(頭蓋・脊椎)の基本. 小児脳神経外科診療ガイドブック. メジカルビュー社, 東京, 2013, p2-13.

Ⅵ 小児（新生児・乳児）

水頭症

水頭症一般

▶原因
水頭症の原因には先天性と後天性があり，主な疾患は 表1 に示すとおりである[1]。

▶臨床症状と診断に必要な検査

●臨床症状
表2 のように症状は月齢，年齢によって異なる[1]。低出生体重児の脳室内出血による水頭症の場合，症状は易刺激性・発熱・無呼吸発作・痙攣・徐脈・後弓反張・大泉門膨隆がみられるがclinically silentであることも多いため頻回の超音波検査が必要である。

●超音波検査
新生児・低出生体重児では脳室拡大の程度，水頭症の原因疾患の検討に頻用可能である。また他臓器奇形の検索も同時に行うことが可能である。術中ではシャント挿入時のモニターとしても使用される。Dopplerによる脳血管のpulsatile indexの検討は治療効果の判定となる。

●CT，MRI，phase contrast cine MRI
CTは簡便で短時間に撮像することが可能ではあるが，反面被ばくが大きな問題となっ

表1 小児水頭症の主な原因

先天性	後天性
中脳水道狭窄症	新生物
Dandy-Walker奇形	くも膜嚢胞
ChiariⅡ型奇形	胚芽層の出血
虚血	Galen大静脈瘤
Bickers-Adams症候群	感染
Monro孔形成不全	軟骨形成不全症
くも膜顆粒形成不全	頭蓋骨縫合早期癒合（症）
原因不明	原因不明
脳瘤	

Detwiler PW, et al. Pediatric neurosurgery. Churchill Livingstone, 1999, p254-71.[1]より引用改変

表2 水頭症の臨床症状

乳児	幼児
急激な頭囲拡大	頭痛
大頭症	嘔吐
大泉門膨隆	意識障害
頭蓋縫合開離	眼筋麻痺
無呼吸発作	大頭症，巨頭症
徐脈	腹痛
頭皮静脈の怒張	行動異常
落陽現象	記憶障害
眼筋麻痺	学力低下
乳頭浮腫	精神障害
哺乳力低下	乳頭浮腫
嘔吐	易刺激性
嗜眠状態	
前頭部膨隆	
Macewen徴候	
頭部上下運動	
頭蓋透光性	

Detwiler PW, et al. Pediatric neurosurgery. Churchill Livingstone, 1999, p254-71.[1]より引用改変

てくる。そのためCTは緊急時に行うべきである。一方MRIは詳細な画像を得ることができるが患児を鎮静させて検査を要するためman powerなども必要となる。両者ともに水頭症の原因，脳室拡大の程度，periventricular leukomalacia(PVL)の有無，合併奇形の有無，脳室内隔壁，シャント合併症の有無などが検索可能である[2]。特にMRIのheavy T2 imageは詳細な構造を確認することが可能であり，水頭症の原因の検索に有用である。またcine MRIによるcerebrospinal fluid (CSF) flow studyおよびTime-SLIP法[3]は髄液の動体を可視化することが可能で中脳水道狭窄などの閉塞機転の診断に有用である。

● CT，Radioisotope(RI) cisternography

髄液循環の評価に用いることがある。造影剤イオトロラン（イソビスト®）240：乳児3mL，幼児4～5mL，学童児6～10mLまたはRI〔[111]In-DPTA：diethylenetriamine pentaacetic acid（ジエチレントリアミン五酢酸インジウム）：小児投与量＝成人投与量37MBq×（年齢＋1）/（年齢＋7）〕を投与後3，6，24，48時間後まで計測する。2歳以下では正常でも脳室内逆流があり，24時間以上の脳室内逆流の停滞，48時間以上の脳表停滞をもって異常とする[2]。

● MR angiography，脳血管撮影

軟骨異栄養症や症候群性の頭蓋骨縫合早期癒合症では頚静脈孔の狭窄によって静脈還流が阻害され静脈圧が上昇する。そのため髄液吸収が障害され，水頭症が生じると考えられている。軟骨異栄養症は成長とともにこれが改善し脳室拡大は停止することが多いが，症候群性頭蓋骨縫合早期癒合症は改善することがまれであるため，頭蓋形成術を行う。もしくは脳室腹腔シャント術を先行させる。この診断にMR angiography，venographyが有用である。またガレン大静脈瘤など血管障害による水頭症が疑われた場合は治療するタイミングで脳血管撮影が必要となる。

● 頭蓋内圧モニタリング，髄液負荷試験(Bolus infusion test)

水頭症では脳室内圧がモニターされることが多いが，乳幼児の頭蓋内圧の正常値は3～7mmHg（新生児1.5～6mmHg）であり，rapid eye movement（REM）睡眠期の圧波の有無にも注意を払う。脳室拡大が不明瞭な水頭症の手術適応決定，停止性水頭症の判断，slit like ventricle（詳細後述）の診断時に必要である。Bolus infusion testでは髄液圧（opening pressure）に加えて髄液吸収圧（absorption pressure，正常値2～10mmHg），pressure-volume index（PVI，正常値10.5±3.7），髄液吸収抵抗値R0（正常値2.9±3.8mmHHg/mL/分）を計測する[5]。R0が高値を示す場合にはシャント術の適応がある。

● 造影剤によるshuntgram(シャント造影)

造影剤を用いる場合検査は透視室で行う。造影剤イオトロラン（イソビスト®）240をシャントバルブに注入し，腹側を皮膚の上から強く押さえて脳室内に造影剤が流れていくか確認する。次に頭側側を同様に押さえて，腹側チューブを通って腹腔内に造影剤が流れていくことを確認する。シャントの不完全閉鎖，流量低下の診断に重要である。RIを用いる場合もあるが，RIを用いてシャント造影をする施設は少ないと思われる。

● 脳血流SPECT

治療効果の判定には有用であるが，水頭症の原因病態と結果の両方が加味されるので解釈には注意がいる。RIは[99m]Tc-ECD：ethyl-cysteinate dimer（780MBq×（年齢＋1）/（年齢＋7）を使用する。ダイアモックス®負荷テストにはアセタゾラミド（ダイアモックス®）

20mg/kgを静注していたが，現在は行われることは少ない。

以上診断に使う可能性のある検査を列挙したが，患児に負担のかかる検査もあるため適切な検査を取捨選択しながら診療にあたるべきである。

▶治療
●治療の適応
　胎児エコーで脳室拡大が疑われた場合，時間をおいて繰り返し観察を行う。脳室が継続して拡大した場合は胎児MRIを施行する。水頭症が疑われた場合は出生後手術の適応を検討する。新生児の水頭症の場合は脳室腹腔シャント術が第一選択となる。乳児では定期検診において頭囲拡大，大泉門の緊満，落陽現象などがみられた場合前述の精査を行い水頭症の診断をつける。1歳半前であれば治療の第一選択は同じく脳室腹腔シャント術（ventriculo-peritoneal shunt：V-Pshunt）となるが，中脳水道狭窄など明らかな閉塞機転が存在する場合は神経内視鏡下第三脳室底開窓術を検討することもある。大泉門が閉鎖する1歳半以降は水頭症の症状は 表2 にある通り，頭痛・嘔吐など成人に近い症状を呈する。この場合も精査を行い水頭症の診断がついた場合，閉塞機転が存在すれば神経内視鏡下第三脳室底開窓術を検討しても良いと考えられる。幼児期以降の水頭症は後頭蓋窩脳腫瘍によって生ずる水頭症もみられるため注意を要する。

●V-Pシャント手術の要点
・使用する器機（シャントデバイス（shunt device），シャントカテーテル）の選択

　以前使用されていた定圧のバルブではsiphon resisting valve（Delta），flow regulating valve（Orbis Sigma）と従来の差圧バルブの間では初回シャント機能不全までの期間には差は認められなかったと報告されている[6]。

　圧可変式バルブが発売され，本邦でも使用する割合が高くなりかなりの期間が経つが，各種ある圧可変式バルブとsiphon resisting valveとの併用によりある程度over drainageを防止できるので，over drainageによる合併症発生が予測される症例では，圧可変型バルブやさらにsiphon resisting valveの追加を検討する。2014年にシャントバルブの選択に関してのsystematic reviewが発表された。269編の論文より，inclusion criteriaに当てはまった22編の検討を行った結果，小児の水頭症に関してどのデザインのシャントが有用であるか否かの判断をするには十分なエビデンスを得ることができなかった。故に現時点ではどのデザインのシャントも治療の選択肢として検討して良い（Level Ⅰ：high degree of clinical certainty）。そして圧可変式と定圧式バルブの選択においてどちらが有効であるか否かの判断をするにも十分なエビデンスはない。故に圧可変式，定圧式のバルブは両者ともに小児水頭症の治療の選択肢となりうる。（Level Ⅱ：moderate degree of clinical certainty）と結論づけている[7]。また2018年に欧米諸国に遅れること20年近く経ってようやく抗菌剤含浸シャントカテーテル（Bactiseal®）が本邦で使用が可能となった。このシャントカテーテルとこれまでのシャントカテーテルの比較を行ったシステマチックレビューにおいては44編の論文のうちinclusion criteriaを満たす6編の検討を行った結果，Level Ⅲ（unclear degree of clinical certainty）ではあるもののantibiotic-impregnated shuntはこれまでのconventional siliconeと比較してシャント感染のリスク低減に関与している可能性がある。故に小児水頭症のシャントが必要な患児に使用する選択肢である，と

結論づけている[8]。日本脳神経外科学会は耐性菌発現のリスクもあるため，基本となる包括的予防策を行うとともに，本品を使用する必要が高いと判断される以下の患者に限って使用することと指針を出している。
1. シャント感染を繰り返す症例
2. シャント挿入方法やカテーテル挿入経路が限られている症例
3. シャント感染による続発症が重篤化するリスクの高い症例：中枢性感染（髄膜炎，脳炎，脊髄炎等）の既往のある患者
4. シャント感染高リスク症例：慢性皮膚疾患，免疫不全，重篤な基礎疾患をもつ患者および小児患者

● 手術中の注意点

　シャント感染の防止が最も強調されるべき注意点である。一般的にシャント感染は1年で40%生じる[9,10]といわれ，シャント感染率は一般的に8〜10%といわれている[11]。このシャント感染を防ぐために世界中でさまざまな努力が行われている。2007年にPirotteらは手術室の術者，麻酔医，看護師の人数を制限，手術を朝1番に行う，手術室の入室制限を行うことでシャント感染率を17%から1%に減じることができたと報告している[12]。また北米のグループは多施設でプロトコールを制定し，シャント感染率を低く抑えることができたことを報告している[11,13]。HCRN（Hydrocephalus Clinical Research Network）のプロトコールを 図1 に示す。各施設でプロトコールを策定し，感染の低減に努めることを強く推奨する。

● V-Pシャントが不可能な場合

　余分な髄液の導出先としてはこれまでさまざま報告があったが，一般的に小児では多くの場合脳室心房シャント術（ventriculo-atrial shunt：V-A shunt）が選択される。以前は顔静脈をcutdownして露出していた[14]が，最近はpeel away sheathを用いて頸静脈を確保してdistal shuntを挿入する[15]。心房側の位置確認は術中CアームでTh6の椎体下端を目安に，また心臓超音波にて決定するのが簡便で確実である。V-Aシャントの心房側の先端は成長とともに上大静脈に抜けて，血栓形成をしやすくなる。そのため定期的な入れ替えが必要となるため可能であればV-Pシャントに切り替えることを検討する。3歳以上になるとdistal catheterを胸腔内に留置することが可能となるという報告もあるが[16]，筆者の施設では胸腔内にCSFがoverflowすることによる呼吸障害を避けるため，5歳以上の年長児でpleural shuntを検討している。

● シャント合併症の管理

　シャント合併症には①感染，②機能不全あるいはシャントの機械的問題（閉塞・断裂・離脱・underdrainage），③髄液過剰流出（overdrainage），④その他（腹腔内嚢胞，髄液漏や皮膚異常）など多岐にわたる。シャント感染は1ヵ月以内に57%，4ヵ月以内に40〜60%，6ヵ月以内に90〜100%が発生するといわれている。感染はシャント後8ヵ月までの初期合併症に多い[17]。TamberらのシステマチックレビューではJamesらのシャント感染した場合の治療に関し，シャントを残したまま抗生剤投与をする場合とシャントを一部体外に導出するexternalizationもしくは抜去しシステマチックに抗生剤を投与する場合を比較したstudy[18]を元に，シャント抜去もしくはシャントを一部体外に導出し，抗生剤を投与する治療はLevel II（moderate degree of clinical certainty）のエビデンスレベルで推

奨されると報告している[19]。髄膜炎が主体をなし，髄液から細菌が検出された場合はシャントをすべて抜去するほうが良いと思われる。

シャントの閉塞はいつでも生じる可能性はあり，シャントの断裂・離脱や髄液過剰流出はシャント後8ヵ月以降に多い[17]。Saint-Roseの1,719例の検討のうち，初発のシャント合併症689例では脳室側閉塞30.2％，腹腔側閉塞13.2％，その他の閉塞が11.6％，カテーテルの断裂・離脱が19.1％，皮膚トラブルが3.3％，腹腔内囊胞形成が0.7％であった[9]。その他特殊な条件での合併症として頭蓋－脳不均衡，シャント経由の腫瘍転移などもみられる[20]。

髄液の過剰流出がみられると脳室が狭小化しシャント依存性水頭症に移行した症例では，1.0〜6.5％の頻度に頭痛，嘔吐，意識障害などの症状が間欠的に出現するが，脳室拡大が認められない。これをslit-like ventricle syndrome（SVS）という。シャント閉塞が存在せず，狭い脳室壁にシャント脳室側がseal-offされ，脳実質のコンプライアンス低下も加わり，脳室が拡大せず，頭蓋内圧が高くなる場合を狭義のSVSという。従って，SVSに対しては，まずシャント閉塞（特に脳室側）の有無をCT，shuntgraphyなどで確認する。シャント機能に問題がない場合には，頭蓋内圧モニタリングを行い，症状の出現に一致して，低髄液

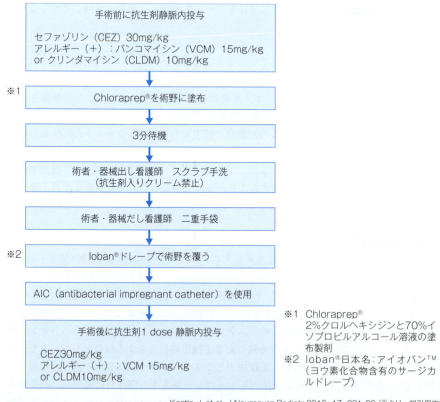

図1 HCRN protocol to reduce shunt infection

Kestle J, et al. J Neurosurg Pediatr 2016; 17: 391-96.[13]より一部引用改変

圧が出現する場合には，antisiphon deviceの追加や圧可変型シャントへの交換を考慮する。逆に頭蓋内圧上昇が認められるときは，subtemporal craniectomyやexpansion craniotomyを行う[1,6,20]。

・シャント設置患児の退院後管理

　退院前にシャント閉塞，シャント感染症発生時の症状や対応について，家族に指導する。退院後の適切なfollow-up間隔を明らかにした報告はないが，2ヵ月以内に多くのシャント感染が発生するため，退院から2週〜1ヵ月で一度診察し，その後3〜6ヵ月ごとに診察する。画像診断によるfollow-upは3ヵ月後，6ヵ月後，1年後に行い，その後は少なくとも年に1回は画像診断を行うほうがよい。術後5ヵ月後のcerebral mantleが3.5cm以上ない場合はシャント機能やシャント・デバイスの再検討を行うべきである[21]。

● 神経内視鏡による治療

　最近では，脳室内嚢胞による水頭症や，1歳以上で，閉塞部位が第三脳室から中脳水道，第四脳室にある場合には，脳室鏡による開放術や第三脳室底開窓術（endoscopic third ventriculostomy：ETV）がまず選択されることも多い。1歳以下ではETVの有効率は30〜40％と低くなるが，明らかな閉塞機転が存在する場合はETVも考慮して良いのでないかと考える。この点を考慮して適応を決定する。またETVで水頭症が管理できない場合は速やかにV-Pシャントに切り替えることも十分に頭に入れておく。KulkarniらはETVの手術適応を決める目安として，ETV Success Score（表3）を提案している[22]。年齢，水頭症の病因，シャント手術の既往の各3項目の合計した値が，ETVの成功率となる。手術手技の詳細については，「神経内視鏡治療（水頭症・脳室内腫瘍）」（p.797）の項を参照されたい。Once a shunt always a shuntの時代からThe best shunt is no shuntの時代になり水頭症の治療法の選択は十分な検討が必要となってきている。

低出生体重児脳室内出血水頭症

　新生児医療の進歩に伴い，低出生体重児の生存は可能になってきた。しかしながら生下時体重1,500g未満の極低出生体重児，1,000g未満の超低出生体重児では，脳室内出血が死因の主要原因であることは変わりがない。脳室内出血は出生後，24時間以内に50％，日齢1日に25％，日齢2日に15％，90％が生後72時間に発症するといわれている[23]。その原因は患児の脳の未熟性が原因であり，胚芽細胞層の機能的脆弱性，血管走行の解剖学的

表3 ETV Success Score

Score	年齢	水頭症の病因	シャント手術の既往
0	＜1ヵ月	感染後	既往あり
10	1〜6ヵ月		既往なし
20		脊髄髄膜瘤，脳室内出血，非中脳視蓋部腫瘍	
30	6ヵ月〜1年	中脳水道狭窄，中脳視蓋部腫瘍，その他	
40	1年〜10年		
50	10年≦		

ETV Success Score＝年齢＋成因＋シャント既往

Kulkarni AV, et al. J Pediatr 2009; 155: 254-9.[22]より改変引用

脆弱性，autoregulationの未熟性が挙げられる．発生頻度は年々減少している．Stollらによると，1,500g以下の極低出生体重児の脳室内出血は1980年代では35〜50％，1990年代には15〜30％，2008年には16％であった[24]．本邦では，2013年の周産期母子医療センターネットワークの報告で在胎週数32週未満および出生体重1,500g以下の新生児の脳室内出血の発生頻度11％であった〔重症度分類（後述）GⅠ：40％，GⅡ：22％，GⅢ：17％，GⅣ：21％〕．

脳室内出血の重症度は超音波所見から 表4 のように分類する[23]が，gradeⅢ，Ⅳの重症例では高率に出血後水頭症の発生がみられる[25,26]．未熟児出血後水頭症の治療に際して2014年にシステマチックレビューが発表された[27]．この論文には7つのrecommendationが表記されている．

- 脳室髄液貯留槽設置（ventricular access device：VAD），脳室ドレナージ（external ventricular drains：EVD），脳室帽状腱膜下シャント（ventriculosubgaleal：VSG），腰椎穿刺いずれの方法も未熟児脳室内出血の管理に用いることができる．（Level Ⅱ，moderate degree of clinical certainty）
- VSGシャントは脳室髄液貯留槽設置と比較して連日の髄液吸引排除の回数を減らすことができる．（Level Ⅱ，moderate degree of clinical certainty．）
- V-Pシャント術回避，水頭症のコントロールが目的の繰り返す連日の腰椎穿刺は推奨できない．（Level Ⅰ，high clinical certainty）
- シャント設置の回避を目的にtissue plasminogen activator（t-PA），ウロキナーゼ，ストレプトキナーゼをはじめとした血栓溶解薬の脳室内投与は推奨されない．（Level Ⅰ，high clinical certainty）
- アセタゾラミドとフロセミドの投与は，シャント設置を回避する目的に使用することは推奨できない（Level Ⅰ，high clinical certainty）
- 未熟児脳室内出血水頭症の患児のシャント手術の時期を判断する患児の体重と髄液細胞数の基準値を示す十分なエビデンスはないため，臨床的判断が必要である．（Level Ⅲ，unclear clinical certainty）
- 未熟児脳室内出血水頭症に対してETVを行う十分なエビデンスはいまだ存在しない．（Level Ⅲ，unclear clinical certainty）

諸外国からの報告ではEVDと比較して，VAD，VSGシャントの報告のほうが多く，また血栓溶解剤の脳室内投与においては高いエビデンスレベルで推奨されないとされている

表4 早産児脳室内出血の頭部エコーによる重症度分類（Volpeの分類）

IVH Grade	超音波所見
Ⅰ度	脳室上衣出血のみ or 傍矢状断でIVHが脳室内腔の10％以下
Ⅱ度	IVHが脳室内腔の10〜50％
Ⅲ度	IVHが脳室内腔の50％以上 多くの場合脳室拡大（+）
Ⅳ度	脳実質内出血（出血性梗塞）

が，本邦ではPIカテーテル®を用いてEVDを置き，Grade Ⅳの症例にはウロキナーゼ脳室内投与を行い良好な結果を得たという報告もある[28]。

当施設で行われてきた未熟児脳室内出血水頭症に対する治療アルゴリズムを 図2 に示す。このなかで，高いエビデンスをもって推奨される治療法は，VADまたはVSGシャントのみであり，その他の治療法は，臨床医の判断に委ねられている[29]。

対象が体重1,500g以下（特に1,000g以下が多い）の低出生体重児であり，直ちにシャント術を施行すると，感染症，シャント閉塞などの合併症発生率が高いため，VADもしくはVSGシャントによる排液管理を行う。この管理を施行しても，髄液循環障害が解除できず，進行性脳室拡大を呈した症例に対しては，体重が2,000gに達するまで待機し，V-Pシャントを行う[25,26]。その際には原則として圧可変式のバルブが小さなタイプのシャント（当施設ではCodman Hakkim圧可変式バルブmicro®）を低圧設定にして管理する。

髄膜炎後水頭症

化膿性髄膜炎における脳外科的合併症のなかで一番発生率が高いのが髄膜炎後水頭症である[30]。進行性水頭症の場合にはシャント術を施行するが，髄膜炎後水頭症に対するシャント術の時期の決定は，①無菌状態の持続（髄液細菌培養が3回続けて陰性），②髄液細胞数100～200/mm³以下，髄液蛋白量100～200mg/dL以下，糖25～30mg/dL以上，③CRP（C-reactive protein）陰性化後1週間以上経過しているの条件を満たしたときとする[31]。

図2 未熟児脳室内出血水頭症の周術期管理

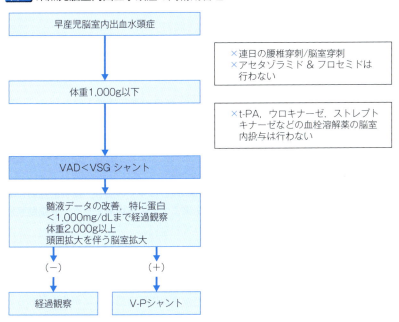

治療上問題となる髄膜炎後水頭症に特有の病態や術後合併症としては，脳室内隔壁形成，腹腔内嚢胞形成がある。脳室内隔壁形成の診断はMRIまたは超音波検査で行う。脳室内隔壁形成に対しては，現在では脳室鏡治療を行うが，隔壁が厚く，硬い場合もあり，ハサミのない軟性鏡では隔壁開窓が困難な場合がある。その際には硬性鏡を用いるが隔離された脳室腔が直線上に位置するようなtrajectoryを選択することが重要となる[32]。シャント・バルブの機能上問題がないにもかかわらずシャント閉塞の症状が存在する場合や，シャント感染と閉塞の症状が同時に認められる場合には，腹腔内嚢胞を疑う。診断は超音波検査あるいはCTによるが，多くの症例では限局的なシャント感染症を併発しているので注意が必要である。治療については，嚢胞が比較的小さく，腹腔内の炎症が限局している場合には，腹腔側カテーテルを腹腔外へ出し，一時的に外ドレナージ化を行い，炎症が治癒後に腹腔の別部位へ新しい腹腔側カテーテルを挿入する。嚢胞が大きく，腹腔内の広範囲に炎症が存在すると考えられる場合には，炎症が治癒後にV-Aシャントなどへ変更する。

胎児期水頭症

わが国における胎児期に発見される水頭症の発生率は出生1,000あたり0.63（2006年）であり，1972年ごろと比較すると約5～6倍に増えている[33]。また，脊髄髄膜瘤も出生1,000あたり0.50（2000年以降）であり増加の傾向にある[33]。

胎児期水頭症が妊娠中絶可能な22週未満に診断される症例は，1996年ではわずか4%であったが，1992～2010年の症例では20%とより早期に診断されるようになっている[33]。このような現状を踏まえて，『胎児期水頭症の診断・治療のガイドライン 改訂2版』(2010)[33]では以下のような指針が述べられている。

▶出生前に行うべきこと
医療チームによる基礎疾患の診断，出産時期と方法の決定，両親に対する説明とカウンセリング。

▶出産時期と出産方法の決定
脳室の進行性拡大を示すのは2.5～4.5%と少なく，脳室の進行性拡大がなければ，原則的に妊娠37週0日以後の正期産とする。進行性脳室拡大が認められる場合は，肺成熟がある程度完成する32週以後で，より早期の娩出も行われるが，児の未熟性による肺合併症や脳出血などの合併症の危険性が増すため，新生児科医による全身管理がきわめて重要となる。

従って，出生時期，分娩方法（経腟分娩・帝王切開分娩）は多くの場合，産科的適応による。児頭が大きく児頭骨盤不均衡があれば，陣痛発来までに帝王切開を行う。脊髄髄膜瘤の場合に帝王切開の適応があるのかは結論が得られていない。

▶出産後の外科的治療と家族支援
脳室－腹腔吻合術が第一選択である。出生体重が2,000g以下や全身状態が不良な場合には，まず脳室リザーバー設置術を行い，体重2,000g以上になってからシャント術に変更する。シャント・デバイスの選択は低圧の差圧バルブか圧可変型バルブが使用されることが多いが，新生児水頭症の治療成績からどちらが良いかは結論が得られていない。

手術後も家庭での療養を目標にチームによる家族の医療的，心理的支援を継続する。

以上水頭症に関して一般的事項から比較的良く遭遇する水頭症までまとめた。シャントの遠位側は腹腔が多いが，腹腔が使えない時の判断，シャントのデバイスの選択，神経内視鏡のよる治療の可否など検討すべき事項は個々の患児で違ってくる。水頭症の子供達は長期にfollow-upが必要であるためinitial treatmentの重要性を十分考慮して治療に当たるべきである。

（下地一彰，新井　一，西本　博）

文献

1) Detwiler PW, Porter RW, Rekate HL. Hydrocephalus-Clinical features and management. In; Choux M, et al, eds. Pediatric neurosurgery. Churchill Livingstone, 1999, p254-71.
2) Barkovich AJ, Edwards MSB. Applications of neuroimaging in hydrocephalus. Pediatr Neurosurg 1992; 18: 65-83.
3) 山田晋也, 諸星行男, 宮崎美津恵, 他. 新しいCSF flow Imaging non contrast Time-Spatial Labeling Inversion Pulse(Time-SLIP)法を応用して. 映像情報Medical 2009; 14: 85-90.
4) 西本　博. 髄液循環の障害ー小児水頭症の病態生理からみた診断と治療ー. 小児内科 1999; 21: 419-28.
5) 板東邦秋, 和智明彦, 佐藤　潔. 乳児水頭症における髄液圧, 頭蓋内圧容積関係, 髄液吸収抵抗並びに髄液吸収圧の臨床的意義について. 脳と発達 1993; 25: 240-7.
6) Kestle JEW, Garton HJL, Grake JM. Treatment of hydrocephalus with shunts. In; Albright AL, et al, eds. Principle and practice of pediatric neurosurgery. Thieme, 1999, p75-89.
7) Baird LC, Mazzola CA, Kurtis I, et al. Pediatric hydrocephalus: systematic literature review and evidence-based guidelines. Part 5: Effect of valve type on cerebrospinal fluid shunt efficacy. J Neurosurg Pediatr (Suppl) 2014; 14: 35-43.
8) Klimo P Jr, Thompson CJ, Baird LC, et al. Pediatric hydrocephalus: systematic literature review and evidence-based guidelines. Part 7: Antibiotic-impregnated shunt systems versus conventional shunts in children: a systematic review and meta-analysis. J Neurosurg Pediatr (Suppl) 2014; 14: 53-9.
9) Sainte-Rose C, Piatt JH, Renier D, et al. Mechanical complications in shunts. Pediatr Neurosurg 1991-1992; 17: 2-9.
10) Kestle J, Drake J, Milner R, et al. Long-Term Follow-Up Data from the Shunt Design Trial Pediatr Neurosurg 2000; 33: 230-36.
11) Kestle J, Riva-Cambrin J, Wellons JC III, et al. A standardized protocol to reduce cerebrospinal fluid shunt infection: The Hydrocephalus Clinical Research Network Quality Improvement Initiative. J Neurosurg Pediatrics 2011; 8: 22-9.
12) Pirotte BJ, Lubansu A, Bruneau M, et al. Sterile surgical technique for shunt placement reduces the shunt infection rate in children: preliminary analysis of a prospective protocol in 115 consecutive procedures. Childs Nerv Syst 2007; 23: 1251-61.
13) Kestle J, Holubkov R, Cochrane DD, et al. A new Hydrocephalus Clinical Research Network protocol to reduce cerebrospinal fluid shunt infection. J Neurosurg Pediatr 2016; 17: 391-96.
14) 大井静雄, 加藤正高, 入江是明. 水頭症. 脳神経外科手術アトラス 上巻(山浦　晶, 編). 医学書院, 東京, 2004, p122-3.
15) 松平哲史, 小林　望, 岡田　健, 他. VAシャント術における術前頚部CTによる評価および血管造影用ピールオフシースを用いた経皮的内頚静脈穿刺法. 脳外速報 2010; 20: 574-9.
16) Jones RF, Currie BG, Kwok BC. Ventriculopleural shunts for hydro-cephalus: a useful alternative. Neurosurgery 1988; 23: 753-5.
17) Piatt JH Jr. Cerebrospinal fluid shunt failure: late is different from early. Pediatr Neurosurg. 1995; 23: 133-9.
18) James HE, Walsh JW, Wilson HD, et al. The management of cerebrospinal fluid shunt infections: a clinical experience. Acta Neurochir (Wien) 1981; 59: 157-66.
19) Tamber MS, Klimo P Jr, Mazzola CA, et al. Pediatric hydrocephalus: systematic literature review and evidence-based guidelines. Part 8: Management of cerebrospinal fluid shunt infection. J Neurosurg Pediatrics (Suppl) 2014; 14: 60-71.
20) 大井静雄, 松本　悟. 水頭症・短絡術後の諸問題. 小児脳神経外科の進歩と展望(牧　豊, 編). にゅーろん社, 東京, 1988, p117-33.
21) Rekate HL. Treatment of hydrocephalus. In; Albright AL, et al, eds. Principle and practice of pediatric neurosurgery. Thieme, 1999, p47-73.
22) Kulkarni AV, Drake JM, Mallucci CL, et al. Canadian Pediatric Neurosurgery Study Group. Endoscopic third ventriculostomy in the treatment of childhood hydrocephalus. J Pediatr 2009; 155: 254-9.
23) Volpe JJ. Intraventricular hemorrhage in the premature infant--current concepts. Part I. Ann Neurol 1989; 25: 3-11.

24) Stoll BJ, Hansen NI, Bell EF, et al. Neonatal outcomes of extremely preterm infants from the NICHD Neonatal Research Network. Pediatrics 2010; 126: 443-56.
25) 西本 博, 築山 節, 大野 勉, 他. 超未熟児における脳室内出血後水頭症－特にsubcutaneous ventricular catheter reservoirによる管理について－. 小児の脳神経 1988; 13: 203-10.
26) 西本 博, 牧山康秀, 大野 勉, 他. 外科的治療を必要とした未熟児脳室内出血後水頭症の治療予後. 小児の脳神経 1994; 19: 237-44.
27) Mazzola CA, Choudhri AF, Auguste KI, et al. Pediatric Hydrocephalus Systematic Review and Evidence-Based Guidelines Task Force: Pediatric hydrocephalus: systematic literature review and evidence-based guidelines. Part 2: Management of post hemorrhagic hydrocephalus in premature infants. J Neurosurg Pediatrics 2014; 14 (Suppl 1): 8-23.
28) 朴 永鉄, 新居育世, 釜本智之, 他. 低出生体重児脳室内出血に対する新たな治療戦略 PIカテーテル®を用いた脳室ドレナージ管理とウロキナーゼ線溶療法. 小児の脳神経 2012; 37: 447-56.
29) 宮嶋雅一, 下地一彰, 木村孝興, 他. 米国ガイドラインに基づいた小児水頭症の標準治療－小児水頭症に対する今日の最善の治療法は何か？ 脳外誌 2017; 26: 564-73.
30) 西本 博, 前島貞裕, 城 宏輔, 他. 小児化膿性髄膜炎における脳外科的合併症の発生率と治療成績. 小児の脳神経 1990; 15: 169-76.
31) 坪川孝志, 西本 博. 髄膜炎後水頭症. 脳神経外科疾患の手術と適応(阿部 弘, 他編), 朝倉書店, 東京, 1990, p673-96.
32) 岡 一成, 朝長正道. 水頭症に対する神経内視鏡手術. No Shinkei Geka 1997; 25: 883-92.
33) 胎児期水頭症ガイドライン編集委員会. 胎児期水頭症－診断と治療ガイドライン－改訂2版. 金芳堂, 京都, 2010, p22-34.

Ⅵ 小児（新生児・乳児）

先天性疾患

二分頭蓋（脳瘤：encephalocele）

二分頭蓋・脳瘤はこれまで神経管閉鎖障害の頭側に生じた異常と考えられていたが，脳瘤は神経管閉鎖後すなわちpost neurilationの時期に間葉組織の形成不全によって頭蓋内容物の頭蓋外への脱出が原因とされるというのが最近の考え方である[1]。

さまざまな分類が提唱されているが，整理すると病態全体を二分頭蓋（cranium bifidum）とし，そのなかで開放性二分頭蓋（open cranium bifidum）がいわゆる無脳症（anencephaly）であり，潜在性二分頭蓋が脳瘤を指す。脳瘤は脱出した組織によって脳脊髄液（CSF）と髄膜のみが脱出した髄膜瘤（meningocele），神経組織を含む脳髄膜瘤（encephalomeningocele），脳室系を含めた神経系を含む脳嚢胞（encephalocystocele），そして硬膜や変性した脳組織が索状物を形成する停止性脳瘤（atretic encephalocele）に分類される。また発生部位別の頭蓋骨の欠損部位から 表1 のように分類される[2]。

一般的には脳瘤は10,000出生あたり0.8〜3人，無脳症は1,000人出生あたり0.29人といわれている[3]。脳瘤は部位別発生頻度に地域特異性があり，西欧では66〜89％が後頭部にあるのに対し，東南アジア特にタイ，マレーシア，インドネシア，ミャンマー，ロシアの一部の地域では前頭部，頭蓋底に多い。日本では下川らが17施設で集計したデータによると好発部位は後頭部（69.3％），前頭頭頂部（21.5％）で，前頭部・頭蓋底部（9.1％）であり，西欧と近い傾向を示す[4]。

▶臨床症状と診断に必要な検査
●臨床症状

Occipital, cranial vaultの脳瘤では診断は容易であるが，basal encephaloceleでは鼻腔，咽頭部に腫瘤を認める。Nasal gliomaとの鑑別にはFursteinberg's signが重要である[5]。頸静脈の圧迫（Valsalva手技）により，鼻腔内の腫瘤が膨隆する場合，Fursteinberg's sign陽性という。Atretic meningoceleはalopeciaなどの皮膚科病変と誤診されていることも多い。

表1 頭蓋骨欠損部位による脳瘤の分類

後頭部
頭蓋円蓋部：前頭間，大泉門，頭頂，小泉門，側頭
前頭篩骨部：鼻前頭，鼻篩骨，鼻-眼窩
基底部：蝶形骨-咽頭，喋形骨-眼窩，経篩骨，蝶形-上顎骨，蝶形-篩骨
前頭部：前頭-鼻，鼻-前頭，眉間，鼻骨，鼻-篩骨，前頭-篩骨
前部：前鼻-眼窩，前鼻窩，鼻-涙骨

Bhagwati SN, et al. Pediatric Neurosurgery, Churchill Livingstone, 1999, p101-19.[2]より改変引用

- **画像診断（CT，MRI，MR angiography）**

頭蓋骨欠損部の位置，瘤内容，水頭症の有無，合併脳奇形の有無を診断する。脳瘤に伴いやすい奇形性病変を 表2 に示す[5]。脳瘤には脳静脈系の先天性異常を伴いやすく，瘤のneckには静脈洞やこれに流入するaberrant veinが存在し，手術時に思わぬ出血をきたすことがあるので，MR angiography，venographyで確認しておく。

▶術中術後管理

頭頂－後頭部瘤の手術時には上記の静脈洞や静脈からの出血に注意する。小頭症を伴い脱出脳の大きいときには，脳の整復は無理なことも多い。大きな頭蓋骨欠損に対するcranioplastyは乳児以上になってから考慮する[6]。当施設では欠損部が500円硬貨より大きな場合，頭蓋骨の内板，外板，板間層が明確に分けられる年齢まで待ち，同じ彎曲の部位から頭蓋骨を採取し，自家骨を2層に分けて移植している。

頭蓋底部瘤では，硬膜ならびに頭蓋底骨の補填修復を確実に行い，術後の髄液漏を防止することが重要である。術後進行性水頭症がない場合でも，2～3年間はCTによる脳室拡大度のfollow-upを行う。脳瘤例ではてんかんの発作がみられた場合抗痙攣薬の投与を行うか，脳波のfollow upを行う。

頭蓋骨縫合早期癒合症

頭蓋骨縫合早期癒合症は頭蓋縫合早期癒合のみを認めるnon-syndromic craniosynostosisと顔面骨の低形成などを合併するsyndromic craniosynostosisに分類される。前者の特

表2 脳瘤に伴う先天性奇形

水頭症	Chiari奇形	脊髄髄膜瘤
脳梁欠損	欠指症	両眼隔離症
口唇裂，口蓋裂	片側顔面萎縮症	視神経異常
Tessier顔面裂	視床下部－下垂体機能不全	全前脳胞症
狭頭症	後頭孔脳脱出症	
Dandy-Walker奇形	Klippel-Feil症候群	

Jimenez DF, et al. Principles and practice of pediatric neurosurgery 2nd ed, Thieme, 2008, p233-53.[5]より改変引用

表3 頭蓋骨早期癒合症を伴う症候群

症候群名	報告年	頭蓋骨縫合癒合	四肢
Clover-leaf skull	？	冠状，矢状，鱗状，人字	Clover-leaf skullのみの場合と種々の症候群の部分症状としてみられる場合とがある
Crouzon	1912	冠状，矢状，人字	正常
Apert	1906	冠状，大泉門開大，短頭	部分的骨癒合を伴う合指症，短い母指趾
Pfeiffer	1964	冠状，矢状，短頭	幅広い母指趾，種々の軟部組織合指症
Carpenter	1909	冠状，矢状，人字，短頭	短指，部分的合指症，軸前多趾
Saethre-Chotzen	1931	冠状，大泉門開大	部分的皮膚合指，軽度の短指，幅広い母指趾
Antley-Bixler	1975	冠状，人字，短頭	橈骨・上腕骨の癒合，関節拘縮，大腿骨の彎曲・骨折，長く細い指

徴的形態を **図1** に，後者の主な例を **表3** に示す[7]。

▶臨床症状と診断に必要な検査
● 臨床症状
　頭蓋骨縫合の早期癒合の部位により，長頭，短頭，斜頭，三角頭蓋，尖頭など特徴的な頭蓋形態を示す。Syndromicでは **表3** のように眼球突出，顔面骨形成異常，合指症などを認める。視力・視野検査，聴力検査，知能検査（development quotient：DQ，intelligence quotient：IQ），脳波検査，染色体検査は不可欠である。Syndromic例で病型が不明確な場

図1 非症候群性頭蓋骨縫合早期癒合症の特徴的頭蓋形態

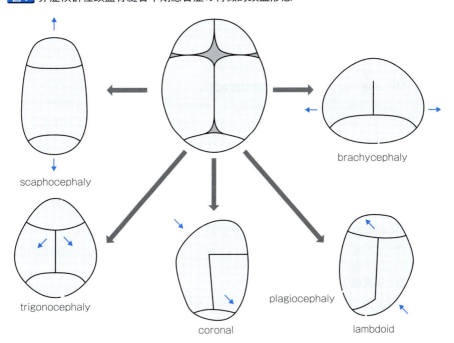

その他	症例数	遺伝形式	遺伝子異常
	＞100	?	?
外斜視，短い上唇，下顎の突出，鉤鼻	＞100	AD	FGFR2
知能正常－低下，眼瞼裂斜下，小さい鼻，上顎の形成不全	＞100	AD	FGFR2
小さい鼻，内眼角開離，眼瞼裂斜下，知能正常	＞30	AD	FGFR1　FGFR2
知能低下，肥満，内眼角開離	＞20	AR	RAB23
顔面非対称，前頭髪の低位，眼瞼下垂，鼻中隔彎曲	＞50	AD	TWIST
顔面中央部の低形成，耳介変形，眼瞼下垂	9	AR	POR

梶井 正．先天奇形症候群アトラス．南江堂，1990，p378.[7]より改変引用

合は，fibroblast growth factor receptor gene などの mutation を検索する（「先天性疾患の遺伝子検索の意義」(p.517)参照）．

●頭蓋単純写，cephalogram

縫合の早期癒合，指圧痕の増強，上顎骨の発育不全などに注目する．Syndromic では頭蓋底・上顎・下顎骨発育評価のため cephalogram も撮影する．

●CT，3DCT

通常の CT のほかに three dimensional surface reconstruction CT（3DCT）を行い，頭蓋変形の全体像を把握し，手術計画に役立てる[8,9]．頭蓋単純写で縫合の早期癒合が不明確な場合は high resolution bone image CT（2mm スライス幅）で確認する．3D-CT 画像で縫合癒合の有無を判定すると不正確であるので必ず上記で診断する．多縫合癒合の場合，一部の縫合癒合を見落として手術すると，術後にさらに頭蓋変形を増大させる元になる．また特に syndromic の場合は emissary vein が発達していることがあり，想定される術野に小孔がみられた場合は手術を行うときに留意する．

●MRI，MR angiography，MR venography

頭蓋内の合併奇形（水頭症，脳梁欠損など），chronic tonsillar herniation などの有無について検討する．静脈洞の位置（斜頭症で必要），頚静脈孔狭窄による静脈洞閉塞などは MR angiography，MR venography である程度判定できる．

●持続頭蓋内圧モニタリング

臨床像や画像診断のみでは手術適応が困難な場合に必要となる．無麻酔下で 15mmHg 以上の圧が 5 分以上持続すれば，abnormal（頭蓋内圧亢進）と判断する（10mmHg 以下：normal，10～15mmHg：borderline）[10]．

●Cisternography(RI，CT)，脳血流 SPECT

病態把握のため必要となる症例もある．

▶治療

●手術時期と手術適応

頭蓋形態を正常化し，頭蓋狭窄による頭蓋内圧亢進を改善し，二次的脳障害を防止することに手術の目的がある．このため乳児期早期に手術することが望ましいが，広範囲な手術が必要な症例では生後 3 ヵ月まで待期する．頭蓋変形が軽度で，頭蓋内圧亢進のない年長児や予後不良な染色体異常のある例は適応外である．

●手術術式の選択

手術術式は病型，年齢，変形の程度を考慮して選択される[11-14]．基本的術式は，A：strip craniectomy，B：fronto-orbital advancement，C：total cranial reconstruction，D：posterior cranial expansion，E：distraction method である[13,14]（図2）．Strip craniectomy は 6 ヵ月以下の長頭症，人字縫合癒合症に，fronto-orbital advancement は短頭症，斜頭症，三角頭蓋，尖頭症，前頭蓋窩の短縮を伴う syndromic craniosynostosis に適応される．近年低侵襲な手術として内視鏡を用いて suturectomy ＋ヘルメットによる誘導[16]を行う方法も導入され，本邦でも手術が行われ始めている（図3）．Total cranial reconstruction は高度の短頭症，尖頭症，2 歳以上で変形の顕著な長頭症に適応される．Posterior cranial expansion や後頭蓋窩減圧術は両側人字縫合癒合症があり，後頭蓋窩狭小化や chronic tonsillar herniation のある syndromic craniosynostosis に使用される．Syndromic craniosynostosis では永久歯の生えそろった10歳以後に上顎骨 advancement（Le Frot Ⅲ または Ⅳ）を行うが，上気道狭窄による呼吸障害のある症例ではより早期に上顎骨 advancement を施行する．新しい術式として頭蓋骨骨延長術（distraction method）があるが，最近ではこの方法を用いて fronto-orbital advancement や上顎骨 advancement を施行することが多い．

図2 頭蓋骨縫合早期癒合症に対する基本的術式

A：strip craniectomy
B：fronto-orbital advancement
C：total cranial reconstruction
D：posterior cranial expansion
E：distraction method

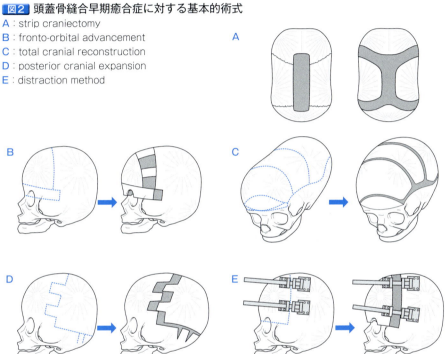

Wetjen NM, et al. Youmans Neurological Surgery sixth edition. Elsevier, 2011, p1911-7.[15]より改変引用

図3 舟状頭の内視鏡下 suturectomy の皮膚切開（A）と手術模式図およびヘルメット（B）

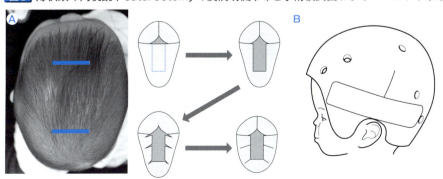

- ●術中・術後管理

　術中管理では出血に対する対策がまず重要である。High power drillの使用，アルプロスタジル（プロスタンディン®）による低血圧麻酔，自己血輸血，術中回収式自己血輸血などを考慮するが，基本的には十分な輸血を準備する。Crouzon病などのsyndromic例では上気道狭窄を合併するので術前に耳鼻科的評価を行い，術後の睡眠時無呼吸発作に注意する。

　術後管理では感染症対策が重要であり，経時的に血算・血液像・CRPをチェックし，感染症の早期発見に努める。予防的抗生物質使用に際しては，耐性ブドウ球菌を考慮しておく。

　術後6ヵ月後，その後は1年ごと画像診断による術後頭蓋発育，精神運動発達の評価を行う。乳児期に手術を施行したsyndromic例では，発育に伴い頭蓋内圧亢進や頭蓋変形の再出現があり再手術を要することが多いので，この点を家族によく説明しておくことが重要である。

- ●手術後合併症

　最近の多数例での報告[14]では，感染症1.9～2.7％，脳損傷2.4～2.8％，静脈洞損傷5.0～7.5％，頭蓋内血腫1.6～1.7％，死亡0.8％（1歳以下での手術例のみ）となっている。また，術後に骨形成不全をきたす要因としては，局所の感染，floating typeの骨片固定が挙げられる。

くも膜嚢胞

　くも膜嚢胞とは周囲をくも膜で囲まれた良性，非腫瘍性，脳実質外の嚢胞性病変である。内部には脳脊髄液（cerebrospinal fluid：CSF）に近似した液体もしくはCSFそのものが貯留する[17]。非外傷性頭蓋内占拠性病変の1％を占め，小児に限定するとこの比率は3％まで増加する。多数例を対象とした報告では有病率は0.23％から2.6％にいわれている[18]。AbtinとWalkerは小児のくも膜嚢胞の局在をレビューしたところ 表4 [17]のような分布がみられた。すなわち中頭蓋窩，後頭蓋窩，鞍上部の順で分布しており，これは他の報告も同様の部位別頻度を示している。近年，偶然発見される症例の増加に伴い，中頭蓋窩くも膜嚢胞の占める割合が増えている。また中頭蓋窩くも膜嚢胞は男児に多く（3：1），左側に存在することが多い。興味深いのは胎児期に診断される頭蓋内嚢胞性疾患の部位別頻度は大脳半球間裂が最も多く，次いで脳室内，四丘体槽にみられ出生後に診断される部位別頻度と乖離がみられることである。

▶臨床症状と診断に必要な検査

- ●臨床症状

　くも膜嚢胞による症状は，
①嚢胞による周囲の脳・神経への圧迫症状
②脳室系の閉塞による水頭症〔頭蓋内圧（ICP）亢進症状〕
③頭痛・痙攣・発達遅延などの非特異的症状
に分類される。

　小児の場合は頭囲拡大，大泉門の拡大や緊満，縫合離開，発達の遅れなどがみられる。

しかしながら単純頭部外傷などで医療機関を受診して偶然みつかる例が多く，生涯無症状で経過することも少なくない．発生部位別の症状を 表5 に示す．

● 頭蓋単純写，CT，MRI
・頭蓋単純写
頭蓋骨の非対称，嚢胞に接する部位は頭蓋骨の菲薄化がみられる．
・頭部単純CT
CSFと同じ吸収域の嚢胞性病変がみられる．中頭蓋窩のくも膜嚢胞は骨条件で側頭骨の菲薄化と膨隆がみられ，蝶形骨小翼の挙上と大翼の前方偏位などがみられる．
・頭部MRI
CSFと等信号の嚢胞性病変として描出される．嚢胞周囲の解剖学的な構造をみるにはheavy T2 imageやCISS法が優れている．
・CT，RI cisternography
嚢胞腔と髄液腔との交通性の有無を検討する．非交通性(no filling, delayed filling and delayed clearance)であることが手術適応の原則である．
・CT ventriculography
Suprasellar cystなどで非交通性水頭症の合併を証明し，治療方針を立てるために必要である．

表4 小児における頭蓋内くも膜嚢胞の頻度

発生部位	頻度(%)
シルビウス裂/中頭蓋窩	42
後頭蓋窩	24
鞍上部	10
四丘体槽	7.5
大脳半球間裂	7.3
円蓋部	5.7
その他	2.5

Wetjen NM, et al. Youmans Neurological Surgery sixth edition. Elsevier, 2011, p1911-7.[17]より改変引用

表5 頭蓋内くも膜嚢腫の好発部位と症状

好発部位	部位別症状
テント上	
シルビウス裂部	頭囲拡大，頭蓋内圧亢進，側頭部膨隆，痙攣，頭痛，知的発達遅滞
トルコ鞍部	頭囲拡大，視力・視野障害，内分泌障害，bobble-head doll syndrome
大脳円蓋部	頭蓋変形，知的発達障害，頭蓋内圧亢進症状，痙攣
大脳半球間裂部	頭囲拡大，痙攣，頭蓋変形，頭蓋内圧亢進症状，知的発達障害，運動機能障害
四丘体部	瞳孔反射・眼球運動障害，眼振，四肢筋力低下，運動失調
テント下	
正中部	頭囲拡大，頭蓋内圧亢進症状，精神運動発達遅滞，小脳症状などが認められることもあるが，小児では無症状のことも多い
小脳半球部	
斜台後部	

Di Rocco C. Neurological surgery, 4th ed, Vol 2. WB Saunders, 1996, p967-95.[19]より改変引用

▶治療

●手術適応

本疾患の治療のゴールは囊胞の正常組織への圧迫の解除，水頭症を伴っている場合髄液経路の閉塞機転の解除，そして囊胞の再貯留防止である．手術適応に関しては明確な指針はないが「症候性」の囊胞は手術の対象となる．この症状というのは，鞍上部くも膜囊胞では水頭症，視力障害，下垂体機能低下，思春期早発，運動失調，そしてよく聞くbobble-head doll syndromeがみられる．また，四丘体槽くも膜囊胞では水頭症，対光反射・眼球運動障害，眼振，四肢筋力低下，思春期早発，運動失調．後頭蓋窩では頭囲拡大，頭蓋内圧亢進症状，知的発達遅滞，小脳症状などがみられる．これらは比較的特徴的な症状で迷うことはないが，こと中頭蓋窩くも膜囊胞の症状は痙攣，頭蓋変形，知的発達遅滞，頭痛といわれ非特異的症状であるので注意をする必要がある[18]．

●手術方法の選択と術中管理

くも膜囊胞の手術には，①顕微鏡下囊胞被膜切除術，②神経内視鏡下囊胞開窓術，③囊胞－腹腔シャント術が選択される．手術方法の選択は囊胞の局在，水頭症の合併の有無によって判断される．神経内視鏡下開窓術が適している部位は鞍上部，四丘体槽，脳室内＞小脳橋角部，中頭蓋窩＞大脳円蓋部，小脳後部の順である．内視鏡による開窓をする場合術前の準備として重要なのは画像から得られる情報を確認することである．中頭蓋窩くも膜囊胞の場合は囊胞内側の脳槽に接する部位の近傍に重要な構造物があるはずで術中どのように見えるか予測する必要がある．

●術後合併症

開頭によるresection & fenestrationでは，囊胞が大きい場合には硬膜下水腫をきたすことがある．囊胞腹腔シャント（cystoperitoneal shunt：C-P shunt）では，低髄液圧症候群，シャント依存性髄液吸収障害が問題となる．シャント依存性に落ち入ると，シャント機能不全時に急激に頭蓋内圧亢進症状が出現するので注意が必要である．神経内視鏡手術後では，囊胞虚脱による硬膜下水腫，髄液漏，fenestration部の閉塞などが発生することがある．

中枢神経系奇形患児の両親に対する配慮とインフォームド・コンセント

生まれてきたわが子に先天性奇形があり，外科的治療後も障害を残す可能性のある場合，それを知った両親は大きなショックを受け悲観的となり，ともすれば拒否的な態度となることもある．患児のもつ疾患が脊髄髄膜瘤のように早急に外科的治療を必要とする場合，心理的ショック状態にある両親から外科的治療のインフォームド・コンセントを得なければならず，医療側にとって複雑で回避不能な難問を提起されることになる．

先天性奇形をもったこどもが出生したとき，両親の示す反応はある一定の予想可能な経過をたどるとされている．すなわち，図4 に示すように，初めのショック，信じようとしない，さらに強い情緒的混乱があり，やがて徐々に現実に適応しようとする時期がやってくる[20]．このような過程の時間的経過はさまざまであり，患児の将来の障害度，両親の性格，家庭の人的構成，医療従事者との関係などの多様な因子が関与する．比較的短時間で状況に適応し，深い愛情をもって患児の看護や養育にあたれる場合もあるし，長期間情緒不安定な時期が続き，不幸にも育児不安から患児の虐待につながるような場合もある．

従って，医療側は常に両親がいかなる心理状態にあるのかを予見し，これに即した説明，援助，配慮を心がけなければ，最終的に患児のよりよい成長発育は望めないことになる。
　実際の両親に対する配慮やインフォームド・コンセントに関しては，以下のような点に留意すべきである。

1) 患児が新生児で出産直後に入院してくる場合，母親は来院できないことが多い。このような場合は，産後の状態が安定したところで，可及的早期に患児に面会させるほうがよい。母親は患児の状況について事実以上に深刻に考えがちであり，これが大きな不安の原因となる。多くの場合早期に患児に面会してもらい，不安を軽減するとともに，患児の看護にも積極的に参加してもらうほうが後によい結果を生むことが多い。

2) 病状を説明し，手術のインフォームド・コンセントを得る場合，原則として両親，祖父母などを揃えて行う。上記の場合などで，母親が参加できないときには，父親や祖父母からインフォームド・コンセントを得た後，後日母親の来院を待ち，改めて病状や手術内容の説明をする機会を設ける。

3) 手術の必要性を説明する場合，インフォームド・コンセントの原則から，将来予想される障害の程度に関する情報をできる限り正確に提供する必要がある。しかし，両親の心理的状況によっては，1回の説明ですべてを伝えるのではなく，段階的に説明する配慮や方針決定までに時間的余裕を設けることも大切である[21,22]。その際には，治療成績のうえからtime limitがあることや，手術しない場合の将来の問題点をよく説明する。

4) 両親の疾患に対する理解は，術前の説明では，まず不十分と思ったほうがよい。退院までの間に何回か説明する機会を設ける必要がある。両親(特に母親)が心理的に適応，再起の段階に至ると，患児の状況や将来の問題点など，きわめて多くの質問や要求が出るようになる。このときには説明回数や時間を増やし，両親と医療側との信頼関係が損なわれないようにしなければならない。このためには医師のみで対応するのではなく，看護師，コメディカルなどにも参加してもらい，なるべく機会を増やすほうがよい。

図4 先天奇形をもつこどもの誕生に対する両親の一連の反応を示す仮説的な図

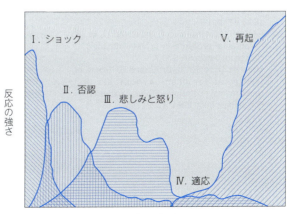

Klaus MH, et al. Care of the high-risk neonate. 4 th ed, WB Saunders, 1993, p189-211.[20]より改変引用

5) 退院後も看護や養育上問題の多い患児の場合や母親の心理的不安が強い場合には，継続的な支援体制が必要である．このためには，病院内に両親が医療・看護・育児上の相談ができる特定の担当者(看護師などがよい)を決めておくとよい．また，必要によっては，地域の訪問看護サービスや保健婦などとの連携を図り，支援する必要がある．

（下地一彰，新井　一，西本　博）

文献

1) Partington MD, et al. Malformation of the cerebral hemisphere. In; Mclone DG ed. Pediatric Neurosurgery. 4th ed. WB Saunders Company, 2000, p201-8.
2) Bhagwati SN, Mahapatra AK. Encephalocele and anomalies of the scalp. In; Choux M, et al, eds. Pediatric Neurosurgery, Churchill Livingstone, 1999, p101-19.
3) Naidich TP, Altman NR, Braffman BH et al. Cephaloceles and related malformations. AJNR Am J Neuroradiol 1992; 13: 655-90.
4) 下川尚子．二分頭蓋に関する臨床的検討．平成13年度厚生労働省科学研究費補助金「難治水頭症」調査研究班研究報告書，p20-6, 2002.
5) Jimenez DF, Barone CM. Encephaloceles, meningoceles and dermal sinuses. In; Albright AL, et al, eds. Principles and practice of pediatric neurosurgery 2nd ed, Thieme, 2008, p233-53.
6) 山田博是，佐藤　修．脳瘤．脳神経外科疾患の手術と適応II(阿部　弘, 他編)．朝倉書店，東京，1990, p628-37.
7) 梶井　正．頭蓋骨縫合を伴う症候群．先天奇形症候群アトラス(梶井　正, 他編)．南江堂，東京，1990, p378.
8) 西本　博，築山　節，西村二郎，他．Three dimensional surface reconstruction CT(3D-CT)を用いたcraniosynostosisの術後follow-up. CT研究 1988; 10: 697-705
9) 西本　博，牧山康秀，西村二郎，他．狭頭症におけるThree dimensional surface reconstruction CT(3D-CT)を用いた頭蓋内容積の経時的検討．CT研究 1995; 17: 201-7.
10) Renier D, Sainte-Rose C, Marchac D, et al. Intracranial pressure in craniosynostosis. J Neurosurg 1982; 57: 370-7.
11) Marchac D, renier D, Broumand S. Timing of treatment for craniosynostosis and faciocraniosynostosis: a 20-year experience. Briti J Plast Surg 1994; 47: 211-22.
12) MacCarthy JG, Glasberg SB, Cutting CB, et al. Twenty-year experience with early surgery for craniosynostosis: I Isolated craniofacial synostosis-results and unsolved problems. Plast Reconstr Surg 1994; 96: 272-83.
13) 坂本博昭．頭蓋縫合早期癒合症．小児脳神経の外科(山浦　晶, 他編)．医学書院，東京，1998, p165-79.
14) Renier D, Lanjeunie F, Arnaud E, et al. Management of craniosynostosis. Childs Nerv Syst 2000; 16: 645-58.
15) 西本　博．頭蓋骨縫合早期癒合症はいつ手術をするのが最もよいのか？　手術時期によって手術法は異なるのか？　脳神経外科専門医にきく最新の臨床(片山容一, 他編)．中外医学社，東京，2006, p372-4.
16) Jimenez DF, Barone CM. Endoscopic craniectomy for early surgical correction of sagittal craniosynostosis. J Neurosurg. 1998; 88 (1): 77-81.
17) Wetjen NM, Walker ML. Section IV Pediatrics Chapter 178 Arachnoid cysts. In; Ruchard Winn H, et al, eds. Youmans Neurological Surgery sixth edition. Elsevier, 2011, p1911-7.
18) 山崎麻美，坂本博昭，編．第5章　先天性疾患 section5 くも膜嚢胞・頭蓋内嚢胞性疾患．小児脳神経外科 改訂2版．金芳堂，京都，2015, p346-79.
19) Di Rocco C. Arachnoid cysts. In; Youmans JR, eds. Neurological surgery, 4th ed, Vol 2. WB Saunders, 1996, p967-95.
20) Klaus MH, Kennel JH. Care of the parents. In; Klaus MH, et al, eds. Care of the high-risk neonate. 4th ed, WB Saunders, 1993, p189-211.
21) 伊達裕昭，伊藤千秋，山浦　晶．開放性脊髄髄膜瘤の初期治療における説明と受容．小児の脳神経 1998; 23: 160-4.
22) 高橋義男．小児中枢神経疾患，手術例におけるインフォームド・コンセント．小児脳神経の外科(山浦　晶, 他編)．医学書院，東京，1998, p63-9.

VI 小児（新生児・乳児）

血管疾患

　小児の血管性病変はまれなものが多く，そのうち小児の頭蓋内動静脈シャントを形成する疾患は動静脈奇形（arteriovenous malformation：AVM），脳動静脈瘻（pial arteriovenous fistula：PAVF），ガレン大静脈瘤（VGAM），硬膜動静脈瘻（DAVF）が存在する。その他全身性疾患としての血管性病変，ビタミンK欠乏症および血友病などが挙げられる。本項ではVGAMおよびビタミンK欠乏症と血友病に関して述べる。

ガレン大静脈瘤

　ガレン大静脈瘤（vein of Galen aneurismal malformation：VGAM）は頭蓋内動静脈性疾患の1％に満たないまれな疾患である[1-4]。しかしながらVGAMはしばしば出生前の胎生期に診断がつくことがあり，小児の血管障害の30％を占める[5-15]。

　本邦ではTeradaらが2012〜2016年の5年の調査において，動静脈シャントを有する5歳以下の患児は72例。うちVGAMは16例（22％）にみられ，annual detected rateは人口10万人に対してVGAMは0.00517人/年であったと報告している[16]。

　臨床の現場では出生前診断の進歩により胎児期に超音波検査にて発見されることも増えてきており，胎児MRIで特徴的な画像を呈する。ガレン大静脈瘤には病態が異なる2つの疾患が含まれている。その1つは胎生12週までに消退するmedian procencephalic vein of Markowskiの遺残が間脳に分布する正常の動脈との短絡を介して異常拡張したいわゆる真のガレン大静脈瘤（true VGAM）である。もう一方は脳深部にAVMが存在しその導出路として本来のガレン大静脈が短絡血を受け，二次的に拡大したガレン大静脈瘤（secondary VGAM）もしくはvein of Galen aneurysmal dilatation（VGAD）とよばれる[17]。臨床症状や治療方法が異なるためこの両者の鑑別は重要である。

▶発生学的背景および血管構築

　Median veinは発生初期の終脳の脈絡叢の導出静脈であり，胎生10週頃までに一対のinternal cerebral veinsに置き換わる。退縮したmedian vein of prosencephalonの尾側の一部が正常なvein of Galenとして残存しinternal Cerebral veinと交通性をもつ[18,19]。従ってVGAMは胎生第11週までの脳静脈の発生過程でのなんらかのinsultが原因と推測される。VGAMの拡張したaneurysmal sacは前方はモンロー孔（foramen of Monro）で後方はfalxと小脳テントに囲まれたくも膜下腔に存在する。VGAMは正常な静脈に還流していないため経静脈的瘤内塞栓術は理論的には可能である。一方，VGADは脳深部の動静脈瘻により二次的にガレン大静脈（vein of Galen）が拡張したものであり深部静脈と交通がある。そのため経静脈的瘤内塞栓術は原則禁忌である[20]。

▶分類

　VGAMには文献を渉猟するとさまざまな分類が存在するが，LasjauniasらとYasargil

らの分類が有名である。

- **Lasjauniasの分類**
  - **Type 1（choridal type）**

  Velum interpositium cisternつまりくも膜下腔に存在する動脈のネットワークを介してanuerysmal sacとつながるタイプである。最もよくみられるタイプで複雑な形態をとる。複数のfeeding arteriesがmedian procencephalic veinの前側から流入する。これらの動脈はchoridal arteryからsupplyされている[21]。このタイプは臨床的には複数のhigh-flow fistulaに対して導出ルートが少ないため新生児期に重篤な心不全症状を呈することが多い[22]。

  - **Type 2（mural type）**

  動静脈シャントがanuerysmal sacそのものにあるタイプである。単一もしくは複数の短絡がmedian procencephalic veinの下外側から流入する。流入動脈の数が少なく，導出路の狭窄がみられるためmedian procencephalic veinの拡大が顕著で幼児期に水頭症などがみられることがある。心不全は認めたとしても軽度で心拡大も存在しても無症状のことが多い[22]。

  またこれらの移行型も存在するという報告もみられる[17]。

- **Yasargilの分類**

  Yasargilらは本疾患を4型に分類した。TypeⅠからⅢはarteriovenous fistula（AVF）が主体である，TypeⅣ（ⅣA〜C）はAVMが主体でありAVFが関与するタイプとしないタイプが存在する。TypeⅠはpericallosal artery，posterior cerebral artery（PCA）からの流入動脈がみられる。TypeⅡはthalamoperforating artery，PCAからの流入動脈がみられる。TypeⅢは最も頻度が高いタイプでTypeⅠとⅡの混合型である。TypeⅣはいわゆる前述のVGADであり，A〜Cにさらに分類される。TypeⅣAはthalamic AVMからの流入を受けるタイプ，TypeⅣBはmesencephalic AVMから流入するタイプ，TypeⅣCはthalamomesencephalicもしくはmesodiencephalic AVMからの流入を受けるタイプである。これらは本質的には脳深部領域の発生するAVMとなんら変わりはなく，Spetzler and Martin grading systemのGradeⅣないしⅤに相当する[23]。

  血管構築のシェーマを 図1 に，両分類の対比を 表1 に示す。

▶ **臨床症状**

VGAMは患児の年齢によって出現する臨床症状が異なる。そのため年齢によって分類されることがある。新生児期にはV-Aシャント（ventriculo-atrial shunt：V-A shunt）に起因する心不全症状を呈する。乳幼児期には頭囲拡大，水頭症を呈する。それ以降は頭痛，水頭症，発達の遅れを呈する[24]。

Teradaらの調査では16例のVGAMの患児のうち11例（69％）が新生児であった。心不全が最も頻度が多かった臨床症状であり69％を占めた。その他水頭症は25％にみられた[16]。

- **心不全**

  新生児期に診断されるVGAMは心不全を伴うことが非常に多い。胎児期に心不全を呈する症例の予後は非常に悪い[21]。出生後胎児の循環動態は変化するが，この状態で高圧の瘻孔が存在すると4つのchamberに負荷がかかり，心不全を呈する。この心臓に対する負荷は各臓器への低還流の原因となり，多臓器不全を引き起こす場合もある[22]。Lasjauniasらは新生児ガレン大静脈瘤の臨床像をcardiac function, cerebral function, hepatic function, respiratory functionそしてrenal functionから評価しそれらを点数化した。これはneonatal calculation score (NES) とよばれ治療適応の指針とした（**表2**）[10,11]。このスコアリングが示すように最重症例は多臓器不全の状態を呈することになる。特に脳における盗血現象は脳梗塞，さらには石灰化を伴う脳萎縮に進行し予後を決定的に悪化させる。

全身状態が悪くなくても，脳障害があれば7点以下に分類し，治療の適応はないとしている。画像上で脳障害がなくても多臓器不全のある患児では，塞栓術がうまくいっても，正常な脳発達は困難である。緊急の血管内治療の目的は，シャント量を減らし，全身状態を改善し，体重が増加するまでの時間を稼ぐことであり，病変自体の根治ではない。出生時には，Apgar scoreが正常な場合でも，数日以内に急に心不全が悪化することもよく経験するので，上記のscoreは時々刻々変化するという認識が必要である[25]。

心不全の治療に関しては前負荷を低減するために水，Naの制限，フロセミドの投与が原則である。また重症例には拍出量を増加するためにジギタリス・ドーパミン・ドブタミンが用いられる。ただし新生児に対してジギタリスを用いる場合慎重を要する。肺高血圧に対しては血管拡張薬が用いられる。これらの管理は当然のことながら小児・新生児科のサポートが不可欠である。内科的管理で心不全のコントロールができない場合は可及的に手術介入が検討されるべきである。反対に状態が落ちついている場合は体重増加を待って5ヵ月程度の時期に手術介入を検討する[22]。

図1 いわゆるガレン大静脈瘤の血管構築

VGAM
A : vein of Galen aneurysmal malformation, choroidal type
B : vein of aneurysmal malformation, mural type
Choroidal typeでは，多数の栄養動脈が，ネットワークを介してvarixへ流入している。Mural typeでは，シャントはvarixの壁に存在する。

VGAD
C : vein of Galen aneurysmal dilatation.

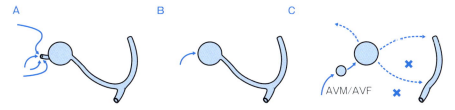

小宮山雅樹．第27回日本脳神経血管内治療学会学術総会CEPテキスト．メディカルブックサービス，2012, p1-10.[25]より引用改変

表1 ガレン大静脈瘤の分類（LasjauniasとYasagilの対比）

Lasjaunias	Yasargil
True Vein of Galen aneurysmal malformation	
Mural type	Type I
Choroidal type	Type II, III
Secondary Vein of Galen aneurysmal malformation	Type IV

● 水頭症

　VGAMの47％の症例に水頭症を合併する。VGAMにおける水頭症および頭囲拡大は通常乳幼児期（73％）にみられる[20]。これは頭蓋内のAVシャントに起因するvenous hypertensionが原因と考えられる。中脳水道の狭窄・閉塞による閉塞性水頭症は理論的にはありうると考えられるが実際はまれである。水頭症は静脈圧上昇を改善することにより治療可能と考えられ，治療はシャント術よりも血管内治療によるembolizationを行う。しかし，全身状態の不良などで簡単に治癒を開始できない症例では，症候性水頭症に対し，V-Pシャント術（ventriculo-peritoneal shunt）が必要となるが，V-Pシャントの出血性合併症のリスクは高い。

▶ 診断

　出生前診断の進歩により胎児超音波ないし胎児MRIにて診断がつく症例も増えてきている。そのため出産直後に緊急対応が可能なように母体を分娩前に適切な施設に搬送することも可能になっている。出生後はMRI/MRAを施行する。MRIでは病変とそこから連続する導出静脈がflow voidとしてとらえられる。どのようなタイプであるかの確認が必須であるため脳血管撮影は必要である。ただし脳血管撮影のタイミングはあくまで治療が

表2 Neonatal Evaluation Score

	Cardiac function		Respiratory function
5	Normal	5	Normal
4	Non-treatment overload	4	Polypnea, bottle finished
3	Heart failure, stable under treatment	3	Polypnea, bottle not finished
2	Heart failure, unstable under treatment	2	Assisted ventilation, normal saturation -FiO$_2$ > 25%
1	Necessity of ventilation	1	Assisted ventilation, normal saturation -FiO$_2$ < 25%
0	Resistant to treatment		Renal
	Cerebral function	3	Normal
5	Normal	2	Transitory anuria
4	Infraclinical isolated EEG anomalies	1	Instable diurasis under treatment
3	Non-conconvulsive intermittent neurological signs	0	Anuria
2	Isolated convulsive spisode		
1	Seizure/ Permanent neurological signs		
	Hepatic function		
3	No hepatomegaly, normal function		
2	Hepatomegaly, normal function		
1	Moderate or transient hepatic insufficiency		
0	Coagulation disorder, elevated enzymes		

Decline embolization: ≦ 7
Emergency embolization: 8 ≦, ≦ 12
Delayed embolization: 13 ≦

Berenstein A, et al. Youmans Neurological Surgery, ed 6. Elsevier/Saunders, Vol 2, 2011, p2150-65.[22] より引用改変

前提であり，脳血管撮影そのものがリスクとなりうる新生児期の診断のための検査は先延ばしにされるべきである。

▶治療

　出生前診断がついている場合，出産直後から心不全の管理，血管内治療が必要になる場合に備え，経験のある施設に母体搬送する。

　VGAMの治療には，内科的治療，直達手術，血管内手術，定位的放射線治療があり，個々の患者の年齢や症状，血管構築を考え治療方針をたてる。Choroidal typeの外科的手術は難しく，VGAM全体の直達手術の死亡率は33.3～91.4％と報告されている[26,27]。血管内治療が普及される前は開頭による治療も行われていたが，現在は特殊な症例のみに適応があるとされ，血管内治療が第一選択となる[12,26,28-31]。血管内手術により，VGAMの治療成績は飛躍的に向上したが，新生児期に発症し，動静脈シャント量が多く，心不全を呈する症例は，最も治療が難しい[27]。偶然に発見される，シャントが小さい症例は，治療を必要としない場合もある。出生前にエコーで診断された症例でも，必ずしも新生児期に治療が必要とは限らず，臨床症状でその適応を決める[25]。静脈瘤自体の自然消退の報告もあるが，予測ができないため積極的治療をまず考慮する。治療は経動脈的塞栓術により可能な限り神経学的な発達の障害を回避することが治療の目的となる[11]。前述のLasjauniasらはNES 7点以下の患児は積極的治療の対象にはならず，8点以上の患児には血管内治療の適応ありと判断した。さらに治療の適応ありと判断された患児の治療の時期に関してはLasjauniasらはNESが8～12点の場合患児の救命目的で緊急塞栓術を施行すべきと述べており，13点以上の患児は安全な時期を待ってから安全な条件下で治療したほうが望ましいと判断した（表2）。NES 8～12点の新生児の血管内治療は血管が非常に脆弱であり，血管内治療の際，操作でくも膜下出血などの出血性合併症が生じるリスクがあり，十分に注意を要する。Lasjauniasらは生後5ヵ月の時点で治療を行うことができれば治療に伴う危険と脳機能障害の発生を最小限に抑えつつ最大の治療効果が得られることが可能としている[32]。治療によって，シャント量を少し減らせば，臨床症状が好転するため，長時間かけて1回の塞栓術で多くのシャントの閉塞を目指さずに，患児の成長を待って段階的な塞栓術を行う[25]。

●血管内治療

　塞栓術には，経動脈的塞栓術と経静脈塞栓術があり，病変への到達ルートは，経大腿動脈，経大腿静脈，経静脈洞交会，経臍帯動脈，経臍帯静脈がある[25]。一般的には大腿動脈を穿刺し，静脈瘤の導入動脈にカテーテルを誘導して塞栓する経動脈的到達法がまず選択される[17,32]。経動脈的塞栓術では，flow-guided type microcatheterであると動静脈シャントまでの到達は容易であるが，この場合には使用できる塞栓物質は，高濃度のN-butyl cyanoacrylate（NBCA）となり，そのコントロールは簡単ではない。Over-the-wire type microcatheterは，頭蓋内外で動脈の蛇行・loopingが高度であることが多いため，シャント部位までカテーテルを誘導することが困難な場合がある。現在では，まず経動脈的塞栓術が行われ[32]，栄養血管まで到達できないときに経静脈的ルートが選択されることが多い[12]。塞栓物質には，経動脈的塞栓術にはNBCAやコイルが用いられ，最近ではOnyxが用いられることもある。経静脈的塞栓術にはコイルが用いられる。

　新生児期に治療を行う場合血管壁が脆弱であるため血管損傷の危険性があることを考え

ると，NBCAによる塞栓術が現時点では第一選択とすべきである[33]。また，NBCAを用いたほうが再還流が少ないという報告もある[34]。短絡の血流速度に応じてNBCAの濃度を変える，注入速度に注意する等合併症回避のために工夫が必要となる[35]。症状の改善に必ずしも完全塞栓は必要ではない。シャント部における30～50%のflow reductionが得られた場合，通常全身状態の改善をみることが多いといわれている[36]。近年Onixなどの新しい塞栓物質やカテーテル技術の進歩が著しい。そのため今後の血管内治療の発展に伴い新しい知見が出てくることが期待される。

　経動脈的塞栓術後不十分であった場合は経静脈的アプローチを試みる[37-39]。頚静脈的到達法には大腿静脈もしくは頚静脈を穿刺する方法[8,28]と小開頭をおいて静脈洞会合部を露出してからカテーテルを挿入する方法[14]がある（図2,3）。経静脈的塞栓術の場合，1回の塞栓術のend pointに明確なものはないが，staged interventionが薦められる。

　VGAMでは深部静脈系との交通性はないが，急速に導出路を閉塞すると急性脳浮腫，視床出血，脳室内出血，くも膜下出血を起こす場合がある。これは，未熟なgerminal layerに出血が起こりやすいこと，また視床穿通動脈（subependymal artery）の領域にperfusion pressure breakthroughが起こるためと考えられている[40]。経動脈性塞栓術で，NBCAが予想以上に末梢に飛び，varixやさらに静脈側を閉塞した場合には，経静脈性塞栓術の場合と同様に，出血性合併症の可能性がある。このため高濃度のNBCAでの塞栓術を第一選択とし，あまりにも高流量がある場合には，コイルを使用し血流を落としてから，NBCAによる経動脈性塞栓術を行うことがある。

　どちらの塞栓術においても全身麻酔下で行われる。特に新生児の場合には造影剤の使用量の制限もあり，種々の条件に工夫や注意を要する。新生児の収縮期血圧は60mmHg程度であるが，塞栓術中の意図的低血圧は有効である[20]。塞栓術後は，24時間鎮静を行う。いうまでもなく，周術期の管理には小児科/新生児科のサポートが必須である。

● 開頭術

　血管内治療が不成功に終わった場合開頭術による導入動脈の閉塞，さらには静脈瘤の切

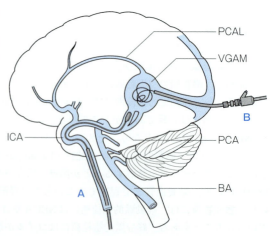

図2 ガレン大静脈瘤に対する血管内外科治療
血管内外科手術法としては，経動脈的塞栓術（A）と経静脈的（経torcular的）塞栓術（B）とがある。

ICA：internal carotid artery
BA：basilar artery
PCA：posterior cerebral artery
PCAL：pericallosal artery
VGAM：vein of Galen aneurysmal malformation

Locksley HB, et al. J Neurosurg 1966; 24: 922-32.[3]より引用改変

除が選択される。Posterior interhemispheric approachが最も一般的である。本術式を選択した場合，後大脳動脈，上小脳動脈とその分枝，脈絡叢動脈，脳梁周囲動脈からの導入動脈を比較的早い段階で確保可能である。反面，脈絡叢動脈や視床穿通動脈など静脈瘤の前方，下方にある血管の処置は最後になる。導入動脈が存在する場合staged surgeryが推奨される[35]。

● 放射線治療

Secondary VGAMは前述の通り，深部AVMの導出動脈がガレン静脈に流入しこれが拡張してものであり，放射線療法に関しては深部AVMと基本的には戦略は変わらない。True VGAMに関しては，近年Gamma knife radiosurgery（GKRS）が施行された症例が文献上散見され始めている。Payneらはガレン大静脈が関与する血管奇形9例に対してGKRSを施行した。このうち6例がtrue VGAMであったがmural type 3例中，2例は完全閉塞を得，残る1例は部分閉塞が得られた。残る3例のchoroidal typeに関しては2例は治癒され，1例は反応がみられなかった。この6例のうち第一選択としてGKRSが選択されたのは1例のみであり，他の症例は1～数回の血管内治療が施行されていた。またこのシリーズの年齢分布は幼児期以降の症例に限定されていた[41]。従来報告されてきたGKRSが無効とされてきた症例がいずれも乳児期の治療であったこと[42]を考えるとPayneらの報告は新生児期・乳児期に治療が必要となる短絡量の多い症例はGKRSの適応にはならず，年長児もしくは成人発症の症例に対してはGKRSの治療を考慮する余地があることを示している。今後の症例の蓄積が待たれるところである。

▶ 予後

VGAMの予後は年齢によって大きく変わってくる。

図3 ガレン大静脈瘤の脳血管写所見（VAG）

1歳1ヵ月男児，mural type。
A：術前。後大動脈分枝より1個の動静脈瘻を介して，aneurysmal sacが造影される。
B：血管内治療後5ヵ月後。Guglielmi detachable coilで動静脈瘻を閉鎖後，sacはまったく造影されていない。

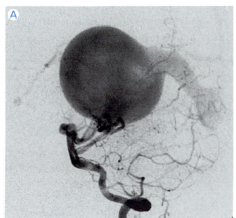
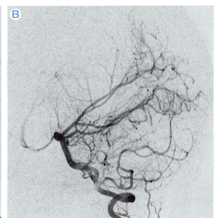

写真：西本 博 先生のご厚意による

Lasjuaniasらの216例のシリーズにおいて23例は新生児期に治療されている。治療の甲斐なく52%は死亡。生存した例のうち神経学的にも問題なく経過している例36.4%, 54.5%は中等度の発達障害, 残る9.1%は重篤な発達遅滞を伴っていた。続いて153例は乳児期に治療がなされている。死亡例は7.2%。生存例のうち正常に発達している例は78.9%, 11.3%は中等度の発達障害, 残る9.8%は重篤な発達遅滞を伴っていた。最後に2歳以降の患児においては死亡例はおらず, 67.5%は正常に発達。中等度の発達障害は20%, 重度の発達障害は12.5%であった[11]。やはり症状が重篤ゆえに治療を急がなくてはいけない新生児期に加療が必要な症例が際立って予後が悪い。

　Teradaらは, 11例の新生児のうち3例が死亡。新生児以上を含めて生存している13例のうち62%の患児は最終の診察時点でfavorable clinical outcomeが得られたと報告し, やはり心不全を有する新生児の予後は悪いことを示唆している[16]。

　ガレン大静脈瘤の治療は画像診断, 治療方法の進歩により目覚ましい発展を遂げてきたが, いまだに難知疾患であることは変わりがない。出生前診断が進歩し, 患児の出生前に診断がつくことが多くなってきた現在, 正確な病態の把握および治療適応, 治療時期を正確に判断するため治療経験が豊富な施設での治療を検討すべき疾患であると考えられる。脳神経外科だけで管理することはできないため診療科の枠を取り払った診療体制が必要となる。

ビタミンK欠乏症による頭蓋内出血

　ビタミンK欠乏症による出血は早期新生児期と幼若乳児期に好発する。このうち生後2～4日を中心に発症する早期新生児期は軽度の消化管出血が多く, 予後はおおむね良好である。反面生後3週間から2ヵ月を中心に発症する幼若乳児のビタミンK欠乏性出血は胆道閉鎖症など基礎疾患をもつ二次性と基礎疾患のない特発性に分類される。後者は頭蓋内出血が多く, 特に特発性では8～9割が頭蓋内出血を起こしその予後は非常に悪い。半数は死亡ないしは後遺症を残す。また特発性の9割近くが母乳栄養児であることも特徴の一つである[43]。この疾患に対しての予防策としてビタミンKの投与が行われてきた。1989年より①出生時, ②生後1週間(産科退院時), ③1ヵ月健診時の3回のビタミンK_2シロップ1mL(2mg)経口投与が提示されている[44]。これにより, 発生頻度は1/10以下に減少した。しかしながらこの投与歴がありながら出血が生じてしまう症例もあり, 欧米と比較するとまだ予防策が不完全と判断された。そこで出生10万対1.5である1999年から2004年の発生頻度[45]をさらに低下すべく2011年に改訂ガイドラインが提唱された。改訂ガイドラインでは従来の3回の経口投与をベースに生後3ヵ月までに週1回のビタミンK_2シロップを投与することを選択することが可能となった。また, 早産児や合併症をもつ新生児に対しての投与指針が明記された。すなわち, 呼吸状態が悪く呼吸が困難な患児に対してはビタミンK_2注射用製剤(レチシン含有製剤)0.5～1.0mg(超低出生体重時は0.3mg)を緩徐に静注する。その後の投与は個々の状態に応じて判断する。さらに母親が妊娠中にビタミンK阻害作用のある薬剤(ワルファリン, カルバマゼピン, フェニトイン, フェノバルビタール, プリミドン, リファンピシン, イソニアシド)を服用している場合出生後直ちにビタミンK_2注射用製剤0.5～1.0mgを静注することが望ましいとしている。また, 上記内服薬のう

ちワルファリン以外を内服している妊婦において妊娠36～38週以降に1日15～30mgのビタミンK製剤を陣痛発来日まで（1週間以上の期間で）経口投与し，出生後に新生児のビタミンK動態を評価する方法も提案されている。

改訂ガイドラインでは治療的投与法も提案している。ビタミンK欠乏性出血症の疑いがあった場合採血の結果を待たずにビタミンK_2製剤（レシチン含有製剤）0.5～1.0mgを緩徐に静注する。最重症例ならびに超低出生体重児に対しては新鮮凍結血漿10～15mL/kgあるいは第Ⅸ因子複合製剤50～100単位/kgの併用を考慮するとしている[46]。

▶症状

前述したように生後3週から2ヵ月の間に外傷の既往がなく突然嘔吐，不機嫌が生じ徐々に意識障害などを呈する。てんかん，大泉門の緊満がみられる[47]。

▶診断

画像診断はCT等でくも膜下出血（50.0～85.7％），硬膜下血腫（48.8～50.5％）脳実質内出血（42.9～58.6％），脳室内出血（10.7～41.6％）がみられる。複数箇所の出血は66.6～69％にみられる[48,49]。

臨床検査ではPT延長，APTT延長，ヘパプラスチンテスト低下，トロンボテストの延長がみられる。またPIVKA Ⅱの測定も有用である。

▶治療

American Stroke Associationの推奨では，「非外傷性頭蓋内出血の患児において凝固因子欠乏が疑われた場合，直ちに適切な凝固因子の投与が必要である（class Ⅰ recommendation）」とある。つまり本疾患の患児は直ちにビタミンK製剤の投与を行うべきである。外科的介入に関しては推奨されていないが，著明な頭蓋内圧の亢進がみられる症例，脳ヘルニアに移行するおそれのある患児など限られた症例においては開頭術の適応を検討する余地はある（class Ⅲ recommendation）[50]。この際ビタミンKの投与の効果が発現するまで数時間かかるため新鮮凍結血漿10～40mL/kgの投与を行う[51]。

▶予後

本疾患の予後は非常に悪く，半数の患児は死亡するもしくは後遺症を残している。これは出血によって生ずる広範に発生する脳浮腫や脳虚血が二次的に障害を引き起こすためと考えられる。

ビタミンK欠乏性症による頭蓋内出血は予防の目的でビタミンKの投与を開始したことにより劇的に減少はしたが，発症した場合の予後は非常に悪い。新しい改訂ガイドラインの投与方法が本疾患の発生をさらに減少させることが期待される。

血友病による頭蓋内出血

血友病には第Ⅷ因子が欠乏する血友病Aと第Ⅸ因子が欠乏する血友病Bとがある。遺伝形式は伴性劣性遺伝であり男児にのみ発症する。しかし，1/3の症例は家族歴がなく突然変異によって生じたケースと考えられている。発生頻度は男児出生10万人あたり5～10人である。本疾患の重症度はそれぞれの因子の活性に依存する。因子活性によって活性が5％以上を軽症，1～5％を中等度，1％以下を重症と規定している。このうち頭蓋内に出血が生ずるものは重症の症例である。重症の患児は全体の2/3を占める。血友病患児の

25％が頭蓋内に出血をきたし，これらの患児の死因の40％を占める。出血は軽度の頭部外傷が原因であることが多いそのため活動期が高まる歩行開始後より頻度が上がる。外傷から症状発現まで時間がある程度かかるのも特徴で，外傷後3日以降経過して発症する症例は4割にのぼる[47]。また，分娩の際鉗子分娩等も出血の原因となる。そのため血友病の家族歴がある場合，出産に際して侵襲の少ない方法を選択するべきである[52,53]。

▶症状

嘔吐・不機嫌に引き続きてんかん，意識障害，片麻痺などが出現する。幼児では頭痛・嘔吐がみられ，その後意識障害などがみられる。

▶診断

脳内出血（あるいは他の出血）を臨床的に強く疑う場合は，凝固因子製剤を直ちに投与し，確定診断のための画像検査を行う[54]。

臨床検査では血小板数，出血時間，PTは正常であるもののAPTT延長や第Ⅷもしくは第Ⅸ因子の活性が低下している[47]。

血友病新生児および保因者新生児には出生後速やかに頭部超音波検査を行う[54]。超音波検査は硬膜下出血には感度が低いため，なんらかの臨床徴候がみられる場合は超音波検査が正常であっても，脳MRIまたはCTを施行すべきである[54]。

すべての早期脳内および脳外出血を検出するにはルーチンの頭部超音波検査は信頼性が高くないが，スクリーニングとしては有益である[55]。

頭部CTではくも膜下出血（40.6％），硬膜下血腫（33.8％）脳実質内出血（15.8％）がみられる[56]。

このような出血は重大な後遺症の罹患率および死亡率に有意に関連する。そのためこれらの症例には凝固因子製剤を投与し，凝固因子活性レベルを100％まで増加させるべきである[55]。

▶治療

欠乏している因子の補充が必要である。補充療法を適切に行えば，通常の頭蓋内出血の適応に照らして外科的介入を検討することが可能である。補充に関しての指針を 表3 に示す[57]。第Ⅸ因子に関しても同様であるが半減期が24時間であるため，投与間隔は1日1回で良いとされる[52]。加療中一部の症例で凝固因子に対する中和抗体（インヒビター）が血友病Aでは10％，Bでは4％に生ずるとされる。このときには因子補充だけではなく，

表3 血友病Aの第Ⅷ因子補充療法指針

		目標止血レベル（活性値）	投与量（単位/kg/回）	投与回数/日	投与期間
頭蓋内出血等の重篤出血	初回	50〜100	25〜50	1〜2	1日
	止血まで	20〜50	10〜25	1	5〜7日
大外科手術	術中・術後	100	50	1〜2	1〜2日
	術後3〜7日	50	25	1	3〜5日
	創傷治癒まで	30	15	1	約2週間

白幡 聡，他．日本小児科学会雑誌 2010；114：1263-70．[46]より引用改変

表4 に示すような活性化第Ⅷ因子や活性化プロトロンビン複合体製剤を用いる[57]。

　血友病による頭蓋内出血は本疾患の患児の死因の4割を占める重篤な病態である。周術期管理を中心とした慎重な全身の管理が不可欠であり小児科のサポートが不可欠である。

(下地一彰, 新井　一)

表4　血友病インヒビター保有症例の治療A

低リスク	補充療法の継続
高リスク	①遺伝子組み換えFⅦa(ノボセブン®)投与 初回90μg/kg, 以後症状に応じて90〜120　90μg/kgを2〜3時間おきに. ②活性化プロトロンビン複合体製剤(APCC, ファイバ®)投与. 50〜100単位/kg/回で1〜3回/日, 1〜3日投与する. 1日の総量が200単位/kgを超えないようにする.

白幡 聡, 他. 日本小児科学会雑誌 2010; 114: 1263-70.[46]より引用改変

文献

1) Drake CG. Cerebral arteriovenous malformations: considerations for and experience with surgical treatment in 166 cases. Clin Neurosurg 1979; 26: 145-208.
2) Locksley HB. Natural history of subarachnoid hemorrhage, intracranial aneurysms and arteriovenous malformations. J Neurosurg 1966; 25: 321-68.
3) Locksley HB, Sahs AL, Knowler L. Report on the cooperative study of intracranial aneurysms and subarachnoid hemorrhage. Section Ⅱ. General survey of cases in the central registry and characteristics of the sample population. J Neurosurg 1966; 24: 922-32.
4) Sahs AL, Perret G, Locksley HB, et al. Preliminary remarks on subarachnoid hemorrhage. J Neurosurg 1966; 24: 782-8.
5) Alvarez H, Garcia Monaco R, Rodesch G, et al. Vein of galen aneurysmal malformations. Neuroimaging Clin N Am 2007; 17: 189-206.
6) Charafeddine L, Numaguchi Y, Sinkin RA. Disseminatedcoagulopathy associated with transtorcular embolization of vein of Galen aneurysm in a neonate. J Perinatol 1999; 19: 61-3.
7) Chevret L, Durand P, Alvarez H, et al. Severe cardiac failure in newborns with VGAM. Prognosis significance of hemodynamic parameters in neonates presenting with severe heart failure owing to vein of Galen arteriovenous malformation. Intensive Care Med 2002; 28: 1126-30.
8) Dowd CF, Halbach VV, Barnwell SL, et al. Transfemoral venous embolization of vein of Galen malformations. AJNR Am J Neuroradiol 1990; 11: 643-8.
9) Garcia-Monaco R, De Victor D, Mann C, et al. Congestive cardiac manifestations from cerebrocranial arteriovenous shunts. Endovascular management in 30 children. Childs Nerv Syst 1991; 7: 48-52.
10) Lasjaunias P. Vascular Diseases in Neonates, Infants and Children: Interventional Neuroradiology Management. Berlin, Springer, 1997, p49.
11) Garcia-Monaco R. The management of vein of Galen aneurysmal malformations. Neurosurgery 2006; 59 (5 Suppl 3): S184-94. (Erratum in Neurosurgery 60 4 Suppl: 393, 2007).
12) Lylyk P, Viñuela F, Dion JE, et al. Therapeutic alternatives for vein of Galen vascular malformations. J Neurosurg 1993; 78: 438-45.
13) Mickle JP, Mericle RA, Burry MV, et al. Vein of Galen malformations. In; Winn HR, ed. Youmans Neurological Surgery, ed 5. Philadelphia, Saunders, 2004, p3433-40.
14) Mickle JP, Quisling RG. The transtorcular embolization of vein of Galen aneurysms. J Neurosurg 1986; 64: 731-5.
15) Rodesch G, Hui F, Alvarez H, et al. Prognosis of antenatally diagnosed vein of Galen aneurysmal malformations. Childs Nerv Syst 1994; 10: 79-83.
16) Terada A, Komiyama M, Ishiguro T et al. Nationwide survey of pediatric intracranial arteriovenous shunts in Japan: Japanese Pediatric Arteriovenous Shunts Study (JPAS). J Neurosurg Pediatr. 2018; 27: 1-9.
17) Berenstein A, Lasjaunias P. Arteriovenous fistulas of the brain. In; Surgical neuroangiography 4: endovascular treatment of the cerebral lesions. Heiderberg, Springer

Verlag, 1992, p267-317.
18) 小宮山雅樹. 脳静脈の機能解剖. 脳外誌 2009; 18: 821-9.
19) Raybaud CA, et al. Aneurysms of the vein of Galen : embryonic considerations and anatomical features relating to the pathogenesis of the malformation. Neuroradiology 1989; 31: 109-28.
20) 山崎麻美, 坂本博昭, 編. 小児脳神経外科 改訂2版. 第4章治療 section3 血管内治療. 金芳堂, 京都, 2015, p189-96.
21) Lasjaunias P, Ter Brugge K, Berenstein A. Vein of Galen aneurysmal malformation. In; Surgical Neuroangiography 3. Clinical and Interventional Aspects in Children, ed 2. Berlin: Springer, 2006, Vol 3, p105-226.
22) Berenstein A, Niimi Y. Vein of Galen aneurysmal malformation. In; Winn HR, ed. Youmans Neurological Surgery, ed 6. Philadelphia, Elsevier/Saunders, Vol 2, 2011, p2150-65.
23) Spetzler RF, Martin NA. A proposed grading system for arteriovenous malformations. J Neurosurg 1986; 65: 476-83.
24) Zerah M, Garcia-Monaco R, Rodesch G, et al. Hydrodynamics in vein of Galen malformations. Childs Nerv Syst 1992; 8: 111-7.
25) 小宮山雅樹. 小児脳血管疾患に対する血管内治療. 第27回日本脳神経血管内治療学会学術総会CEPテキスト. メディカルブックサービス, 名古屋, 2012, p1-10.
26) Hoffman HJ, Chuang S, Hendrick EB, et al. Aneurysms of the vein of Galen. Experiences at the Hospital for Sick Children, Toronto. J Neurosurg 1982; 57: 316-22.
27) Johnston IH, et al. Vein of Galen malformation : diagnosis and management. Neurosurgery 1987; 20: 747-58.
28) Casasco A, Lylyk P, Hodes JE, et al. Percutaneous transvenous catheterization and embolization of vein of galen aneurysms. Neurosurgery 1991; 28: 260-6.
29) Duckwiller G. Pediatric pial AVF. Interv Neuroradiol 2003; 9 (suppl 2): 41-6.
30) Komiyama M, et al. Vein of Galen aneurysms: experiences with eleven cases. Intervent Neuroradiol 2003; 7: 99-103.
31) Lasjaunias P, Rodesch G, Terbrugge K, et al. Vein of Galen aneurysmal malformations. Report of 36 cases managed between 1982 and 1988. Acta Neurochir (Wien) 1989; 99: 26-37.
32) Lasjaunias P, Alvarez H, Rodesch G, et al. Aneurysmal Malformations of the Vein of Galen. Follow-up of 120 Children Treated between 1984 and 1994. Interv Neuroradiol 1996; 2: 15-26.
33) Lasjaunias P. Vein of Galen aneurysmal malformation. In; Vasucular disease in neonates. Infants and children. Springer-Verlag, Berlin/Heidelberg, 1997, p67-202.

34) Harrigan MR, Deveiks JP. Appendix. Vein of Galen malformations. In; Handbook of Cerebrovascular Disease and Neurointerventional Technique, ed 2. New York, Humana Press, 2009, p527-31.
35) 新井 一, 佐藤 潔, 飯塚有応, 他. ガレン大静脈瘤の診断と治療. 脳外誌 2002; 11: 379-88.
36) Mortazavi MM, Griessenauer CJ, Foreman P, et al. Vein of Galen aneurysmal malformations: critical analysis of the literature with proposal of a new classification system. J Neurosurg Pediatr 2013; 12: 293-306. Epub 2013 Jul 26.
37) Ciricillo SF, Edwards MS, Schmidt KG, et al. Interventional neuroradiological management of vein of Galen malformations in the neonate. Neurosurgery 1990; 27: 22-7.
38) Halbach VV, Dowd CF, Higashida RT, et al. Endovascular treatment of mural-type vein of Galen malformations. J Neurosurg 1998; 89: 74-80.
39) Lasjaunias P, Garcia-Monaco R, Rodesch G, et al. Vein of Galen malformation. Endovascular management of 43 cases. Childs Nerv Syst 1991; 7: 360-7.
40) Morgan MK, Johnston IH, Sundt TM Jr. Normal perfusion pressure breakthrough complicating surgery for the vein of Galen malformation: report of three cases. Neurosurgery 1989; 24: 406-10.
41) Payne BR, Prasad D, Steiner M, et al. Gamma surgery for vein of Galen malformations. J Neurosurg 2000; 93: 229-36.
42) Watban JA, Rodesch G, Alvarez H, et al. Transarterial embolization of vein of Galen aneurysmal malformation after unsuccessful stereotactic radiosurgery. Report of three cases. Childs Nerv Syst 1995; 11: 406-8.
43) 白幡 聡. 特輯新生児医療の最前線-産婦人科医が知っておきたい新生児の新知識 ビタミンK欠乏性頭蓋内出血とその予防. 産婦人科治療 2011; 102: 360-4.
44) 塙 嘉之. 乳児ビタミンK欠乏性出血症の予防に関する研究, 総括報告. 厚生省心身障害研究, 昭和63年度研究報告書, 1989, p23-7.
45) 白幡 聡, 伊藤 進, 高橋幸博, 他. 乳児ビタミンK欠乏性出血症全国調査成績 (1999-2004). 日産科新生児会誌 2006; 16: S55-6.
46) 白幡 聡, 伊藤 進, 高橋幸博, 他. 新生児・乳児ビタミンK欠乏性出血症に対するビタミンK製剤投与の改訂ガイドライン. 日本小児科学会雑誌 2010; 114: 1263-70.
47) 藤原一枝. 血友病・ビタミンK欠乏症. 小児脳神経外科 (山浦 晶, 森竹浩三, 編), 医学書院, 東京, 1998, p203-9.
48) Cekinmez M, Cemil T, Cekinmez EK, et al. Intracranial hemorrhages due to late-type vitamin K deficiency bleeding. Childs Nerv Syst 2008; 24: 821-5.
49) 西尾朋子, 野原玲子, 青木修一郎, 他. ビタミンK欠乏症にもとづく頭蓋内出血リング状の高吸収像を呈した多発性脳内出血の1例. 脳と神経 1987; 39: 65-70.

50) Roach ES, Golomb MR, Adams R, et al. Management of stroke in infants and children: a scientific statement from a Special Writing Group of the American Heart Association Stroke Council and the Council on Cardiovascular Disease in the Young. Stroke 2008; 39: 2644-91.
51) Brady KM, Easley RB, Tobias JD. Recombinant activated factor VII (rFVIIa) treatment in infants with hemorrhage. Paediatr Anaesth 2006; 16: 1042-6.
52) McLoan DG. Pediatric Neurosurgery 4th ed. Philadelphia, WB Saunders, 2001, p639-42.
53) 森本一良, 他. 脳神経外科体系 小児脳神経外科, 中山書店, 東京, 2004, p261-7.
54) Chalmers E, Williams M, Brennand J et al. Paediatric Working Party of United Kingdom Haemophilia Doctors' Organization. Guideline on the management of haemophilia in the fetus and neonate. Br J Haematol 2011; 154: 208-15.
55) 瀧 正志, 朝比奈俊彦, 佐道俊幸, 他. エキスパートの意見に基づく血友病周産期管理指針 2017 年版. 日本産婦人科・新生児血液学会誌 2017; 27: 53-66.
56) 藤野英世, 桑原武夫. 血友病の治療. 頭部外傷と頭蓋内出血. b. 脳神経外科治療. 血友病(福竹勝博, 藤巻道男, 長尾 大, 編), 全国ヘモフィリアの会, 1981, p409-25.
57) 嶋 緑倫:【小児疾患の診断治療基準】血液・造血器疾患 血友病, von Willebrand 病(解説/特集). 小児内科 2006; 38 増刊: 551-3.

VI 小児（新生児・乳児）

脊髄・脊椎疾患

二分脊椎

　二分脊椎とは尾側神経管の神経管閉鎖不全症の総称である。この神経管閉鎖不全症は脊椎病変，多くは椎弓の癒合不全を合併するため二分脊椎とよばれている。二分脊椎は神経組織が皮膚に覆われた閉鎖性二分脊椎と，覆われずに外表面に露出した開放性二分脊椎とに分けられ，この外表上の分類がそれぞれの臨床的特徴を示している（表1）[1]。

▶顕在性（開放性）二分脊椎（脊髄髄膜瘤）

　脊髄髄膜瘤は尾側神経管が閉鎖しないため正常な脊髄組織は形成されず，胎生4週までに閉鎖すべき神経板がneural placodeとして外表上に露出する。この部分では脊髄の背側を覆うべき硬膜，脊椎，筋肉，皮膚などの組織が欠損する。中心管が閉鎖されないため，脳室内の髄液が脊髄中心管を通って，瘤の部分で外部に開放された中心管から外表に流出する。この病態は神経管閉鎖不全症の中で最も重篤な状態であり，本邦では1万出生あたり5.0人の割合で発生する[2]。脊髄髄膜瘤では脊髄病変に加えて水頭症，キアリⅡ型奇形を伴うなど，中枢神経系の広い範囲に病変を伴う。McLoneらはUnfied theoryという仮説を提唱し，これら広範囲な病変を一元的に説明した。すなわち，胎生4週頃に神経管閉鎖不全が生じると髄液が羊水中に流出，通常髄液は脳や頭蓋を拡張させるが，漏出がみられるため頭蓋内容積が縮小し前頭部が凹む。脳は成長していくが頭蓋が縮小するためそのしわ寄せが後頭蓋窩に生じ，小脳は「窮屈そうに」脳幹を取り囲み，大槽が消失する。小脳は下方に下垂し，キアリⅡ型奇形を形成する。これが生じると中脳水道狭窄および大槽消失による髄液循環障害をきたし，水頭症が進行する[3]。なお，外表面で瘤を形成する脊髄髄膜瘤（myelomeningocele）と瘤を形成しない脊髄裂・脊髄披裂（myeloschisis）と形態学的に分けられることもあるが，病態は同じなため治療方針も同じである。

▶出生前診断

　出生前診断で二分脊椎とは通常，顕在性二分脊椎，すなわち脊髄髄膜瘤をさす。脊髄髄

表1 外表所見からみた二分脊椎の分類

脊髄組織の外表への露出の有無による分類	疾患名	外表上の分類
開放性	脊髄髄膜瘤（脊髄裂）	顕在性*2
閉鎖性*1	髄膜瘤，髄膜囊瘤	潜在性*1
	髄膜瘤，髄膜囊瘤以外の閉鎖性に属する疾患（脊髄脂肪腫，先天性皮膚洞など）	

＊1：潜在性を閉鎖性と同じ意味で用いることがある。
＊2：顕在性二分脊椎は嚢胞性二分脊椎と同じ意味で用いることがある。

膜瘤では水頭症が高率に合併するため超音波検査で水頭症がみられたときは腰仙部を慎重に精査する必要がある。また，脊椎の形成不全，足関節を中心とした下肢の変形に注意する。キアリⅡ型奇形がみられた場合，前述の前頭骨の凹みがみられる。これは超音波上頭蓋がレモン型を呈するためlemon signといわれる。また，大槽の消失はbanana signとしてみられる。これらは妊娠第1，2四半期にみられ，キアリⅡ型奇形，すなわち脊髄髄膜瘤の診断根拠となる[1]。超音波による胎児スクリーニングによって脳室の拡大が疑われた場合は原則胎生18週以降に胎児MRIを行う。胎児MRIは超音波では明瞭に描出できない後頭蓋窩の情報を鮮明に描出することが可能となる。さらに腰仙部の髄膜瘤などの詳細を確認することが可能となる。中枢神経系の病変が疑われた場合，日本では妊娠22週まで(妊娠21週6日以前)に診断されれば，妊娠を継続するかどうかの方針の決定は，母親や親となるカップルによって決められるため，できるだけ正確な診断および予後についての情報を提供する必要がある[2]。妊娠22週以後に診断された場合は，親となるカップルが生まれてくる子を受け入れ，愛情をもって育てられるように支援する必要がある。そのためには，画像上でみられる形態上の変化が，疾患によるものなのか，など慎重に判断する。患者側に提供する情報としては，診断の正確さ(不確実さ)，治療，麻痺や発達遅滞などの機能予後や生命予後などがある。また，医師のみならず医療チームで精神的，心理的，社会的な面での支援できるように情報を提供することが必要である。疾患をもって生まれてくる可能性が高い場合でも，疾患のマイナス面を強調するのではなく，プラスの面も伝えていくことが必要である。また，疾患をもった子を産むという母親が抱きやすい罪悪感を感じないように，家族全員が生まれてくる子を受け入れるように支援する。これによって，退院後の患児の虐待や家庭崩壊をできるだけ避ける努力をする[2]。出生の方法は産科的な面から決定されるが，呼吸機能が十分に成熟する在胎36週以降に通常帝王切開で予定出生させれば，呼吸器合併症は少ない[2]。出生前に脳室の拡大が進行した場合，呼吸機能がある程度成熟する32～36週に出生させることもあるが，呼吸器合併症の率が上昇する。出生後に診断された場合は，病名を告知されて精神的に動揺する保護者に配慮しながら，出生から修復までの限られた時間で保護者との信頼関係を確立できるように努力する。治療の遅れや拒否は髄膜炎による死亡原因となりうる。新生児期を過ぎると皮膚は伸展しにくく，修復はより困難となる。瘤が上皮化して自然修復されることがあるが，水頭症が放置されれば巨大な頭蓋となり，抱くこともできなくなる。

▶手術適応

1970年代にLorberらは重度の水頭症，重度の下肢麻痺，強度の脊椎変形，他臓器に奇形がみられる症例は手術をしないというselectionをかけた手術成績の報告を行った[4]。反面McLoneらは1980年代に100例のunselected casesの手術で86%が5～9歳まで生存したデータを発表した[5]。以降重篤な心奇形などがない限り原則手術をしないという選択肢はないとされている。手術の目的は感染予防およびさらなる神経障害進行防止のために行われ，残念ながら機能改善のための手術とはいえない。感染予防の目的で通常遅くとも48～72時間以内に手術を行う。当施設では出生前診断がついており，予定帝王切開となった患児は出生当日に手術を行い，出生後診断がついた症例でも出生後24時間以内に瘤の閉鎖術を行っている。

▶出生後管理

脊髄髄膜瘤の例は，複数回の外科治療や間欠導尿によってラテックス(天然ゴム)に頻回に曝露するためアレルギー反応を示しやすく，手術などに際してアナフィラキシーショックを起こすことがある．そのため，生下時よりラテックスを含む医療品(手袋，アンビューバッグ，など)は使用しないようにし，家族にもゴム風船などゴム製品を避けるように指導する[6]．

保育器内で保温し，マトソンの体位に準じた腹臥位をとる(図1)．神経組織は清潔な生理食塩水で湿らせた清潔なガーゼで覆って保護する．同日手術とならない場合，絶食とし血管を確保して抗生物質を予防投与する．

脊髄髄膜瘤は腰仙部レベルに多い．病変以下の神経障害を呈する．通常脊髄レベルが高位であるほど脊髄障害は広範囲に及ぶ．運動・知覚障害，膀胱直腸障害などから脊髄障害のレベルを評価する[7](図2，表2)．S3レベル以下では下肢の麻痺は認められず，障害レベル以下の知覚障害と神経因性の排尿・排便障害をきたす．水頭症やキアリ奇形の合併を検討し，新生児科医とともに術前検査や染色体異常など合併する重篤な疾患の有無を

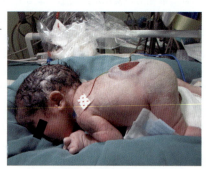

図1 マトソン体位
腸骨部にタオルを敷いて脊髄髄膜瘤の存在する腰仙部を高くし，尿や便から汚染を防ぐ．

図2 乳児の知覚デルマトーム

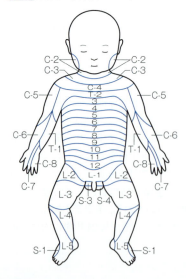
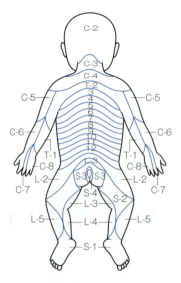

検索する。消化器系では腸回転異常症，鎖肛など，心血管系では大動脈縮窄，心室中隔欠損症，動脈管開存など，呼吸器系では気管食道瘻，横隔膜ヘルニアなどが挙げられる。

▶術中管理

　出生直後の患児の手術を行うため低体温になることを避けるため，あらかじめ手術室の室温を上げておくことが重要である。同様に手術室に移動するときも体温管理に留意する。瘤の部分が入るように厚いスポンジを一部くり抜いて仰臥位をとり，気管内挿管して腹臥位とする。水頭症がみられる症例では当院は同時に脳室腹腔シャントを行うことはせず，Ommaya reservoirを用いて髄液管理を行うため，挿管後頭部を回旋し，前角穿刺ができるような体位をとる。瘤の修復は脊髄軟膜，髄膜(くも膜，硬膜)，筋膜・筋組織，皮下組織，皮膚の5層で修復を行う（**図3**）。当施設では皮膚欠損部が大きな場合は形成外科に依頼しVY皮弁を作成し皮膚を縫合している（**図4**）。

▶術後管理

● 術後早期の管理

　術前と同様に腹臥位にし，創部の汚染を防止する。出生時に脳室拡大は約90％の症例に認め，その約90％に髄液短絡術(脳室腹腔シャント)が必要となる[2]。瘤の修復に続いて同時に短絡術を行う施設もあるが，前述の通り当施設ではOmmaya reservoirを留置して髄液の吸引を行う方法もある。脳室拡大が軽度であっても，修復を行って髄液の体外への流出を止めると頭囲の増大，大泉門の緊張，脳室拡大が急激に進行することがあるので，頭囲測定を毎日行い，水頭症の所見が増強したり修復部からの髄液漏出を認めれば，体重が許せば速やかに短絡術を行う。一般的には体重が1,500gを超えていれば短絡術は可能とされているが当院では2,500gまで待っている。2,500gになるまではOmmaya reservoirから髄液を吸引して体重増加を待つ。シャント術後はシャントによって大量の髄液が腹腔内に流れこみ，麻痺性イレウスが発生することがあるので，その際には新生児科と相談し絶食などの適切な対応をする。シャント感染による腹膜炎でもイレウスをきたすので，両者の鑑別には髄液検査を行う。髄膜炎を合併すれば，抜去して脳室ドレナージによる治療

表2 脊髄障害レベルと麻痺および歩行能力の関係

Sharrard分類	髄節レベル	下肢の麻痺と変形	歩行能力
Group 1	T	下肢完全弛緩性麻痺 股関節外旋位，膝関節屈曲位，尖足位	通常車いす
Group 2	L1, 2	股関節屈曲は可，外転・伸展は不可 股関節脱臼が多い	通常車いす
Group 3	L3, 4	股関節屈曲・内転位が多い 股関節脱臼，内反尖足が多い	主に車いす[*1]
Group 4	L5	股関節屈曲位が多い 股関節脱臼・亜脱臼や踵足変形が多い	歩行可能[*2]
Group 5	S1, 2	股関節脱臼は少ない 凹足，鷲足変形が多い	歩行可能(装具なしで)
Group 6	運動麻痺なし	足，下肢の変形なし	正常

＊：1 L3レベルでは長下肢装具で歩行可能，L4レベルでは短下肢装具と杖で歩行可能。
＊：2 短下肢装具が必要な例もある

北野元裕．小児脳神経外科学 改訂2版．金芳堂，京都，2015，p996-1009.[7]より引用

図3 脊髄髄膜瘤の修復

脊髄髄膜瘤の外表（**A**）。表面のneural placode（形成不全の脊髄組織）を皮膚との境界で切開する（**B**）。Neural placodeを周囲の皮膚組織から完全に剥離して，脊髄係留を解除する（**C**，矢印：中心管開放部）。Neural placodeの周囲に残った皮膚組織をトリミングして切除する。残すと数年後に類皮腫を形成することがある。Neural placodeの最も頭側に存在する中心管の開放部を閉塞させないように軟膜を正中で粗く縫合し，脊髄形成を行う（**D**）。硬膜を周囲から剥離して密に縫合して硬膜嚢を形成し，その中にneural placodeを納める（**E**）。筋膜を剥離して正中で縫合する（**F**，**G**）。皮膚と皮下組織を縫合する（**H**，断面）。

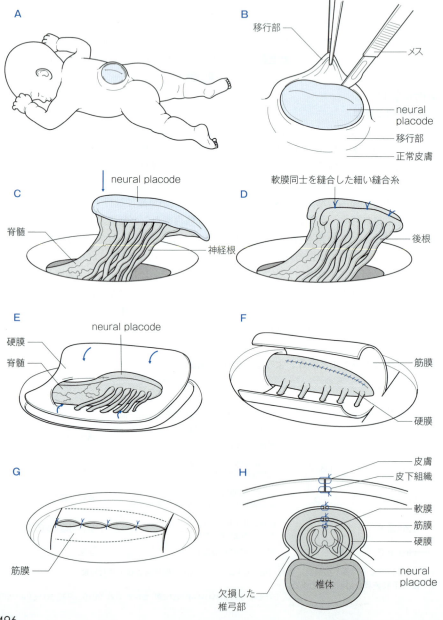

を行わないと脳室炎に移行し難治性となる。キアリⅡ型奇形は症候性のものは約10％と少ないが，画像上は約90％の症例に認められる[2]。喘鳴，嚥下障害，無呼吸発作などの脳幹症状が進行すれば速やかに減圧術を行う。大孔部の硬膜切開が必要な例では大量出血が発生するため，輸血の準備を十分行っておく。減圧効果がみられない例では，球麻痺に対して気管切開が必要となる。

泌尿器科での神経因性膀胱による尿路管理，整形外科での下肢矯正や機能訓練を依頼する。残尿が多い例や膀胱尿管逆流，水腎症を伴う例では早期に間欠導尿を行い，退院に向けて保護者に間欠導尿の手技を修得させる。

▶退院後の管理

神経症状の変化は泌尿器科，整形外科，リハビリテーション科，小児科など各科と密な連絡をとって観察する。修復後の慢性期に起こる神経症状の悪化（下肢の運動知覚障害，神経因性膀胱，内反足，側彎の悪化，疼痛など）は，脊髄の再係留や脊髄空洞症が原因であることが多い[1]。再係留は10〜20％の例でみられ，係留の解除を行っても症状の著明な改善が期待できず，症状の進行を停止することが目標となる。空洞症は髄液短絡管の閉塞に伴って出現することが多い。

▶予後

約80％の症例は5年から10年生存するが，死亡する場合は生後1年以内が多い[2]。その原因はキアリⅡ型奇形による呼吸障害や嚥下性肺炎，髄液短絡管の閉塞，脳室炎，痙攣などである。不十分な尿路管理のため腎障害をきたせば生命予後は悪くなる。瘤の修復後に神経症状が軽度改善する例もあるが，ほとんどの神経障害は残存する。歩行能力の予後はほぼ脊髄レベルによって決まる（表2）。約7割の症例が普通学級で学習し，水頭症の合併や髄膜炎や脳室炎の合併が知能障害をきたしやすい。1960年代に治療された例で30年間経過をみていくと約半数が生存し，比較的機能予後の良好な例が多かった[8]。40％以上の例で同年齢の知能レベルよりも低く，10〜15％の例では著明な発達遅滞のために，全面的な介助が必要となる。

▶予防

第2次世界大戦中にオランダで神経管閉鎖不全症の患児が増加したことより母体の栄養が本症に関与しているという予測から，英国を中心に神経管閉鎖不全症の患児の出産歴のある高リスクの母親を対象に葉酸とマルチビタミン剤を投与するrandomize trialが行われ，葉酸投与群で72％のprotective effectがみられた[9]。これを踏まえ，2013年の時点で

図4 皮弁形成
皮膚欠損部が大きな場合（A）は躊躇せず形成外科に依頼しV-Y advanced flap（B, C）にて閉鎖を行う。皮弁形成にて皮膚に過度の緊張がかからず良好な結果を得る（D）。

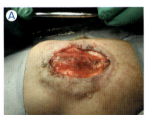
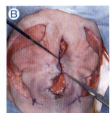
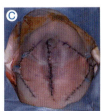
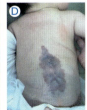

53ヵ国で食物葉酸添加プログラムが始まっている[10]。本邦でも厚生労働省が妊娠を計画する女性に400μg/日の葉酸摂取が推奨され，2002年以降，母子手帳への記載も始まった。しかしながらまだ浸透されているとは言い難く，日本でも妊娠前からの投与をより一般化すべきである。なお，後述する脊髄脂肪腫の予防には葉酸は有効ではない。

▶潜在性（閉鎖性）二分脊椎（脊髄脂肪腫・先天性皮膚洞など）

潜在性二分脊椎では神経管閉鎖不全による神経症状を必ずしも伴わないため，診断には合併する皮膚所見が重要である。脊髄係留症候群（tethered cord syndrome）の原因疾患であり，進行性の神経障害をきたす。正常胎児では成長とともに，脊髄円錐部の下端は脊椎管に対して相対的に上昇し，出生後は第3腰椎椎体より頭側に位置する。神経管閉鎖不全に伴い脊髄に連続する病変があれば，成長に伴う脊髄下端部の相対的な上昇が妨げられ脊髄は尾側に係留される。そのため脊髄円錐部を中心に神経障害をきたすとされている。この疾患には脊髄脂肪腫（spinal lipoma, lipomyelomeningocele, lumbosacral lipoma），脊髄終糸肥厚，先天性皮膚洞などがあり（表3），尿路系の発生異常や鎖肛を伴う尾側脊椎形成不全（caudal regression syndrome）などの例もある。

● 術前管理
・診断・評価

出生時に腰仙部に皮下脂肪腫，皮膚陥凹（dimple），異常毛髪，血管腫，などの皮下病変（図5）がみられた場合，脊髄脂肪腫などの潜在性二分脊椎を疑わなくてはならない。神経学的には運動・知覚障害から脊髄障害，神経根障害の評価をし，側彎，足関節の変形，下肢や足の左右差をみる。泌尿器科で神経因性膀胱の評価を行う。画像診断は腰椎X線撮影に加え三次元CTを行うと，脊椎の形態や脊椎管内の脂肪組織の解剖学的構造を理解しやすい。軟骨はCTでは高吸収域とはならないため，骨欠損と誤らぬようにする。MRIで

表3 脊髄係留症候群の原因

一次性の原因	脊髄髄膜瘤，脊髄脂肪腫*，脊髄終糸肥厚*，先天性皮膚洞*，slipt cord syndrome（分離脊髄奇形）*，dural bands（meningocele manqué*），髄膜瘤*，myelocystocele（脊髄嚢胞）*，neurenteric cyst（神経腸管嚢胞），脊髄腫瘍
二次性の原因	脊髄再係留（脊髄髄膜瘤もしくは潜在性二分脊椎の術後の癒着による），くも膜炎，くも膜下腔の上皮腫，外傷，縫合部肉芽腫

＊：潜在性二分脊椎

Reigel DH, McLone DG : Tethered cord. Pediatric Neurosurgery. Surgery of the developing nervous system. 3rd ed, p77-95, WB Saunders, 1994. より引用，一部改変

図5 脊髄脂肪腫にみられる皮膚病変（stigmata）
A：腰仙部皮下脂肪腫，B：腰仙部dimple，C(1, 2)：human tail，D：腰仙部血管腫。

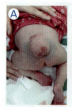
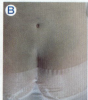
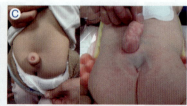
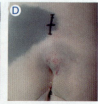

は脊髄円錐下端部のレベルを検討し、脊髄係留の原因となる異常組織(肥厚終糸、脂肪腫、皮膚洞など)と脊髄との解剖学的関係をみる。脊髄脂肪腫では仙骨形成不全を伴う例やtransitional typeやcaudal typeの一部では脂肪腫が神経根を巻き込んでいるため係留解除が困難である(図6)。先天性皮膚洞ではどの脊髄レベルまで病変が連続しているかをMRIで検討する。なお、臀裂内の浅いdimpleはcoccygeal pitとよばれ、脊髄脂肪腫などのintraspinal lesionとは関係がない[12]といわれているが、当院ではMRIを1度施行し、確認のうえ病的意義がないことを提示している。

図6 脊髄脂肪腫の分類

A：dorsal type。硬膜と脂肪腫の癒合部は脊髄後根より背側にあり、硬膜と脊髄脂肪腫とは分離しやすい。
B：transitional type(combined type)。硬膜と脂肪腫の癒合部は脊髄後根より腹側にあり、脂肪腫は神経根を巻き込んでいるため係留解除が困難である。
C：caudal type。脊髄円錐より尾側に脂肪腫が存在し、神経根を巻き込んでいる。
この3型以外に脂肪腫を伴った脊髄が脊椎管外へ脱出した型(狭義のlipomyelomeningocele)があり、係留解除は形態異常が強く困難な例が多い。Filar typeは脊髄円錐から脊髄終末に脂肪腫を認める。

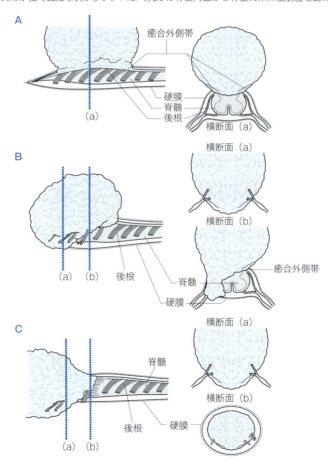

新井 一. No Shinkei Geka 2004; 32: 1019-26.[11]より引用

● 手術適応

　脊髄脂肪腫では神経症状が認められたり，進行性に神経症状が増悪する例では，乳児期でも症状の進行の停止や改善を目的に外科治療を行う．反面，無症候性の脊髄脂肪腫については，脊髄終糸部の脂肪腫と異なり，特に脊髄円錐部の脂肪腫では，手術によって神経障害を予防する効果が確実ではない[13]として手術適応の意見の一致はみていない[1]．一方，年長児例では神経障害を伴う例が多く，いったん症状が出現すれば外科治療を行っても症状を回復できないことも知られている．最近Pangらは，脊髄脂肪腫をできるだけ摘出すれば術後の症状悪化が少ないとしている[14]．筆者らは手術によって新たに神経障害をきたす例があるため，手術に伴う危険性と予防効果に限界があることを説明し，保護者が手術治療を選択した例については無症候性の脊髄脂肪腫でも予防的手術を行っている．脊髄終糸肥厚や脂肪終糸では，係留解除に伴うリスクが比較的低いので，予防的に係留解除を提案し，同意が得られれば治療を行う．先天性皮膚洞は重篤な感染症を起こすので予防的な手術を強く勧め[1]，脊髄内の膿瘍形成により神経症状の増悪を認めれば，直ちに排膿と皮膚洞全体の切除を行う必要がある．

● 術中管理

　係留解除を達成するには，硬膜と脊髄円錐とをつなぐ肥厚した終糸，索状物，脂肪腫など神経管閉鎖不全に伴う異常な構造物をすべて切離し，神経根以外に硬膜と脊髄をつなぎ止めるものがないようにするのが原則である．脊髄脂肪腫では脊髄係留の解除のみならず，脂肪腫を切除して脊髄の圧迫を減圧し，脂肪腫を含んだ脊髄円錐の体積を減少させて，周囲硬膜との癒着による術後の再係留を予防する．合併する脊髄空洞が大きければ空洞の開放を行うが，係留を解除した後経時的に観察していると縮小することもあるので敢えて開放を無理に行う必要はない．硬膜に欠損がある場合，当院では同一の術野から採取すると髄液漏の危険性があるため別の部位から採取した筋膜を用いてpatchを当てている．髄液漏の予防のため筋層は密に縫合する．先天性皮膚洞では再発防止のため，迷入した髄内の皮膚組織を含め皮膚洞を全摘出する．術中モニタリングは重要であり，当院では神経根直接刺激にて下肢，肛門括約筋の筋電図で評価を行い，球海綿体反射もモニターしながら手術を行っている[15]．

● 術後管理

　術後は脊髄髄膜瘤に準じた体位を保つ．術後の導尿を中止した後は，神経因性膀胱の有無を観察する．手術の閉鎖の状況にもよるが，3～7日は臥床を継続することが望ましく，MRIにて皮下に髄液の貯留がみられない場合術後7日目くらいから離床を進めていく．皮下に髄液の貯留が顕著な場合は臥床をもう7日程度継続する．髄液の漏出がみられた場合は再縫合のため再手術が必要になることもある．退院後は再係留のリスクがあるため長期にわたり経過を観察する．脊髄脂肪腫は過誤腫の性質をもち，肥満によってその容積が増大するため肥満に注意させる．脊柱を前屈させると脊髄は頭尾側方向に伸展されるため，われわれの施設では日常生活をしながら症状が出現する姿勢，運動を聴取しながらその姿勢や運動を避けるようにと指示している．脊柱の成長が停止した成人での脊髄係留の発症の原因として，このような日常の脊柱の運動が重要視されている．

　脊髄脂肪腫術後の慢性期に神経症状が増悪する例は10％以上で，その原因には脊髄の再係留や脊髄空洞がある（表3）[1]．再係留による症状の悪化は，術後経過とともに頻度

は増加する[13]。MRIで空洞は診断できるが，術後のほとんどの症例では低位脊髄円錐の所見と脊髄円錐の背側面が後方の硬膜と癒着した所見を示すため，再係留の有無は評価できない。そのため臨床症状の増悪が大きなポイントとなる。悪化の原因として再係留以外になければ脊髄と背側硬膜との癒着を剥離して再係留を解除する。再手術は症状の改善が期待できるが，係留解除は癒着が強く困難である。

頭蓋頸椎移行部の疾患

▶環椎軸椎亜脱臼（atlanto-axial dislocation：AAD）

環椎軸椎間の制動に最も重要な構造物は歯突起およびそれを固定する靱帯である。このため環椎軸椎脱臼の成因としては(1)歯突起の異常，(2)横靱帯の異常が重要な要素となる。外傷・炎症など後天的疾患も原因となるが，先天性異常としては歯突起の異常，横靱帯形成不全もしくは弛緩が原因となり，前者の代表的疾患が歯突起分離（Os odontoideum）で後者が横靱帯の弛緩が併発しやすいダウン症である[16]。歯突起と軸椎椎体は軟骨結合(syncodrosis)でつながり8歳で骨癒合する[17]。歯突起分離は多くは幼少期の外傷によって生じるもしくはダウン症でもみられる。分離した歯突起が環椎と一体になって動くため環椎/軸椎間で不安定性が生じる。そのため前屈では軸椎椎体と環椎後弓で，後屈で歯突起と軸椎後弓との間で脊髄を圧迫することとなる。ダウン症の20％に横靱帯の弛緩がみられるとされており，横靱帯が弛緩した場合歯突起自体の位置は変化しないため，前屈位ないし前方脱臼が進行すると前方から歯突起後面により，後方からは環椎後弓によって脊髄が圧迫される。臨床症状としては頸部痛や脊髄症として四肢麻痺や知覚障害を呈し，重症では呼吸障害をきたす。環椎前弓中央部の背側面と歯突起前面中央部との距離（atlanto-dental interval：ADI）は，8歳までは5mmを超えないとされ，それ以降は3mm未満を超えないとされる。神経症状をみながら，この距離を頸椎X線側像（正中位，伸展位，屈曲位）で測定し，環椎軸椎間の不安定性を評価する[18]。ADIが正常を超せばAADと診断する。MRIで歯突起と環椎後弓により脊髄圧迫の状態や脊髄髄内病変の有無をみる。鎮静下での検査では過伸展，過屈曲になるリスクがあるため小児例，発達遅滞のあるダウン症の患者の検査時には十分注意する[16]。

神経症状を認めず，画像上で脊髄圧迫がわずかである例では，頭部外傷などに伴い脊髄損傷が発生する危険性があるため，まず頸椎の外固定を行い，予防的な内固定の適応を考慮する。脊髄圧迫により脊髄症を呈する例では，治療を検討する。治療のゴールは神経圧迫の解除，減圧と不安定性の改善，固定である。脱臼が整復にて解除できれば外固定を行う。外固定にて不安定性が改善されない場合は手術を検討する[16]。

- 術中管理（「治療の留意点」（p.503）を参照）

手術前に頭部の牽引などで亜脱臼を整復位の状態に戻して，手術により亜脱臼を起こしている不安定脊椎間の内固定を行う。亜脱臼が増強しないように牽引や外固定を行いながら気管内挿管する。手術体位を取った後，頸部X線により亜脱臼が整復位にあることを確認しておく。通常は後方より進入し，環椎後弓と軸椎棘突起とを自家腸骨とチタン・ケーブルを用いて固定する（後方固定）。Os odontoideumや頭蓋底陥入症などの骨奇形を合併し，術前に亜脱臼の整復ができない例では，術中に神経減圧と脊椎間固定を行う必要があ

り，術中の運動誘発電位などのモニターを行い，術中の神経障害に注意が必要である。減圧のため環椎後弓を切除する必要があれば，後頭骨から上位頸椎まで後方固定を行う必要がある。前方からの圧迫がある場合には，経口的に歯突起を切除して前方から減圧をした後に脊椎固定を行う。小児では開口範囲が小さく，大きな咽頭扁桃は術前に摘出しておくが，技術的に難しいことが多い。

● 術後管理

術後はハローベストで外固定を行い骨癒合を待つ。ダウン症の例を除けば，骨癒合は成人よりも高率に得られる。

▶環軸椎回旋位固定（atlantoaxial rotatory fixation：AARF）

環軸椎椎間で椎間関節が回転性に脱臼した結果，椎間関節の突出部が互いに引っかかって固定し，自然には整復できなくなった状態をいう。軽微な外傷や上気道感染（Griesel症候群）によって急性に発症し，頸部の強い痛みと頸部の運動制限を伴う斜頸（cock robin position）が特徴で，脊髄障害の合併は少ないため頸部捻挫と誤りやすい。有痛性斜頸がみられるとき本疾患を疑う必要がある。頸椎X線像（開口位）で歯突起の正中からの変位を確認するか，斜頸とは反対方向に頸部を回旋しても椎間関節の脱臼が整復されない所見がCTで得られれば診断できる[19]。発症早期であれば臥床させ頸椎カラーで頸部の安静を保つか，脱臼が整復されるまで頸椎牽引（6kg以下）を行い，整復後4〜6週間外固定を行う。1カ月以上続くときは整復して後方固定を行う。

脊髄・脊椎損傷

小児の脊髄・脊椎損傷は上位頸髄に多く，骨損傷を伴うことが少ないといわれている。特に9歳以下の年齢ではこの傾向が顕著であり，神経症状も高度な症例が多い。頻度は決して多くはないが，小児期の解剖学的特徴を踏まえ診療に当たる必要がある[20]。10歳代以降は成人と同様な考え方で治療に当たるが，それ以前は小児の解剖学的，生体力学的特徴により病態が異なる。すなわち，脊椎靱帯・関節包の柔軟性があるため全方向に過度の伸展が可能であること。椎間関節面の走行方向が水平に近いため，椎体が水平方向に過剰な移動を生じやすいこと。椎体の形態が未熟であるため腹側に滑りやすいこと。鉤突起が未熟であり，回旋制限されにくいこと。頸部筋群が未発達で支持組織として不十分であること。軟骨成分の割合が高く，椎体に弾性・変性があること。身体比に占める頭部の割合が小児は高いため頸椎に高い負荷がかかりやすいことなどが挙げられる[21]。

小児特に若年児に特徴的な病態として亜脱臼や骨折を伴わない脊髄損傷（spinal cord injury without radiographic abnormality：SCIWORA）がある。これは1980年代にPangらによって提唱された概念で，画像上骨傷がみられない脊髄損傷を指す。年齢が低く頭蓋が相対的に大きい乳児においては，後頭骨からC2のレベルで発生しやすい。SCIWORAの症例の22%は遅発性に生じ，その原因は脊髄の梗塞が考えられている[22]。SCIWORAではMRIで脊髄髄内血腫や脊髄浮腫の所見を認めるが，脊髄の減圧手術の適用となる脊髄圧迫病変をMRIで除外診断しておく。治療は高度な外傷の場合，8時間以内にhigh dose methylpredonisoloneの投与を行い，急性期を過ぎたら頸部カラーやブレースに固定を半年程度行う。完全損傷は予後不良であるが，不完全損傷の場合は回復は良好なことも

多い[20]。

脊髄空洞症

　小脳扁桃下垂（キアリⅠ型奇形）に伴う脊髄空洞症は小児期にもみられ，症状は脊髄の中心部の障害による解離性知覚障害に加え側彎が特徴的である。キアリⅠ型奇形に特徴的な小脳扁桃の下垂は，後頭蓋窩を形成する後頭骨の低形成による狭小化によって二次的に発生するといわれ[23]，脊髄髄膜瘤を伴うキアリⅡ型奇形にみられる小脳や脳幹の著明な下垂とは発生機序が異なるといわれている。空洞を伴わない無症候性の小脳扁桃下垂は経過とともに改善する例があるため，経過観察を行うことが多い。空洞の治療の原則は成人と同じで，空洞発生の原因によって治療法を選択する。小脳扁桃下垂によって大槽部の髄液流通障害が発生していれば，大槽部の骨性減圧と硬膜の拡大形成が第一選択となる[24]。十分に減圧されないと髄液流通障害が残存し，空洞の改善はみられない。硬膜の外層のみの切開による減圧では，十分に硬膜を薄くして拡大させないと再発する例がある。頭蓋底陥入症などに合併して歯突起により前方からの圧迫因子が強ければ，前方からの減圧が必要となる。出生時外傷や髄膜炎に合併する大槽部のくも膜炎による髄液流通障害が原因の例では，減圧のみでは流通障害の改善が困難で，癒着の剥離，小脳扁桃の部分切除，空洞短絡術などさまざまな髄液流通障害を改善する操作が必要となる。脊髄髄膜瘤に伴う空洞症は，水頭症に対する髄液短絡術の閉塞によって生じやすい。この閉塞がなく発生している場合は，大槽部での髄液流通障害は外科的な処置によって改善しにくいため，空洞短絡術がしばしば選択される。原因の検索を行い，治療する。短絡管による治療を行えばその閉塞を常に考えておく必要がある。

軟骨形成不全症（軟骨無形成症）に伴う大孔部狭窄

　FGFR3遺伝子の遺伝子変異が原因であるが，多くは散発性に発生する。軟骨性骨化が障害されるために，四肢の短縮を伴う低身長，膜性骨化をきたす頭蓋円蓋部の骨形成は障害されないため大きな頭蓋を特徴とする。大孔部の狭窄は乳児期から幼児期にきたしやすく，中枢性の無呼吸，四肢麻痺を呈する。圧迫による神経症状を認めれば，大孔部を形成する後頭骨の切除と第一頸椎椎弓切除を行い，硬膜の減圧を必要とする例がある[25]。この疾患では，筋緊張の低下を伴うために大孔部の圧迫がなくとも運動発達は遅く，歩行開始は通常1歳半以降であるので，運動発達はこの疾患の標準と比較する[26]。また，脳室は大きい例が多いが，シャントが必要な水頭症は少ない。軟骨性骨化をきたす上顎骨の低形成を伴うために上気道狭窄や胸部の低形成による呼吸器合併症が周術期の問題となる。

治療の留意点

▶頸椎の牽引療法

　頭蓋を牽引する方法としては間接牽引法（Glisson牽引など）より直達牽引のほうがより効果的である。牽引療法は環椎軸椎亜脱臼，頸椎椎間関節脱臼，頸椎骨折の整復・固定な

どに用いる．支持靱帯の断裂があれば，転位の増強をきたすため牽引は禁忌である．直達牽引はハローリングを用い，頭蓋骨外板にピンを刺入して使用する．

▶頚椎固定法

●外固定

頚椎固定の非観血的な治療法としては外表から間接的に固定する方法で，頚椎カラーなどに比べハローベストが強固な安定性を確保できる．ハローベストは4〜5歳から使用でき，頚椎損傷に伴う不安定頚椎や上位頚椎を含めた頚椎の内固定手術の術前後に用いる．頚椎を整復位に保持し，小児の装着は静脈麻酔下に行う．ハローリングのスカルピンを6〜10本使用してトルクレンチで2ポンド以下でスカルピンを締め，1本にかかる負荷を減少させる．装着後は頚椎の配列をX線撮影像で確認する．ハローベストは胸郭運動を制限するため，合併症には呼吸器感染や無気肺がある．スカルピンが緩んだからといって締めていくと骨内板を穿通するため，緩んだピンは新しい部位に変更する．ハローベストをはずした後は頚椎カラーで外固定を続け，頚部の筋力の回復を待つ．

●内固定

外固定では椎体間の不安定性が解消できない場合，観血的に椎体間の骨性癒合を目的とした内固定を行う．Instrumentationを成長期の小児例に用いる場合は，ケーブル類を除けば骨癒合が得られるまでの一時的な内固定の補強材とみなし，その適応を十分に考える．長期に使用すれば，破損したり脊椎変形の原因となりうる．移植骨としては腸骨や肋骨を用いる．年小児では腸骨稜の部分は軟骨が腸骨稜を厚く覆っているため，利用できる骨は予想より小さく，肋骨を用いることが多い．

▶椎弓切開

小児の後方からの脊椎手術では，椎弓切除（laminectomy）はできるだけ避け，椎弓形成的椎弓切開（osteoplastic laminotomy）を行う．これは頚椎のみならず，腰椎，胸椎の椎弓切除を行えば術後成長とともに高率に後弯などの脊椎変形をきたすためである．椎弓根部の椎間関節（facet joint）を損傷しないように椎弓を切開し，脊椎管内の操作が終了すれば椎弓を元の位置に戻して糸などで固定する．

（下地一彰，新井　一，坂本博昭，國廣誉世）

文献

1) 坂本博昭．5章先天性疾患，§2 二分脊椎．小児脳神経外科学 改訂2版（山崎麻美，坂本博昭，編集）．金芳堂，京都，2015, p248-317.
2) 胎児水頭症ガイドライン編集委員会，編．胎児水頭症ー診断と治療ガイドライン 改訂2版．金芳堂，京都，2010.
3) McLone DG, Knepper PA. The cause of Chiari II malformation: a unified theory. Pediatr Neurosci 1989; 15: 1-12.
4) Lorber J. Results of treatment of myelomeningocele. An analysis of 524 unselected cases, with special reference to possible selection for treatment. Dev Med Child Neurol 1971; 13: 279-303.
5) McLone DG. Results of treatment of children born with a myelomeningocele. Clin Neurosurg 1983; 30: 407-12.
6) Majed M, Nejat F, Khashab ME, et al. Risk factors for latex sensitization in young children with myelomeningocele. J Neurosurg Pediatr 2009; 4: 285-8.
7) 北野元裕．12章 脳神経外科が知っておくべき各領域の疾患，§6 整形外科・リハビリテーション領域．小児脳神経外科学 改訂2版（山崎麻美，坂本博昭，編集）．金芳堂，京都，2015, p996-1009.
8) Hunt GM, Oakeshott P. Lifestyle in adults aged 35 years who were born with open spina bifida: prospective cohort study. Cerebrospinal Fluid

1) Res 2004; 1: 4.
9) MRC Vitamin Study Research Group. Prevention of neural tube defects: results of the Medical Research Council Vitamin Study. Lancet 1991; 338: 131-7.
10) 伊地俊介, Chandra SKM, 富田忠則. 二分脊椎の原因と予防 -特に母体の葉酸摂取が予防に働くメカニズムについて-. Jpn J Neurosurg (Tokyo) 2013; 22: 256-68.
11) 新井 一. 腰仙部脂肪腫. No Shinkei Geka 2004; 32: 1019-26.
12) Weprin BE, Oakes WJ. Coccygeal Pits. Pediatrics 2000; 105: 1-5.
13) Pierre-Khan A, Zerah M, Renier K, et al. Congenital lumbosacral lipoma. Child's Nerv Syst 1997; 13: 298-335.
14) Pang D, Zovickian J, Oviedo A. Long-term outcome of total and near-total resection of spinal cord lipomas and radical reconstruction of the neural placode, part II: outcome analysis and preoperative profiling. Neurosurgery 2010; 66: 253-73.
15) 師田信人, 井原 哲. 小児脊髄脂肪腫手術と術中神経生理学的手技 球海綿体反射モニタリングの重要性. 脳外誌 2008; 17: 27-37.
16) 尾原裕康. 9 先天性異常・発生異常: 環椎と軸椎の偏位/環椎と後頭骨の癒合. 今日の神経疾患治療指針第2版(水澤英洋, 鈴木則宏, 他編). 医学書院, 東京, 2013, p629-8.
17) 坂本博昭, 山懸 徹. 5章 先天性疾患, §8 先天性脊椎疾患. 小児脳神経外科学 改訂2版(山崎麻美, 坂本博昭, 編集). 金芳堂, 京都, 2015, p413-27.
18) Menezes AH, Ryken TC. Craniovertebral junction abnormalities. The Pediatric Spine: Pronciple and practice, Raven Press, 1994, p307-21.
19) Subach BR, McLaughlin MR, Albright AL, et al. Current management of pediatric atlantoaxial rotatory subluxation. Spine 1998; 23: 2174-9.
20) 西本 博. 8章外傷, §10 脊椎・脊髄損傷. 小児脳神経外科学 改訂2版(山崎麻美, 坂本博昭, 編集). 金芳堂, 京都, 2015, p781-91.
21) 師田信人, 中川 洋. 小児脊椎・脊髄損傷 発生・解剖学的側面よりみた特殊性 小児の脳神経. 1998, 23, p307-13.
22) Pang D. Spinal cord injury without radiographic abnormality in children, 2 decades later. Neurosurgery 2004; 55: 1325-43.
23) Nishikawa M, Sakamoto H, Hakuba A, et al. Pathogenesis of Chiari malformation: a morphometric study of the posterior cranial fossa. J Neurosurg 1997; 86: 40-7.
24) 坂本博昭. 5章 先天性疾患 §4 菱脳の先天性疾患 1. キアリ奇形. 小児脳神経外科学 改訂2版(山崎麻美, 坂本博昭, 編集). 金芳堂, 京都, 2015, p332-45.
25) King JA, Vachhrajani S, Drake JM, et al. Neurosurgical implications of achondroplasia. J Neurosurg Pediatr 2009; 4: 297-306.
26) Trotter TL, Hall JG; American Academy of Pediatrics Committee on Genetics. Health supervision for children with achondroplasia. Pediatrics 2005; 116: 771-83.

VI 小児（新生児・乳児）

小児頭蓋内感染症

小児化膿性髄膜炎

　小児化膿性髄膜炎は化学療法の発達した今日でも，発生年齢が幼弱であるほど，その治療成績は必ずしも良好ではなく，しばしば髄膜炎後水頭症・硬膜下水腫・膿瘍，脳膿瘍などの脳外科的合併症を発生する。

　本邦の細菌性髄膜炎は診断信頼度の高い調査にて年間約1,500人の発生と推定され，このうち小児例は7割を占めると言われていた[1]。2008年にヘモフィリスインフルエンザ菌b（Hib）ワクチン，2009年に7価結合型肺炎球菌ワクチン（PCV7）が導入され，2013年4月に任意接種から定期接種に変更となり，接種率は90％以上に達した。2013～2015年の全国調査[2]では細菌性髄膜炎407例に原因菌はB群連鎖球菌（Group B *Streptococcus*：GBS）が33％，肺炎球菌が25％，大腸菌が10％であった。2011年までに原因菌として最多であったHibを含めたインフルエンザ菌は全体の3％まで減少した。また2009年から2013年までにかけてインフルエンザ菌による髄膜炎は98％減少，肺炎球菌による髄膜炎も70％減少しており，このワクチン導入により細菌性髄膜炎の疫学は大きく変化している。

▶小児化膿性髄膜炎の起因菌

　小児化膿性髄膜炎の起因菌は発生年齢により異なり，1ヵ月未満の新生児ではB群レンサ球菌（GBS）と大腸菌が多く，1ヵ月～生後3ヵ月未満ではB群溶連菌。4ヵ月から5歳まではインフルエンザ菌（*Heamophilus influenzae*）b型髄膜前述の通り減少し，肺炎球菌（*Streptococcus pneumoniae*）もワクチンの導入により減少している。その他リステリア菌，髄膜炎菌，レンサ球菌がみられる。6歳以降では約60～70％が肺炎球菌，残りの10％はインフルエンザ菌である[1]。1ヵ月までの時期の細菌性髄膜炎は出産時における母親からの垂直感染，あるいはそれを遠因とする例が圧倒的に多い。この時期にみられるGBS感染症には生直後6日以内にみられる早発型（early onset disease：EOD）と7日以降3ヵ月までの遅発型感染（late onset disease：LOD）に分けられるが，本感染症は妊婦がGBSを保菌することと深く関連する。近年日本においても妊娠後期（33～37週）例に対するGBS陽性例に対する抗菌薬予防投与についてのガイドライン[3]の普及によってEOD例は減少しているがLODはそれに比較して減少しておらず，EODとLODの割合が1：4～5となっている[4]。きわめてまれであるが，出産時にトラブルを認めなかったにもかかわらず，黄色ブドウ球菌，表皮ブドウ球菌，緑膿菌などが起因菌と考えられる場合は皮膚洞を通じての感染を疑わなければいけない[1]。1～3ヵ月の期間ではGBSによるLODの例が最も多い。4ヵ月以降5歳までは免疫学的に最も未熟な時期に相当し，細菌性髄膜炎の発症率が最も高くなる年齢層である。この時期の起因菌はHib・肺炎球菌ワクチンの普及により2011年以降割合が急激に変化してきている。特にHibは激減している[5]。そのため初期治療抗菌薬もそれに伴って変更される必要がある。また，生後3ヵ月以内の外科的侵襲的処置（脳

室ドレナージ・シャントなど）後に発症した細菌性髄膜炎の場合は*Staphylococcus sp.*（*S. epidermidis*や*S. aureus*）が55.3％を占め，MRSAを含めて耐性化率は85％と高率である[6]。従って，治療に際してはこのような起因菌の特徴を念頭において抗菌薬の選択をする。

▶臨床症状と診断に必要な検査
●臨床症状

小児の細菌性髄膜炎の症状は年齢が低いほど軽微で，かつ典型的な症状や徴候が出現しにくい。このため非特異的な症状や徴候の組み合わせから疑う必要がある[1]。

小児の細菌性髄膜炎の症状・徴候は多様であり，多くは発熱に加えて，嘔気嘔吐，易刺激性，食欲低下，頭痛，錯乱，背部痛，項部硬直などを呈する。乳児では低体温，黄疸，下痢，大泉門膨隆などを示すこともある。いわゆる細菌性髄膜炎の三徴である発熱，項部硬直，意識障害が揃うことは少ない。Radetsky[7]は22の文献に基づき，小児の細菌性髄膜炎において診断に至るまでの経過を以下の3つの型に分類している。

①髄膜炎と診断されるまでに数日間，発熱，不活発，易刺激性，嘔吐などの非特異的症状が先行する型
②電撃的な経過をとり，発症後急速に症状が悪化する型
③電撃的とはいえないが，1日程度で髄膜炎の特異的症状が出現する型

①の型が最も多く，②に相当する例は入院前後に痙攣や昏睡をきたす頻度が高いとされている。

●臨床検査

血算，血液像，CRP（C-reactive protein），髄液検査，細菌検査（髄液・血液）は不可欠の検査であり，基本的には髄液の性状にて診断や経過の判定がなされる。

・画像診断

新生児・乳児などの幼若児では髄膜脳炎の形をとり，脳実質炎の合併や水頭症などの脳外科的合併症の併発が高率に認められるので，定期的（1～2週ごと）にCTまたはMRIが必要である。脳実質内限局性低吸収域や造影剤による脳実質内enhancementは脳実質炎や脳梗塞の合併を意味し，このような症例では脳外科的合併症の発生率が高く，神経学的予後はきわめて不良である[8]。

▶治療
●起因菌未確定時の初期選択薬

小児の細菌性髄膜炎初期治療が患者の転帰に大きく影響するため緊急対応が必要なneurologic emergencyである。その治療は本邦における年齢別主要起因菌の分布，耐性菌の頻度などを考慮して抗菌薬を選択する。（表1）

・新生児

新生児の髄膜炎は起因菌としてGBSと大腸菌をはじめとするグラム陰性桿菌，リステリア菌を想定し，アンピシリン（ABPC）150～200mg/kg/日・分3～4＋セフォタキシム（CTX）100～200mg/kg/日・分2～4を選択する。

・生後1～4ヵ月未満

この期間の髄膜炎の起因菌は従来GBSと大腸菌が大半を占めたが近年は4ヵ月以上の年齢で発症頻度の低いインフルエンザ菌や肺炎球菌によるものもみられており，耐性菌を想定して抗菌薬を選択する。従って，GBS，大腸菌，インフルエンザ菌，肺炎球菌，リステ

リア菌に効果が期待できるパニペネム・ベタミプロン（PAPM/BP）100〜160mg/kg/日・分3〜4またはメロペネム（MEPM）120mg/kg/日とセフトリアキソン（CTRX）80〜120mg/kg/日・分1〜2またはセフォタキシム（CTX）200〜300mg/kg/日・分3〜4の併用療法が推奨される。この治療で効果不十分だった場合バンコマイシン（VCM）40〜60mg/kg/日・分3〜4を追加する。

・**生後4ヵ月から16歳未満**

　生後4ヵ月以降の髄膜炎はHibワクチンと結合型肺炎球菌ワクチンの普及により検出数は減少しつつあるものの，依然として検出割合が高い。耐性菌を考慮すると起因菌が同定されていない場合の生後1〜4ヵ月以降の抗菌薬と同様にパニペネム・ベタミプロン（PAPM/BP）100〜160mg/kg/日・分3〜4またはメロペネム（MEPM）120mg/kg/日分3とセフトリアキソン（CTRX）80〜120mg/kg/日・分1〜2またはセフォタキシム（CTX）200〜300mg/kg/日・分3〜4の併用療法が推奨される。この治療で効果不十分だった場合バンコマイシン（VCM）60mg/kg/日・分3〜4を追加する。

表1 小児細菌性髄膜炎における初期治療の標準的抗菌薬選択

外科的手術・手技の既往がない場合かつ免疫能正常	新生児	ABPC+CTX
	1ヵ月〜16歳未満	カルバペネム系抗菌薬（PAPM/BP or MEPM） ＋ 第三世代セフェム系抗菌薬（CTX or CTRX） 　効果得られない場合適宜VCMを追加
	16歳〜50歳未満	カルバペネム系抗菌薬（PAPM/BP or MEPM） ＋ 第三世代セフェム系抗菌薬（CTX or CTRX） 　効果得られない場合適宜VCMを追加 　VCM使えない場合にはlinezolidを使用
最近の外科手術・手技（脳室シャントを含む）の既往がある場合		カルバペネム系抗菌薬（MEMP or PAPM/BP） ＋ 　VCM 　VCM使えない場合にはlinezolidを使用
慢性消耗性疾患や免疫不全状態にある場合	新生児 1ヵ月〜16歳未満	カルバペネム系抗菌（MEMP） ＋ 　VCM 　VCM使えない場合にはlinezolidを使用（1ヵ月から16歳未満は抗菌薬の投与直前に副腎皮質ステロイド薬を併用）
	16歳以上	CAZ＋VCM＋ABPC 　　or MEPM＋VCM（ESBLが予測される場合） 　VCM使えない場合にはlinezolidを使用

MEMP：メロペネム
PAPM/BP：パニペネム/ベタミプロン合剤
ABPC：アンピシリン
CTX：セフォタキシム
CTRX：セフトリアキソン
VCM：バンコマイシン
CAZ：セフタジジム

新生児と頭部外傷や外科的侵襲に併発した細菌性髄膜炎「以外」で抗菌薬の投与前または同時に副腎皮質ステロイド（デキサメタゾン0.15mg/kg 6時間毎。小児では2〜4日間投与）を併用する。

細菌性髄膜炎の診療ガイドライン2014[1]）より筆者作成

- 頭部外傷，脳神経外科的処置後，シャント留置後など

　一方，病院内で発生した細菌性髄膜炎は新生児期・早期乳児期に発症するGBS以外にメチシリン耐性コアグラーゼ陰性ブドウ球菌(MRCNS)，MRSAを含むブドウ球菌属，レンサ球菌属，緑膿菌などグラム陽性および陰性菌いずれも起因菌となりうる。頭蓋底骨折を伴う外傷，貫通性外傷，シャント留置例などはメロペネム(MEPM)120mg/kg/日・分3またはパニペネム・ベタミブロン(PAPM/BP)100〜160mg/kg/日・分3〜4とバンコマイシン(VCM)40〜60mg/kg/日・分3〜4を併用する。

- 免疫不全を有する小児

　起因菌としてインフルエンザ菌や肺炎球菌の頻度は高いがあらゆる菌種が原因となりうる。特にMRSAに念頭をおく必要があり，VCMを中心とした選択になる。バンコマイシン(VCM)40〜60mg/kg/日・分3〜4とメロペネム(MEPM)120mg/kg/日・分3を併用する。

　なお，原因菌がインフルエンザ菌で新生児，頭部外傷，外科的侵襲に併発した細菌性髄膜炎以外では副腎皮質ステロイド・デキサメタゾン0.15mg/kg 6時間毎・2〜4日投与を併用する[1]。

　起因菌が想定された場合には 表2 のように抗菌薬を選択し， 表3 の投与量にて治療する。

　抗生物質打ち切り中止の目標は，髄液所見の可及的正常化であるが，実際には細胞数50/3以下，糖50mg/dL以上，CRP陰性化後1週間後を指標とする。

脳膿瘍

　脳膿瘍はヒポクラテスの時代から知られている疾患である。現在でも世界中の国において全年齢層で広く見られる。先進国では画像診断と治療方法の発達により早期診断と正確な治療が可能となり発生率，死亡率は低下している。WHOによるとほとんどの脳膿瘍はpolymicrobialで最も頻度が多いものはグラム陽性の*Streptococcus*と*Staphylococcus*そして嫌気性菌である[9]。

　小児脳膿瘍の原因，病巣部，起因菌は年齢によって異なり，概して 表4 に示す通りである[10]。抗生物質の選択肢が少ない時代には主な感染経路は副鼻腔から頭蓋底を経出し前頭蓋底，側頭葉への感染の拡大が見られていたが，より効果的で広範囲に効果のある抗菌薬の開発により1950年代では40％見られていた副鼻腔経由の感染が2000年代には10％まで低下した[11,12]。最近ではcargiogenicの占める比率が増加している。先天性チアノーゼ心疾患に伴う脳膿瘍の場合，原因疾患の根治術が不可能または根治術待機中に発生することが多く，基底に重篤な心肺機能不全，免疫機能不全があり，常にこの点を考慮した治療計画が必要である[13]。

▶臨床症状と診断に必要な検査
- 臨床症状

　脳膿瘍の臨床症状は病期(acute-subacute-chronic stage)により異なるが，一般的には年長児・幼児では頭痛，嘔吐に始まり，発熱，痙攣が前面に立ち，次第に意識障害が出現し，

表2 起因菌が同定された場合の小児細菌性髄膜炎における標準的抗菌薬選択

グラム染色	想定される起因菌	抗菌薬の種類
グラム陽性球菌	肺炎球菌（PISP, PRSPを含む）	カルバペネム系抗菌薬（PAPM/BP or MEPM） または　第三世代セフェム系抗菌薬（CTX or CTRX） 効果得られない場合適宜VCMを追加
	B群レンサ球菌	ABPC
	ブドウ球菌（MRSAを含む）	・薬剤感受性が不明な場合 　VCM＋第三世代セフェム系抗菌薬（CTX or CTRX） ・MSSAの場合 　PAPM/BP or CZOP ・MRSAの場合 　VCM 　VCM使えない場合にはlinezolidを使用
グラム陰性球菌	髄膜炎菌	・薬剤感受性が不明な場合 　ABPC ・ペニシリン耐性の場合 　CTRX or MEMP
グラム陽性桿菌	リステリア菌	ABPC±GM 効果得られない場合 　PAPM/BP or MEPM
グラム陰性桿菌	インフルエンザ菌（BLNAR, BLPAR, BLPACRを含む）	・薬剤感受性が不明な場合 　MEMP or CTRX ・ABPC感受性の場合 　ABPC
	緑膿菌	・薬剤感受性が不明な場合 　MEMP or CAZ or AZT ・薬剤感受性低下の場合 　MEMP＋AMK
	大腸菌群	・薬剤感受性が不明な場合 　CTX ・薬剤感受性低下の場合 　MEMP＋AMK

MEMP：メロペネム
PAPM/BP：パニペネム/ベタミプロン合剤
ABPC：アンピシリン
CTX：セフォタキシム
CTRX：セフトリアキソン
CAZ：セフタジジム
CZOP：セフォゾプラン
GM：ゲンタマイシン
AZT：アズトレオナム
AMK：アミカシン
VCM：バンコマイシン

PISP：ペニシリン中等度耐性肺炎球菌
PRSP：ペニシリン耐性肺炎球菌
MRSA：メチシリン耐性黄色ブドウ球菌
MSSA：メチシリン感受性黄色ブドウ球菌
BLNAR：βラクタマーゼ陰性アンピシリン耐性インフルエンザ菌
BLPAR：βラクタマーゼ産生アンピシリン耐性インフルエンザ菌
BLPACR：βラクタマーゼ産生アモキシリン/クラブラン酸耐性インフルエンザ菌

細菌性髄膜炎の診療ガイドライン2014[1]より筆者作成

表3 起因菌が同定された場合の小児細菌性髄膜炎における標準的抗菌薬選択

抗菌薬	1日あたりの投与量〔投与間隔(時間)〕		
	新生児(日齢)		乳幼児以降
	0-7日	8-28日	
ABPC	150mg/kg (8)	200mg/kg (6-8)	300-400mg/kg (6-8)
CTX	100-150mg/kg (8-12)	150-200mg/kg (6-8)	200-300mg/kg (6-8)
CTRX	-	-	80-120mg/kg (12)
CZOP	80-120mg/kg	120-160mg	160-200mg/kg (6-8)
CAZ	150mg/kg (6-12)	150mg/kg (6-12)	150mg/kg (6-12)
AZT	40mg/kg (12)	40-60mg/kg (8-12)	150mg/kg (6-8)
GM	5mg/kg (12)	7.5mg/kg (8)	7.5mg/kg (8)
PAPM/BP	-	-	100-160mg/kg (6-8)
MEMP	-	-	120mg/kg (8)
DRPM	-	-	120mg/kg (8)
VCM	20-30mg/kg (12)	30-45mg/kg (8)	40-60mg/kg (6-8)
LZD	-	-	1,200mg/kg (12) 12歳未満は30mg/kg/日 分3

MEMP:メロペネム
PAPM/BP:パニペネム/ベタミプロン合剤
ABPC:アンピシリン
CTX:セフォタキシム
CTRX:セフトリアキソン
CAZ:セフタジジム
CZOP:セフォゾプラン
GM:ゲンタマイシン
AZT:アズトレオナム
AMK:アミカシン
DRPM:ドリペネム
VCM:バンコマイシン
LZD:リネゾリド

細菌性髄膜炎の診療ガイドライン2014[1]より筆者作成

表4 小児脳膿瘍の年齢による臨床像の変化

年齢	原因	好発部位	起因菌	膿瘍数
0〜2歳	髄膜炎	皮質下, 脳室周囲	Group B Streptococcus E. coli Citrobacter	多発性
3〜5歳	耳性	側頭葉, 小脳	Haemophilus influenzae S. pneumoniae Bacteroides fragilis Enterobactericeae	単発性
5〜15歳	副鼻腔炎	前頭葉	Staphylococcus S. pneumoniae Haemophilus influenzae	単発性
	チアノーゼ性心疾患	microaerophilic distribution	Microaerophilic streptococcus	単発性, 多発性
	頭部外傷	外傷部位	Staphylococcus aureus	単発性

Boop AF, et al. Principles and practice of pediatric neurosurgery. Thieme, 1999, p1203-26.[10]より引用改変

さらに進行すると巣症状が出現する．しかし，新生児・乳児ではまったく異なり，大泉門膨隆を伴う頭囲拡大があり，発熱を伴うことは少なく，多くは痙攣を認める．しかも発症時には膿瘍腔は大きく，水頭症を伴っていることが多い[14]．

● **臨床検査**

臨床検査では，白血球増加，血沈亢進，CRP上昇，髄液細胞数増多などの所見を認めるが，病期により異なるので確定診断は画像診断による．腰椎穿刺はpressure coneや脳室穿破の危険性があり，髄液検査はCT後に施行すべきである．

● **画像診断**

画像診断としては，CT，MRIが一般的に行われる．CT，MRIの有用性は多発性，多房性，脳室との関連の診断，病期の把握，治療法の選択，治療効果の判定など多数ある．脳膿瘍に特徴的な所見はring enhancementとperifocal low densityであるが，病期によるCT所見の変化を 表5 に示す[15]．MRIは三次元的な膿瘍の広がりの確認，perifocal edemaの検出についてはCTより優れているが，ring enhancementの所見を含む病期の判定についてはCTとほぼ同様である．病期によるMRI所見の特徴を 表6 に示すが，CTとの併用により病期の把握がより正確となる[16]．

脳膿瘍腔は拡散強調画像で高信号，apparent diffusion coefficient（ADC）mapでは低信

表5 CT所見による脳膿瘍のstaging

脳膿瘍のstage	造影剤使用前	造影剤増強効果（10分）	後期増強効果（30〜60分）
早期脳炎期 （1〜3日）	低吸収で不整形	増強効果あり （結節状，不均一な輪状）	増強効果の減少がなく，さらに造影剤が広がる
後期脳炎期 （4〜9日）	低吸収域の拡大	典型的な輪状増強効果あり 輪状はびまん性で厚い	増強効果の減少がなく，さらに造影剤が広がる
早期被膜形成期 （10〜13日）	低吸収域の壊死中心を覆っている輪状壁がかすかに見える	輪状増強効果あり 脳室側または内側壁が薄い	増強効果が遅れて出現
後期被膜形成期 （14日以上）	かすかに輪状壁が見える	増強効果があり被膜はわずかに厚いか，薄い輪状に見える	増強効果が遅れて出現
完治した膿瘍	均一の被膜	抗生物質療法後4〜10週にわたって結節状の造影増強	

Britt RH, et al. J Neurosurg 1983; 59: 972-89.[15]より引用改変

表6 脳膿瘍のstage別MRI所見

脳膿瘍のstage		MRI所見		
		T1強調画像	T2強調画像	造影効果，輪状増強（RE）
早期脳炎期		不均一な高信号	不均一な高信号	不整で不均一な増強効果
後期脳炎期	壁部 中心部	高信号 不均一信号	わずかに低信号 不均一信号	RE(+)，辺縁がより鮮明
早期被膜形成期	壁部 中心部	高信号 低信号	高信号 高信号	RE(+)
後期被膜形成期	壁部 中心部	等信号 等信号〜低信号	低信号 高信号	RE(+)

Barkovich AJ, et al. Pediatric neuroimaging 5th ed, Lippincot Williams & Wilkins, 2012, p954-1050.[16]を参考に作成

号を示すので，造影剤によりring enhancementを示す脳腫瘍との鑑別に有用である[16,17]。

▶術前・術中・術後管理
●手術適応
　Arlottiらによるシステマチック・レビューではこれまでの報告が後方視的で，非ランダマイズのシリーズのみで内科的管理と手術介入の差を比較することはできないとしつつ，彼らの推奨する治療法は意識障害がなく（GCS>12），他の検査で起因菌が検出され，膿瘍の径が2.5cm以下であれば内科的管理（class C）。この治療で1～2週間効果がなければ手術を検討する（class C）としている[18]。

　外科的介入を検討すべき場合は，一般的に大きさが直径2.5cm以上またはmass effectの顕著な場合には，外科的適応（特にaspiration法）がある。さらに頭蓋内圧亢進が著しい，脳室穿破の危険がある，内科的治療に抵抗し膿瘍が増大ないしは縮小しない，多房性である，抗痙攣薬に抵抗性の痙攣発作がある，などの場合には手術を考慮する[19,20]。

●手術法の選択
　手術方法にはaspiration法とexcision法とがあるが，最近ではecho-guided aspiration, CT-stereotaxic aspiration, Navigation system guide下のaspiration法が広く行われるようになり，その適応が広がり，aspiration法がまず行われることが多い[10,11]。特に小児では先天性心疾患に併発した症例が多くなり，しばしば全身状態が不良であること，深部脳膿瘍や多発性脳膿瘍が多いなどの理由から，CT-stereotaxic aspiration法やecho-guided aspiration Navigation system guide下のaspiration法が主として用いられている[12]。Aspiration法で注意すべきことは，穿刺により神経脱落症状や脳室穿破をきたさないようなtrajectoryを選択することである。一般に脳室側の被膜は皮質側に比較して薄いので，脳室近傍の脳膿瘍ではこの点に留意する必要がある。

　CT，MRIにて被膜形成が確認され，多房性で娘膿瘍が増大した場合，aspirationを繰り返しても縮小傾向のない場合や再発例，外傷性で異物の存在する場合などではexcision法を行う。

●術後管理
　術後は合併する脳浮腫に対して濃グリセリン（10%グリセオール®：0.5～1.0g/kg×2～4回/日），20% D-マンニトール（マンニットール®：0.5～1.0g/kg×2～4回/日）を使用する。

　培養で得られた起因菌に対して合致する抗菌薬を使用し，その継続使用は炎症反応，CT，MRI所見の推移で決定するが，平均的に4～8週間は使用する。術前より抗痙攣薬を使用するが，術後も2年間は投与し，この間に異常がなく，脳波も正常であれば投与を中止する。

●術後合併症
　術後合併症の平均的発生頻度は，術後てんかん50%，神経脱落症状25%，知能障害（小児のみ）20～25%である。小児では年少児ほど予後が不良である[14,19,20]。

硬膜下膿瘍

　小児の硬膜下膿瘍は全年齢に認められるが，乳児以下と学童児に多い。新生児・乳児で

は髄膜炎後にinfected subdural effusionを経て硬膜下膿瘍へ移行する場合が多い。細菌性髄膜炎の後に生じる頻度は1～2％といわれている[21-23]。年長児では成人と類似し，副鼻腔炎，中耳炎から直接に骨髄炎あるいは血栓性静脈炎を起こし経静脈性に波及する[14]。

発生部位からは，①convexity diffuse，②convexity focal (frontal, temporal, parieto-occipital)，③posterior fossa (angle, surface)，④interhemisphericに分類されるが，frontalは前頭洞炎から，temporal，posterior fossaは中耳炎から，interhemisphericは慢性中耳炎，前頭洞炎からの波及が多い。

起因菌は乳児では化膿性髄膜炎の起因菌である*E. coli*, *H. influenzae*, *S. pneumoniae*などが多く，副鼻腔炎・中耳炎が原因の場合は，好気性・嫌気性*Streptococcus*, *Staphylococcus aureus*が多い。硬膜下膿瘍は生命にかかわる病態であり，mortalityは4％，半身麻痺などを含むmorbidityは15～30％，てんかんなどが生じる可能性は12～37.5％といわれている[24]。

▶臨床症状と診断に必要な検査
●臨床症状

頭蓋内圧亢進症状，頭蓋内感染徴候，局所巣症状に大別されるが，新生児・乳児ではこれらの徴候は不明確で，発熱，不機嫌，哺乳力低下，頭囲拡大，痙攣などが前面に出る。学童児では上記3徴候が明確となり，成人と同様の臨床像を呈する。Interhemispheric typeではfalx syndrome（一側ないしは両側の上肢よりも下肢に顕著な運動ないしは知覚麻痺）を呈することがある。

●画像診断

画像診断は頭蓋単純写，CT，MRIが一般的に行われる。頭蓋単純写では，頭蓋内圧亢進所見，副鼻腔炎・中耳炎所見に注意する。CTでは，急性期にはextraaxial fluid collectionの所見を認めず，hemispheric swellingの所見のみを認めることもあり，この場合にはMRIのほうがより extraaxial fluid collectionの描出性が高い。通常CTでlow density，MRI T2強調画像では軽度high intensityのextraaxial collectionとして認められるが，subdural effusion, subdural hematomaなどと画像診断のみでの鑑別は困難である[16]。2週以後になるとrim enhancementが出現するが，一般に脳側に接する部分のほうが硬膜下側より強いrimを呈する。MRIではこのrim enhancementのsensitivityはきわめて高く，infected subdural effusionの時期でも認められるので，被膜の完成の判断はCTを併用したほうが正確である。CTは手術前後では1週間ごとに経時的に施行しておくことが望ましいが，しばしば短期間に膿瘍部位が変化し，新たに大脳半球間裂部膿瘍が加わったりするので，手術前日には必ずCTを再検しておくべきである。

▶術前・術中・術後管理
●手術適応

診断がつき次第，経静脈的にbroad-spectrumの抗菌薬を開始する。2週間投与後に経口薬に切り替える選択肢もあるが，抗菌薬の投与期間はおおむね4～8週といわれている[25,26]。内科的管理は後頭蓋窩の膿瘍ではないケースで，抗菌薬で効果がみられて状態が増悪しない，神経学的所見のない症例が適応とされる[27,28]。

内科的治療でも治癒せしめたとする報告もあるが，内科的治療でも臨床症状・画像所見の改善が得られない場合，起因菌の確定できる可能性を考慮し外科的治療を検討する。ま

たmass effectや頭蓋内圧亢進が高度の場合なども外科的治療を考慮する。

● **手術法の選択**

CT，MRI出現以後では正確な膿瘍の広がり，時期，被膜形成の有無が正確に判断できるようになり，より侵襲の少ない手術法で治療がなされるようになった[29]。手術法としては，穿頭排膿ドレナージ法と開頭被膜外摘出術とがある[14]。穿頭排膿ドレナージ法では，CT所見を参考にし，singleまたはmultipleの穿頭を行うが，膿瘍腔が多房であることが想定される場合には，小開頭を行い，術中に硬膜上から超音波で膿瘍腔の検索を行い，multiple drainを挿入するほうがよい。Interhemispheric typeでは，必ず開頭し硬膜を切開し，半球間裂に達しドレーンを挿入する。排膿ドレナージ法で膿瘍の縮小が得られない場合や再燃する場合には，開頭による被膜外摘出術を行う。脳膿瘍と同様に術後には高浸透圧薬，抗痙攣薬の投与を行う。

（下地一彰，新井　一，西本　博）

文献

1) 日本神経学会，日本神経治療学会，日本神経感染症学会，監修．細菌性髄膜炎の診療ガイドライン2014．南江堂，東京，2014．
2) Shinjoh M, Yamaguchi Y, Iwata S. Pediatric bacterial meningitis in Japan, 2013-2015 - 3-5 years after the wide use of Haemophilus influenzae type b and Streptococcus pneumoniae conjugated vaccines. J Infect Chemother 2017; 23: 427-38.
3) 日本産婦人科学会，日本婦人科医会（編）：産婦人科診療ガイドライン-産科編2011 日本産婦人科学会，東京，2011．
4) Morozumi M, Wajima T, Kuwata Y, et al. Associations between capsular serotype, multilocus sequence type, and macrolide resistance in Streptococcus agalactiae isolates from Japanese infants with invasive infections. Epidemiol Infect. 2014, 142: 812-9.
5) Ubukata K, Chiba N, Morozumi M, et al. Working Group of Nationwide Surveillance for Bacterial Meningitis. Longitudinal surveillance of Haemophilus influenzae isolates from pediatric patients with meningitis throughout Japan, 2000-2011. J Infect Chemother 2013; 19: 34-41.
6) 高橋恵子，石川晴美，森田昭彦，他．院内感染による細菌性髄膜炎本邦成人例における起因菌と転帰影響要因．臨床神経学 2013; 53: 1461.
7) Radetsky M. Duration of symptoms and outcome in bacterial meningitis: an analysis of causation and the implications of a delay in diagnosis. Pediatr Infect Dis J 1992; 11: 694-701.
8) 西本　博，前島貞裕，城　宏輔，他．小児化膿性髄膜炎における脳外科的合併症の発生率と治療成績．小児の脳神経 1990; 15: 169-76.
9) Chen M, Low DCY, Low SYY et al. Management of brain abscesses: where are we now? Childs Nerv Syst 2018; 34: 1871-80.
10) Boop AF, Jacobs RF, Yong RL. Brain abscess and encephalitis in children. In; Albright AL, et al, eds. Principles and practice of pediatric neurosurgery. Thieme, 1999, p1203-26.
11) Goodkin HP, Harper MB, Pomeroy SL. Intracerebral abscess in children: historical trends at Children's hospital Boston. Pediatrics 2004; 113: 1765-70.
12) Sharma RK, Cooke RPD. Intracranial abscesses: changes in epidemiology and management over five decades in Merseyside. Infection 2009; 37: 39-43.
13) 竹内幹彦，加川瑞夫，谷藤誠司，他．先天性チアノーゼ性心疾患に伴う小児脳膿瘍の検討．小児の脳神経 1996; 21: 373-80.
14) 坂本敬三，及川　奏．脳膿瘍，硬膜上・下膿瘍．臨床小児脳神経外科学（松本　悟，他編），医学書院，東京，1992, p609-31.
15) Britt RH, Enzmann DR. Clinical stages of human brain abscess on serial CT scan after contrast infusion. J Neurosurg 1983; 59: 972-89.
16) Barkovich AJ, Raybaud C. Infection of the developing and mature nervous system. Pediatric neuroimaging 5th ed. Lippincot Williams & Wilkins, 2012, p954-1050.
17) Rath TJ, Hughes M, Arabi M, et al. Imaging of cerebritis, encephalitis and brain abscess. Neuroimaging Clin N Am 2012; 22: 585-607.
18) Arlotti M, Grossi P, Pea F et al. Consensus document on controversial issues for the treatment of infections of the central nervous system: bacterial brain abscesses. Int J Infect Dis. 2010,14: S79-92
19) 永井　肇．脳膿瘍．脳神経外科疾患の手術と適応Ⅱ（阿部宏，他編），朝倉書店，東京，1990, p664-72.
20) Frazier JL, Ahn ES, Jallo GI. Management of brain abscesses in children. Neurosurg Focus 2008; 24: E8.
21) Khan M, Griebel R. Subdural empyema: a

retrospective study of 15 patients. Can J Surg 1984; 27: 283-8.
22) Kubik CS, Adams RD. Subdural empyema. Brain 1943, 66: 18-42.
23) Liu ZH, Chen NY, Tu PH, et al. The treatment and outcome of postmeningitic subdural empyema in infants. J Neurosurg Pediatr 2010; 6: 38-42.
24) Germiller JA, Sparano AM. Intracranial complications of sinusitis in children and adolescents and their outcomes. Arch Otolaryngol Head Neck Surg 2006; 132: 969-76.
25) De Bonis P, Anile C, Pompucci A, et al. Cranial and spinal subdural empyema. Br J Neurosurg 2009; 23: 335-40.
26) Cowie R, Williams B. Late seizures and morbidity after subdural empyema. J Neurosurg. 1983; 58: 569-73.
27) Madhugiri VS, Sastri BV, Bhagavatula ID, et al. Posterior fossa subdural em- pyema in children-management and outcome. Childs Nerv Syst 2011; 27: 137-44.
28) Mauser HW, Ravijst RAP, Elderson A, et al. Nonsurgical treatment of subdural empyema. Case report. J Neurosurg 1985; 63: 128-30.
29) Cochrane DD, Almquist PM, Dobson SRM. Intracranial epidural and subdural infections. In; Albright AL, et al, eds. Principles and practice of pediatric neurosurgery. Thieme, 1999, p1187-201.

Ⅵ 小児（新生児・乳児）

先天性奇形の遺伝子診断の意義

はじめに

　脳神経外科領域においては，脳脊髄あるいは頭蓋骨等に発症した種々の先天性奇形疾患が加療の対象となる．これら疾患は，従来までは主に解剖学的あるいは病理学的所見に基づいて診断が成されてきた．しかし当該領域における近年の分子遺伝学の進歩には目覚しいものがあり，数多くの先天性奇形疾患の発症にかかわる遺伝子異常が同定され，その分子病態が解明されつつある．

　そこで本稿では，脳神経外科領域において加療を行う代表的な先天性奇形疾患に焦点を当て，その原因遺伝子と遺伝子診断の意義に関して概説する．なお，各疾患には本文あるいは表中にMendelian Inheritance in Man（MIM）登録番号をつけているので，適宜参照されたい．

遺伝子異常を理解するための基本的知識

▶生殖細胞系列変異および体細胞変異

　DNAの塩基配列情報をゲノムとよび，そのゲノム変異には，父母のいずれかがもつ変異が生殖細胞中に存在し，それが子へ遺伝することで次世代に継承される生殖細胞系列変異（germ line mutation）と，出生後に，環境因子，感染，炎症等の外的因子の影響によって後天的に生じる体細胞変異（somatic mutation）に大別される．先天性奇形疾患で問題となるゲノム変異の多くは生殖細胞系列変異であり，基本的には体を構成する全細胞に同一の変異が存在する．

▶ゲノム変異の種類と検査手法
●一塩基バリアント（single nucleotide variant：SNV）

　ゲノム遺伝子配列の一塩基が別の塩基に置換されて異なる状態を表す．特定の集団において一定以上の頻度（通常は1％以上）で同定されるSNVは，一塩基多型（single nucleotide polymorphism：SNP）とよばれ，個人間での遺伝的多様性にかかわる塩基配列の違いと認識されている．一方，より低頻度で同定されるSNVは希少バリアント（rare variant）とよばれ，このなかに先天性奇形疾患を含む各種疾患の発症原因となる塩基置換（変異）が存在する可能性がある．

　SNVの検出はDNAシークエンス法で実施される．従来まではキャピラリー型シーケンサーを用いて行うサンガー法が一般的に使用されてきたが，近年は次世代シーケンサー（next generation sequencer：NGS）の進歩が目覚ましく[1]，NGSを用いることで，一度の解析で，解析標的とする多数の遺伝子の同時解析（targeted resequencing），全exon部分の同時解析（whole exome sequencing：WES），全ゲノムの同時解析（whole genome sequencing：WGS）を実施することが可能となり，SNVの検査効率が大きく向上し，新たな原因遺伝子同定に貢献している．

● 挿入変異（insertion）および欠失変異（deletion）

挿入変異は正常の遺伝子配列のなかに余分な配列が組み込まれる変異で，欠失変異は染色体の一部や遺伝子配列の一部が欠ける変異である．両者とも結果としてコードされている遺伝子の機能障害に至る可能性がある．この2つの変異を合わせて挿入欠失変異（indel）と表記される場合も近年は多い．

Indelの検出は，小さな領域に関しては，前述のDNAシークエンス法で同定される．一方，ある一定範囲以上の大きな領域の異常に関しては，後述のコピー数変異解析で用いる手法が応用される．

● コピー数変異

ゲノムDNA中の各遺伝子は，通常は父親および母親から各々1コピーの遺伝子を継承して2コピー存在するが，これが1コピー以下（欠失），あるいは3コピー以上（重複）となっている現象をコピー数変化〔多型（copy number variation：CNV）〕という．CNVには，生殖細胞系列で存在して親から子へ遺伝するものと，後天的に体細胞レベルで発生したものが存在するが，後者はコピー数変異（copy number alterationもしくはcopy number aberration：CNA）と称され，減少（loss），過剰（gain）あるいは増幅（amplification）として評価され，先天性奇形疾患の発症との関連性が報告されている[2]．

限定された特定領域のコピー数変異の同定は，蛍光*in situ*ハイブリダイゼーション（fluorescence *in situ* hybridization：FISH）あるいはPCR法（polymerase chain reaction）を応用したコピー数解析などが用いられることが一般的である．一方，より広範囲な領域のコピー数の解析に関しては，MLPA法（multiplex ligation-dependent probe amplification），アレイCGH法（comparative genomic hybridization），マイクロアレイ法などが汎用される[2]．

遺伝子診断の意義

先天性奇形疾患に対して遺伝子診断を行う意義に関しては，大きく2つに大別される．第1は患者本人の診断を確定させる目的で実施を行う場合である．先天性奇形疾患では，同一疾患でも症例毎に異なる多彩な臨床所見がみられることがあり，逆に異なる疾患，症候群間で同一の臨床所見を共有している場合もある．よって，臨床所見のみでは正確な診断が困難な場合が存在し，個々の患者の確定診断を正確に行うという観点から，疾患発症にかかわる原因遺伝子の検索を行うことは重要であると考えられる．遺伝学的に正確な確定診断がなされることで，個々の患者の病態とその予後をより正確に理解することが可能となり，その後の診療に有用な情報になりうると考えられる．第2は患者の家系内での疾患再発リスクの評価を目的として実施する場合である．先天性奇形疾患の多くは生殖細胞系列変異で発症していると推定されるが，その変異が患者の父母から受け継がれた変異であるか否かを検索することで，同じ家系内で患者同胞あるいは親族に同一疾患が再発するリスクを推察することが可能になりうる．また，胎生期に遺伝子変異の有無を検査することも技術的には可能となり，国内での実施対象疾患は限定的であるが，出生前診断に応用

される場合もある[3]。

各疾患の概要と遺伝子診断の進め方

▶頭蓋骨縫合早期癒合症（craniosynostosis）
● 疾患の概説
　頭蓋骨縫合が早期癒合することで，頭蓋の発育障害が生じ，頭蓋の狭小化や変形をきたす種々の疾患の総称で，1,400～2,500出生に1人の頻度で発生すると報告されている[4-7]。早期癒合縫合の部位とその数，環境あるいは遺伝的素因，他の臨床症状の有無の違いに応じて分類がなされる（図1）。Oxfordの666症例のデータベースの解析では，続発性は全体のわずか2.4％に止まり，残りはすべて原発性で，原発性のなかで，症候群性は31％，非症候群性が69％であったと報告されている[4]。症候群性症例のなかの69％（全症例中21％）および非症候群性の5％（全症例中3％）で遺伝子変異が同定されている（図1）[4]。
● 遺伝性原発性頭蓋骨縫合早期癒合症の原因遺伝子
　1993年にMSX2の変異が同定されて以降，原因遺伝子として現時点までに少なくとも57遺伝子の変異が同定されている[6]。これら遺伝子のなかでは，fibroblast growth factor receptor 2（FGFR2），FGFR3，TWIST1，TCF12，ETS2 repressor factor（ERF），EFNB1の6遺伝子の異常の頻度が高く（表1）[4]，これら6遺伝子を含む20遺伝子が特に重要な遺伝子として報告されている（表2）[6]。発症メカニズムとしては，fibroblast growth factor receptor（FGFR）シグナル伝達系の異常を有する病態が多く報告されており，FGFR関連頭蓋骨縫合早期癒合症として特に重要である[7]。一方で，FGFRシグナル伝達系以外の異常で発症する症候群も多く報告されており，頭蓋骨縫合早期癒合症は，遺伝学的にはheterogenousな疾患であると考えられる（表2）[6]。

図1 頭蓋骨縫合早期癒合症の分類と頻度

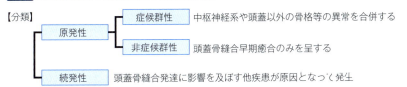

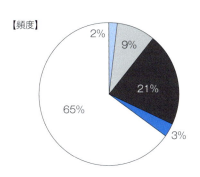

■ 続発性
■ 症候群性：遺伝子異常同定なし
■ 症候群性：遺伝子異常同定あり
■ 非症候群性：遺伝子異常同定あり
□ 非症候群性：遺伝子異常同定なし

Wilkie AOM, et al. Curr Opin Pediatr 2017; 29 (6): 622-8.[4]より引用

●FGFR関連頭蓋骨縫合早期癒合症（表2）

・Apert症候群

両側冠状縫合，人字縫合の早期癒合症に加えて，両側の合指（趾）症や口蓋裂，脳形成異常，精神運動発達遅滞を合併する症候群である．常染色体優性遺伝病で，98％以上の症例はFGFR2変異を認め，p.S252W（64％）かp.P253R（33～35％）のいずれかのミスセンス異常を有する．精神運動発達遅滞および合指（趾）症はp.P253R変異症例でより重症であり，逆に口蓋裂はp.S252W変異異症例で合併頻度が高い[8,9]．浸透率は100％であるが，ほとんどの症例は家族歴を有さないde novoの遺伝子異常によって発症し，精子形成時に発生する父親由来遺伝子異常に起因すると報告されている．

・Pfeiffer症候群

両側冠状縫合および矢状縫合の早期癒合に，短頭症，顔面中部低形成，幅広い変形した拇指（趾），大きなつま先，等を代表とする合併奇形を有する症候群である．常染色体優性遺伝性疾患で，3型に分類される．

1型は軽症で精神運動発達遅滞も少なく，予後は通常良好である．95％の症例においてはFGFR2の細胞外ドメインのIgⅡ～IgⅢにさまざまなタイプの遺伝子変異を有し，残りの約5％においてはFGFR1変異を認め，特徴的な遺伝型として252番目アミノ酸のミスセンス変異（p.P252R）を有する．2型は，クローバー葉頭蓋，重度の眼球突出，手指やつま先の異常，肘の強直症または骨癒合，発達遅滞，水頭症などの脳奇形を合併する．3型は種々の先天性病変を合併して2型と似ているがクローバー葉頭蓋は伴わない．2型および3型は，FGFR2に種々の変異を有する．いずれも浸透率は100％であり，Apert症候群同様にほと

表1 頭蓋骨縫合早期癒合症で同定される代表的遺伝子変異とその頻度

遺伝子名	遺伝型	疾患名	症例数	頻度（％）	頻度（疾患別％）
FGFR2		Apert	24	15	
		Crouzon	17	10.6	
		Pfeiffer	4	2.5	
		non-syndromic	2	1.3	(29.4)
FGFR3	P250R	Muenke (syndromic)	18	11.3	
		Muenke (non-syndromic)	6	3.8	
	A391E	Crouzon+acanthosis nigricans	2	1.3	(16.3)
TWIST1		Saethre-Chotzen	22	13.8	
		non-syndromic	2	1.3	(15)
TCF12		syndromic	3	1.9	
		non-syndromic	9	5.6	(7.5)
ERF		syndromic	4	2.5	
		non-syndromic	3	1.9	(4.4)
EFNB1		Craniofrontonasal	5	3.1	(3.1)
他の単一遺伝子異常			23	14.4	(14.4)
染色体異常			16	10	(10)
合計			160	100.0	(100)

Wilkie AOM, et al. Curr Opin Pediatr 2017; 29 (6): 622-8.[4]より引用

んどの症例は家族歴を有さない*de novo*の遺伝子異常によって発症し，精子形成時に発生する父親由来遺伝子異常に起因すると報告されている．

- **Crouzon症候群**

両側冠状縫合，矢状縫合，人字縫合の癒合と眼球突出を特徴とする．四肢，指（趾）の異常はなく，発達は正常のことが多い．常染色体優性遺伝性疾患で，ほぼ半数でPfeiffer症候群と同様に*FGFR2*の細胞外ドメインのIgⅡ～IgⅢの領域にミスセンス変異を中心とした種々の遺伝子異常が同定されている．*FGFR3*にp.A391E変異を認める症例は，Crouzon症候群の臨床症状に加えて皮膚に黒色表皮腫（acanthosis nigricans）の合併を認める．いずれも浸透率は100％で，家族歴を有さない*de novo*の遺伝子異常で発症する症例が大部分である．

- **Jackson-Weiss症候群**

種々の縫合の早期癒合に加え，足の奇形（内側に曲がった幅広い母趾，足根骨異常）の合併を特徴とする．知能の異常はなく，手は正常である．*FGFR2*変異で発症する．

- **Beare-Stevenson cutis gyrata症候群**

脳回状頭皮（cutis verticis gyrata）とよばれる皮膚異常を伴うまれな症候群で，クローバー葉頭蓋，眼間離解，眼球突出，耳奇形，上顎低形成がみられ，精神発達障害を合併する．臨床的には多くの症例が2歳以上の生存が困難な重症疾患である．*FGFR2*変異で発症する．

- **Muenke症候群**

一側もしくは両側の冠状縫合の早期癒合を特徴とする症候群で，巨脳症や中等度から高度の中顔面の低形成，両眼隔離症，手（足）根分癒合などを合併することがあるが，知能は通常は正常である．常染色体優性遺伝性疾患で，*FGFR3*にp.P250R変異を認める．浸透率は高く，家族性・孤発例のいずれも認められる．

- **非症候群性冠状縫合早期癒合症**

一側の冠状縫合の早期癒合を認め，他に大きな合併奇形を認めず，発達は正常な疾患である．*FGFR2*あるいは*FGFR3*変異が報告されているが，いずれも浸透率は低い．

● **FGFR非関連性頭蓋骨縫合早期癒合症（表2）**

- **Saethre-Chotzen症候群**

片側あるいは両側の冠状縫合の早期癒合に加え，顔面の非対称，眼瞼下垂，外耳異常，手指の2～3本の部分的合指症などを特徴とする．知能は正常である場合が多いが，軽度から中等度の発達精神遅滞を合併する場合もある．*TWIST1*変異で発症し，発症メカニズムはハプロ不全と推察され，遺伝型と表現型との相関性は明瞭ではない．

- **Craniosynostosis 1**

*TWIST1*変異で発症するが，冠状あるいは矢状縫合の早期癒合のみを認め，他の合併奇形や精神発達障害を認めない．

- **Craniosynostosis 3（TCF12-related craniosynostosis）**

両側あるいは片側の冠状縫合の早期癒合に加え，Saethre-Chotzen症候群類似の顔面奇形，耳および軽度の四肢異常を合併し，時に精神発達障害を合併する疾患．*TCF12*変異で発症するが，浸透率は約50％程度である．

表2 頭蓋骨縫合早期癒合症の発症に関与する主要遺伝子

遺伝子名	蛋白質名	遺伝子座	疾患名	MIM#	縫合癒合部 冠状	縫合癒合部 矢状	縫合癒合部 前頭	縫合癒合部 複数	遺伝形式
1. *FGFR*関連頭蓋骨縫合早期癒合症									
FGFR1	fibroblast growth factor receptor 1	8p11.23-p11.22	Pfeiffer syndrome	101600	○				AD
			Osteoglophonic dysplasia	166250				○	AD (n)
FGFR2	fibroblast growth factor receptor 2	10q26.13	Apert syndrome	101200	○			○	AD (n)
			Beare-Stevenson cutis gyrata syndrome	123790	○			○	AD (n)
			Crouzon syndrome	123500	○	○		○	AD
			Pfeiffer syndrome	101600				○	AD (n)
			Bent bone dysplasia syndrome	614592	○				AD (n)
			Jackson-Weiss syndrome	123150					AD
FGFR3	fibroblast growth factor receptor 3	4p16.3	Muenke syndrome	602849	○				AD
			Crouzon syndrome with acanthosis nigricans	612247				○	AD (n)
			Thanatophoric dysplasia, Type II	187601				○	AD (n)
2. *FGFR*非関連性頭蓋骨縫合早期癒合症									
TWIST1	twist family bHLH transcription factor 1	7p21.1	Saethre-Chotzen syndrome	101400	○				AD
			Craniosynostosis 1	123100	○	○			AD
TCF12	transcription factor 12	15q21.3	Craniosynostosis 3 (TCF12-related craniosynostosis)	615314	○				AD

高頻度遺伝子変異	浸透率	障害部位	文献
p.P252R	~50%	FGFRシグナル伝達系	Muenke M. Nat Genet 1994; 8: 269-74. Rossi M. Clin Dysmorphol 2003; 12; 269-74.
p.N330I, p.Y374C, p.C381R	100%	FGFRシグナル伝達系	White KE. Am J Hum Genet 2005; 76: 361-7. Farrow EG. Am J Med Genet 2006; 140A: 537-9. Sow AJ. Clin Genet 2010; 78: 197-8.
p.S252Wあるいは p.P253R(全体の98%以上)	100%	FGFRシグナル伝達系	Wilkie AOM. Nat Genet, 1995; 9: 165-72.
p.S372C, p.Y375C	100%	FGFRシグナル伝達系	Przylepa KA. Nat Genet 1996; 13: 492-4. Vargas RAP. Am J Med Genet 2003; 121A: 41-46. Slavotinek A. Am J Med Genet 2009; 149A: 1814-7.
システイン残基のミスセンス変異 IgⅢaとIgⅢc領域に広く分布	100%	FGFRシグナル伝達系	Jabs EW. Nat Genet 1994; 8: 275-9. Reardon W. Nat Genet 1994; 8: 98-103. Kan Sh. Am J Hum Genet 2002; 70: 472-86. Lajeunie E. Eur J Hum Genet 2006; 14: 289-98.
システイン残基のミスセンス変異 IgⅢaとIgⅢc領域に広く分布	100%	FGFRシグナル伝達系	Lajeunie E. Nat Genet 1995; 9: 108. Rutland P. Nat Genet 1995; 9: 173-6. Schell U. Hum Mol Genet 1995; 4: 323-8.
p.M391R, p.Y381D	80%	FGFRシグナル伝達系	Merrill AE. Am J Hum Genet 2012; 90: 550-7. Collet C. Clin Genet 2014; 85: 598-9.
p.A344G			Jabs EW. Nat Genet 1994; 8: 275-9.
p.P250R	86%	FGFRシグナル伝達系	Bellus GA. Nat Genet 1996; 14: 174-6. Muenke M. Am J Hum Genet 1997; 60: 555-64. Lajeunie E. J Med Genet 1999; 36: 9-13. Doherty ES. Am J Med Genet 2007; 143A: 3204-15.
p.A391E	100%	FGFRシグナル伝達系	Meyers GA. Nat Genet 1995; 11: 462-4. Arnaud-Lopez L. Clin Genet 2007; 72: 405-10.
p.K650E	>90%	FGFRシグナル伝達系	Tavormina PL. Nat 1995 Genet 1995; 9 321-8. Wilcox WR. Am J Med Genet 1998; 78: 274-81.
Truncation変異, ミスセンス変異, 欠失	~90%	RUNX2, BMP, FGFRシグナル伝達系	el Ghouzzi V. Nat Genet 1997; 15: 42-6. Howard TD. Nat Genet 1997; 15: 36-41.
ミスセンス変異	~38%	RUNX2, BMP, FGFRシグナル伝達系	Seto ML. Am J Med Genet 2007; 143A: 678-86.
主にtruncation変異	~50%	RUNX2, BMP and FGFRシグナル伝達系	Sharma VP. Nat Genet 2013; 45: 304-7. di Rocco F. Eur J Hum Genet 2014; 22: 1413-6.

(次ページへ続く)

表2 (つづき)

遺伝子名	蛋白質名	遺伝子座	疾患名	MIM#	冠状	矢状	前頭	複数	遺伝形式
ERF	ETS2 repressor factor	19q13.2	Craniosynostosis 4 (ERF-related craniosynostosis)	600775				○	AD
EFNB1	ephrin-B1	Xq13.1	Craniofrontonasal syndrome	304110	○				XLD
MSX2	msh homeobox 2	5q35.2	Craniosynostosis 2 (Boston craniosynostosis)	604757	○	○		○	AD
ZIC1	Zic family member 1	3q24	Craniosynostosis 6 (ZIC1-related craniosynostosis)	616602	○				AD (n)
IHH	Indian hedgehog	2q35	Craniosynostosis, Philadelphia-type	185900		○			AD
MEGF8	multiple EGF-like-domains 8	19q13.2	Carpenter syndrome 2	614976			○		AR
RAB23	RAB23, member RAS oncogene family	6p11.2	Carpenter syndrome 1	201000				○	AR
WDR35	WD repeat domain 35	2p24.1	Cranioectodermal dysplasia 2	613610		○	○		AR
ASXL1	additional sex combs like 1 (Drosophila)	20q11.21	Bohring-Opitz syndrome	614188			○		AD (n)
CDC45	cell division cycle 45	22q11.21	Meier-Gorlin syndrome 7	617063	○				AR
COLEC11	collectin sub-family member 11	2p25.3	3MC syndrome 2	265050			○		AR
IL11RA	interleukin 11 receptor, alpha	9p13.3	Craniosynostosis and dental anomalies	614188				○	AR
POR	P450 (cytochrome) oxidoreductase	7q11.23	Antley-Bixler syndrome with genital anomalies and disordered steroidogenesis	201750				○	AR
RUNX2	runt-related transcription factor 2	6p21.1	-	-				○	AD
SKI	v-ski avian sarcoma viral oncogene homolog	1p36.33	Shprintzen-Goldberg craniosynostosis syndrome	182212	○		○		AD (n)

AD: autosomal dominant, AR: autosomal recessive, XLD: X-linked dominant,
(n): 通常は新生変異で発症

高頻度遺伝子変異	浸透率	障害部位	文献
Truncation変異 DNA結合部位のミスセンス変異	~80%	FGFRシグナル伝達系	Twigg SR. Nat Genet 2013; 45: 308-13.
Truncation変異, ミスセンス変異	>90%	Eph/Ephrinシグナル伝達系	Twigg SRF. Proc Natl Acad Sci USA 2004; 101: 8652-7. Wieland I. Am J Hum Genet 2004; 74: 1209-15.
p.P148H, p.P148L	>90%	BMPシグナル伝達系	Jabs EW. Cell 75; 443-450, 1993. Ma L. Hum Mol Genet 1996; 5: 1915-20.
最終エクソンのノンセンスあるいはミスセンス変異	100%	Wntシグナル伝達系	Twigg SRF. Am J Hum Genet 2015; 97: 378-88.
微小重複	~11%	Hedgehogシグナル伝達系	Robin NH. Am J Med Genet 1996; 62: 184-191. Klopocki E. Am J Hum Genet 2011; 88: 70-75.
Truncation変異, ミスセンス変異	100%	Hedgehogシグナル伝達系	Twigg SR. Am J Hum Genet 2012; 91: 897-905.
主にtruncation変異	100%	Hedgehogシグナル伝達系	Jenkins D. Am J Hum Genet 2007; 80: 1162-70.
主にミスセンス変異, 時にtruncation変異	100%	Hedgehogシグナル伝達系	Gilissen C. Am J Hum Genet 2010; 87: 418-23.
Truncation変異	~90%	クロマチン修飾	Hoischen A. Nat Genet 2011; 43: 729-31.
主にミスセンス変異, 時にtruncationn変異	100%	細胞分裂	Taylor JC. Nat Genet 2015; 47: 717-26. Fenwick AL. Am J Hum Genet 2016; 99: 125-38.
ミスセンス変異, truncationn変異	20~30%	レクチン経路	Rooryck C. Nat Genet 2011; 43: 197-204.
FNⅢ領域のtruncationあるいはミスセンス変異	100%	STAT3シグナル,骨リモデリング	Nieminen P. Am J Hum Genet 2011; 89: 67-81.
主にミスセンス変異, 時にtruncationn変異	>90%	レチノイン酸シグナル伝達系	Flück CE. Nat Genet 2004; 36: 228-30. Fukami M. J Clin Endocrinol Metab 2005; 90: 414-26. Huang N. Am J Hum Genet 2005; 76: 729-49.
重複/増幅	~50%	骨新生	Mefford HC. Am J Med Genet 2010; 152A: 2203-10. Varvagiannis K. Am J Med Genet 2013; 161A: 343-51.
p.Ser31-Pro35(全体の75%)	~75%	TGF-βシグナル伝達系	Doyle AJ. Nat Genet 2012; 44: 1249-54. Carmignac V. Am J Hum Genet 2012; 91: 950-7. Schepers D. Eur J Hum Genet 2015; 23: 224-8.

Twigg SR, et al. Am J Hum Genet 2015; 97 (3): 359-77.[5]より引用

- **Craniosynostosis 4（ERF-related craniosynostosis）**
  出生後に発症する主に複数縫合の早期癒合に加え，眼球突出，顔面中部低形成，Chiari I 型奇形，行動学習困難がみられる症候群で，*ERF* 変異にて発症する．
- **Craniofrontonasal 症候群**
  冠状縫合早期癒合および前頭鼻骨部の形成異常を特徴とし，眼窩乖離，幅の広い2つに分かれた鼻，非対称性前頭部突出，皮膚の異常等を伴う疾患．多くの症例で知能は正常である．Xq13.1 に座位する *EFNB1* 変異によって X 連鎖性遺伝様式で発症するが，heterozygous の女性のほうが，homozygous の男性よりも重症という特異な表現型をきたす．

● **遺伝子診断の進め方**

遺伝学的に heterogenous な頭蓋骨縫合早期癒合症の遺伝子診断を効率的に進める方法として，2011年に Johnson らは 表3 に示された基準を提唱している[10]．この考え方は，ホットポイント変異の検索にかかわる部分に関しては現時点でも合理的な基準であると判断される．一方で，近年は NGS を用いた網羅的解析の有用性が報告されており[1]，多彩な遺伝子変異を考慮すると，今後は NGS を活用した遺伝子診断が主流になると推察される．

表3 頭蓋骨縫合早期癒合症の遺伝子診断の進め方

	疾患名	First line test	Second line test
症候群性	Apert 症候群	*FGFR2*（p.S252W および p.P253R）	*FGFR2*（exon Ⅲc, Alu 挿入／欠失）
	Pfeiffer 症候群	*FGFR2*（exon Ⅲa, exon Ⅲc）	*FGFR2*（exon3, 5, 11, 14-17） *FGFR1*（p.P252R） *FGFR3*（p.P250R）
	Crouzon 症候群	*FGFR2*（exon Ⅲa, exon Ⅲc）	*FGFR2*（exon3, 5, 11, 14-17） *FGFR3*（p.P250R, p.A391E）
	Saethre-Chotzen 症候群	*TWIST1*（exon 1；シークエンス，MLPA） *FGFR3*（p.P250R）	染色体核型解析 *FGFR2*（exon Ⅲa, exon Ⅲc）
	Craniofrontonasal 症候群	*EFNB1*（シークエンス，MLPA）	
	その他の症候群性あるいは家族性の単一／複数縫合癒合	染色体核型解析 *FGFR3*（p.P250R）	アレイ CGH *FGFR2*（exon Ⅲa, exon Ⅲc） *TWIST1*（exon 1；シークエンス，MLPA）
非症候群性	一側冠状縫合	*FGFR3*（p.P250R）	*FGFR2*（exon Ⅲa, exon Ⅲc）
	両側冠状縫合	*FGFR3*（p.P250R）	染色体核型解析 *FGFR2*（exon Ⅲa, exon Ⅲc） *TWIST1*（exon 1；シークエンス，MLPA）
	複数縫合	染色体核型解析 *FGFR3*（p.P250R）	アレイ CGH *FGFR2*（exon Ⅲa, exon Ⅲc） *TWIST1*（exon 1；シークエンス，MLPA）
	前頭，矢状，ラムダ縫合	必須検査なし	

MLPA：Multiplex Ligation-dependent Probe Amplification
CGH：comparative genomic hybridization

Johnson D, et al. Eur J Hum Genet 2011; 19 (4): 369-76.[10] より引用

▶軟骨無形成症（achondroplasia）（MIM#100800）

内軟骨性骨化の異常により長管骨の成長障害をきたす疾患で，長管骨の長径成長が障害されるため四肢短縮型低身長を呈する．膜性骨化は障害されないため頭蓋骨は相対的に大きくなり，巨頭症となる．その他に，O脚，三尖手（手を広げたとき，第2－3指および4－5指がそれぞれ接近して一群となり，3－4指間が広くなる状態），脊椎変形・脊柱管狭窄，顔面中部低形成，頭蓋頚椎移行部狭窄，聴力障害（中耳障害），睡眠時無呼吸症，などを合併するが，知能は通常は正常である．およそ20,000出生に1人の割合で発生し，生後早期に診断されることが多い．ときに水頭症を合併し，脳室腹腔シャントが必要となる場合があり，さらに頭蓋頚椎移行部の圧迫徴候や症状に対して，大後頭孔減圧術が必要になることがある．患者の98％に*FGFR3*のミスセンス変異（p.G380R）が同定される．常染色体優性の遺伝形式をもつ．約80％は家族歴のない新生突然変異で発症すると推察され，父親の年齢との関連性が示唆されている[11]．

まれに重症な精神神経発達障害に黒色表皮腫（acanthosis nigricans）を合併する症例があり，発達遅滞と黒色表皮腫を伴う重症軟骨無形成症（severe achondroplasia with developmental delay and acanthosis nigricans：SADDAN, MIM#16482）と称され，*FGFR3*のミスセンス変異（p.K650M）が同定される[11]．

▶遺伝性水頭症

●水頭症発症に関連する遺伝子異常

水頭症は，異なる時期（出生前，出生後）に，遺伝的要因あるいは非遺伝的要因（脳腫瘍，感染症，頭蓋内出血，頭部外傷等）にて発症する病態の総称である．水頭症の発症に関与する遺伝子は，現在まで少なくとも100遺伝子異常報告されているが[12]，これらのなかでL1 cell adhesion molecule（*L1CAM*），adaptor-related protein complex 1 sigma-2 subunit（*AP1S2*），multiple PDZ domain protein（*MPDZ*），coiled-coil domain-containing protein 88C（*CCDC88C*）の4遺伝子に関しては，水頭症発症との関連性が明らかな遺伝子として重要である（表4）[12]．

●X連鎖性遺伝性水頭症（X-linked hydrocephalus：XLH）

遺伝性水頭症の最も代表的な疾患で，X連鎖性遺伝で発症する男児患者の約20～41％に*L1CAM*変異が同定された報告されている[12-14]．水頭症のほか，拇指の内転屈曲，下肢の痙性麻痺を特徴的な臨床像とし，脳梁低形成，大きな視床間橋，シャント後の脳室壁の波状変化，小脳虫部前葉あるいは全体の局所的萎縮などの特徴的中枢神経所見を有する[15,16]．

免疫グロブリンスーパーファミリーに属する分子量約200kDの細胞接着因子*L1CAM*の遺伝子異常が原因で発症し，X連鎖性遺伝の遺伝形式をもつ．ほとんどは保因者の母親からのX連鎖性遺伝性であるが，約7％程度に新生突然変異で発症する[13]．*L1CAM*変異は，XLH以外の神経疾患（MASA症候群，X連鎖性痙性麻痺）にも同定されており（表4），これら*L1CAM*変異にて発症する疾患をあわせてL1症候群と総称することが提唱されている[12,13,15,16]．*L1CAM*変異を有するXLH家系は，現在までに国内では約100家系程度同定されており，海外も含め，約300程度のL1症候群家系の報告が存在する[13,15,16]．*L1CAM*変異にはホットポイントは存在せず，L1症候群における臨床症状（表現型）と*L1CAM*変異の部位（遺伝子型）との関連性に関しては，*L1CAM*の細胞外領域の機能喪失

を引き起こすような遺伝子型を有する症例の臨床像がより重篤であることが示唆され，XLHは重症型のL1症候群であると推察されている[15,16]。

●その他の遺伝性水頭症

disheveled homolog（DVL）-binding protein DAPLEをコードし，非古典的WNTシグナル伝達系を負に制御する*CCDC88C*の変異によって発症する非症候群性のcongenital hydrocephalus-1（HYC1）は胎児期に発症し，常染色体劣性遺伝形式をとり，水頭症以外の合併奇形を認めないが，痙攣発作，精神運動発達障害を認めることがある（表4）[12]。

PCP（planar cell polarity）経路を調節するtight junction蛋白質である*MPDZ*（multiple PDZ domain protein）の変異によって発症するHydrocephalus, congenital, 2, with or without brain or eye anomaliesは，胎生期に交通性水頭症を発症し，常染色体劣性遺伝形式をとる。水頭症以外の合併奇形を認めない症例と，滑脳症，脳梁形成障害，neuronal heterotopia等の脳奇形を認める症例が存在し，多くの症例は運動発達障害を認め，精神発達障害やてんかんを合併する症例も存在する。その他の先天性奇形として，心臓中隔欠失，虹彩欠損，非特異的奇形を認める症例が存在する（表4）[12]。神経管閉鎖不全の合併の報告はない。

重度の精神発達障害に加えて，舞踏病様運動失調，水頭症，Dandy-Walker奇形，大脳基底核へのカルシウムあるいは鉄沈着，等を合併するPettigrew症候群において，小胞輸送にかかわるAP-1 complex subunit sigma-2（*AP1S2*）の変異が報告されている（表4）[12]。

●遺伝子診断の進め方

遺伝性水頭症の遺伝子解析の進め方に関しては，2011年にVerhagenらによって提唱されている[17]。臨床症状に基づき，症候群性水頭症と非症候群性水頭症に大別して，その後の推奨遺伝子診断法を提案するものであるが，実施項目としては，染色体核型解析，全ゲノムレベルでのコピー数変異解析に加えて，個別遺伝子検査の対象として示されているものは*L1CAM*のみであり，その他の遺伝子診断すべき優先順位の高い遺伝子は提案され

表4 遺伝性水頭症関連遺伝子

遺伝子名	蛋白質名	遺伝子座	疾患名
L1CAM	L1 cell adhesion molecule	Xq28	Hydrocephalus with congenital idiopathic intestinal pseudoobstruction Hydrocephalus due to aqueductal stenosis Hydrocephalus with Hirschsprung disease CRASH syndrome MASA syndrome Corpus callosum, partial agenesis of X-linked
CCDC88C	Coiled-coil domain-containing protein 88C	14q32.11-q32.12	Congenital hydrocephalus-1 (HYC1)
MPDZ	Multiple PDZ domain protein	9p23	Hydrocephalus, congenital, 2, with or without brain or eye anomalies (HYC2)
AP1S2	Adaptor-related protein complex 1, sigma-2 subunit	Xp22.2	Pettigrew syndrome (PGS)

AR：autosomal recessive, XLR：X-linked recessive

ていない．*L1CAM*変異を有する遺伝性水頭症は頻度的にも最も高いため，男児患者でかつ臨床症状からXLHの可能性が疑われる症例に関しては，孤発例でも原則，*L1CAM*遺伝子診断を実施することが適当であると考えられる．一方，その他の遺伝子変異に関しては，国内症例での報告例はほとんどなく，どの程度の遺伝子が本邦の遺伝性水頭症症例の発症に関与しているかは，評価が困難である．NGSを活用した網羅的な遺伝子診断の必要性を慎重に判断し，症例毎に個別に検討せざるをえないのが実情と考えられる．

▶大脳皮質形成異常
(malformations of cortical development：MCDs)

● 疾患の概説

　大脳皮質形成異常とは，神経芽細胞の移動障害によって，大脳皮質の層構造の構築障害を引き起こす疾患の総称で，脳回形成がみられない無脳回（agyria）や，脳回の幅が著しく広い厚脳回（pachygyria）などを呈する[18,19]．脳神経外科領域においては，難治性てんかんや先天性水頭症の原因になりうる．従来は，組織形態学的特徴に基づいて，①1型滑脳症（無脳回症・厚脳回症），②2型滑脳症（丸石様滑脳症：cobblestone lissencephaly），③多小脳回症（polymicrogyria），④裂脳症（schizencephaly），⑤異所性灰白質（heterotopia gray matter）と分類されてきたが，近年の画像診断の進歩や分子遺伝学的知見の集積によって，新たな分類で整理されている．

● 古典型滑脳症（classic lissencephaly）（1型滑脳症）
・*LIS1*（platelet-activating factor acetylhydrolase 1b, regulatory subunit 1：*PAFAH1B1*）異常（lissencephaly 1：*LIS1*）

　微小管機能の調節に関与する17p13.3に存在する*LIS1*（*PAFAH1B1*）変異によって発症する．古典的滑脳症の約40～75％を占め，原因遺伝子として最も頻度が高く，多くは孤発例である（表5）．重度の精神運動発達障害や難治性てんかんの原因となり，無脳回，厚脳回，あるいはこれらの混在した所見を示し，前頭–側頭葉より頭頂–後頭葉でより重

MIM #	遺伝形式	文献
307000	XLR	Rosenthal A, Nat Genet 1992; 2: 107-12. Kanemura Y, J Neurosurg 2006; 105 (5 Suppl): 403-12.
303350	XLR	Rosenthal A, Nat Genet 1992; 2: 107-12. Kanemura Y, Congenit Anom 2005; 45: 67-9.
304100	XLR	Basel-Vanagaite L, Clin Genet 2006; 69: 414-9.
236600	AR	Ekici AB, Molec Syndromol 2010; 1: 99-112. Drielsma A, J Med Genet 2012; 49: 708-12.
615219	AR	Al-Dosari MS, J Med Genet 2013; 50: 54-8. Shaheen R, Ann Neurol 2017; 81: 890-7.
304340	XLR	Tarpey PS, Am J Hum Genet 2006; 79: 1119-24. Cacciagli P, Eur J Hum Genet 2014; 22: 363-8.

表5 大脳皮質形成異常関連遺伝子

疾患名	MIM#	遺伝形式	遺伝子名
Classical lissencephaly［1型滑脳症］			
lissencephaly-1（LIS1）	607432	IC	PAFAH1B1
lissencephaly-2（Norman-Roberts type）	257320	AR	RELN
lissencephaly-3（LIS3）	611603	AD	TUBA1A
lissencephaly-4（LIS4）	614019	AR	NDE1
lissencephaly-6 with microcephaly（LIS6）	616212	AR	KATNB1
issencephaly-7 with cerebellar hypoplasia（LIS7）	616342	AR	CDK5
X-linked lissencephaly-1（LISX1）	300067	XL	DCX
X-linked lissencephaly with ambiguous genitalia（LISX2, XLAG）	300215	XL	ARX
Muscular dystrophy-dystroglycanopathy（congenital with brain and eye anomalies）［丸石様滑脳症/2型滑脳症］			
type A, 1（MDDGA1）	236670	AR	POMT1
type A, 2（MDDGA2）	613150	AR	POMT2
type A, 3（MDDGA3）	253280	AR	POMGNT1
type A, 4（MDDGA4）	253800	AR	FKTN
type A, 5（MDDGA5）	613153	AR	FKRP
type A, 6（MDDGA6）	613154	AR	LARGE
type A, 7（MDDGA7）	614643	AR	ISPD
type A, 8（MDDGA8）	614830	AR	POMGNT2
type A, 9（MDDGA9）	616538	AR	DAG1
type A, 10（MDDGA10）	615041	AR	RXYLT1（TMEM5）
type A, 11（MDDGA11）	615181	AR	B3GALNT2
type A, 12（MDDGA12）	615249	AR	POMK
type A, 13（MDDGA13）	615287	AR	B4GAT1
type A, 14（MDDGA14）	615350	AR	GMPPB
Cobblestone lissencephaly［丸石様滑脳症/2型滑脳症］			
lissencephaly-5（LIS5）	615191	AR	LAMB1
lissencephaly-8（LIS8）	617255	AR	TMTC3
Cortical dysplasia, complex, with other brain malformations［皮質形成異常］			
Cortical dysplasia, complex, with other brain malformations 1	614039	AD	TUBB3
Cortical dysplasia, complex, with other brain malformations 2	615282	AD	KIF5C
Cortical dysplasia, complex, with other brain malformations 3	615411	AD	KIF2A
Cortical dysplasia, complex, with other brain malformations 4	615412	AD	TUBG1
Cortical dysplasia, complex, with other brain malformations 5	615763	AD	TUBB2A
Cortical dysplasia, complex, with other brain malformations 6	615771	AD	TUBB
Cortical dysplasia, complex, with other brain malformations 7	610031	AD	TUBB2B
Cortical dysplasia, complex, with other brain malformations 8	613180	AR	TUBA8
Cortical dysplasia, complex, with other brain malformations 9	618174	AR	CTNNA2

遺伝子座	文献
17p13.3	Cardoso C. Hum Mutat 2002; 19: 4-15.
7q22.1	Hong SE, Nat Genet 2000; 26: 93-6.
12q13.12	Keays DA, Cell 2007; 128: 45-57.
16p13.11	Bakircioglu M, Am J Hum Genet 2011; 88: 523-35.
16q21	Mishra-Gorur K, Neuron 2014; 84: 1226-39.
7q36.1	Magen D. Hum Genet 2015; 134: 305-14.
Xq23	des Portes V, Cell 92: 51-61, 1998.
Xp21.3	Kitamura K, Nat Genet 2002; 32: 359-69.
9q34.13	Beltran-Valero de Bernabe D. Am J Hum Genet 2002; 71: 1033-43.
14q24.3	van Reeuwijk J, J Med Genet 2005; 42: 907-12.
1p34.1	Yoshida A, Dev Cell 2001; 1: 717-24.
9q31.2	Kobayashi K, Nature 1998; 394: 388-92.
19q13.32	Beltran-Valero de Bernabe D, J Med Genet 2004; 41: e61.
22q12.3	van Reeuwijk J. Hum Genet 2007; 121: 685-90.
7p21.2-p21.1	Willer T, Nat Genet 2012; 44: 575-80.
3p22.1	Manzini MC. Am J Hum Genet 2012; 91: 541-7.
3p21.31	Geis T. Neurogenetics 2013; 14: 205-13.
12q14.2	Vuillaumier-Barrot S. Am J Hum Genet 2012; 91: 1135-43.
1q42.3	Stevens E. Am J Hum Genet 2013; 92: 354-65.
8p11.21	von Renesse A. J Med Genet 2014; 51: 275-82.
11q13.2	Buysse, K. Hum Mol Genet 2013; 22: 1746-54.
3p21.31	Carss KJ. Am J Hum Genet 2013; 93: 29-41.
7q31.1	Radmanesh F. Am J Hum Genet 2013; 92: 468-74.
12q21.32	Jerber J. Am J Hum Genet 2016; 99: 1181-9.
16q24.3	Poirier K. Hum Mol Genet 2010; 19: 4462-73.
2q23.1-q23.2	Poirier K, Nat Genet 2013; 45: 639-47.
5q12.1	Poirier K, Nat Genet 2013; 45: 639-47.
17q21.2	Poirier K, Nat Genet 2013; 45: 639-47.
6p25.2	Cushion TD, Am J Hum Genet 2014; 94: 634-41.
6p21.33	Breuss M, Cell Rep 2012; 2: 1554-62.
6p25.2	Jaglin XH, Nat Genet 2009; 41: 746-52.
22q11.21	Abdollahi MR. Am J Hum Genet 2009; 85: 737-744.
2p12	Schaffer AE, Nat Genet 2018; 50: 1093-101.

（次ページへ続く）

表5 (つづき)

疾患名	MIM#	遺伝形式	遺伝子名
Periventricular nodular heterotopia［脳室周囲結節性異所性灰白質］			
Periventricular nodular heterotopia 1 (PVNH1)	300049	XLD	*FLNA*
Periventricular nodular heterotopia 6 (PVNH6)	615544	AD	*ERMARD*
Periventricular nodular heterotopia 7 (PVNH7)	617201	AD	*NEDD4L*
Periventricular heterotopia with microcephaly	608097	AR	*ARFGEF2*
Van Maldergem syndrome 1 (VMLDS1)	601390	AR	*DCHS1*
Van Maldergem syndrome 2 (VMLDS2)	615546	AR	*FAT4*

IC：isolated case，AD：autosomal dominant，AR：autosomal recessive，XL：X-linked，XLD：X-linked dominant

症になる posterior-to-anterior gradient を示す[18,19]。

滑脳症のみがみられる滑脳症単独シークエンス (isolated lissencephaly sequence：ILS) と，滑脳症に加え，前額正中部の隆起と線状の凹み (furrowing)，上向き鼻孔，両眼隔離などの顔面奇形を有し，先天性心疾患等を合併することがある Miller-Dieker 滑脳症症候群 (MDLS：MIM#247200) に分かれる。MDLS はより重症であり，*LIS1* に加えて 17p13.3 に存在する 14-3-3 蛋白質 ε (*YWHAE* 遺伝子) を含むより広範囲の遺伝子欠失を伴う[18,19]。

・***DCX*(doublecortin) 異常 (lissencephaly, X-linked, 1：LISX1)**

微小管重合の安定化に関与する Xq22.3-Xq23 に存在する doublecortin (*DCX*) の変異によって発症する (表5)。古典的滑脳症の約 12% 程度を占め，*LIS1* 変異に次いで頻度が高い。男性 (ヘミ接合体) では，*LIS1* 変異にきわめて類似した所見を呈するが，女性 (ヘテロ接合体) では，皮質下帯状異所性灰白質 (subcortical band heterotopias：SBH) あるいは double cortex とよばれるより軽症の表現型をとり，軽度の知能障害やてんかんのみがみられる。女性孤発 SBH 症例の 80%，男性孤発 SBH 症例の 25% に *DCX* 変異を認める。*LIS1* 変異とは異なり，*DCX* 変異では前頭－側頭葉でより皮質形成異常が重症になる anterior-to-posterior gradient を示す[18,19]。

・**Tubulin 変異**

微小管の構成要素である tubulin の機能不全によって生じる (表5)。現在までに，α-tubulin (*TUBA1A*)，β-tubulin (*TUBB2B*, *TUBB2A*, *TUBB3*)，γ-tubulin (*TUBG1*) の変異等が報告されている。なかでも *TUBA1A* (*LIS3*) (12q13.12) のミスセンス変異で発症する lissencephaly 3 (LIS3：MIM#611603) はその代表であり，表現型はほぼ完全な無脳回から SBH まで幅があり，臨床症状では重度の精神発達障害をきたす症例がほとんどであるが，脳回が比較的保たれている症例では介助ありで歩行可能な症例も存在する[18,19]。

・***RELN*(reelin) 異常 (lissencephaly 2：LIS2, Norman-Roberts 症候群)**

神経細胞遊走の調節に関与する，セリンプロテアーゼ活性を有する細胞外マトリックスの糖蛋白質である *RELN* (reelin：LIS2) (7q22.1) の変異によって発症する (表5)。常染色体劣性遺伝形式をとり，生下時より低緊張と，難治性てんかんを発症し，重度の精神運動発達遅滞を呈し，滑脳症に重度の小脳や脳幹の低形成を伴い，後頭部より前頭部でより重症な anterior-to-posterior gradient なパターンを示す[18,19]。

遺伝子座	文献
Xq28	Fox JW, Neuron 1998; 21: 1315-25.
6q27	Conti V, Brain 2013; 136: 3378-94.
18q21.31	Broix L, Nat Genet 2016; 48: 1349-58.
20q13.13	Sheen VL, Nat Genet 2004; 36: 69-76.
11p15.4	Cappello S, Nat Genet 2013; 45: 1300-8.
4q28.1	Cappello S, Nat Genet 2013; 45: 1300-8.

- *VLDLR*(very-low-density-lipoprotein receptor)異常(MIM#224050)

*RELN*蛋白質のレセプターとしてシグナルを細胞に伝達する機能を有する*VLDLR*(9p24.2)の変異により生じる。常染色体劣性遺伝をとる。重度の海馬と小脳低形成患者で*VLDLR*変異が同定されているが、前頭部優位の軽度の脳回の平滑化をみる程度の症例が多い。

- *ARX*(aristaless related homeobox)異常(lissencephaly, X-linked, 2：LISX2)

前脳のGABA作動性抑制性インターニューロンの分化と遊走の調節や外性器形成に重要な働きをもつ、ホメオボックス転写因子の*ARX*(Xp21.3)の変異により発症する。生殖器の異常を伴うX連鎖性滑脳症(X-linked lissencephaly with ambiguous genitalia：XLAG)を生じる(表5)。後頭部優意の滑脳症(前頭部：厚脳回、後頭部：無脳回)に加え、脳梁形成不全、基底核異常等を認め、性器異常(半陰陽もしくは性器の低形成)、難治性痙攣、体温調節不良、慢性下痢症等を合併する。重症例では水無脳症(hydranencephaly)を合併する[18,19]。

- 丸石様滑脳症(cobblestone lissencephaly)[2型滑脳症]

神経細胞の皮質板での移動が停止せずにグリア境界膜を突き破って脳表に到達した状態(over migration)を呈する疾患の総称であり、先天性筋ジストロフィー(congenital muscular dystrophy：CMD)に伴うことが多い(表5)[18,19]。

- *FKTN*変異〔Muscular dystrophy-dystroglycanopathy(congenital with brain and eye anomalies), type A4：MDDGA4〕

福山型先天性筋ジストロフィー(Fukuyama type congenital muscular dystrophy：FCMD)とよばれている病態と同一であり、*FKTN*(fukutin)(9q31.2)の機能不全が原因で発症する。精神遅滞、筋力低下、脳形成不全(丸石様滑脳症)を主徴とし、常染色体劣性遺伝形式を取る。先天性筋ジストロフィー症のなかで日本では一番頻度が高く、*FKTN*の3'非翻訳領域に3 kbのレトロトランスポゾンの挿入変異が多くの日本人患者の87%で認められ、創始者効果と考えられる[18,19]。

- Walker-Warburg症候群(WWS)

丸石様滑脳症に加え、水頭症、後頭部脳瘤、脳梁欠損、小脳形成不全、脳幹屈曲などの中枢神経症状を呈し、眼症状として先天性白内障、小眼球、先天性緑内障などを合併する

症候群である．WWSは他のCMDに比べ重症な経過をとり，多くは幼児期に死亡し，生命予後不良である．*POMT1*，*POMT2*，*ISPD*変異などによって発症する（ 表5 ）．

- **筋・眼・脳病（muscle-eye-brain syndrome：MEB）**

CMDに眼奇形（前房異常，小眼球症，無眼球症，網膜発達障害等），丸石様滑脳症を合併する症候群．中枢神経症状としては，他に，水頭症，脳梁低形成，小脳・脳幹低形成，脳幹屈曲等を合併する．*POMGNT1*変異などによって発症する（ 表5 ）．

- **遺伝子診断の進め方**

臨床症状，MRI画像所見に基づき，原因遺伝子を一定範囲に絞り込んだうえで遺伝子診断を行う手法が考えられる．しかし他の疾患と同様に，多彩な異なる遺伝子異常が類似の臨床症状の原因となっている場合もあり，今後はNGSを活用した網羅的遺伝子診断の有用性が検証されていくと推察される．

▶全前脳胞症（holoprosencephaly：HPE）

HPEは左右の脳の不分離を呈する先天性疾患で，不分離の程度によりalober, semilober, loberの3型に分類されている．最近では，より軽症のタイプであるmiddle interhemispheric variant（MIH）を付け加えることがある．脳神経外科領域では直接的な加療対象になることは多くはないが，胎児水頭症の鑑別診断の場で遭遇する可能性がある疾患である．

約18〜25％は症候群の1つの症状としてHPEを合併し，残りの症例はHPEの表現型のみを有する．HPEの約25〜50％が染色体異常を有し，13 trisomyや18 trisomy，3倍体がみられ，13 trisomyが最も多く全体の約70％と報告されている[20]．また，染色体構造異常としては，13qの欠失あるいは重複，del（18p），del（7）（q36），dup（3）（p24-pter），del（2）（p21），del（21）（q22.3）などが認められる[20]．HPEの原因遺伝子として少なくとも19種類の遺伝子の異常が報告されている（ 表6 ）[20-22]．この遺伝子のなかで，*SHH*（全体の約12％），*ZIC2*（全体の約9％），*SIX3*（全体の約5％），*TGIF1*（全体の約1〜2％）の4遺伝子が主なものである（ 表6 ）[20-22]．

HPEの遺伝子診断として，まずは染色体検査の実施が推奨されている．その後，変異頻度の高い関連遺伝子（*SHH*，*ZIC2*，*SIX3*等）を含むパネル遺伝子解析とアレイCGHもしくはマイクロアレイを用いたコピー数変異解析を実施し，それで変異が同定されないときは，WES/WGSを用いた網羅的解析を追加実施することが提案されている[22]．

最後に

NGSを含む遺伝子診断技術の向上に伴い，従来は原因不明であった疾患の遺伝子変異が同定可能になる時代が到来している．今後も継続して検査精度は上昇すると予測され，先天性奇形疾患の臨床において，遺伝子診断は必要不可欠な時代になると考えられ，科学的および倫理的観点からの適切な使用方法に関して，引き続き検討していくことが求められると考える．

（金村米博）

表6 全前脳胞症で認められる遺伝子異常と染色体異常

MIM #	染色体領域	遺伝子名	疾患名/頻度	遺伝形式
236100	21q22.3	未同定	Holoprosencephaly 1 (HPE1)	IC, AD
157170	2p21	SIX3	Holoprosencephaly 2 (HPE2)	AD
142945	7q36.3	SHH	Holoprosencephaly 3 (HPE3)	AD
142946	18p11.31	TGIF1	Holoprosencephaly 4 (HPE4)	AD
609637	13q32.3	ZIC2	Holoprosencephaly 5 (HPE5)	AD
605934	2q37.1-q37.3	未同定	Holoprosencephaly 6 (HPE6)	-
610828	9q22.32	PTCH1	Holoprosencephaly 7 (HPE7)	AD
609408	14q13	未同定	Holoprosencephaly 8 (HPE8)	-
610829	2q14.2	GLI2	Holoprosencephaly 9 (HPE9)	AD
612530	1q41-q42	DISP1?	chromosome 1q41-q42 deletion syndrome (Holoprosencephaly 10:HPE10)	IC
614226	11q24.2	CDON	Holoprosencephaly 11 (HPE11)	IC, AD
181590	1p33	STIL	very rare	NA
187395	3p21.31	TDGF1	rare	NA
606582	6q27	DLL1	rare	NA
615465	8p11.23	FGFR1	Hartsfield syndrome	AD
603621	8q24.3	FOXH1	very rare	NA
139185	9q21.33	GAS1	rare	NA
601265	10q22.1	NODAL	rare	NA
600483	10q24.32	FGF8	rare	NA

IC: isolated case, AD: autosomal dominant, NA: not available

文献

1) Miller KA, Twigg SR, McGowan SJ, et al. Diagnostic value of exome and whole genome sequencing in craniosynostosis. J Med Genet 2017; 54 (4): 260-8.
2) Girirajan S, Brkanac Z, Coe BP, et al. Relative burden of large CNVs on a range of neurodevelopmental phenotypes. PLoS Genet 2011; 7 (11): e1002334.
3) Yamasaki M, Nonaka M, Suzumori N, et al. Prenatal molecular diagnosis of a severe type of L1 syndrome (X-linked hydrocephalus). J Neurosurg Pediatr 2011; 8 (4): 411-6.
4) Wilkie AOM, Johnson D, Wall SA. Clinical genetics of craniosynostosis. Curr Opin Pediatr 2017; 29 (6): 622-8.
5) Lattanzi W, Barba M, Di Pietro L, et al. Genetic advances in craniosynostosis. Am J Med Genet A 2017; 173 (5): 1406-29.
6) Twigg SR, Wilkie AO. A Genetic-Pathophysiological Framework for Craniosynostosis. Am J Hum Genet 2015; 97 (3): 359-77.
7) Robin NH, Falk MJ, Haldeman-Englert CR. FGFR-Related Craniosynostosis Syndromes. GeneReviews? [Internet]. Seattle (WA): University of Washington, Seattle; 1993-2018.
8) Slaney SF, Oldridge M, Hurst JA, et al. Differential effects of FGFR2 mutations on syndactyly and cleft palate in Apert syndrome. Am J Hum Genet 1996; 58 (5): 923-32.
9) Lajeunie E, Cameron R, El Ghouzzi V, et al. Clinical variability in patients with Apert's syndrome. J Neurosurg 1999; 90 (3): 443-7.
10) Johnson D, Wilkie AO. Craniosynostosis. Eur J Hum Genet 2011; 19 (4): 369-76.
11) Ornitz DM, Legeai-Mallet L. Achondroplasia: Development, pathogenesis, and therapy. Dev Dyn 2017; 246 (4): 291-309.
12) Kousi M, Katsanis N. The Genetic Basis of Hydrocephalus. Annu Rev Neurosci 2016; 39: 409-35.
13) Vos YJ, de Walle HE, Bos KK, et al. Genotype-phenotype correlations in L1 syndrome: a guide for genetic counselling and mutation analysis. J Med Genet 2010; 47 (3): 169-75.
14) Adle-Biassette H, Saugier-Veber P, Fallet-

Bianco C, et al. Neuropathological review of 138 cases genetically tested for X-linked hydrocephalus: evidence for closely related clinical entities of unknown molecular bases. Acta Neuropathol 2013; 126 (3): 427-42.
15) Kanemura Y, Okamoto N, Sakamoto H, et al. Molecular mechanisms and neuroimaging criteria for severe L1 syndrome with X-linked hydrocephalus. J Neurosurg 2006; 105 (5 Suppl): 403-12.
16) Yamasaki M, Kanemura Y. X-Linked Hydrocephalus. Textbook of Pediatric Neurosurgery. Springer, Cham, 2017.
17) Verhagen JM, Schrander-Stumpel CT, Krapels IP, et al. Congenital hydrocephalus in clinical practice: a genetic diagnostic approach. Eur J Med Genet 2011; 54 (6): e542-7.
18) Romero DM, Bahi-Buisson N, Francis F. Genetics and mechanisms leading to human cortical malformations. Semin Cell Dev Biol 2018; 76: 33-75.
19) Tan AP, Chong WK, Mankad K. Comprehensive genotype-phenotype correlation in lissencephaly. Quant Imaging Med Surg 2018; 8 (7): 673-93.
20) Solomon BD, Gropman A, Muenke M. Holoprosencephaly Overview. GeneReviews? [Internet]. Seattle (WA): University of Washington, Seattle; 1993-2018.
21) Roessler E, Hu P, Muenke M. Holoprosencephaly in the genomics era. Am J Med Genet C Semin Med Genet 2018; 178 (2): 165-74.
22) Kruszka P, Martinez AF, Muenke M. Molecular testing in holoprosencephaly. Am J Med Genet C Semin Med Genet 2018; 178 (2): 187-93.

VII

感染症

Ⅶ 感染症

術後呼吸管理

　近年，「脳指向型集中治療管理」という概念をもった特殊ユニットが基幹病院を中心に全国で誕生している。そこでは生命予後を左右する急性期の中枢神経疾患を対象として，脳循環を維持するための徹底した管理が実践される。そのためには厳重な血圧，脳圧管理が必要とされ，症例によっては，一時的に脳以外の血流や組織代謝を犠牲にせざるをえないこともある。しかし，いかに脳指向型といえども適切な呼吸循環管理を逸脱しては，その目的を達成できない。すべての管理は密接に連携していることを念頭において，患者予後に貢献できる管理を模索すべきである。

頭蓋内圧亢進症の呼吸管理

　脳神経外科領域の術後呼吸管理といえども，全身的なリスクを踏まえて，呼吸管理をする必要がある。術後の呼吸器合併症の主なものには無気肺，肺水腫，人工呼吸器関連肺炎および肺傷害，気管攣縮などがある。ただし，このような術後呼吸器合併症を併発しやすい患者には，術前からすでに合併症を招きやすいなんらかの要因が存在している場合が多い。患者の術前と術中のリスク要因の主なものには以下のものが指摘される[1]。

1) 上部消化管手術，大動脈瘤手術，頭頚部手術
2) 緊急手術
3) 50歳以上
4) 3時間以上の手術
5) ASA（American Society of Anesthesiologists）術前リスク分類＞2
6) うっ血性心不全
7) 血清アルブミン＜3.5mg/L
8) 慢性閉塞性肺疾患（chronic obstructive pulmonary disease：COPD）
9) 筋弛緩薬の使用

　脳神経外科術後患者は上記のリスクに照らしてみると，大多数の患者は術後呼吸器合併症が発生しやすい範疇に入ってしまうことがわかる。従って，上記が指摘される術後患者ではさらなる厳重な注意と予防策が必用になる。

　また，脳神経外科術後に最も気になる合併症の一つは頭蓋内圧亢進症である。ところが，呼吸管理が頭蓋内圧（intracranial pressure：ICP）に与える影響は決して小さくない。ICPが亢進する原因には頭蓋内出血，脳浮腫，低酸素血症，高二酸化炭素血症があり，その亢進は脳灌流圧（cerebral perfusion pressure：CPP）を減少させ，二次性の虚血性脳障害をきたす。つまり，呼吸管理では後2者が問題になる。

▶術後低酸素血症：肺胞ガス交換障害か換気障害か

　低酸素血症，高二酸化炭素血症の原因を考える場合，原因論を順序だてて検討する必要

がある。まず，低酸素血症は，吸入酸素濃度の低下や拡散障害も視野に入れておかなければならないが，術後であれば，末梢の肺胞レベルにおけるガス交換障害を考える。ガス交換障害は主に2つの要因が存在し，ひとつは無気肺・肺水腫などのシャントで，もうひとつは肺胞換気量が正常レベルを下回る肺胞低換気である。前者では動脈血二酸化炭素分圧（$PaCO_2$）は，正常に保たれるか，もしくは代償的な過換気が存在すると低下する（Ⅰ型呼吸不全）。一方，後者では必ず高二酸化炭素血症を伴う（Ⅱ型呼吸不全）。

[術後の肺胞ガス交換障害による低酸素血症]
　　①無気肺・肺水腫などシャント（Ⅰ型呼吸不全）
　　②分時換気量低下・末梢気道障害による肺胞低換気（Ⅱ型呼吸不全）

▶術後高二酸化炭素血症

　高二酸化炭素血症を考える場合には，下記①～③のいずれかに該当し，その原因を検索して対応を図る。$PaCO_2$は肺胞換気量（もしくは分時換気量）に反比例して増減し，①～③ではいずれも肺胞換気量の低下を認め，低酸素血症を伴うとⅡ型呼吸不全に分類される。中枢神経障害がなく，二酸化炭素蓄積に対する呼吸応答が正常に機能していると，患者は頻呼吸で努力性呼吸となる。

[術後の高二酸化炭素血症]
　　①呼吸筋障害（中枢・神経・筋）
　　②胸郭障害（拘束性）
　　③気道狭窄（閉塞性）

①呼吸筋障害（中枢・神経・筋）：呼吸筋の運動中枢から末梢神経，呼吸筋に至る経路の破綻，協調運動障害や痙攣重積などによって換気運動能力が損なわれる要因で発生する。脳神経外科術後ではいずれもが鑑別診断を必要とする原因である。

②胸郭障害（拘束性）：胸郭変形などの胸郭拘縮，脊椎肋骨の関節強直などで発生するが，神経筋疾患や長期人工呼吸管理で問題となる病態であり，術前から存在しなければ術後病態としてはまれな要因である。

③気道狭窄（閉塞性）：閉塞性の要因には，大きく分けて上気道病変と末梢気道病変が存在する。前者は上気道の開存性（patency）が損なわれるために発生する換気障害で，換気量（分時換気量）が減少する。上気道閉塞の呼吸パターンを呈したり，呼吸回数が減少したりする。一方後者は，呼吸細気管支と肺胞レベルにおけるガス交換が障害される肺の機能不全で，代表的な病態にはCOPDがあり，術前の評価が重要になる。

▶術後の急性呼吸不全：気管挿管下に人工呼吸管理を実施しない場合

　換気運動障害と上気道閉塞（狭窄）の問題は，気管挿管下に人工呼吸管理することで一時的に問題は解決できる。しかし，気管挿管されず，人工呼吸管理もされない場合には，以下の3つの原因によって，低酸素血症もしくは高二酸化炭素血症，あるいは両者が発生する危険性がある。

　　①脳幹部障害で呼吸中枢が障害されると，呼吸回数・換気量の低下が生ずる。
　　②意識レベルが低下すると，舌根沈下をきたして気道の狭窄・閉塞が起こりやすくなる。
　　③大脳基底核が障害されると嚥下反射の障害が起き，このために誤嚥性肺炎，無気肺が起こりやすくなる。

　徐呼吸や不規則な呼吸のリズムは脳幹部障害によって引き起こされるだけでなく，術後

の鎮静や鎮痛，抗痙攣薬の投与によっても引き起こされ，呼吸リズムが修飾を受ける。

舌根沈下が発生すると，咽頭部分の内腔は圧閉され，喉頭は脊椎に近づく形で食道入口部との前後関係が近くなり，誤嚥が起きやすい位置関係になる。さらに，上気道閉塞では吸気時に大きな胸腔内陰圧が咽頭部分に伝播し，イビキをかくときのように部分的に気道が開存すると，咽頭部分の分泌物が気管内に引き込まれやすくなる。従って，不十分な気道確保(下顎挙上やエアウェイ)では，換気が改善されると同時に誤嚥が発生する可能性が高くなる。常に誤嚥が発生しにくい位置に喉頭があるように気道を確保したり，体位を工夫したりすることが大切である。

大脳基底核領域の脳血管障害では，ドパミンの合性能が低下するためにサブスタンスPの合成が低下する。舌咽神経と迷走神経の知覚枝の頸部神経節で合成されるサブスタンスPは咽頭や気管からの感覚入力，嚥下反射，咳反射を正常に保つ作用がある。このため大脳基底核の虚血状態が続くと嚥下反射が障害され誤嚥性肺炎が起こりやすくなる。

人工呼吸管理

▶脳神経疾患による人工呼吸の適応病態

1) 脳神経系疾患による呼吸抑制
2) 気道確保の必要な意識障害
3) 脊髄，胸部，腹部外傷を伴う頭蓋内病変のある頭部外傷
4) 神経原性肺水腫
5) 呼吸抑制をもたらす鎮静薬，筋弛緩薬などの使用
6) 脳低温療法

高二酸化炭素血症と低酸素血症では脳血流が増加し，ICPが上昇する。$PaCO_2$の正常値付近では$PaCO_2$が1mmHg変化すると脳血流は1～2mL/100g/分変化する。一方，動脈血酸素分圧(PaO_2)の変化は60～300mmHgの範囲では脳血流にほとんど影響を与えない(図1)。

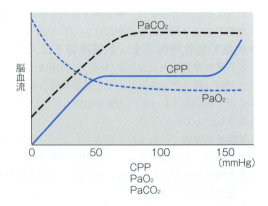

図1 脳血流に対する$PaCO_2$，PaO_2および脳灌流圧(CPP)の影響

今井 寛, 他. 救急・集中治療 2008; 20(1・2): 18-22.[2] より引用

しかしPaO₂が60mmHgを下回ると脳血流は急激に上昇する。この観点から脳神経外科術後の人工呼吸管理においては，低酸素血症と高二酸化炭素血症を回避することは代謝面で重要であるだけでなく，ICP亢進を予防することに重要な目的がある。伝統的には脳神経外科領域の呼吸管理は頭蓋内圧の是正を目的に過換気療法を施行してきた。しかし，PaCO₂が低下すると脳血管が収縮し自動調節能（autoregulation）が損なわれた部分の脳では，脳血流の低下が起こるために脳虚血の危険性が高まる。しかも，過換気による脳血流の低下は8〜12時間で正常に復するといわれ，脳容積の減少が真に必要な時間に限って過換気を行うべきである。不必要な過換気を続けた末に脳血流が元のレベルに戻れば，頭蓋内容積を減少させるためにさらなる過換気が必要になり，肺損傷の危険が伴うことになる。

また，十分な根拠は示されていないが，米脳神経外科学会（The American Association of Neurological Surgeons）では脳虚血が助長される可能性があるので，頭部外傷受傷後5日間（特に24時間以内）の過換気は避けるとしている[3]。すなわち，過換気療法（PaCO₂≦30mmHg）は持続的な頭蓋内圧の減少は起こさないばかりか，自己調節能（autoregulation）の喪失や脳虚血を引き起こし，重症頭部外傷の際，過換気療法を使用しなかった群で予後の改善が認められている。日本神経外傷学会も同様の重症頭部外傷症例に対する過換気療法を実施する場合の指針を勧告しており，このガイドライン（2013年度版）は術後管理に関しても適応できると考えられる（表1）。また，同ガイドラインは，頭蓋内圧は呼吸・循環・相互に関連するものであり，これらに関する管理指標も掲載している（表2）。

表1 過換気療法の指針

1. 気管挿管による調節呼吸によりPaCO₂を30〜35mmHgとする
2. 動脈血ガス分析またはETCO₂の測定を行い，ICPとSjO₂をモニターする
3. 鎮痛薬，筋弛緩薬，髄液ドレナージや高張液でICPを20mmHg以下にできないときに開始する
4. ICPが20mmHg以下の場合は中止する
5. PaCO₂が30〜35mmHgでICP 20mmHg以下にできない場合は短時間のみPaCO₂を25〜30mmHgまで下げる

重症頭部外傷治療・管理ガイドライン作成委員会. 2-3 循環管理 3-7 過換気療法. 重症頭部外傷治療・管理のガイドライン 第3版, 医学書院, 2013.[4]より引用

表2 呼吸・循環・頭蓋内圧の管理指標

呼吸
1. PaO₂ > 80mmHg
2. SpO₂ > 95%
3. PaCO₂ 30〜35mmHg（ICP亢進時）
   PaCO₂ 35〜40mmHg（ICP正常時）

循環（頭部外傷合併時）
1. SAP > 120mmHg
2. MAP > 90mmHg
3. Hb > 10g/dL

頭蓋内圧
1. ICP 15〜25mmHg
2. CPP 60〜70mmHg

ICP測定適応
1. GCS < 8
2. SAP < 90mmHg
3. CTで正中偏位，脳槽消失
4. バルビツレート療法
   低体温療法

重症頭部外傷治療・管理ガイドライン作成委員会. 2-3 循環管理 3-7 過換気療法. 重症頭部外傷治療・管理のガイドライン 第3版, 医学書院, 2013.[4]より引用

▶脳神経外科術後とPEEP

　単純な閉鎖された呼吸循環回路を想定すると，PEEP(positive end-expiratory pressure)を上昇させると胸腔内圧が上昇し，心臓への静脈還流量が阻害されて静脈圧が上昇する結果，理論的にはICPが上昇してCPPは低下する．しかし，このような病態が実際に存在するのかどうかは明らかにされていない．

　逆にICP亢進例では，PEEP 10～15cmH$_2$Oに上げてもICPが有意に上昇しなかったという報告[5]や12mmHg(約16cmH$_2$O)までのPEEPはICPに影響しないという報告[6]がある．また一方で，急性脳梗塞とくも膜下出血の場合は，一定のPEEPをかけると平均動脈圧(mean arterial pressure：MAP)が低下し，CPPも低下するとする報告もある[6,7]．すなわち，くも膜下出血が原因で自動調節能(auto-regulation)が障害されている場合は，PEEP増加によって低下したMAPはPEEPを下げて元のMAPに戻しCPPを保つべきであると考える．しかし，重症のくも膜下出血の発症直後から術後にかけては急性肺水腫(神経原性肺水腫)が高頻度で発症するために，適切な呼吸管理を行うためにはPEEPが必要となり，管理上に矛盾が生ずる．

　ところで，重症頭部外傷症例ではPEEPを使用することによってCPPの低下と酸素運搬能の低下は認められず，むしろPEEPを付加することでICPが低下しCPPが上昇するという報告がある[8]．

　上記から考えて，PEEPを使用した際にMAPとICPの変化は不確実で予測することは危険であると考えたほうが安全といえる．従って，最低限のPEEP，つまり生理学的なPEEPとされる3～5cmH$_2$Oは使用し，MAPとICPをモニターしながらPEEPを調節することが望ましいと考える．実際に小児の頭蓋内腫瘍摘出術21例で，術中に頭蓋内圧，中大脳動脈血流速度，CPP，血液ガス，肺コンプライアンスをPEEP 0cmH$_2$O，4cmH$_2$O，8cmH$_2$Oで比較した最近の検討では，PEEPは肺コンプライアンスを有意に改善したが，その他には有意な影響を与えず，8cmH$_2$OまでのPEEPは安全に使用でき，術後にも適応されるべきであるとしている[9]．

　さらに，急性の頭蓋内圧亢進では積極的な高いPEEPの活用を支持する報告もある．その根拠として，急性の頭蓋内圧亢進では，障害が海馬に及ぶとNSE(neuronal serum enolase)やTNF-α(tumor necrosis factor-alpha)が大量に放出され，肺胞間質性肺水腫を惹起して急性呼吸促迫症候群(acute respiratory distress syndrome：ARDS)に発展しやすく，急性の頭蓋内圧亢進にARDSの両者が合併すると相乗的な脳のダメージをきたすことが動物実験で示されている[10]．

　ただし，MAPの低下とICPの上昇が認められれば，高いPEEPは下げることを考慮する．具体的にはPEEPを必要に応じて上昇させるが，重症のARDSにおいて使用されるPEEP 15cmH$_2$O程度までにとどめて，MAPの低下とICPの上昇が起こるようであればPEEPを低下させることを考慮する．ARDSの合併が強く疑われる症例では，CPP 70mmHg以上で管理すると肺胞間質性肺水腫の発症率が高くなるという報告があるので，CPP 60～70mmHgを目標としつつ，ARDSを予防したほうが安全であるといわれる[5]．

　急性肺水腫やARDSにおいて低酸素血症を有する場合には，吸入酸素濃度(F$_I$O$_2$)を高く設定せざるをえないが，F$_I$O$_2$は可及的速やかに0.6以下に設定する．0.6という設定値には明確な根拠はないが，F$_I$O$_2$＞0.6で24時間以上治療されたARDS患者は，1年後の一

酸化炭素肺拡散能力検査（diffusing capacity of lung for carbon monoxide：DLCO）において拡散能低下が低下しているという報告[11]があり，術後に終生在宅酸素療法が必要となる後遺症が発生する危険性が高くなる。

図2 に脳神経疾患の人工呼吸管理のアルゴリズムを示すので参考にされたい。

▶陽圧強制換気モードの選択：VCVとPCVについて[12]

意識障害をきたしている患者では，強制換気によって換気量を確保する必然性が高くなるが，その場合に従来の強制換気パターンである量規定型換気（volume control ventilation：VCV）を使用することは推奨できない。できるだけ圧規定型換気（pressure control ventilation：PCV）を使用すべきである。

VCVでは，1回換気量は保証されるが吸気流量は一定であるために，患者の肺胸郭コンプライアンスや気道抵抗が変化した場合に高い気道内圧が発生して，不用意に胸腔内圧の上昇をきたしてICPに悪影響を与える危険性がある。一方，PCVでは，1回換気量は保証されないが，気道内圧および胸腔内圧は一定に保たれる。PCVの換気量警報を適切に設定し，呼気二酸化炭素モニタリングをしておけば，現在では換気量の変化に十分対応できる。

一般に1回換気量，換気回数，PEEPが同じ値になるようにVCVとPCVの換気設定を行うと，最高気道内圧はPCVのほうがVCVよりも低くなり，ICPの管理には有利である。すなわち，肺胸郭コンプライアンスが小さい場合VCVを使用すると胸腔内圧が上昇し静

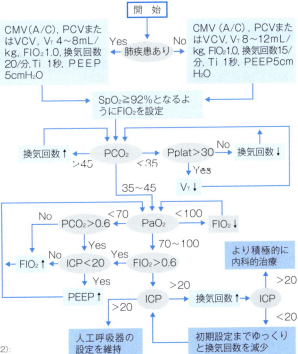

図2 人工呼吸アルゴリズム

Pplat ：プラトー圧
ICP ：頭蓋内圧
CMW（A/C）
　　　：調節換気
　　　　（補助／強制換気）
Ti ：吸気時間
PCV ：圧規定型換気
VCV ：量規定型換気
V_T ：1回換気量

今井 寛, 他. 救急・集中治療 2008；20(1・2)：18-22.[2]より引用

脈還流を妨げてICP亢進を生ずるために，脳神経外科術後や頭部外傷ではPCVを使用したほうが有利と考えられる。

また，自発呼吸が出現した場合にも，VCVに比較してPCVのほうが人工呼吸器とファイティングを起こす危険性が低く，ICP亢進や循環動態に悪影響を与える危険性が低い。これはVCVとPCVの吸気流量の違いに起因する（図3）。

安静時自発呼吸では，吸気初期に最大流量（気管挿管下では成人で約40～50L/分）が発生し，吸気終末に向けて流量が漸減する。VCVでは吸気流量が終始一定であるため，これに対応することは不可能であるが，PCVでは，吸気流量が自発呼吸に近い漸減波形になっているために，強い吸気努力が発生した場合でも流量不足は生じにくく，吸気終末の過剰な流量を患者に強いることがない（図3）。

特に，重症呼吸不全患者では不規則な自発呼吸パターンが生ずるためPCVが有利である。ただし，PCVの流量波形は吸気時間設定により異なるために，適切な吸気時間設定が必要になる。また，PCVでは換気量が保証されないために，呼吸ごとに1回換気量が変化する。しかし，換気量減少により患者肺および吸気努力の変化がいち早くわかるのはPCVの利点であるともいえる。

さらに，肺内の部位により換気に差が生ずる不均衡換気もその吸気流量特性からPCVのほうが少なく，一般的に換気の不均等性が高い肺での酸素化にも貢献するとされる（図4）。表3にPCVとVCVの違いをまとめておくので参考にされたい。

図3 流量パターン

図は，縦軸に流量（上向きが吸気，下向きが呼気），横軸に時間経過をみた流量－時間曲線である。自発呼吸（A）と人工呼吸（B，C）のパターンは明らかに異なり，共存することが難しいために自発呼吸と人工呼吸（強制換気）はしばしばファイティングを起こす。しかし，PCVのほうが自発呼吸に近い流量パターンを有するために，ファイティングする頻度は少ない。

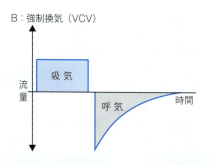
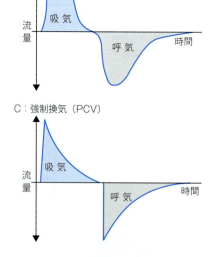

Ventilator associated lung injury(VALI)[13]

VALIには大きくわけて以下に挙げる5種類があるといわれる。

①圧損傷(barotrauma)：過剰な気道内圧が原因となる傷害をいう。気道内圧が上昇するほど肺胞の過伸展が起こり，肺胞構造の破綻を招く。さらには縦隔気腫，気胸が起こる危険性が増す。35cmH₂O以上の気道内圧で発生頻度が高くなることが指摘される。

②酸素毒性(oxygen toxicity)：高濃度酸素による肺損傷が原因でF_IO_2が0.6以上で出現しやすい。高濃度酸素吸入で増加する酸素分子のフリーラジカルが肺毛細血管内皮を傷害することが原因とされ，ARDSと同様の微細構造変化を肺にもたらす。

③量損傷(volutrauma)：コンプライアンスの高い肺胞の過膨張による容量外傷が原因となる傷害である。肺の微小構造が脆弱な肺気腫などでは，気道内圧の上昇を認めなくても，1回換気量が多いと肺胞過伸展が発生するために気腫性変化が悪化する。

④虚脱性肺損傷(atelectrauma)：虚脱(collapse)した肺胞の再拡張(recruit)に伴うズリ応力(shear stress)が原因で肺損傷が起こる。臥床を強いられる重症患者では，重力に従って背側肺底部の領域には肺水腫，無気肺などを含む下側肺障害が好発する。この無気肺部分が陽圧換気によって虚脱と再拡張を繰り返すとき，拡張しやすい肺胞とその周辺に存在する拡張しにくい肺胞の間の肺胞壁は必要以上に引き伸ばされる力がかかる。これ

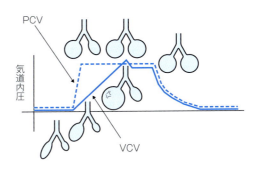

図4 肺胞拡張：PCVとVCVの比較
2つの時定数の異なる肺(拡張しやすい肺とそうでない肺)のモデルが1つの気道で連結している状態があるとする。VCVではまずコンプライアンスが良いほうの肺が過膨張し，その後のポーズ時間の間に不均等が是正される。一方，PCVでは気道内圧が一定であるので片方が過膨張することはなく，拡張しにくい肺も吸気初期から一定の気道内圧が与えられるためにVCVより早く拡張する。

表3 PCVとVCVの特徴

	PCV	VCV
設定項目	吸気圧，吸気時間，換気回数	1回換気量，吸気時間，換気回数
咳反射	気道内圧上昇するが，ファイティング少ない	気道内圧上昇し，ファイティングしやすい
換気量調節	コンプライアンスを考慮する必要あり	換気量設定が必要
1回換気量の保証	ない(呼吸ごとに変化)	ある
最高気道内圧	比較的低値	比較的高値
吸気流量	吸気努力に応じる	初期不足・終末過剰の傾向
流量波形	漸減波形	矩形波
プラトー圧管理	容易	困難な場合がある

がズリ応力とよばれるもので，その刺激によって傷害性サイトカインが放出され肺障害を惹起する．従って，肺胞をできるだけ虚脱させないようにPEEPを付加することがその対応策とされる（図5）．

⑤炎症性肺損傷（biotrauma）：機械的刺激による炎症性メディエーター（上記の傷害性サイトカインも含まれる）の産生が原因で人工呼吸によって肺に炎症性細胞の浸潤，炎症性メディエーターが増加し血液中に漏出し多臓器障害（MOF，MODS）に至る要因のひとつとなる．

この他に人工呼吸器関連肺炎（ventilator associated pneumonia：VAP）もVALIに含められることもあるが，ここでは別に章末に述べる．

▶VALIの予防

●ARDS急性期における筋弛緩薬の使用

人工呼吸管理では人工呼吸からの離脱を目指して，自発呼吸を温存することは重要である．しかし，ARDSの初期（48時間）の人工呼吸管理において，不規則な頻呼吸および努力性呼吸下に人工呼吸を患者に強いると，人工呼吸器との不調和から肺胞壁に過剰な伸展張力（経肺圧）が発生して肺胞傷害が発生しやすくなる．これに対して，ARDSの初期に筋弛緩薬を使用することでこの肺傷害を防止することによって生存率が改善され，筋肉の脆弱化もきたさないことが示された[14,15]．術後急性期のARDSに対しても，努力性呼吸やファイティング，痙攣などで人工呼吸と不調和をきたす呼吸パターンの場合には，積極的に筋弛緩薬を使用すべきであると考える．

●LIP UIP[16]

ARDSにおいて，吸気時の静的圧容量曲線（static pressure-volume curve）をみると，2つの転換点（inflection points）が観察される．上部の転換点upper inflection point（UIP）以上の圧，容量では，肺胞の過伸展が起き，また下部の転換点lower inflection point（LIP）以下の圧，容量では，肺胞の周期的な虚脱が起きる．従って，ARDS患者の人工呼吸は，この2つの転換点の間の気道内圧で換気を行うことが望ましい．すなわち，PEEPはLIPを少し上回る圧に設定し，PCVモードの吸気圧をUIPを超えない圧に設定する（図6）．

図5 ズリ応力（shear stress）

虚脱した肺が陽圧によって拡張するとき，すべてが同時に拡張するわけではなく，拡張する速度，部位は肺胞の特性によって異なる．そのために，隣接する肺胞間には陽圧によって拡張するときにズリ応力が発生し，これによって傷害性サイトカインが放出され，肺損傷が発生する．従って，これを予防するには図右の肺胞が拡張した状態（リクルートされた状態）を維持することが重要であり，そのためにリクルートを維持できるPEEPが必要とされる．

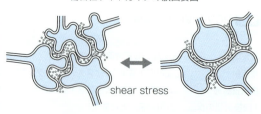

傷害性サイトカインの放出要因

shear stress

虚脱　　　　　　　　　リクルート
肺胞が虚脱状態　　　陽圧で肺胞が拡張する

● 低 1 回換気量換気（low tidal）[16]

　肺胞の過伸展を予防するために，1回換気量を6mL/kg（予想体重）に保つことがARDS Networkから報告されたが，実際には症例に応じて6〜8mL/kgの1回換気量が採用されることが多い．これは前述したように現在ではVCVで換気されることが少なく，厳密に1回換気量を規定していないことがその理由として挙げられる．すなわち，重症呼吸不全ではLIPとUIPを重視してPCVを設定すると，結果的に6〜8mL/kgの1回換気量になることが多い．ただし，1回換気量を6mL/kg以下では，死腔換気率は大きくなるために推奨できない．なお予想体重は以下の式で求められる．

　　男性 = 50.0 + 0.91 ×（身長cm − 152.4）
　　女性 = 45.5 + 0.91 ×（身長cm − 152.4）

● オープンラング戦略[17]

　虚脱した肺胞が陽圧によって一度拡張すると，換気可能な肺胞が増え，換気容積が大きくなるために拡張する前より低い気道内圧で同等の換気が可能になる．そのために高い気道内圧を一時的に負荷して肺胞の開存をさせ，その後にそのリクルート状態を維持できるのに十分なPEEPを負荷する．その手技は，肺胞開存手技（recruitment maneuverもしくはsustain inflation）とよばれる．諸家で内容は異なるが，一般的には35〜40cmH$_2$Oの高い気道内圧を一定時間（15〜40秒間）加え続け，その状態から適切なPEEPのもとに通常の換気を続けて行う．ただし，この手技は，血圧低下や不整脈，肺障害が起こることがあり，注意深く実施する必要性がある．また，その効果も確実なものではなく，頻回に実施するものでもないために，人工呼吸管理の開始時に一度実施する程度にとどめることが一般的である．

　脳神経外科周術期患者では，静脈還流障害を引き起こすので頭蓋内圧を上昇させる危険性が高く，脳神経外科領域の患者に適応する場合は，ICPモニタリングのもとに実施する

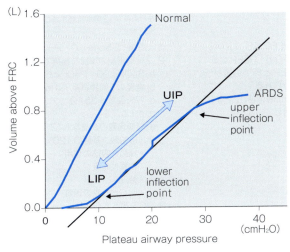

図6 吸気時の静的圧容量曲線（static pressure volume curve）

ほうが安全であると考えられる。

なお，オープンラング戦略とは継続して行う人工呼吸管理のなかでより積極的に虚脱肺をリクルートし，再虚脱を防止することを狙った換気設定および関連した処置を意味する。

● 人工呼吸器からの離脱（ウィーニング）

重篤な不整脈，意識レベルの増悪と神経学的所見の増悪を認めなければ，一定のプロトコールに則って人工呼吸器からのウィーニング（離脱）を図る。ウィーニングのプロトコールにはいろいろなものがあり，ARDS Networkのプロトコールを 表4 に示しておく。

人工呼吸器関連肺炎（VAP）[19]

人工呼吸器関連肺炎（ventilator associated pneumonia：VAP）とは「人工呼吸開始後48時間以降に新たに発生した肺炎」と定義される。VAPはさらにその後の48時間以内に発症したものをearly-onset VAPと定義され，それ以降に発症するものをlate-onset VAPとして区別される。Early-onset VAPでは，肺炎球菌やインフルエンザ桿菌が検出され人工呼吸前からの不顕性感染や気管挿管時のコンタミネーションが原因と考えられる。一方，late-onset VAPでは緑膿菌やMRSAの感染が多くみられ，これらは人工呼吸開始後になんらかの原因で肺内に侵入した菌が感染したものとして考えられる。VAPの発生は人工呼吸期間が3～5日以上になると急増し，1日1％程度の割合で増加し[20]，VAPが発生した患者の死亡率は24～76％にも及ぶ。そのうちVAPが直接的な死亡の要因となったとされる割合はおよそ30％と推定され，統計上VAPが発生した場合の相対的な死亡リスクは約2～3倍に増加することが報告されている。

しかし，近年の研究では，杜撰な管理を実施するICUではVAPは依然として重大な予後を規定する因子であるが，VAP対策を含め一連の肺保護戦略を効果的に実施すると，

表4 ウィーニング

下記の際はウィーニングを試す	Spontaneous Breathing Trial（SBT） 左の条件が12時間持続すればFiO₂≦0.5，PEEP≦5でSBT開始
1. $FiO_2 ≦ 0.4$　$PEEP ≦ 8$ 　　または$FiO_2 ≦ 0.5$　$PEEP ≦ 5$ 2. 昨日よりもPEEPとFiO₂の値が低い 3. 自発呼吸が認められる 4. 収縮気圧≧90mmHg（昇圧剤なし） 5. 筋弛緩薬を使用していない	1. $CPAP ≦ 5cmH_2O$　$PS ≦ 5cmH_2O$ 2. 2時間下記の項目を維持できるか確認 　a. $SpO_2 ≧ 90$　$PaO_2 ≧ 60mmHg$ 　b. 自発の1回換気量≧4mL/kg（理想体重） 　c. 呼吸回数≦35/分 　d. $pH ≧ 7.3$ 　e. 呼吸困難の所見なし（2つ以上であり） 　　・心拍数＞基線の120％ 　　・補助呼吸筋の使用 　　・奇異性呼吸 　　・発汗 　　・明らかな呼吸困難 3. 30分耐えたら抜管

Papazian L, et al; ACURASYS Study Investigators. N Engl J Med 2010; 363 (12): 1107-16.[14]より引用

VAPが有意なICU死亡率増加をきたさないことも示されている[21]。

　VAPが発生する経路は，呼吸器回路・気管チューブ内を通過する吸気を介して発生する経路（inhalation）と気管とチューブの隙間から誤嚥が発生する経路（aspiration）の2つに分けられる（図7）。

▶VAPの予防策（図7）

●呼吸器回路および気管チューブ，吸気ガスの細菌増殖予防（inhalation）

1）気管吸引や回路交換など気道にかかわる手技では肺炎予防のために手洗いが必須である。回路交換も頻繁に行うより1週間以上使用したほうがVAPの発生が少なくなることが示されている[22]。

2）気道の加湿装置として人工鼻を使用すると，加温加湿器を使用した場合と比較してVAPの発生率が67％に減少し，特に7日以上の長期人工呼吸管理では57％にまで減少させる[23]。しかし，喀痰の多い症例では気道抵抗の上昇や閉塞事故を回避するために人工鼻の使用は推奨されない。人工鼻は分泌物が少ない症例でも長時間使用すると回路抵抗になるために，24〜72時間で新しいものに交換する。一方，加温加湿器を使用する場合には回路に結露した水の水抜きを適切に行い，回路内の水が気管内へ流入しないように注意する。

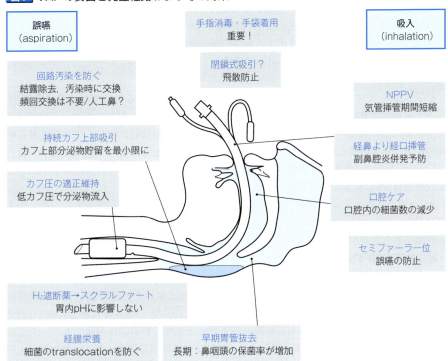

図7 VAPの要因と発生経路およびその対策

3) 気管吸引は清潔操作で行い，手指の消毒や手袋着用が重要である．閉鎖式吸引では手袋は未滅菌でよいが，開放式では滅菌手袋の使用が推奨されている．未滅菌手袋でよいとする意見もあるが，米国疾病管理予防センター（Centers for Disease Control and Prevention：CDC）も未解決問題としている[24]．1回吸引ごとにカテーテル外側をアルコール綿でふき取り，内腔は滅菌水を吸引させて内腔の分泌物をできる限り除去してから次の吸引を行うことが日本呼吸療法医学会の『気管吸引ガイドライン2013』[25]で推奨されている．気管吸引は愛護的に実施し，頭蓋内圧上昇を回避するためにも可能な限りファイティングをきたさないようにするべきである．従って，吸引の回数をできるだけ少なくするために，吸気ガスを十分に加温加湿したうえで，分泌物が認められるときなど限定した必要最小限の回数でよいとされる．

4) 閉鎖式気管吸引は，肺保護戦略として高PEEPで呼吸管理している場合には積極的に採用すべきで，気道を大気に開放する開放式気管吸引に比較して，肺胞がリクルートされた状態を維持できる利点を有する．高PEEP使用時に気道を大気圧に開放すると，肺胞は容易に虚脱して肺容量の減少をきたして，低酸素血症が発生しやすい[26]．また，開放式の吸引操作終了後に再びPEEPを負荷しても，虚脱した肺胞が再拡張するには長い時間と高い気道内圧が必要になり，開放型吸引は無気肺の形成に寄与することが明らかになっている[27]．しかし，両者を喀痰の吸引量[28]およびVAPの発生率と予後[29,30]で比較しても有意な差を認めない．しかし，閉鎖式気管内吸引は感染源の飛散を防止して院内感染対策としても効果的な対策とされるが，コスト面で不利になるという意見がある．しかし，吸引操作に掛かる時間などもコストに入れて計算すると両者には差がないとする報告[31]があるほか，72時間交換が可能な閉鎖式気管吸引セットなどが市販され，徐々に閉鎖式を採用する施設の割合が増加しているようである．

● 細菌を含む分泌物の誤嚥（aspiration）予防
・オーラルケア

　VAPに関してオーラルケアは最も重要である．単に洗浄するだけでも効果はあるが，舌苔や歯垢の付着が多い症例では歯肉部分や頬粘膜，舌根部のスワブや歯磨・歯間ブラッシングを入念に実施する．そして，オーラルケアは4～6時間毎に実施して，口腔鼻腔咽頭の細菌増殖を抑制し続けることが重要である．頭部外傷患者において2.5％ポビドンヨード（イソジン®）で4時間毎に鼻腔口腔内をリンスすると，VAP発生率は対照群40％に対して洗浄群は8％に減少して有意差を認めるとする報告[32]がある．

　2％クロルヘキシジンもオーラルケアに使用するとVAP発生率が低下するが[33]，国内では粘膜に使用できるクロルヘキシジンの濃度が制限されるために，ポビドンヨード溶液が使用されることが多い．

・経口挿管とNPPV管理

　気管挿管の経路は，可能な限り経口挿管を選択する．経鼻挿管は鼻内および副鼻腔の清浄化を図ることが困難で，鼻腔・副鼻腔に感染巣が形成されると，VAPの発生の危険性が高まる．NPPV（非侵襲的陽圧換気）を採用すると，VAPの発生率は有意に減少（22％→8％）するが[34]，意識障害のある脳神経系患者にはNPPVの適応は困難である．人工呼吸期間が長期化する可能性が高い患者では，早期に気管切開を考慮する．気管切開はオーラルケアと理学療法を容易にし，VAPの発生を抑制する．

- **カフ圧とカフの管理**

 気管チューブのカフ圧を20cmH2O以下に維持した場合，VAPの発生率は増加する[35]。一方，実験的に40ないし50cmH2Oにカフ圧を維持しても垂れ込みが完全に防げないことも事実である。しかし，気管粘膜の毛細血管内圧である25〜35mmHg（33〜47cmH2O）を超えるカフ圧では，粘膜の血流障害を引き起こすために，カフ圧は25〜30cmH2Oに維持されるべきである。VAPの発生に関しては，カフ圧を25cmH2Oに維持するとVAPの発生率が低下に効果的であるとされる。最近は25cmH2Oのカフ圧が採用されることが多い。

 また，カフの形状もVAPの発生に関与する。紡錘型のカフよりも大容量低圧カフのほうが分泌物の気管内への垂れ込みが最も少なく，粘膜傷害も軽減できる。

- **カフ上部吸引**

 カフ上部吸引ポート付き気管チューブを使用することが前提となるが，カフ上部吸引ポートから持続的もしくは定期的にカフ上部を吸引することによって，VAPの発生が約半数にまで有意に減少する（19.9 vs 39.6件/1,000人工呼吸日：rr 1.98）[36]。吸引は吸引機で持続的に20〜30cmH2Oの陰圧で吸引する方法，あるいは74cmH2O（100mmHg）で8秒間の吸引を20秒間隔で繰り返す方法が一般的に示される。

- **消化管内容と誤嚥防止**

 30〜45°の頭部挙上位は仰臥位と比較して，胃内容の逆流を抑制して，誤嚥の危険性とVAPの発生率を低下させる[37]。前傾側臥位も効果的であるが，脳神経外科の周術期管理では頭蓋内圧を上昇させない観点からは頭部挙上が推奨される。

 消化性潰瘍の既往や実際にストレス潰瘍を合併する脳外術後症例では，一般的に胃酸の分泌を抑える目的でH2遮断薬が投与される。しかし，H2遮断薬の投与によって胃液pHを上昇させすぎると，胃内に大量の細菌が増殖して，逆流が発生するとVAPが発症する危険性が高くなる。このためにストレス潰瘍のリスクだけで胃酸分泌が過剰になっていない患者では，胃粘膜保護の目的でスクラルファート（アルサルミン®ほか）の選択が推奨される。スクラルファート（アルサルミン®ほか）を1回1gを適当な量の懸濁水溶液として4〜6時間ごとに胃管より注入投与する。

 また，胃管が留置される症例では，胃管に沿って胃内容が逆流しやすくなるために，不必要な胃管はできるだけ早期に抜去する。

体位呼吸療法（腹臥位管理）[38]

 腹臥位管理は，下側肺障害を伴う急性呼吸不全の効果的な酸素化改善の方法として，理学療法から独立するかたちで位置づけられている。2001年に腹臥位療法は酸素化を改善するが，予後を改善しないと一度否定されたが[39]，2013年に早期の腹臥位療法が重症ARDSの予後を改善することが改めて証明された[40]。体位呼吸療法の効果として①肺胞リクルートメント効果，②下側肺の換気血流比改善，③心臓の肺圧迫解除，④人工呼吸による肺実質シアストレス軽減，⑤体位ドレナージ効果，⑥無気肺部分への効果的な理学療法が容易であるなどの点が挙げられる。下側肺障害は下側（重力側）になった肺領域に現れる浸潤性病変などをいい，肺水腫，分泌物貯留，無気肺が混在する。最も確実な診断は胸部CT所見であり，腹臥位管理を開始する前に可能なら実施したい。

脳神経外科術後には，体位を腹臥位におくことは頭頚部に負担がかかりやすく，体位維持が困難である場合が多いと推測される．その場合には治療体位として前傾側臥位を採用することで体位呼吸療法が可能になる症例が増えるが，その場合も体位呼吸療法の禁忌と終了基準を把握し，十分に注意深く実施する．禁忌と終了基準は以下の通りである．

▶腹臥位療法の禁忌

1) 頭蓋内圧亢進（＞30mmHg）もしくはCPP低下（＜60mmHg）
2) 侵襲的処置が必要な大量出血
3) 15日以内の気管・胸部手術
4) 15日以内の顔面の外傷・外科手術
5) 深部静脈血栓症もしくは2日以内の肺塞栓加療
6) 2日以内の心臓ペースメーカー植え込み術
7) 四肢・胸郭・骨盤の骨折・脱臼
8) 心臓血管作動薬を使用しても平均動脈圧が70mmHg以下
9) 妊娠
10) 前面1本の胸腔ドレーンで管理する気胸（チューブ屈曲の危険性）

▶体位呼吸療法の終了基準

腹臥位を終える基準に関しても明確なものはなく，Gattinoniらが10日間とした理由も不明である[39]．丸川・尾崎らは体位呼吸療法終了の独自の目安として①P/F比が300以上に改善した体位は中止する．②完全腹臥位，左右前傾側臥位の3体位間でP/F比に20以上の差がなくなった場合．③患者が自発的に体位変換を始め，最もPaO₂の悪い体位でP/F比が200を超えた場合を挙げている[40]．

（尾﨑孝平，浅羽穣二）

文献

1) McAlister FA, Bertsch K, Man J, et al. Incidence of and risk factors for pulmonary complications after nonthoracic surgery. Am J Respir Crit Care Med 2005; 171: 514.
2) 今井 寛, 相馬一亥. 人工呼吸器関連肺障害. 救急・集中治療 2008; 20(1・2): 18-22.
3) The Brain Trauma Foundation. The American Association of Neurological Surgeons. The Joint Section on Neurotrauma and Critical Care. Initial management. J Neurotrauma 2000; 17(6-7): 463-9.
4) 重症頭部外傷治療・管理ガイドライン作成委員会. 2-3 循環管理 3-7 過換気療法. 重症頭部外傷治療・管理のガイドライン 第3版. 医学書院, 東京, 2013.
5) McGuire G, Crossly D, Richards J, et al. Effects of varying levels of positive end-expiratory pressure on intracranial pressure and cerebral pressure. Crit Care Med 1997; 25: 1059-62.
6) Georgiadis D, Schwarz S, Baumgartner RW, et al. Influence of positive end-expiratory pressure on intracranial pressure and cerebral perfusion pressure in patients with acute stroke. Stroke 2001; 32: 2088.
7) Muench E, Bauhuf C, Roth H, et al. Effects of positive end-expiratory pressure on regional cerebral blood flow, intracranial pressure, and brain tissue oxygenation. Crit Care Med 2005; 33: 2367.
8) Huynh T, Messer M, Sing RF, et al. Positive endexpiratory pressure alters intracranial and cerebral perfusion pressure in severe traumatic brain injury. J Trauma 2002; 53: 488.
9) Pulitanò S, Mancino A, Pietrini D, et al. Effects of positive end expiratory pressure (PEEP) on intracranial and cerebral perfusion pressure in pediatric neurosurgical patients. J Neurosurg Anesthesiol 2013; 25(3): 330-4.
10) Heuer JF, Pelosi P, Hermann P, et al. Acute effects of intracranial hypertension and ARDS on pulmonary and neuronal damage: a randomized experimental study in pigs. Intensive Care Med 2011; 37(7): 1182-91.
11) Elliott CG, Rasmusson BY, Crapo RO, et al. Prediction of pulmonary function abnormalities after adult respiratory distress syndrome (ARDS). Am Rev Respir Dis 1987; 135: 634.
12) 小谷 透. PCVとVCV. 呼吸器ケア 2007; 5(1): 60-4.
13) 新井正康. 人工呼吸ブック. メディカル・サイエンス・

インターナショナル. 東京, 2007, p14-21.
14) Papazian L, Forel JM, Gacouin A, et al; ACURASYS Study Investigators. Neuromuscular blockers in early acute respiratory distress syndrome. N Engl J Med 2010; 363(12): 1107-16.
15) Alhazzani W, Alshahrani M, Jaeschke R, et al. Neuromuscular blocking agents in acute respiratory distress syndrome: a systematic review and meta-analysis of randomized controlled trials. Crit Care 2013; 17(2): R43.
16) 大庭祐二. ARDSに対する人工呼吸管理 基礎編「歴史的変遷とスタンダードな管理の問題点」. Intensivist 2009; 1(1): 41-8.
17) 小谷 透. ARDSに対する人工呼吸管理 応用編「リクルートメントとオープンラング戦略」. Intensivist 2009; 1(1): 49-57.
18) NHLBI ARDS Clinical Network http://www.ardsnet.org/
19) 中根正樹. 人工呼吸器関連肺炎と予防法. 第19回 呼吸療法医学会セミナー, 2004, p161-80.
20) Fagon JY, Chastre J, Domart Y, et al. Nosocomial pneumonia in patients receiving continuous mechanical ventilation. Prospective analysis of 52 episodes with use of a protected specimen brush and quantitative culture techniques. Am Rev Respir Dis 1989; 139: 877-84.
21) Forel J-M, Voillet F, Pulina D, et al. Ventilator-associated pneumonia and ICU mortality in severe ARDS patients ventilated according to a lung-protective strategy. Crit Care 2012; 16 (2): R65.
22) Fink JB, Krause SA, Barrett L, et al. Extending ventilator circuit change interval beyond 2 days reduces the likelihood of ventilator-associated pneumonia. Chest 1998; 113: 405-11.
23) Kola A, Eckmanns T, Gastmeier P. Efficacy of heat and moisture exchangers in preventing ventilator-associated pneumonia: meta-analysis of randomized controlled trials. Intensive Care Med 2005; 31: 5-11.
24) Tablan OC, et al. guidelines for preventing healthcare-associated pneumonia, 2003: Recommendations of CDC and the Healthcare Infection Control Practices Advisory Committee. MMWR Recomm Rep 2004; 53: 1-36.
25) 日本呼吸療法医学会. 気管吸引ガイドライン2013(成人で人工気道を有する患者のための). 人工呼吸. Jpn J Respir Care 2013; 30: 75-91.
26) Cereda M, Villa F, Colombo E, et al. Closed system endotracheal suctioning maintains lung volume during volume-controlled mechanical ventilation. Intensive Care Med 2001; 27: 648-54.
27) Neumann P, Berglund JE, Fernádez Mondéar E, et al. Dynamics of lung collapse and recruitment during prolonged breathing in porcine lung injury. J Appl Physiol 1998; 85: 1533-43.
28) Witmer MT, Hess D, Simmons M. An evaluation of the effectiveness of secretion removal woth the Ballard closed-circuit suction catheter. Respir Care 1991; 36: 844-8.
29) Subirana M, Solà I, Benito S. Closed tracheal suction systems versus open tracheal suction systems for mechanically ventilated adult patients. Cochrane Database Syst Rev 2007; 17(4): CD004581.
30) Siempos II, Vardakas KZ, Falagas ME. Closed tracheal suction systems for prevention of ventilator-associated pneumonia. Br J Anaesth 2008; 100: 299-306.
31) Johnson KL, Kearney PA, Johnson SB, et al. Closed versus open endotracheal suctioning: costs and physiologic consequences. Crit Care Med 1994; 22: 658-66.
32) Seguin P, Tanguy M, Laviolle B, et al. Effect of oropharyngeal decontamination by povidoneiodine on ventilator-associated pneumonia in patients with head trauma. Crit Care Med 2006; 34: 1514-19.
33) Koeman M, van der Ven AJ, Hak E, et al. Oral decontamination with chlorhexidine reduces the incidence of ventilator-associated pneumonia. Am J Respir Crit Care Med 2006; 173: 1348-55.
34) Girou E, Schortgen F, Delclaux C, et al. Association of noninvasive ventilation with nosocomial infections and survival in critically ill patients. JAMA 2000; 284: 2361-7.
35) Rello J, Sonora R, Jubert P, et al. Pneumonia in intubated patients: Role of respiratory airway care. Am J Respir Crit Care Med 1996; 154: 111.
36) Vallés J, Artigas A, Rello J, et al. Continuous aspiration of subglottic secretions in preventing ventilator-associated pneumonia. Ann Intern Med 1995; 122: 179.
37) Drakulovic MB, Torres A, Bauer TT, et al. Supine body position as a risk factor for nosocomial pneumonia in mechanically ventilated patients: a randomised trial. Lancet 1999; 354(9193): 1851-8.
38) 尾崎孝平. ARDSに対する人工呼吸管理: 応用編「非侵襲的陽圧換気・体位呼吸療法」. Intensivist 2009; 1 (1): 59-73.
39) Gattinoni L, Tognoni G, Peserti A, et al. Effect of prone positioning on survival of patients with acute respiratoy failure. New Engl J Med 2001; 345: 568-73.
40) 尾崎孝平. 非侵襲的陽圧換気・体位呼吸療法. ARDSに対する人工呼吸管理応用編. Intensivist 2009; 1 (1): 59-73.

Ⅶ 感染症

中枢神経系の炎症性疾患

中枢神経系の炎症性疾患

　髄膜炎はなんらかの原因により硬膜，くも膜，軟膜に起こった炎症性疾患であるが，一般には，くも膜と軟膜の炎症（leptomeningitis）をさす．典型的な症状は，発熱・髄膜刺激症候（頭痛，悪心・嘔吐，項部硬直，Kernig徴候など）で，重篤な症例では痙攣・意識障害を伴うこともある．新生児や乳児では，髄膜刺激症候を欠き，特徴的な症状がないことがあり，不機嫌，哺乳力低下，嗜眠傾向，嘔吐，大泉門膨隆などがみられることがある．一方，高齢者では髄膜刺激症候が少なく，意識レベルの低下と発熱しかないこともある．さらに水頭症，抗利尿ホルモン（antidiuretic hormone：ADH）分泌異常症（SIADH），尿崩症を伴うこともある．

　髄膜炎の起因物質は細菌・ウイルス・真菌といった病原体のほかに，化学物質さらに白血病・リンパ腫等の悪性疾患に由来するものもある．髄膜炎の多くは早期に治療すれば治癒に至る疾患ではあるが，後遺症を残したり死に至ったりすることもある．そのためneurological emergencyと考え，できる限り早期に適切な治療を開始することが重要である．一方，脳炎の臨床像は発熱，頭痛，意識障害，痙攣，髄膜刺激症候，局所神経症候などが出現する．脳炎の原因としてはウイルス性脳炎が多いが，原因ウイルスを特定できないこともしばしば経験する．

診断

　詳細な病歴の聴取が鑑別診断のうえで重要になることも多い．特に感染症では流行地があり，海外渡航歴や居住地などは重要な情報である．またワクチン接種歴も鑑別診断を考えるうえでは重要な情報となる．発病の形式が急性なのか亜急性なのかは，結核性あるいは真菌性髄膜炎を考慮するうえでは重要な病歴となる．しかし，ときに意識障害のため十分な病歴聴取が困難なこともしばしば経験する．

　一般に髄膜炎の場合，例外もあるが血液検査では，血沈の亢進・白血球の増加・CRP陽性などを示すことが多い．一部の疾患（結核，ヘルペス脳炎など）を除くと画像診断によって診断することは困難である．ただしCT・MRIで副鼻腔炎や中耳炎の所見を認めれば，細菌性髄膜炎の診断上参考になる．そのため確定診断には髄液所見が重要である．しかし頭蓋内圧亢進の疑いがある場合には，頭部CTなどで，脳膿瘍，硬膜下膿瘍などの頭蓋内占拠性病変の除外が必要である．表1 に髄膜炎の際の一般的な髄液所見を示す．髄液糖値は血糖値を反映するため，髄液検査と同時に血糖値を測定し，髄液糖/血糖比（正常0.6〜0.8）が0.4以下ならば確実に髄液中の糖値は減少しているといえる．ただしウイルス性髄膜炎でも初期には，多核球優位のこともあるので注意が必要である．また細菌性髄膜炎

でもなんらかの抗菌薬治療が開始されると，単核球優位になることもある．その他，感染性心内膜炎では心臓外合併症として細菌性髄膜炎を呈することがあり，心エコーなどの検査が必要となることもある．

　治療上重要な起炎菌の同定には，一般には培養結果を待つ必要があるが，塗抹検査（グラム染色，Ziehl-Neelsen染色，墨汁染色など），凝集反応などの免疫学的検査，PCR（polymerase chain reaction）法（結核，単純ヘルペスなど）などを用いて，できる限り速やかに診断する必要がある．また髄液培養が陰性でも血液培養が陽性のこともあるので，細菌性髄膜炎が疑われる場合には血液培養を同時に行うべきである．

治療

▶抗菌薬の髄液への移行

　髄膜炎の治療では，有効な髄液中移行濃度を得ることが必要であるが，薬剤には血液脳関門（blood brain barrier：BBB）による移行の制限がある．髄液はBBBにより外部から守られており，正常なBBBを通過する抗菌薬は少ない．表2に薬剤の髄液移行の良否を示す[1]．β-ラクタム薬，アミノグリコシド薬はBBBの通過は不良である．そのため，このような薬剤では大量に投与することが必要となる（保険適用量を超えることも多い）．クロラムフェニコール：CP（クロロマイセチン®）は髄液への移行も良好できわめて有効な薬剤ではあるが，致命的な副作用として造血器障害，特に再生不良性貧血をまれにきたすことがある．また新生児・未熟児ではGray症候群をきたすことがあり禁忌である．従って，CPの投与については慎重に行うべきであるとされている．

▶細菌性髄膜炎（化膿性髄膜炎）

　一般細菌による髄膜炎は，局所感染巣から直接侵入するものと血行性に侵入するものの

表1 各種髄膜炎の髄液所見

	外観	髄液圧 (mmH$_2$O)	細胞数	蛋白 (mg/dL)	糖 (mg/dL)	その他
正常	水様透明	100〜180	5/mm^{3}以下	15〜40	50〜75* (血糖比 0.6〜0.8)	
細菌性髄膜炎	混濁・膿性	上昇	増加 (多核球優位)	増加	低下	細菌証明 免疫学的迅速抗原検出法
結核性髄膜炎	水様透明 〜キサントクロミー	上昇 時に正常	増加 (単核球優位)	増加	低下	ADA高値 PCR法，TMA法
真菌性髄膜炎	水様透明 〜キサントクロミー	上昇	増加 (単核球優位)	増加	低下	墨汁染色
ウイルス性髄膜炎	水様透明 (日光微塵)	正常〜上昇	増加 (単核球優位)	増加	正常	ウィルス抗体価 PCR法

ADA：adenosine deaminase activity
PCR：polymerase chain reaction
TMA：transcription-mediated amplification
＊髄液糖値は血糖の影響を受けるので，血糖値が高い場合には正常値も異なる．

2つのルートがある。いずれにしても急性で激症の経過をとることが多い。一般に年齢により起炎菌が異なるため、細菌性髄膜炎の治療は年齢により異なる。起炎菌が判明している場合には感受性のある抗菌薬を投与する。同定ができていない時期には、年齢と基礎疾患から起炎菌を推定し、最も有効と考えられる治療（empiric therapy）をできるだけ早期に開始する（表3）。従来欧米のガイドラインに準じて抗菌薬を選択していたが、本邦での起炎菌の実態調査の結果を踏まえて2007年『細菌性髄膜炎の診療ガイドライン』が刊行され、2014年には改訂版が刊行された[2]。

● 小児の化膿性髄膜炎（表3, 4）

起炎菌と年齢には深い関係があり、B群溶連菌（group B *Streptococcus*：GBS）は新生児期〜生後5ヵ月未満、大腸菌（*Escherichia coli*）は新生児期〜生後4ヵ月未満、インフルエ

表2 化学療法薬の髄液への移行

髄液移行良好のもの	炎症のあるとき移行するもの	髄液移行不良のもの
クロラムフェニコール（CP）	ペニシリン系薬	アミノグリコシド系薬（AGs）
イソニアジド（INH）	第三世代セフェム系薬	アムホテリシンB（AMPH-B）
ピラジナミド（PZA）	ホスホマイシン（FOM）	
リファンピシン（RFP）	ミノサイクリン（MINO）	
フルコナゾール（FCZ）	ドキシサイクリン（DOXY）	
フルシトシン（5-FC）	エリスロマイシン（EM）	
ニューキノロン系薬	バンコマイシン（VCM）	

北川泰久. medicina 1991；28：1738-45.[1] より一部改変

表3 細菌性髄膜炎の年齢別の主な起炎菌と一般的な初期選択薬剤

年齢	起炎菌	初期選択薬剤
新生児	*E.coli*, GBS*	アンピシリン＋セフォタキシム
1ヵ月〜16歳未満	*E.coli*, GBS*（1〜3ヵ月） *H.influenzae* *S.pneumoniae*	カルバペネム系抗菌薬 （パニペネム・ベタミプロン合剤またはメロペネム） ＋第三世代セフェム系抗菌薬 （セフォタキシムまたはセフトリアキソン） ◇効果が得られない場合適時バンコマイシンを追加
16〜50歳未満	*S.pneumoniae* *H.influenzae*	カルバペネム系抗菌薬 （パニペネム・ベタミプロン合剤またはメロペネム） ◇効果が得られない場合適時バンコマイシンを追加
50歳以上	*S.pneumoniae* グラム陰性桿菌	①第三世代セフェム系抗菌薬 （セフォタキシムまたはセフトリアキソン） ＋バンコマイシン ＋アンピシリン または ②メロペネム ＋バンコマイシン

＊GBS：Group B Streptococcus
※慢性消耗性疾患や免疫不全情態では初期選択薬剤は異なる。

日本神経学会, 他 監修. 細菌性髄膜炎診療ガイドライン2014, 南江堂, 2014.[2] より一部改変

ンザ菌(*Haemophilus influenzae*)は生後から5歳未満，肺炎球菌(*Streptococcus pneumoniae*)は生後3ヵ月以降の小児期全年齢層を通じ検出されている[2]。わが国では髄膜炎菌性髄膜炎の頻度は少ない[3]。小児における髄膜炎菌感染では，急性副腎不全，全身性紫斑症を生じ急激に死亡するWaterhouse-Friderichsen症候群が知られているが今日では少ない。抗菌薬の投与量は年齢・体重により調節する(表4)。なおリステリア(*Listeria monocytogenes*)は第三世代セフェム系抗菌薬が無効であるため，アンピシリン：ABPC(ビクシリン®)を投与する[4]。

アメリカでは，*Haemophilus influenzae* b型菌(Hib)感染症のワクチン接種が行われるようになってから，インフルエンザ菌による髄膜炎の発生は激減している。本邦でもワクチン接種が開始されており，Hibによる髄膜炎はほぼみられなくなった。しかしながらHibワクチン導入後，無莢膜型(Nontypeable *Haemophilus influenzae*：NTHi)のインフルエンザ菌による髄膜炎も報告されており注意が必要である[5]。

● **成人・高齢者の化膿性髄膜炎(表3, 5)**

成人の化膿性髄膜炎では肺炎球菌が最も多い。高齢者ではグラム陰性腸内細菌の頻度が

表4 小児の髄膜炎の抗生物質投与量

	1日投与量(1日投与回数)
ペニシリン系：	
アンピシリン(ABPC)(ビクシリン®)	300～400mg/kg/day*(3～4回)
セフェム系：	
セフォタキシム(CTX)(クラフォラン®あるいはセフォタックス®)	200～300mg/kg/day(3～4回)
セフトリアキソン(CTRX)(ロセフィン®)	80～120mg/kg/day(2回)
パニペネム・ベタミプロン(PAPM/BP)(カルベニン®)	100～160mg/kg/day(3～4回)
メロペネム(MEPM)(メロペン®)	120mg/kg/day(3回)
その他：	
バンコマイシン(VCM)(塩酸バンコマイシン®)	40～60mg/kg/day*(3回)

＊新生児では日齢により減量の必要あり

表5 成人の髄膜炎の抗生物質投与量

	1回投与量 (1日投与回数)
ペニシリン系：	
アンピシリン(ABPC)(ビクシリン®)	2g/回(6回)＊
セフェム系：	
セフォタキシム(CTX)(クラフォラン®あるいはセフォタックス®)	2g/回(4～6回)＊
セフトリアキソン(CTRX)(ロセフィン®)	2g/回(2回)
セフタジジム(CAZ)(モダシン®)	2g/回(3回)＊
パニペネム・ベタミプロン(PAPM/BP)(カルベニン®)	1g/回(4回)＊
メロペネム(MEPM)(メロペン®)	2g/回(3回)
その他：	
バンコマイシン(VCM)(塩酸バンコマイシン®)	30～60mg/kg/day＊ (2～3回)

＊1日投与量は保険適用量を超える場合がある

増加し，ときにリステリア髄膜炎もみられる．また高齢者では担癌患者・免疫不全・糖尿病などの合併があり注意を要する．従来アンピシリン：ABPC（ビクシリン®）・セフォタキシム：CTX（セフォタックス®またはクラフォラン®）を第一選択薬として併用投与することが多かったが，カルバペネム系薬，第三世代セフェム系薬，広域ペニシリン，バンコマイシン：VCM（バンコマイシン®）などを併用することが推奨されている．起炎菌および感受性抗菌薬が判明した時点で，感受性があり髄液移行の良い抗菌薬を選択する．

● メチシリン耐性黄色ブドウ球菌（MRSA）

　メチシリン耐性黄色ブドウ球菌（Methicillin resistant *Staphylococcus aureus*：MRSA）はシャントなどの留置物のある際にしばしばみられる．有効な治療薬剤が少ないが，ガイドラインではバンコマイシンが推奨されている[2]．薬物血中濃度測定に基づく治療管理（therapeutic drug monitoring：TDM）を行い，投与量・投与間隔を決定することが重要である．前述のようにバンコマイシンの髄液移行性は必ずしも良好ではないため，MRSA髄膜炎では，トラフ値を15～20μg/dLにするのがよいといわれている[2]．新たなMRSA治療薬のリネゾリド（ザイボックス®）は髄液移行が良好で，今後MRSA髄膜炎での効果が期待されている．またMRSA髄膜炎では留置されたカテーテルなどの抜去が有効なことも多い．

［処方例］

　バンコマイシン（バンコマイシン®）：30～60mg/kg/日，8～12時間毎（3g/日）［保険適用は2g/日］

● ペニシリン耐性肺炎球菌（PRSP）

　近年ペニシリン耐性肺炎球菌（penicillin resistant *S. pneumoniae*：PRSP）の分離頻度が増加しており，PRSPに有効性が高く，髄液移行も良好なパニペネム・ベタミプロン：PAPM/BP（カルベニン®）が投与される[6]．バンコマイシン（バンコマイシン®）もPRSPにも有効で，一部の製剤では保険適用が認められた．

● その他

　マイコプラズマの髄膜炎では，マクロライド系薬あるいはテトラサイクリン系薬を用いる．また地域によりレプトスピラなどの流行地では，起炎菌としてレプトスピラも疑い適切な検査と治療を行う必要がある．レプトスピラ症の病原体は，スピロヘータの一種である*Leptospira interrogans*であるため，通常の培地では培養できず，レプトスピラ用培地（フレッチャー培地など）を用いる必要がある．またセフェム系薬は生体内での抗菌力に乏しく，アミノグリコシド系抗菌薬の効果が優れているとされており，ストレプトマイシン：SM（硫酸ストレプトマイシン®）が用いられる．しかし髄膜炎の場合髄液移行を考慮して，ペニシリン系抗菌薬（ABPCまたはPCG）あるいはテトラサイクリン系抗菌薬を用いることも多い[7]．

● 副腎皮質ステロイド療法

　細菌性髄膜炎の種々の病態にサイトカインの関与が推定されており，早期の副腎皮質ステロイドによる補助療法が有用と考えられている．従来小児のインフルエンザ菌の髄膜炎に対しては難聴などの主要な神経後遺症を軽減するとされていたが，最近成人の肺炎球菌髄膜炎にも有効性が示され副腎皮質ステロイドによる補助療法の重要性が示されている[2]．具体的には抗菌薬の初回投与の10～20分前，または同時にデキサメタゾン（デカドロン®）

(0.15mg/kg静注6時間ごと4日間)を推奨している．ただし，頭部外傷や外科的侵襲に併発した細菌性髄膜炎に対しては，副腎皮質ステロイド薬の併用は推奨されていない[2]．

▶脳膿瘍[8]

脳膿瘍は，脳実質の限局性化膿性病変であり，各種の細菌，真菌および原虫の感染によって生ずる．感染経路は隣接した耳鼻科・口腔外科領域の感染巣からの連続性の波及と感染性心内膜炎など遠隔部位からの血行性播種が大半を占める．診断と化学療法の進歩により，致命率や予後は改善したが，後遺症を残すことも多く，迅速な診断と治療を必要とする疾患である．

臨床症状は，頭蓋内圧亢進症状，局所神経徴候および感染徴候からなる．髄液所見は非特異的所見を呈することが多く，起炎菌の検出率も高くない．頭蓋内圧亢進症状のある場合には，脳ヘルニアを誘発する危険性があるため，一般に腰椎穿刺は行われない．

頭部CT・MRIは診断上重要である．被膜形成前の脳膿瘍のCT所見は，不規則な低吸収域を示し，造影剤の増強効果に乏しい．完成された脳膿瘍のCT像は，膿瘍中心の壊死部が低吸収域，周囲の被膜部分は等吸収域，その外側の浮腫部が不規則な低吸収域となり，造影剤により被膜がリング状に増強される．MRIでもCTとほぼ同様の所見が得られ，膿瘍中心部はT1強調画像で低信号，T2強調画像では高信号を呈する．また拡散強調画像で強い高信号，ADC (apparent diffusion coefficient) は低信号を呈する．被膜部はT2強調画像で低信号 (T2 hypointense rim)，Gd-DTPA (gadolinium diethylene triamine-pentaacetic acid) により増強される．周囲の浮腫部はT1強調画像では低信号，T2強調画像では高信号になる．

被膜が完成する以前の脳膿瘍初期には，細菌性髄膜炎に準じた抗菌薬による治療を行う．臨床症状，検査成績，画像所見を参考に有効な抗菌薬を少なくとも8週間は投与する．頭蓋内圧亢進の軽減を目的に濃グリセリン(グリセオール®)を投与し，痙攣に対して抗痙攣薬を併用する．被膜が形成された後には抗菌薬の移行が不良となるため，化学療法に加え穿刺・排膿などの外科的治療を考慮する．

▶ウイルス性髄膜炎(無菌性髄膜炎)，ウイルス性脳炎

種々のウイルスが関与しているが，その種類と頻度は流行に大きく左右される．比較的頻度の高いものはenterovirusとmumpusvirusである．小児期から青年期に多く，予後は良好である．ただし新生児期で発症したものは脳波異常など後遺症を残すこともある．一般には自然寛解する良性の疾患であるため輸液・安静などの一般的治療のみで良いが，ときに脳炎(髄膜脳炎)を合併することがあり，巣症状(痙攣・麻痺・失語など)が出現した場合には注意が必要である．また単純ヘルペスによる髄膜脳炎は生命・機能予後ともに不良であり，かつ有効な治療薬〔アシクロビル：ACV(ゾビラックス®)〕があるため，画像上側頭葉内側部・大脳辺縁系・前頭葉下面に障害がある場合や脳波上PLEDs (periodic lateralized epileptiform discharges) を伴い積極的に単純ヘルペス性髄膜脳炎を疑う場合のみならず，幻覚など精神症状の強い原因不明の脳炎でも，確定診断を待たずにアシクロビルの投与を開始することが多い．

サイトメガロウイルス脳炎は臓器移植，後天性免疫不全症候群 (acquired immunodeficiency syndrome：AIDS) などの免疫機能低下状態下に発症する脳炎である．

原因ウイルスの特定は，PCR法やウイルス抗体価の測定などで行うが，患者の住居，

海外渡航歴，ワクチン接種歴などの病歴や，臨床症状では麻疹，水痘，帯状疱疹，風疹などの特有な発疹の有無や流行性耳下腺炎を示唆する耳下腺や睾丸の腫張などに注意して原因ウイルスの推定を行う。

一般的にはDNAウイルスの単純ヘルペスウイルスや帯状疱疹ウイルスなどには抗ウイルス薬が有効であるが，日本脳炎などのRNAウイルスには有効な薬剤はなく一般的対症療法や必要に応じて免疫グロブリン製剤の投与を行う。

1) 抗ウイルス薬：ヘルペス属ウイルスの場合[9]

　　［処方例］
　　1. ヘルペス属ウイルスの場合
　　　　アシクロビル（ゾビラックス®）　　1回10mg/kgを1日3回，14日間
　　　　治療抵抗性の場合には
　　　　ビダラビン（アラセナA®）　　5〜10mg/kg/日，アシクロビルに併用
　　2. サイトメガロウイルスの場合
　　　　ガンシクロビル（デノシン®）　　1回5mg/kgを1日2回，14〜21日間

2) 免疫グロブリン製剤投与

3) 脳浮腫予防：濃グリセリン（グリセオール®），マンニトール（マンニットール®）の投与を行う。ときに副腎皮質ステロイドの投与を行うこともある。

4) 抗痙攣薬：必要に応じて抗痙攣薬の投与を行う。重積状態では，呼吸管理下で治療を行う。

▶中枢神経系結核（結核性髄膜炎，結核腫）[10]

亜急性の経過をとる髄膜炎で死の転帰をとることもあり，また治癒しても後遺症を残すことも少なくなく，抗結核薬が普及している現在においても難治性疾患である。

小児では無感動，過敏，不眠，頭痛，食思不振，嘔吐，軽度の発熱がよくみられる。成人では髄膜刺激症候が出現する前に微熱，倦怠感などが続くことがあり，この時期には単なる感冒などと診断されることもあり注意が必要である。髄膜刺激症候の開始とともに，頭痛と嘔吐が主となり，徐々に意識障害を伴うようになる。経過中に脳底髄膜炎の形をとるため，脳神経麻痺（視力障害，複視，顔面神経麻痺，聴力障害，嚥下障害など）を呈する。また血管炎による脳梗塞や水頭症を合併することもある。脊髄レベルでの障害のため対麻痺をきたすこともある。さらに結核腫（tuberculoma）を合併したり，ADH（antidiuretic hormone）分泌異常（SIADH）や尿崩症を伴ったりすることもあり，その臨床像はきわめて多彩である[11]。

ツベルクリン反応はしばしば陰転化し，胸部単純X線写真が正常のこともしばしば経験する。最近新たな結核感染の診断法としてInterferon-Gamma Release Assay（IGRA）とよばれる結核感染を診断する検査法が開発された。IGRAにはQFT検査（クォンティフェロン® TB ゴールドプラス）とTスポット®.TB検査の2種類の方法があり，ツベルクリン反応よりも特異度・感度ともに高い。

本症の診断は髄液中から*Mycobacterium tuberculosis*を検出することであるが，結核菌の培養には時間がかかるため，髄液の塗抹標本の入念な鏡検をおろそかにしてはならない。もし鏡検で菌陰性であっても亜急性の発症で，発熱，髄膜刺激症候などがあり，典型的な髄液所見があれば結核性髄膜炎を疑うべきであろう。髄液adenosine deaminase activity

（ADA）上昇やトリプトファン反応は補助診断に用いられるが，必ずしも特異的ではない。分子生物学的手法の進歩により結核菌のDNAを増幅して検出するPCR（polymerase chain reaction）法やribosomal RNAを増幅して検出する方法（transcription-mediated amplification：TMA法）を用いて迅速な診断が行われている[12]。しかし近年，薬剤耐性結核の増加がみられており，培養による薬剤感受性試験の迅速化が切望されている。最近開発された非放射性迅速培養システムであるMycobacteria Growth Indicator Tube（MGIT）は，検査材料からの抗酸菌の分離および薬剤感受性試験に有効であることが示されてきている[13,14]。いずれにせよ髄膜炎の診療にあたる場合，常に結核性髄膜炎を念頭におき，早期に多剤で治療を開始することが重要である。

髄膜炎は脳底部に優位なことが多く，造影CTや造影MRIで脳底部に強い均一な増強効果を認める。また肉芽腫性変化のために血管がおかされると二次性の脳梗塞を生ずる[10]。さらに脳室拡大や水頭症の合併をみることもある。結核腫は通常多発性で，テント上，テント下のいずれにも生ずる[10]。単純CTでは等吸収から低吸収域，MRIのT1強調画像では低信号あるいは等信号，T2強調画像でも低信号あるいは等信号を示し，均等な増強効果が認められる。さらに肉芽腫内部の乾酪壊死形成に伴って単純CTでは等吸収から高吸収，MRIのT1強調画像で低信号，T2強調画像で中心部が高信号，周辺部は低信号を呈し，リング状に増強されるようになる[15]。

近年HIV感染症などの免疫不全に伴う結核感染症も増加しており，抗HIV抗体や悪性腫瘍などの基礎疾患の検査も必要なら併せて行う必要がある。

● **抗結核療法**[10]

結核性髄膜炎については患者数も少ないこともあり，大規模なcontrolled clinical trialはほとんど行われていないのが現状で，本邦でも結核性髄膜炎に限ったガイドラインはない。一方，アメリカ胸部学会を中心として結核症の治療についてはガイドラインが公表されており，そのなかには結核性髄膜炎の治療についても言及されている[16]。最近日本結核病学会から『結核診療ガイドライン 改訂第3版』が刊行され，それに従って化学療法を行うことが一般的である[17]。

抗結核薬のうちイソニアジド：INH（イスコチン®）とピラジナミド：PZA（ピラマイド®）はBBBをよく通過する薬物である。リファンピシン：RFP（リファジン®またはリマクタン®）は良好ではないがある程度髄液に移行する。ストレプトマイシン：SM（硫酸ストレプトマイシン®）と比較してエタンブトール：EB（エサンブトール®またはエブトール®）は髄液移行が良好なためSMの代わりに用いられることが多い[18]。一方，カナマイシン：KM（硫酸カナマイシン®）やパラアミノサリチル酸：PAS（ニッパスカルシウム®またはパスカルシウム®）は髄液移行率が低いため，結核性髄膜炎の治療にはほとんど用いられない。

結核性髄膜炎は治療が遅れると適切な化学療法を行っても完治を望めないことから，臨床症状や髄液所見から本症が疑われる場合には早期に抗結核薬（**表6**）を開始する。基本的には多剤併用療法で，INH（イスコチン®）＋RFP（リファジン®あるいはリマクタン®）に加え，当初2ヵ月間のEB（エサンブトール®あるいはエブトール®）およびPZA（ピラマイド®）を加えた4者併用による標準療法が一般的である[17,18]。上記薬剤のうち，注射可能なものはSMとINHのみのため，経口摂取不能の場合には経鼻胃管を留置して薬剤投与を行う。治療が有効であれば，反応は2週間以内に現れるといわれている。しかし本症の経

過は遅々としており，一般に症状・所見の改善に約3ヵ月，髄液正常化には約6ヵ月以上を要するといわれている[19]。再治療や耐性菌の場合には，耐性検査の結果を考慮しながら他の抗結核薬に変更あるいは追加するのが原則である。

小児の場合，現在American Academy of Pediatricsの感染症部会より次の治療法が推奨されている[20]。4者(表7)を当初2ヵ月間併用し，その後10ヵ月間INH＋RFPの併用療法を行う。

いずれの薬剤も共通してアレルギーと肝機能障害が出現することがある。肝機能障害の早期発見のため定期的に血液検査を施行する。INH内服時には末梢神経障害予防のためビタミンB_6〔ピリドキサールまたはピリドキシン(ピドキサール®またはビタミンB_6®)：30～60mg/日〕を補給する。フェニトイン(アレビアチン®)を使用する場合，INHが肝臓におけるその代謝を抑制するため，フェニトインの血中濃度をモニターする必要がある[19]。SM投与時には聴力障害の発生に注意が必要で，定期的に聴力検査を行う。またEB投与時には視覚障害の出現に注意する。PZAでは関節痛と高尿酸血症を合併することが多いので，必要に応じて消炎鎮痛薬と尿酸排泄促進薬を投与する。

● **副腎皮質ステロイド療法**

くも膜炎，著明な頭蓋内圧亢進，意識障害が強いときなどには強力な化学療法とともに，初期に1ヵ月程度副腎皮質ステロイドの併用を行うこともある。デキサメタゾン：デカドロン®(6.6mg)1/2～1アンプル　静注1日2回(症状に応じて漸減)。

● **手術の適応**

結核腫による圧迫症状が強い場合手術の適応になりうる。また水頭症の治療に脳室ドレナージ術やシャント術が行われることもある。

● **治療期間**

治療期間についてはINH，RFP，PZA，EBの4剤併用療法2ヵ月の後に，10ヵ月間の

表6　成人の抗結核薬の投与量

	投与量
イソニアジド(INH)(イスコチン®)	300～600mg 分1～3
リファンピシン(RFP)(リファジン®あるいはリマクタン®)	450mg 毎朝空腹時
ピラジナミド(PZA)(ピラマイド®)	1.5～2.0g 分1～3
エタンブトール(EB)(エサンブトール®あるいはエブトール®)	750～1,000mg 分1～3
ストレプトマイシン(SM)(硫酸ストレプトマイシン®)	0.75～1g 筋注毎日 (2～4ヵ月以降週2回)

表7　小児の抗結核薬の投与量

	投与量
イソニアジド(INH)(イスコチン®)	10～15mg/kg(最大300mg)
リファンピシン(RFP)(リファジン®あるいはリマクタン®)	10～20mg/kg(最大600mg)
ピラジナミド(PZA)(ピラマイド®)	20～40mg/kg(最大2.0g)
ストレプトマイシン(SM)(硫酸ストレプトマイシン®)	20～40mg/kg 筋注毎日(最大1g)

INH，RFPによる2剤併用療法（計12ヵ月）を行うこととしている[18]。結核性髄膜炎の治療中適切な抗結核療法中にもかかわらず（特に治療開始後6ヵ月以内），画像診断上結核腫の増大（paradoxical progression）がみられることがある。治療継続により縮小することが知られているので[21]，手術適応の決定や抗結核薬変更の際には十分な注意が必要である。

▶真菌性髄膜炎

わが国の真菌性髄膜炎の発生頻度は，髄膜炎全体の0.2%とまれである[22]。真菌性髄膜炎の原因菌にはクリプトコッカス，カンジダ，アスペルギルス，ムーコルなどがあるが，クリプトコッカス（*Cryptococcus neoformans*）によるものが最も多い。症状は結核性髄膜炎に酷似した亜急性の像を呈する。本疾患の特徴は白血病，悪性リンパ腫などの悪性腫瘍や副腎皮質ステロイド・免疫抑制剤投与患者，AIDSなどに伴う免疫機能低下症を合併していることが多く[1,23]，基礎疾患の予後が髄膜炎の治療成績を左右することである。

診断は臨床所見，髄液所見，髄液からの墨汁染色，Sabouraud培地での培養，抗原−抗体反応などによる。血清（1→3）-β-D-glucan（β-D-glucan）値は深在性真菌症の迅速な診断において広く一般臨床に利用されている。β-D-glucan値は，原因菌の特定には不適当であり，病態によっては偽陽性・偽陰性を呈することもあるが，それに注意すれば深在性真菌症の有無，その経過，治療効果の判定には有用とされている。最近髄液中のβ-D-glucan値の測定が真菌性髄膜炎の診断に有用であるとの報告もある[24]。

治療は基礎疾患の治療に並行して行われ，注射用アムホテリシンBリポソーム製剤（L-AMB，アムビゾーム®）が第一選択薬として用いられる。副作用が少なく髄液への移行が他剤と比較して優れているフルコナゾール：FLCZ（ジフルカン®）も推奨されている。一般的には慢性の経過をとるため治療は6週間以上行う（少なくとも髄液所見の正常化は必須である）。

1) 注射用アムホテリシンBリポソーム製剤：L-AMB（アムビゾーム®）：体重1kg当たりアムホテリシンBとして2.5mg（力価）を1日1回，1〜2時間以上かけて点滴静注する。クリプトコッカス髄膜炎では，1日総投与量で体重1kg当たり6mg（力価）まで投与できる。

   髄腔内注入の際にはアムホテリシンB（AMPH-B，ファンギゾン®）1バイアル（50mg）を注射用水10mLに溶解し，その0.2〜4mL（1〜20mg）をさらに注射用水20〜30mLに適宜希釈して用いる。採取髄液量を超えない液量で1回0.25〜1mg（力価）を漸増法により1日1回，隔日あるいは3日毎に徐々に注入する。L-AMB/AMPH-Bは腎障害，低K血症，発熱などの重篤な副作用をしばしば引き起こすことがあるので注意を要する。

2) フルシトシン：5-FC（アンコチル®）：150〜200mg/kg/日（1日4回）経口投与。AMPH-Bとの併用により相乗効果が期待されるため，通常L-AMBあるいはアムホテリシンB（AMPH-B，ファンギゾン®）との併用療法を行う。

3) フルコナゾール：FLCZ（ジフルカン®）：1日100〜400mgの経口あるいは点滴投与。FCZは髄液移行が良好でクリプトコッカス髄膜炎への適応は高いといわれている[23]。

カンジダ髄膜炎は全身感染巣から播種性あるいは脳室シャントにより生ずる。またアスペルギルスやムーコルなどは副鼻腔炎より生ずることが多い。これらに対しては外科的郭清と併せて抗真菌薬を投与する[23]。

▶髄膜癌腫症(癌性髄膜炎)

がん,悪性リンパ腫などの原疾患の治療が優先されるが,メトトレキサート:MTX(メソトレキセート®)の髄腔内投与が行われることもある。また頭蓋内圧亢進に対する治療や痙攣に対する治療も重要である。

▶自己免疫性辺縁系脳炎

大脳辺縁系を障害する脳炎としては,ヘルペス脳炎が代表的であるが,近年自己免疫機序による辺縁系脳炎が注目されている。その発症機序と関連する各種自己抗体も同定されてきている。これらの疾患は脳炎症状に加え,髄液検査で髄膜炎所見を呈することがあり,ウイルス性脳炎と診断される危険性がある。こうした自己免疫性辺縁系脳炎は,傍腫瘍症候群のこともあるため注意が必要である。

合併症[25,26]

髄膜炎(特に細菌性髄膜炎)では急性期に, 表8 に示すようにさまざまな合併症を生ずる。このような合併症の治療は予後改善には重要である。特に全身性の合併症については速やかに対応しなければならない。

頭蓋内圧亢進症や痙攣に対しては,濃グリセリン(グリセオール®)や抗痙攣薬などで保存的に治療を行う。硬膜下水腫では,抗菌薬による内科治療が一般的であるが,脳圧亢進症状が強い場合には外科的な治療を考慮する必要がある。硬膜下膿瘍の場合,内科的治療で改善することが期待できないので,外科的治療を考慮する。一般には被膜を含む膿瘍全体を摘出することが多い。

水頭症は細菌性髄膜炎の合併症として,外科的治療の適応となる重要な病態のひとつである。脳室内やくも膜下腔の炎症性変化により,髄液の通過障害あるいは吸収障害が生じ,脳室拡大をきたす。水頭症の進行が急激で,髄液中の細菌が陽性の場合には,脳室ドレナージを行う。髄液の無菌状態が確認できた後に,脳室拡大が進行し恒常的な髄液排出路の形成が必要となる場合にはシャント術を行う。

(野崎博之)

表8 髄膜炎の合併症

Ⅰ. 中枢神経系合併症
1. 頭蓋内圧亢進症
2. 痙攣
3. 硬膜下水腫,硬膜下膿瘍
4. 脳室拡大,水頭症
5. 脳梗塞
6. 難聴
7. ADH分泌異常症候群(SIADH)

Ⅱ. 全身性合併症
1. ショック
2. 播種性血管内凝固症候群(DIC)
3. 横紋筋融解症

吉田耕一郎,他.感染症学雑誌 1997;71:1210-5.[24] より一部改変

文献

1) 北川泰久. 中枢神経系感染症へのアプローチ. medicina 1991; 28: 1738-45.
2) 日本神経学会, 日本神経治療学会, 日本神経感染症学会 監修. 細菌性髄膜炎診療ガイドライン 2014. 南江堂, 東京, 2014.
3) 島田 馨. 中枢神経系感染症に対する抗生物質の選択について. 神経疾患の臨床ー今日の論点 (柳澤信夫 編). 中外医学社, 東京, 1993, p209-15.
4) 中村 功. リステリア髄膜炎. 日本臨床 別冊・感染症症候群Ⅰ. 日本臨床社, 大阪, 1999, p297-300.
5) 砂川慶介, 竹内百合子, 岩田 敏. 無莢膜型インフルエンザ菌 (NTHi) の疫学. 感染症学雑誌 2011; 85: 227-37.
6) 斧 康雄. 中枢神経感染症. 治療学 1998; 32: 1299-302.
7) 伊藤 章. レプトスピラ症 (Weil病). 日本臨床 別冊・感染症症候群Ⅱ. 日本臨床社, 大阪, 1999, p298-9.
8) 田中 真. 脳膿瘍. 日本臨床 別冊・感染症症候群Ⅰ. 日本臨床社, 大阪, 1999, p308-11.
9) 日本神経学会, 日本神経治療学会, 日本神経感染症学会 監修. 単純ヘルペス脳炎の治療. 単純ヘルペス脳炎診療ガイドライン 2017. 南江堂, 2017, p68-98.
10) 野崎博之. 結核性髄膜炎. 神経内科 2001; 55: 443-.
11) 黒岩義之, 長友秀樹. 重要な神経系の感染症ー結核性・真菌性髄膜炎ー. 日内会誌 1996; 85: 705-10.
12) 阿部千代治. 結核症の迅速診断. 結核 1997; 72: 659-72.
13) 鈴木克洋, 露口一成, 松本久子, 他. Mycobacteria Growth Indicator Tube (MGIT) による結核菌の迅速薬剤感受性検査. 結核 1997; 72: 187-92.
14) 阿部千代治, 青野昭男, 平野和重. BACTEC MGIT 960 システムにおける結核菌の迅速薬剤感受性試験: 固形培地を用いる比率法との比較. 結核 2001; 76: 657-62.
15) Jinkins JR, Gupta R, Chang KH, et al. MR imaging of central nervous system tuberculosis. Radiol Clin North Am 1995; 33: 771-86.
16) American Thoracic Society/Centers for Disease Control and Prevention/Infectious Diseases Society of America: Treatment of Tuberculosis. Am J Respir Crit Care Med 2003; 167: 603-62.
17) 日本結核病学会 編. 結核の治療. 結核診療ガイドライン 改訂第3版. 南江堂, 東京, 2015, p77-96.
18) 日本神経治療学会治療指針作成委員会 編. 日本神経治療学会 標準的神経治療 結核性髄膜炎. 神経治療学 2015; 32: 511-32.
19) 小林 裕. 結核性髄膜炎の治療. 神経内科治療 1989; 6: 213-9.
20) Peter G, Plotkin S, Easton JG, et al. American academy of pediatrics. Chemotherapy for tuberculosis in infants and children. Pediatrics 1992; 89: 161-5.
21) 野崎博之, 豊田丈夫, 高嶋修太郎 他. 当院で経験した頭蓋内結核症6例のCT所見ー特にその経過を中心にしてー. 結核 1992; 67: 383-92.
22) 亀井 聡. 神経感染症の疫学. 神経研究の進歩 1999; 43: 5-15.
23) 庄司紘史. 真菌性髄膜炎. Clinical Neuroscience 1999; 17: 458.
24) 吉田耕一郎, 二木芳人, 大野 学, 他. 胸水中および髄液中の (1→3) -β-D-glucan値の臨床的意義についての検討. 感染症学雑誌 1997; 71: 1210-5.
25) 渡辺 徹, 佐藤雅久, 阿部時也, 他. 細菌性髄膜炎の合併症ー内科的立場からー. 小児内科 1996; 28: 906-9.
26) 遠藤俊郎, 高久 晃. 細菌性髄膜炎の合併症ー外科的立場からー. 小児内科 1996; 28: 910-3.

VIII 機能的脳神経外科

機能的脳神経外科

てんかんの外科

てんかん外科治療の適応

てんかんに対する外科治療の適応を検討する際に考慮すべき事項を 表1 に示す。

適切な抗てんかん薬（antiepileptic drug：AED）2剤に抵抗して日常生活の支障となる発作が続く場合は，外科治療を考慮する。3剤目以降のAEDによる発作消失率は10％未満である[1]。外科治療の遅れによる弊害が指摘されており，側頭葉てんかん（temporal lobe epilepsy：TLE）では2剤無効と判断した時点でなるべく早く手術を検討する[2]。なお，医学的な意味での薬剤抵抗性てんかんは「そのてんかんに対して適切とされる抗てんかん薬を単剤あるいは多剤併用で副作用がない範囲の十分な血中濃度で2剤試みても一定期間（1年もしくは治療前の最長発作間隔の3倍の長い方）発作を抑制できないてんかん」と定義されている[3]。

身体受傷に直結する発作も早めの外科治療を考慮する。特に危険なdrop attack[*1]には脳梁離断術を検討する。外科治療は自動車運転能力や就労率を改善するので[4]，社会的障害にも注意する。

小児では頻回のてんかん発作や持続的なてんかん放電は，非可逆性の発達障害をもたらすが[5]，外科治療は発作を抑制するだけでなく精神運動発達や生活の質を改善させる。特に乳幼児の難治性てんかんでは早期の外科治療が推奨される[6,7]。

MRI病変の有無により1年後の発作消失率は約70％，約35％と大きく異なる[8]。てんかん焦点に関連した限局性MRI病変があれば早期から外科治療を考慮する。通常は月単位以上の発作頻度が外科治療の対象だが，限局性MRI病変に対しては月単位未満の低頻度発作でも外科治療が行われる[9]。

全般性てんかんや両側多焦点性てんかんは根治的な開頭焦点切除術の対象にはならないが，脳梁離断術や迷走神経刺激療法（vagus nerve stimulation：VNS）など緩和的手術の対象にはなりうる。緩和的治療ではMRI所見は適応判断にあまり寄与しない。積極的な薬剤治療に加えて，緩和的な外科治療を行うことで，発作消失に至らなくても顕著なQOL

表1　てんかん外科適応判断における検討事項

- 薬剤抵抗性
- てんかん発作の障害性（身体的，認知的，社会的）
- 小児の発達障害
- 限局性MRI病変の有無
- 行う治療は根治手術か緩和手術か

---

*1 drop attack：てんかん性スパズム，強直発作，ミオクロニー発作，失立発作など瞬間的に激しく転倒する発作の総称。

改善が得られる可能性がある[10]。

診断に必要な術前検査

手術適応の判断や手術内容の決定に必要な術前検査を 表2 に示す。必須検査によって定型的切除で対処可能か，切除不可能な全般性または両側多焦点性焦点かがほぼ決められる。これらの場合は各々，緩和的治療や定型的切除術に進める（ 図1 ）。

▶必須検査

患者や家族からの問診はきわめて重要である（ 表3 ）。詳細で的を射た問診を行えば，それだけで典型的なTLEはほぼ診断できるほどである。携帯電話などで家族が撮影した発作の動画も活用する。

通常の脳波でてんかん性異常波が検出できない場合は，睡眠記録やモンタージュ[*2]の検討を行う。睡眠導入には小児でトリクロリール®を0.5〜1mL/kg and/orエスクレ®坐剤，成人でラボナ®を1〜2錠投与する。TLEでは耳朶を基準電極にしているとTLEに特徴的な低振幅棘波や多形性デルタ波が検出されにくい。焦点局在診断の観点からは，縦横の双極誘導記録とAv基準記録が有用である。

表2 術前検査

必須検査	・周産期からの既往歴，病歴，基礎疾患 ・神経学症候，基本的な神経心理学的検査 ・発作症候 ・脳波，長期脳波ビデオ同時記録 ・MRI（てんかん関連病変を見逃さないような撮像）
追加検査	・専門的な神経心理学的検査 ・脳磁図，MRI 特殊検査（機能的MRI，拡散テンソル撮像） ・核医学検査（FDG-PET，脳血流SPECT，中枢性ベンゾジアゼピン受容体SPECT）

図1 焦点診断に必要な検査と対応する術式

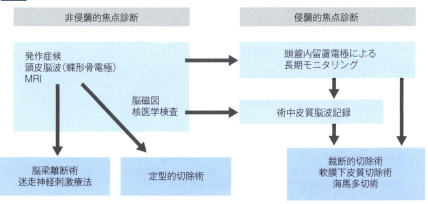

＊2 モンタージュ：脳波電極の配置と表示のパターン。

長期脳波ビデオ同時記録は原則的に入院下に行う（ 表4 ）。心因性非てんかん性発作を除外し，発作症候，発作時の脳波，長時間の非発作時脳波を分析する。長時間の記録には，専用の電極キャップも販売されているが，通常の皿電極でもメッシュや包帯で工夫して覆うようにすれば数日間は維持できる。

海馬硬化症や皮質異形成などは通常のMRIで見逃されていることがあるので，海馬長軸に垂直な傾斜冠状断，FLAIR（fluid attenuated inversion recovery）撮像，プロトン強調画像，STIR（short TI inversion recovery）撮像など，最適な撮像法を行う。脳磁図の電流源表示用には thin slice での3D撮像が必要である。また，手術立案には拡散テンソル画像による tractography も有用である。

▶追加検査

必須検査のみでは適応判断や治療内容が確定できない場合に行う。特にMRI病変を欠く焦点性てんかんでは，これらの検査から有用な情報が得られる可能性がある。頭蓋内電極留置の適応判断や留置範囲決定にも有用である[11,12]。

脳磁図はてんかん放電局在を三次元的に示す。特に側頭葉外焦点や新皮質焦点で有用で

表3 問診における聴取事項

1. 既往歴	・在胎中の異常，出生時の異常，発達の異常の有無 ・熱性痙攣の有無，持続時間 ・脳炎，頭部外傷，脳血管障害の有無
2. 家族歴	・てんかんの有無，熱性痙攣の有無
3. 生活歴	・学歴・学業成績（記銘力障害の有無など） ・職歴（発作による離職の有無など）
4. 現病歴	・初発発作：年齢，発作症候 ・発作の経過：発作症候や頻度の変化 ・発作による外傷・熱傷・事故 ・治療経過：抗てんかん薬開始時期とその後の内容など
5. 現在の発作症候	・聴取者：自覚的・他覚的の両面から聴取 ・前兆，意識，運動性要素，感覚性要素，自律神経性要素など ・持続時間，頻度，最終発作の時期 ・好発時間，好発時季，月経との関連
6. 精神症状・神経症状	・利き手 ・知能障害，発達障害 ・記銘力障害 ・性格，性格変化 ・攻撃性，反社会性，多動性 ・気分障害，精神障害

表4 長期脳波ビデオ同時記録における注意点

- 病棟でバイタルサインのモニター下に施行（アラームの作動）
- 発作発生時の外傷予防（患者により高いベッド柵，床上マットなど）
- 発作誘発のための減薬（週単位以下の発作頻度の場合など）
- 減薬は部分発作薬から。二次性全般化発作の誘発は原則的になるべく避ける
- 側頭葉底部のてんかん性発射を確認したい場合は，蝶形骨誘導も記録
- Drop attack では項部の筋電図も記録（強直性，ミオクローヌス性，スパズム性の鑑別）

ある。てんかん放電の電流源が高密度に集積する場合には焦点診断価値が高い。

核医学検査の集積低下領域はてんかん焦点を示唆する。非発作時検査ではFDG-PETに比較してSPECTの焦点局在診断能は劣る[13]。FDG-PET所見を元にMRI無病変のTLEに一期的側頭葉切除を行うことも可能だが[14]，糖代謝低下領域は焦点領域よりも広範囲なので，精細な焦点局在診断は困難である。

発作時脳血流SPECT，特に発作時と非発作時の血流差分をMRIに重ねて表示する方法（subtraction ictal SPECT coregistered to MRI：SISCOM）は有用性が高い[15]。核種には発作待ちの間にも標識率が長く維持されるECD（^{99m}Tc-ethyl cysteinate dimer）を用い，ビデオと脳波を記録して核種静注と発作のタイミングを確認する。核種投与のおよそ20秒後以降の血流分布を反映するので，持続時間の短い発作や直ちに広範囲に伝搬する発作では結果の解釈に注意が必要である[16]。

▶神経心理学的検査（表5）

機能の低下を焦点診断の傍証とする意義と，温存すべき機能を明確にする意義がある。選択的・特異的な機能低下はてんかん焦点と密接に関連する。例えば，視覚性記憶指標に比して言語性記憶指標の大幅な低下があれば左側頭葉焦点が示唆される。IQの大幅な低下は，大脳全体の機能低下，つまり全般性焦点や両側多焦点が示唆される。一方，記憶指標が正常で病変のない優位側海馬を切除すれば言語性記憶の大幅な低下が予想される。

WAISやWMSは検査が1セットのみなので，学習効果を避けるために反復検査では1年以上間隔を空ける必要がある。三宅式記銘力検査[*3]は検査が3セットあるので，手術前，手術1ヵ月後，手術6ヵ月後といった使い方ができる。

▶大脳機能局在診断のための検査

Wada testは動脈カテーテルを頸動脈まで進めて静脈性麻酔薬を大脳半球に投与する。伝統的に用いられてきたアミタールは製造中止となり，代替薬としてセコバルビタール，プロポフォールなどを用いる。投与速度と投与量の目安は，数秒で片麻痺が出現し，麻痺の出現直後に投与を終了して約5分間の大脳半球機能停止が得られる程度である。筆者はセコバルビタール（アイオナール®）を50mg/20mLとして急速に5mLを注入，片麻痺が出現するまで追加としている。

表5 てんかん外科の術前後に頻用される代表的な神経心理学的検査

- **WAIS-Ⅲ**：成人の知能IQを全得点FIQ，言語性VIQ，動作性PIQで評価。平均が100点
- **WISC-Ⅲ**：小児の知能をWAISと同様にIQを算出
- **田中・ビネー式知能検査**：小児の知能検査。IQを算出
- **新版K式発達検査**：乳児・小児の発達検査。発達年齢（DA）を評価し，発達指数（DQ）を算出
- **WMS-R**：一般的記憶，言語性記憶，視覚性記憶，遅延再生，注意・集中の各指標で評価。平均が100点
- **三宅式記銘力検査**：有関係対語，無関係対語について10点満点で評価
- **WAB**：失語症の検査。失語指数で評価
- **WCST**：前頭葉機能検査。達成カテゴリー数，保続性誤反応数などで評価

WAIS：Wechsler Adult Intelligence Scale　　WISC：Wechsler Intelligence Scale for Children
WMS：Wechsler Memory Scale　　WAB：Western Aphasia Battery
WCST：Wisconsin Card Sorting Test

---

*3 三宅式記銘力検査：（東大）脳研式記銘力検査ともよばれる。

超選択的な動注を行わない限り，Broca野とWernicke野の区別や選択的な記憶テストは困難である．また，前大脳動脈の血流パターンによっては，非優位側からの薬剤投与でも両側補足運動野の抑制による発語停止が起こりうることに注意する．

最近ではWada testの侵襲性を考慮して，機能的MRI，脳磁図，光トポグラフィーなど非侵襲的検査で代用する施設が徐々に増えている[17]．

慢性頭蓋内脳波記録（長期継続頭蓋内脳波検査）

非侵襲的検査の結果，MRI無病変の場合，MRI有病変でも複数焦点が疑われる場合，定型的切除が行えるほどには焦点を絞り込めない場合，機能領域近傍で裁断的切除や軟膜下皮質多切術のために高解像度の焦点局在や機能マッピングが必要な場合に頭蓋内脳波記録の適応となる（図1）．広範な定型的切除で対処しうる非優位側の前頭葉や側頭葉の焦点や，海馬硬化症に伴う典型的内側TLEでは，省略することも多い[18]．

脳表に留置する硬膜下電極にはグリッド状，帯状，熊手状などがある．開頭野外の脳表にもX線透視下に硬膜下腔に滑り込ませて留置できる．脳深部電極は，定位手術フレームやナビゲーションシステムを用いて海馬や島皮質などに留置する（図2）．これらの頭蓋内電極は特定保険医療材料であり，株式会社ユニークメディカルと日本光電工業株式会社が取り扱っている．

開頭または穿頭で留置した電極を用いて1〜4週の間に断続的に頭蓋内脳波ビデオ同時記録を行い，発作起始や非発作時の頭蓋内脳波を解析する．また，これらの電極から電気刺激を行い機能領域を同定する．

慢性頭蓋内脳波記録の欠点は，電極留置のために手術が必要なこと，電極留置中の頭蓋内感染リスクの増大，患者の身体的・精神的ストレスなどである[19]．低年齢児や重度発達障害患者では，施行しないか，留置期間を数日程度に留める施設が多い．

頭蓋内脳波は，デジタル脳波計や記憶媒体の進歩に伴って，チャネル数や記録時間が急激に増大しており，従来の視認法に加えて，より広い周波数帯域を対象に信号処理を加える解析法が導入されている[20]．脳機能マッピングについても同様で，古典的な電気刺激

図2 頭蓋内電極の留置例
3D-CTの再構成画像を前からみた像（A）と上からみた像（B）．前頭葉・側頭葉を覆うグリッド電極（▲），側頭葉底面を覆う帯状電極（●），熊手状電極（○），先端が海馬傍回に位置する深部電極（△）．

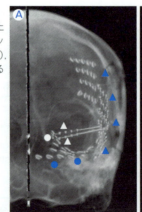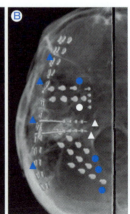

法に加えて，課題負荷時の高周波活動賦活領域で同定する方法も行われている[21]．しかし，これらの新しい解析法の優位性は確立されていない．

術中管理

▶術式の概要
● 根治手術

発作消失を目指す根治手術では，開頭しててんかん焦点を切除または離断する．定型的切除術では側頭葉切除や前頭葉切除など，てんかん焦点に対し比較的大きな切除範囲を設定する（図1）．焦点の分布や局在により，病変切除，限局性焦点切除（選択的海馬扁桃体切除など），脳葉切除（側頭葉切除など），大脳半球切除/離断などの術式がある（図3）．

典型的な内側TLEでは選択的海馬扁桃体切除が多用され，さまざまなアプローチが提唱されている[22]．多脳葉焦点や大脳半球性焦点に対しては，多脳葉切除や大脳半球切除術が行われてきたが，最近では出血量や手術時間減少のために，血管やくも膜の連続は残したまま，周辺脳から切り離す離断手術が多用される（図3C）[23,24]．

裁断的切除術は，機能温存を目的として，個々の患者で必要十分な切除を目指す．脳磁図や頭蓋内脳波など空間解像度の高い焦点診断が必要である．切除は通常，脳回単位で行う．

開頭による切除術では，MRI有病変の場合，60〜80％で支障となる発作がほぼ消失する．無病変では50％以下である．大脳半球切除術では，原疾患により発作消失率は，50〜80％と幅がある[23]．

自然回復が見込めない機能領域には，切除の代わりに軟膜下皮質多切術（multiple subpial transection：MST）を検討する．正常近く保たれた海馬体積や術前記憶指標の

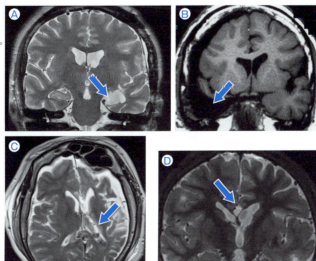

図3 さまざまな術式の術後MRI
A：選択的海馬扁桃体切除術．
B：前側頭葉切除．
C：大脳半球離断術．
D：全脳梁離断術．

TLEで，言語優位側焦点の場合は，内側側頭葉切除で術後記銘力が大きく低下する危険がある。これに対しては，海馬にMSTを応用した海馬多切術が有効である[25]。

● **緩和的手術**

発作頻度の減少や発作症状の軽減を目的とする緩和的手術には，脳梁離断術とVNSがある。全脳梁離断術（ 図3D ）はdrop attackに対しては根治的だが，その他の発作に対しては緩和的である。部分脳梁離断術やVNSは緩和的である。

VNSはバッテリーを内蔵した電気刺激ジェネレータを皮下に植込み，左頚部の迷走神経を常時間欠的に電気刺激する。上行性パルスが脳幹・間脳を経て大脳を安定化させ，発作を平均約50％に減少させる。発作消失率は約5％と低いが，開頭手術に比較して，侵襲性と合併症はきわめて少ない[26]。

▶ **頭部固定・手術器械など**

乳児の頭部固定には三点ピンは使用しにくいので，工夫が必要である。筆者らは馬蹄台にジェルパッドを乗せ，頭部ごとドレープを強く張って固定し，創部と眼球部のドレープをくり抜いて用いている。頭蓋内電極留置で側頭葉底部の硬膜下電極と海馬の深部電極を同時留置するなど，X線透視と頭部固定を併用したい場合は，カーボンフレームを用いる。

また，広範な焦点切除など視軸変換の範囲が大きく，手術台の傾斜を多用する場合は，腰部の固定を十分確認しておく。側頭葉内側や脳梁離断など深部の操作にはリトラクターが有用なのでバディハローシステムやエレファントアームなどを準備しておく。

手術器械は通常の開頭セット，マイクロセットでよいが，切除する脳組織を軟膜から起こすのに，マイクロ剥離子（ロートン剥離子など）があると便利である。また，脳実質の手術なので，超音波破砕吸引装置（CUSAなど）が有用である。MSTや海馬多切術を行う場合は各々専用のフックを用意しておく。

▶ **術中脳波記録**

頭蓋内脳波による焦点局在診断では，発作起始をとらえる慢性頭蓋内脳波記録がオーソドックスな方法だが，前述の感染リスクやストレスの他にも，いったん留置したら動かせない，切除やMSTの効果をみられない，などの欠点がある。また，オーソドックスな焦点診断に基づくMRI無病変てんかんに対する切除術の発作消失率は50％以下と方法論的な限界がある。慢性頭蓋内脳波記録の欠点の一部を補うのが術中脳波記録で，覚醒下，プロポフォール麻酔下，セボフルラン麻酔下の記録法などがある。セボフルランにはてんかん性発射誘発作用があり[27]，セボフルラン麻酔下の術中脳波に基づいて裁断的切除やMSTを段階的に進める方法も提唱されている。

術中脳波記録には，脳波計と滅菌済みの頭蓋内電極・電極接続リードを用意する。電極は留置用と共通だが，大きなグリッド状電極よりも4極程度の帯状電極などを複数用いるほうが，脳回に沿った配置や架橋静脈を避けての配置が行いやすい。筆者は4極の電極リードを10本使用し，デジタル脳波計で40極の同時記録を行っている。接地および基準電極として布かけ前に2本の針電極を後頚部に刺入固定しておく。

▶ **抗てんかん薬**

AEDは手術当日朝も前日までの服用量またはやや多めの量を少量の水で服用させる。術後は，1日投与量が前日までと同じになるように，帰室時と翌朝投薬時間までの中間時点に2分割して経鼻胃管から投与する。

術中脳波記録を行う場合は，前夜からAEDを部分的に中止する．発作頻度が大きい患者では当日朝から中止する．中止はカルバマゼピンなど抗部分発作薬にとどめ，バルプロ酸など抗全般発作薬は中止しない．筆者らは顕微鏡操作の終了後に，麻酔覚醒時の全身痙攣発作の予防効果を期待してホスフェニトインまたはレベチラセタムを静注している．

術後管理

術後の輸液管理，栄養管理，創部管理は他の脳外科手術と同様である．ステロイドや抗浮腫薬はルーティンには使用しない．

▶MRIと脳波

MRIでは不完全な切除や離断がないかを十分確認する．脳波では残存棘波の有無と局在を確認する．特に発作が残存した場合，再発した場合には，MRIや脳波の所見から再手術による治療の可能性をよく検討する．

▶術後の抗てんかん薬

術後のAEDは，予想される発作転帰と発作再発の不利益を検討して患者ごとに調整する．限局性病変に伴うTLEなど，予想される発作転帰が良好なら，積極的な減量・終了を試みる．一方，新皮質てんかんやMRI無病変てんかんでは，発作消失率が相対的に低く，減量・終了は考慮しないか，慎重に行う．また，脳梁離断術やVNSなどの緩和的治療では，原則的に薬剤治療を継続する．遺残発作や再発発作には積極的なAED調整を行う．

減量・終了する場合，まず，血中濃度が高めの薬剤は至適範囲の中間値程度まで減量し，多剤の場合には単剤への移行を目標とする．一般に術後無発作で経過しても1～2年は術前薬剤を継続する．一方，術後早期の減量・終了は直後の発作再発を増やすが，長期の発作転帰は悪化させずにAED継続が必要な患者と終了できる患者を早く区別できるので[28]，これを推奨する意見もある．

AEDが終了できる率は，全手術患者でおよそ5年後までに20％，小児で38％である．単剤治療に至る率は各々41％，24％である[8]．AED終了後の発作再発因子は，MRI無病変，1年未満の終了，手術時高年齢，長い罹病期間などである．TLEの30～80％でAED終了可能だが，側頭葉外てんかんでは，4年で20％程度である．減薬により発作が再発した場合，1/3では薬を元に戻しても発作が抑制されない[29]．

▶術後の精神症状

TLEに関連する精神症状としては，①術前にみられる攻撃性（interictal aggression）は術後の発作消失に伴って寛解すること，②術後にはうつ状態となりやすいが一過性で半年くらいで回復すること，③術後新たに統合失調症様の精神病de novo psychosisを発症しうること，などが指摘されてきたが，科学的な検証は限られている[30]．

術後の精神症状を見逃したり放置したりしないよう注意する．精神科医と連携して積極的な治療を行う．特に重度のうつは自殺企図の危険があり，迅速な対応が必要である．

治療効果の判定

▶てんかん発作の転帰判定

術後2~3ヵ月遅れてからの発作消失や再発は珍しくないので,手術効果の判定には6ヵ月以上の経過観察を行う.なお,VNSでは治療継続によって数年にわたって発作が減少していくことに留意する.

発作転帰の客観的指標にはEngel分類を用いることが多い[31].ときに用いられるILAE分類と対比して 表6 に示す[32].緩和的手術では,発作消失した患者の率,50%以上発作が減少した患者の率,平均発作減少率などを指標とする.

▶高次脳機能

知能,言語,記憶,前頭葉機能,小児の発達評価などは,神経心理学的検査(表5)を行い術前と比較する.必要に応じて追跡検査を行う.

表6 治療効果判定に用いられるEngel分類とILAE分類

Engel分類	ILAE分類
Class Ⅰ. Free of disabling seizures 　A. Completely seizure free since surgery 　B. Nondisabling simle partial seizures only since surgery 　C. Some disabling seizures after surgery, but free of disabling seizures for at least 2 years 　D. Generalized convulsions with AED discontinuation only	Class 1. Completely seizure free; no auras Class 2. Only auras; no other seizures
Class Ⅱ. Rare disabling seizures ("almost seizure free") 　A. Initially of disabling seizures but still has rare seizures now 　B. Rare disabling seizures since surgery 　C. More than rare disabling seizures since surgery, but rare seizures for the last 2 years 　D. Nocturnal seizures only	Class 3. 1-3 seizure days/yr; ± auras
Class Ⅲ. Worthwhile improvement 　A. Worthwhile seizure reduction 　B. Prolonged seizure-free intervals amounting to greater than half the follow-up period, but not <2 years	Class 4. 4 seizure days/yr to 50% reduction of baseline seizure days; ± auras
Class Ⅳ. No worthwhile improvement 　A. Significant seizure reduction 　B. No appreciable change 　C. Seizures worse	Class 5. <50% reduction in baseline seizure days to 100% increase in baseline seizure days; ± auras Class 6. >100% increase in baseline seizure days; ± auras

手術合併症

頭蓋内電極留置術と限局性切除術の合併症発生率を　表7　に示す[33]。以下，各術式について述べる。

▶脳葉切除術，皮質焦点切除術

一般にMRI病変や頻繁なてんかん性放電による機能低下，または他領域による代償がある場合には，切除による対応領域の機能障害は出現しないか軽度である。また，言語機能など連合野皮質では，運動などの一次野に比べて症状が出にくく，回復も良好である。

補足運動野の片麻痺は良好な回復が期待できる。一次運動野の片麻痺は遠位筋ほど回復が不良で，手の巧緻運動障害は回復不良である。側頭葉切除における上四半盲など，切除範囲を通過する白質線維の症状も出現しうる。

▶軟膜下皮質多切術

血腫形成がなければ機能障害は出現しないか軽度である。症状が出現しても1ヵ月以内に回復する。脳表のMSTで血腫が形成されることはまれだが，大脳間裂面や脳溝皮質へのvertical MSTは血腫が形成されやすい。切除と組み合わせた場合も含めると神経学的症状の出現率は約20%，MST単独では言語野や一次感覚野での症状出現はなく，片麻痺・記憶障害・視野障害が合計19%である[34]。

▶大脳半球切除術・離断術

すでに大脳半球機能が廃絶している患者，対側による代償が完成している患者を対象とする限り，運動機能や言語機能の大きな悪化はまれである。一方，患側に視機能が残存している場合には半盲の出現は必発である[35]。古典的にはsuperficial hemosiderosisが有名だが，最近はほとんど報告がない。

▶脳梁離断術

重度知能障害のない成人患者では，一期的な全離断で失行や運動失調，構音障害などの永続的な離断症状が出現する。脳梁膨大部を残した部分脳梁離断では出現しないか，出現しても数ヵ月で回復する。術後約2週間は，一過性の無言無動状態や自発性低下などの急性離断症状が出現する。思春期以前の小児では一期的全離断後にも離断症状は出現しない。

脳梁離断で用いる頭頂挙上の正中開頭では，空気塞栓症の発生がありうる。また，大量の脳脊髄液排出による硬膜下血腫・硬膜外血腫がありうる。

▶迷走神経刺激療法（VNS）

植込手術に伴う合併症はまれである。装置の感染は約2%に発生する。刺激療法の開始後，

表7 頭蓋内電極留置術と限局性切除術の合併症発生率

頭蓋内電極留置術	内科的minor合併症	7.7%	小児の23.5%，成人の4.1%
	内科的major合併症	0.6%	
切除術	内科的minor合併症	5.1%	
	内科的major合併症	1.5%	
	神経学的minor合併症	10.9%	小児の11.2%，成人の5.5%
	神経学的major合併症	4.7%	
	周術期死亡	側頭葉で0.4%，側頭葉外で1.2%	

Minorな合併症は3ヵ月以内に完全回復するもので，majorな合併症はそれ以上遷延するもの。

刺激電流値の増大に伴って，嗄声・咳・呼吸苦・咽頭部違和感などが出現するが，電流値を下げれば消失する．

（川合謙介）

文献

1) Kwan P, Brodie MJ. Early identification of refractory epilepsy. New Engl J Med 2000; 342: 314-9.
2) Engel J Jr, McDermott MP, Wiebe S, et al. Early surgical therapy for drug-resistant temporal lobe epilepsy: a randomized trial. JAMA 2012; 307: 922-30.
3) Kwan P, Arzimanoglou A, Berg AT, et al. Definition of drug resistant epilepsy: consensus proposal by the ad hoc Task Force of the ILAE Commission on Therapeutic Strategies. Epilepsia 2010; 51: 1069-77
4) Hamiwka L, Macrodimitris S, Tellez-Zenteno JF, et al. Social outcomes after temporal or extratemporal epilepsy surgery: a systematic review. Epilepsia 2011; 52: 870-9.
5) Matsuzaka T, Baba H, Matsuo A, et al. Developmental assessment-based surgical intervention for intractable epilepsies in infants and young children. Epilepsia 2001; 42 Suppl 6: 9-12.
6) Cross JH, Jayakar P, Nordli D, et al. Proposed criteria for referral and evaluation of children for epilepsy surgery: recommendations of the Subcommission for Pediatric Epilepsy Surgery. Epilepsia 2006; 47: 952-9.
7) Dwivedi R, Ramanujam B, Chandra PS, et al. Surgery for drug-resistant epilepsy in children. N Engl J Med 2017; 377: 1639-47.
8) Tellez-Zenteno JF, Hernandez Ronquillo L, Moien-Afshari F, et al. Surgical outcomes in lesional and non-lesional epilepsy: a systematic review and meta-analysis. Epilepsy Res 2010; 89: 310-8.
9) Rydenhag B, Flink R, Malmgren K. Surgical outcomes in patients with epileptogenic tumours and cavernomas in Sweden: good seizure control but late referrals. J Neurol Neurosurg Psychiatry 2013; 84: 49-53.
10) Ryvlin P, Gilliam FG, Nguyen DK, et al. The long-term effect of vagus nerve stimulation on quality of life in patients with pharmacoresistant focal epilepsy: the PuLsE (Open Prospective Randomized Long-term Effectiveness) trial. Epilepsia 2014; 55: 893-900.
11) Sutherling WW, Mamelak AN, Thyerlei D, et al. Influence of magnetic source imaging for planning intracranial EEG in epilepsy. Neurology 2008; 71: 990-6.
12) Knowlton RC, Razdan SN, Limdi N, et al. Effect of epilepsy magnetic source imaging on intracranial electrode placement. Ann Neurol 2009; 65: 716-23.
13) Devous MD Sr, Thisted RA, Morgan GF, et al. SPECT brain imaging in epilepsy: a metaanalysis. J Nucl Med 1998; 39: 285-93.
14) LoPinto-Khoury C, Sperling MR, Skidmore C, et al. Surgical outcome in PET-positive, MRInegative patients with temporal lobe epilepsy. Epilepsia 2012; 53: 342-8.
15) 日本神経学会．てんかん治療ガイドライン 2018．医学書院，東京, 2018, p23-4.
16) 川合謙介．てんかん外科治療における高次脳機能イメージングの役割．Brain Nerve 2012; 64: 1013-22.
17) Sharan A, Ooi YC, Langfitt J, et al. Intracarotid amobarbital procedure for epilepsy surgery. Epilepsy Behav 2011; 20: 209-13.
18) 日本神経学会．てんかん治療ガイドライン 2018．医学書院，東京, 2018, p97-8.
19) 川合謙介，鎌田恭輔，太田貴裕，他．器質性病変を持つてんかんにおける焦点局在診断と頭蓋内電極留置の適応 てんかん外科を始めるために必要な知識．脳外誌 2009; 18: 586-95.
20) Kawai K. Epilepsy surgery: current status and ongoing challenges. Neurol Med Chir (Tokyo) 2015; 55: 357-66.
21) Kunii N, Kamada K, Ota T, et al. Characteristic profiles of high gamma activity and blood oxygenation level-dependent responses in various language areas. Neuroimage 2013; 65: 242-9.
22) 川合謙介．海馬硬化症に対する外科治療．NS NOW 16 機能的脳神経外科手術の基本-コツと注意点（新井一，編）．メジカルビュー社，東京, 2011, p104-16.
23) 川合謙介，清水弘之．難治性てんかんに対する大脳半球切除術と大脳半球離断術．脳外誌 2007; 16: 184-9.
24) Kawai K, Morino M, Iwasaki M. Modification of vertical hemispherotomy for refractory epilepsy. Brain Dev 2014; 36: 124-9.
25) Usami K, Kubota M, Kawai K, et al. Long-term outcome and neuroradiologic changes after multiple hippocampal transection combined with multiple subpial transection or lesionectomy for temporal lobe epilepsy. Epilepsia 2016; 57: 931-40.
26) Kawai K, Tanaka T, Baba H, et al. Outcome of vagus nerve stimulation for drug-resistant epilepsy: the first three years of a prospective Japanese registry. Epileptic Disord 2017; 19: 327-38.
27) Kurita N, Kawaguchi M, Hoshida T, et al. The

effects of sevoflurane and hyperventilation on electrocorticogram spike activity in patients with refractory epilepsy. Anesth Analg 2005; 101: 517-23, table of contents.
28) Boshuisen K, Arzimanoglou A, Cross JH, et al. Timing of antiepileptic drug withdrawal and longterm seizure outcome after paediatric epilepsy surgery (Time To Stop): a retrospective observational study. Lancet Neurol 2012; 11: 784-91.
29) Menon R, Rathore C, Sarma SP, et al. Feasibility of antiepileptic drug withdrawal following extratemporal resective epilepsy surgery. Neurology 2012; 79: 770-6.
30) Macrodimitris S, Sherman EM, Forde S, et al. Psychiatric outcomes of epilepsy surgery: a systematic review. Epilepsia 2011; 52: 880-90.
31) Engel JJ, Van Ness PC, Rasmussen TB, et al. Outcome with respect to epileptic seizures. In; Engel JJ, ed. Surgical Treatment of the Epilepsies, Second Edition. Lippincott-Raven, New York, 1993. p609-21.
32) Wieser HG, Blume WT, Fish D, et al. ILAE Commission Report. Proposal for a new classification of outcome with respect to epileptic seizures following epilepsy surgery. Epilepsia 2001; 42: 282-6.
33) Hader WJ, Tellez-Zenteno J, Metcalfe A, et al. Complications of epilepsy surgery-a systematic review of focal surgical resections and invasive EEG monitoring. Epilepsia 2013; 54: 80-7.
34) Spencer SS, Schramm J, Wyler A, et al. Multiple subpial transection for intractable partial epilepsy: an international meta-analysis. Epilepsia 2002; 43: 141-5.
35) Devlin AM, Cross JH, Harkness W, et al. Clinical outcomes of hemispherectomy for epilepsy in childhood and adolescence. Brain 2003; 126: 556-66.

Ⅷ 機能的脳神経外科

三叉神経痛，顔面痙攣

　本項では，三叉神経痛，顔面痙攣に対する微小血管減圧術（microvascular decompression：MVD）について述べる．三叉神経痛についてまず述べ，双方の術前後の管理で大きく異ならない点は主として三叉神経痛の項で，それぞれに特徴的な点はそれぞれの項で述べる．

三叉神経痛

▶診断

　三叉神経痛（特発性三叉神経痛－血管圧迫によるもの）の手術を考えるうえで最も大切なのは診断である．「痛み」は他覚的に評価することが困難なため，顔面に痛みを訴える症例については痛みの性状をよく聴取し，三叉神経痛かどうかの鑑別を行う必要がある．三叉神経痛の痛みは短時間の刺すような痛みが特徴であり，長い持続性の痛みは三叉神経痛ではない可能性が高い．三叉神経痛では痛みは通常数秒間から長くても1分半程度の長さであり，いろいろな誘因で誘発され，また触ると痛みが誘発される部位（trigger zone）がある．痛みの誘因としては歯磨き，咀嚼，洗顔，ひげ剃り，化粧などであり，患者は痛みを恐れるあまりこれらの行為ができない．痛みのひどさに，痛みが走る瞬間には顔面を手で押さえるようなしぐさをすることがある．経過の長い患者では齲歯の痛みと誤診され，歯科で複数歯の抜歯を受けていることもまれではない．痛みは1日数回のこともあるが，痛みのひどい時期にはほぼ持続性に次から次と起こることもあり，しばしば季節によって軽快，増悪を繰り返す．まったく無症状の期間をはさむこともあるが，通常は徐々に悪化する．顔面の知覚障害はないか，あってもごく軽度である．ただし三叉神経痛は髄膜腫や類上皮腫などの良性腫瘍によることもあるが，この場合は知覚障害を合併する確率が高い．鑑別診断としては，舌咽神経痛，群発頭痛，耳鼻科領域の疾患などを考える．歯科で多くの抜歯・抜髄を受けていると，一種の求心路遮断痛（deafferentation pain）として疼痛の原因となっていることもある．物を飲み込む場合にのどの奥に痛みを感じ，これが耳の穴の奥に放散する場合は舌咽神経痛を考える．群発頭痛では痛みが持続性，また流涙を伴うといった症状で鑑別可能である．耳鼻科領域の腫瘍や上顎洞の炎症で顔面痛を伴うことがあるが，持続性の痛みであることが一般的で，知覚障害を伴うことも多い．MRI，CTなどを撮像して初めて鑑別が可能となることもある．また病歴聴取にあたっては，帯状疱疹の既往の有無について，具体的に症状を挙げて聴取する．それと気付かずに帯状疱疹に罹患し，帯状疱疹後三叉神経痛を生じている例もあるからである．

　カルバマゼピン（テグレトール®）が有効であることも三叉神経痛の特徴であり，他の鎮痛薬が無効かつカルバマゼピン有効例では三叉神経痛の可能性が高い．

▶検査

　前述のように，顔面痛を訴えた症例の場合，三叉神経痛か，また三叉神経痛も血管圧迫によるものか，小脳橋角部の腫瘍によるものかを鑑別しなくてはならない。このため外来レベルでCTまたはMRIが行われるが，MRI撮影がより良い。この場合，顔面や副鼻腔の情報もなるべく得るようにする。撮像法としては拡散強調画像（diffusion）は必須である。他の撮像法では脳槽の拡大程度としてしか描出されない類上皮腫が拡散強調画像では高信号病変として描出される。三叉神経周囲の微細構造はthin slice T2画像でよく描出される（後述）。またMRAの原画像も参考とする。Thin slice T2で血管に神経が接触して神経が屈曲している所見が認められる場合，三叉神経痛の可能性が出てくる。ただし，疑陽性（症状がまったくない例で三叉神経に血管が接触）も少なからずあるので，画像所見は絶対ではない。

　外科的治療の対象ではない多発性硬化症による三叉神経痛では三叉神経根部の橋にT2 highの病変あるいはGadolinium-DTPA（diethylenetriamine pentaacetic acid）で造影される病変を認めることがある。

　腫瘍や多発性硬化症による三叉神経痛，他の顔面痛が除外され，血管圧迫による特発性三叉神経痛を疑った場合は手術を希望する症例では手術を前提とした検査を行うこととなる。

▶手術適応

　内服治療をまず行い，痛みがよくコントロールされる場合は手術治療を急ぐ必要はない。内服薬はカルバマゼピン（テグレトール®）100mg，1日2回程度から開始する。年齢，体格にもよるが1日600mg程度までは増量が可能である。疼痛コントロールが不十分な場合，バクロフェン（ギャバロン®，リオレサール®）5mgを1日2回程度追加する（保険適応外）。アミトリプチリン塩酸塩（トリプタノール®）10mgを1日2回併用することも試みる価値がある。さらに眠前のプレガバリン75mg追加も有効なことがある。ただし，内服で痛みがとれているといっても痛みが完全に消失することはまれで，患者は完全に満足しているわけではない。ブロック療法や高周波凝固療法も選択肢としてある。これらを選択する場合，どちらも年単位で考えると長期的には再発し，また知覚障害を生ずることを考慮すべきである。

　他の治療法として，定位放射線治療（ガンマナイフ®やサイバーナイフ®）が行われている。定位放射線治療が三叉神経痛に有効である機序はよくわかっていないが，照射により軸索に変性が生じている可能性が指摘されている。70Gy以上から90Gyの照射が行われる。照射後も少量の内服薬を要することが多い。症状が改善するまでに数ヵ月を要する場合もある。長期的には内服併用も含めて痛みがある程度コントロールされるのは6割程度である。定位放射線治療の選択にあたっては，この治療自体が広く行われるようになって20年程度の歴史しかないこと，高線量の照射の長期予後が不明なことを考慮すべきであろう。

　内服薬の効果が不十分な場合，神経ブロックや定位放射線治療の得失を考えると，患者本人および家族が手術の危険性を十分に理解し，かつ全身状態に問題がない症例では手術適応があるといってよい。高齢者では三叉神経痛のために摂食障害を生じ，入院し点滴などの加療が必要となる場合が少なからずある。このような例では高齢でも手術を考慮する

が，全身麻酔による手術が可能であるか全身状態を慎重に検討すべきである。

手術適応に関して，以前に神経ブロックを受けている症例や，すでにMVDを受けている症例では慎重になる必要がある。"previous destructive procedures"を受けている場合，手術の成功率が低いといわれているためである。これは神経ブロックによる感覚障害などが三叉神経痛と鑑別困難になっている症例があることも一因と思われる。また脳底動脈が圧迫に関与していると想定される例（図1）では，諸家の報告でも術後眼球運動障害などの合併症の率が高く，慎重に手術適応を考える必要がある。

いずれにしても，MVDは原因疾患そのものが生命の危険のある疾患ではないにもかかわらず，全米の多くの症例を集めた2003年の論文[9]でも死亡率0.3％と報告されているように，mortality, morbidityの決して低い手術手技ではない。十分なインフォームド・コンセントが必要である。

▶術前検査

術前検査としては，全身麻酔に耐えうるかの検討を行う必要がある。特に三叉神経痛では痛みがひどい場合には80歳前後の高齢者も手術の対象とすることがあり，心機能，呼吸機能を含め十分な検討を行う必要がある。画像診断としてはthin sliceのMRIおよびCTを撮像し，三叉神経付近の構造をよく見極める必要がある。圧迫血管推定が可能である（図1）。CISS image（fourier transformation-constructive interference in steady state：3DFT-CISS）やFIESTA（fast imaging employing steadystate acquisition）などのthin sliceのT2強調画像では解像度が高く神経と血管の圧迫の様子がよく把握できる（図2）。筆者はこの際，MRAも撮像し，合併する動脈病変の有無を検討している。基礎に動脈硬化

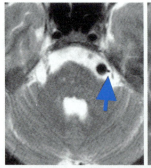
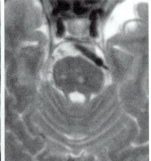

図1 左三叉神経痛（56歳男性）
Thin sliceのMRI（T2強調）で脳底動脈およびその分枝の前下小脳動脈（anterior inferior cerebellar artery：AICA）（➡）による三叉神経の圧迫が疑われる。

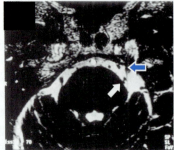
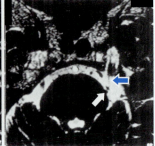

図2 左三叉神経痛（70歳女性）
CISS imageで三叉神経（➡）を血管（⇨）が圧迫しているのが同定される。

が存在することが多い高齢者の三叉神経痛の場合，閉塞性血管病変，脳動脈瘤等の合併もまれならず経験するためであり，これらの情報は麻酔時の血圧の変動等を考えると，十分なインフォームド・コンセントのためにも不可欠である．血管撮影については筆者は行っていないが，これらの情報を十分に得るために行う施設もある．以前にCT検査が行われていない場合は原則としてCT検査も行っている．骨の情報，特に乳突蜂巣の発達具合がCTでより明瞭であり，術中開頭時に乳突蜂巣が開放されやすいか否か判断しやすいからである．また錐体骨の内側，特にsuprameatal tubercleが小脳橋角部にはり出していると，三叉神経の全長を術中に確認しがたく，場合によっては術中にこの部の削除を行う必要があるので注意が必要である（図3）．

術前聴力検査は必須である．三叉神経痛の手術では後述する顔面痙攣に比べ聴力障害の頻度は低いが諸報告でも一定の確率で生じているためである．筆者は術中聴覚脳幹反応（auditory brainstem response：ABR）モニタリングを必ず行っているが，術中ABRが行えることの確認のため術前にABR検査も行っておく．

▶手術

手術は全身麻酔下lateral positionで行う．挿管チューブには麻酔科医によってはspiral tubeを好む場合もあるが，筆者はその判断は麻酔科医に任せている．Spiral tubeは体位変換時tubeがkinkingを起こしにくいという利点はあるが，逆に挿管自体は若干難しいからである．頸部は水平位で前屈し三点固定で固定する．三点固定を用いる場合，2つの対のピンはinionと病気とは反対側のtemporo-occipitalに置き，frontalの毛髪の生え際付近に対立する1ピンを置く．特にtemporo-occipitalに置くピンがtransverse-sigmoid sinusおよび乳突蜂巣に刺さらないように気をつける必要がある．頸部の前屈は過度になると頸静脈を圧迫し，また頸椎症のある症例では問題となる可能性があるので，下顎と前頸部との間に指が1～2本入る程度にとどめるべきである．高齢者では，術前に頸部の前屈がどの程度可能かを確認しておくとよい．ABRの測定の詳細は成書に譲るが，イヤホンよりの電気的ノイズを最小にする必要がある．クリック音を発するイヤホンは耳朶の電極より距離をおくために，電気的音源より空気チューブが伸びて外耳道に届く製品を用いている．既製品が手元にない場合，写真のような手作り品も良い（図4）．さらに電極が拾ったノイズを軽減するために測定用の電極導線はなるべく空中をはわせ，ベッドや三点固定の金属部分に触れないようし，さらに電極導線同士をより合わせてノイズがキャンセルされる

図3 右三叉神経痛（60歳男性）
術中に術野が狭くsuprameatal tubercle（白丸）部の錐体骨を数ミリ削った．

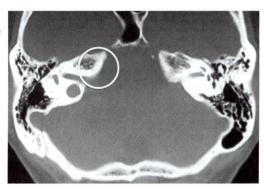

ようにしている。アルミホイルで覆うとノイズが小さくなる場合もある。ABRに用いる電極は針電極の場合は太めのものを用い，インピーダンスを小さくする。また皿電極を用いる場合は皮膚の角質を除去して十分にペーストを用いると，手術終了までインピーダンスを小さく保つことができる。ボディーアース（患者自身のからだをアースすること），ベッドアースも雑音をみながら適宜追加する。

　手術の詳細は本書の目的ではないので省くが，高齢でCTやMRIで脳萎縮の著明な例では頭蓋内圧をあまり低下させすぎると急性硬膜下血腫を生じたり，後に慢性硬膜下血腫を発生する可能性があるといわれており，ベッドをほぼ水平とし，頭部挙上を行わない。こうすることにより静脈圧を低下させすぎず，また開頭後くも膜切開時に髄液が過剰に流出し頭蓋内圧が低下することも防げる。麻酔科医に依頼すべき注意事項として血圧管理の他に血中二酸化炭素濃度のコントロールがある。若年者では若干過換気での維持を依頼する。しかし，高齢者で動脈硬化が著しい，あるいは脳血流が低下している可能性がある場合は過度の低血圧，過度の過換気は脳血流を下げ望ましくない。また高齢者では脳が萎縮しているため，逆にそう過換気にしなくても脳が腫脹して手術が困難になることがないためである。具体的には，若年者では軽度過換気（$EtCO_2$で33〜34mmHg程度），高齢者ではnormocapnea〜$EtCO_2$で35mmHg程度の維持を依頼している。

▶術後管理

　術後は特に一般の開頭術と異なる注意事項はないが，後頭蓋窩手術一般と同様に皮下への髄液の貯留を防ぐために圧迫包帯を1週間〜10日前後装着させる。ただし強く圧迫する必要はなく，常に弱い圧力できっちりとあたっていればよい。

　副腎皮質ステロイドは原則として必要ではないが，聴神経への影響を懸念する場合は保護作用を期待してベタメタゾン（リンデロン®など）8mg/日程度を2日間投与し，taper off

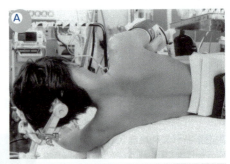

図4 MVD体位とABR測定の工夫
A：右顔面痙攣症例手術体位を示す。
B：耳朶に装着する電極（⇨）と電気的ノイズの原因であるイヤホン（➡）とを離すために，イヤホンからはチューブで音を外耳道に伝えている。
C：市販のイヤホンにチューブをつないだ手製のABR用のイヤホン。

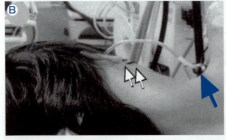
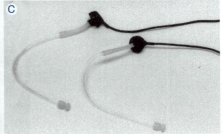

する。濃グリセリン（グリセオール®）は若年者では局所の浮腫防止に少量を2日間程度投与する。

なお，術前カルバマゼピンを大量に内服していた症例では，一種の「禁断症状」のために術後に著明な振戦を発症することがあるので，数日かけて術前内服量よりtaper downする。

術前検査との比較のため聴力検査も行っておくことが望ましい。乳突蜂巣への浸出液や血液の浸潤が中耳へまわって伝音性難聴を生ずることもある。漿液が中耳腔に貯留する場合は，髄液である可能性を考え注意深くfollowする。術創の創部の硬膜外から乳突蜂巣経由で髄液漏が起こりうる。伝音性難聴で中耳に液体貯留を認めても安易に鼓膜切開を行うべきではない。髄液漏のルートをつくることになりかねないからである。

顔面痙攣（片側顔面痙攣）

▶診断

片側顔面痙攣の診断はそう困難ではない。しかし症状の軽い症例では，診察時に必ずしも痙攣が症状として出ているとは限らないので，誘発試験を知っている必要がある。両目を強くつぶりパッと開眼させたときしばしば下眼瞼に痙攣が誘発される。これで頬筋の痙攣も同時に誘発されることもある。診察室で症状が不確かな場合は，患者にスマートフォンで自覚症状が強い場合の動画を撮影してもらうと診断の補助となる。

顔面痙攣の症例では，眼輪筋の筋肉収縮と頬筋の同期運動（synkinesis）をまれならず観察する。これは電気生理学的にもblink reflexの異常共同運動，あるいはabnormal muscle response（AMR）としてとらえられる。ただし，顔面神経麻痺の既往のある症例では，その後遺症としての顔面筋の同期運動を観察するので，顔面痙攣との鑑別に注意が必要である。顔面麻痺後の例では誘発試験をしても痙攣は出ない。

両側性に不随意に痙攣状に閉眼するのは眼瞼痙攣（Meige症候群）であるが，左右差がある場合があり，鑑別に留意する。MRIのthin sliceではcoronal imageを追加するとより有用である（**図5**）[10]。

▶術前検査
●顔面神経の評価

顔面痙攣の患者では術前よりごく弱い顔面神経麻痺を合併していることがある。またボツリヌス毒素治療（後述）を受けているとその影響が残存していることもある。術後との比

図5 右顔面痙攣（42歳女性）
冠状断（**A**）で，顔面神経のroot exit zoneへの血管（PICA）圧迫の様子がよく描出されている（矢印）。

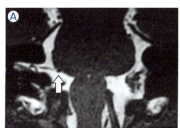
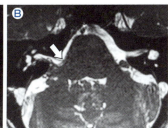

較のために顔面麻痺の有無，程度を評価しておく．House-Brackmann scale，顔面神経研究会方式(柳原法)などを用いる（ 図6，7 ）．

Blink reflexを検討すると，顔面痙攣の患者では眼輪筋以外の口輪筋でも異常共同反応が検出されるとされている．また顔面神経の分枝の刺激でもAMRが検出されるとされているが，これらの検査は術前評価として必ずしも必須ではない．

● 聴力検査

顔面痙攣に対するMVDでは聴力障害が一定の確率で報告されている．三叉神経痛と同様，audiogramを術前術後に検査する．特に反対側の聴力に障害がある場合，手術適応自体に慎重になる必要があり，より精査が必要である．すなわち，もし患側の聴力を失った場合，対側のみで日常生活が可能かを評価する必要がある．術中のABR検査を確実に行うため術前にABRを行っておくことも同様である．

▶手術適応

顔面痙攣はそれ自体生命に直接かかわることのない病態である．従って，治療法の選択はそれぞれの治療法の得失を考慮して，あくまでも患者本人が判断すべき問題であると考える．

内服薬は顔面痙攣にはほとんど奏効しない．2000年以来ボツリヌス毒素による治療が健康保険適応となった．ボツリヌス毒素は神経筋接合部をブロックするため痙攣が軽快する．1回の注射で3〜4ヵ月間症状が軽快する．根本的治療ではなく繰り返す必要があるが，入院や全身麻酔の必要がないので，全身状態に問題のある患者でも治療可能である．

手術は唯一の根治療法であるが，手術には一定の危険性を伴うので手術をしてまで治癒を目指すかは，前述のようにあくまでも患者本人の希望による．一般的ではなくそれぞれの施設の手術成績に基づいたインフォームド・コンセントが必須である．全身状態にリスクのある症例や反対側の聴力がない症例などでは，より慎重な手術適応の決定が必要である．しかし，顔面の不随意運動が社会生活上大きな制約になっている症例があるのも事実であり，これらの患者が手術を希望した場合，細心の注意を払って全力で治療に当たる必要がある．

▶術中検査

AMRの術中記録で圧迫が解除されるとAMRが消失することが多いとして，この検査を術中に行うことを推奨する報告もあるが，圧迫血管自体を剥離移動させてもAMRが残存し，かつ術後痙攣が消失する症例や，術後痙攣が消失するのに時間がかかる症例も珍しくなく，このような症例ではしばらくAMRが残存する．適切な手術操作のモニタリングになりにくいため，筆者は通常は行っていない．

ABRについては，顔面痙攣の症例では，Ⅰ〜Ⅴ波潜時が1msec以上延長した場合，またはamplitudeが半分以下に低下した場合，手術操作を3〜15分間中断し，ABRの回復を待つようにしている．特にamplitudeの低下が重要で，多少潜時がのびてもamplitudeが保たれていれば休憩にて回復は早い（ 図8 ）．

▶術後検査

術後管理の概略は三叉神経痛とほぼ同様であるが，いくつかの点においてより注意が必要である．第一に，顔面痙攣の手術操作は聴（前庭）神経により近く，かつflocculusの近傍での操作となるためであると推測しているが，術後，悪心，めまい感が三叉神経痛の症

図6 House-Brackmann scale

過去の症例で計測不能のものは右の表を用いて換算する。

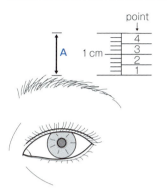

眉の拳上（A）と口角の横への引っ張り（B）をそれぞれ4段階に評価し，合計点A＋BをH-B scoreとする（満点8点）

House-Brackmann scale（筆者訳）

Grade	表示	詳細
I	正常（normal）	顔面全領域で正常
II	軽度機能異常 （mild dysfunction）	全体：詳細な観察で気づかれる軽度麻痺，軽度異常同期運動があってもよい 安静時：左右対称で筋トーヌスあり 運動時： 　前頭部：軽度〜機能良好 　目：わずかな努力で閉眼可能 　口角：若干不対称
III	中等度機能異常 （moderate dysfunction）	全体：明瞭しかしひどくない麻痺，異常同期運動あり，（顔面痙攣あり） 安静時：左右対称で筋トーヌスあり 運動時： 　前頭部：中等度の動き可能 　目：努力すれば閉眼可能 　口角：最大限の努力で若干弱い動き
IV	中高等度機能異常 （moderately severe dysfunction）	全体：明瞭な麻痺　かつ/または著明な非対称 安静時：左右対称で筋トーヌスあり 運動時： 　前頭部：完全麻痺 　目：閉眼不全 　口角：最大限の努力でも不対称
V	高度機能異常 （severe dysfunction）	全体：わずかな動きを認めるのみ 安静時：左右非対称 運動時： 　前頭部：完全な麻痺 　目：閉眼不全 　口角：わずかな動きのみ
VI	完全麻痺（total paralysis）	完全麻痺

House JW, Brackmann DE. Otolaryngology 1086;93: 146.より引用

図7 顔面神経研究会方式（柳原法）

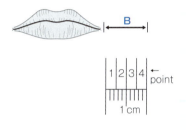

	ほぼ正常 4	部分麻痺 2	高度麻痺 0		ほぼ正常 4	部分麻痺 2	高度麻痺 0
1 安静時非対称				6 鼻翼を動かす			
2 ひたいのしわよせ				7 頬をふくらます			
3 軽い閉眼				8 イーと歯をみせる			
4 強い閉眼				9 口笛			
5 片眼つぶり				10 口をへの字にまげる			

計　点

例より強い場合が多いことである。悪心は通常麻酔覚醒時から数時間以内がほとんどであり，メトクロプラミド（プリンペラン®）を適宜用いる。具体的には麻酔覚醒時悪心のある症例では1A静注し，さらに点滴ボトルに500mLあたり2A程度を加えるようにしている。麻酔科医の協力が得られる場合には，覚醒直前に少量のドロペリドール（ドロレプタン®1.25mg/body程度）を投与する。強力な制吐作用がある。次に遅発性顔面神経麻痺の存在である。すなわち顔面痙攣の術後6〜9日目ころより遅発性顔面神経麻痺を生ずる症例がある。抜糸も済み退院当日に突然まばたきが遅くなる症状で発症してくることをときに経験する。通常2〜3日でピークに達し，それ以降回復傾向を呈してくることが多いが，完全回復には3ヵ月程度を要することもまれではない。現時点では原因は不明であるが，なんらかのウイルス感染やreactivation，あるいは手術の刺激による神経周囲の浮腫等を考えている。Bell麻痺と同様の病態とも考えられている。通常のBell麻痺の治療と同様に副腎皮質ステロイドを用いる。通常の体格の成人ではプレドニゾロン換算40mg/日程度を数日間投与し，ピークを越えたと考えたらtaperを開始し，改善傾向が認められたら20〜30mg/日程度の内服として退院を許可する。顔面神経管内での炎症があると，神経が腫大し麻痺がより悪化することも考えられ，この防止のため筆者は2〜3日の間，濃グリセリン（グリセオール®）200mLの1日2回点滴静注を併用している。

　角膜保護も重要であり，覚醒時は適宜点眼薬を用い乾燥を防ぎ，夜間睡眠時はアイパッチあるいは絆創膏と眼軟膏による強制閉眼させるといった工夫をする。通常の眼帯は角膜を傷つける危険があり禁忌である。退院後はステロイドを2週間ごとに5〜10mgずつ

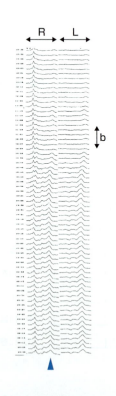

図8 ABRモニタリング
経時的なABRモニタリング。▲で示す第V波潜時が延長し，amplitudeも低下したため手術を中断した（bの間）。V波のamplitudeが戻ったため手術を継続し終了した。術後，聴力障害を認めなかった。

taperし，ほぼ回復した段階でoffとする。なおステロイドを投与する場合H$_2$遮断薬などの胃粘膜保護薬を適宜投与し，ステロイド終了後これをtaperし，最終的には通常の胃薬を与えた後，中止する。麻痺の期間中の顔面筋のリハビリテーションとしての自分で随意的に力を入れる練習は行わせてはならない。麻痺回復後のsynkinesisを強くしてしまうとされている。自分の手で，顔面筋をマッサージするように刺激するのは良い。

まれではあるが，術後下位脳神経麻痺も報告されている。術後の嚥下障害，嗄声の有無に注意し，経口摂食再開にあたっては，誤嚥を生じないように注意すべきである。

▶術後痙攣

顔面痙攣の症例では術直後には痙攣が止まらず，あるいは術直後は消失したものの翌日くらいから痙攣がぶり返すことがある。2～3週間程度で止まる場合が多いが，ときに消失までに数ヵ月を要することがある。医学文献上は2年以上を要した例の報告もある。患者によっては残存痙攣を気にするため神経質になることもあり，少量のminor tranquilizerを試みてもよい。またクロナゼパムを投与すると症状が軽快することがある。漢方薬の抑肝散が有効な例がある。

三叉神経痛，片側顔面痙攣に対するmicrovascular decompressionは，本来放置しても直接には生命にかかわることのない疾患に対する機能的手術であるだけに，手術のみならず術前・術後管理に万全を期す必要がある。患者の訴えをよく聞き，わずかな異常を見逃さないこと，また患者との良好な関係をもつことが重要であると結論できる。

〈藤巻高光〉

文献

1) Barker FG, Jannetta PJ, et al. The long-term outcome of microvascular decompression for trigeminal neuralgia. N Engl J Med 1996; 334: 1077-83.
2) Kondo A. Follow-up results of microvascular decompression in trigeminal neuralgia and hemifacial spasm. Neurosurgery 1997; 40: 46-52.
3) Fujimaki T, et al. Recurrent trigeminal neuralgia caused by an inserted prosthesis: report of two cases. Acta Neurochir (Wien) 1996; 138: 1307-9.
4) Illingworth RD, et al. Hemifacial spasm: a prospective long-term follow up of 83 cases treated by microvascular decompression at two neurosurgical centres in the United Kingdom. J Neurol Neorosurg Psychiatry 1996; 60: 72-7.
5) Barker FG II, Jannetta PJ, et al. Microvascular decompression for hemifacial spasm. J Neurosurg 1995; 82: 201-10.
6) Acevedo JC, et al. Microvascular decompression for the treatment of hemifacial spasm. Retrospective study of a consecutive series of 75 operated patients-electrophysiologic and anatomical surgical analysis. Stereotact Funct Neurosurg 1997; 68: 260-5.
7) Lovely TJ, Getch CC, Jannetta PJ. Delayed facial weakness after microvascular decompression of cranial nerve VII. Surg Neurol 1999; 50: 449-52.
8) 永廣信治. 顔面痙攣の病態と手術. No Shinkei Geka 1998; 26: 101-11.
9) Kalkanis SN, Eskandar EN, Carter BS, Baker FG 2nd. Microvascular decompression surgery in the United States, 1996 to 2000: mortality rates, morbidity rates and the effects of hospital and surgeon volumes. Neurosurgery 2003; 52: 1251-62.
10) Ohta M, Fujimaaki T, et al. Preoperative assessment of hemifacial spasm by the coronal heavily T2-weighted MR cisternography. Acta Neoruchir (Wien) 2014; 156: 565-9.

VIII 機能的脳神経外科

ニューロモデュレーション
DBSとSCSを中心に

ニューロモデュレーションとは

　神経系に持続的に電気刺激や薬物の髄空内投与を行い，異常をきたしている神経機能を修正・制御して疾病の治療を行う領域を，ニューロモデュレーションとよぶ．本邦では，不随意運動と難治性疼痛が主たる対象疾患であるが，欧米では精神疾患や認知症，てんかんなどの治療法としての臨床研究が進められており注目されている領域である．

　ニューロモデュレーションの主流は，現状では電気刺激を用いる方法である．頭蓋内もしくは脊髄硬膜外腔に電極を挿入留置し，これを完全埋設型の脳脊髄神経刺激装置（implantable pulse generator：IPG）に結線して持続的に電気刺激を行う．本項では，脳深部刺激療法（deep brain stimulation：DBS）と脊髄刺激療法（spinal cord stimulation：SCS）を取り上げる．

　これらの治療法には，刺激により有害な副作用が出現した場合，電気刺激のスイッチをオフにすれば，ほぼ元の状態に戻すことができる「可逆性」という外科的治療には稀有な特長がある．さらに病態の変化に応じて刺激のパラメータを容易に変更できる「調節性」という特長も有する．刺激調整は，デバイスによっては医師が決めた範囲内で，患者自身が行うこともできる．

　刺激のパラメータは，刺激強度，刺激頻度，刺激持続時間の3つよりなる．本邦では，2012年より刺激調整に関する指導管理料が保険収載され，臨床現場での環境も整ったため，本領域は益々発展するものと考えられる．

脳深部刺激療法（DBS）

▶有効な疾患

　本邦でのDBSの適応疾患の主体は不随意運動症であるが，幻肢痛などの難治性疼痛に対しても行われている．不随意運動症のなかでも治療効果が確立しているといってよい疾患は，パーキンソン病，本態性振戦，ジストニアである．難治性疼痛では神経障害性疼痛が治療対象となることが多いが，最近では後述する脊髄刺激療法が痛みの治療として広く普及するようになり，DBSが施行されることは少なくなっている．

　一方で，海外では不随意運動症や難治性疼痛以外のさまざまな疾患に対する治療法としての試みがなされている．米国ではすでに強迫性障害がhumanitarian device exemption（HDE）としてアメリカ食品医薬品局（Food and Drug Administration：FDA）の認可を受け，欧州でも強迫性障害とてんかんがCEマークを取得している．さらに，トゥレット症候群（Tourette syndrome）[1]，神経性食欲不振症，肥満[2]，痴呆[3]，薬物中毒[4]，意識障害〔最小意識状態（minimally conscious state：MCS）〕[5,6]の治療法としての臨床研究も進められ

ている。

▶手術適応

　適応基準が最もはっきりとしているのはパーキンソン病である。パーキンソン病に対しては視床下核（STN-DBS）もしくは淡蒼球内節（GPi-DBS）が刺激標的部位として選択されることが多い。

　まず，パーキンソン病の手術適応を検討する際に重要なことは，パーキンソン症候群との鑑別である。DBSは，今のところパーキンソン症候群には有効ではないというのが共通の見解である。パーキンソン病と確定するためには，L-ドパに対する反応性をみるのが比較的簡便で有効な方法である。症候群でも一時的には反応がみられることがあるが，まったくL-ドパに反応がない場合はパーキンソン病である可能性はきわめて低い。少なくともDBSによる手術利益がもたらされる症例ではないと判断できる。

　最近用いられている手術適応決定に際してのL-ドパ反応性の判定方法では，L-ドパを数時間休薬の後，通常1回投与量の150％程度を投与し，Unified Parkinoson's Disease Rating Scale（UPDRS Part Ⅲ）の改善率が33％以上の場合に手術適応ありと判定する。もちろんこの一つの因子で適応を決定するわけではないが，まずは押さえておかなければならないポイントである[7]。

　上記を満たす場合にも，重度の認知機能障害や精神症状がみられる場合には適応とはならない。IPGを埋設する際には，全身麻酔が必要となるので，これに耐えられるだけの全身状態が維持されていないような症例ももちろん適応とはならない。

　ジストニアには淡蒼球内節（GPi）の刺激が有効である。パーキンソン病の場合のように明確な適応基準はないが，高い効果が特に期待できるのは，一次性の全身性もしくは分節性ジストニアとされている。なんらかの基礎疾患のある二次性ジストニアは一次性に比して有効性が低いとされているが，二次性でも遅発性ジスキネジアのように高い有効性が報告されているものもある[8]。

　振戦には，視床Vim（中間腹側）核の刺激が有効である。特に効果的な振戦としては本態性振戦とパーキンソン振戦が挙げられる[9]。ただし，パーキンソン病では固縮や無動といった症状にも有効なSTNあるいはGPiの刺激が用いられることが多い。脳血管障害後にみられる振戦に対してもVim-DBSは有効性を発揮するが，ときに難治なものも存在し，そうした場合にはposterior subthalamic area（PSA）の刺激も考慮する。

▶手術と術中管理

　DBSの手術は，脳深部に電極リードを植込むための手術とIPGを前胸部皮下に植え込むための手術の2つのパートに分けられる。以前は脳深部の電極のみ留置し，一定期間試験刺激を行う方法もとられたが，現在は一期的に行うのが主流である。

　脳深部刺激電極の挿入は定位脳手術を用いて行う。定位フレームに頭部を固定し，三次元的に計測した標的部位に定位的に電極リードを挿入・留置する（図1）。手術は基本的には局所麻酔下で行うが，脳内電位記録と試験刺激の時以外はプロポフォールを少量持続注入して鎮静を図りつつ行うことが多い。

　ターゲッティングには，定位脳手術用の手術支援装置を用いる。MRIのT1とT2強調画像あるいはそれにCT画像を融合したものを手術支援装置に取り込み再構築して計測を行う。T1強調画像は脳表静脈の走行を確知するため，造影したものを用いることが多い。

基となる画像はフレームをつけた状態で撮像し，そこにデジタルの脳図譜を，プロポーショナルグリッドを用いて，個々の症例の脳の形状に合わせて重ね合わせる。T2強調画像や特殊なシークエンスを融合し直接ターゲットを可視化するか，可視化しやすい周辺構造物を基準として電極留置部位を決定する方法もよく用いられる。

画像誘導下で標的部位を同定した後，脳内電位記録と術中試験刺激による確認を行う。脳内電位の記録は，通常マイクロレコーディングにて行う。マイクロレコーディングでは，先端の非常に細い電極を用いてニューロン活動を細胞外より記録する。最近では，電極を3～4本，同時に平行に刺入するベンガン法がよく用いられている（**図2**）。複数本平行に刺入し，最も良好な電位記録ができたトラクトを選択する。

脳内電位記録を行った後には，術中試験刺激を行い刺激による効果と有害反応を確認する。DBSの刺激標的部位の近くにはさまざまな重要な構造物があることが多い。これらを刺激したために生ずる刺激副作用が過度に低い閾値で出現しないことを確認して，最終的な電極留置位置を決定する。脳深部への電極リードの留置が終了したらフレームをはず

図1 脳深部刺激電極と電極が埋設された症例の単純X線像

A：脳深部刺激電極本体。直径1.27mmで先端には幅1.5mmの電極が4つ設置されている。最近は8極のものや側方に電極が設置されたdirectional leadも使用可能である。
B：電極を両側の視床下核に挿入留置した症例の単純X線像。両側前胸部には完全埋設型の神経刺激装置（IPG）が埋設されている。

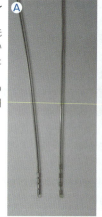
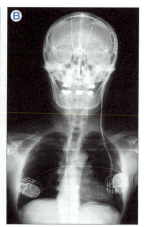

図2 マイクロレコーディング用の電極とマイクロドライブ

先端の非常に細い電極（先端経10μm）を用いてニューロン活動を細胞外より記録する。電極を3～4本，同時平行に刺入するベンガン法がよく用いられている。

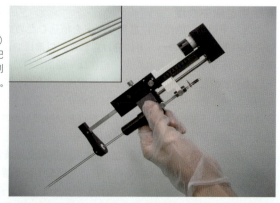

し，全身麻酔に移行して両側の前胸部皮下もしくは筋膜下にIPGを埋設し結線する．

▶術後管理

　術後に適切な刺激調整が行われなければDBSの効果は十分に発揮できない．刺激条件は，医師用プログラマのプログラミングヘッドを埋設されたIPGの上に当てで容易に変更することができる（図3）．刺激の方法は，大きく単極刺激か双極刺激に分けられる．DBS電極リードには電極が4つ設置されているが，このうち1つを陰極としIPGを陽極とするのが単極刺激，4極の電極のなかに陰極と陽極の両方を設定するのが双極刺激である．陰極に設定した電極が主たる刺激点となる．

　単極刺激では刺激強度に依存して広い範囲を刺激でき，双極刺激では刺激強度を上げるとその電極間での刺激は強まるが刺激範囲はあまり広がらないという特性をもつ．陰極，陽極は複数個の設定が可能であるため，さまざまな刺激パターンの設定を行うことができる．

　刺激条件は，刺激強度，刺激頻度，刺激幅よりなる．一般的な初期設定条件は，単極刺激を用いて持続60〜90μsec，頻度130〜185Hz，強度2.0〜3.6V程度とすることが多いが，強度はレージョニングエフェクト（電極刺入による破壊様効果）の消失に合わせて徐々にアップしていくのがよい．最近では定電流刺激（mA）での刺激もしばしば用いられるようになった．刺激強度アップに伴い刺激副作用が出現してきた場合には，双極刺激に変更するなどの工夫をする．刺激調整に合わせて処方内容の変更を適切に行うことも重要である．

手術合併症・刺激副作用と治療効果の判定

　手術合併症は手術手技そのものに起因する有害事象で，刺激副作用は刺激により生ずる有害反応である．この2つは明確に区別して考えるべきである．手術合併症として最も重要なのは電極挿入時の脳内出血である．施設によってかなり差があるが，1〜6％程度と考えられている．ただし，出血の半分程度は無症候性である．システム植込みに関する合併症は潰瘍形成と感染が多い．ジストニアでは，激しい不随意運動によりリードの断線や装置の故障などの頻度が，パーキンソン病など他の疾患の場合に比べ高いとされている．

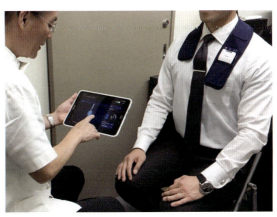

図3 刺激調節中の様子
刺激条件は，医師用プログラマ付属のコミュニケータを埋設されたIPGの上に当て，タッチパネルで容易に変更することができる．最近はワイヤレスのものが使われることが多い．

本邦にて457症例を元に行われたDBS手術合併症に関する多施設共同研究の結果では，合併症の発生率は6.4％であった．その内訳は頭蓋内出血1.75％，感染2.8％，デバイストラブル0.4％，その他1.3％で，その他には頭皮の潰瘍やリード線の露出などが含まれていた．出血症例のうち約半数は無症候性であり，永続的な神経脱落症状を後遺した症例は全体の0.2％で死亡例はなかった．
　一方，刺激副作用としては，刺激標的部位によってもさまざまだが，精神症状，感覚障害，構語障害，ジスキネジアの悪化，眼球運動障害などが挙げられる．ただし，精神症状以外は，電極留置部位が適切であれば，副作用の出現閾値以下で不随意運動のコントロールが可能である．
　STN-DBS後には精神症状がしばしば問題となる．不穏，うつ，アンヘドニア，躁症状などがみられ，かつてはかなり問題視されたが，最近のまとまった検討では多くは一過性でADLを長期にわたって侵害することは少ないとされている．Okunら[10]の検討では，刺激部位が適切であれば，精神症状・認知機能障害が起こることはまれであり，抑うつに関してはむしろ改善する傾向にあると報告されている．
　GPi-DBSの刺激副作用としては，構語障害，痙縮，閃光などがみられるが，電極留置部位が適切なら刺激条件の調整により対応可能なことが多い．情動・認知などの精神機能に対する影響は少ないと考えられている．
　治療効果を判定する方法は，疾患によって異なる．不随意運動では客観的評価が困難なことが多いため症状をスコア化することが多い．パーキンソン病ではUPDRSを用いることが多い．Hoehn & Yahrの重症度ステージ分類やSchwab & England scaleなども用いられる．パーキンソン病で問題となるのは運動症状だけではないので，うつ傾向や認知機能も合わせて評価することが望ましい．ジストニアではBurke-Fahn-Marsden dystonia rating scale（BMFDRS）や，特に頚部ジストニアである痙性斜頚ではTsuiスコアが用いられる．ただし，こうした評価にはいずれもそれ相応の時間を要するため，頻回に行うことは難しい．実際には患者から症状を聴取し，効果判定して必要があれば刺激条件や内服薬の変更を行う．

▶退院後指導

　DBSのシステムは磁場の影響を受けるため，強い磁場の発生する溶鉱炉，発電施設，レーダー基地，変電所などへの立ち入りは控えるように指導する．比較的日常で遭遇しやすいDBSシステムに影響を及ぼす機器としては，手術用電気メス，MRI，携帯電話，パチンコなどが挙げられる．ただし，これらには絶対近づいてはいけないということではなく，いくつかの注意点を守れば大きな危険はない．
　患者がなんらかの手術を受けることになり電気メスの使用が必要となった場合には，できるだけ双極型電気メスを使用してもらうようにする．どうしても単極型電気メスが必要という場合には対極板と電気メスの間にDBSシステムが入らないように設定して使用すれば大きな危険はない[11]．
　MRIに関しては，機種によっても異なるが，今日用いられているものでは一般に1.5テスラのMRIの撮像は可能である．従来は，シークエンスにかなり厳しい制限がつけられていたが，現在用いられている機種では比較的一般的なシークエンスでの撮像が可能となった[11]．

携帯電話は，10cm以上離すというのが一応の推奨である。携帯電話を胸ポケットに入れないようにすれば実際の使用ではほとんど問題はない[11]。パチンコについても注意が必要である。基本的には，出入りしないようにアドバイスするのが賢明であろう。特にパーキンソン病患者では，治療の副作用によるギャンブリングのため，パチンコ屋に頻回に出入りしていることがあり注意が必要である。また，家庭用の電磁調理器（induction heating：IH）もシステムに影響を及ぼすことがあるので注意が必要である。

上記以外にもDBSシステムに影響を与えるものは少なからず存在するが，ほとんどはスイッチのオン・オフが入れ替わるだけなので，あまり厳格に日常生活を規制する必要はない。患者用プログラマを用いて患者自身がオン・オフの状態を確認し，切れていた場合には自分でオンにできるよう指導しておくことが大切である。

脊髄刺激療法（SCS）

▶有効な疾患

痛みは，一般には，侵害受容性疼痛，神経障害性疼痛，心因性疼痛に分けられる。これらのうち，特に治療抵抗性で問題となるのは神経障害性疼痛であり，これがSCSの適応の多くを占める。神経障害性疼痛は，知覚神経が遮断された部位の上位の神経系が過活動状態となることが原因と推定されてきた。知覚神経系の遮断が基盤にあるため，疼痛部位に知覚障害を伴うことがほとんどである。温痛覚障害が多いが，触覚系の障害を伴うことも少なくない。

また，アロデニアが疼痛部位にしばしば認められることが特徴的である。アロデニアは「通常は疼痛を惹起しない種類の刺激による疼痛」と定義され，特に中枢性神経障害性疼痛にて認められることが多い。弱い触覚刺激，筋収縮運動，寒冷刺激などにて激痛が惹起される。

疾患別にみた場合には，脊椎手術後のfailed back surgery syndrome（FBSS）[12]やcomplex regional pain syndrome（CRPS）[13]，四肢の虚血による痛みなどに対し，SCSは高い有効性を示すことが知られている。FBSSの原因はいまだ明らかではないが，術中なんら脊髄を傷つけるような所見はなくとも，除圧による急激な環境変化が微細な神経損傷を引き起こし，神経障害性疼痛が生ずることもありうる。画像上まったく問題がないにもかかわらず，術後慢性的な痛みを訴える場合には，原因の一つとして神経障害性疼痛も疑うべきである。

SCSは，脳血管障害後の神経障害性疼痛や幻肢痛などに対してもしばしば効果を発揮する。特に脳血管障害後の神経障害性疼痛に対しては，2本の電極を用いた片側のみの刺激が可能となったため，今後ますます発展する可能性が高い。また，手術に至らない軽度の脊椎管狭窄などで四肢の痛みを訴える症例にも，神経障害性疼痛の存在は考慮すべきである。脊椎の動力学的作用で微細な損傷が生じている可能性があり，SCSを治療選択肢の一つとして検討すべきである。

▶手術適応

手術適応を決定するための明確な基準はないが，ドラッグチャレンジテストの結果がよい目安となる[14]。ドラッグチャレンジテストは，薬剤を少量ずつ投与しながらvisual analogue scale（VAS）を用いてその反応性を評価する．通常，ケタミン，モルフィン，サイオペンタールの3種類の薬剤を使用する．

ケタミンテストでは，ケタミン5mgを5分間隔で計5回25mgまで静脈内投与する．モルフィンテストでは，モルフィン3mgを5分間隔で計6回18mgまで静脈内投与し，サイオペンタールテストはサイオペンタール50mgを5分間隔で計5回250mg静脈内投与する．途中で入眠した場合には，その時点でテストを中止する．薬物投与開始後VASが40%以上低下した場合をsensitive，40%以下の場合をresistantと評価する．

一般的に，モルフィンは侵害受容性疼痛にはsensitiveであるが，神経障害性疼痛にはresistantのことが多い．また，サイオペンタールやケタミンは神経障害性疼痛にsensitiveで侵害受容性疼痛にはresistantのことが多い．特にケタミンにsensitiveな症例に神経刺激療法が奏功することが多い．ときに入眠直前まで意識レベルが低下してもVASがまったく変化しない症例に遭遇することがあるが，こうした症例は，心因性疼痛の要素を多分に含んでいることが多く，SCSの適応とはならない．

以上の結果を参考に効果が期待できそうであれば，試験刺激を行う．最終的にIPGを埋設して治療を継続的するかは，試験刺激後の患者の要望をもとに決定する．

▶手術と術中管理

脊髄硬膜外腔にカテーテル型もしくはパドル型の電極を留置し，腹部もしくは胸部皮下に埋設したIPGに結線して慢性的に電気刺激を加えて治療を行う．本邦で多く用いられているシステムは，電極が8個設置されたリードを2本留置するタイプのものだが（**図4**），16極のものを2本留置できるシステムも使用可能である．

体位は腹臥位で局所麻酔下に行う．頚椎レベルから穿刺する場合には，頚部を屈曲できるように胸の下にマットを入れて高くする．腰椎レベルから穿刺する際には腹部の下にマットを入れ腰椎間がよく開くようにする．いずれの場合もできるだけ患者が快適な状態を維持できるよう努める．長時間同じ体位を持続しなければならないので，できるだけ患者が苦痛を感じないように配慮する．

図4 脊髄刺激電極を挿入留置した難治性疼痛患者の単純X線像
本邦で最も多く用いられているシステムでは，電極が8個設置されたリードを2本留置する．これを下腹部もしくは臀部に埋設した神経刺激装置に結線して刺激を行う．

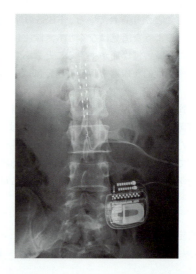

穿刺針からカテーテル型の電極を挿入する．形状の異なる内筒をうまく使い分け，最も適切な部位に電極を留置する．ここで重要なのは，電気刺激によって引き起こされる刺激感が痛みの生じている領域にしっかりとかぶさるということである．こうした状態をスーパーポジションという．電極をある程度の高さまで入れたら，端から順に電極を変えながら刺激をしていく．あるいは刺激をしながら少しずつ引き抜くのも一法である．電極リードが術後に動くことがあるので，最も適切な部位に刺激感を引き起こす電極が8極のうちの真ん中あたりにくるようにするのがよい．

しっかりとスーパーポジションが得られる部位に電極が留置できたら電極を固定するが，固定方法はパンクチャートライアルとサージカルトライアルで異なる．パンクチャートライアルでは穿刺針のみ抜き電極リードを直接皮膚に糸とテープで固定する．本植え込みをする場合には，新しい電極リードに入れ直して，前胸部あるいは下腹部に作成した皮下ポケットに埋設したIPGに結線する．

サージカルトライアルでは，穿刺部周囲に切開を加え，筋膜を露出しそこに電極リードを固定する．電極リードは固定後，頸椎なら肩甲部に，腰椎なら側腹部まで皮下を通し，経皮的エクステンションに結線し，これのみを体外に露出する．本植え込みとなった場合には経皮的エクステンションを外して埋設したIPGに結線する．いずれのトライアル法を選択するかは，本植え込みに至る可能性を考えて個々の症例ごとに判断する．

▶術後管理と判定

約1〜2週間の試験刺激の後，IPGを埋設して慢性刺激に移行するかを決定する．試験刺激期間中は，リードを専用のデバイスをつなぎ，この部に患者用プログラマを当て刺激条件を調整する．患者用プログラマの操作方法はIPG埋設後と同じなので，この期間を利用して操作方法を学習することもできる．

慢性植え込みに移行することを決定する際の判定基準で最も重要なのは，患者本人の訴えである．VASで何％以上の改善がみられた場合には植え込むといったような基準は通常用いない．難治性疼痛の患者は，精神的に不安定なことが多く植え込み後，短期間で治療満足度が下がってしまうことも多い．最終判断は，患者本人と治療者が責任を共有するかたちで行うようにする．

▶手術合併症とその予防

基本的には侵襲の少ない治療である．最も重大なものは脊髄損傷だが，統計上明らかにできないくらい，発生件数は少ないようである．神経根を損傷した場合には，非常に不快なしびれが長期間持続することもある．もともと難治性疼痛の患者は痛みに敏感なので十分に注意する．

感染や縫合不全などもまれに起こるが重大なものは少ない．ときにIPG埋設部の皮下に漿液腫が発生することがある．穿刺しても再発することが多く，経過をみて自然消退が見込めないようなら埋設部を変えることも考慮する．

▶退院後指導

外来にて医師専用のプログラマを用いて刺激条件の調整を行う．患者自身も患者用プログラマを用いて医師の設定した範囲内で刺激条件を調整することができる（**図5**）．刺激の条件は，DBSと同様に刺激強度，刺激頻度，刺激幅の3つの基本的な要素からなる．ただし，刺激方法は双極刺激のみで単極刺激を用いることはできない．16個の電極のなか

図5 刺激調整のためのプログラマ

脊髄刺激用の患者用プログラマ（左）と医師用プログラマ（右）。医師用プログラマはSCSとDBS両方で使用できる。患者用プログラマを用いて，患者自身も医師の設定した範囲内で刺激条件を変更することができる。

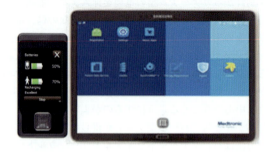

から陰極と陽極の両方を選択する。いずれも複数個の選択が可能である。機種にもよっては，好みの刺激パラメータを組み合わせていくつかのグループを作っておき，患者がそのなかからそのときの痛みの状態に合わせ好みの刺激パターンを自由に選択できる機能や，患者の姿勢を探知して自動的に適切な刺激に切り替える機能などが付加されているものもある。

（深谷　親）

文献

1) Servello D, Porta M, Sassi M, et al. Deep brain stimulation in 18 patients with severe Gilles de la Tourette syndrome refractory to treatment: the surgery and stimulation. J Neurol Neurosurg Psychiatry 2008; 79: 136-42.
2) Halpern CH, Wolf JA, Bale TL, et al. Deep brain stimulation in the treatment of obesity. J Neurosurg 2008; 109: 625-34.
3) Hamani C, McAndrews MP, Cohn M, et al. Memory enhancement induced by hypothalamic/fornix deep brain stimulation. Ann Neurol 2008; 63: 119-23.
4) Gao G, Wang X, He S, et al. Clinical study for alleviating opiate drug psychological dependence by a method of ablating the nucleus accumbens with stereotactic surgery. Stereotact Funct Neurosurg 2003; 81: 96-104.
5) Yamamoto T, Katayama Y. Deep brain stimulation therapy for the vegetative state. Neuropsychol Rehabil 2005; 15: 406-13.
6) Schiff ND, Giacino JT, Kalmar K, et al. Behavioural improvements with thalamic stimulation after severe traumatic brain injury. Nature 2007; 448: 600-3.
7) Defer GL, Widner H, Mariè RM, et al. Core assessment program for surgical interventional therapies in Parkinson's disease (CAPSIT-PD). Mov Disord 1999; 14: 572-84.
8) French Stimulation for Tardive Dyskinesia (STARDYS) Study Group: Bilateral deep brain stimulation of the globus pallidus to treat tardive dyskinesia. Arch Gen Psychiatry 2007; 64: 170-6.
9) Yamamoto T, Katayama Y, Kano T, et al. Deep brain stimulation for the treatment of parkinsonian, essential, and poststroke tremor: a suitable stimulation method and changes in effective stimulation intensity. J Neurosurg 2004; 101: 201-9.
10) Okun MS, Green J, Saben R, et al. Mood changes with deep brain stimulation of STN and GPi: results of a pilot study. J Neurol Neurosurg Psychiatry 2003; 74: 1584-6.
11) 深谷 親, 山本隆充, 片山容一. 脳深部刺激療法のデバイスを知る・使う. 脳外誌 2010; 19: 540-6.
12) Kumar K, Taylor RS, Jacques L, et al. The effects of spinal cord stimulation in neuropathic pain are sustained: a 24-month follow-up of the prospective randomized controlled multicenter trial of the effectiveness of spinal cord stimulation. Neurosurgery 2008; 63: 762-70.
13) Simpson EL, Duenas A, Holmes MW, et al. Spinal cord stimulation for chronic pain of neuropathic or ischaemic origin: systematic review and economic evaluation. Health Technol Assess 2009; 13: 1-154.
14) Yamamoto T, Katayama Y, Hirayama T, et al. Pharmacological classification of central poststroke pain: comparison with the results of chronic motor cortex stimulation therapy. Pain 1997; 72: 5-12.

IX

救急疾患

IX 救急疾患

救急処置

はじめに

　脳神経外科周術期は，脳血管障害，外傷，腫瘍，感染症等に対する術前術後の時期を示し，各疾患に関する詳細は他項で述べられており，参照されたい．本稿では脳神経外科周術期に突然発生し緊急対応が必要となる患者に加えて，救急領域一般の基本的な知識についての解説を行う．本書第4版で述べた内容のうち，主な変更点は心肺蘇生処置に関する箇所の一部，および薬物の適応疾患を含めた投与法である．これらに関しての変更点に大きな相違は感じられないことから，蘇生処置を行う医療従事者には実感され難いかもしれないが，教育，特に一般人を対象とする救急医学教育である一次救命処置（basic life support：BLS）指導の際にこれらの変更点を知ることは重要であり，本稿ではこれらをふまえて解説する．

　本書第4版から引き続き強調したい点として，救急診療はチームを組んで行うことの重要性である．重症患者の診療には多くの人手が必要となることは言うに及ばず，参加するものが多いことにより良い意見や手段を得ることが可能となるためである．後述のように，他（多）臓器に障害が及ぶ場合などは特にこの状況に相当する．心血管疾患の循環器医，血液浄化法の精通した腎臓医，救急医等々．従って，救急の基本は日常からの備えを多種・多方面にすること，といえるかもしれない．

初期評価

　救急処置の初動における重要点は，人員と場所および器材の確保である．多くの人員と広い場所は，さまざまな状況に対応可能である．多種，そして先進的医療機器が設置される処置室が理想ではあるが，現場が有する医療資源のなかで対応可能な最大の努力を払うことが重要であり，これは災害時対応の考え方と同様である．入手困難な人員・器材を求めるために時間をかけすぎないことが肝要である．

　患者診療の開始は呼吸状態，そして皮膚所見（湿潤・冷感の有無）を確認する末梢循環状態の確認から行う．これにより，救急処置開始の必要性をある程度予測することが可能である．原疾患が脳外科領域であるか否かにかかわらず，全身の診察を常に心がけることを忘れてならない．ここで注意すべき点は，さまざまな測定された数値を過度に評価・信頼しないことである．一例としては，良好な酸素飽和度の数値を示す患者の呼吸が良好であるとは限らない状況が挙げられる．生体で十分な酸素化が行われている場合であっても，ガスの呼出不良（高炭酸ガス血症・呼吸性アシドーシス）が存在する状況や気管内分泌物過多（痰がらみ）により急速に呼吸不全が進行する状況等がこれに相当する．患者の肉眼的印象と測定値と総合して病態を判断することが重要である．

外傷の場合，緊急事態であれば直ちにポリネックを装着し，さらに頭部両脇に砂嚢を置き，頭（頚部）の不安定性を予防する目的に頚椎固定を行う．バイタルサイン測定に加えて，患者に心電図モニター・経皮的酸素飽和度（SpO_2）測定器の装着を行う．外表からの出血が認められる場合，可及的にガーゼで圧迫止血を行う．引き続き末梢静脈ラインを18G以上の径の留置針で最低1ヵ所（できれば2ヵ所以上）を確保する．頭部外傷や脳血管障害等の重症疾患の場合，血糖異常が予後増悪因子となることが知られているため，糖質を含有しない生理食塩水や乳酸，または酢酸リンゲル液等の輸液が望ましい．その後，さらに神経学的所見や胸腹部，四肢・骨盤についての異常部位検索を行い，加えて血液ガス分析，血算，生化学，凝固，血液型の測定を行う．施行が可能であれば，救急処置室で胸腹部X線検査，心臓・腹部超音波検査を施行する．

意識障害をきたした初診患者に対して医療面接を行う場合，家族や同行者から諸情報の入手を行う一方，入院患者の場合は情報がすでに得られており，既往歴，手術歴，輸血歴，アレルギー歴等を再確認して今後の治療方針の参考とする．

気道確保

呼吸の有無，および気道の確認を行う．舌根沈下の有無，異物や嘔吐物の有無，出血による気道閉塞の有無，外傷による気管損傷の有無について確認する．次に胸頚部の聴診を行い，肺野や末梢気管の異常の有無について確認を行う．気道の確保には，頭部後屈顎先挙上法が最も容易な方法であるが，外傷の場合には頚椎損傷の可能性を考慮し，下顎挙上法を施行する．これにより十分な自発呼吸確保されていれば，酸素マスク5L/分前後の投与を考慮する．呼吸停止や死戦期呼吸，あるいは良好な気道の開在にもかかわらず換気不良の場合にはバッグとマスクを用いて十分な酸素化・換気の呼吸補助を行う．下顎挙上とバッグマスク換気を行う人員が複数存在する場合，1人は下顎を挙上しつつマスクを顔にフィットさせ，他の1人がバッグを押すとより良好な換気が可能である．コツはマスクを顔にフィットさせることと，吸気時にバッグを2秒ほどかけてゆっくり少しずつ押すことである．『JRC蘇生ガイドライン2015』では，後述する胸骨圧迫法30回に人工呼吸2回[1]とされており（図1），これは成人・小児に共通する．なお，急速に大容量換気を行うと咽頭圧が高まり，気管のみならず食道，胃内にも空気が流入する．なお，気道異物や分泌物・血液により前述の方法で気道の確保が困難と考えられる場合，躊躇せず気管挿管や緊急輪状甲状間膜切開，気管切開術等の気道確保処置（後述・救急手技参照）が必要である．

良好な換気を得られない場合や意識レベルがJapan Coma Scale（JCS）でⅢ-100以下の患者については，気管挿管を考慮する．気管挿管時は交感神経反射やbuckingからの血圧上昇・頻脈をきたし，また副交感神経から血圧低下・徐脈，あるいは喉頭痙攣などの有害反射を引き起こす可能性があるので，十分な麻酔・筋弛緩薬の投与を行った後の施行が望ましい．麻酔・筋弛緩薬としては，即効性で持続時間が短く，脳圧亢進をきたさないミダゾラム（ドルミカム®）5～10mgとロクロニウム（エスラックス®）1mg/kgの静注を行う．喉頭展開時の咽頭刺激を緩和する方法としては，リドカイン（キシロカイン®）スプレーによる舌根部の局所麻酔や，フェンタニル（フェンタネスト®）0.05～0.1mgなどの麻薬系薬物の静注，などがある．リドカインスプレーの気管内スプレー局所麻酔については，噴霧時

の喉頭反射による血圧上昇，喉頭痙攣といった有害反射を引き起こす可能性があることに留意する．

これまでの筋弛緩薬に比してロクロニウムは効果発現時間が短く，気管挿管に必要な筋弛緩作用が迅速に得られる．挿管前に胃内容の存在が疑われる場合(full stomach)には，迅速気管挿管を行う[*1,2]．

図1 医療用BLS心肺停止アルゴリズム

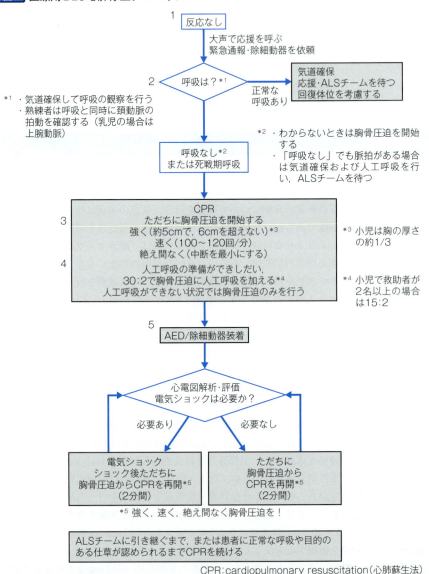

CPR：cardiopulmonary resuscitation（心肺蘇生法）

循環確保[2]

▶心停止

　心停止は，心静止（cardiac standstill），心室細動（ventricular fibrillation：VF），無脈性電気的活動（pulseless electrical activity：PEA）等の，心臓から血液拍出が行われない病態である。この状況では，気道確保と速やかな胸骨圧迫（これまで閉胸式心臓マッサージと呼称されていた）を開始する（ 図1 ）。胸骨の下半分，圧迫の深さは約5cm（「心肺蘇生処置2010」では4〜5cm），1分間に100〜120回のテンポ（同，「1分間に少なくとも100回」）で行う。乳酸リンゲル液（ラクテック®）を投与し，エピネフリン（ボスミン®）1mgを3〜5分おきに投与する。血圧低値時の徐脈に対してはアトロピン1.0mgを投与する。心肺停止に対してはアトロピンのルーチン投与は推奨されていないが，心静止状態に対してアドレナリン投与無効例には考慮する。末梢静脈ルートから薬物を投与した場合，続けて生理食塩水20mLをフラッシュすることで迅速に効果が発現する。補助呼吸はバッグマスク換気や気管挿管により行うが，この際胸骨圧迫法30回に補助呼吸2回を行う。なお心肺蘇生といった緊急処置時には，中心静脈ライン確保目的に胸骨圧迫処置を中断してまで行ってはならない。

　心室細動の場合，可能な限り早期に除細動（shock）を行うことが重要である。心室細動発生直後にshockをかけた場合，70％以上の症例で洞調律への復帰に成功するが，心室細動発生後10分以上経過すると，shockによる洞調律復帰の割合は数％まで減少する。除細動器が準備できるまで通常の蘇生を行う。Shockについては，二相性150〜200Jを推奨，shock施行後も蘇生処置は中断せず継続することを推奨している。shockでも除細動に成功しない場合，あるいは再度心室細動をきたした場合には，同等以上のエネルギーにてshockを行うとともに，さらに電解質などをチェック・補正する。なお，蘇生処置時に投与されることが多いリドカイン（キシロカイン®）やアミオダロン（アンカロン®）については，近年の研究でその有意性は示されなかった。

＊1 迅速気管挿管（rapid sequence intubation：RSI）[3]：緊急気管挿管法の1つで，薬剤投与により鎮静・筋弛緩・気管挿管を連続して施行する方法。Full stomachに起因する誤嚥に対して，気管挿管されていない時間を最短にすることを，その目的とする。チューブ挿入後は胸部X線を撮影してチューブ先端位置を確認する。気管チューブ先端は，胸鎖関節レベルに位置することが目安となる。挿管後の換気補助時，胸郭挙上と上腹部を聴診による胃泡音の存在を確認する。呼吸音の左右差による片肺挿管の確認も同時に行う。カプノグラフィ波形にて適切な波形が得られた場合には，気管内にチューブが挿入されていることの証拠の1つとなる。気管チューブを固定し，適宜チューブ内の気管分泌物の吸引を行う。さらに胃管を挿入して，胃内容の吸引排除を考慮する。頭蓋底骨折が疑われる場合は，経鼻ではなく経口的に胃管を挿入する。胃内留置の確認は，胃泡音の聴取に加えて胸部X線による先端位置の確認が望ましい。

＊2 DAM（difficult airway management）：いわゆる挿管困難症[4]。小顎や咽喉頭腫瘍，口腔内出血，顎骨折等により通常の喉頭鏡による喉頭展開ができず気管挿管が困難な症例に対しては，①ビデオ喉頭鏡，②Mac grass喉頭鏡，③気管支鏡の使用，④GEB（gum elastic bugie）等のチューブ挿入法がある。ただし，前述した器材を有しておらず気管挿管できない場合は輪状喉頭間膜切開法を行う。重要なのは，安易な筋弛緩薬使用によりCVCI（can not ventilate, can not intubate）の状況に陥ってしまわないことである。当施設では筋弛緩薬，ロクロニウムの拮抗薬，スガマデクス（ブリディオン®）を常備している。

心血管作動薬

前述した心肺停止患者の蘇生に成功後について,循環維持を目的とする各種薬物について解説する。

▶ショック

● ショックに対する初期治療

表在動脈を触知,および血圧測定値を行い評価する。徐脈や心房細動の場合では正確な血圧値の測定が困難なことがある。測定値を疑問に感じる場合には再測定を試みるが,意識状態や皮膚所見より明らかにショックを疑われる症例について,再検に時間を費やすことがないように心がける。また,気道確保および換気が十分行われているかについても注意を払う。

続いて,乳酸リンゲル液を500 mL負荷して反応をみる。血圧の上昇が得られたなら,さらに1,500 mLの乳酸リンゲル液を輸液するが,過剰輸液は脳浮腫等の溢水を誘発する可能性について留意する。明らかに血管内容量が不足している場合はアルブミン製剤(プラズマネート・カッター®,プラズマプロテインフラクション®)を使用してみる。

● ショックの病態(表1)

・循環血液量減少性ショック(出血性ショックが相当)

体内の水分が高度に不足した状態であり,摂取不足や過剰の不汗蒸泄に伴う血管内脱水や出血がこれに相当する。術後患者の場合,創からの出血に対しては,直接圧迫による出血コントロールを第一に考える。動脈出血であろうと,体表からの出血であれば直接圧迫

表1 ショックの分類

Ⅰ. 血液分布異常性ショック(distributive shock)
  A. 感染性ショック(septic shock)
  B. アナフィラキシーショック(anaphylactic shock)
  C. 神経原性ショック(neurogenic shock)
Ⅱ. 循環血液量減少性ショック(oligemic shock)
  A. 出血性ショック(hemmorrhagic shock)
  B. 体液喪失(fluid depletion)
Ⅲ. 心原性ショック(cardiogenic shock)
  A. 心筋性(myopathic)
    1. 心筋梗塞(myocardial infarction)
    2. 拡張型心筋症(dilated cardiomyopathy)
  B. 機械性(mechanical)
    1. 僧帽弁閉鎖不全症(mitral regurgitation)
    2. 心室瘤(ventricular aneurysm)
    3. 心室中隔穿孔(ventricular septum perforation)
    4. 大動脈弁狭窄症(left ventricular outflow obstruction)
  C. 不整脈(arrhythmic)
Ⅳ. 心外閉塞・拘束性ショック(extracardiac obstructive shock)
  A. 心タンポナーデ(pericardial tamponade)
  B. 収縮性心膜炎(constrictive pericarditis)
  C. 重症肺塞栓症(massive pulmonary embolism)
  D. 緊張性気胸(tension pneumothorax)

でほとんど止血できる。圧迫止血困難な動脈性出血が確認された場合は，結紮止血を考慮する。

- **血液分布異常性ショック**

  これまでの敗血症性ショックや頚髄損傷(に伴う)神経原性ショック，アナフィラキシーショックなどが相当する病態であり，末梢血管拡張により臓器灌流血液量に比して血管内容量が相対的に増加したことによりショックをきたす。

- **心原性ショック**

  急性心筋梗塞や心臓弁膜症，重症心筋炎といった心筋の収縮力が高度に低下することにより血液の駆出が損なわれる病態を示す。

- **心外閉塞・拘束性ショック**

  心臓の血液駆出力や血管内水分は十分であるにもかかわらず，十分な臓器血液灌流を行うことができない病態である。代表疾患として緊張性気胸，心タンポナーデ，肺血栓塞栓症などが挙げられる。

●ショックに対する薬物治療

血圧低値が持続する症例では，まず循環血液量減少の有無を評価する。貧血や低蛋白血症の場合，循環血液量が十分であっても血圧が上昇しない場合がある。循環血液量が十分であるにもかかわらず血圧が低い場合には，カテコラミンの投与を開始する（表2, 3）。ドパミン(イノバン®，カタボン®)やノルエピネフリン(ノルアドレナリン®)などの強心薬・血管収縮薬の静注を準備する。持続投与する際にはドパミンを5(〜15)μg/kg/分，あるいはノルエピネフリンを0.2μg/kg/分から投与を開始する。

急な血圧低下に対して，持続投与の薬が準備できるまでの時間稼ぎには，エピネフリン1Aを生理食塩水で10mLに希釈したものを0.5〜1.0mLずつ静注して使用する。

カテコラミン投与に関しては中心静脈路を原則とする。末梢静脈路からの投与では，投与開始から効果発現までに時間を要すること，血管炎をきたしやすいこと，薬液が血管外に漏れた場合突然カテコラミン投与が中断となること，などが理由である。

外傷による出血性ショックは，頭部以外の創傷出血に起因することが多い。多発外傷の場合，大腿骨，腹腔内，後腹膜腔，骨盤腔出血のいずれが主たる出血源かの判断に，しばしば難渋する。ヘモグロビン値を指標の一つとして出血量の程度を評価し，血圧・心拍厳重に観察するとともに適宜輸血を施行する。

▶高血圧性危機

●血圧異常高値に対する治療

脳外科周術期患者では，過度の高血圧は脳浮腫の増強を引き起こすおそれがあるので，

表2 カテコラミンの作用

種類	心筋収縮力	心拍数	末梢抵抗	腎血流量	冠血流量	心拍出量
ドパミン	↑↑	↑	↓	↑↑	↑	↑
ドブタミン	↑↑	↑	↓	↑↑	↑↑	↑
ノルアドレナリン	↑↑	↑〜→	↑	↓	↓↓	↑〜→
エピネフリン	↑↑	↑↑	↓	↓	↑	↑↑
イソプロテレノール	↑↑	↑↑	↓	↑〜→	↑	↑↑

表3 薬物の調整と使用法

Ⅰ．昇圧薬

(1) エフェドリン
・エフェドリン®（エフェドリン40mg/mL）1A＋生理食塩水20mL 2mLずつ静注

(2) ドパミン
・プレドパ®注600（ドパミン600mg/200mL）
・イノバン®（ドパミン100mg/5mL）7.5mL＋生理食塩水42.5mL
 BW50Kgの場合1mL/時＝1γ
 開始量3γ

(3) ドブタミン
・ドブトレックスK®注（ドブタミン600mg/200mL）
・ドブトレックス®（ドブタミン100mg/5mL）7.5mL＋生理食塩水42.5mL
 BW50kgの場合1mL/時＝1γ
 開始量3γ

(4) ノルエピネフリン
・ノルアドレナリン®（ノルエピネフリン1mg/1mL）3A＋生理食塩水47mL
 BW50kgの場合1mL/時＝0.02γ
 開始量0.03γ

(5) エピネフリン
・ボスミン®（エピネフリン1mg/1mL）3A＋生理食塩水47mL
 BW50kgの場合1mL/時＝0.02γ
 開始量0.03γ
・ボスミン®（エピネフリン1mg/1mL）1A 3～5分おきに静注
・ボスミン®（エピネフリン1mg/1mL）2A＋生理食塩水10mL 気管内散布

Ⅱ．降圧薬

(1) ニフェジピン
・アダラート® 5～10mg経口投与（急ぐ場合は噛ませるか内容だけを経口投与する）

(2) ジルチアゼム
・ヘルベッサー®（ジルチアゼム）150mg＋生理食塩水50mL
 BW50kgの場合1mL/時＝1γ
 開始量2γ

(3) ニカルジピン
・ペルジピン®（ニカルジピン10mg/10mL）原液
 BW50kgの場合1mL/時≒0.3γ
 開始量0.6γ
・ペルジピン®原液1mLずつ静注

(4) プロスタグランディンE1
・プロスタンディン®500（PGE1 500μg）3A＋生理食塩水50mL
 BW50kgの場合1mL/時＝0.01γ
 開始量0.01γ
※単価の高い薬であり保険適応が厳しいので使用には注意する。

Ⅲ．抗不整脈薬

(1) アトロピン
・アトロピン®1A＝0.5mg静注 心停止では3～5分毎に2A＝1.0mg静注（最大3mgまで）

(2) ジゴキシン
・ジゴシン®（ジゴキシン0.25mg/1mL）0.5A＝0.125mg静注

(3) ベラパミル
・ワソラン®（ベラパミル5mg/2mL）1A＋生理食塩水8mL 心拍数をみながら2mLずつ静注

(4) リドカイン
- オリベスK®(リドカイン500 mg/500 mL)
  1 mL/時＝10 mg/時
  開始量1 mg/kg/時
- 2％静注用キシロカイン® 1〜1.5 mg/kg静注

(5) アデノシン
- アデホスコーワ®(アデノシン3リン酸2ナトリウム)10 mg静注
  L2：10 mg/2 mL，L3：20 mg/2 mL，L4：40 mg/2 mLと含有量が異なるので注意。
※Bolus shot(急速静注)によってのみ，効果が発現する。

(6) ニフェカラント
- シンビット®(ニフェカラント)IV(50 mg)＋生理食塩水50 mL
  0.3 mg/kg 5分かけて静注
  0.4 mg/時で持続投与開始

(7) プロカインアミド
- アミサリン®(プロカインアミド100 mg/1 mL，200 mg/2 mL)
  20 mg/分で，不整脈が停止するか，総量17 mg/kgまで投与可能

(8) アンカロン(アミオダロン150 mg/3 mL)
- アンカロン®(アミオダロン)mg＋5％ブドウ糖500 mL
  2.5 mg/kg(＝125 mg/2.5 mL)を10分かけて静注(アミオダロン125 mg＋5％ブドウ糖97.8 mL
  を600 mL/時で10分滴下)
- アミオダロン750 mg＋5％ブドウ糖485 mLを17 mL/時で持続投与

IV．冠動脈拡張薬

(1) ジルチアゼム
- ヘルベッサー®(ジルチアゼム)150 mg＋生理食塩水50 mL
  BW50 kgの場合1 mL/時＝1γ
  開始量1γ〜最高15γ

(2) ニトログリセリン
- ミリスロール®注(ニトログリセリン0.5 mg/mL)原液
  BW50 kgの場合6 mL/時＝1γ
  開始量0.5〜1γ，血圧をみて適宜増減

(3) ニトロプルシッド
- ニトプロ®注(ニトロプルシッド3 mg/mL)原液
  BW50 kgの場合1 mL/時＝1γ
  開始量0.5〜最高3γ

V．利尿薬

(1) フロセミド
- ラシックス®(フロセミド20 mg/2 mL)0.25 A＝5 mg静注
  30分以内に反応がない場合は漸次倍量へ増加，最大200 mgまで

(2) D-マンニトール
- 20％D-マンニトール100〜200 mLを10〜30分で点滴静注
- 20％D-マンニトール100 mLを30分で点滴静注 3〜6回/日

(3) 濃グリセリン
- 10％グリセオール®初回500 mLを2〜3時間かけて点滴静注
- 10％グリセオール®200 mLを1時間で点滴静注 2〜4回/日

(4) カルペリチド
- ハンプ®(カルペリチド1000μg)3 A＋生理食塩水50 mL
  BW50 kgの場合1 mL/時＝0.02γ
  開始量0.1γ

(次ページに続く)

VI. 鎮静剤/抗痙攣薬

(1) ジアゼパム
 ・セルシン®(ジアゼパム5mg/mL)1mL＝5mg静注
(2) ミダゾラム
 ・ドルミカム®(ミダゾラム10mg/2mL)5A＋生理食塩水40mL
  3mg/時で開始し,状態をみて,1.5～9mg/時で維持
(3) プロポフォール
 ・ディプリバン®(プロポフォール10mg/mL)1mg/kgを静注し,その後0.2～0.5mg/kg/時＝10～25mg/50kg/時持続静注
(4) デクスメデトミジン
 ・プレセデックス®(200μg/2mL)1A＋生理食塩水38mL
  6μg/kg/時を10分で静注後,0.2～0.7μg/kg/時を持続静注
(5) フェニトイン
 ・アレビアチン®(フェニトイン250mg/5mL)1A＋生理食塩水95mL 30分で静注
(6) ホスフェニトイン
 ・ホストイン®(ホスフェニトイン750mg/10mL)22.5mg/kg静注し,5～7.5mL/kg/日を後日より維持投与
(7) フェノバルビタール
 ・フェノバール®(フェノバルビタール100mg/mL)1A＝100mg筋注
(8) ペントバルビタール
 ・ネンブタール®(ペントバルビタール50mg/mL)原液
  BW50kgの場合1mL/時＝1mg/kg/時
  最初の10時間2～10mg/kg/時持続静注し,その後1mg/kg/時持続静注

VII. 筋弛緩薬

(1) ロクロニウム
 ・エスラックス®(ロクロニウム50mg,25mg)
  溶解せず,そのまま使用できる。1.0mg/kg静注

VIII. 鎮痛薬

(1) ブプレノルフィン
 ・レペタン®(ブプレノルフィン0.2mg/mL)0.1mg＋生理食塩水50mL 10～15分かけて静注
  急ぐ場合はレペタン®0.1mgを静注する(呼吸抑制に注意)
(2) モルヒネ
 ・塩酸モルヒネ®(モルヒネ10mg/1mL)
  血圧を確認しながら少量ずつ静注
(3) フェンタニル
 ・フェンタネスト®(フェンタニル0.1mg/2mL)
  気管挿管前や鎮痛目的に1～2mL静注。少量投与では鉛管現象を認める場合がある。

血圧をコントロールする必要がある。まず,疼痛・不穏・悪心・高二酸化炭素血症・カテコラミン投与の影響の有無を必ず確認する。また,血圧高値がCushing兆候,すなわち頭蓋内圧(ICP)亢進に伴う現象として生じたものであるかの確認も必要であり,安易な降圧薬投与は注意を要する。ただし,臨床所見よりくも膜下出血をはじめとする頭蓋内出血病変や大動脈解離などの疾患が疑われる際には,原疾患の進行阻止や著明な血圧上昇による神経原性肺水腫[*3]の治療を目的として降圧薬の投与を行う。

● 降圧薬投与法

 欧米ではα-β遮断薬の注射剤があり有用とされているが,わが国では内服薬のみ使用可能であることから,急性期の応急処置としての薬効は期待が少ない。プロプラノロール(インデラル®)は有効なβ遮断薬の一つである。Ca拮抗薬のニカルジピン(ペルジピン®)

は即効性で降圧作用が強い．脳血流増加作用が強いことから以前は保険診療上，「頭蓋内出血で止血が完成していない患者，脳卒中急性期頭蓋内圧亢進は使用禁」とされていたが，現在は保険適応が認められている．ジルチアゼム（ヘルベッサー®）は房室ブロックをきたしやすく，降圧作用もニカルジピンに劣ることから，ニカルジピンが第一選択とされることが多い．

他の降圧薬としては，ニトロプルシッド（ニトプロ®）の静注も効果的な場合がある．降圧薬投与にて効果が発現しない場合に複数種の血圧降下薬を使用してもよいが，ミダゾラム（ドルミカム®）等の鎮静薬や麻薬系鎮痛薬との併用が有効な場合もある（ただし意識レベルの評価が困難になることに注意）．以前汎用されたニフェジピン（アダラート®）の舌下投与は推奨されておらず，これは広く浸透し近年臨床使用される場面に遭遇することはなくなった．

▶脳外科周術期の血圧管理

脳灌流圧〔cerebral perfusion pressure（CPP）：基準値70〜100 mmHg〕を目標として，血圧管理を行う．脳灌流圧CPPは平均動脈圧（mean arterial pressure, MAP ≒ 拡張期圧＋（収縮期圧 − 拡張期圧）/3）と頭蓋内圧（intracranial pressure：ICP）の差であり，CPP = MAP − ICP となる．CPPの変化に対しても，脳血流量（cerebral blood flow：CBF）は自動調節能により一定に調節される．CBFの自動調節には下限値（MAP 50 mmHg）があり，これ以上を保つようにする．高血圧症例では自己調節の下限値が基準値より高い値にセットされている可能性があることから，確実性を得るために発症前の血圧値を目標とした管理を行う．一方，ICP異常高値を示す重症頭部外傷例では，自動調節能が破綻しておりICPが血圧依存性になっている場合がある．

抗痙攣薬

外傷後早期や脳外科術後早期には，神経細胞の被刺激性亢進により痙攣をきたすことが多い．痙攣は胸腔内圧の上昇からICP上昇をきたし，脳代謝の亢進よりCBF増加を引き起こす．また，数分間持続すると低酸素血症，高二酸化炭素血症を誘発するので即刻停止を図る必要がある．従って，患者が痙攣をきたした場合は初めに気道を確保して酸素投与を行い，次にジアゼパム5 mg静注を3〜5分ごとに停止するまで最大20 mg投与する．再燃予防としてフェニトイン（アレビアチン®）250 mgを5分以上かけて静注，あるいはホスフェニトイン（ホストイン®）22.5 mg/kgを静注する．痙攣が重積する場合には，筋弛緩薬投与により気管挿管〜人工呼吸を行い，ミダゾラムやプロポフォール持続静脈内投与を行う．引き続き，血液ガス分析により低酸素血症や高二酸化炭素血症の有無を確認し，さら

＊3 神経原性肺水腫：延髄や視床下部の損傷に関係し，交感神経作動物質が大量に分泌され，肺静脈圧の上昇と肺毛細血管の膜透過性が亢進し，肺間質の浮腫と肺内シャントの増加の結果，肺コンプライアンスと肺実質容積が減少する．呼吸不全とピンク色の泡沫状の喀痰の排出をみる．処置としては，ICPの正常化と呼吸管理が重要である．人工呼吸管理としてはPEEPを上げるが，これによりICP上昇や心拍出量低下をきたす場合があることを念頭において，呼吸器の設定することが重要である．薬物治療法にはニトログリセリン（ミリスロール®）0.5〜1.0 μg/kg/分持続静注の開始，利尿薬投与（フロセミド静注，心房性利尿ペプチド・ハンプ®持続静注）を考慮する．

に電解質や血糖値の確認および補正を行う．意識レベル低下や運動麻痺などが認められる場合は，CTで術後出血や浮腫などの器質的要因を検索する．なお，筋弛緩薬投与後では肉眼的に痙攣を認められない場合でも，脳細胞の電気的過活動（＝てんかん状態）は継続していることに注意しなくてはならない．

全身評価

▶医療面接

初期診療後の全身に対する詳細な視診・触診・聴診を短時間で正確に行う．ただし，患者が重篤な場合には不必要に時間を費やしてはならない．四肢末梢動脈は，その開存性と動脈硬化の有無についてもチェックする．また，頸部のbruit（ブルイ）は頸動脈狭窄の，腹部のbruitは腎動脈狭窄を有する可能性を示唆する所見であり，重要な情報である．以上に加えて，脳神経周術期患者については，神経学的評価についても迅速に行わなくてはならない．

▶画像検査

● X線

・頭部単純X線

レントゲン撮影は，比較的簡便であり救急対応時の重要な検査法の1つである．通常，前後像・側面像・前後半軸位像の撮影を行い，適宜他方向からの撮影を検討する．頭蓋骨の線状骨折や陥没骨折の有無等を評価する．

・頸椎X線

外傷症例では，頭部X線のみならず頸部についても行うべきである．両側上肢が撮影の障害とならないよう十分に足方向へ牽引し，頸椎全体が撮影されるようにする．高齢者に認めることが多い椎体後面の骨棘形成や後縦靱帯骨化症では，頸椎脱臼がなくとも頸髄損傷を起こしている可能性があり，注意が必要である．

・胸部X線

脳外科患者であっても，内因性・外傷疾患にかかわらず救急治療の領域では全例で施行するのが基本である．内因性疾患の場合，気管挿管のチューブ位置確認や心印影拡大・神経原性肺水腫の有無，さらには大動脈疾患を考慮して縦隔の評価が必要となるためである．

● 頭部CT

頭蓋内の出血・梗塞・膿瘍・腫瘍に注意が集中しがちだが，脳CTをみるときは，まず第四脳室・中脳水道と脳底槽に空間が認められるか，急性脳腫脹・5mm以上の正中偏位（midline shift）がないか，などを確認することも重要である．空間消失の所見は眼前の患者に生命の危機が迫っており，なんらかの緊急処置が必要であることを示すものである．従って，この所見を認めたら，今後の治療方針について緊急に検討しなければならない．

なお，脳梗塞でのCT検査は有用であるが，明らかな異常〔低吸収域（low density area）の存在〕を検出するためには6時間程度の時間が必要であり，発症早期には典型的な異常所見を認めない場合もある．このとき，有用な所見としてはearly CT sign[5]が挙げられ，MRI検査による診断が困難である場合には，臨床像と併せて迅速な評価を行うことが可能である．

- early CT sign
①レンズ核の不明瞭化
②皮質髄質境界の不明瞭化
③脳実質の淡い低吸収域の出現
④脳溝の不明瞭化
⑤閉塞動脈に一致した高吸収域（hyperdense MCA sign，MCA "dot" sign）

　脳実質のみならず頭皮・頭蓋骨に至るまでCT所見をチェックする。帽状腱膜下血腫や頭蓋骨骨折は打撲部位を教えてくれる。頭蓋骨骨折，頭蓋底骨折で頭蓋内空気を認めた場合は，今後髄膜炎の発生に特に注意しなければならない。頭部外傷症例では，遅発性脳内血腫をきたすことがあることから，入院時脳CTで異常所見がなくとも3〜6時間後の再検査が望ましい。

● 脳MRI

　MRI検査法は超急性期の脳梗塞診断に有用であり，頚髄損傷の急性期評価についても同様である。近年では磁気対応可能な人工呼吸器等の医療機器の開発により施行が可能とあり，これにより救急領域でも適応となる症例が増加した。

● 血管造影

　CT angiographyやMR angiographyなどの低侵襲検査の開発により，脳血管造影の適応は少なくなった。ただし，高い空間分解能・時間分解能により，急性期の早期脳梗塞の診断などに有用である。一方，脳梗塞に対する血栓吸引等の血管形成術や，くも膜下出血の原因である脳動脈瘤に対するコイル留置術の施行に本法は必須であり，今後その需要がさらに増加すると考えられる。

● 超音波検査

　脳外科領域での適応自体は他領域に比べて少ないかもしれないが，救急処置の原疾患の診断や病状評価には重要な検査法の一つである。救急処置を要する原因としては心原性が多く，心筋や心臓弁の機能に加えて心嚢液貯留の有無が評価可能である。さらに，大動脈疾患の診断も可能な場合がある。

● 心電図

　画像評価には含まれないが，救急の場では前述した通り心原性疾患が多く認められ，急性冠症候群や急性心筋炎等が診断可能である。

救急手技

▶中心静脈路[6]

　局所麻酔を行った後，内頚静脈，外頚静脈，鎖骨下静脈，大腿静脈（図2A）のいずれかをアクセス部としてカテーテル挿入を行う。近年では安全性を考慮して，エコーガイドによる静脈穿刺がしばしば行われる（図2B）。なお習熟していない術者による内頚静脈穿刺の場合，頚部屈曲や圧迫行為により脳圧上昇をきたす場合がある。

▶観血的動脈路

　橈骨動脈や大腿動脈をブラッドアクセスに，出血などの合併症をきたさないように手技を行う。

▶ドレナージ(図3)

- **胸腔ドレナージ**
  緊急ドレナージの適応は緊張性気胸に対する場合であるが,多発外傷時の血胸も適応となる。

- **心嚢ドレナージ**
  急性心筋梗塞後心破裂や急性大動脈解離に合併する心タンポナーデが対象となる。

▶気管切開,輪状甲状間膜切開

緊急気道確保として気管切開術は習得しておきたい手技の一つである。近年,Seldinger

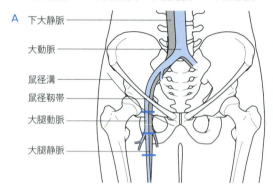
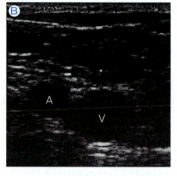

図2 大腿静脈
A:大腿部血管のシェーマ。
B:大腿動静脈エコー図短軸像(A:大腿動脈,V:大腿静脈)

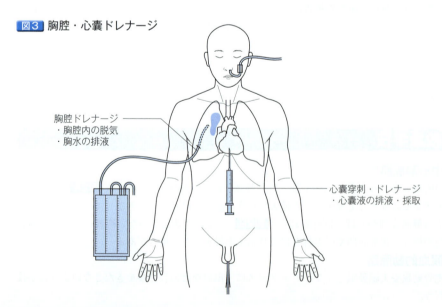

図3 胸腔・心嚢ドレナージ

法を用いた経皮的気管切開法も施行可能であり（Portex社，Percutaneous Tracheostomy Kit®など），緊急気道確保法の1つである輪状甲状間膜穿刺・切開の応用としてや長期気管挿管や抜去困難症例に対しても本法は有用である。

▶補助循環治療

心機能低下に対してはカテコラミン投与を行うが，効果不十分であり循環動態が維持されない場合は，大動脈内バルーンパンピング（intra-aortic balloon pumping：IABP）や経皮的心肺補助循環装置（veno-arterial extra-corporeal oxygen membrane oxygenation：V-A ECMO）を考慮する。

抗不整脈薬に加えて，有症状（幻暈や失神）徐脈性不整脈に対しては高度房室ブロック，薬剤抵抗性頻脈性不整脈に対してはペースメーカー治療が適応となる。

▶血液浄化法

AKI（acute kidney injury）により整体に恒常性を維持・確保できない場合には，体外循環装置（いわゆる透析器）による血液浄化を行う[7]。

ICU管理：救急処置後後療法[8]

集中治療室（Intensive Care Unit：ICU）は，重症患者に必要な多くの器材が備わっている。従って，入室してライン整理や器械への接続が終了すれば，患者にとって最も安全な場所となるが，到着までの過程，すなわち搬送中がトラブル発生の最も危険な時間帯であることに注意する。

▶呼吸管理

●酸素療法

動脈血ガス分析は必須である。加齢に伴い動脈血酸素分圧（PaO_2）は低下する（表4）。

酸素投与中の酸素化能の簡便な指標としてPaO_2/FiO_2（動脈血酸素分圧÷吸入酸素分画，P/F比），基準値が400以上（健常人は酸素濃度21%でPaO_2 100であるからP/F比は100/0.21=476）は有用である。酸素投与法によるFiO_2[*4]を表5に示す。

PaO_2を知るには動脈血採血が必要であり，人工呼吸管理を必要とする症例では血圧測定目的と併せて観血的の動脈圧ラインを留置する。経皮的酸素飽和度測定装置（パルスオキシメータ）は，持続的・非侵襲的に動脈血酸素飽和度（SpO_2）の確認が可能である。ただし，SpO_2はPaO_2と直線的ではなくS字状カーブの関係にあること，ある種の薬物や毒物・血圧低値時は過大評価されること等には注意が必要である。また，末梢循環不全状態の場合は指尖脈波が低下して測定不可能となる。

脳神経外科疾患ではPaO_2 150mmHgを目標としてFiO_2を設定する。低酸素血症は組織酸素化の障害に加え，ICPの上昇をきたすため，絶対に避けなければならない。

●人工呼吸治療[9]

動脈血二酸化炭素分圧（$PaCO_2$）は，脳血流量・脳血液量・ICPに影響する大きな因子である。意識・自発呼吸を認めない，あるいは確実なPaO_2・$PaCO_2$管理を目的とする場合は，

---

*4 FiO_2：正確にはFiO_2ではなくFIO_2だが，アルファベットの"I（アイ）"と漢字の"1（いち）"の記載が見間違いやすいため，このように記載。

人工呼吸管理を行う*5。当施設では，換気様式は圧支持換気法（pressure control ventilation：PCV）＋終末呼気陽圧法（positive end-expiratory pressure：PEEP）を基本としている。補助圧により十分な換気容量が得られない場合には容量支持換気法（volume control ventilation：VCV）を行い，呼吸器離脱の際には同期的間欠的強制換気法（synchronized intermittent mandatory ventilation：SIMV）を用いる場合もある。

　気管内挿管による人工呼吸管理症例に対する鎮静は，後述するミダゾラム（ドルミカム®）やプロポフォール（ディプリバン®），デクスメデトミジン（プレセデックス®）が汎用される。フェンタニル（フェンタネスト®）やモルヒネ，あるいはブプレノルフィン（レペタン®）などの鎮痛薬併用は有用である。

● 感染対策

　髄膜炎や脳炎等の内因性疾患，頭部外傷による直接感染，あるいは頭蓋底骨折に合併した逆行性感染，手術に関連する感染症など，脳外科領域だけでも多くの感染症が存在する。また，不必要な中心静脈栄養の投与は感染の危険性を増大させる。理由としてカテーテルからの感染のみならず，腸管からの栄養摂取遅延により腸管粘膜の萎縮をきたし，腸管内細菌が脆弱となった粘膜粘膜より血液内へ侵入することが感染症をきたす〔＝bacterial transtocation,「栄養管理」（p.615）参照〕。さらに，人工呼吸治療中の患者では人工呼吸器関連肺炎（ventilator-associated pneumonia：VAP）*6 と称する感染症に留意が必要である。喀痰の吸引チューブや加湿器を感染経路とすることが多く，予防処置として閉鎖式吸引チューブの使用が推奨される。肺炎を疑う症例については，積極的に喀痰や血液培養検査を施行し，感染と判断されたら迅速に適切な抗菌薬投与を行う。喀痰の自己喀出が不十分な場合は，気管支ファイバー下に気管支分泌物の吸引を検討する。

表4 各年齢のambient air（大気酸素濃度）におけるPaO₂基準値

$PaO_2 = 107.4 - 0.43 \times 年齢$

年齢	PaO₂
20歳	100 mmHg
40歳	90 mmHg
60歳	80 mmHg
80歳	70 mmHg

表5 各種酸素投与方法別のおよそのFiO₂値

L/分	鼻カニューレ	単純型マスク	貯気バッグ付きマスク
1	0.24		
2	0.28		
3	0.32		
4	0.36		
5	0.40	0.4	
6	0.44	0.5	0.6
7		0.6	0.7
8			0.8
9			0.9
10			0.99

*5 人工呼吸器関連肺障害（VALI）：酸素化能改善や二酸化炭素排出を目的として行われる人工呼吸治療ではあるが，正常血液ガスの確保のために行われる器械の条件設定により自らの肺を損傷する場合があり，これを人工呼吸器関連肺障害（ventilator associated lung injury：VALI）とよぶ。

*6 人工呼吸器関連肺炎（VAP）：人工呼吸器を装着後48時間経過後に新規発症した呼吸器感染を称する。気管挿管時の口腔内・胃内容物による誤嚥や，口腔内分泌物がカフと気管との隙間やカフの皺に沿って流れ込むのが主な原因と考えられている。

● 鎮痛・鎮静

　疼痛やストレスは，それ自体が血圧やICPの上昇をきたす。また，体動，不穏，痙攣，shivering，硬直発作などは脳出血，浮腫を増悪させる危険があり，処置，検査の妨げにもなる。また，重症患者では人工呼吸治療がしばしば行われ，この際も鎮静は多くの症例では必須の治療となる。以上より，原疾患の治療に加えて鎮静および鎮痛は脳外科領域での重要な治療の一つである。このため，意識レベルや症状をマスクする影響を承知のうえで，十分な沈静を行わねばならない場合もある。

　投薬内容としては，前述したミダゾラムやプロポフォール，デクスメデトミジンに加えて意識レベルを確認する際には覚醒の早いプロポフォールが有用である[10]。疼痛は交感神経系の緊張を高め，血圧上昇，脳圧上昇，頻拍，不整脈や不穏状態を引き起こすため，十分な鎮痛を行うことが重要である。効果が確実であるかということから，鎮痛薬は経静脈的に投与する。主に麻薬系鎮痛剤を用いるが，中枢性の呼吸抑制をきたすため，人工呼吸器下での使用が望ましい。

● 栄養管理

　近年では，外傷を含めた急性期治療における栄養管理の重要性が強調されている。栄養開始が遅れ窒素バランスが負に傾くと回復するのに数週間かかり，感染をはじめとする免疫能の低下や人工呼吸器からの離脱困難を引き起こし，予後も不良となる。従って意識障害が長期にわたる症例や，呼吸状態が不良で気管内チューブが術翌日に抜管できない症例においても，速やかなカロリー投与へとステップアップしていく。ブドウ糖の過剰投与は，炭酸ガスの産生を増加させうる。このために，換気不全の患者では$PaCO_2$が増加する可能性があり，ときに人工呼吸器からの離脱（weaning）を遅らせる原因にもなる。そこで人工呼吸器からの離脱が困難な症例では，呼吸商を低下させて適切なweaningを図るため，脂肪製剤を積極的に投与する。一例としては，10％脂肪製剤（イントラリポス®，イントラリピッド®）200mL/日を20〜30mL/時の速度で投与する。

　経静脈栄養のみを補給経路とすると，高率に胆汁うっ滞，肝胆道系酵素異常を合併する可能性がある。また，近年早期からの経腸栄養の開始が勧められる理由として，①腸管を利用することにより腸内細菌に対するバリヤーが保たれ，bacterial translocation（BT）[*7]を予防し感染発症の減少が報告されている，②経腸栄養開始により中心静脈カテーテル早期抜去が可能となり，カテーテル感染の減少が期待される，ことなどが挙げられる。なお，医師単独による施行ではなく，栄養サポートチーム（nutrition support team：NST）の結成により，より適切な栄養管理が期待される。

● 輸液・輸血管理

　輸液過剰は神経原性心不全と類似した，うっ血に起因する肺水腫をきたす可能性がある。また，輸血はアレルギー反応や肝炎ウィルス感染などの副作用の他に，輸血関連性肺障害（transfusion-related lung injury：TRALI）と称される肺胞障害をきたす可能性があり，施行に際して注意が必要である。

[*7] Bacterial translocation（BT）：Bergら[10]が「腸管内の生菌が腸管外組織に移行すること」と定義，その後「生菌以外にも死菌やエンドトキシンなどが腸管腔から腸管壁を越えて移行すること」と変遷している。これは，腸管粘膜に備わる細菌や毒素の侵入を阻止する生体防御器官としての機能が，中心静脈栄養による禁食などが原因となり障害されて，重症感染症をきたすことを示す。

・**TRALI**
①病態
　輸血中，もしくは多くは輸血後6時間以内に起こり，両側性浸潤影増強を呈し低酸素血症を認める透過性亢進型肺水腫(非心原性肺水腫)である。
②診断
　赤血球のみならず，すべての血液製剤で少量でも発症しうる。診断にはAECCのALI/ARDSの診断基準が使用される。
③予防と治療
　抗白血球抗体陽性血液の使用禁止，供血者抗白血球抗体スクリーニングを行い，発症した場合には速やかに酸素治療(必要であるなら人工呼吸治療)を開始する。

● **体温管理療法**[11,12]
　体温は脳損傷の病状に左右する因子であり，低体温療法は神経細胞保護作用，および脳血管壁保護作用が認められ，その有効性が期待される。蘇生後意識障害遷延症例に対して32〜36℃内に設定し，24〜48時間で復温する。対象疾患としては，心肺停止蘇生後脳症，頭部外傷等が挙げられる。心室細動の蘇生後患者に対する正常体温群と低体温群の二群に分けた治療では，ランダム化比較試験(randamized controlled trial：RCT)にて神経学的予後の改善効果が認められた。なお，体温管理中に伴って生じる合併症を最小限に留めることにより，転機の改善効果が期待される。

・方法
　蘇生後の目標体温は34〜36℃の低体温であり，導入は速やかに開始して受傷の6時間以内には設定体温に到達することが目標である。重要なことは高体温状態の回避である。復温は24〜48時間内に行われる。

・合併症
①感染症
　免疫能の低下，鎮静や筋弛緩薬投与に伴う喀痰排出困難，咽頭反射消失に伴う誤嚥などが原因である。
②循環障害
　血液の液体成分血管外漏出により，静脈還流が減少する。一方，血液粘性の亢進による後負荷増大も生じる。これらにより，末梢循環不全をきたすことがある。
③低カリウム血症，血小板減少

▶ **救急領域で使用される主な薬剤**[13]（表3）
● **不整脈**
　脳血管障害急性期，特にくも膜下出血急性期には約90％に不整脈を認め，約20％に致死的不整脈が出現する。一方，心血管系疾患既往患者や周術期の患者にも不整脈はしばしば認められることから，不整脈に関する知識は重要である。

・徐脈性不整脈
　心拍数が60回/分未満を徐脈とよぶ。心拍数40〜60回/分程度の洞性徐脈では自覚症状は乏しいことが多く，血行動態が維持されていれば経過観察を基本とする。脳圧亢進に伴う徐脈については，原因除去も併せて検討する。
　徐脈の治療には，アトロピン(アトクイック®)1A＝0.5mgを静注する。0.5mg未満の

少量を投与すると徐脈を助長する場合があるため，注意が必要である。

- **上室性頻拍**

心拍数が100回/分以上を頻拍とよぶ。一般に心拍数140～150回/分以上では，心室血液充満不良に伴い心臓からの血液駆出が低下する。

上室性頻拍については，第一に循環血液量減少，低酸素血症，貧血，発熱，不穏状態，疼痛，心筋虚血，心不全の可能性を検討する。これらが存在しない場合，あるいは補正された後においても循環動態が不安定な不整脈に対しては，抗不整脈薬の投与を考慮する。ジゴキシン（ジゴシン®）0.5A＝0.125mg～1Aの静注では効果発現に時間を要するから，ベラパミル（ワソラン®）1A＝5mg（生理食塩水で溶解し計20mLとして2mLずつ静注）は薬効発現が速やかである一方，持続性を有していない。従って，即効性はないが持続性のあるジゴシン®との併用がしばしば効果的である。ただし，血圧低下に注意する。

発作性上室性頻拍（paroxysmal supraventricular tachycardia：PSVT）の場合にはATP（アデホス®）10mgをbulusに静注する（緩徐な投与では薬効が発現しない）。難治性で自覚症状が強い場合は，鎮静薬/麻酔薬投与下に電気的除細動（cardioversion；心電図に同期させて放電）を試みる。短時間型β遮断薬であるランジオロール（オノアクト®）は，術中や術後ICUにてしばしば使用される。

- **心室性期外収縮（premature ventricural contraction：PVC）**

多形性PVC，2連発以上，R on T型（期外収縮が先行するT波に重なるもの）では，心室頻拍や心室細動へ移行する可能性が高率あり，迅速な治療が必要となる。低酸素血症低カリウム血症や低カルシウム血症がないかをチェックし，リドカイン（キシロカイン®）1～1.5mg/kgの静注を行う。

- **心室頻拍，心室細動**

脈波が触知できる心室頻拍であれば，ある程度治療開始に時間的猶予がある。リドカイン（キシロカイン®）1～1.5mg/kg，またはアミオダロン（アンカロン®）を持続静注する。脈派が触知しない心室頻拍（無脈性心室頻拍），あるいは心室細動の場合は緊急にDC（direct current；電気的除細動）を二相性除細動器では200Jでのshockを行う。胸骨圧迫等のCPRを行い無効な場合はCPRを継続しながらエピネフリン（ボスミン®）1mgの静注，再度DC施行を試みる。drug，shock，drug，shockを繰り返す。

- ● **鎮痛薬**
- **フェンタニル**

静脈内投与は，呼吸抑制をきたすことにより低酸素血症を生じて脳障害を助長する可能性があるため，呼吸状態の増悪に十分注意を払う。

- **モルヒネ**

静脈内投与は，前述したフェンタニルと同様の副作用に留意する。

- ● **鎮静薬**
- **プロポフォール（ディプリバン®）**

[特徴]導入が速やかで，投与終了後の意識回復も早い。鎮痛作用はない。蓄積作用が少なく，鎮静深度の調節が良好。脳代謝は用量依存性に低下，直接的な脳血管収縮作用ならびに脳代謝の抑制により脳血流は減少する。脳血流の自己調整能は保持され，抗痙攣作用を有する。

[使用法] 0.5mg/時で開始し，5～10分ごとに0.5mg/kgずつ増量し，効果をみながら調節する．
[副作用] propofol infusion syndrome[14]：筋融解，代謝性アシドーシス，心不全，不整脈などの全身症状（＋）をきたす．

・ミダゾラム（ドルミカム®）

[特徴] 短時間作用性ベンゾジアゼピン系水溶性薬剤であり，催眠・鎮静・抗不安作用を有する．脳虚血に対する脳保護作用があり，抗痙攣作用も有する．脳血流を減少させるが，脳酸素代謝はあまり変化させない．
[使用法] 初回に0.03mg/kgを1分かけて静注し，必要に応じて0.03mg/kgを少なくとも5分以上の間隔を空けて追加投与する．維持には0.03～0.18mg/kg/時投与する．

・デクスメデトミジン（プレセデックス®）

[特徴] α_2アドレナリン受容体作動薬であり，鎮静・鎮痛・抗不安作用を有する．呼吸抑制作用を有していないこと，せん妄症状に対して有効であることから周術期使用が効果的である．
[使用法] 成人で初回6μg/kg/時（/分でないことに注意！）で10分間静脈内へ持続投与し，引き続き至適鎮静レベルが得られるように0.2～0.7μg/kg/時 0.5mg/時で維持する．

脳外科救急

▶緊急（ベッドサイド）穿頭

頭部外傷や内因性による急性頭蓋内血腫（硬膜外および硬膜下血腫）が急速かつ進行性に増大し，意識レベル低下・瞳孔不同など，症状も急速に悪化した場合，ベッドサイドで緊急に1～2ヵ所のburr holeを穿って血腫除去を施行する．手術室での緊急開頭術を行うまでの準備時間を得ることが可能となる．ただし，タンポナーデ効果が失われて，burr holeから大量の頭蓋内出血をきたし，心停止に至る場合があることに留意する．

▶ICPモニター測定

局所麻酔を行いICPモニターカテーテルを留置する．ICPモニター測定の結果で高値を認める場合には，脳圧降下治療法を行う．

● 頭部挙上体位

頚部屈曲によりICPは上昇するため，頭部を正中位に保つだけで頚静脈うっ血改善によりICPが劇的に低下する場合がある．頭部挙上は30°付近が最もICP低下とCPP維持の双方を満たすのに適した体位である．

● 呼吸管理

血液ガスを検査し，$PaCO_2$が40mmHg以上であれば過換気療法を施行して30～35mmHgを目標に調節する．過度の過換気（$PaCO_2$：20～25mmHg）は脳虚血や心筋虚血を引き起こし，予後を増悪させる可能性がある．過換気によるICP低下効果は24時間程度であり，長期間の実施は有用ではない．過換気療法後はリバウンド現象がみられるので，24～48時間かけて緩徐に$PaCO_2$を基準値に戻す．

● 浸透圧利尿薬

20% D-マンニトール100～200mLを10～30分で静注する方法である．10%濃グリセリ

ン(グリセオール®)は初回500mLを2～3時間かけて投与し，以後200mLを1日2～4回，1時間程度かけて投与する．

● バルビツレート療法

バルビツレートでICPをコントロールする方法がある．バルビツレートは痙攣を抑制するとともに，脳代謝を減少させる作用を有する．最初の10時間ペントバルビタール(ネンブタール®)5mg/kg/時を持続静注し，その後1mg/kg/時を持続静注する．

● 低体温療法

低体温療法，脳低温療法に関しては現在議論されている．予後に対して無効であったという報告が多いが，脳血管障害発生後の高体温が予後を悪化させることに関しては異論はないと思う．少なくとも脳温，あるいは体温が常温を維持できるような管理は必要であろう．

(中田一之，堤　晴彦)

文献

1) 日本蘇生協議会監修. JRC蘇生ガイドライン2015. 医学書院, 東京, 2016.
2) 野々木 宏 監修. アメリカ心臓協会 心蘇生と救急心血管治療のためのガイドライン2010 American Heart Association. シナジー, 東京, 2012.
3) 井上哲夫, 近江明文, 須崎紳一郎, 他. 緊急気道処置管理マニュアル. メディカル・サイエンス・インターナショナル, 東京, 2003.
4) 中川雅史, 上農喜朗. Difficult Airway Management ―気道管理スキルアップ講座―. 克誠堂出版, 東京, 2010.
5) 清水敬樹. 救急・ICU 画像診療マニュアル. 羊土社, 東京, 2007.
6) 森脇龍太郎, 中田一之. 必ずうまくなる! 中心静脈穿刺. 羊土社, 東京, 2007.
7) 柴垣有吾. CRRT. メディカル・サイエンス・インターナショナル, 東京, 2010.
8) 稲田英一. ICUブック第4版. メディカル・サイエンス・インターナショナル, 東京, 2015.
9) 日本呼吸療法医学会, 人工呼吸中の鎮静ガイドライン作成委員会. 人工呼吸中の沈静のためのガイドライン. 人工呼吸 2008; 24: 146-67.
10) Berg RD, Garling AW. Translocation of certain indigenous bacterial from the gastro-intestinal tract to mesenteric lymph nodes and other organs in a gnotobiotic mouse model. Infect Immun 1979; 23: 403-11.
11) Kaneko T, Kasaoka S, Nakahara T, et al. Effectiveness of lower target temperature therapeutic hypothermia in post-cardiac arrest syndrome patients with resuscitation interval of <30min. J Intensive Care 2015; 3: 28.
12) 重症頭部外傷治療・管理のガイドライン作成委員会 編. 重症頭部外傷治療・管理のガイドライン 第3版. 医学書院, 東京, 2013.
13) Hollenberg SG, Parrillo JE. Pharmacological circulatory support. In; Barie PS, Shires GT eds. Surgical Intensive Care. Little Brown, Boston 1993.
14) Cremer OL, et al. Long-term Propofol infusion and cardiac failure in adult head-injury patients. Lancet 2001; 357: 117-8.

IX 救急疾患

人工呼吸管理

人工呼吸の適応

▶すでにガス交換(=酸素化と換気)が障害されている場合

まずは酸素化(O_2)と換気(CO_2)の数値が，患者の現状に対して適正かどうかがポイントとなる．後述のように，酸素の過剰投与はかえって状態の悪化を引き起こすリスクがあり，通常は経皮的酸素飽和度(SpO_2)，適宜動脈血酸素分圧(PaO_2)を指標に適正な酸素投与を行う．

投与される酸素濃度に比べPaO_2が相対的に低値であれば，すでにガス交換の障害が存在していると判断すべきである．PaO_2/FIO_2(酸素化指標)は，急性呼吸促迫症候群(acute respiratory distress syndrome：ARDS)をはじめ，種々の呼吸障害の指標に用いられる．

換気の障害は，呼吸数の増加(または1回換気量の増加)によっても二酸化炭素(CO_2)の貯留を改善できず，$PaCO_2$の上昇に比例して呼吸性アシドーシス($pH<7.25$)が急速に進行する場合と，CO_2ナルコーシスによって意識障害が出現した場合に問題となる．

この状態を放置すると，低酸素状態での頻脈・頻呼吸が続き，呼吸を行う呼吸筋である横隔膜，肋間筋が疲弊しきって，呼吸数が逆に減少し始め，危険な状況に陥る．同じ理由から，心不全も進行し，最終的にはショックに陥り心拍数が減ってくる．これも心停止に至る危険性がある．特に低酸素血症は短時間に患者の状態を悪化させるので，その前に手を打つことが肝要である．

▶このままでは遅からずガス交換の障害(=呼吸不全)に陥る危険性が高い場合

頻呼吸，すなわち呼吸数を増やすことによってO_2とCO_2の値が現状では適正に維持されていたとしても，その状況に改善がみられなければ，患者は額に脂汗を浮かべ，心拍数はドンドン速くなり，不穏状態となって，程なく上記と同じ状況に至る．このような病態を呼吸不全といい，その状態に陥る前に人工呼吸によるサポートを開始して酸素化を保ち，CO_2を呼出し，呼吸筋を休めることで，呼吸不全とそれに伴うさまざまな合併症を予防することができる．いったん悪化してしまった呼吸不全(+そのほかの臓器不全)を改善させるよりも，このほうが患者への負担は少なく，気管挿管の必要な期間や，ICUの入室期間，そして予後を改善し，医療費を抑制できることになる．

人工呼吸器によって改善できるもの

▶酸素化

酸素化とはPaO_2(またはSaO_2)を上昇させることであり，最も簡単な方法は，①吸入気酸素濃度(fractional concentration of oxygen in inspiratory gas：FIO_2)を上げる，すなわち人工呼吸器の供給する酸素濃度を高くすることで，酸素化を改善することが可能となる．

また，②PEEP(positive end-expiratory pressure)，すなわち呼気終末に肺に陽圧をかけておくことでFRC(機能的残気量)を増大させて，虚脱する(無気肺に陥る)肺胞の数を減らし，肺胞における酸素の取り込みを増すことで酸素化を改善する。③吸気終末にポーズ(end-inpiratory pause：EIP)を置いて肺胞の開放を促したり(図1, 8 も参照のこと)，吸気と呼気の割合(通常は吸気相：呼気相＝1：2～3程度)を逆転〔吸気呼気比逆転換気(inversed ratio ventilation：IRV)〕させることで吸気時間を長くとり酸素化を改善できる。④一定量以上の分時換気量を保つことも酸素化を維持するのに必要である。

しかし，最も本質的な改善方法は，酸素化が悪化した原因を検索し，それを取り除くことであることを忘れるべきではない。具体的には，うっ血性心不全に伴う肺水腫，長期臥床や低栄養からくる両側胸水貯留によって起こる背側無気肺，細菌性肺炎そのものなどが挙げられる。ただし，高濃度酸素投与により，無気肺，高二酸化炭素血症の誘発，気道や肺組織の障害を引き起こす可能性があり注意が必要である。

▶適正な換気(管理目標とすべきPaCO₂は患者の状態による)

基本的に，患者のPaCO₂は血液や脳髄液のpH，体内のCO₂濃度など呼吸中枢へのいろいろな刺激により患者自身が決定している。頭蓋内圧上昇時に過換気となってPaCO₂が下がることはその意味で合目的的といえる。ただ，場合によっては過剰な過換気による脳血流の低下から，結果的に脳虚血を招く危険性を伴う。特に，頭部外傷や脳卒中において，最初の24～48時間における過換気は脳虚血により予後を悪化させるため必要最小限とする。一方，意識障害からくる上気道の狭窄や鎮静薬による呼吸抑制によって高二酸化炭素血症となり，脳血管が拡張して脳浮腫となり頭蓋内圧の亢進をきたす場合もある。

PaCO₂は分時換気量(minute volume：MV)の大小によって決定されるので，人工呼吸器では，1回換気量(tidal volume：TV)と呼吸数／分(respiratory rate：RR)を決定し，TV×RR＝MVから目標とするPaCO₂に近づけていく。自発呼吸がある場合には，分時換気量を保つために，強制換気を一定回数追加する同期間欠的強制換気(SIMV)がある。1分間にTVとRRを決め，自発呼吸に合わせて(同期させて)，その換気量だけは必ず保つように設定することで，必要MVを担保する方法である。

肺胞におけるCO₂の呼出は，通常は酸素化よりも保たれることが多く，病態が進行して初めて呼出障害が出現する。重篤な呼吸不全や進行したARDS，間質性肺炎の悪化，慢性

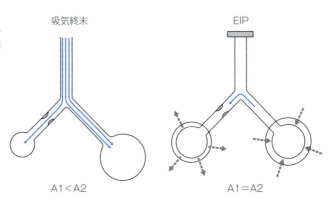

図1 EIPの効果
EIPを設定することで十分拡張しきれていなかった肺胞にも空気が供給される。

閉塞性肺疾患（COPD）末期などが原因となる。

またCO$_2$の体内での産生が増えても，結果としてPaCO$_2$が上昇することも考慮しておく必要がある。具体例として最も多くみられるのが，発熱によるCO$_2$産生の増加である。典型的にはスポーツの場合と同様，換気量が増えてCO$_2$はむしろ低下するが，人工呼吸器管理下では，これを見落としそのまま同じMVで管理していると，徐々にCO$_2$が貯留してくる。この他，栄養カロリーの負荷（ブドウ糖 + O$_2$ ⇒ 32 ATP + H$_2$O + CO$_2$），炭酸水素ナトリウム（メイロン®：NaHCO$_3$ + H$^+$ → Na$^+$ + H$_2$O + CO$_2$）でもCO$_2$が産生され血中濃度が増加する。

▶呼吸仕事量の軽減

外界から酸素を吸い込む場合には，横隔膜を下げ外肋間筋を収縮させて胸郭をつり上げることで，胸郭を拡張させて陰圧をつくり，肺を受動的に拡張させる。これを呼吸仕事量とよび，呼吸筋（横隔膜や外肋間筋）によって生み出される。吸気時にはシリンダーを伸ばすためのエネルギーを必要とする。呼気は伸ばしたスプリングを放して胸郭を縮め肺が元の形に復元するだけなので，エネルギーを要さない（ただし，気管支喘息の発作のときには呼気にもエネルギーが必要になる）。

これらの呼吸筋（+呼吸補助筋）はともに横紋筋であり，正常時はごく軽度のエネルギー消費で済むが，気道の狭窄，低酸素，高二酸化炭素の状態に陥り，強い吸気努力や呼吸の増加が継続すれば，多くのエネルギーを必要とするようになる。これに加えてショック，低酸素血症，低栄養，脱水などが重なれば，酸素，ブドウ糖，それを運ぶ血流が不十分となり，遅からず筋自体のエネルギー枯渇を起こしてくる。最後には呼吸筋が疲弊し呼吸数が減少，1回換気量も低下して呼吸不全に至る。こうなる前に人工呼吸器を用いてエネルギーを要する吸気を機械的にサポートすれば，呼吸筋を休め呼吸仕事量を軽減することが直接的な対処法となり，呼吸不全に陥るのを予防しつつ原疾患の治療に専念することができる。

▶加湿

人工呼吸に設置されている加湿器を使用すれば，100％加湿されており，呼気とともに失われる不感蒸泄は0で計算する。

気道の確保

▶エアウェイ

心停止患者など咽頭反射が消失している場合には口咽頭エアウェイ，消失していない場合には嘔吐を誘発する危険があるため，鼻咽頭エアウェイを用いる。気管挿管に手間取るよりも特別な技量を要せず短時間で舌根沈下を含む上気道閉塞を解除できる方法として，適応と挿入方法を熟知しておくとよい。

特に，脳神経外科領域では，意識障害患者に接する機会は多く，エアウェイに違和感や疼痛を感じない程度の意識障害ならば試してもよい。嘔吐や咳反射を誘発しやすいため，くも膜下出血の根治術前には使用すべきではない。また鼻咽頭エアウェイでは，挿管チューブよりは柔らかいとはいえ鼻粘膜を傷付け出血をきたす危険性があるのでrt-PA（遺伝子組み換え組織プラスミノーゲンアクチベーター：アルテプラーゼ®）の適応患者では避け

ることが望ましく，抗血小板薬や抗凝固薬の内服患者では慎重に挿入する．口咽頭エアウェイの場合には，位置がずれやすくむしろ気道を閉塞する危険性もあるので，断続的に位置確認が必要である．

▶気管挿管

最も基本的で確実な器具を用いた気道の確保の方法である．気道の確保とともに，人工呼吸器と接続するためにも必要となる．経口の場合には，手技的にも慣れており短時間で施行できるメリットがある反面，十分な鎮静と筋弛緩が必要なこと，固定が不十分となりやすいこと，口腔内の清潔を保ちにくく違和感も強いことが挙げられる．一方，経鼻挿管は，特別な器具なしに開口できない場合や座位でも施行できる．固定性もよく違和感が少ないうえに，口腔内を清潔に保てる．ただ，盲目的挿管にはある程度の経験が必要で，選択できるチューブの内径も経口に比べ細くなる．挿入時の頚部への負担，鼻出血，鼻腔内の常在菌の気管内への移入などのリスクを伴う．ただ，うっ血性心不全で仰臥位にできない場面で，起座位，鎮静なし，器具なしで施行する盲目的経鼻挿管は，救命のためにできれば習得しておきたい手技である．

挿管チューブ選択の目安は，成人男性で内径8.0～9.0mm（門歯から21～24cmの深さ），成人女性7.0～8.0mm（門歯から19～23cm），新生児内径3mm深さ10cm，1歳以上では小指の太さが内径と一致するといわれ，「4＋年齢/4（mm）」あるいは「5歳5mm15cm」と覚える．

▶緊急外科的気道

顔面の激しい外傷，アナフィラキシー，後咽頭血腫や膿瘍などにより，声帯を含む上気道に強い浮腫が生じ，挿管チューブの声門通過ができない場合に，気管切開よりも早く気管支に達することのできる輪状甲状靱帯切開（または穿刺）は習得しておくべき手技である．穿刺・切開すべき位置（図2）は確実に覚える．誤って甲状腺に切り込むと視野は大出血により気管にメスを入れても血液で窒息してしまう危険性がある．メスとペアンおよびカフつき気管カニューレ（6mm以下が緊急時に挿入しやすく内径も必要最低限は確保され

図2 穿刺位置
甲状軟骨下縁と輪状軟骨の間の狭いくぼみがターゲット（A：▽，B：○）．A：側面，B：正面

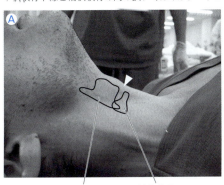
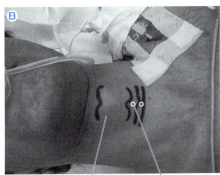

甲状軟骨　　輪状軟骨　　　　　　　　甲状軟骨　　輪状軟骨

る)で行うことも可能だが(図3, 4),市販のキットを使えばより速く簡便に確保することができる(図5, 6)。

▶気管切開

脳外科領域でも頻繁に行われる手技である。利点は,違和感や不安定性が少なく,交換が容易で口腔内の清潔を保てること,吸引や気管支ファイバーが簡便なことで,長期留置に適している。呼吸生理学的には挿管チューブに比較して死腔が少ないこと,気道抵抗が小さいことの2点である。肺胞に到達しないままに呼吸の度に出し入れされるチューブ内の空気はO_2とCO_2の運搬にかかわっておらず,このスペースを死腔とよび,小さいほど(チューブが短いほど)無駄がなくてよい。また細くて長いストローを使って呼吸をしてみれば簡単に理解されるが,内径が細いほど,そしてチューブが長いほど空気を吸う抵抗は大きい(死腔換気も加わる)。

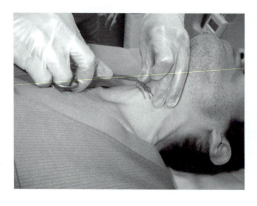

図3 輪状甲状靱帯切開①
メスで横切開後ペアンで広げる。立ち位置は患者の右側。

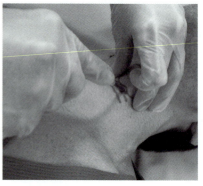

図4 輪状甲状靱帯切開②
内筒とともにカニューレを気管内へ押し込むところ。

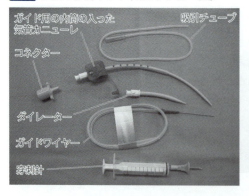

図5 市販の穿刺キット(セルジンガー法)

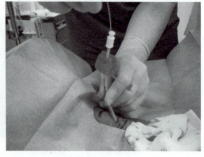

図6 市販のキットを用いた輪状甲状靱帯切開
立ち位置は患者の左側となることに注意。

人工呼吸器の開始基準

　以下①～⑥はあくまで目安であり，これに加味して⑦患者側の問題（高齢，低栄養，合併疾患の存在，日常生活動作），⑧悪化・改善のスピード，⑨持続時間などを考慮して人工呼吸器の使用を決定する．さらに重要なことは，⑩病室の管理レベル，すなわち一般病床の大部屋で管理するのか，術後のリカバリールーム・集中治療室に入室させるかによって，看護師の数，修練度，モニター類の充実具合に大きな差がある．呼吸不全に陥る危険性のある症例では，前もって人工呼吸器装着の経験が多く安全に使用できる病室へ移動させ，早めの気道確保と人工呼吸器への接続を考慮すべきである．脳神経外科領域においては，たとえ一時的でも低酸素や高二酸化炭素血症の合併は予後に大きく影響するため注意が必要であるが，近年の集中治療分野においては，PaO_2 を 60～70mmHg，SpO_2 を 90～96％ を維持することを推奨する報告が多い．

①酸素化
　［正常値（臥位）］$PaO_2 = 100 - 0.43 ×$ 年齢（mmHg）
　・酸素投与下でも $SpO_2 < 90\%$ を切る状況では絶対適応

②換気
　［正常値］$PaCO_2 ≒ 40 ± 5$ mmHg
　・$PaCO_2 > 50$ mmHg でさらに上昇傾向
　・pH＜7.20（呼吸性のアシドーシスの進行）
　・分時換気量＞10L/分，＜4L/分（または1回換気量＜5mL/kg）が持続

③呼吸パターン
　［正常値］呼吸数8～20回/分，外見的にも落ち着いた様子
　・努力様呼吸の継続，脂汗，鼻翼呼吸や陥没呼吸，呼吸補助筋の使用
　・呼吸数＞35/分または＜6/分

④バイタルサイン
　・血圧低下，頻脈，徐脈など循環不全を示す所見
　・心拍出量（cardiac output：CO）＜2.0L/分
　・落ち着きのなさ，不隠状態（結局は脳への血流，すなわち酸素，エネルギーの供給不足）

⑤意識障害（中枢神経症状）
　・気道の確保をしても自力排痰できない場合（気管挿管だけでは無気肺や肺炎の悪化が予想される場合）
　・GCS≦8または急速に2点以上の低下（呼吸状態の悪化予防）
　・頭蓋内圧亢進症状：意識障害に加え片麻痺，瞳孔不同，CT所見から（同上）

⑥その他
　・自発呼吸がない場合：蘇生後脳症，全身麻酔下，脳死状態，など
　・ギラン・バレー症候群：呼吸のモニタリング（呼吸数，SpO_2）が常に可能な状況でない限り，早めに気道の確保と人工呼吸によるサポートを考慮する．
　・COPD：CO_2 による換気（呼吸数）の刺激がすでに麻痺しており，体内の酸素濃度によって呼吸刺激が行われている．以前の血液ガスデータを参考に，$PaO_2 ≒ 60$ mmHg，$PaCO_2 ≦ 70$ mmHg，pH≧7.25を目標とする．呼吸数や換気量，患者の意識，感染症，元々

の日常生活動作などを参考に人工呼吸の適応を判断する．
・フレイルチェスト：胸部への鈍的外傷により，連続した数本の肋骨が1本につき2ヵ所以上で折れると吸気時に胸郭が陥没し，呼気時に膨隆する奇異呼吸が生ずる．その多くは直下に肺挫傷を合併しており，疼痛による排痰不良も手伝って，遅からず呼吸不全となるので，人工呼吸による陽圧換気で肺を内側から膨らませ（＝内固定），胸郭の動揺（flail chest）を最小限に抑制して，胸郭が安定してくるのを待つ．

人工呼吸器の使用にあたってのポイント

▶呼吸モードの種類（図7）

人工呼吸器の呼吸モード（換気様式）には，人工呼吸器が行う調整換気（controlled mechanical ventilation：CMV）と，患者の自発呼吸に合わせてサポートする補助換気（patient trigger ventilation：PTV）の2種類がある．自発呼吸がない場合や，麻酔中，低体温療法などではCMVを選択せざるをえないが，自発呼吸を残すPTVは，①吸気時に胸腔が陰圧となるため肺への血流が増え，生理的で合理的である，②患者自身の呼吸パターンを確認でき，呼吸筋の萎縮予防にもなる，③しっかりした咳反射の存在，など有利な点が多い．

CMVには，換気量を決定して強制的換気を行う従量式調節換気（volume controlled ventilation：VCV），肺へ押し込む圧の高さを決定して強制換気を行う従圧式調節換気（pressure controlled ventilation：PCV）がある（図8）．従量式は，設定した分時換気量を確実に保つことができるので，$PaCO_2$の管理がしやすい．肺側の問題で急激な圧上昇が生じた場合には安全のため気道内圧の上限アラームを設定しておくことで，それを超える

図7 呼吸モードの分類

APRV：airway pressure release ventialation
IRV：inversed ratio ventilation
PEEP：positive end-expiratory pressure
EIP：end-inspiratory pressure
PRVC：pressure regulated volume control
PCV：pressure controlled ventilation
VCV：volume controlled ventilation
VSV：volume support ventilation
SIMV：synchronized intermittent ventilation
PSV：pressure support ventilation
PAV：proportional assist ventilation
CPAP：continuous positive airway pressure

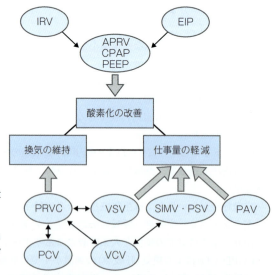

繁田正毅．ICUでの病態管理と急変時に役立つQ&A 改訂第2版．羊土社，2009，p60-72．より許可を得て改変転載

とアラームが鳴り，吸気が停止するように設定されている．これに対し，従圧式は，吸気圧を設定してその圧を目標に吸気を入れるので，決して圧が高くなりすぎることはなく，吸気中は常に一定の圧がかかる．従量式に比べ従圧式では，伸展性が保たれている正常な肺胞にも病的な肺胞(気道狭窄や硬くなって膨張しづらい状態)にも吸気中は同じ圧がかかるため，従量式で起こるような正常な肺胞のみが過膨張して仕事をさせられる(病的な肺はしぼんだまま)心配がない(図9)．ただ病的な肺胞が増えて，肺全体のコンプライアンスが下がる(肺が硬くなる)と従圧式では十分な換気量が保てなくなり，同じ条件でも酸素化，換気ともに悪化する危険性がある．この場合には，アラームの設定以下に分時換気量が減少した時点で低換気アラームが鳴り異常を察知できる．

　一方，PTVには，自発呼吸に同期させて一定回数の強制換気を行うSIMV(synchronized intermittent mechanical ventilation)，自発呼吸のたびに一定の圧で吸気をサポートするPS(pressure support)，気道に常に陽圧をかけるCPAP〔continuous positive airway pressureという呼吸モード(換気様式)〕，などがある．SIMVは自発呼吸に同期させて設定した1回換気量を1分間に決めた回数吸気させる方法で，必要最低限の分時換気量を保つことができる．同期以外の自発呼吸はPSによってサポートされるのが普通である．

図8 VCV(A)とPCV(B)との違い

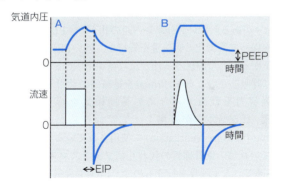

図9 呼吸モードの違いによる効果

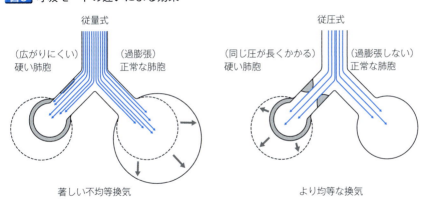

PSV（pressure support ventilation）は，自発呼吸，すなわち患者の吸気圧あるいは吸気の気流を人工呼吸器が感知して，それに合わせて決められた陽圧をかけて吸気をサポートし，1回換気量を増やし，結果的に呼吸数を減らして，それによっても呼吸筋を休めさせることができる。CPAPは自発呼吸に常時PEEPをかけており，これも単独ではなく吸気時にPSを加えることが多い[1]。

　これらに加え，最近ではCMV，PTV双方のよい所を取り入れた新しい呼吸モードが出ている（dual controlled ventilation：DCV）。従圧式の利点を残して必要な分時換気量を保つためにPRVC（pressure regulated volume control：採用機器はサーボ，ニューポートなど）がある。VCなので基本的には従量式調節呼吸であり，1回換気量と呼吸数を決定すれば，その前の数回の呼吸から計算して従圧式の吸気様式で指示された1回換気量を入れるよう調整する。すなわち最初から一定の圧がかかり，病的な肺胞にも同じように開放されやすい（図9）。自発呼吸がある場合には同じコンセプトで，呼気に同期して，設定された1回換気量を押し込むVSV（volume support ventilation：同上）がある。この場合は分時換気量を保つために自発呼吸が一定回数以上あることが必要である。

　この他，自発呼吸のある患者で，高いPEEPレベル（inspiratory positive airway pressure：IPAP）と低いPEEPレベル（expiratory positive airway pressure：EPAP）を設定し，これを交互に一定周期で変化させるAPRV（airway pressure release ventilation：エビタ）とBIPAP（biphasic positive airway pressure ventilation：エビタ，サーボ，ピューリタンベネットなど）がある。低いPEEPレベルの相が1〜1.5秒と短い。高いPEEPのときに機能的残気量を保って酸素化と吸気量を維持し，低いPEEPになるときに呼気が楽に抜け，胸腔内圧も下がることで静脈うっ滞が減り循環系への影響を軽減する。

　また吸気のために呼吸筋がつくる圧（Pmus）を継続的に計測して呼吸筋仕事量を推測し，一呼吸ごとに呼吸努力を軽減するための補助換気を行うPAV（proportional assist ventilation：BiPAP，ビジョン）が登場し，気管挿管しない補助換気であるNIPPV（noninvasive positive pressure ventilation）で使用されている。NIPPVは患者に意識があり，気道が開放していれば，気管挿管の代わりにフェイスマスクをしっかり顔（または鼻のみ）にフィットさせて，人工呼吸を行うもので，FIO_2も大気〜1.0まで設定でき，PEEPをかけたりPSなども設定できる。患者によってはマスクの装着を嫌がったり，うまく同期できなくてかえって呼吸努力を必要とする場合もあり，成功の鍵は患者の理解と協力にある。

　また，便利な機能として，オートフロー（エビタシリーズ）では，気道内圧，流量，肺コンプライアンスを継続的に測定して，肺の状態に応じた吸気流量や吸気時間を自動的に制御する。それによって気道内圧の乱高下や呼吸仕事量の増大を補っている。オートモード（サーボ）では自発呼吸の出現時にVCVおよびPRVCからVSV，PCVからPSVへ自動的にモードを変更し自発呼吸を生かした管理を可能とする。自発呼吸が弱くなった場合に逆の設定への変更も自動に行い，安全機構の働きもある。最新のサーボでは，特殊な胃管の食道部分から得る横隔膜電位を感知して次の呼吸トリガーに対応するNAVA（neurally adjusted ventiratory assist）が採用されている。

---

[1] PEEPは呼吸モードではなくどの呼吸モードにもつけられる陽圧設定のことである。

▶人工呼吸器の初期設定と目標とすべき指標・数値

● 酸素化

初期設定はFIO$_2$ = 1.0（酸素濃度100％）とし，血液ガスデータをみながら徐々にFIO$_2$をによる肺障害の影響を最小限に抑える（表1）。PEEPも酸素化を良くするもう一つの手段であるが，胸腔内圧の上昇はさまざまな影響を及ぼす危険があるので，初期設定は生理的な範囲である3～5cmH$_2$Oにとどめ，FIO$_2$を十分に下げられない場合に，循環動態，特に前負荷の不足（血管内低容量）と心機能に注意しつつ，最大15cmH$_2$O程度まで設定する。肺水腫や肺胞出血，肺挫傷の場合にはその治療のために，優先的に活用されることも多い。病態にもよるが，一般的にはPaO$_2$を60～70mmHg，SpO$_2$を90～96％を目安とする。COPDでは≒90％が目標。

● 換気と呼吸仕事量

設定は，以下のごとく自発呼吸の有無によって異なる。初期設定の呼吸数は目標とするPaCO$_2$によって異なる。最終的に血液ガスでPaCO$_2$：35～45mmHg，呼吸数8～20回/分で頻脈を認めず，呼吸補助筋を使用せず，患者の意識がある場合には苦痛様表情なく落ちついている状態を目指す。呼吸パターン（シーソー呼吸の出現や呼吸補助筋の使用の有無）にも注意する。呼気終末CO$_2$ガス濃度（ETCO$_2$）が安定し，1回換気量8～10mL/kg，最大気道内圧≦30cmH$_2$O，pH≒7.35～45が目標。ETCO$_2$の右上がりとなる波形パターンから，細気管支レベルの狭窄（気管支喘息）や死腔換気（肺塞栓など）が判別できる。

・自発呼吸のない場合

1) 換気量の維持：VCV（1回換気量と呼吸回数を設定）またはPCV（最高気道内圧と呼吸数を設定）により必要な分時換気量をまかなう。自発呼吸の出現時にはPRVCを選択し，分時換気量を維持しつつ徐々に自分の力で吸気を行えるよう設定しておく。
2) 呼吸仕事量：自発呼吸がないので0。

・自発呼吸のある場合

1) 換気量の維持：SIMV（+PS）またはVSVを選択する。換気量低下アラーム（3～5L/分）を設定し，無呼吸アラーム（人工呼吸器と生体モニター双方）にも注意を払うことで，安全な管理が可能である。
2) 呼吸仕事量の軽減：PS単独かPS+SIMVを選択する。PSは4～15cmH$_2$Oの範囲で設定する。これを高く設定することで1回換気量が増え，その分，呼吸回数が減少してきて呼吸仕事量を軽減することが可能となる。胸腔内圧の上昇による循環動態への影響に注意する。SIMVは回数を多く設定することで呼吸仕事量を減らすことができる。設定した呼吸数と実測の呼吸数が一致した場合は，自発呼吸にsynchronize（同期）したVCVと同じである。

表1 吸入する酸素濃度による影響

吸入酸素濃度	時間	具体的な影響
100％	6時間	急性の咽頭炎，気管支炎の発症
100％	2日	滲出性の炎症
≧60％	24時間	咳，胸痛，胸内苦悶，肺のコンプライアンス低下，無気肺　X線上両側性の斑状陰影

- **気管挿管せずに人工呼吸器管理を行う場合（NIPPV）**
1) 酸素化の改善：FiO_2，高いEPAP。EPAPによりFRCを増やしPEEPと同じ効果を期待する。
2) 換気量の維持：BIPAP変換の回数を増やし，IPAPとEPAPの差を大きくすることで，IPAPに切り替わるときに多くの吸気が入り，EPAPに変換するときに呼気量が増す。
3) 呼吸仕事量の軽減：PAVで呼吸筋の仕事を代替し，IPAPへの変換時に吸気を補助して仕事量を減らす。

人工呼吸中の注意点

▶気道管理

●気管内吸引
　気管内吸引は滅菌操作を心がけ，吸引前に吸入酸素濃度を100％に上げておき，短時間で行うようにする。最近は閉鎖式の吸引チューブが主流で，感染の拡大防止には効果的だが，チューブ自体を清潔に保つのが困難である。気管支鏡を用いた喀痰吸引を行う場合には，気管支ファイバー専用のコネクターを使用し，十分な鎮静下に，愛護的に行うことが重要である。

●給湿
　やや加湿力は劣るが，最近では使い捨ての人工鼻が主流となっている。

●感染予防
　人工呼吸器関連肺炎（ventilator associated pneumonia：VAP）の感染経路としては，外因性経路として医療従事者や医療器具によって媒介される経路，内因性経路では，口腔，咽頭の分泌物中の細菌や，胃内に定着した細菌が気道内に侵入する経路が問題となる。口腔ケア，胃酸分泌を抑制し胃内の細菌定着を促進するH_2受容体拮抗薬の乱用を避ける，腸管運動の促進を行うなどが試みられている。人工呼吸管理中は，定期的に喀痰の塗抹・培養・感受性検査を行い，その結果に基づいて適正な抗菌薬投与を行う。

●気管チューブの管理
　気管挿管が1週間以上に及ぶ場合は気管切開を考慮する。最近では，従来の外科的切開に比べて，簡便で合併症の頻度も遜色のない市販のキットを用いた経皮的気管切開法が行われるようになっている。

▶肺理学療法
　呼吸管理中の理学療法の目的は，気道清浄，呼吸訓練，廃用性萎縮の防止などが挙げられる。側臥位のみならず，腹臥位などの体位ドレナージ，squeezing法，咳嗽促進などによって分泌物の排泄促進を促す。また，できるだけ早くbed upと車いすを試みる。
　長期臥床に伴う背側無気肺のCTを示す（図10）。鎮静薬による咳嗽反射の低下も影響し，低酸素血症，感染のもとになる。全身状態の悪化による胸水貯留も伴うことが多い。体位ドレナージでは腹臥位が効果的である。ただ，胸腔内圧，腹圧ともに上昇させるので，30分〜1時間以内に体位を戻し，頭蓋内圧亢進時は避ける。

▶モニタリング

●動脈血血液ガス分析
患者の状態変化や呼吸条件の変更時には適宜施行する．酸素濃度変更時には約15分後に測定を行うが，CO_2の評価にはそれ以上の時間をおいて測定を行う必要がある．また，PaO_2，$PaCO_2$だけでなく，pH，BE(base excess)，HCO_3^-なども評価する．

●パルスオキシメーター
侵襲なく継続的に酸素化能の指標となり，低酸素血症を早期に判断することが可能である．

●呼気終末炭酸ガス濃度($ETCO_2$)モニター
非観血的，連続的に$PaCO_2$を推測することが可能である．特にその変化に留意する．定期的な0校正が必要である．

●呼吸機能のモニタリング

・最高気道内圧
最高気道内圧は，コンプライアンスと気道抵抗によって左右され，最高気道内圧が異常に高い場合には，設定換気量が過大，人工呼吸器回路あるいは気管チューブの閉塞あるいはファイティング，気管支攣縮や緊張性気胸など肺・胸郭コンプライアンスの異常な低下などが推定される．最高気道内圧は30 cmH_2O以下に保つことが望ましく，50 cmH_2O以上では，肺損傷が生じやすいとされる．

・平均気道内圧
平均気道内圧は，酸素化のためには高いほど良いとされるが，頭蓋内圧コントロールという点からは，適正換気を維持しうる範囲でできるだけ平均気道内圧を低く保つことが重要である．

・レジスタンスとコンプライアンス
陽圧換気によって肺を膨らますには，気道，肺，胸郭の粘性抵抗と弾性抵抗にうち勝つだけの力でガスを送り込む必要がある．この粘性抵抗の強さがレジスタンスであり，単に抵抗とよぶことも多い．一方，弾性抵抗の強さはエラスタンスとよばれ，エラスタンスの逆数が呼吸器系の軟らかさを示すコンプライアンスとなる．レジスタンスは，最高気道内圧と吸気終末ポーズ圧の差から算出され[（最高気道内圧－吸気終末ポーズ圧）/気流速]，

図10 背側無気肺と両側胸水貯留の胸部CT像
A：血管レベル，B：肺野レベル

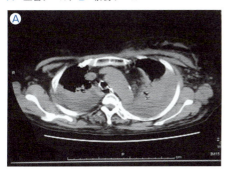
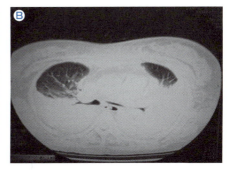

高値となる場合には，換気に要する仕事量が増すばかりでなく，末梢気道にair trappingが起こり，auto-PEEPが発生する．気管支喘息，肺気腫，気管チューブの閉塞によって高値を示す．コンプライアンスは，臨床的には肺と胸郭を合わせた全コンプライアンスが用いられる．有効静的全コンプライアンスは1回換気量を吸気終末ポーズ圧とPEEPの差で除し［1回換気量／（吸気終末ポーズ圧－PEEP）］計算され，正常値は50～100mL/cmH$_2$Oである．ベッドサイドにおいては簡便に測定できる最高気道内圧を用いて有効動的全コンプライアンス［1回換気量／（最高気道内圧－PEEP）］を代用する場合もある．肺線維症，肺炎，無気肺，ARDSなどで低下する．

▶ファイティング

ファイティングは，人工呼吸器と患者の間で呼吸リズムの合わないときに生ずる．その原因の多くは人工呼吸器側の障害ではなく，設定の問題による場合がしばしばある．①トリガーレベル，②吸気気流速度，③1回換気量，④デマンドバルブ機能などの設定について検討してみる必要がある．これらの設定に問題がない，あるいは頭蓋内圧亢進などによって人工呼吸器との同調が必要な場合には鎮静薬，筋弛緩薬の投与を行うが，筋弛緩薬には鎮静作用はないため鎮静薬との併用が必要になる．主な薬剤の投与法を 表2 に示す．

人工呼吸器からの離脱（weaning）

▶weaningの開始時期とその条件

人工呼吸管理は漫然と行わず，できるだけ早期にweaningを開始することが必要である．その開始基準としては，全身状態，循環動態などの呼吸機能以外の状態を評価（ 表3 ）したうえで呼吸機能を評価（ 表4 ）し，weaningを進めていく．

▶weaningの実際

1) 患者の協力が得られることが理想的であり，可能であればweaningのステップ，呼吸困難時にも対処可能であることなどを十分に説明したうえで患者の不安を取り除く．
2) 手術後のように呼吸機能に問題のない場合には意識レベルが改善し，全身状態が安定していれば，自発呼吸の状態を確認し，PSV（4～5cmH$_2$O程度）とする．そのうえで

表2 鎮痛・鎮静に用いられる薬剤の投与量（体重60kg）

	間欠投与	持続投与
A）鎮静薬		
ミダゾラム（ドルミカム®）	2～3mg	2～3mg/時
プロポフォール（ディプリバン®）	50mg（5mL）	50～80mg（5～8mL）/時
デクスメデトミジン（プレセデックス®）	6μg/kg/時（10分間）	0.2～0.7μg/kg/時
B）鎮痛薬		
モルヒネ（塩酸モルヒネ®）	5mg	1～2mg/時
フェンタニル（フェンタネスト®）	0.1mg	0.1mg/時
ケタミン（ケタラール®）	0.3～0.6mg/kg	5～15μg/kg/分
レミフェンタニル（アルチバ®）	0.1～0.3μg/kg	9.0μg/kg/時
C）筋弛緩薬		
ベクロニウム（マスキュラックス®）	4mg	2～5mg/時
ロクロニウム（エスラックス®）	0.6mg/kg	20～50mg/時

血液ガス所見が良好であることが確認されれば,抜管が可能である。
3) FIO_2 とPEEPは同時に下げない。
4) 長期間人工呼吸管理を行った患者では,一般にweaningにも時間がかかる。
5) weaningによって患者に過剰な負荷が加わっているかどうかについては,血液ガス所見のみならず臨床症状に注意を要する。患者の自覚症状や発汗,四肢末梢の冷感,頻呼吸,頻脈,血圧の上昇や下降などの臨床所見が血液ガスの悪化に先行する場合がしばしばある。
6) PCVやVCVの場合は,まずSIMVあるいはPSVによってPCVやVCVのときと同程度の換気量が得られるように設定する。
7) SIMVではSIMVの回数を呼吸回数をみながら2〜3回ずつ下げていく。PSVでは圧補助を2〜5cmH_2Oずつ1回換気量をみながら下げていく。
8) 条件を下げた場合には,必ず血液ガス分析を行い,その悪化がないことを確認する。
9) 自然呼吸下では声帯によって気道内は2〜3cmH_2O程度の陽圧(natural PEEP)となっており,CPAP 2〜3cmH_2O程度からの抜管が望ましい。T-チューブを用いた呼吸では,ZEEP(zero end expiratory pressure)となり,末梢の肺胞が虚脱し無気肺が生じやすくなる。
10) 抜管:抜管は,意識レベルがほぼ清明で,咽頭反射が保たれ誤嚥の危険がないこと,自力で喀痰の排泄が可能であることなどの条件が満たされたうえで,以下の呼吸条件を満たす場合に可能である。

　　PSV 3〜5cmH_2O,PEEP 4cmH_2O,$FIO_2 \leq 0.4$で
　　①$PaO_2 \geq 80mmHg$,$PaCO_2 \leq 45mmHg$
　　②1回換気量$\geq 5mL/kg$,肺活量$\geq 15mL/kg$
　　③呼吸回数$\leq 20/$分(成人),$\leq 30〜35/$分(小児)

抜管直後は,インスピロンネブライザーなどでFIO_2を5〜10%上げて十分加湿された酸素を投与する。

表3 weaningの開始基準(1):呼吸機能以外の基準

1)呼吸管理を開始するに至った原因が,解決ないし軽快している。
2)肺および呼吸筋の障害が,解決ないし軽快している。
3)患者の身体的条件が改善している。
　循環動態,栄養状態,水・電解質バランス,意識レベル

表4 weaningの開始基準(2):呼吸機能の基準

1)酸素化能	$PaO_2 \geq 80mmHg$ ($FIO_2 \leq 0.4$,PEEP$\leq 8cmH_2O$)
2)炭酸ガス排泄能	$PaCO_2 \leq 50mmHg$ 1回換気量$\geq 5mL/kg$ 分時換気量$\leq 10L/$分 呼吸数$\leq 35/$分
3)メカニクス	最大吸息力$\geq -20〜30cmH_2O$ 肺活量$\geq 10mL/kg$
4)呼吸効率	呼吸数(/分)/1回換気量(/L)≤ 100

脳神経外科領域における人工呼吸管理

▶急性期の特殊な病態

●神経原性肺水腫
後述する。

●ARDS
ARDSは先行する基礎疾患・外傷をもち，急性に発症した低酸素血症で，胸部X線写真上では両側性の肺浸潤影を認め，かつその原因が心不全，腎不全，血管内水分過剰のみでは説明できない病態の総称である。重症度には下記のベルリン基準が用いられている。

- 軽症：PEEP≧5cmH$_2$Oで，200＜PaO$_2$/FIO$_2$≦300
- 中症：PEEP≧5cmH$_2$Oで，100＜PaO$_2$/FIO$_2$≦200
- 重症：PEEP≧5cmH$_2$Oで，PaO$_2$/FIO$_2$＜100

『ARDS診療ガイドライン2016』では，成人ARDS患者(特に中等症・重症例)において，腹臥位管理を施行することを弱い推奨として提案している。ただし付帯事項として，実施には複数名の熟練したスタッフが必要である，としている。

▶頭蓋内圧の亢進時のCO$_2$管理

緊急時には過換気によりPaCO$_2$を26〜30mmHgまで下げるが，神経学的モニタリング，神経学的検査，病歴等を十分に評価して実施する。小児の急性脳腫脹を除けばPaCO$_2$は正常範囲に保つことが推奨されており，特に頭部外傷や脳卒中では，受傷(発症)後最初の24〜48時間における過換気は脳虚血により予後を悪化させるため必要最小限とする。ICP亢進がない場合の過換気は避ける。

▶体温管理療法

低体温に応じて体内のCO$_2$産生が減るので，調節呼吸中の分時換気量を減じる必要がある。さもなくば，PaCO$_2$の低下を招き脳虚血の危険を伴う。呼気終末二酸化炭素分圧(ETCO$_2$)またはPaO$_2$の値を目安に調節する。逆に，復温時にはCO$_2$産生が栄養負荷(ブドウ糖)も相まって同じ換気量ではCO$_2$の貯留を招くので注意を要する。

▶重症頭部外傷の呼吸管理

●PaO$_2$
PaO$_2$は60mmHg以上に維持して低酸素血症を回避する。

●PaCO$_2$

・ETCO$_2$
モニタリングほとんどの重症頭部外傷(traumatic brain injury：TBI)患者が最初の数日間鎮静下に人工呼吸管理となる。急性高二酸化炭素血症はICP亢進により脳虚血を引き起こすため，呼気終末二酸化炭素(ETCO$_2$)モニタリングはすべてのTBI患者に対して適応となる。

・過換気の影響
過換気はICP低減に対して行われるが，受傷から24〜48時間の急性期は可能な限り避けるよう推奨されている。軽度から中等度の過換気はその後に考慮できるが，緊急時の一時的対応以外にはPaCO$_2$が30mmHg未満にならないよう注意する。PaCO$_2$低下による血管収縮は脳血液量とICPを低減する一方で脳虚血を起こす。また，過換気は二次性脳損傷

にかかわる細胞外乳酸とグルタミン酸レベルを増加させる。過換気療法を用いる場合，その効果をモニターし，虚血を防ぐために，脳の酸素化と代謝の集学的モニタリングを考慮すべきである。

- ### 呼気終末陽圧（PEEP）
  - #### 急性呼吸不全
  TBIの患者の急性低酸素性呼吸不全に対する高レベルのPEEPは，胸腔内圧が上昇し，脳からの静脈還流を障害することでICP悪化の要因となりうるが，重症肺損傷の患者についてPEEPを15 to 20cmH$_2$Oまで上昇させた複数の研究によれば，気道圧開放換気（APRV）などの換気モードと同様に，ICPに関する優位な影響がなかった。
  - #### ARDS
  ARDSを合併したTBI患者において，『Surviving Sepsis Campaign 2016』では，1回換気量が6〜8mL/kgが，プラトー圧は<30cmH$_2$Oに，PEEPはプラトー圧範囲内，『ARDS診療ガイドライン2016』では，VAP予防に頭高位が推奨され，酸素化能改善のため腹臥位が提案されている。

▶脳卒中関連の呼吸器合併症
- ### 肺炎
  肺炎は脳卒中患者の4〜9％に合併し，誤嚥は脳卒中後の肺炎の原因の60％を占め，肺炎は脳卒中発症後発熱の主な原因である。入院時嚥下評価が肺炎予防に最も重要。胃潰瘍または胃炎の合併リスクの低い患者の胃酸抑制を避ける。
- ### 人工呼吸器関連
  気管挿管に関連する合併症は喉頭損傷，嚥下障害，気管狭窄，気管食道瘻，カフリーク，菌膜形成などがある。呼吸器関連肺炎（ventilator-associated pneumonia：VAP）とは気管挿管後48時間以降に発生した院内肺炎（hospital-acquiredpneumonia：HAP）であり，HAPの最大の原因は人工呼吸器装着である。HAPの他の原因として年齢＞70歳，慢性肺疾患，意識障害，誤嚥などがある。HAPの予防には，可及的気管挿管の回避，浅い鎮静，全身状態維持，気管チューブ口腔側の吸引，頭位挙上，呼吸器の管理などがある。
- ### 酸素飽和度低下
  脳卒中の多くの患者は酸素飽和度低下中も症状を訴えない。
- ### 神経原性肺水腫（neurogenic pulmonary edema：NPE）
  NPEは急性中枢神経障害時，特に頭部外傷，痙攣（重積状態），くも膜下出血において生じる肺の間質または肺胞内の水分が増加であり，肺胞は蛋白，出血を含む水分で満たされる。レントゲン上は静水的肺水腫と区別がつかず，神経学的侵襲の後突然に発症し急激に進行する。ほとんどのNPEは自然に改善するが，重症化する場合もある。原疾患の病態改善が主な治療となる。
- ### 主な異常呼吸パターン
  脳卒中を含む急性神経性疾患の約60％は異常呼吸パターンを呈する。これらには合併する心肺疾患によるものも含まれる。主な呼吸パターンを以下に示す。低PaCO$_2$を伴う持続した頻呼吸は予後不良と関連している。
  - #### チェーン・ストークス呼吸（CSR）
  90％は背景にある心肺疾患を反映している。一側大脳半球または脳幹梗塞で生じ，予後予

測の価値はない[22,24]。低二酸化炭素血症はほとんど常に存在し，脳虚血に注意が必要である。

- **周期性呼吸**

　CSRの亜型で，1回換気量の変化の規則的，反復性サイクルが特徴である。脳卒中（特にくも膜下出血）に直接関係する最も頻度の高い異常呼吸パターンで，患者の25％に生じている。

- **失調性呼吸**

　頻度，深さとも不規則な呼吸で，その間に無呼吸が散在する。急に生じたら常に延髄梗塞を疑う。必ずしも予後不良と関連しない。

- **持続性吸気性呼吸**

　数秒続く持続性の深い吸気と短時間の早い呼気および短時間の呼気後の相からなる。橋の下内側後領域の機能障害を反映している。ウイニングは困難なことが多い。

- **睡眠時無呼吸**

　無呼吸，低呼吸は脳卒中患者において高率に合併する。中枢性睡眠時無呼吸より閉塞性睡眠時無呼吸のほうが一般的である。

▶脊髄損傷の呼吸管理

　脊髄損傷に合併する呼吸の生理学的変化は神経学的損傷（損傷のレベルと程度）と受傷から経過した時間に依存する。生理学的変化として，以下の呼吸筋機能低下，肺と胸郭のコンプライアンスの低下，呼吸調節の変化，気道内気流制限と気管支過敏がある。

● **呼吸筋機能低下**

- **スパイナルショック**

　受傷直後に損傷レベル以下の反射消失と筋弛緩を生じ，その後数日から数週間をかけてある程度回復する。脊損患者において，90％は3日以内に呼吸障害が出現し，主として最初の1年目に回復する，という報告がある。

- **呼吸筋の神経支配**

①吸気に関与する筋群

　横隔膜（C3-5），外肋間筋（胸神経），呼吸補助筋（頚神経，脳神経）：大小胸筋，前後鋸筋，胸鎖乳突筋，肩甲挙筋，僧帽筋。

②呼気に関与する筋群

　通常の呼吸では受動的だが，努力性の場合には腹直筋，腹斜筋，腹横筋，内肋間筋が機能する（胸神経，腰神経）。咳反射のときに重要であり，他に胸郭の維持，横隔膜機能の支持などの重要な機能をもつ。

● **肺と胸郭コンプライアンス低下**

　四肢麻痺例において受傷から1〜12ヵ月後，肺容量の低下とサーファクタントの変化によりに低下する。

● **呼吸調節の変化**

　四肢麻痺例で高二酸化炭素血症に対する反応が鈍感になる。仰臥位より座位で反応が低下する。また，中枢性と閉塞性睡眠時呼吸障害を生じうる。

● **気道内気流制限と気管支過敏**

　四肢麻痺例では呼気フロー制限を生じ，抗コリン薬で改善する。

（安心院康彦，三宅康史，坂本哲也）

文献

1) Siemieniuk RAC, Chu DK, et al. Oxygen therapy for acutely ill medical patients: a clinical practice guideline. BMJ 2018; 363: k4169. doi: 10.1136/bmj.k4169.
2) 3学会合同ARDS診療ガイドライン2016作成委員会, 編. ARDS診療ガイドライン, 総合医学社, 東京, 2016.
3) 日本版敗血症診療ガイドライン2016. 日本版敗血症診療ガイドライン2016作成特別委員会
4) Carney N, Totten AM, et al. Guidelines for the Management of Severe Traumatic Brain Injury, Fourth Edition. Neurosurgery 2017; 80 (1): 6-15.
5) Brain Trauma Foundation, American Association of Neurological Surgeons, Congress of Neurological Surgeons, et al. Guidelines for the management of severe traumatic brain injury. I. Blood pressure and oxygenation. J Neurotrauma 2007; 24 Suppl 1: S7.
6) Diringer MN, Yundt K, Videen TO, et al. No reduction in cerebral metabolism as a result of early moderate hyperventilation following severe traumatic brain injury. J Neurosurg 2000; 92: 7.
7) Stocchetti N, Maas AI, Chieregato A, et al. Hyperventilation in head injury: a review. Chest 2005; 127: 1812.
8) Marion DW, Puccio A, Wisniewski SR, et al. Effect of hyperventilation on extracellular concentrations of glutamate, lactate, pyruvate, and local cerebral blood flow in patients with severe traumatic brain injury. Crit Care Med 2002; 30: 2619.
9) Brain Trauma Foundation, American Association of Neurological Surgeons, Congress of Neurological Surgeons, et al. Guidelines for the management of severe traumatic brain injury. XIV. Hyperventilation. J Neurotrauma 2007; 24 Suppl 1: S87.
10) Boone MD, Jinadasa SP, Mueller A, et al. The Effect of Positive End-Expiratory Pressure on Intracranial Pressure and Cerebral Hemodynamics. Neurocrit Care 2017; 26: 174.
11) Nemer SN, Caldeira JB, Santos RG, et al. Effects of positive end-expiratory pressure on brain tissue oxygen pressure of severe traumatic brain injury patients with acute respiratory distress syndrome: A pilot study. J Crit Care 2015; 30: 1263.
12) Fletcher JJ, Wilson TJ, Rajajee V, et al. Changes in Therapeutic Intensity Level Following Airway Pressure Release Ventilation in Severe Traumatic Brain Injury. J Intensive Care Med 2018; 33: 196.
13) Johnston KC, Li JY, Lyden PD, et al. Medical and neurological complications of ischemic stroke: experience from the RANTTAS trial. RANTTAS Investigators. Stroke 1998; 29: 447.
14) Finlayson O, Kapral M, Hall R, et al. Risk factors, inpatient care, and outcomes of pneumonia after ischemic stroke. Neurology 2011; 77: 1338.
15) Ingeman A, Andersen G, Hundborg HH, et al. In-hospital medical complications, length of stay, and mortality among stroke unit patients. Stroke 2011; 42: 3214.
16) Kim BR, Lee J, Sohn MK, et al. Risk Factors and Functional Impact of Medical Complications in Stroke. Ann Rehabil Med 2017; 41: 753.
17) Hilker R, Poetter C, Findeisen N, et al. Nosocomial pneumonia after acute stroke: implications for neurological intensive care medicine. Stroke 2003; 34: 975.
18) Dziewas R, Ritter M, Schilling M, et al. Pneumonia in acute stroke patients fed by nasogastric tube. J Neurol Neurosurg Psychiatry 2004; 75: 852.
19) Silver FL, Norris JW, Lewis AJ, et al. Early mortality following stroke: a prospective review. Stroke 1984; 15: 492.
20) Grau AJ, Buggle F, Schnitzler P, et al. Fever and infection early after ischemic stroke. J Neurol Sci 1999; 171: 115.
21) North JB, Jennett S. Abnormal breathing patterns associated with acute brain damage. Arch Neurol 1974; 31: 338.
22) Bassetti C, Aldrich MS, Quint D. Sleep-disordered breathing in patients with acute supra- and infratentorial strokes. A prospective study of 39 patients. Stroke 1997; 28: 1765.
23) Lee MC, Klassen AC, Resch JA. Respiratory pattern disturbances in ischemic cerebral vascular disease. Stroke 1974; 5: 612.
24) Frank JI. Abnormal breathing patterns. In: Hanley DF, Einhaupl KM, Bleck TP, et al. eds. Neurocritical Care. Springer-Verlag, Heidelberg, 1994, p366.
25) Johnson KG, Johnson DC. Frequency of sleep apnea in stroke and TIA patients: a meta-analysis. J Clin Sleep Med 2010; 6: 131. 0
26) McMichan JC, Michel L, Westbrook PR. Pulmonary dysfunction following traumatic quadriplegia. Recognition, prevention, and treatment. JAMA 1980; 243: 528.
27) Wicks AB, Menter RR. Long-term outlook in quadriplegic patients with initial ventilator dependency. Chest 1986; 90: 406.
28) Mueller G, de Groot S, van der Woude L, et al. Time-courses of lung function and respiratory muscle pressure generating capacity after spinal cord injury: a prospective cohort study. J Rehabil Med 2008; 40: 269.
29) Brown R, DiMarco AF, Hoit JD, et al. Respiratory dysfunction and management in spinal cord injury. Respir Care 2006; 51: 853.
30) Derenne JP, Macklem PT, Roussos C. The respiratory muscles: mechanics, control, and

pathophysiology. Am Rev Respir Dis 1978; 118: 119.
31) Urmey W, Loring S, Mead J, et al. Upper and lower rib cage deformation during breathing in quadriplegics. J Appl Physiol (1985) 1986; 60: 618.
32) McCool FD, Pichurko BM, Slutsky AS, et al. Changes in lung volume and rib cage configuration with abdominal binding in quadriplegia. J Appl Physiol (1985) 1986; 60: 1198.
33) Scanlon PD, Loring SH, Pichurko BM, et al. Respiratory mechanics in acute quadriplegia.
Lung and chest wall compliance and dimensional changes during respiratory maneuvers. Am Rev Respir Dis 1989; 139: 615.
34) Schilero GJ, Grimm DR, Bauman WA, et al. Assessment of airway caliber and bronchodilator responsiveness in subjects with spinal cord injury. Chest 2005; 127: 149.
35) Schilero GJ, Spungen AM, Bauman WA, et al. Pulmonary function and spinal cord injury. Respir Physiol Neurobiol 2009; 166: 129.
36) Manning HL, Brown R, Scharf SM, et al. Ventilatory and P0.1 response to hypercapnia in quadriplegia. Respir Physiol 1992; 89: w97.

X

症候

X 症候

痙攣，急性症候性発作，てんかん，外傷性てんかん

概念

▶痙攣とてんかん：用語の混乱と定義

痙攣は，全身あるいは一部の骨格筋が発作的に不随意な強直性または間代性の収縮を起こす現象である。骨格筋の不随意収縮は，運動野大脳皮質から筋に至る経路のどの部位の過剰興奮や被刺激性亢進によっても引き起こされうる。従って広義の痙攣には，筋攣縮(muscle spasm)や有痛性攣縮(cramp)など下位ニューロン以下に原因があるものも含まれる。一方，狭義の痙攣は大脳の過剰興奮による痙攣(convulsion)を意味する（図1A）。なお，スパズムは断続的に生ずるある程度の持続時間をもった異常な筋収縮であり，片側顔面痙攣(hemifacial spasm)(p.580参照)もこれに含まれる。また，crampは一部の筋群に生ずる発作性の有痛性持続性筋収縮で，いわゆる"こむらがえり"である。

大脳の過剰興奮による（てんかん性）発作〔(epileptic) seizure〕は，痙攣性のものもあれば，欠神発作や複雑部分発作のように非痙攣性のものもある。日本では「痙攣」をseizureの意味で用いることがあるが，convulsionとseizureは同義ではない。本項では狭義の痙攣(convulsion)を含めた発作(seizure)を対象とする。

発作は，てんかん(epilepsy)の主症候であるが，非てんかん患者においても全身性または中枢神経系の急性疾患の付随症候として出現する(provoked seizure, acute symptomatic seizure)[1]。てんかんは，誘発要因なく繰り返す発作(unprovoked recurrent seizures)を主徴とする慢性疾患であり，epilepsyとseizureは明確に区別されるべきである（図1B）。

図1 痙攣とてんかん：用語の混乱と定義

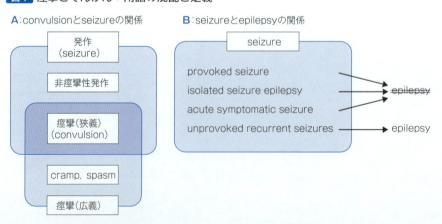

A：convulsionとseizureの関係　　B：seizureとepilepsyの関係

▶痙攣とてんかん症候群分類，てんかん発作分類

　てんかん症候群分類とてんかん発作分類は2017年に大幅に改訂された[2,3]。てんかん症候群分類は1989年版（表1），てんかん発作分類は1981年版（表2）が長く用いられてきたが，今後は2017年版（図2）が用いられる。てんかん分類は，「2×2」分類から，3層分類（発作型→てんかん類型→てんかん症候群）に変更された。第2層のてんかん類型は，焦点性てんかん，全般てんかん，全般てんかんと焦点性てんかんの合併，不明に分けられる。発作分類に関する大きな変更点は，「部分発作」を「焦点発作」に変更し，「単純部分発作」「複雑部分発作」「二次性全般化発作」などの用語を廃止し，各々「意識障害を伴わない焦点発作」「意識障害を伴う焦点発作」「焦点発作から両側性強直間代発作への進展」などへ変更し，よりわかりやすい名称となった。

表1　てんかん，てんかん症候群および発作関連疾患の分類1989年版

1　局在関連性（焦点性，局所性部分性）てんかんおよび症候群

- 1.1　特発性（年齢に関連して発病する）
  - 中心・側頭部に棘波をもつ良性小児てんかん
  - 後頭部に突発波をもつ小児てんかん
  - 原発性読書てんかん
- 1.2　症候性
  - 小児の慢性進行性持続性部分てんかん
  - 特異な発作誘発様態をもつてんかん
  - 側頭葉てんかん
  - 前頭葉てんかん
  - 頭頂葉てんかん
  - 後頭葉てんかん
- 1.3　潜因性

2　全般てんかんおよび症候群

- 2.1　特発性（年齢に関連して発病する。年連順に記載）
  - 良性家族性新生児痙攣
  - 良性新生児痙攣
  - 乳児良性ミオクロニーてんかん
  - 小児欠伸てんかん（ピクノレプシー）
  - 若年欠伸てんかん
  - 若年ミオクロニーてんかん（衝撃小発作）
  - 覚醒時大発作てんかん
  - 上記以外の特発性全般てんかん
  - 特異な突発誘発様態のもつてんかん
- 2.2　潜因性あるいは症候群（年齢順）
  - West症候群（電撃痙攣，点頭痙攣，礼拝痙攣）
  - Lennox-Gastaut症候群
  - ミオクロニー失立発作てんかん
  - ミオクロニー欠伸てんかん
- 2.3　症候性
- 2.3.1　非特異病因
  - 早期ミオクロニー脳症
  - サプレッション・バーストを伴う早期乳児てんかん性脳症
  - 上記以外の症候性全般てんかん

3　焦点性か全般性か決定できないてんかんおよび症候群

- 3.1　全般発作と焦点発作を併有するてんかん
  - 新生児発作
  - 乳児重症ミオクロニーてんかん
  - 徐波睡眠時に持続性棘波を示すてんかん
  - 獲得性てんかん失語（Landau-Kleffner症候群）
  - 上記以外の未決定てんかん
- 3.2　明確な全般性あるいは焦点性のいずれかの特徴をも欠くてんかん

4　特殊症候群

- 4.1　状況関連性発作（機会発作）
  - 熱性痙攣
  - 孤発発作，あるいは孤発のてんかん重延状態
  - アルコール，薬物，子癇，非ケトン性高グリシン血症などによる急性の代謝障害や，急性中毒の際にのみみられる発作

Epilepsia 1989; 30: 389-99.[26]に対する岡崎光俊．てんかん診療のクリニカルクエスチョン194. 診断と治療社，2009. p10-3.[27]の要訳

▶周術期にみられる発作の特異性

　薬剤抵抗性てんかんに対する手術（p.568参照）を除き，脳神経外科周術期にみられる発作は基本的に原病または手術操作による脳損傷や電解質異常などに伴う急性症候性発作である。発作が全般性痙攣重積（generalized convulsive status epilepticus）となれば，神経組織への興奮性障害や，血圧や心機能の変動，換気障害や肺水腫など呼吸障害や全身性代謝障害を生じ，不可逆的脳損傷や生命の危機をもたらす危険がある。周術期には，発作重

表2　てんかん発作の臨床・脳波分類1981年版

Ⅰ　部分（焦点，局所）発作

A　単純部分発作［意識減損（意識障害）はない］
1　運動徴候を呈するもの
　a）マーチを示さない焦点運動性
　b）マーチを示す焦点運動性（Jackson型）
　c）偏向性（方向性）
　d）姿勢性
　e）音声性［発生あるいは言語制止（言語停止）］
2　体性感覚あるいは特殊感覚症状を呈するもの（単純幻覚，例えばヒソヒソ，ピカピカ，ブンブン）
　a）体性感覚性
　b）視覚性
　c）聴覚性
　d）嗅覚性
　e）味覚性
　f）目眩性（めまい性）
3　自律神経症状あるいは徴候を呈するもの（上腹部感覚，蒼白，発汗，紅潮，立毛，散瞳を含む）
4　精神症状（高次大脳機能障害）を呈するもの［これらの症状は，まれには意識減損（意識障害）を伴わずに起こることもあるが，多くは複雑部分発作として経験される］
　a）言語障害性
　b）記憶障害性（例えば，既視感）
　c）認識性（例えば，夢様状態，時間感覚の変容）
　d）感情性（恐怖，怒り，など）
　e）錯覚性（例えば，巨視症）
　f）構造幻覚性（例えば，音楽，光景）

B　複雑部分発作［意義減損（意識障書）を伴う，時には単純部分発作をもって始まることもある］
1　単純部分発作で始まる，意識減損（意識障害）に移行するもの
　a）単純部分発作（A-1〜A-4）で起こり，意識減損（意識障害）に移行するもの
　b）自動症を伴うもの
2　意識減損（意識障害）で始まるもの
　a）意識減損（意識障害）のみのもの
　b）自動症を伴うもの

C　部分発作から二次的に全般化するもの（これは全般強直－間代，強直あるいは間代発作であるうる）
1　単純部分発作（A）が全般発作に進展するもの
2　複雑部分発作（B）が全般発作に進展するもの
3　単純部分発作が複雑部分発作を経て全般発作へと進展するもの

Ⅱ　全般発作（痙攣性あるいは非痙攣性）

A-1　欠伸発作
　a）意識減損（意識障害）のみのもの
　b）軽度の間代要素を伴うもの
　c）脱力要素を伴うもの
　d）強直要素を伴うもの
　e）自動症を伴うもの
　f）自律神経要素をを伴うもの（b〜fは，単独でも組み合わせでもありうる）
A-2　非定型欠伸
　a）筋緊張の変化はA-1に比べ，よりはっきりしている
　b）発作の起始およびもしくは終末は急激ではない
B　ミオクロニー発作（単純あるいは単発）
C　間代発作
D　強直発作
E　強直間代発作
F　脱力発作（失立発作）
（上記のものの重複，例えばBとF，BとDとの重複が起こりうる）

Ⅲ　上記の分類に含まれないてんかん発作

Epilepsia 1981；22：489-501.[28)]に対する岡崎光俊．てんかん診療のクリニカルクエスチョン194．診断と治療社，2009．p8-10.[29)]の要訳

積によって脳損傷をさらに悪化させる危険が大きい。従って，迅速に発作を止める処置を行い，同時に発作発生の原因を特定する必要がある。

診断

▶診断に必要な検査

実際に発作があったことを確定するために行う検査と，原因を特定するために行う検査

図2 痙攣とてんかん症候群分類，てんかん発作分類

A：てんかん分類2017の枠組み

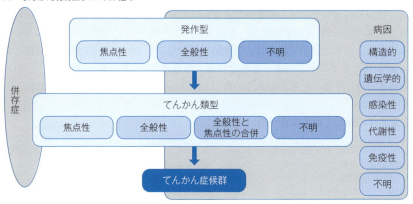

Scheffer IE, et al. Epilepsia 2017; 58: 512-21.[2]の翻訳 井上有史, 他編. Epilepsia日本語版 2017; 14 (2): 3.[31]より引用

B：てんかん発作分類2017版（拡張版）

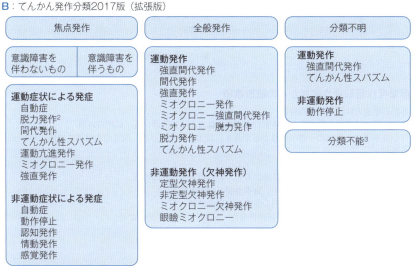

Fisher RS, et al. Epilepsia 2017; 58: 522-30.[3]の翻訳 井上有史, 他編. Epilepsia日本語版 2017; 14 (2): 14.[32]より引用

がある（表3）。

● **確定診断のための検査**

痙攣発作を直接観察できれば，ほとんどの場合診断は確定する。ただし，後述する痙攣性失神（convulsive syncope）や心因性非てんかん性発作（psychogenic nonepileptic seizure）[*1]など発作類似状態に注意する。特に，発作目撃者が痙攣発作に慣れていない場合，その供述を鵜呑みにできない。鑑別診断を考慮して，目撃者や家族からは系統的かつ詳細に発作状況や既往歴を聴取する必要がある（表4）。

持続する発作，頻発する発作，発作重積などの原因が大脳皮質の過剰興奮にあることを証明するには，脳波でてんかん性異常波を確認する（図3）。長期脳波ビデオ同時記録検査を行えば発作症候も同時に解析できる。ただし，明らかな異常波が認められない場合でも，大脳皮質由来の発作を必ずしも除外できないことに注意する。頭皮脳波や脳磁図には，大脳間裂面深部や脳底部（前頭葉眼窩面，側頭葉後頭葉底面など）の棘波を検出しにくい欠点がある。また，全般性痙攣発作では，筋電図や体動のアーチファクトの影響で脳波の判読が不可能なことも多い。このような場合には，脳血流SPECTやFDG-PETが，大脳皮質の過剰興奮を検出するのに有用である。ただし，トレーサーが発作中に投与されたこと

表3 痙攣発作に対して行う検査一覧

Ⅰ　発作の確定のために行う検査	Ⅱ　原因検索のために行う検査
発作症候と病歴の聴取 発作中の脳波（脳磁図） ビデオ脳波モニタリング 発作中の脳血流SPECTやFDG-PET（血清プロラクチン値，血清CK値）	脳波，脳磁図 頭部CT，頭部MRI 髄液検査 心電図，胸部X線 血液生化学（電解質，血糖など） 動脈血ガス分析 抗てんかん薬服用の有無，ある場合はその血中濃度 常用薬の有無，ある場合はその血中濃度 薬物中毒の有無

表4 痙攣発作目撃者や家族からの聴取事項

- □ 発作前の患者の状況，前兆の有無
- □ 発作の状態：強直性か間代性か，痙攣の左右対称性または片側優位性，開閉眼状態
- □ 発作の進展様式：身体の一部や一肢から全身性に拡大したかどうか，四肢の進展様式は理にかなったものか
- □ 発作の持続時間
- □ 発作終了時の状態：頭痛の有無，麻痺の有無，発作後昏迷状態の有無
- □ 発作の時間帯：日中あるいは睡眠中，食事時間との関係など
- □ てんかんの有無，抗てんかん薬服用の有無と服薬後時間
- □ 先行発作の有無（特に欠神発作，複雑部分発作，ミオクローヌス発作など）
- □ 常用薬の有無と服薬後時間
- □ 今回発作の前に服用した薬剤など
- □ 飲酒歴，飲酒量など

[*1] 偽発作（pseudoseizure）ともよばれる。

を確認する必要がある。最近では，Arterial spin labeling法によるMR脳血流イメージングも有用である。

また，血清プロラクチン値の測定が，痙攣発作の有無の判定や心因性非てんかん性発作との鑑別に用いられることがある。発作活動が視床下部－下垂体系を巻き込むと，プロラクチン抑制因子の放出が抑制され，下垂体からプロラクチンが放出されると考えられている。発作後10～20分で発作前値の2～3倍のピークに達し，60分後には発作前値に戻る。全般性強直間代発作，複雑部分発作の各々に対して，検査の感受性は60％，46％で，特異性はともに96％である。ただし，血清プロラクチン値は非てんかん性失神を含めたさまざまな原因で上昇しうるので，その解釈には注意が必要である[4]。また，特異性に欠けるが，全般性痙攣発作後には血清中のcreatine kinase (CK)が上昇する。

● 原因検索のための検査

非発作時の脳波でてんかん性異常が認められれば，てんかんである可能性が高い。一方，急性症候性発作であれば，事後には脳波異常が認められないことが多い。

頭部CTや頭部MRIで，頭蓋内器質性疾患の有無を診断する。大脳に原病を有する患者における周術期の痙攣は，病態の進行や新たな出血など急変のサインとなっている可能性が高いことに注意する。

図3 重積発作の脳波
前頭葉てんかんの45歳女性。1回目の全般性痙攣発作（A）の痙攣症状はいったん停止したものの，その後も脳波では発作活動が続いている（B：約2分後，C：約7分後）。患者の意識は回復せず，脳波ではこのような活動がだらだらと続き，Aの約12分後から再び全般性痙攣発作へと進展した（D）。1～16は各々左右のFp, F, C, P, O, aT, mT, pT, 17～19は各々Fz, Cz, Pz, 22は心電図。脳波はaverage基準としている。各々8.5秒間の記録。

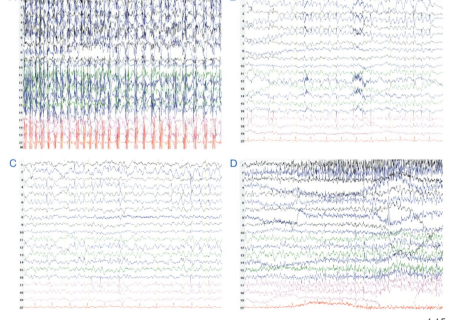

血液生化学検査や動脈血ガス検査，心電図などの一般検査により，急性症候性発作の原因のうち全身状態の変化によるものがないかを調べる。発作前から抗てんかん薬を服用していた患者では，その後の抗てんかん薬投与量の調整の基礎情報として，ただちに血中濃度測定を行う。また，常用薬がある場合には，その服薬状況や血中濃度の測定を行う。

なお，発作の誘因としては，熱発，疲労，睡眠不足，睡眠，ストレスなどが知られている（図4）。

▶鑑別診断

表5に発作の原因となる疾患または病態と鑑別上問題となりうる痙攣類似疾患の一覧を示した。

●てんかん

てんかんの場合には，先行発作が存在し，非発作時にもてんかん性脳波異常を認める。痙攣性の全般発作は多くのてんかん症候群で起こりうるので，詳細な問診やその後の経過観察により，複雑部分発作や欠神発作，ミオクローヌス発作など，その他の発作型を有していないかを確認すると同時に，脳波検査でてんかん焦点の分布を確認して，てんかん分類を行う。

●急性症候性発作

非てんかん性発作のうち，急性症候性発作は頭部外傷や血管障害などの脳疾患，または代謝異常など全身性病態が原因となる（図5）。ほぼすべての脳疾患が発作の原因となりうる。脳腫瘍は急性症候性発作の原因にもなるが，gangliogliomaやdysembryoplastic neuroepithelial tumor，low grade gliomaなどのように慢性のてんかんの形を取るものもある。良性グリオーマでは，大脳深部正中よりも大脳皮質を含む病変に多く，astrocytomaよりもoligodendrogliomaやoligoastrocytomaに多い[5]。脳血管障害による急

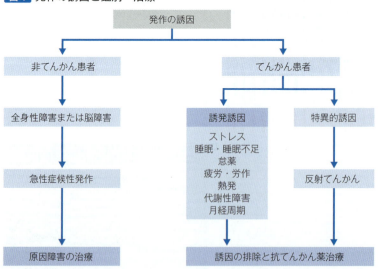

図4 発作の誘因と鑑別・治療

表5 発作の鑑別診断

A. てんかん患者における反復性・習慣性のてんかん発作
B. 急性症候性発作
　脳疾患
　　脳腫瘍
　　脳血管障害（出血性，虚血性）
　　外傷性頭蓋内血腫，脳挫傷
　　感染症（髄膜炎，脳炎，脳膿瘍）
　　片頭痛
　頭蓋外疾患または病態
　　低血糖
　　電解質異常（低ナトリウム血症，高ナトリウム血症，低カルシウム血症）
　　呼吸機能障害
　　ポルフィリア
　　アルコール依存症，アルコール離脱
　　薬物中毒，薬物離脱
C. 小児の熱性痙攣
D. 発作類似状態
　痙攣性発作に類似するもの
　　失神（特に痙攣性失神）
　　心因性発作
　　ミオクローヌス，その他の不随意運動
　非痙攣性発作に類似するもの
　　一過性脳虚血発作，その他の脳卒中
　　片頭痛
　　一過性全健忘
　　心因性発作
　　パニック障害，過呼吸症候群
　　ナルコレプシーの脱力発作
　　脳幹性幻覚
　　睡眠障害（夜驚症，夢遊病，入眠時幻覚，周期性四肢運動障害，夜間突発性ジストニア）

図5 急性症候性発作の原因（米国ミネソタ州ロチェスターにおける統計）

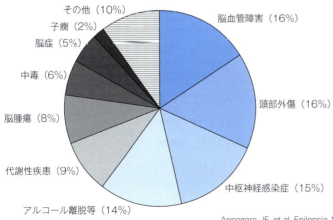

その他（10%）
子癇（2%）
脳症（5%）
中毒（6%）
脳腫瘍（8%）
代謝性疾患（9%）
アルコール離脱等（14%）
中枢神経感染症（15%）
頭部外傷（16%）
脳血管障害（16%）

Annegers JF, et al. Epilepsia 1995; 36: 327-33.[33]より引用

性症候性発作はおよそ5～10％の患者に出現する。虚血性卒中よりも出血性卒中でやや発生率が高く，また，虚血性・出血性どちらの場合も，大脳皮質病変で発生率が高い[6]。

痙攣発作は，低血糖，電解質異常，動脈血ガス異常など，頭蓋外疾患や全身疾患によっても惹起される。ビタミンB_1欠乏やマグネシウム欠乏は痙攣閾値を下げる。アルコール依存症にみられる痙攣発作は，アルコール血中濃度の低下によることが多い（アルコール離脱発作 alcohol withdrawal seizure）[7]。バルビツール系薬剤やベンゾジアゼピン系薬剤も急激な離脱により発作を誘発する危険がある。その他にもさまざまな薬剤が中枢神経系の痙攣閾値を下げる（表6）。脳神経外科の周術期管理ではさまざまな薬剤が用いられるので，痙攣発作が発生した場合には，使用薬剤による可能性を念頭におく必要がある。テオフィリンや抗菌薬，抗腫瘍薬には特に注意が必要である。また，全身合併症として腎機能低下や肝機能低下があれば，薬物血中濃度の上昇をきたし，発作誘発の危険が高まる。

● 熱性痙攣

熱性痙攣（febrile convulsion）は，38℃以上の発熱に伴って乳幼児に生ずる痙攣発作で，中枢神経感染症・代謝異常など明らかな痙攣の原因がないものをいう。ほとんどの例で治療なしに自然治癒するが，痙攣発作を繰り返す例や後に無熱性痙攣やてんかんへ移行する例が5～10％ある。発作再発の危険因子は，①熱性痙攣の初発が1歳未満，②両親または

表6　痙攣発作誘発の危険性が報告されている薬剤

1　抗うつ薬
 a　三環系抗うつ薬（イミプラミン，など）
 b　四環系抗うつ薬（マプロチリン，など）
 c　新規抗うつ薬（ブプロピオン，など）
 d　炭酸リチウム
2　抗精神病薬
 a　フェノチアジン系（クロルプロマジン，など）
 b　ブチロフェノン系（ハロペリドール，など）
3　抗ヒスタミン系
4　抗てんかん薬
5　抗酒薬
 　ジスルフィラム
6　中枢刺激薬
 a　大脳皮質刺激薬（コカイン，アンフェタミン，LSD，フェンサイクリジン）
 b　脳幹部刺激薬（ペンチレンテトラゾール）
 c　脊髄刺激薬（ストリキニーネ）
7　全身麻酔薬
 a　吸入麻酔薬（エンフルラン，など）
 b　静脈麻酔薬（ケタミン，など）
8　局所麻酔薬
 　ブピバカイン，テトラカイン，など
9　抗不整脈
 　リドカイン，メキシレチン，など
10　オピオイド
11　呼吸器系薬剤
 　テオフィリン，フルマゼニル，など
12　抗菌薬
 a　βラクタム系（ペニシリン，イミペネム，など）
 b　キノロン系
 c　抗結核薬（イソニアジド）
13　抗腫瘍薬
 a　アルキル化剤（クロラムブチル，ブスルファン，など）
 b　代謝拮抗薬（メトトレキサート，シタラビン，など）
 c　ビンカアルカロイド（ビンクリスチン）
14　免疫抑制剤
 a　メチルプレドニゾロン
 b　アザチオプリン
15　造影剤
16　ワクチン

山寺博史. てんかん診療のクリニカルクエスチョン194（松浦雅人，編）. 診断と治療社，2009, p149-50.[30]より引用

片親に熱性痙攣の既往である．てんかんへの移行の危険因子は，①熱性痙攣の発症以前から神経学的異常や発達遅滞があること，②非定型的な発作（部分発作，発作の持続が15分以上，24時間以内に発作が繰り返す），③両親・同胞におけるてんかんの家族歴があることである．

治療はジアゼパム坐薬（ダイアップ®）または経口薬（重症例ではフェノバルビタールまたはバルプロ酸）の投与を行うが，その目的はあくまでも痙攣発作の再発予防にあり，てんかんへの移行を予防できるわけではない．

● 痙攣類似疾患とその鑑別

痙攣と類似した症状を呈し，鑑別上問題となる疾患を 表5 のD群に示した．

失神には，神経調節性失神，起立性失神，不整脈その他の心原性失神などがあるが，しばしば痙攣発作との鑑別が問題となる．失神中にも四肢顔面の間代や強直が起こることは少なくなく，痙攣性失神とよばれる．Anoxic convulsionやischemic convulsionとよばれることもある．健康なボランティアに誘発した失神にも，90％にミオクローヌスが，79％に頭部回転・共同偏視・自動症などてんかん発作と紛らわしいなんらかの動きが認められたという[8]．痙攣発作との違いは，発作前に冷汗や悪心が多い，意識障害は20秒以内で急激に回復し発作後昏迷はまれ，顔面蒼白は多いがチアノーゼはまれ，舌咬症や流涎はまれ，てんかん性脳波異常を認めない，などである．

心因性非てんかん性発作では，頭部や四肢の痙攣様運動，全身の突っ張りや後弓反張肢位など，激しい痙攣発作と見分けがつかないような症状を呈する．しかし，よく観察すると真の痙攣発作としては「何か変」という点に気付くことが多い．持続時間が30分から数時間と長い，その割に意識レベルが変動して良好なときがある，四肢の痙攣が右上肢から左下肢に飛ぶなど説明不能なパターンを取る，開眼させようとすると抵抗し，対光反射が保たれている，ビデオ記録を行うと医療者が周囲にいるときに痙攣が激しくなる，などである．しかし，真のてんかん発作と心因性非てんかん性発作を合併することも多く，鑑別にはしばしば脳波ビデオ同時記録が必要となる．患者の家庭的，社会的，文化的背景にも検討を加え，精神科医と連携して診断治療にあたる．

治療

発作の治療は，大きく，①初回発作後の再発予防，②現在進行中の重積発作の治療に分けられる．

▶ 初回発作後の再発予防

発作が持続していれば，次項の重積発作の治療に準じて発作を停止させるが，通常は大脳自体の発作停止機構により，発作は2分以内に自動的に停止する．従って，初回発作の場合は，むしろ発作の原因や誘発因子を特定したうえでそれらの治療や排除を行い，発作の再発を防止することが治療の目的となる[9]．

初回発作後の発作再発率は，1年以内で16〜67％，3年以内で27〜78％と報告によりかなり異なる．これは対象患者の選択基準の違いによるところが大きい．再発に関連する要因は，脳波異常の存在，原因疾患や神経学的異常の存在，部分発作で発症したこと，などだが，関連を否定する報告もある．

初回発作では原則的に抗てんかん薬の治療は開始しない．ただし，神経学的異常，脳波異常，関連する画像病変，てんかんの家族歴が存在する場合や，65歳以上では再発率が高いので，てんかんとして治療開始を開始してもよい[10]．

抗てんかん薬の開始にあたっては，発作誘発因子の有無とその回避可能性，発作が再発した場合の影響，催奇形性を含む抗てんかん薬の副作用，薬剤のコスト，血液・肝・腎などの合併症の有無，患者の家庭的・社会的環境，薬剤コンプライアンスの期待値など，さまざまな因子を考慮する必要がある．まずは，発作誘発要因を排除することから始め，発作再発の危険性を下げることの利得が，薬理学的および社会心理学的な副作用を上回ると考えられる場合にのみ抗てんかん薬治療を開始することが推奨される．

▶重積発作の治療
●重積発作の定義・病態・分類

国際抗てんかん連盟による重積発作（status epilepticus：SE）の定義は「発作がある程度の長さ以上に続くか，または，短い発作でも反復し，その間の意識の回復がないもの」である．持続時間については，痙攣発作が5分以上持続すれば治療を開始すべきで，30分以上持続すると後遺障害の危険性がある[11]．

SEにも痙攣性と非痙攣性があり，痙攣重積には，全般性痙攣重積（generalized convulsive SE：GCSE）の他に，ミオクローヌス重積，単純部分発作重積，複雑部分発作重積がある．また，非痙攣性重積（non-convulsive SE）には欠神発作重積，単純部分発作重積，複雑部分発作重積がある．

GCSEの病態はダイナミックに変化し，早期には痙攣運動が激しく，血圧・脈拍・血糖値が上昇するが，進行すると脳波上の発作活動が続いているにもかかわらず，痙攣運動は著明に減弱する（subtle SE）．また，血圧や脈拍の変動，著明なアシドーシスの他，肺水腫，高体温，白血球増多，横紋筋融解とそれに伴う腎機能障害が引き起こされる．

GCSEそのものの予後は，原因に影響されるところが大きく詳細は不明だが，少なくとも成人では認知機能障害などが明らかである．小児の機能予後は成人ほど不良ではない．死亡率は成人で約20％，小児で5％弱である．

●治療の原則

治療は，①重積発作による生理学的異常の評価と補正，②発作原因の特定とその治療，③発作停止のための薬剤治療，を迅速に同時並行的に行う．

a. 生理学的異常の評価と補正

呼吸や循環の緊急管理など救急のABCを進めるのはいうまでもないが，重積発作治療における特異的な注意点を以下に記す[4]．

GCSE初期には高血圧を呈するが，時間経過とともに低血圧となる．ジアゼパムやフェニトインの投与も血圧を下げる．適宜，昇圧薬を使用する．

低血糖は発作の原因となるので70 mg/dL以下ならただちにグルコースを補充する．通常，成人で50％グルコースを50 mL，小児で25％グルコースを2 mL/kg，bolus ivする．ただし，アルコール中毒患者や低栄養患者などビタミンB_1欠乏が疑われる場合には，Wernicke脳症の発症を防ぐために同時にビタミンB_1を100 mg iv投与する．脳虚血や痙攣発作の動物モデルでは，高血糖の存在は明らかに神経損傷を悪化させるので，高血糖にならないように注意する．

発作初期には高体温となることが多い。高体温は神経損傷を悪化させるので，積極的にクーリングを行う。

換気障害と乳酸放出によってアシドーシスとなるが，アシドーシス自体が神経損傷を悪化させるエビデンスはなく，通常はSEが停止すれば直ちにpHは正常化するので，補正は不要とされている。以前はbicarbonate ivでpHを正常化させたが，大量のbicarbonate投与を行うとSE停止後に急激な代謝性アルカローシスを引き起こしてしまう。

脳浮腫予防を目的としたステロイド使用の有効性，頭蓋内圧モニタリングの有用性にはエビデンスはない。

気管内挿管操作時や術後安静保持など以外では，筋弛緩は行わない。持続的に筋弛緩せざるをえない場合には，必ず脳波をモニタリングしてSEの状況を把握する。

b. 発作原因の特定とその治療

脳外科周術期であれば，まず，原病の脳疾患またはその悪化による可能性を考える。緊急CTは必須である。

SEの50％以上は先行発作がない。また，SEはてんかん患者にも非てんかん患者にも起こりうる。てんかんの初発症状として起こる率は10％で，服用していた抗てんかん薬の血中濃度低下とアルコール摂取が二大原因である。てんかん患者では，血中濃度の低下した抗てんかん薬の急速投与により，ほとんどのSEは停止する。てんかん患者のGCSEの予後は，非てんかん患者よりも良い。

c. 発作停止のための薬物治療

短時間のうちに2回目の全般性痙攣発作が発生した場合，特に意識が完全に回復する前に再発した場合，または発作症候や脳波上の発作が5分を超えたら，GCSEとして薬剤治療を開始する。

治療の開始は早ければ早いほど有効で，時間経過とともに治療反応性が低下する。発症後30分以内の治療では80％以上で発作停止するが，2時間遅れると40％以下に低下する。

GCSEの治療フローチャートを 図6 に示した[12]。フェニトインはベンゾジアゼピンやバルビツレートに比べて麻酔作用がほとんどないことが利点だが，心抑制の危険から静脈内投与速度を50mg/分以下（ホスフェニトインで150mg/分以下）にする必要がある。そのため，充分量の投与に時間がかかるので，まず速効性のジアゼパムから開始する。なお，投与の際には血圧と心電図のモニタリングを行う。静脈炎や血管外漏出による組織壊死を避けるために，ホスフェニトイン（ホストイン®）の使用が望ましい。

ジアゼパムが無効の場合，フェニトインに比べてより急速投与が可能なフェノバルビタール静注薬（ノーベルバール®）投与も可能である。安価で安全性が高いが，呼吸抑制はフェニトインよりも強いので，十分な呼吸管理体制を前提とする。

d. 難治性重積発作の治療

難治性重積発作（refractory SE）とは，初期治療に反応しないSEで，若年者の脳炎後などに多い。難治性SEの死亡率は高く，およそ50％である。ミダゾラム，プロポフォール，ペントバルビタールなどの高容量投与，持続投与が必要になる。これらのなかではペントバルビタールが最も有効だが，昇圧薬を要する低血圧の発生も最も多い。

薬剤による昏睡をどの程度続けるか，また，どのように離脱するかについては，系統的研究がない。現時点では，脳波上の完全抑制を48～72時間とすることが多い。そこから

図6 全般性痙攣重積の薬物治療

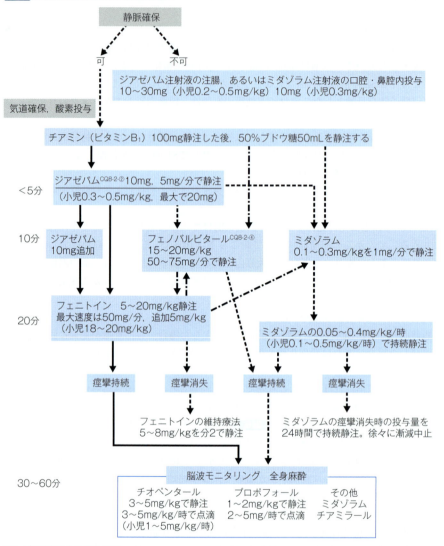

※1：括弧内は小児量を示す．
※2：ある薬剤を投与し，血中濃度を測定すれば，その薬剤が分布する容量がわかる．それを分布容量（Vd）という．三者の関係は，血中濃度増加分（mg/L）＝投与量（mg）÷体重（kg）÷Vd（L/kg）である．フェニトインのVdは0.7なので，希望する血中濃度と体重がわかれば，フェニトインの投与量は算出できる．
※3：フェニトインを投与する場合は，血中濃度の推移は個人差が大きいことに注意する．特に高容量では血圧低下などの副作用に注意する．ホスフェニトインは22.5mg/kgを150mg/分以下で静注する．
※4：栄養障害性急性脳症であり，ビタミンB_1の急速な消費により惹起されるWernicke脳症では，ブドウ糖の投与が痙攣を増強することがあるために，病歴が不確かなときは，糖を投与する前にビタミンB_1 100mgを静注する．

Fisher RS, et al. Epilepsia 2014；55：475-482.[10)]より一部改変

薬剤漸減を開始するが，その前に抗痙攣薬の血中濃度を十分上げておく。フェニトインで30μg/mL，フェノバルビタールで100〜150μg/mLなどである。漸減に伴って脳波に発作活動が再発してきた場合には，さらに48〜72時間昏睡とし，これを必要な限り繰り返す。十分な管理下であれば6週間の昏睡からも回復が期待できる。

なお，薬剤治療が無効なSEで大脳皮質形成異常など器質的原因が存在する場合，准緊急的に施行する焦点切除術や半球離断術が有効である[13]。薬剤誘導性昏睡から離脱できない症例で，限局性てんかん焦点が同定されれば考慮するべき治療法であろう。

頭部外傷後の痙攣発作と外傷後てんかん

▶定義と分類

外傷後発作(posttraumatic seizure)は，受傷後の発生時期によって，24時間以内を直後発作(immediate posttraumatic seizure)，24時間〜7日の早期発作(early posttraumatic seizure)，8日〜30日以内の晩期発作(late posttraumatic seizure) に分類される。数ヵ月以降に再発または初発した場合は，外傷後てんかん(posttraumatic epilepsy)と診断する。

本章の冒頭で述べたように，外傷後の急性期〜亜急性期の外傷後発作は急性症候性発作である。一方，外傷後てんかんは外傷後遺症としての慢性脳疾患である。

▶外傷後発作

中等度〜重症脳外傷の22〜33％に発生する[14]。頭部外傷が重症であるほど，また若年であるほど発症率が高い。また，脳実質内出血，急性硬膜下血腫，びまん性脳浮腫，穿通性脳損傷の存在は危険因子となる。

小児の全米登録データによれば外傷による入院患児の6.9％に外傷後発作があった。受傷機転別の発症率は，揺さぶられっ子症候群で40％と高く，転落や交通事故で10％未満である。手術治療を受けた場合の発症率は受けていない場合より高かったが，入院後24時間以内の手術例ではむしろ発症率が低い[15]。一方，軽微な頭部外傷では発作の発生率は2％未満である[16]。

発作症状は持続脳波モニタリングを行えば非痙攣性発作のほうが多く，必ずしも痙攣だけではないことに注意が必要である。持続脳波モニタリングがなければ非痙攣性発作は見過ごされている可能性がある。持続脳波モニタリングを行った場合には，外傷後発作の発生率は30％に達する[15]。従って，中等度以上の脳外傷では痙攣の有無にかかわらず持続脳波モニタリングが推奨される[17]＊2。脳波では，典型的な発作波形はもちろんのこと，両側または一側広汎な周期性発射の形をとることもある[18]。

外傷後発作を予防するために外傷後急性期に抗てんかん薬を使用することは，明確なエビデンスは存在しないものの，一般的に推奨されている[14,19]。1週間程度の予防的投与であれば，抗てんかん薬の副作用のリスクは少ないためである。一方，急性期に発作がなければ，そのまま長期間投与を継続することは原則的に推奨されず終薬を試みることが多い。

臨床的に外傷後発作が発生した場合，または周期性発射など明らかな発作性脳波異常が

＊2 外傷後発作のみならず，脳出血後でも，画像にみあわない意識障害がある場合には，持続脳波が推奨されている[24]。

認められた場合は，発作活動の持続によって脳血流や脳代謝の異常，頭蓋内圧亢進や脳浮腫の悪化により二次性脳損傷を引き起こし長期的には脳萎縮をもたらしうるので，速やかに発作を停止させる（重積発作の治療の項を参照）。また，発作再発予防に関する明確なエビデンスは存在しないものの，発作停止後も，抗てんかん薬の投与を3～6か月継続することが多い。ただし，慢性的な外傷後てんかんへの移行を予防する効果は否定されている[19]。

抗てんかん薬の選択については，特定の抗てんかん薬の優位性は証明されていないが，投与のしやすさ，副作用の少なさからレベチラセタムの使用が増えている[14,19]。

▶外傷後てんかん

外傷性脳損傷がてんかん焦点へと移行する過程の詳細は不明だが，炎症や組織修復過程が関与していることは間違いないだろう。しかし，外傷後てんかんへの移行を抑制する方法は現時点では確立していない。外傷後急性期や外傷後の直後発作・早期発作に対して開始した抗てんかん薬は，外傷後てんかんへの移行を予防できない[19]。

外傷後てんかんの危険因子には，外傷後発作があったこと，大脳皮質の挫傷，硬膜下血腫，穿通性外傷などが報告されてきた[20]。特に外傷後発作の存在は大きな危険因子である（表7）。

晩期発作があった場合の発作再発率は2年で90％と高い。1ヵ月以降の発作なら，これが初回発作であっても，関連する画像所見（瘢痕等）や脳波所見があればてんかんと診断し，抗てんかん薬を開始する[10]。外傷後てんかんの発症時期は1年以内が最大で，その後の発症率は徐々に減少していく。しかし，発症リスクは10年経過しても有意に高い。受傷10年以降の相対危険度は，重症外傷，軽症外傷，頭蓋骨骨折で各々，3.72，1.59，2.06である[20]。

表7 外傷後てんかんの危険因子

因子		相対危険度
外傷性脳損傷の臨床的重症度	軽症	2.36
	重症	8.37
急性症候性発作		5.14
画像病変	頭蓋骨骨折	2.27
	脳挫傷	2.35
	脳内出血	2.65
	硬膜下血腫	2.00
	硬膜外血腫	1.74
	くも膜下出血	1.13
アルコール乱用の既往		2.18
受傷機転	転落	1.19
	交通外傷	0.89
	その他	1.40
性別	男性	1.32

Xu T, et al. Epilepsy Behav 2017; 67: 1-6.[20] より改変

抗てんかん薬の予防的投与に対する考え方

▶急性期の予防的投与

術後や疾患急性期の痙攣発作，特にGCSEは病態管理を困難にするだけでなく，手術や原疾患による脳損傷や脳腫脹を悪化させるので，一般的には抗てんかん薬による予防が推奨されている[14,19,21]。ただし，抗てんかん薬の投与によって，術後や疾患急性期の発作が本当に抑制され，最終的な転帰改善につながるという科学的根拠は存在しない[22]。また，個々の患者において，急性期の発作を確実に予防できる抗てんかん薬やその用量は不明であり，あくまでも経験に基づいて決められている。予防的投与を行う場合には，短期間でも副作用や他の使用薬剤との相互作用に十分な注意する。特に精神症状や皮膚症状などを見逃さないよう注意する必要がある。

また，あえて予防的投与を行わない場合には，持続脳波モニタリングなど急性発作を見逃さないような体制と発作の発生に直ちに対応できる体制の整備が必要なのは言うまでもない。

▶予防的投与の継続

術前術後や疾患急性期に無発作で経過した患者で，予防的に使用していた抗てんかん薬を長期継続することは推奨されていない。2000年頃までは，大脳皮質になんらかの損傷があった場合はもちろん，そのような大脳皮質損傷がなくとも，半永久的な抗てんかん薬投与をルーチンに行う脳神経外科医が多かったが，抗てんかん薬の副作用や薬剤相互作用への意識が高まり，抗てんかん薬の安易な使用や根拠のない長期投与を戒める風潮が高まった。この頃までに汎用されていたいわゆる旧来薬（フェニトイン，カルバマゼピン，バルプロ酸，フェノバルビタールなど）は，認知機能障害，骨髄抑制，肝機能障害，さまざまな皮膚症状などのリスクがあるだけでなく，酵素誘導による併用薬（抗凝固薬，抗腫瘍薬，ステロイドなど）との相互作用が問題となりうる。また，そもそも必要のない薬剤を服用させることや通院や定期的な血中濃度検査の煩わしさも，実は無視できない問題である[23]。

このような背景から米国神経学会は2000年に，新規に診断された脳腫瘍患者への抗てんかん薬予防投与は避けるべきであり，術前術後に無発作で経過した手術患者では，術後1週間以降に抗てんかん薬を減量または終了すべきとした[23]。また，米国脳卒中協会のガイドラインも2010年に，脳出血に対する抗てんかん薬の予防的投与は行うべきでないとしている[21,24]。

なお，脳波所見から抗てんかん薬終了の判断を下すのは通常困難であり，無発作で経過している患者の脳波所見は基本的に参考にならない。開頭野，特にローランド野周辺の開頭や穿頭では，breach rhythmとよばれる低振幅棘波様の不規則波が出現するが，これはてんかん性異常波ではないので，抗てんかん薬継続投与の根拠とはならないことに注意が必要である。

▶抗てんかん薬の選択と予防的投与に関する考え方

一方で脳出血後の抗てんかん薬投与の実態を調べた米国の報告によれば，全体としての抗てんかん薬投与率は2007年から2012年にかけてむしろ増大していたという。フェニトインの投与率は年とともに著減したが，レベチラセタムの投与率が倍以上に増大していた[25]。

このような動向の背景には，新規抗てんかん薬の出現がある．レベチラセタム，ラモトリギン，ラコサミドなどの新規抗てんかん薬は副作用の少なさや使い勝手の良さから第一選択薬として頻用されるようになっている[26]．旧来薬の副作用や相互作用が予防的投与を阻むのであれば，新規薬なら問題ないだろうという考え方である．

予防的投与に関する現時点での考え方の一例を示す．

1) 急性期を無発作で経過した患者への継続投与は基本的には避ける．ただし，大脳皮質損傷が明らかな場合には継続投与を考慮して良い．特に職場復帰や自動車運転など社会的に発作リスクを少しでも減じておきたい場合は，予防効果の科学的根拠がなく必要な投与量も不明であることを説明したうえで患者と相談して決める．基本的に新規抗てんかん薬を選択し，発生しうる副作用について十分説明しておく．

2) 急性期に発作があった患者では，数ヵ月以上，投与を継続するが，発作の再発（てんかんへの移行）は予防できない可能性，終薬できる（終薬しても発作再発はない）可能性，さらに長期継続による副作用の可能性などについて十分説明する．発作再発の影響が少ないタイミングで減薬や終薬にチャレンジしても良い．この場合でも，基本的に新規抗てんかん薬を選択し，発生しうる副作用について十分説明しておく．

（川合謙介）

文献

1) Beghi E, Carpio A, Forsgren L, et al. Recommendation for a definition of acute symptomatic seizure. Epilepsia 2010; 51: 671-75.
2) Scheffer IE, Berkovic S, Capovilla G, et al. ILAE classification of the epilepsies: Position Paper of the ILAE Commission for Classification and Terminology. Epilepsia 2017; 58: 512-21.
3) Fisher RS, Cross JH, French JA, et al. Operational classification of seizure types by the International League Against Epilepsy: Position Paper of the ILAE Commission for Classification and Terminology. Epilepsia 2017; 58: 522-30.
4) Chen DK, So YT, Fisher RS. Use of serum prolactin in diagnosing epileptic seizures: report of the Therapeutics and Technology Assessment Subcommittee of the American Academy of Neurology. Neurology 2005; 65: 668-75.
5) Chang EF, Potts MB, Keles GE, et al. Seizure characteristics and control following resection in 332 patients with low-grade gliomas. J Neurosurg 2008; 108: 227-35.
6) Bladin CF, Alexandrov AV, Bellavance A, et al. Seizures after stroke: a prospective multicenter study. Arch Neurol 2000; 57: 1617-22.
7) Rathlev NK, Ulrich AS, Delanty N, et al. Alcohol-related seizures. J Emerg Med 2006; 31: 157-63.
8) Lempert T, Bauer M, Schmidt D. Syncope: a videometric analysis of 56 episodes of transient cerebral hypoxia. Ann Neurol 1994; 36: 233-7.
9) Beghi E, Berg AT, Shinnar S, et al. Treatment of single and infrequent seizures In: Engel JJ, Pedly TA, eds. Epilepsy, A Comprehensive Textbook (2nd Ed), Lippincott Williams & Wilkins, Philadelphia, 2008, p1327-34.
10) Fisher RS, Acevedo C, Arzimanoglou A, et al. ILAE official report: a practical clinical definition of epilepsy. Epilepsia 2014; 55: 475-82.
11) Trinka E, Cock H, Hesdorffer D, et al. A definition and classification of status epilepticus? Report of the ILAE Task Force on Classification of Status Epilepticus. Epilepsia 2015; 56: 1515-23.
12) 日本神経学会．てんかん治療ガイドライン2018. 医学書院，東京，2018, p78.
13) Kubota M, Goishi K, Takemura S, et al. Early hemispherotomy in a patient with multilobar cortical dysplasia with intractable seizure: clinical-neurophysiological study. Eur J Paediatr Neurol 2008; 12: 516-20.
14) Zimmermann LL, Martin RM, Girgis F. Treatment options for posttraumatic epilepsy. Curr Opin Neurol 2017; 30 (6): 580-6.
15) Rumalla K, Smith KA, Letchuman V, et al. Nationwide incidence and risk factors for posttraumatic seizures in children with traumatic brain injury. J Neurosurg Pediatr 2018; 21: 1-10. doi: 10.3171/2018.6.PEDS1813.

[Epub ahead of print].
16) Huguenard AL, Miller BA, Sarda S, et al. Mild traumatic brain injury in children is associated with a low risk for posttraumatic seizures. J Neurosurg Pediatr 2016; 17: 476-82.
17) Vaewpanich J, Reuter-Rice K. Continuous electroencephalography in pediatric traumatic brain injury: Seizure characteristics and outcomes. Epilepsy Behav 2016; 62: 225-30.
18) Witsch J, Frey HP, Schmidt JM, et al. Electroencephalographic periodic & discharges and frequency-dependent brain tissue hypoxia in acute brain injury. JAMA Neurol 2017; 74: 301-9.
19) Wilson CD, Burks JD, Rodgers RB, et al. Early and late posttraumatic epilepsy in the setting of traumatic brain injury: A meta-analysis and review of antiepileptic management. World Neurosurg 2018; 110: e901-6.
20) Xu T, Yu X, Ou S, et al. Risk factors for posttraumatic epilepsy: A systematic review and meta-analysis. Epilepsy Behav 2017; 67: 1-6.
21) Morgenstern L, Hemphill JC III, Anderson C, et al. Guidelines for the management of spontaneous intracerebral hemorrhage. Stroke 2010; 41: 2108-29.
22) Greenhalgh J, Weston J, Dundar Y, et al. Antiepileptic drugs as prophylaxis for postcraniotomy seizures. Cochrane Database of Systematic Reviews 2018, Issue 5.
23) Glantz MJ, Cole BF, Forsyth PA, et al. Practice parameter: anticonvulsant prophylaxis in patients with newly diagnosed brain tumors. Report of the Quality Standards Subcommittee of the American Academy of Neurology. Neurology 2000; 54: 1886-93.
24) Gilmore EJ, Maciel CB, Hirsch LJ, et al. Review of the utility of prophylactic anticonvulsant use in critically ill patients with intracerebral hemorrhage. Stroke 2016; 47: 2666-72.
25) Naidech AM, Beaumont J, Jahromi B, et al. Evolving use of seizure medications after intracerebral hemorrhage. Neurology 2017; 88: 52-6.
26) Shih JJ, Whitlock JB, Chimato N, et al. Epilepsy treatment in adults and adolescents: Expert opinion, 2016. Epilepsy Behav 2017; 69: 186-222.
26) Commission on Classification and Terminology of the International League Against Epilepsy: Proposal for revised classification of epilepsies and epileptic syndromes. Commission on Classification and Terminology of the International League Against Epilepsy. Epilepsia 1989; 30: 389-99.
27) 岡崎光俊. てんかんの症候群とは？ 現在国際的に用いられている分類は？ てんかん診療のクリニカルクエスチョン194（松浦雅人，編）. 診断と治療社，東京，2009, p10-3.
28) Commission on Classification and Terminology of the International League Against Epilepsy: Proposal for revised clinical and electroencephalographic classification of epileptic seizures. From the Commission on Classification and Terminology of the International League Against Epilepsy. Epilepsia 1981; 22: 489-501.
29) 岡崎光俊. てんかん発作の種類は？ てんかん症候群が特定できる発作型は？ てんかん診療のクリニカルクエスチョン194（松浦雅人，編）. 診断と治療社，東京，2009, p8-10.
30) 山寺博史. 薬物惹起性けいれん発作とは？ てんかん診療のクリニカルクエスチョン194（松浦雅人，編）. 診断と治療社，東京，2009, p149-50.
31) 井上有史, 川合謙介, 神山 潤, 他編. ILAEてんかん分類: ILAE分類・用語委員会の公式声明. Epilepsia日本語版 2017; 14 (2): 3.
32) 井上有史, 川合謙介, 神山 潤, 他編. 国際抗てんかん連盟によるてんかん発作型の操作的分類: ILAE分類・用語委員会の公式声明. Epilepsia日本語版 2017; 14 (2): 14.
33) Annegers JF, Hauser WA, Lee JR, et al. Incidence of acute symptomatic seizures in Rochester, Minnesota, 1935-1984. Epilepsia 1995; 36: 327-33.

X 症候

頭痛

　頭痛は，神経疾患のなかで最も頻繁に遭遇する重要な症状の一つである．この頭痛の原因は多様で，頭蓋内外の種々の病態が関与している．ここではまず，頭痛を感じる解剖学的部位について解説し，次に頭痛の分類，病態生理，治療等について述べていきたい．

頭蓋内外の疼痛感受部位[1,2)]

▶頭蓋内

　頭蓋内で痛覚を有するのは血管系と硬膜の一部で，脳実質などでは疼痛を感じることはできない．痛覚を感じる部位の研究に，Ray BSとWolff HG（1940）の古典的な業績がある．これは局所麻酔下に開頭し，電気的あるいは機械的に刺激を加えて痛覚の有無を調べたものである（表1）[1)]．

　それによると，中硬膜動脈は末梢に至るまで疼痛には敏感であり，その他の硬膜動脈も主幹部では痛覚を有する．上矢状静脈洞では，前1/3は疼痛に対して鈍感であるが，後方に向かうにつれ疼痛に鋭敏となる．横静脈洞，直静脈洞，海綿静脈洞も痛覚を有し，また，

表1 頭蓋内の痛覚を感受する組織と感受しない組織

痛覚を感受する組織	
1. 硬膜動脈 　中硬膜動脈全域 　前硬膜動脈主幹部 　前後篩骨動脈主幹部 　後硬膜動脈主幹部 　後頭，椎骨，上行咽頭動脈硬膜枝主幹部 2. 頭蓋内静脈洞および流入静脈 　上矢状静脈洞に近接した架橋静脈 　横静脈洞・静脈洞交会（直静脈洞）と 　　洞に近接した架橋静脈 　後頭静脈洞 　海綿静脈洞	3. 硬膜，その他 　前頭蓋窩底部特に嗅窩部 　蝶形骨縁，鞍背部，前床突起基部 　後頭蓋窩底部 　小脳テント 　軟膜，くも膜（脳底部動脈近傍のみ） 4. 脳動静脈 　内頚動脈 　中大脳動脈水平部（M1部） 　前大脳動脈（A1～A3部） 　椎骨動脈，後下小脳動脈 　橋動脈，内耳動脈 　中大脳静脈（Sylvius静脈）（海綿静脈洞から3～4cmの範囲）
痛覚を感受しない組織	
1. 頭蓋骨（一部骨膜を除く） 2. 円蓋部硬膜（テント上下） 3. 中頭蓋窩底部硬膜 4. 大脳鎌 5. くも膜顆粒，血管裂孔 6. 下矢状静脈洞	7. 円蓋部軟膜，くも膜（テント上下） 8. 円蓋部皮質動静脈（テント上下） 9. 脳実質 10. 脳室壁上衣層 11. 脈絡叢

Dalessio, 1980, 太田らの表を改変引用

これらの静脈洞に近接した架橋静脈および海綿静脈洞から3〜4cmの範囲の中大脳静脈にも痛覚が存在する。脳動脈では，脳底の主幹動脈，内頸動脈および中大脳動脈の起始部1〜2cm，前大脳動脈の膝部までは痛覚を有する（**図1**）[2]。また椎骨動脈と後下小脳動脈起始部1〜2cmも疼痛を感じる（**図2**）[2]。

血管系以外で疼痛を感じるのは硬膜であるが，前頭蓋窩底部で特に鋭敏で，なかでも嗅窩部で最も鋭い。また蝶形骨上面や鞍背部にも痛覚が存在する。しかし，中頭蓋窩底部では中硬膜動脈およびその分枝に沿った2mm以内の部分を除きほとんど痛みを感じない。後頭蓋窩でも，横静脈洞，S状静脈洞に沿って疼痛感受部位が存在するだけである。小脳テントの上面は痛覚があるが，下面はやや鈍感である。円蓋部では硬膜動脈に沿った部分と静脈洞辺縁部を除いては疼痛を感じない。軟膜，くも膜で痛覚が存在するのは，内頸動脈からWillis動脈輪前半部近傍のみで，その他の部位では認められない。

上記以外の部位，すなわち脳実質，脳室壁上衣層，脈絡叢，円蓋部皮質動静脈，円蓋部の軟膜やくも膜，大脳鎌，円蓋部硬膜などでは痛覚は存在しないと考えられている（**表1**）[1]。

▶頭蓋外

頭蓋外の諸筋および筋膜には痛覚があり，特に後頭下の筋肉および側頭筋の収縮はしばしば頭痛の原因となるとされている。

頭蓋外の血管，特に動脈は疼痛に敏感である。

頭蓋骨膜も疼痛を感じるが，部位により差があり，頭蓋円蓋部ではほとんど疼痛を感じず，頭蓋底部で痛みを感じやすい。また眼球，副鼻腔，歯に由来する疼痛はしばしば三叉神経に投射され頭痛として感じられる。頭蓋骨や板間静脈には痛覚は存在しない。

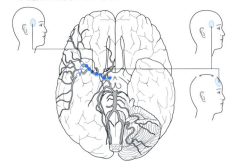
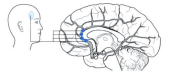

図1 内頸動脈系

●痛覚を感受する部位　○放散痛を認める部位
○痛覚を感受しない部位

Dalessio, DJ, ed. Wolff's headache and other head pain. 4th ed. Oxford University Press, 1980, p1-473.[2] より引用

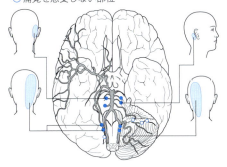

図2 椎骨脳底動脈系

●痛覚を感受する部位　○放散痛を認める部位
○痛覚を感受しない部位

Dalessio, DJ, ed. Wolff's headache and other head pain. 4th ed. Oxford University Press, 1980, p1-473.[2] より引用

頭痛に関与する感覚神経

　頭蓋外の末梢神経では，三叉神経の枝と第1～3頸髄の後枝より分枝する大・小後頭神経，大耳介神経などが痛覚を有する。また顔面神経，舌咽神経の枝は外耳道から鼓膜にかけての疼痛を感じる。

　頭蓋内で疼痛を感じる諸組織に分布し，頭痛の発生に関与する感覚神経は三叉神経第1枝および第1～3頸神経である。テント上には三叉神経第1枝が分枝し，テント下には第1～3頸神経が主に分布する（図3）[3]。

　一般に三叉神経に由来する頭痛は耳介から頭頂部にかけて引いた垂線よりも前方に生ずるのが特徴で，第1～3頸神経由来の頭痛はその垂線より後方に起こる。

　三叉神経第1枝より入った刺激は下行して上部頸髄の三叉神経脊髄路核のニューロンに達するが，第1～3頸神経よりの疼痛刺激も同様のニューロンに達する。このことより，これらがお互いに放散し頭痛の範囲が広がるという可能性が考えられる。これはtrigeminocervical complexといって，最近注目されている。

頭痛の分類

　頭痛の分類[4]は1962年，アメリカのNIHのFriedmanら[5]のグループ（Ad Hoc Committee on Classification of Headache）が15項目の分類[6]を発表し，これが世界的に長く使われてきた。この分類は頭痛を機能的な頭痛と器質的変化に基づく頭痛に分けていた。さらに機能的頭痛は血管性頭痛と筋緊張性頭痛に分け，片頭痛や群発頭痛などを血管性頭痛としてまとめていた。

　しかし，片頭痛を血管性頭痛として決めつけるのは問題であるとする立場が生じ[7]，Oelsenらを中心に新しい頭痛の分類が試みられ，1988年，国際頭痛学会（International

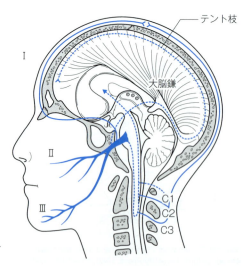

図3　頭痛に関与する神経

三叉神経感覚枝は三叉神経節（Gasserian ganglion）を形成した後3つの枝に分かれるが，第1枝（Ⅰ）の枝のテント枝は小脳テントから大脳鎌に分布する。また第2枝（Ⅱ）の枝の硬膜枝は中硬膜動脈に沿って分布する。テント下には第1～3頸神経（C1～3）が分布している。三叉神経を経て伝えられる疼痛刺激は上部頸髄レベルまで広がる三叉神経脊髄路まで至るため，第1～3頸神経より伝えられる刺激と上部頸髄のレベルで，同一の神経細胞に投射されることがある。

Lance JW. Mechanism and management of headache. Butterworth-Heinemann Ltd, Oxford, 1993.[3]より改変

Society of Headache）が中心となり新しい分類（International Classification of Headache Disorders：ICHD）[8,9]が行われた。

その後，『国際頭痛分類 第2版（ICHD-Ⅱ）』[10,11]が2004年に出された。従来，機能性頭痛といわれていた片頭痛，緊張型頭痛，群発頭痛などを一次性頭痛，器質性頭痛といわれていた頭痛を二次性頭痛とし，その他，神経痛とに分類し（表2）[10,11]，各々の症状の特徴を診断基準としてまとめている。この分類では，「精神疾患による頭痛」という新項目も加わった。さらに，2018年には『国際頭痛分類 第3版（ICHD-3）』[10,11]が出版された第2版に比べ，いくつかの変更点があるが，大きな項目に変更はない。

各論

▶片頭痛
●片頭痛の診断[12]

一般に一側性の拍動性の頭痛で悪心・嘔吐を伴う。頭痛前駆期に前兆がみられるタイプとみられないタイプがある。前兆としては，視野の中心付近からはじまりキラキラ光る境界をもつ暗点（閃輝性暗点）[13]や視野障害などが典型的である。これらは脳の血管収縮によって起こる虚血性の神経症状と考えられていたが，最近ではcortical spreading depression（CSD）によって起こる現象と考えられている。

Ad Hoc Committeeの分類では古典型片頭痛（classic migraine）と普通型片頭痛（common migraine）に分けていたが，新分類では前兆のある片頭痛（migraine with aura）と前兆のない片頭痛（migraine without aura）に分けており，この2つはそれぞれほぼ対応している。新分類では発作の回数や性質，および付随症状などにより診断基準を作成している。

表2 国際頭痛分類 第3版の頭痛分類

第1部：一次性頭痛
1. 片頭痛
2. 緊張型頭痛
3. 三叉神経・自律神経性頭痛
4. その他の一次性頭痛疾患

第2部：二次性頭痛
5. 頭頸部外傷・傷害による頭痛
6. 頭頸部血管障害による頭痛
7. 非血管性頭蓋内疾患による頭痛
8. 物質またはその離脱による頭痛
9. 感染症による頭痛
10. ホメオスターシスの障害による頭痛
11. 頭蓋骨，頸，眼，耳，鼻，副鼻腔，歯，口あるいはその他の顔面・頭蓋の構成組織の障害に起因する頭痛あるいは顔面痛
12. 精神疾患による頭痛

第3部：頭部神経痛，他の顔面痛およびその他の頭痛
13. 頭部神経痛および他の顔面痛
14. その他の頭痛

- **前兆のない片頭痛(migraine without aura)**

  一側性の拍動性の頭痛が4～72時間持続し，日常的な動作で増悪することがあり，一般に悪心，および光過敏や音過敏を認める。『国際頭痛分類 第3版（ICHD-3）』の診断基準を 表3 [10,11)]に示す。

- **前兆のある片頭痛(migraine with aura)**

  大脳皮質，あるいは脳幹部の障害によると考えられる神経症状（前兆）が5～20分にわたり徐々に進行し60分以内に治まり，頭痛，悪心や光過敏が出現する。頭痛は一般に4～72時間続く。

- **家族性片麻痺性片頭痛**

  前兆として片麻痺を伴う家族性の片頭痛，すなわち，家族性片麻痺性片頭痛（familial hemiplegic migraine：FHM）は，まれにみられる疾患で，発作間欠期に神経症状は認めず，MRI上異常所見はみられない。

  オランダのグループは，FHMの遺伝子を調べ，第19染色体19p13に存在するP/Q型カルシウムチャンネル〔P/Q-type Ca^{2+} channel α1A-subunit（*CACNA1A*）〕遺伝子にミスセンス変異を認めた[14)]。このタイプは現在FHM-1とよばれている。

  次に明らかになったFHMの遺伝子異常は，第1染色体1q23に存在するATP1A2の異常で，Na^+/K^+-ATPaseのα2サブユニットの異常をきたす[15)]。この酵素は主にグリア細胞（アストロサイト）に存在し，グルタミン酸などの移送に関係する。そのため，この遺伝子の異常により，グルタミン酸やカリウムの移送が潤滑に行われない事態が生じ，シナプス間隙のグルタミン酸濃度が増加する可能性がある。

  3番目に明らかになったFHMの遺伝子異常は，第2染色体2q24に存在する電位依存性ナトリウムチャンネルの異常[16)]で，ニューロンの中にナトリウムが入りやすくなる。そのため，神経の興奮性が高まり，シナプス間隙のグルタミン酸およびカリウムの濃度が増加する可能性が考えられる。

  以上の3つのタイプのFHMは最終的には 図4 に示すように，シナプス間隙のグルタミン酸およびカリウムの濃度が増加し，cortical spreading depression（CSD）が起こりやすくなることで片頭痛を生ずる可能性が考えられている。

- **片頭痛の病態生理**[7)]

  片頭痛患者の発作時に浅側頭動脈の拍動が大きくなること，およびエルゴタミン製剤に

表3 国際頭痛分類 第3版の診断基準

1.1 前兆のない片頭痛（Migraine without aura）の診断基準：
A. B～Dを満たす頭痛発作が5回以上ある
B. 頭痛の持続時間は4～72時間（未治療もしくは治療が無効の場合）
C. 頭痛は以下の特徴の少なくとも2項目を満たす
　1. 片側性
　2. 拍動性
　3. 中等度～重度の頭痛
　4. 日常的な動作（歩行や階段昇降など）により頭痛が増悪する，あるいは頭痛のために日常的な動作を避ける
D. 頭痛発作中に少なくとも以下の1項目を満たす
　1. 悪心または嘔吐（あるいはその両方）
　2. 光過敏および音過敏
E. ほかに最適なICHD-3の診断がない

てこの拍動が弱くなること(Graham & Wolff, 1938)、また血管収縮によると考えられた視覚性前兆(visual aura)が血管拡張薬であるamyl nitrateにより消失すること(Schumacher & Wolff, 1941)が示されて以来、頭蓋血管の異常を重視する血管説(vascular theory)が広く信じられてきた。すなわち、片頭痛の前兆(aura)のときには血管が収縮し、その後血管が拡張し頭痛が生ずるという説である。しかし近年、脳血流動態などの詳細な検討により、片頭痛の病態はむしろLeao(1944)のいう"spreading depression"という大脳皮質の神経細胞の過剰興奮によると考える説(神経説neuronal theory)[17,18]が登場し、さまざまに議論されてきた[7]。

この神経説によると片頭痛の前兆そのものは大脳皮質のspreading depression(CSD)によって生ずる症状と考えられていた。Hadjikhaniら[19]により、片頭痛患者においてCSDそのものがとらえられた。彼らはhigh field MRIを用い、片頭痛患者が閃輝性暗点を自覚している間に、blood oxygenation level dependent(BOLD)signalの変化をとらえ、後頭極から始まる脳血流の変化が次第に前方に伝わることを示した(図5)[19]。このことにより、片頭痛ではCSDが起こっていることが証明された。

図4 家族性片麻痺性片頭痛の病態生理(Moskowitzによる)

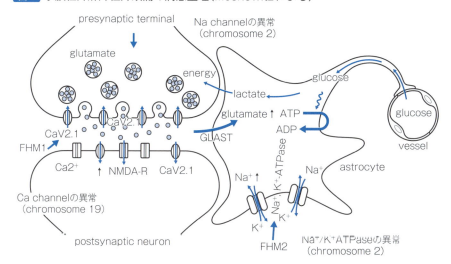

図5 Progression of cortical spreading depression(CSD)

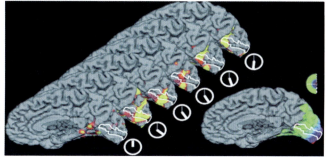

Hadjikhani N, et al. Moskowitz Mechanisms of migraine aura revealed by functional MRI in human visual cortex. PNAS 2001; 98 (8): 4687-92. (© National Academy of Sciences, U.S.A., 2001)より転載

一方，Moskowitz[20]らは三叉神経と頭蓋内血管，特に硬膜の血管の関係に注目し，三叉神経節由来のunmyelinated C fiberが硬膜の血管に分布していることを示した．さらに，彼らは三叉神経を電気的あるいは化学的に刺激した際，硬膜の血管に"neurogenic inflammation"（血管拡張および血漿蛋白の漏出）が生ずることを明かにし，この"trigeminovascular system"を介する"neurogenic inflammation"は片頭痛のモデルになりうると考え，trigeminovascular theoryを提唱した．この説の概略を 図6 [20] に示す．すなわち，硬膜の血管周囲に存在する三叉神経の軸索になんらかの刺激が作用し血管作動性のneuropeptide（GRP, substance Pなど）が遊離され，"neurogenic inflammation"（血管拡張，血漿蛋白の漏出および肥満細胞の脱顆粒）が生ずる．これにより三叉神経では順行性と逆行性の伝導が生ずる．前者は三叉神経核に至り，同部位でのc-fosの産生を促し，後者は血管作動性のneuropeptideの遊離をさらに助長する．スマトリプタンは5-$HT_{1B/1D}$の受容器に結合し，"neurogenic inflammation"を抑制し，三叉神経核でのc-fosの産生を抑制する．

この説は従来のvascular theoryとneuronal theoryを有機的に結合していると考えられる．

● **片頭痛の治療**

片頭痛の治療の中心は薬物療法であるが，大きく発作時の治療と予防的治療に分かれる．

・ **発作時の治療**

患者自身が行える治療として，軽症例では非ステロイド系消炎鎮痛薬（NSAIDs）が勧められるが，中等度以上の片頭痛発作では，経口トリプタンの選択が勧められる．

図6 trigeminovascular systemを介する片頭痛の発生機序

硬膜の血管周囲に存在する三叉神経の軸索に何らかの刺激（現在のところ不明）が作用し，血管作動性のneuropeptide（図中▲，GRP, substance Pなど）が遊離され，neurogenic inflammation（血管拡張，血漿蛋白の漏出および肥満細胞の脱顆粒）が生ずる．これにより三叉神経では順行性と逆行性の伝導が生ずる．前者は三叉神経核に至り，同部位でのc-fosの産生を促し，後者は血管作動性のneuropeptideの遊離をさらに助長する．図中の凸（スマトリプタン）は5-HT_{1D}の受容体に結合し，neurogenic inflammationを抑制し，三叉神経核でのc-fosの産生を抑制する．

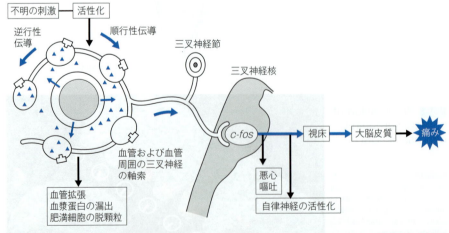

Moskowitzより改変

①トリプタン(図7)[21]

　セロトニン受容体(厳密には5-HT1B/1D receptor)の作動薬であり，頭痛が発生してからの服用で効果がある。血管壁の5-HT1B受容体を刺激して，拡張した血管を収縮させるとともに三叉神経の5-HT1D受容体に作用して過敏になった三叉神経を正常化することにより片頭痛を頓挫させることができる。有効率は約70%といわれている。頭痛が生じてからでも効果がある点ですぐれており，片頭痛の薬物療法では最も注目されている。最初に開発されたのが，スマトリプタン(図7)であり，セロトニンと類似した構造よりなる。最近ではこのトリプタン系のさまざまな薬剤が開発されてきている。

　いずれかのトリプタンが無効でも，他のトリプタンが有効なことがあるので，1つのトリプタンが無効な例では，他のトリプタンを試みるのがよい。頭痛が強く医療機関を受診した場合には，虚血性心疾患の既往がないことを確認したうえで，スマトリプタンの皮下注が勧められる。スマトリプタン無効例ではNSAIDsの坐薬が勧められる。制吐薬を適宜併用することも勧められる。詳細は，『慢性頭痛診療ガイドライン2013』の 表4 [12]を参照していただきたい。

[発作時の治療の実際]

　以下のように，使用する薬剤の商品名と投与量を記す。

A．軽度の片頭痛
　①ロキソプロフェン(ロキソニン®)60〜120mg/回
　②アスピリン(バファリンA 330)330〜660mg/回
　③ナプロキセン(ナイキサン®，適応外処方)300mg/回
　④アセトアミノフェン(アセトアミノフェン®)600〜1,000mg/回
　⑤イブプロフェン(ブルフェン®，適応外処方)200〜400mg/回
　⑥セレコキシブ(セレコックス®，適応外処方)100mg/回
　妊娠中はアセトアミノフェンが第一選択となる。

B．中等度〜重度の片頭痛
　①リザトリプタン(マクサルトRPD®)10mg/回
　②エレトリプタン(レルパックス®)20mg/回
　③スマトリプタン(イミグラン®)50mg/回
　④ゾルミトリプタン(ゾーミッグ®RM)2.5mg/回
　⑤ナラトリプタン(アマージ®)2.5mg/回
　仕事中などで水なしで服用できる点では，リザトリプタン，ゾルミトリプタンが便利で

図7 セロトニン(5-HT)とスマトリプタンの化学構造

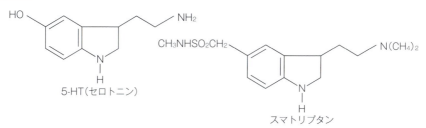

ある。発作を繰り返すことが多い場合には，半減期の長いナラトリプタンがよい。予防薬としてプロプラノロール（インデラル®）を投与中の場合には，リザトリプタンは禁忌である。

C．重度の片頭痛
　①スマトリプタン（イミグラン®点鼻）20mg/回
　②スマトリプタン（イミグラン®皮下注）3mg/回
　強い片頭痛発作のときには，消化管の動きも悪く，吸収が低下し経口薬は効果が弱くなるため，点鼻あるいは注射薬のほうが有効である。

D．悪心・嘔吐時
　①ドンペリドン（ナウゼリン®）10mg/回
　②メトクロプラミド（プリンペラン®）5〜10mg/回
　制吐薬は片頭痛の随伴症状である悪心・嘔吐に効果があり，投与経路も経口以外に静注，筋注，坐薬など選択肢が多く，副作用も少ないことから積極的な併用が勧められる。

E．月経時片頭痛
　①ナラトリプタン（アマージ®）2.5mg/回
　月経時片頭痛は短期間に片頭痛発作が頻回に起こることが多いので，半減期が長いナラ

表4 片頭痛の急性期治療薬

Group 1 (有効)	Group 2 (ある程度有効)	Group 3 (経験的に有効)	Group 4 (有効，副作用に注意)	Group 5 (無効)
トリプタン 　スマトリプタン 　スマトリプタン点鼻 　スパトリプタン静注アンプル 　スマトリプタン自己注射 　sumatriptan (suppositories) 　sumatriptan (subcutaneous) 　ゾルミトリプタン 　zolmitoriptan (nasal spray) 　エレトリプタン 　リザトリプタン 　ナラトリプタン 　naratriptan (injection) 　almotriptan 　frovatriptan	制吐薬 　メトクロプラミド 　メトクロプラミド筋注 　メトクロプラミド静注 　ドンペリドン アセトアミノフェン・非ステロイド系消炎鎮痛薬 　アセトアミノフェン 　アスピリン 　イブプロフェン 　ジクロフェナク 　ナプロキセン 　エトドラク 　セレコキシブ 　メフェナム酸 　ザルトプロフェン 　プラノプロフェン 　ロキソプロフェン 　ロルノキシカム その他 　マグネシウム製剤	ステロイド点滴静注 　デキサメタゾン 　ヒドロコルチゾン	精神安定薬，麻酔準備薬 　ドンペリドン坐薬 　プロクロルペラジン 　プロクロルペラジン筋注 　クロルプロマジン 　クロルプロマジン筋注 　ドロペリドール筋注 　プロポフォール静注 　ジアゼパム筋注・静注 エルゴタミン 　エルゴタミン・カフェイン配合薬 　エルゴタミン・カフェイン・ピリン系配合薬 　ジヒドロエルゴタミン その他 　トラマドール 　トラマドール・アセトアミノフェン配合薬 　トラマドール筋注	

英語表記：日本未発売　　日本神経学会・日本頭痛学会 編，慢性頭痛の診療ガイドライン2013，医学書院，2013.[12]より引用

トリプタンは再燃防止にも効果がある。

②NSAIDs

アセトアミノフェン，アスピリンなどの消炎鎮痛薬も片頭痛に有効である。程度の軽い片頭痛ではNSAIDsで対応し効果がなかったら，トリプタンを考慮する。

③エルゴタミン製剤

酒石酸エルゴタミンが最もよく用いられてきた。頭痛の前駆期に服用し，その後の血管の拡張を抑制することにより，頭痛を生じないようにすることを狙ったものであったが，最近はトリプタンの普及により，ほとんど使用されることがなくなった。

- 予防的治療法（表5）[12]

①カルシウム拮抗薬

カルシウム拮抗薬としてさまざまな薬が用いられているが，片頭痛の予防には，特にロメリジン（ミグシス®）が有効である[22]。作用機序としては血管平滑筋に直接作用するという説と，神経細胞に直接作用するという説があり，まだはっきりしていない。

②抗痙攣薬

特にバルプロ酸（デパケン®）は片頭痛の発作予防に有効とされている。

③β遮断薬

内因性の交感神経刺激作用のないタイプのβ遮断薬が有効といわれている。作用機序は不明であるが，発作回数の多い片頭痛患者では予防的に投与できる点で便利である。一般

表5 片頭痛の予防薬

Group 1 （有効）	Group 2 （ある程度有効）	Group 3 （経験的に有効）	Group 4 （有効，副作用に注意）	Group 5 （無効）
抗てんかん薬 　バルプロ酸 　トピラマート β遮断薬 　プロプラノロール 　timolol 抗うつ薬 　アミトリプチリン	抗てんかん薬 　レベチラセタム 　ガバペンチン β遮断薬 　メトプロロール 　アテノロール 　ナドロール 抗うつ薬 　fluoxetine Ca拮抗薬 　ロメリジン 　ベラパミル ARB/ACE拮抗薬 　カンデサルタン 　リシノプリル その他 　feverfew 　マグネシウム製剤 　ビタミンB₁ 　チザニジン 　A型ボツリヌス製剤	抗うつ薬 　フルボキサミン 　イミプラミン 　ノルトリプチリン 　パロキセチン 　スルピリド 　トラゾドン 　ミアンセリン 　デュロキセチン 　クロミプラミン Ca拮抗薬 　ジルチアゼム 　ニカルジピン ARB/ACE拮抗薬 　エナラプリル 　オルメサルタン	Ca拮抗薬 　flunarizine その他 　methysergide 　ジヒドロエルゴタミン 　melatonin 　オランザピン	抗てんかん薬 　クロナゼパム 　ラモトリギン 　カルバマゼピン Ca拮抗薬 　ニフェジピン β遮断薬 　アセブトロール 　ピンドロール 　アルプレノロール 　オクスプレノロール その他 　クロニジン

英語表記：日本未発売　　日本神経学会・日本頭痛学会 編．慢性頭痛の診療ガイドライン2013. 医学書院，2013.[12] より引用

にはプロプラノロール（インデラル®）などが用いられている。

④抗うつ薬

　三環系抗うつ薬であるアミトリプチリン（トリプタノール®）は片頭痛の発作予防に有効とされている。

[予防療法の実際]
- ①ロメリジン（ミグシス®）5〜10mg×2回/日
　副作用が少なく，使いやすい。
- ②バルプロ酸（デパケン®またはセレニカ®）200mg×1〜2回/日
　保険適応となった。デパケン®は1日2回投与，セレニカ®は1日1回投与。
- ③プロプラノロール（インデラル®）10mg×2〜3回/日
　妊娠希望時には第一選択となる。心不全，気管支喘息では投与できない。
- ④アミトリプチリン（トリプタノール®）5〜10mg×1回/日（就寝前）
- ⑤トピラマート（トピナ®，適応外使用）50〜100mg/日

▶群発頭痛

　群発頭痛は一側の激しい頭痛（三叉神経第1・2枝領域）とともに同側のHorner徴候，流涙，結膜充血，鼻閉，鼻汁などの自律神経症状を呈することから，ICHD-3では，三叉神経・自律神経性頭痛（trigeminal autonomic cephalalgias：TACs）[10,11]というカテゴリーに属する。

　群発頭痛の特徴は，発症年齢が通常20〜40歳代と就業可能な成人発症であり男性に多いこと，頭痛の性状が一側の眼周囲から前頭部，側頭部にかけての激しい頭痛が数週から数ヵ月と長い間群発することである。

●群発頭痛の診断[10,11]

　群発頭痛は一側の眼窩付近，側頭部に生ずる非常に強い頭痛で，眼球結膜の充血，流涙，鼻汁などのような自律神経症状を伴う。一般に数週から数ヵ月間，この症状が続き（この期間をcluster periodとよぶ），その後寛解するが，数ヵ月から数年たつと，再びcluster periodを認める。この頭痛発作はcluster periodの期間中にはアルコール飲用によって確実に誘発される。ICHD-3の診断基準を示す（表6）[11]。なお，片頭痛は女性に多いが，群発頭痛は男性に多い。片頭痛と群発頭痛の特徴の差を表7[3]に示す。

表6 群発頭痛の診断（ICHD-3 診断基準）

A. B〜Dを満たす発作が5回以上ある
B. （未治療の場合，）重度〜きわめて重度の一側の痛みが眼窩部，眼窩上部または側頭部のいずれか1つ以上の部位に15〜180分間持続する
C. 以下の1項目以上を認める
　1. 頭痛と同側に少なくとも以下の症状あるいは徴候の1項目を伴う
　　a）結膜充血または流涙（あるいはその両方）
　　b）鼻閉または鼻漏（あるいはその両方）
　　c）眼瞼浮腫
　　d）前額部および顔面の発汗
　　e）縮瞳または眼瞼下垂（あるいはその両方）
　2. 落ち着きのない，あるいは興奮した様子
D. 発作の頻度は1回/2日〜8回/日である
E. ほかに最適なICHD-3の診断がない

日本頭痛学会・国際頭痛分類委員会．国際頭痛分類 第3版．医学書院，2018．[11]より引用

● **群発頭痛の病態生理**

群発頭痛の病態生理は，現在以下のように4つの可能性が考えられている．

1) 視床下部にgeneratorとしての起源を求める説：群発頭痛の頭痛発作時には後部の視床下部が活性化していることがPETで証明されている[23]．また，MRI（T1強調画像）を用いたVoxel-based morphometryでの検討では，群発頭痛発作期の後視床下部灰白質の細胞密度が高いことが明らかにされた[24]．また群発頭痛患者では，視床下部外側野に散在する神経ペプチドであるオレキシン（ヒポクレチン）が群発頭痛の発症に関与する可能性があると報告されている．

2) ニューロペプチドなどの変化より，三叉神経と血管との関係から説明しようとする説：群発頭痛患者の発作期には，頸静脈血中のcalcitonin gene-related peptide（CGRP），vasoactive intestinal peptide（VIP）が増加したが，substance P（SP），neuropeptide Yは変化しなかった．また，酸素吸入およびスマトリプタン皮下注によって，増加したCGRPのレベルが正常者のレベルまで低下したことより，群発頭痛発作時に三叉神経血管系の活性化が生じていることが，実際の群発頭痛患者で証明された[25]．

3) 内頸動脈の周囲に起源を求める説：内頸動脈の周囲付近に存在する翼口蓋神経節由来の副交感神経線維，三叉神経由来の痛覚神経線維，上頸神経節由来の交感神経線維に，なんらかの興奮が生ずると，自律神経症状に加え内頸動脈の拡張が生ずるとする説である[26]．

4) 三叉神経の過剰興奮が副交感神経の活性化を起こすとする説：三叉神経節の双極ニュー

表7 片頭痛と群発頭痛の相違点

	片頭痛	群発頭痛
性別（%）	女性75	男性85
小児期の発症（%）	25	<1
片側の頭痛（%）	65	100
反復する群発発作（%）	0	80
頭痛発作の頻度	<1～12回/月	1～8回/日
頭痛の持続時間	4～24時間	0.25～2時間
随伴症状		
悪心，嘔吐（%）	85	45
視野障害（%）	一般的	0
流涙（%）	一般的でない	85
鼻閉（%）	一般的でない	50
眼瞼下垂，縮瞳（%）	一般的でない	25
顔面，頭皮の痛覚過敏（%）	65	15
閃輝性暗点，光視（%）	40	<1
多尿（%）	30	7
既往歴		
小児期の嘔吐（%）	25	7
家族歴		
片頭痛（%）	50	20

Lance JW. Mechanism and management of headache. Butterworth-Heinemann Ltd, Oxford, 1993.[3] より改変

ロンの末梢側は硬膜や頭蓋内の大血管にCGRP線維を送り，中枢側は脳幹からC1-C2にまで及ぶ三叉神経尾側核に線維を送っている．一方，三叉神経尾側核からの線維の一部は上唾液核に連結しており，上唾液核からの副交感神経線維は顔面神経とともに脳幹から出て膝神経節に至り，その後は大錐体神経として翼口蓋神経節に至り，そこでニューロンを変え，頭蓋内の大血管や涙腺・鼻粘膜にVIP線維を送っている．群発頭痛ではまず頭痛の原因と考えられる三叉神経系の活動が高まり，この興奮が上唾液核に及びその結果，翼口蓋神経節から頭蓋内の大血管や涙腺・鼻粘膜に至る副交感神経系に興奮が及び，流涙・鼻汁などの一連の自律神経症状を呈するものと考えられる[27-29]．

- 群発頭痛の治療
- トリプタン製剤

頭痛発作時の治療として，セロトニン受容体（厳密には5-$HT_{1B/1D}$受容体）のアゴニストであるスマトリプタン（イミグラン®）皮下投与（3mg）の有効性は，プラセボとの二重盲検比較試験において，有効性が確認されている．また随伴する自律神経症状も疼痛とほぼ同期して消失する．実際には，イミグラン®皮下注（3mg）を行うと，5～10分で頭痛が軽減する．

- 酸素

100％酸素を7L／分で15分間吸入（海外では10～12L／分）は，発作が始まって10分以内に開始されるのが望ましく，頭痛が最も強くなったときに吸入すると有効性が高い．

- その他

4～10％リドカインあるいは10％コカインを頭痛側の鼻腔内に点鼻する方法や，エルゴタミン製剤の投与，また鎮痛薬（NSAIDs）も検討されたが，有効であるという確証はない．

▶緊張型頭痛

- 緊張型頭痛の診断

1962年の米国NIHの分類では筋収縮性頭痛という名称が用いられていたが，必ずしも筋の収縮を伴っているとは限らないため，1988年の国際頭痛学会の分類では緊張型頭痛（tension-type headache：TTH）という用語が初めて用いられた．

ICHD-3の定義によれば，緊張型頭痛は，頭痛の頻度により，稀発反復性緊張型頭痛（infrequent episodic tension-type headache）と頻発反復性緊張型頭痛（frequent episodic tension-type headache）と慢性緊張型頭痛（chronic tension-type headache）に分類されてい

表8 緊張型頭痛の診断基準（ICHD-3診断基準）

各緊張型頭痛は主にその発症頻度で診断される（A項）．そして以下の項目をみたすものである．
- B. 頭痛は30分～7日間持続する
- C. 頭痛は以下の特徴の少なくとも2項目を満たす
    1. 両側性
    2. 性状は圧迫感または締め付け感（非拍動性）
    3. 強さは軽度～中等度
    4. 歩行や階段の昇降のような日常的な動作により増悪しない
- D. 以下の両方を満たす
    1. 悪心や嘔吐はない（食欲不振を伴うことはある）
    2. 光過敏や音過敏はあってもどちらか一方のみ
- E. その他の疾患によらない

日本頭痛学会・国際頭痛分類委員会．国際頭痛分類 第3版．医学書院，2014．[11)]より引用

る。緊張型頭痛の診断基準は 表8 [11]）のようであり，片頭痛の診断基準を基に，片頭痛との違いを基準としている。すなわち，B項目では，持続時間は片頭痛より長く，C項目では，両側性，非拍動性，強さは比較的軽く，動作により痛みが増悪しないことを挙げている。D項目では，悪心・嘔吐はなく，光過敏，音過敏は一般にないことなどを基準としている。

● **緊張型頭痛の病態生理**[30]

　緊張型頭痛の発症気機序についてまだ不明なことが多いが，現時点では，稀発反復性緊張型頭痛，頻発反復性緊張型頭痛については末梢性疼痛メカニズムが中心の役割を果たしていると考えられているのに対し，慢性緊張型頭痛においては中枢性疼痛メカニズムがより重要な役割を果たしている可能性が高いといわれている。

・**末梢性疼痛メカニズム**

　緊張型頭痛患者において，触診による頭蓋周囲の圧痛の増強は最も重要とされている。圧痛は頭痛の強さと頻度とともに増強し，実際に頭痛が起こっている際には圧痛は強くなる。頭蓋周囲の圧痛は，前頭筋，側頭筋，咬筋，翼突筋，胸鎖乳突筋，僧帽筋などに認められる。この圧痛は末梢性の要素によると考えられている。

・**中枢性疼痛メカニズム**

　側頭筋の筋電図を記録しながら，三叉神経を求心路として刺激した際に，ES2という筋電図が抑制される現象をとらえることができる。正常者では三叉神経を求心路として刺激した際に，脳幹三叉神経運動核に連絡する橋延髄被蓋外側中間ニューロンによる筋収縮の抑制機構が存在することが明らかにされているが，ES2はこれに対応していると考えられる。慢性緊張型頭痛では，このES2がほとんどみられないか，みられても非常に短縮している[2]ので，この橋延髄の抑制性介在ニューロンによる筋収縮の抑制機構が欠如しているか，あるいはこの抑制性介在ニューロンに対するより上位からの過剰な抑制が働いているかを想定せざるをえない。このことより，慢性緊張型頭痛では中枢性の機序を考える必要が出てきた。

　一方，慢性緊張型頭痛患者では前部帯状回，後部帯状回，島皮質，海馬傍回，背側吻側橋など疼痛に関係する灰白質体積の減少を認めたという報告もあり，慢性緊張型頭痛患者では，中枢神経内に変化を生じていることを示す証拠といえる。このように，緊張型頭痛の病態生理について，中枢神経内の変化を考えなければ理解できない点が多々出てきている。

● **緊張型頭痛の治療**

　主に筋の持続的異常緊張による頭痛であるので，その原因・誘因を明確にし，可能な範囲で除去する。心身の過労を軽減するには，仕事と休養のバランス，すなわち緊張と弛緩のリズムを調節することが大切である。仕事で筋緊張が生ずるから，筋弛緩が必要であり，そのために運動療法が重要となる。また，筋の疲労を少なくするのにはよい姿勢を保つことが重要である。具体的には，筋緊張を弛緩させることが方針となり，薬物療法，運動療法の併用が必要となる。

・**誘因の除去**

　ストレス等が誘因となることが多いので，可能な範囲で生活パターンの改善，仕事の取り組み方の改善，睡眠不足の改善などを心がけることが基本となると考えられる。

・薬物療法

　緊張型頭痛の薬物治療には，数多くの鎮痛薬およびNSAIDsが用いられており，治療の中心となると考えられる。その他，カフェインや抗うつ薬，抗不安薬，筋弛緩薬などが用いられている。

　慢性期には三環系抗うつ薬のアミトリプチリンなども有効である。

・非薬物療法

①鍼治療の効果

　緊張型頭痛患者では鍼治療による治療効果がみられる[10]ことは，筋緊張の軽減をもたらすことでも証明されている。

図8 座ったままできる体操

A：椅子に腰を深くおろし，背すじをまっすぐ伸ばして座る。まず，両肩を後にひき，背すじを伸ばしてそり返る。次に，今度は逆に肩を前に出し，背中を丸くする。時間をかけてゆっくり，そったり丸くしたりを繰り返す。

B：椅子に腰かけ，まず右肩に力を入れ，そのまま右肩を前へ突き出し，しばらくそのままの姿勢を続ける。元の姿勢に戻して力を抜き，次に左肩で同じ動作を繰り返す。

C：正しい姿勢で腰かけ，両肩を同時にすくめるように力を入れて持ち上げ，力を抜いて降ろす。この動作を繰り返す。

D：座ったままの姿勢で，首をゆっくり，しかし力を入れて，まず右に曲げ，次いで左に曲げ，上を向き，下を向く動作を繰り返す。

E：首の回旋運動；まず右回旋，次いで左回旋と順次行う。あまり早く回しすぎるとめまいを起こすことがあるのでゆっくり回すのがコツ。

F：膝の上で両手を組み，その手を頭の上に上げ，肩を後ろへ引いて背すじを伸ばす。

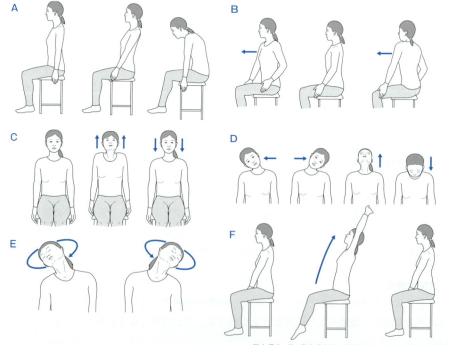

荒木信夫，他．臨床成人病 1999；29：1041-6．[31]より引用

②頭痛体操[31]

緊張型頭痛の主な原因は筋の異常緊張であるから，筋緊張を緩めれば改善するという方針を説明する必要がある。緊張型頭痛の治療は，緊張した筋を弛緩させることである。力を入れて抜くという繰り返しが一種の運動であり，これが緊張型頭痛に対する運動療法（図8）である。この繰り返しの運動をわれわれは頭痛体操とよんでいる。

▶脳血管障害と頭痛[32]

脳血管障害のなかで，くも膜下出血では頭痛が初発症状として認められるが，他の脳血管障害では初発症状として頭痛が認められることは比較的少ない。しかし，ときには頭痛を訴えて来院することもあり，以下に脳血管障害の種類別に頭痛の発生頻度などを述べる。

●くも膜下出血

くも膜下出血では頭痛は急死例を除いて必発であるといってよい[33]。脳動脈瘤の破裂時，頭痛は，破裂直後または短時間内に最高度に達し，以後は漸減する[33]。

動脈瘤破裂時の激痛の原因は，大量の血液が脳主幹動脈周囲に急激に流れ込み，直接血管を刺激，圧排するためとされている[34]。

頭痛の部位についての検討（表9）[34]では，頭部全体の痛みを訴えたものが20%，両側性の局所性の痛みを訴えたものが63%，片側性の痛みを訴えたものが17%であった。動脈瘤の部位と頭痛の部位との関係の検討[34]もなされている。前交通動脈瘤では，頭全体もしくは両側性の頭痛を訴えたものが93%を占め，片側性の頭痛を訴えたものが7%であったのに対し，内頚動脈瘤および中大脳動脈瘤では，各々27，23%が片側性の頭痛を訴え，大半が動脈瘤破裂側の頭痛を訴えている。

●脳出血

Fisher[28]によると，外側型脳出血（被殻出血）の13%，内側型脳出血（視床出血）の32%，小脳出血の50%に頭痛が認められ，橋出血ではまれであった。また，亀山ら（表10）[33]によると，外側型脳出血の20%，内側型脳出血の19%，小脳出血の62%，橋出血の23%に頭痛が認められた。

これらはCT以前の報告であるが，CT登場後の報告[34]では，外側型脳出血の46%，内

表9 脳動脈瘤破裂時の頭痛と動脈瘤発生部位

		前交通動脈瘤	内頚動脈瘤	中大脳動脈瘤	前大脳動脈瘤	椎骨・脳底動脈瘤	合計
全体		49	31	25	8	1	114
頭痛の部位	両側性	172	83	73	22	11	361
	前頭痛	48	20	24	3	1	96
	側頭・頭頂痛	9	6	1	6	0	22
	後頭・項部痛	88	47	39	11	7	192
	前頭・後頭・項部痛	26	8	6	1	2	43
	眼窩・眼窩後部痛	1	2	3	1	1	8
	片側性	16	43	29	5	3	96
	動脈瘤	−	36	27	−	−	−
	対側痛	−	7	2	−	−	−
合計		237	157	127	35	15	571

新妻 博，他．Clinical Neuroscience 1983; 1: 317-20.[34]より引用

側型脳出血の57％，小脳出血の94％に頭痛が認められた。CTにより診断が容易になり，小さな出血での例も含まれるようになったため，頭痛の頻度が増加したと考えられる。また，CT登場後の報告[34]では橋出血でも38％に頭痛があり，橋出血において頭痛は，他の重篤な症状のため前景には出てこないが，決してまれな症状ではないと考えられるようになった。

● 脳梗塞

従来，脳出血に比して，脳梗塞においては頭痛を伴うことはまれとされていたが，Fisher[35]は内頚動脈に閉塞または狭窄が証明された虚血性脳疾患患者109例中35例（31％）に頭痛を認めた。また，亀山ら（表10）[33]によると，頭痛を認めたのは，大脳半球の梗塞45例中8例（18％）であった。このうち，頭痛が最も高率なのは後大脳動脈領域の脳梗塞で50％，次いで内頚・中大脳動脈領域の脳梗塞で16％であり，前大脳動脈領域の脳梗塞では頭痛を訴えたものはみられなかった。

これらはCT以前の報告であるが，CT登場後の報告[36]でも，内頚・中大脳動脈領域の脳梗塞における頭痛の頻度は21％であったのに対して，後大脳動脈を含め，椎骨脳底動脈領域の脳梗塞では67％に頭痛を認め，後者で有意に頭痛の発生頻度が高かった。

梗塞領域と頭痛の発現部位との関係についてFisher[35]は，中大脳動脈領域の脳梗塞においては同側の眼窩後部および上部に頭痛が認められ，後大脳動脈領域の脳梗塞では同側の前頭部に頭痛が認められると述べている。亀山ら[33]によると，内頚動脈の閉塞時の頭痛は，同側の前頭部，側頭部に，椎骨動脈閉塞時の頭痛は，その閉塞部によって，肩，頚，後頭下部などに認められた。

またFisher[35]は，ラクナ梗塞でも頭痛の頻度を検討しており，pure motor hemiplegiaでは5.7％，pure sensory strokeでは2.9％に頭痛がみられたと報告している。

● 上矢状静脈洞血栓症[37]

上矢状静脈洞の血栓形成に伴い脳の循環障害を生じ，梗塞巣の形成や二次出血をきたす。頭痛は一般に最も早期に出現する症状で，頭蓋内圧亢進によると考えられている。初期の報告では，非常に強い頭痛が強調されていたが，最近では比較的軽度の頭痛の例も多くみられる。

一般に片側性の持続性頭痛が多いが，前頭部や側頭部などに限局することもある。

表10 脳血管障害の部位と発作時の頭痛の頻度

	部位	例数	頭痛（＋）	％
脳出血	外側型	44	9	20
	内側型	31	6	19
	小脳	13	8	62
	橋	13	3	23
脳梗塞	内頚・中大脳動脈	32	5	16
	前大脳動脈	7	0	0
	後大脳動脈	6	3	50
	椎骨・脳底動脈*1	14	4	29
くも膜下出血*2	—	27	25	93

＊1：脳幹梗塞例（小脳3，橋9，延髄2）　＊2：2例は急死　　　　亀山正邦，山之内博．治療 1973；55：1235-40.[33]より引用

▶炎症性頭痛

炎症性頭痛の代表としては髄膜炎[38]がある．髄膜炎は持続する頭痛を主訴とし，その他に発熱，項部硬直，髄液細胞増加などを認める．この持続性頭痛の原因は，①脳浮腫による牽引痛，②髄膜の炎症組織からのキニン類，ヒスタミンなどの発痛物質による痛覚受容体の刺激域値の低下，③発熱による脳内動脈拡張などが考えられる．

病因別にみると，急性経過をとるウイルス性髄膜炎，急性化膿性髄膜炎，亜急性または慢性の経過をたどる結核性髄膜炎，真菌性髄膜炎などがある．詳細については成書を参照されたい．

▶牽引性頭痛

頭蓋内圧亢進などにより，頭蓋内組織の牽引が生じて起こる頭痛を牽引性頭痛という．脳腫瘍などの頭蓋内占拠病変によるものが多い．

頭痛の鑑別[39]

最後に，頭痛患者へのアプローチについては図9に示す．

(荒木信夫)

図9 頭痛患者へのアプローチ法

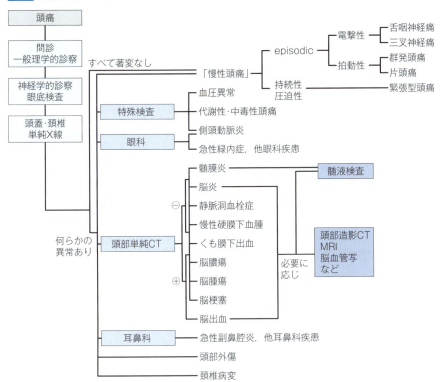

高橋 昭．日内会誌 1993；82：34-40.[39]より引用

文献

1) 荒木信夫. 頭痛はなぜ起こるか. 神経（厚東篤生, 他編）. 医学書院, 東京, 1986, p242-53.
2) Dalessio, DJ. ed. Wolff's headache and other head pain. 4th ed, Oxford University Press, New York, 1980, p1-473.
3) Lance JW. Mechanism and management of headache, Butterworth-Heinemann Ltd, Oxford, 1993.
4) 荒木信夫, 福内靖男. 頭痛の分類. 内科 1998; 81: 610-5.
5) Ad Hoc Committee on classification of headache. Classification of headache. J Amer Med Assoc 1962; 179: 717-8.
6) 福内靖男, 飯国紀一郎, 坂井文彦, 他. 頭痛患者の診断と治療. 日内会誌 1993; 82: 87-101.
7) 荒木信夫, 福内靖男. 片頭痛の病態. 日内会誌 1993; 82: 19-23.
8) Headache Classification Committee of the International Headache Society: Classification and diagnostic criteria for headache disorders, cranial neuralgias and facial pain. Cephalalgia 1988; 8 (Suppl 7): 1-96.
9) 頭痛研究会. 頭痛, 頭蓋神経痛, 顔面痛の分類及び診断基準（訳）. 第18回頭痛研究会会誌 1991; 18: 92-102.
10) Headache Classification Committee of the International Headache Society (IHS). The International Classification of Headache Disorders, 3rd edition. Cephalalgia 2018; 38 (1): 1-211.
11) 日本頭痛学会・国際頭痛分類委員会. 国際頭痛分類 第3版. 医学書院, 東京, 2018.
12) 日本神経学会・日本頭痛学会 編. 慢性頭痛の診療ガイドライン2013. 医学書院, 東京, 2013.
13) Wilkinson M. Clinical features of migraine. In; Cliford RF, ed. Handbook of Clinical Neurology 4 (48): Headache, Elsevier Science Publishersn, Amsterdam, 1986, p117-33.
14) Ophoff RA, Terwindt GM, Vergouwe MN, et al. Familial hemiplegic migraine and episodic ataxia type-2 are caused by mutations in the Ca2+ channel gene CACNL1A4. Cell 1996; 87: 543-52.
15) De Fusco M, Marconi R, Silvestri L, et al. Haploinsufficiency of ATP1A2 encoding the Na+/K+ pump alpha2 subunit associated with familial hemiplegic migraine type 2. Nat Genet 2003; 33: 192-6.
16) Dichgans M, Freilinger T, Eckstein G, et al. Mutation in the neuronal voltage-gated sodium channel SCN1A in familial hemiplegic migraine. Lancet 2005; 366: 371-7.
17) Olesen J, Larsen B, Lauritzen M. Focal hyperemia followed by spreading oligemia and impaired activation of rCBF in classic migraine. Ann Neurol 1981; 9: 344-52.
18) Olesen J, Friberg L, Olsen T, et al. Timing and Topography of cerebral flow, aura and headache during migraine attacks. Ann Neurol 1990; 28: 791-8.
19) Hadjikhani N, Sanchez Del Rio M, Wu O, et al. Mechanisms of migraine aura revealed by functional MRI in human visual cortex. Proc Natl Acad Sci USA 2001; 98: 4687-92.
20) Moskowitz MA. The neurobiology of vascular head pain. Ann Neurol 1984; 16: 157-68.
21) Ferrari MD. Sumatriptan in the treatment of migraine. Neurology 1993; 43 (suppl 3): S43-7.
22) Gotoh F, Komatsumoto S, Araki N, et al. Noradrenergic nervous activity in migraine. Arch Neurol 1984; 41: 951-5.
23) May A, Bahra A, Buchel C, et al. Hypothalamic activation in cluster headache attacks. Lancet 1998; 352: 275-8.
24) May A, Ashburner J, Buchel C, et al. Correlation between structural and functional changes in brain in an idiopathic headache syndrome. Nat Med 1999; 5: 836-8.
25) Goadsby PJ, Edvinsson L. Human in vivo evidence for trigeminovascular activation in cluster headache. Neuropeptide changes and effects of acute attacks therapies. Brain 1994; 117: 427-34.
26) Hardebo JE. How cluster headache is explained as an intracavernous inflammatory process lesioning sympathetic fibers. Headache 1994; 34: 125-31.
27) Goadsby PJ, Lipton RB. A review of paroxysmal hemicranias, SUNCT syndrome and other shortlasting headaches with autonomic feature, including new cases. Brain 1997; 120: 193-209.
28) May A. Cluster headache: pathogenesis, diagnosis, and management. Lancet 2005; 366: 843-55.
29) Drummond PD. Mechanisms of Autonomic Disturbance in the Face During and Between Attacks of Cluster Headache. Cephalalgia 2006; 26: 633-41.
30) 荒木信夫. 緊張型頭痛の診断と治療. 日頭痛会誌 2011; 38: 14-6.
31) 荒木信夫, 濱口勝彦. 筋緊張性頭痛の運動療法の実際. 臨床成人病 1999; 29: 1041-6.
32) 荒木信夫, 福内靖男. 脳血管障害と頭痛. SCOPE 1995; 34 (10): 20-1.
33) 亀山正邦, 山之内博. 脳血管障害と頭痛. 治療 1973; 55: 1235-40.
34) 新妻 博, 鈴木二郎. 脳血管障害による頭痛. Clinical Neuroscience 1983; 1: 317-20.
35) Fisher CM. Headache in cerebrovascular disease. In; Vinken PJ, et al, eds. Hnadbook of clinical neurology, Vol 5, North-Holland Publishing Co, 1968, p124.
36) 亀井博之, 西丸雄也. 脳梗塞に伴う頭痛についての検討. 脳卒中 1980; 2: 345-9.
37) 厚東篤生, 荒木信夫. 上矢状静脈洞血栓症. 神経内科 1987; 27: 211-23.
38) 庄司紘史. 髄膜炎の頭痛. 日内会誌 1993; 82: 66-9.
39) 高橋 昭. 頭痛患者の診かたと鑑別診断. 日内会誌 1993; 82: 34-40.

X 症候

意識障害，脳ヘルニア，脳死

意識障害

　意識は上行性脳幹網様体賦活系と視床下部調節系により調節／維持されている．上行性脳幹網様体賦活系とは末梢からの感覚神経の入力が下部延髄から橋，中脳，視床下部，視床にまたがる網様体に入力された後に視床から大脳皮質に向けて広範に投射する系である．これとは別に視床下部が大脳皮質の活動性を調節する系を視床下部調節系とよぶ（図1）．これらの投射経路に障害が発生すると意識障害は引き起こされる．

▶意識障害の分類

- **Japan Coma Scale (JCS)，Glasgow Coma Scale (GCS) による分類（表1，2）**

　近年では意識障害の重症度評価をJCS，GCSを用いて分類することが多いが，以下のような分類も用いられる．

①昏睡（coma）：強い刺激にも開眼せず，痛覚刺激に対する防御反応がみられない．
②昏迷（stupor）：強い刺激でのみ覚醒する．
③せん妄（delilium）：外部刺激に関心がなく，意思疎通ができない．幻覚，妄想，見当識障害などを伴う．
④錯乱（confusion）：注意力散漫，軽度見当識障害，記憶障害などを認める．

- **特殊な意識障害**

　上記以外に特殊な意識障害が存在しそれらは特定の部位の障害に由来している．

図1 意識の調節：上行性脳幹網様体賦活系と視床下部調節系
A：上行性脳幹網様体賦活系
B：上行性脳幹網様体賦活系と視床下部調節系

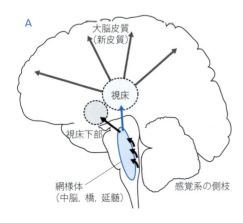
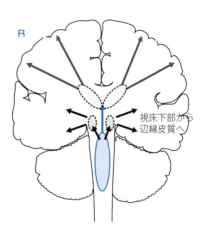

①無動性無言症(akinetic mutism)：周囲に対する反応や自発的な発語や運動がほとんどみられないが，眼球運動や瞬目は認めることがある。両側の前帯状回の広範な障害や間脳から上位間脳の障害により生じる。
②失外套症候群(apallic syndrome)：無動・無言の状態に全身の痙性または硬直性を伴う。無動性無言よりも重篤である。大脳皮質の広汎な障害によって生じる。
③閉じ込め症候群(locked-in syndrome)：四肢麻痺，無言であるため一見無動・無言のよ

表1 Japan Coma Scale(JCS：3-3-9度分類)

	（評価点）
Ⅰ．覚醒している(1桁の意識障害)	
1．大体意識清明だが今ひとつはっきりしない	(1)
2．見当識障害がある(日付，場所，時間が言えないなど)	(2)
3．自分の名前，生年月日が言えない	(3)
Ⅱ．刺激すると覚醒する(刺激をやめると眠り込む：2桁の意識障害)	
10．普通の呼びかけで容易に開眼する	(10)
20．大きな声または体をゆさぶることにより開眼する	(20)
30．痛み刺激を加えつつ呼びかけを繰り返すとかろうじて開眼する	(30)
Ⅲ．刺激しても覚醒しない(3桁の意識障害)	
100．痛み刺激に対し払いのけるような動作をする	(100)
200．痛み刺激で少し手を動かしたり，顔をしかめる	(200)
300．痛み刺激に対し全く反応しない	(300)

いずれの段階でも尿失禁があれば"Ⅰ"(Incontinence)，不穏状態があれば"R"(restlessness)，を付記する。例えば：Ⅱ-20-Ⅰなど

太田富雄，他．第3回脳卒中の外科研究会，1975，p61-9．より引用

表2 Glasgow Coma Scale

大分類	小分類		評価点(score)
E．開眼状態 (Eye Opening)	自発的に	(spontaneous)	E(4)
	呼びかけにより	(to speech)	E(3)
	痛み刺激により	(to pain)	E(2)
	開眼しない	(nil)	E(1)
V．最良言語反応 (Best Verbal Response)	見当識あり	(oriented)	V(5)
	錯乱状態	(confused conversation)	V(4)
	不適当な言葉	(inappropriate words)	V(3)
	理解できない声	(incomprehensible sounds)	V(2)
	発声なし	(nil)	V(1)
M．最良運動反応 (Best Motor Response)	命令に従う	(obey)	M(6)
	痛み刺激に手足を動かす	(localizes)	M(5)
	四肢の屈曲あり：逃避	(flexes-withdraws)	M(4)
	四肢の屈曲あり：異常屈曲	(abnormal flexion)	M(3)
	四肢進展	(extends)	M(2)
	全く動かさない	(nil)	M(1)
表記例	正常	E(4)＋V(5)＋M(6)	15点
	深昏睡	E(1)＋V(1)＋M(1)	3点

うにみえるが動眼神経と滑車神経は保たれるため眼球運動・瞬きにより意思疎通が可能であり意識状態は清明である。脳底動脈閉塞による橋梗塞例などでみられる。

▶意識障害の評価

世界的にはGCSが採用され意識レベルを開眼，言葉による応答，運動による最良の応答の3項目に分けてそれぞれスコア化しその合計点により評価している。頭部外傷症例ではGCSスコア8以下あるいは2点以上の急激な悪化では切迫脳ヘルニアが疑われるとされている。日本ではGCSと平行してJCSが用いられている。JCSでは覚醒状態により3群に分け，それぞれの群を簡単な質問，覚醒に要する刺激の強さ，痛み刺激に対する運動反応によって3段階に分ける。JCSは評価が迅速で簡便であるため救急・災害時に用いられることが多い。

脳ヘルニア

脳は頭蓋骨に囲まれた閉鎖空間であり，脳腫瘍や脳出血などの占拠性病変や脳浮腫などにより頭蓋内圧亢進をきたし進行すると脳実質の一部が正常の境界部位を越えて移動・嵌入する(ヘルニア)。そのほとんどは脳幹部を圧迫し，短時間可逆的と考えられる時間はあるものの進行すると非可逆的となり死(脳死)に至ることが多い。

▶脳ヘルニアの種類（図2, 3）

①テント切痕(鉤)ヘルニア：一側の大脳の病変により鉤回や海馬回がテント切痕部に嵌入し中脳を圧迫する。この部分には動眼神経が走行しているため同側の瞳孔散大を伴う（図2）。
②帯状回ヘルニア：片側大脳半球内側の帯状回が大脳鎌下を越えて対側にはみ出るもの。
③中心性ヘルニア：テント上の両側病変により間脳および中脳がテント切痕部に嵌入し急速に脳幹圧迫症状が進行する。
④上行性ヘルニア：後頭蓋窩の病変により圧が上昇し小脳がテント切痕を越えて上方に嵌入し中脳を圧迫する。
⑤大後頭孔(小脳扁桃)ヘルニア：後頭蓋窩病変や脳全体の圧上昇によって小脳扁桃が大後頭孔を介して上位頸椎内に嵌入し延髄を圧迫する。

▶脳障害・脳ヘルニアの症状・診察（表3）

頭蓋内圧亢進時にはその進行により頭痛・嘔吐・うっ血乳頭・外転神経麻痺・意識障害などがみられるが，重症化するとCushingの3徴(血圧上昇，徐脈，呼吸不規則)がみられるようになる。

テント切痕ヘルニアの初期には病巣側の瞳孔の拡大(散瞳)を認める。呼吸・眼球運動は正常で人形の目試験でも障害を認めない。

病状進行により中脳が圧迫され始めると意識障害が出現する。このとき，瞳孔散瞳は最大となり対光反射は消失する。人形の目試験では病側の反射が消失する。呼吸は中枢性過換気であったりチェーン・ストークス型の周期性呼吸を呈する。特殊な兆候として鉤ヘルニアにより対側の大脳脚が小脳テント縁で圧迫され(Kernohan notch)，病側と同側に片麻痺を認めることがある。

ヘルニアの末期では両側性運動障害や病的反射が出現し，除脳硬直を呈してくる。さら

にヘルニアが進行すると，瞳孔は両側散瞳し正中位で固定され対光反射は消失する．人形の眼試験では両側の反射が消失し，疼痛に対する運動反応もみられなくなる．

▶脳ヘルニアの画像診断

脳ヘルニアの画像を 図2, 3 に示す．

▶脳ヘルニアの治療

頭蓋内圧亢進状態の進行により脳ヘルニアが惹起され，脳ヘルニアの完成は脳死とほぼ同義であるため，頭蓋内圧亢進状態の治療を行い，なんとしても脳ヘルニアの完成を防止することが治療の最大の目的である．

1) 切迫脳ヘルニアが占拠性病変（脳腫瘍，出血性病変など）による場合は呼吸・循環の正常化の後に即座に緊急手術を行うように勧められる．外科療法には占拠性病変の摘出と減圧術がある（内減圧術および外減圧術：後述 図2 ）．
2) 頭部挙上は30°までで，頚部屈曲による静脈還流が妨げられないように留意する．呼吸管理については低酸素状態（$PaO_2 < 60\,mmHg$ あるいは酸素飽和度＜90％）は避けるべ

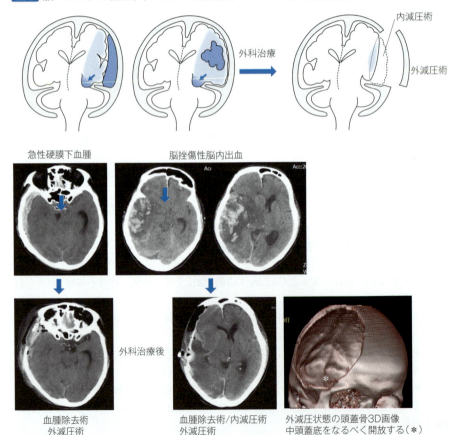

図2 脳ヘルニアの種類（1）：テント切痕（鈎）ヘルニアと外科的治療

きであるが，PaCO₂を25mmHg以下にする過換気療法は勧められない．必要に応じて気管挿管し補助換気を行うことが勧められる．

3) 脳圧モニターにより正確な脳圧が測定できれば管理しやすくなるが，現時点で脳圧モニター装着が推奨されているのは重症頭部外傷症例であり，それ以外では症状を注意深く観察しながら内科的治療，外科治療を考慮する．

重症頭部外傷例でGCSスコア8以下，低血圧（収縮期血圧＜90mmHg），CTで正中偏位，脳槽の消失などの所見がある場合，またバルビツレート療法や低体温療法を行う場合には，頭蓋内圧亢進症例に対しては頭蓋内圧（intracranial pressure：ICP）と脳灌流圧測定〔cerebral perfusion pressure（CPP）：平均血圧から脳圧を差し引いたもの〕のモニタリング下に治療することが勧められている．ICPを測定した場合の積極的治療の閾

図3 脳ヘルニアの種類（2）

A：帯状回ヘルニア

脳出血

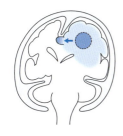
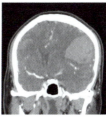

B：中心性ヘルニア

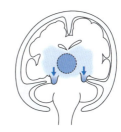

C：上行性ヘルニア

後頭蓋窩に強いくも膜下出血と小脳出血

後頭蓋窩と脳幹が低吸収域となっている

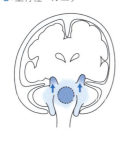
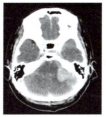

ヘルニア完成 →

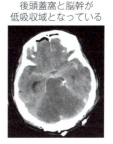

D：大後頭孔（小脳扁桃）ヘルニア

髄芽腫

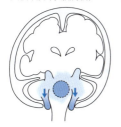
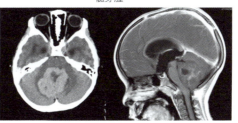

値は15〜25mmHgが推奨されている。

4) 頭蓋内圧亢進に対する薬物療法としてはマンニトール，グリセオールの静脈内投与が勧められる。マンニトールの有効投与量は，0.25〜1.0g/kgで，収縮期血圧が90mmHg未満の低血圧時には使用は勧められない。グリセオールはマンニトールに比し速効性はないが反跳現象が少ないとされる。1回200〜300mLを1〜2時間で点滴静注し，3〜4回/日を目安とする。ステロイドの投与は虚血性脳浮腫や頭部外傷に対し頭蓋内圧低下の目的で用いることは勧められない。脳腫瘍や脳損傷に脊髄損傷，急性呼吸促迫症候群を合併する場合は投与を考慮しても良いが，消化管出血や高血糖に注意する必要がある。

5) 上記治療を施行しても頭蓋内圧管理が困難な場合は，髄液ドレナージやバルビツレート療法，低体温療法，外減圧術，内減圧術を考慮する。

● バルビツレート療法

バルビツレート療法は脳代謝抑制と脳血流量低下により頭蓋内圧を低下させる治療である。バルビツレートは副作用として心機能抑制(低血圧)を引き起こすため循環状態が不安

表3 テント切痕ヘルニアの症状

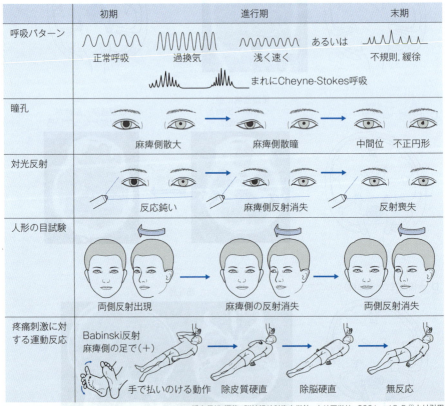

橋本信雄 編著，脳神経外科臨床指針，中外医学社，2001，p10-5.[2]より引用

定な場合は原則的に推奨されない．また頭蓋内圧が低下しても同時に血圧が低下すれば脳灌流圧が維持できず脳機能障害をきたすことになるため過剰投与に注意しなければならない．初回ペントバルビタール2～5mg/kg，チオペンタール2～10mg/kgを静注し，その後維持量としてペントバルビタール0.5～3mg/kg/時，チオペンタール1～6mg/kg/時を持続投与する．

● 低体温療法

若年者に対する低体温療法はその効果が報告されている．頭蓋内圧，脳組織酸素分圧，頸静脈球酸素飽和度などのモニタリングを行いながら施行し，32～34℃を目標体温とするが，感染症，不整脈，低カリウム血症，血小板減少，凝固異常，高血糖などの合併症発生率が高い．維持期間は48～72時間とし緩除に復温することが重要である．

● 外減圧術

内科的治療のみでコントロールできない頭蓋内圧亢進状態や脳ヘルニアが切迫している場合に選択される．頭部外傷による出血性疾患，脳内出血やくも膜下出血などの出血性脳血管障害，広範囲大脳半球性脳梗塞や小脳梗塞といった閉塞性脳血管障害などの重症例に適応を考慮する．広範な一側大脳半球梗塞症例においては，年齢が18～60歳まで，NIHSS（National Institute of Health Stroke Scale）scoreが15以上，中大脳動脈領域の梗塞巣が少なくとも50％以上あるか脳梗塞の範囲が145cm^{3}以上ある症例，であれば発症48時間以内に硬膜形成を伴う外減圧術が推奨される．小脳梗塞においては，脳幹圧迫により昏睡など重度の意識障害をきたしている症例に対し減圧開頭術が勧められている．

前頭葉から側頭葉の病変の場合，広い前頭側頭頭頂開頭術を施行する．テント切痕ヘルニアが危惧される側頭近傍病変の場合には側頭骨を頭蓋底部まで削除しておくことが重要である（図2）．硬膜切開後は人工硬膜または自家骨膜筋膜等をもちいて拡大硬膜形成を行い骨片を戻さずに閉創する．このときの骨片はマイナス20℃以下または腹部脂肪内に埋め込んで保存を図る．

後頭蓋窩病変の場合はinion上方3cmからC4棘突起までの成中切開をおき，病側小脳半球だけでなく対側小脳半球部の開頭も行う．致命的な大後頭孔（小脳扁桃）ヘルニアを回避するために大後頭孔やC1の露出，C1後弓の切除も行い小脳扁桃／延髄を十分に除圧することが重要である．

● 内減圧術

外減圧術のみでは脳膨張がコントロールできない場合に選択されるが，外減圧術時に著明な脳腫脹を認めた場合に追加手術として行われることも多い．従って重症例外減圧術時には内減圧の必要な局面を想定し，対応できるように開頭範囲をデザインしておくと良い．外傷性脳内血腫に対するアメリカのガイドラインでは20cm^{3}以上の前頭葉あるいは側頭葉脳挫傷でGCSが6～8，さらにCT上，正中偏位が少なくとも5mm以上で脳底槽の偏位があれば内減圧を考慮するべきであるとされている．内減圧の範囲について定義はないが，非優位側の場合は前頭葉ではpoleから約7cm（優位側では3cm），側頭葉ではpoleより約5cm（優位側では4cm），後頭葉ではpoleより約6cm（優位側では3.5cm）程度である．小脳扁桃ヘルニアでは嵌入している小脳扁桃の切除が有効であり，テント切痕ヘルニアでは非優位側では嵌入している側頭葉の鉤や海馬傍回の切除が有用なことがある．

脳死

脳死を全脳死(大脳と脳幹の死)とするか脳幹死(大脳の機能が停止していなくてもよい)とするかについては国際的にも統一されていない。いずれにしても器質的脳障害により全脳または脳幹の機能が不可逆的に停止し心臓がある期間動き続けるような状態が脳死と認識されている。日本では臓器移植を前提としたときのみ全脳死を脳死と定めている。2009(平成21)年7月に成立した「臓器の移植に関する法律の一部を改正する法律(改正臓器移植法)」に従い作成された「法的脳死判定マニュアル」では脳死とされうる状態を以下のように定義している。

● 脳死とされうる状態

器質的脳障害により深昏睡,および自発的呼吸を消失した状態と認められ,かつ器質的脳障害の原疾患が確実に診断されていて,原疾患に対して行いうるすべての適切な治療を行なった場合であっても回復の可能性がないと認められるもの。

かつ,下記①~④のいずれもが確認された場合。

① 深昏睡
② 瞳孔が固定し,瞳孔径が左右とも4mm以上であること
③ 脳幹反射(対光反射,角膜反射,毛様脊髄反射,前庭反射,咽頭反射,および咳反射)の消失
④ 平坦脳波

● 法的脳死判定の実際

・前提条件の確認

① 器質的脳障害により深昏睡,および無呼吸を呈している症例
② 原疾患が確実に診断されている症例
③ 現在行いうるすべての適切な治療をもってしても回復の可能性がまったくないと判断されうる症例

・除外例

① 脳死と類似した状態になりうる症例:急性薬物中毒,代謝・内分泌障害など
② 知的障害等の臓器提供に関する有効な意思表示が困難となる障害を有する者
③ 被虐待児,または虐待が疑われる18歳未満の児童
④ 年齢不相応の血圧(収縮期血圧:1歳未満<65mmHg, 1歳以上13歳未満<(年齢×2)+65mmHg, 13歳以上<90mmHg
⑤ 低体温(直腸温,食道温等の深部温):6歳未満<35℃, 6歳以上<32℃
⑥ 生後12週未満

・生命兆候の確認

① 体温,直腸温,食道温等の深部温:6歳未満≧35℃, 6歳以上≧32℃
② 血圧の確認:1歳未満≧65mmHg, 1歳以上13歳未満≧(年齢×2)+65mmHg, 13歳以上≧90mmHg
③ 心拍・心電図等の確認をして重篤な不整脈がないこと

・深昏睡の確認

滅菌針,滅菌した安全ピン等による疼痛刺激,あるいは眼窩切痕部への指による強い圧

図4 改正臓器移植法施行後の脳死下臓器提供フローチャート

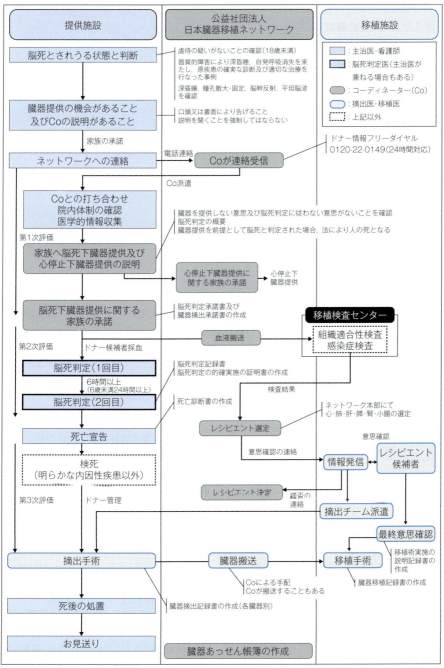

日本臓器移植ネットワーク臓器提供施設委員会 監修, 臓器提供施設の手順書(第2版), 公益社団法人 日本臓器移植ネットワーク, 2014, p7. より引用

迫刺激により顔面に疼痛刺激を加え，JCS 300，GCS 3で深昏睡と判定する。脳死でみられる脊髄反射，脊髄自動反射，ラザロ徴候と自発運動の区別を要する。

- **瞳孔散大，固定の確認**
室内の通常の明るさの下で判定し，左右の瞳孔径が4mm以上であることを確認する。
- **脳幹反射消失の確認**
以下の7つの脳幹反射がすべて消失していることを確認する。

① 対光反射
② 角膜反射
③ 毛様脊髄反射
④ 眼球頭反射
⑤ 前庭反射
⑥ 咽頭反射
⑦ 咳反射

- **脳波活動の消失（平坦脳波）**
少なくとも4誘導の同時記録を単極導出（基準電極導出）および双極導出で行い，全体で30分以上の連続記録を行う。
- **自発呼吸消失の確認（無呼吸テスト）**
第1回目，第2回目とも他の判定項目をすべて行った後に行う。まず100％酸素で10分間人工呼吸し，$PaCO_2$レベルがおおよそ35〜45mmHgであることを確認し，人工呼吸を中止する。6L/分の100％酸素を投与し動脈血ガス分析を2〜3分ごとに行い，$PaCO_2$が60mmHgになった時点で無呼吸を確認する。
- **判定間隔**
第1回目の脳死判定が終了した時点から6歳以上では6時間以上，6歳未満では24時間以上経過した時点で第2回目の脳死判定を開始する。
- **法的脳死の判定**
脳死判定は2名以上の判定医で実施し，少なくとも1名は第1回目，第2回目の判定を継続して行う。第1回目の脳死判定ならびに第2回目の脳死判定ですべての項目が満たされた場合，法的脳死と判定する。死亡時刻は第2回目の判定終了時とする。

最後に，脳死下臓器提供のフローチャートを 図4 に示す。

（吉富宗健，森岡基浩）

文献

1) 太田富雄 編．頭蓋内圧亢進と脳ヘルニア 意識障害．脳神経外科学 第12版．金芳堂，京都，2016．
2) 橋本信雄 編著．頭蓋内圧亢進と脳ヘルニアの診断と治療．脳神経外科臨床指針．中外医学社，東京，2001，p10-5．
3) 日本脳神経外科学会 日本脳神経外傷学期 監修．重症頭部外傷治療，管理のガイドライン作成委員会 編集．重症頭部外傷治療・管理のガイドライン 第3版．医学書院，東京，2013．p35-89．
4) 厚生労働科学研究費補助金厚生労働科学特別研究事業．「臓器提供施設における院内体制整備に関する研究」「脳死判定基準のマニュアル化に関する研究班」．法的脳死判定マニュアル 平成22年度版．
5) 森 健太郎．減圧開頭術．NS NOW No.8 脳神経外科基本手術（新井一 編）．メジカルビュー社，東京，2009，p81-92．
6) 日本脳卒中学会 脳卒中合同ガイドライン委員会 編，脳卒中治療ガイドライン2015．協和企画，東京，p66．

X 症候

術中動脈損傷

　脳神経外科手術における脳血管温存は，脳実質損傷回避と同レベルの基本事項である。特に主幹動脈の術中損傷は重大な手術合併症となりうる[4,5,7,9,11,15,18]。

　血管損傷は微小出血から主幹動脈断裂に及ぶものまでさまざまだが，その対処法が重要である。最も重篤な血管損傷には吻合操作を伴う血行再建が必要となる。これは，すべての手術で起こりうるトラブルであり，脳血管障害を専門とするもののみでなく，脳腫瘍外科医，ひいては外科医すべてが共有すべき基本技術の一つといえる。本項では，さまざまな血管損傷時の留意点とその対処法，さらには手術室での準備についても付しておく。なお，術野の脳保護に用いるベムシーツ®，デリコット，などの脳保護用のシートをサージカルシート（SS）と略した。

血管損傷時の最初の対応

　出血時，慌てて吸引管を入れ血管損傷部を広げるような操作を避け，落ち着くことが最も重要で，かつ対処の第一歩である。

　最初の対応は，洗浄吸引管（イリゲーション吸引管：以下IS）からの洗浄液による出血の洗浄と出血点の明確化である。出血直後に洗浄液を撒くことで，血液凝固を防ぎ対処がしやすくなる。つまり，無色透明な洗浄液と出血点の赤色血液のコントラストにより出血点を明確にする。次にすべきは出血した瞬間にその原因を探ること，すなわちどのような行為により出血したかを想起することである。軽度の出血では，動脈損傷であっても，出血時行った操作を元に戻すことで出血が軽減することもある。すなわち，脳への牽引や血管の移動による（いわゆる股裂）血管損傷では，それを戻し圧迫することだけで出血が軽減，止血されることもある。これが，出血した瞬間にその原因を探ることが重要な理由である。

　動脈瘤破裂のような，主幹動脈からの拍動性多量出血の場合，ポイントサクションを入れる。すなわち，綿の類は用いず，動脈出血点に接触しないように出血点からのジェットにうまく吸引管の先端を当てがって，持続吸引を行う。

　右利きの術者の場合，通常左手にISを持ち，右手には，はさみ，バイポーラー鑷子などを持っているが，ISの吸引は細いものが多く，多量の出血には対応不能なことも多い。このような場合，まず右手も吸引（3mm以上）とし，右手の吸引と左手の洗浄吸引管から，もしくは助手による洗浄で術野洗浄の後，右手の吸引のみで出血のコントロールができる状態を保つ（図1）。これでコントロールできないときは，吸引を太くする，もしくは頸部の圧迫などを試みる。この状態のときに最もやってはならないのは，盲目的にtemporary clipを挿入して血管損傷を広げることである。次に左手の吸引管を太いものに持ち替える。準備があれば，IS機能がついた太い吸引管を用いる。これにより，吸引を

右手から左手に変更し，右手を空ける。

　この状態になってから，初めてtemporary clip，圧迫，バイポーラー凝固，フィブリン糊とゼルフォーム®など止血材料などでの止血を試みる（図2）。Temporary clipによる親血管閉鎖により止血する場合，分岐直後閉塞を心がける。これは血管閉塞部位より近位の血流が止まっている部分では閉鎖と同時に血栓形成が始まるからである。分岐への血流を残し，この盲端スペースを可能な限り少なくすることで，血管内血栓形成を最小限にとどめる。

　さて，頚動脈圧迫を試みるためには，頚部頚動脈の適切な圧迫部位が判定可能な準備を要する。ドレープが頚部を覆い隠すことより頚部の位置把握が困難にならないように，内頚動脈瘤の手術ではあらかじめ，このような状況を想定した圧迫に即した頚部頚動脈のマーキングとドレーピングを行っておく（図3）。ドレーピングは，頚部皮膚の緊張を招き，頚動脈の拍動触知が困難となるため，ドレーピング後，手指で拍動を再確認しておく。

図1 前交通動脈瘤頚部から多量の出血中の状態
術野の右下から動脈瘤の側面にsuction tubeが右手で入っている。

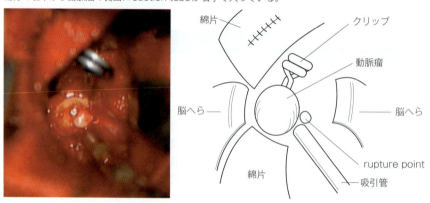

図2 止血完了
クリップを平行に深く入れることにより，止血を完了した。

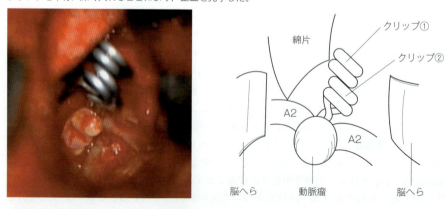

また，術前に，前交通動脈や，後交通動脈の発達程度を画像で確認しておくことも肝要である。

各種の止血法

まず，ICからM2，A2，VAからP2などの直径2mm以上の血管損傷に対する止血法について述べる。損傷程度によるが次のような方法を状況に応じて利用する。
1) バイポーラーによる凝固止血
2) サージセル®シート，ゼルフォーム®などの止血材による圧迫止血
3) フィブリン糊と酸化セルロース（サージセル®），吸収性ゼラチンスポンジ（ゼルフォーム®）などの併用による止血[7,15]
4) 数針の直接縫合処置による止血
5) 血管パッチを作成することによる止血
6) 主幹動脈自体の再建（バイパスの作成）
7) wrap clipping法

3)～7)の止血法について以下に詳しく解説する。

▶フィブリン糊と酸化セルロース（サージセル®），吸収性ゼラチンスポンジ（ゼルフォーム®）などの併用による止血[7,15]

われわれは，手術では3枚に薄切（三枚下ろし）したゼルフォーム®にフィブリン糊のフィブリンを浸したものを小さく（1mmから1cmの大きさ）切って準備している（ 図4 ）。これを止血部に当てて，圧迫止血することにより，拍動性の動脈性出血でも止血できることが多い。

▶数針の直接縫合処置による止血

これは，血管吻合術の応用であるが，確実で比較的短時間に止血可能な方法でもある。すべての外科医が，この技術と適切な機器，縫合糸の知識習得と準備に努めるべきである。微小血管吻合術が行われない手術室には，9-0や，10-0の縫合糸がないこともあり，深部

図3 右前頭側頭開頭の皮膚切開線と頚部頚動脈のマーキングとドレーピング
頚部の皮膚切開はしていないが，出血時の圧迫部を明確に線を引いてある。

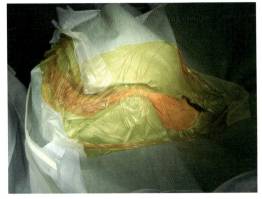
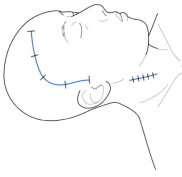

吻合の器機も準備，滅菌されていないこともある。このような準備不足が最悪の状況を生み出す原因となる。術前の準備として最悪の状況を想定した器機，縫合糸の用意をしておくべきである。これらの準備は技術，知識以前の問題であろう。

血管縫合による止血処置を行う場合は，出血部の近位側をtemporary clipで閉鎖してから行うべきである。特の深部での吻合操作は多くの脳神経外科医にとっても容易な操作ではないため，十分な準備をしてから取り組むべきである。数針の縫合が必要な場合は，出血部の遠位部を含めて完全にtemporary clipでtrapしてから縫合処置の準備に取りかかる（図5, 6）。

ここでいう準備とは，吻合に適した鑷子，持針器，〔適切な長さ（5cm，深部で3cm）に切断した，適切な太さの〕縫合糸の用意と，血管壁の外膜可視化のためのピオクタニン，血管固定用のラバーシーツなどを指す。「急いでいても，血管吻合に準じた術野の準備をすべき」この一言につきる。準備を怠ると，結果的に必要以上に吻合操作，強いては一時的血管遮断時間が長くなることとなる。「Slow and steady wins the race」が基本である。

血管に穴が開き（図6～9），縫合操作で閉鎖する場合，穴の中心から結紮を開始する。これは血管損傷による穴の中心部を縫合して2つに分けることにより，円に例えると穴の面積が1回の縫合で1/4の大きさの穴が2ヵ所になる。谷川ら[17]は，縫合と結紮を同時に行う方法を報告し，穴が小さく，針の操作に慣れた術者には，有用な方法の一つであり，われわれも利用している。

▶血管パッチを作成することによる止血

内頸動脈に大きな穴が開いても，時間的余裕がある場合がある。術前画像で十分な側副路がある場合である。血管損傷部の近位側を一時的に閉鎖し，遠位側の側副路からの血流により大量出血がある場合は，血管のパッチを作成することが可能となる。内頸動脈には，浅側頭動脈片，もしくは，頚動脈を露出していれば，上甲状腺動脈壁等がこれに適した血管壁となる。直径2mmの血管を8mmほど切り取れば，約6×8mmの血管壁が得られ，これをパッチに用いる。

▶主幹動脈自体の再建（バイパス路の作成）

術中血管損傷より，血管吻合操作を行うことはまれと思われる[12]。しかし，内頸動脈前壁動脈瘤の手術時の動脈瘤からの出血等，最悪の状況も想定すべきである。このような場合は，ドナー血管の剥離が行われていないため，上記場合に比して必要な時間が数十分

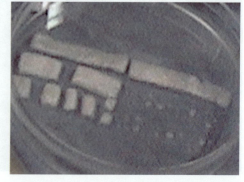

図4 薄切（三枚下ろし）したゼルフォーム®にフィブリン糊のフィブリンを浸したもの
1mmから1cmの大きさに切って使用する。

単位で長くなる。このような場合は，われわれは，ヘパリンの全身投与，仙台カクテルの併用，エダラボンの投与を麻酔科医に指示する。

このような緊急血管吻合術を行う状況では，浅側頭動脈や後頭動脈などのドナー血管の

図5 遠位部前大脳動脈瘤の術前
画像（A）と術中所見（B）

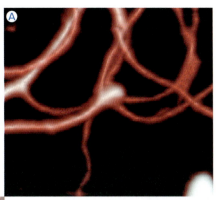

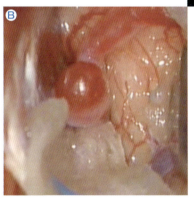

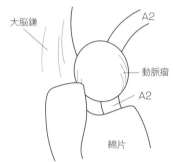

図6 遠位部前大脳動脈瘤術中の損傷
クリップにより動脈瘤が断裂し，血管が"股裂き"の状態となり，血管内腔が見えている。3点クリップし，trapした状態。この後，ピオクタニンで血管壁の縫合部を明らかにして10-0で縫合した。

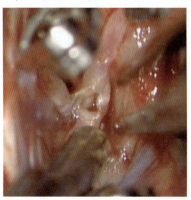

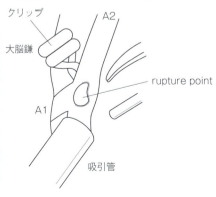

剥離は，必要最低限の剥離範囲，長さにとどめる．すなわち，吻合部にドナー血管が届く範囲にとどめ，吻合操作終了後に追加する．また，準備に時間を要する場合，一時的に閉鎖を解除し，圧迫止血を行いながら血流を5～10分毎に再開することも試みる．

▶ wrap clipping法

Wrap clipping法[10,16]は，いわゆるinternal carotid artery anterior wall aneurysmの治療法の一つとして用いられ，手技は多様であるが，いわゆる硬膜補填材として使用されるGORE-TEX®を短冊状に切断し，対象部位を巻き込んだ後に脳動脈瘤用クリップを用いて閉鎖固定する方法が一般的と思われる．分岐の温存に留意する必要があるが，損傷された比較的太い血管の温存にも応用可能と思われる．wrap clipping法には，さまざまな被覆剤，方法が報告[4,7,14,16-20]されており，分岐血管の有無や，各施設で準備可能な材料によって使い分ける必要がある．

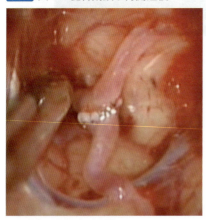

図7 図6の縫合閉鎖し再開通後

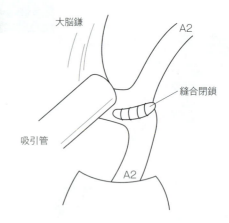

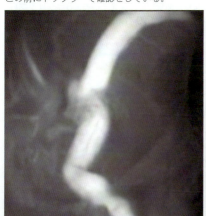

図8 図7のICG画像
この前にドップラーで確認をしている．

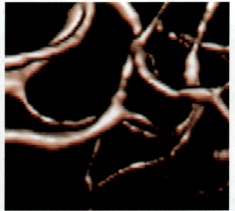

図9 動脈瘤手術後の三次元CT
血流は温存され，虚血性合併症が回避された．

図10に示すのは，GORE-TEX® 人工硬膜を短冊状に切断した後，血管を取り囲むようにして，引き上げながら動脈瘤用クリップで閉鎖する方法である。GORE-TEX® 人工硬膜作成時に対象血管径と血管損傷範囲を計測し，GORE-TEX® 人工硬膜を切断する。

これとは別に血管を巻き込むように窓付きの脳動脈瘤クリップでGORE-TEX® 人工硬膜などを血管の太さに合わせて切断し，有窓のクリップで取り込む方法[8,18,19]もある。

適切な道具の準備とは？

　道具の準備とは，購入して滅菌することではない。道具を準備し，使うための技術と知識を，術者と手術室の看護師が共有することである。例えば，内頚動脈が損傷し，多量出血が始まった瞬間に，術者が慌てていても必要な器具を，助手と介助看護師が準備し始め，そういう状況をつくることが，適切な道具の準備と考えて欲しい。血管縫合処置には，病変の深さに適切な持針器と鑷子が欠かせない。特に深部吻合の鑷子，持針器の準備，滅菌，手術室内での場所の確認や，トレーニングをせずに内頚動脈瘤の手術に及ぶものは，temporary clip無しで手術を行うのと同じような不十分な準備と肝に銘ずるべきある。

　また，適切な太さの糸と針の選択も大切な知識の一つといえる。針の大きさと彎曲の強さに関しても，およその形状を記憶しておく必要がある。われわれは，10-0のメーカーと品番を指定して使用している。血管外径に応じて糸の太さを選択することとなるが，動脈硬化の程度により考慮する必要がある。

　一般的に，
　直径0.5 mm以下11-0（小児や，もやもや病患者の脳表のMCA）
　　0.5～1 mmは10-0（M3以降，抹消のPICAに相当）
　　1～2 mmは9-0（M1～M2，STA，PICA近位に相当）
　　2～3 mmは8-0（内頚動脈に相当）
　　3～4 mmは7-0（頚部頚動脈に相当）
を用いる。深部縫合に関しては1段階太めの糸を用いたほうが良いという意見もある。

図10 右内頚動脈をGORE-TEX® 硬膜と彎曲クリップでwrap on clipした状態

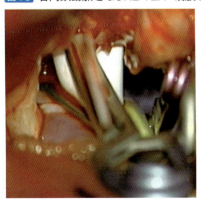
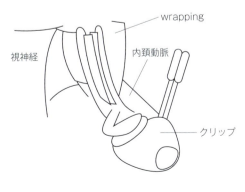

再建血管の再開通時の留意点

　閉塞時間が長くなった場合，血流再開前に血管内血栓を吐き出す方法を考える。すなわち，最後の一針を結紮する前に一時的に再開通し血管内血栓を血管外へ排出する，もしくは，再建に要したSTAに分枝がある場合は，その分枝から吐き出す等の方法が考えられる。また，血管吻合部は，損傷と操作により血管攣縮をきたしていることも考えられるため，縫合操作終了後のパパベリンの血管壁への塗布も一つの方法である。

再建した血管の血流温存の確認法

　血管外科における基本的な血流温存の確認方法は，対象部位を一時的に近位側からtrapし，遠位側へ血液を絞り出し，両方向からの血流を再開し，血管が膨らむことで確認する。ただし，細かな分岐があればこの方法は不十分であるし，血管損傷の可能性もあるので，使用する鑷子による血管の損傷を含めて十分慎重に行うべきである。

▶ドプラ
　ドプラによる再建血管の血流の温存の有無の確認を行う。この場合は，可能な限り血流の方向を確認すべきである。

▶Indocyanine green videoangiography
　Indocyanine green videoangiography[13]は，現在多くの脳神経外科手術室で利用可能な血流確認方法である。血流方向も確認可能だが，側副血行で血流方向が確認できない場合は，インドシアニングリーン（ICG）投与前に損傷部位の近位側を一時的にクリップで閉鎖し，ICGが環流した後に再開することで，損傷部位の血流方向が確認できる。

修復した血管の経過観察

　頭蓋内主幹動脈を術中損傷した場合には，2週間程度の経過で仮性動脈瘤が出血したとする報告が多いため，1週間から10日以内に当該部位の画像診断を行う。3DCTA，MRA，脳血管撮影などを用いて，血管解離，仮性動脈瘤などを検索し，病変が確認された場合は，厳重な画像による経過観察を行い，増大傾向が確認された場合は早期に脳血管内治療，外科的治療を行うべきである。

脳腫瘍摘出腔内血管損傷（端々吻合）

　髄膜腫などの脳腫瘍摘出術中にencaseされた腫瘍辺縁血管を損傷した場合の端々吻合のポイントを述べる。
　腫瘍摘出腔は，深部で微小血管のこともあり難易度が高く感じられるが，適切な準備で比較的容易なことが多い。すなわち，腫瘍摘出腔という広いスペースがあり，周囲に脳神経，血管などの重要構造物がなく，血管径と血管壁の厚さが同じため吻合しやすい。もちろん，術中トラブルといえ，ピオクタニンによる縫合面の可視化，ラバーの敷設，持続吸引などの吻合時の適切な準備を怠ってはならない。深部の場合は，深部吻合用の鑷子や短

め(3cm程度)の縫合糸など特有な準備も重要である。

　端々吻合ではいわゆるダブルクリップ(micro approximator)も重要で，院内での採用を確認しておく必要がある。血管吻合面を引き寄せるのが目的だが，血管全周の縫合には邪魔になる。このためまず可能な限り吻合面から遠い位置にmicro approximatorを設置する(2個のクリップの間を開ける)か3〜4針縫合したところ **図11** で，単一のクリップを外側にかけてmicro approximatorをはずすことで吻合操作の邪魔になるものを排除する。

経蝶形骨手術における内頚動脈損傷

　最近の経蝶形骨手術の報告[2]においても，顕微鏡手術の3,023例中14例に，内視鏡手術の1,887例中26例に血管損傷を生じたとしている。この報告[2]では，内視鏡手術に血管損傷の頻度が高かったとされているが，内視鏡手術は手術対象となる病変範囲が広く，単純に内視鏡手術に血管損傷の頻度が高いと判断するのは早計である。術中に動脈損傷を認めた場合は，フィブリン糊を併用したSSを用いて圧迫止血することが基本的な方針と思われる。内頚動脈からの多量の出血に対してはsinus packingは止血を得るための最終的な方法であるが，血管閉塞のリスクが高いとする報告[1-3,11]があり，筋肉片による閉鎖を勧める向きもある。

　また，術中内頚動脈損傷が疑われた場合は，可及的早期に血管撮影を行い，血管内治療を中心とした追加治療の必要性を判断することの重要性[3]も指摘しておきたい。近年は，経蝶形骨手術中の内頚動脈損傷には，血管内治療による治療が行われた症例の報告[1-3,5]が多いが，その後の合併症の報告もあり，血管撮影所見，側副路の状態を参考に外科的頭蓋内外血行再建術も考慮される。

〔村井保夫，水成隆之，森田明夫〕

図11 髄膜腫摘出腔内で損傷血管の端々吻合

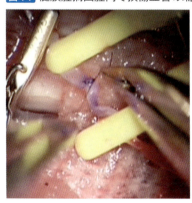
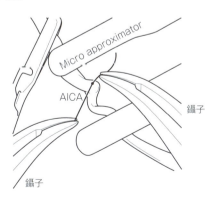

文献

1) Amano K, Kawamata T, Hori T, et al. Complications of transsphenoidal surgery. No Shinkei Geka 2012; 40: 1119-29.
2) Ammirati M, Wei L, Ciric I. Short-term outcome of endoscopic versus microscopic pituitary adenoma surgery: a systematic review and meta-analysis. J Neurol Neurosurg Psychiatry 2013; 84: 843-9.
3) Cinar C, Bozkaya H, Parildar M, et al. Endovascular management of vascular injury during transsphenoidal surgery. Interv Neuroradiol 2013; 19: 102-9.
4) Fujitsu K, Ishiwata Y, Gondo G, et al. Wrapclipping with a Dacron mesh silastic sheet-Technical note-. J Neurosurg 1994; 80: 336-7.
5) Hattori I, Iwasaki K, Horikawa F, et al. Treatment of a ruptured giant internal carotid artery pseudoaneurysm following transsphenoidal surgery: case report and literature review. No Shinkei Geka 2006; 34: 1141-6.
6) 日暮雅人、川原信隆、小野敦史、他. 未破裂前交通動脈瘤術中に緊急A3A3バイパスが必要となった症例-予期せぬ動脈損傷への対処法に関する考察-. 脳卒中の外科 2010; 38: 48-51.
7) 石川達哉、師井淳太、玉川紀之、他. 未破裂脳動脈瘤治療にかかわるさまざまなトラブルへの対処と回避方法. 脳卒中の外科 2009; 37: 73-8.
8) Ishiwata Y, Inomori S, Fujitsu K, et al. A new intracranial silastic encircling clip for hemastasis. Technical note. J Neurosurg 1990; 73: 638-9.
9) Ito Z. Microneurosurgery of cerebral aneuysms. Atlas by Entaro Ito, Niigata: Nishimura-Elsevier, 1985, p53-91.
10) Kubo Y, Ogasawara K, Tomitsuka N, et al. Wrapclipping with polytetrafluoroethylene for ruptured blisterlike aneurysms of the internal carotid artery. Technical note. J Neurosurg 2006; 105: 785-7.
11) Laws ER. Complications of transsphenoidal surgery: the shortcomings of meta-analysis. J Neurol Neurosurg Psychiatry 2013; 84: 829.
12) Matano F, Murai Y, Tateyama K, et al. Perioperative complications of superficial temporal artery to middle cerebral artery bypass for the treatment of complex middle cerebral artery aneurysms. Clin Neurol Neurosurg 2013; 115: 718-24.
13) Murai Y, Adachi K, Takagi R, et al. Intraoperative Matas test using microscope-integrated intraoperative indocyanine green videoangiography with temporary unilateral occlusion of the A1 segment of the anterior cerebral artery. World Neurosurg 2011; 76: 477.e7-10.
14) Okabe S, Sato A, Ito S, et al. Management of injury to the wall of a major cerebral artery. Surg Cereb Stroke (Jpn) 2006; 34: 109-13.
15) 蘇 慶展、白根礼造. 手術・検査における私のちょっとした工夫 脳神経外科手術における局所止血剤サージセル(トロンビン液つけ)の使用経験および有効性. 脳外速報 2000; 10: 809-10.
16) Suntd TM Jr, Nofzingger JD. Clip-grafts for aneurysm and small vessel surgery. Part 1: Repair of segmental defects with clip-grafts; laboratory studied and clinical correlations. Part 2: Clinical application of clip-grafts to aneurysm; technical considerations. J Neurosurg 1967; 27: 477-89.
17) 谷川緑野、杉村敏秀、日野 健、他. 頭蓋内病変に対する血行再建. 脳卒中の外科 2005; 33: 235-9.
18) 谷中清之、岡崎匡雄、鯨岡裕司、他. 内頚動脈瘤手術時の動脈損傷の対応. 脳卒中の外科 2003; 31: 24-8.
19) Yanaka K, Meguro K, Nose T. Repair of a tear at the base of a blister-like aneurysm with suturing and encircling clip. Technical note. Neurosurgery 2002; 50: 218-21.
20) 渡辺伸一、加藤庸子、佐野公俊、他. IC blister-like aneurysmに対する治療法. 脳卒中の外科 1997; 25: 53-8.

X 症候

術中静脈損傷

　従来，脳外科手術においては動脈の温存がきわめて重視されてきたが，静脈に関しては個々のバリエーションが多いためあまり注目されていなかった。しかし近年かなりの術後障害が，脳の静脈損傷や静脈の灌流障害によることが解明され，術前の静脈の評価，静脈の温存も重視されるようになってきている[15,22]。本項では，静脈の解剖・機能・病態について概略を示し，特に手術に際しての留意点を示す。また手術における障害の防止，障害が起こった場合の対処について記載する。

脳静脈の解剖・機能・病態

▶解剖
　頭蓋内－外の静脈系は大別して，
A：頭蓋内静脈系
- 大脳皮質静脈系：vein of Trolard, rolandic vein, sylvian vein, vein of Labbé, bridging vein など
- 深部静脈系：internal cerebral vein, vein of Rosenthal, vein of Galen など
- 後頭蓋窩静脈系：petrosal vein, vermian vein, pontomesencephalic vein など
- 硬膜静脈系：上矢状静脈洞，下矢状静脈洞，直静脈洞，横静脈洞，S状静脈洞，海綿静脈洞

B：頭蓋外静脈系

　頸静脈，emissary veins，椎骨，頭蓋底静脈叢（Batson's plexus，pterigoid plexus など）などが挙げられる。脳静脈系の最も重要な特徴は，個人差，左右差が大きく，一例一例，左右など個々の解剖がきわめて変化に富んでいることである[16]。従って手術に際しては，個々の症例について，その静脈解剖を十分把握しどの静脈が最も発達し，どの領域を灌流しているか，どの静脈は損傷することができないか，その側面からどの手術アプローチが適しているかという点などについて考察する必要がある。図1, 2にさまざまな大脳表面静脈および硬膜静脈洞のバリエーションを示すが，特に脳神経外科手術で最も多く用いられるtrassylvian approachやtemporal approach，interhemishperic approachにおいて，sylvian vein，vein of Labbé，vein of Trolard（bridging vein）の解剖は十分把握しておく必要がある[7]。

▶静脈の機能と障害時の病態
　脳静脈の一番重要な機能は脳血流の排出路としての機能である。脳静脈は一般に側副血行が発達し，小さな静脈1本の障害では特に問題にはならないことが多い。しかし側副血行のない領域の静脈や他と交通のない静脈本幹の障害，またさらに周囲の脳や側副血行に圧迫（リトラクション）が加わると障害をきたす[1]。現段階では側副血行の有無や損傷可

の判断を下す簡便・確実な検査はなく，術前の血管造影，術中の所見がある程度の参考になる。一般に静脈の灌流障害をきたすと領域の虚血が起こり，虚血性の脳梗塞，静脈の破裂による出血性の梗塞をきたす。また特に静脈性の梗塞の場合には周囲組織の浮腫が強く，出血性の場合が多いのが特徴である。

次に重要な脳静脈の機能は髄液の排出である。髄液はパキオニ顆粒から硬膜静脈洞に流入するが，圧の格差が5～7mmHg以上ないと髄液が排出されないとされている。ガレン静脈奇形や硬膜動静脈瘻，硬膜静脈洞閉塞など静脈高血圧をきたす疾患では，髄液の流出障害により水頭症や頭蓋内圧亢進をきたすことがある[23]。

▶静脈損傷の部位と病態の相違

静脈損傷による脳実質に加わる障害の程度や範囲は，障害される静脈の部位/灌流域/側副血行の発達度できわめて変化に富む。「解剖」（p.697）に記したように静脈系の一番の特徴はそのバリエーションにあり，同じ名前の静脈を損傷しても患者ごとにまたは同一患者でも左右でその障害の程度は異なる。従って一概に名前や静脈の部位だけで病態を述べることはできないが，一般的には次のような基本事項に留意する。①ある領域を1本の皮

図1 さまざまな脳皮質静脈のパターン
A：sylvian, Labbé, Trolardがバランスのとれたタイプ。
B：sylvian vein dominantタイプ。
C：顕著なvein of Trolard。
D：sylvian veinとvein of Labbéが合流するタイプ。

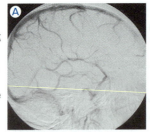
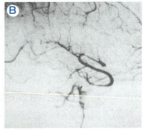
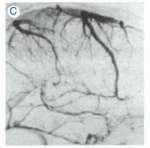
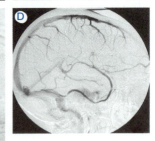

図2 静脈洞の異常
A：occipital sinus（数パーセントの症例にみられる：矢印）。
B：著明に左に偏位した上矢状静脈洞と横静脈洞の異常（矢印）。

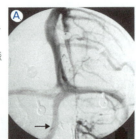
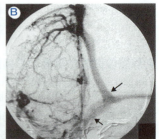

質または深部静脈しか灌流していない場合，その静脈を損傷すると，その領域の静脈うっ滞ひいては虚血，出血性梗塞をきたす。②2本以上ある場合には，1本は切断可能であることが多いが，その際さらに脳の圧迫が加わると障害が出現する可能性が高い。③深部静脈の損傷は，重篤な障害をきたすこと[1,18]が多い。深部静脈の側副血行については検討することは困難であり，一般に視床線条体静脈，内大脳静脈，ローゼンタール脳底静脈，ガレン静脈の切断は禁忌と考えるべきである。④静脈洞の損傷はそれだけで脳局所の障害をきたすことはまれであるが，閉塞が皮質静脈に及ぶと梗塞や出血をきたす[5]。その際両側性また多発性/広範な障害をきたしうる。上矢状静脈洞や優位側の横静脈洞/S状静脈洞などを損傷すると，髄液の吸収障害/静脈うっ滞により重篤な頭蓋内圧亢進をきたす可能性が高い。従来，上矢状静脈洞前方1/3は犠牲にしても障害が出現しないとされていたが，これは単純な外傷による静脈洞損傷の例から得られたデータであり，さらに脳圧迫の加わる半球間アプローチの例や橋静脈の損傷も加わる場合には，単純にこの論理をあてはめることはできない[26]。

図3～5 に典型的な皮質静脈損傷（シルビウス静脈）による脳損傷，深部静脈（乳児直静脈洞血栓症），上矢状静脈閉塞により障害を示す。

手術中静脈損傷および灌流障害とその予防

▶頚部静脈圧迫

手術に際して静脈の灌流障害はさまざまな要因できたされる。

まず第一は体位である。頚部の伸展や屈曲が過度であれば，静脈の頚部での閉塞，狭窄をきたし頭蓋内静脈圧が上昇する。頚部の回旋を過度に行うと静脈圧が50mmHgまで上昇しうることが実証されている。また頭の高さは重要で，心臓と同じ高さや心臓よりも低くすると，また胸腔内圧を上げると脳が静脈うっ滞により腫脹することは周知である。

従って体位をとる際には，頚部の伸展を過度にせず，頚部に過度な緊張がないようにする．頚部屈曲に際しては顎と胸と間に指が2本入るくらいのスペースをとるなどの留意が

図3 シルビウス静脈損傷例
右内頚動脈-後交通動脈分岐部動脈瘤に際して，静脈を損傷した。シルビウス静脈は造影されず，右前頭葉に無血管領域を認める。
A：術前血管撮影。B：術後CT。前頭葉内に血腫を認める。C：術後血管撮影。

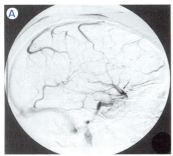
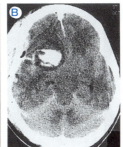
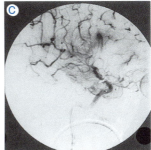

必要である。特に側頭部，後頭下の手術において留意が必要であろう。頭は全体に15°くらい挙上し，静脈灌流を良好にする。

▶直接静脈損傷

次に直接の静脈損傷である。これには深部の疾患に到達するために開頭やアプローチに際して意識的に静脈を切断しなければならない場合と，手技上の問題によりきたされる場合がある。先に述べたようにすべての静脈損傷が脳の障害をきたすわけではないので，アプローチに際して，疾患を安全にかつ確実に治療するために静脈を切断することはやむを得ないことがある。その際，十分に術前および術中に，その静脈の走行，太さを把握し，安全性を確認しておくことが大切である。またそれが太く，側副血行に乏しい場合には，別のルート，アプローチを選択するか，または静脈の再建やバイパスを考慮すべきであろ

図4 乳児深部静脈血栓症
A：CT。両側視床，基底核に出血性および低吸収梗塞巣を認める。
B：MRアンギオグラフィ。直静脈洞およびその流域の深部静脈が描出されない。

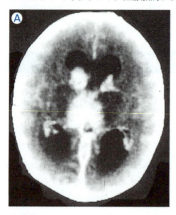
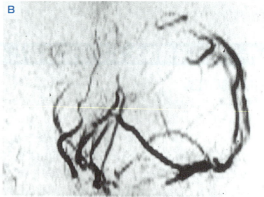

図5 悪性腫瘍末期患者の上矢状静脈洞血栓症
A：CT。両側頭頂部に低吸収梗塞巣を多発性に認める。
B：血管造影。上矢状静脈洞が描出されない。

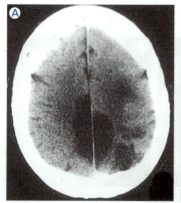
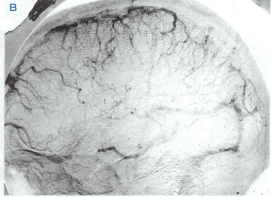

う[8,20-22]。一時的に静脈を遮断して観察するのも一法ではあるが[24]，切断後さらに脳の圧排が加わりさらに静脈の灌流が障害されることを念頭に置くべきである。最近頭蓋底の手術においては，硬膜外の手技を多用して，できる限り脳静脈の損傷を減少させる努力がされている[14]。

　術中のミスで静脈を切断，障害してしまう事例は比較的多くみられる。小さな静脈損傷のほとんどは問題とならないことが多いが，問題が起こった場合には障害を受ける範囲が広く重篤となる可能性が高いので注意を要する。まずは静脈を損傷しないようにすることが第一である。これは問題の際にはよく硬膜を剥離すること，特に静脈洞を横断する場合などは，剥離後ゼラチン（ゼルフォーム®）で硬膜を骨から離しておくなどのテクニックが有用である（図6）。また硬膜を開ける際には静脈に注意し，特に硬膜（venous lacunaeなど）に静脈が早めに流入している場合などは，硬膜を静脈に残しながら開けていくことも必要となる（図7）。硬膜内の操作で最も多い静脈損傷は，静脈周囲のくも膜を十分に切開していないことに起因する静脈の引き抜き損傷である。可能な限り丁寧にかつ慎重に静脈周囲のくも膜を剥離切断，ときには付着部位の脳の一部を切開しても静脈を緩やかにして伸展できるようにするのが大切である（図8）[25]。静脈周囲のくも膜を確実に切るためには，可能な限りハサミを用いた鋭的な剥離を進める。

図6 硬膜静脈洞をゼルフォーム®で保護する開頭法

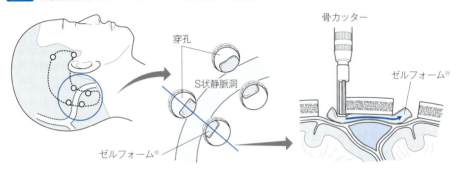

図7 硬膜に癒着した脳皮質静脈を硬膜ごと残して保存する方法

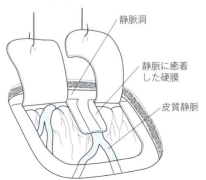

図8 くも膜を剥離して静脈を緩やかにする方法（杉田法）

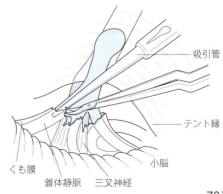

▶脳の圧迫による静脈灌流障害

　前にも触れたように，小さな静脈や側副血行のある静脈損傷では一般に障害は起こらず，それに脳の圧迫が加わると静脈灌流障害による脳障害，特に脳浮腫や脳虚血，出血性の梗塞などをきたす。これは静脈の直接損傷がない場合でも起こり，特に脳の圧迫の強くなる脳深部の疾患や，頭蓋底疾患，急性期くも膜下出血などの脳の可塑性が減じている場合にこのような問題をきたしやすい。実験では30mmHg以上の脳圧迫が60分以上続くと脳の虚血をきたしやすいとされている[28]。これを防止するためには，脳の圧排方向を頻回に変え，間欠的に，かつ脳の圧排をときどき休める。脳の圧迫を多方向，いくつかの脳べらで行い圧を分散させる[10]。またある一定以上の圧では引けない脳べらなども開発されている。脳の圧迫を減ずるための頭蓋底アプローチなどの適用も大切な手技の一つである。術中の静脈灌流障害を察知するためのモニターとしてわれわれは短潜時体性感覚誘発電位（short latency somatosensory evoked potential：SSEP）を用いているが，この潜時が延長したり，振幅が減少した場合，脳の圧排を緩めると静脈灌流が改善しSSEPの所見が改善することが多い。この異常を見落としたり，改善しないほどの障害が進むと，術後脳機能障害を生じるので注意を要する。

▶静脈損傷を避けるための手術トレーニング

　静脈を損傷しないためには，常に静脈を損傷しないような手術トレーニング，手術感覚をつけることが重要である。まず脳神経外科領域で最も多いシルビウス裂の開放においては，1本も静脈を傷つけることなくbasal cisternに到達する技術，前交通動脈動脈瘤に到達できる技術を身につける必要がある。古くから行われているシルビウス静脈の前方でくも膜を切開していく方法では多くの場合前頭葉からの架橋静脈を切断しなければならなくなる。まず，静脈の灌流域をよく観察し，前頭葉の流れをまとめる静脈と，側頭葉の流れをまとめる静脈の間でシルビウス裂を分けていく努力をする。さらにときにはシルビウス静脈を側頭葉，前頭葉双方から完全に分けてisolateしてゆくことも重要な場合もある。まず最も多い手技であるシルビウス静脈を切らないことからトレーニングを開始する必要がある[11]。次に重要な静脈は後頭蓋窩手術で重要な錐体静脈である。まずその周囲のくも膜を十分剥離することも重要である[6]が，近年注目されているのが，錐体裂（petrosal fissure, greater horizontal fissure）を開放する方法である。この小脳の上下を境する間隙は錐体静脈の裾野になっており，これを開放することで，小脳橋角部へのアプローチが非常に容易になることと，静脈への張力をかなり減らすことができる。この剥離技術を学ぶ必要がある。

▶ICGによる静脈循環の把握

　近年indocyanine green（ICG）video angiographyの技術が国内外で普及し，静脈温存や静脈の循環状況の把握に有用であることが報告されている[3,27]。静脈の環流方向，通常時の流れの量，一時遮断での流れや脳圧排時の環流状況などが把握できる。また静脈損傷時の環流不全や再建をした場合の開存などチェックすることもでき，これまでの報告にある動脈のみでなく，静脈損傷を予防，治療するための有力なツールであると考えられる。

脳静脈損傷に際しての対処

▶脳静脈損傷時の外科的対処

● 止血

　以上のような損傷防止のための留意にもかかわらず静脈が損傷された場合には，まずは静脈本幹を温存すべく綿片，ゼラチン（ゼルフォーム®）や酸化セルロース（サージセル®）による圧迫止血を図る。フィブリン糊でこれらを固定する方法も有用である（図9）。静脈出血は一般に圧迫により止血可能である。それでも止まらない場合や，大きな出血は凝固止血や引き抜き孔にゼラチン（ゼルフォーム®）や筋肉などを当てて止血を図る。この際重要なことは，出血した静脈枝よりもさらに元の静脈の灌流を障害しないよう，静脈内をパックし過ぎないようにすることである。次に，静脈が損傷された流域の脳の圧排は最小

図9 フィブリン糊とゼルフォーム®を用いた静脈止血法

静脈の引き抜き損傷のような場合，フィブリン糊A液（フィブリノゲン液）を浸して薄くしたゼルフォーム®を出血部に当てる。当てると同時にフィブリン糊B液（クリオ液）を数滴滴下する。これをさらに綿片で10秒程度抑えるとゼルフォーム®は比較的強固に静脈壁に固着し，親静脈を閉塞せずに止血できる。
（本法は旭川赤十字病院　上山博康先生のくも膜形成法に由来するものである）

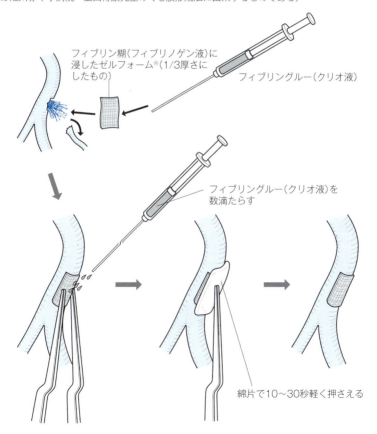

限に止めることが重要である。先に述べたように，静脈損傷はそれだけでは障害をきたさなくても，さらにリトラクションを加えることによって障害が出現することが多い[4]。

● 再建

損傷された静脈がきわめて太く，また周囲静脈や脳の怒張がみられた場合には静脈の再建を図るべきである。直接縫合やバイパスなどの手技が報告されている（図10）[8,13,21,22]。

● 脳浮腫，脳出血への対応

脳静脈の再建が不可能であり脳浮腫が進行する場合には，減圧処理を施した後手術手技をいったん中断して閉頭し，CT撮影を行う。出血性梗塞や脳浮腫が軽度で症状にも問題がなければ，一般的術後管理（脳浮腫管理）と頭位の挙上／頸部の静脈うっ滞を避ける注意を行うことで十分であろう。脳浮腫が強く頭蓋内圧が上昇（ICP＞200mmHg以上）した場合には，barbiturate comaや低体温療法などで頭蓋内圧降下／脳保護を行うことが有効である。脳浮腫が進行した場合や脳内出血をきたし圧迫所見が強く神経所見の悪化（意識レベル低下や麻痺の出現）のみられる場合には，迷わずに外減圧，出血の除去を行うようにする。この際，静脈梗塞により浮腫をきたした組織の中には機能の回復しうるものがあるので，浮腫領域はできるだけ温存して減圧することが重要である。

● 治療の適応の決定

どのような症例において静脈は安全に切断でき，どのような障害を加えてしまった際に再建や手技を中止して脳浮腫の治療を行うべきかはきわめて難しい判断である。

まず第一にすべての静脈は損傷不可能であると考え，そのうえできわめて丁寧な手術手技を行うべきである。前述したように，静脈損傷の結末は予測不可能である。静脈を損傷してしまったり脳の圧排が強すぎ静脈灌流が障害された場合，SSEPの変化，脳の膨脹，静脈の怒張は有用な指標である。SSEPの優位な延長をみた場合，脳の圧排を解き，それでも元に戻らない場合，不可逆的変化がきたされつつある可能性が高い。状況が許せば静脈を再建すべきである。大きな静脈を手技の誤りで損傷してしまった場合には，「再建」に記したように，脳に障害が加わる前に再建を図るべきである。また脳腫脹が強くなってきた場合，適宜エコーなどを用いて術中の出血の確認／可能であれば摘出，また安全な部位であれば内減圧を加える。しかし，多くの場合状況の把握が困難である場合が多く，素早

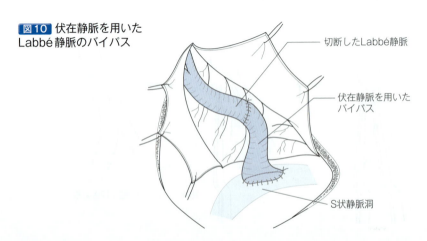

図10 伏在静脈を用いた Labbé静脈のバイパス

く閉頭してCTを撮影し，再手術なり，頭蓋内圧の管理なり，次の術後管理に述べる手技に移行すべきであろう。

図11に，術中petrosal veinの障害によってきたされた小脳静脈梗塞の症例を示す。

症例は頭痛で発症した径2.5cmの聴神経腫瘍である（図11A）。術前聴力は正常であった。後頭窩開頭によって腫瘍にアプローチしたが，腫瘍の剥離のため障害となった中等大のpetrosal veinをクリップで一時遮断し，脳の浮腫が起きないことを確認した後切断した。手術操作中に徐々に小脳の腫脹，表層からの出血がみられるようになり，小脳に層状，多発性の出血がエコーで確認された（図11B）。小脳を1/4ほど切断し腫瘍摘出を終了して，術後脳圧モニターしながら管理した。翌日のCTで脳の膨脹がさらに進行し，また中脳圧迫によると思われる眼球運動障害が出現したので減圧開頭の範囲を広げた。減圧直後から眼球運動障害は改善，神経症状も徐々に改善した。現在聴力を含め脳神経の障害はなく，軽度のめまい以外の小脳症状は改善し，ほぼ通常の社会生活を行っている（図11C）。この症例から学んだ事項は，静脈損傷による障害は一時的にはかなり急速に進行すること，急性期には減圧が有効であること，また回復は予想以上にみられる点である。またこの症例でも実証されたように，術中の一時的静脈遮断は静脈が安全に切断できる基準とはならない。

図12に，同じく聴神経腫瘍術中のhigh jugular bulb（図12A，B）の損傷による脳腫脹の症例を示す。本症例では術中内耳道開放時にjugular bulbの損傷が加わった。ゼルフォーム®で静脈洞の開放部を閉鎖し，骨ろうで下方に圧排して内耳道を開放した。腫瘍は問題なく摘出したが，閉創時に小脳の腫脹が認められた（図12C）。小脳を一部切除しても腫脹は治まらず，内耳道の骨ろうで押さえた部分を開放すると静脈洞内に迷入した骨ろうと高い圧の静脈血（と血栓）が噴出した（図12D）。その部を硬膜で押さえて閉鎖すると，小脳の腫脹はみるみる減少しwoozingも認められなかった（図12E）。術後軽度小脳失調を残したが，リハビリで軽快した。この例ではjugular bulb出血の閉鎖，圧迫時に比較的大きな骨ろうが静脈洞内に迷入し，静脈洞血栓，静脈圧の上昇と小脳腫脹が認められたと考えられる。骨ろうを静脈洞内に迷入させないこと，および静脈損傷後極度の脳腫脹が発生した場合は，その閉塞した静脈開放し，静脈血や血栓を逃すことが重要と考えられた。

図11 静脈損傷による小脳出血性梗塞の合併した症例

A：術前MRI。
B：術後CT，層状の小脳出血性梗塞を認める。眼球運動障害が出現し，この後減圧開頭を行っている。
C：経過MRI。内耳道内に小さな残存腫瘍，小脳の萎縮を認めるが，聴力障害，顔面麻痺なく，小脳失調も改善している。

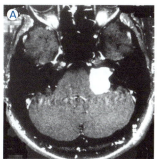 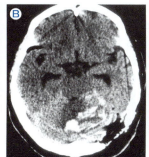 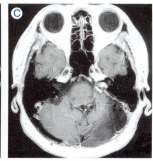

▶術後管理

●一般的管理

　静脈損傷をきたした症例は，大多数が保存的治療で軽快する．側副血行が確立されるまでの間，脳圧がそれ以上上がらないように対処する．安静にし，静脈灌流を障害しないように頚部圧迫の解除，頭位の挙上（15〜25°くらい）を行う．脳浮腫が強いと考えられる場合，濃グリセリン（グリセオール®）やマンニトール（マンニットール®）を投与する．

●痙攣の防止

　静脈損傷による脳皮質障害は，神経組織の障害が完全ではないために一般の梗塞に比較すると痙攣の頻度が高いとされている．十分な痙攣予防を行う必要性がある．

●頭蓋内圧の管理

　先に述べたように，静脈梗塞による脳浮腫の発生は急速で，浮腫のピークは一般の動脈性梗塞の3〜4日より早く，梗塞発生後1〜2日がピークとなる場合が多い．そこで急性期は十分な頭蓋内圧管理を行い，濃グリセリン（グリセオール®），マンニトール（マンニットール®）などの抗浮腫薬で血液浸透圧が最高320mOsmに達しても頭蓋内圧のコントロールが不良（頭蓋内圧が20mmHgを超えたり，脳灌流圧が70mmHgを下回る）である場合，バルビツール酸療法または軽度低体温療法を行う[9]．この詳細については「IV．頭部外傷」（p.324）および「脳動脈瘤：くも膜下出血」（p.28）を参照されたい．どちらも気管内挿管／人工呼吸調節下に行う治療である．バルビツール酸療法は心循環器系の抑圧が問題で血圧を

図12 聴神経腫瘍術中のhigh jugular bulbの損傷による脳腫脹の症例
A：術前MRI．
B：CT bone image．High jugular bulbを認める．
C：閉創時．脳腫脹を認める．
D：内耳道のjugular bulb損傷部を再開放すると勢いよく静脈血が噴出した．
E：その後，脳腫脹は安静化した．
F：術後MRI．

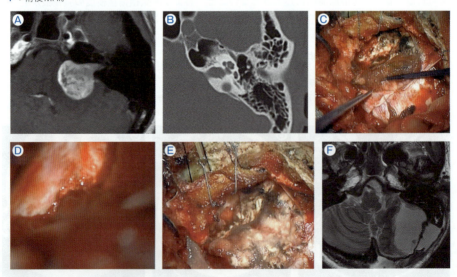

下げ過ぎないよう注意を払いながら，注意深くバルビツール酸の飽和を行う。急速飽和法はペントバルビタール塩（ネンブタール®など）10mg/kgを30分で静注，その後5mg/kgを1時間ごとに3回注射，維持として1mg/kg/時静注する。このプロトコールでは血圧が下がるものが多く，これより緩徐に行う方法をとるものや，ミダゾラム（ドルミカム®），プロポフォール（ディプリバン®）など他の薬剤で代替えするものもある。バルビツール酸で頭蓋内圧がコントロールできる場合，これを24～48時間続け，その後薬剤を減ずる。投与期間は頭蓋内圧の状態，患者の心循環／呼吸系合併症を考慮しながら決定する。低体温療法は最も脳保護作用のある治療法であるが，併発する電解質異常や腸管運動障害，免疫力低下，血液凝固能異常，膵臓／腎障害などさまざまな合併症のため慎重な適応と十分熟練されたチームのもとに行われるべき治療である[12]。まずクーリングブランケットおよび胃管からの冷却により直腸温を32～33℃になるべく可及的（6～10時間）に早く下降させる。心／循環／電解質のモニタリングなどを頻回／常時に行う。また凝固系や臓器障害のチェックのための測定を行う。震えの防止のため，筋弛緩薬や十分な鎮痛薬を用いる。これにより頭蓋内圧の下降がみられた場合，24～28時間低体温療法を続け，その後復温する。復温の目安は1日1℃とされている。

● 抗凝固薬投与および血管内治療

静脈洞の損傷時や閉塞時には，血栓が皮質／末梢静脈に及ぶ以前に積極的な再開通をめざす治療（抗凝固薬や血栓溶解薬，血管内や開放手技による血行再建術）を試みるべきである。いったん血栓が末梢におよび出血をきたした場合，また術後の場合には手術創からの出血も考慮しなければならず，抗凝固薬の投与は慎重を期す必要がある。現在は内因性凝固機能を抑制する低分子ヘパリン（フラグミン®など）の使用を慎重に開始すべきである。Einhauplら[2]は，無作為前向き調査により特発性静脈洞血栓症は出血例も含めてすべて抗凝固薬の適応であると報告している。Phollipら[17]は特殊なゾンデおよび血栓溶解薬を併用した血管内手技による血栓溶解治療法を紹介しており，術後の血栓症においても適応できる可能性がある。

● 長期経過観察（後天的動静脈瘻の発生）

手術中の静脈洞損傷，閉塞後に数ヵ月～数年して硬膜動静脈瘻が形成されることが報告されている。そのようなエピソードのあった場合，静脈圧亢進の症状や経過観察MRIでの静脈拡張などの所見の出現に注意を要する。そのような合併の発生に応じては，血管内治療，手術，定位放射線治療などを組み合わせた治療が必要となる[19]。

術中静脈損傷の防止および対処方法について重要なポイントを解説した。術前の慎重な検討による予防，次に静脈温存のための手術中の微細なマイクロ技術，そして障害が起こった際の適切・迅速な対処が重要であることを再度強調したい。

また，たとえ一時的にはかなりの障害にみえる脳浮腫や出血でも，十分な管理を行えば良好な予後を得ることができることを念頭に，積極的な治療を行うことが大切である。

（森田明夫）

文献

1) Crawford SC, Digre KB, Palmer CA, et al. Thrombosis of the deep venous drainage of brain in adults. Arch Neurol 1995; 52: 1101-8.
2) Einhaupl KM, Villringer A, Meister W, et al.

Heparin treatment in sinus venous thrombosis. Lancet 1991; 338: 597-600.
3) Ferroli P, Acerbi F, Tringali G, et al. Venous sacrifice in neurosurgery: new insights from venous indocyanine green videoangiography. J Neurosurg 2011; 115 (1): 18-23. doi: 10.3171/2011.3.JNS10620. Epub 2011 Apr 8.
4) Fries G, Perneczky A. Intraoperative obliteration of cerebral veins with special reference to the vein ob Labbe. In: Hakuba A, ed. Surgery of the Intracranial Venous System, p299-303, Tokyo, Springer-Verlag, 1996.
5) Fries G, Wallenfang T, Hennen J, et al. Occlusion of the pig superior sagittal sinus, bridging and cortical veins: multistep evolution of sinus-vein thrombosis. J Neurosurg 1992; 77: 127-33.
6) Fujimaki T, Kirino T. Coagulation of the petrosal vein for MVD. J Neurosurg 1999; 90 (6): 1148.
7) Guppy KH, Origitano TC, Reichman OH, et al. Venous drainage of the inferolateral temporal lobe in relationship to transtemporal/transtentorial approaches to the cranial base. Neurosurgery 1997; 41: 615-20.
8) Hakuba A, Huh CW, Tsujisawa S, et al. Total removal of a parasagittal meningioma of the posterior third of sagittal sinus and its repair by autologous vein graft. Case report. J Neurosurg 1979; 51: 379-82.
9) Hanley DF, Feldman E, Borel CO, et al. Treatment of sagittal sinus thrombosis associated with cerebral hemorrhage and intracranial hypertension. Stroke 1998; 19: 903-9.
10) Hongo K, Kobayashi S, Yokoh A, et al. Monitoring retraction pressure on the brain. An experimental and clinical study. J Neurosurg 1987; 66: 270-5.
11) Kazumata K, Kamiyama H, Ishikawa T, et al. Operative anatomy and classification of the sylvian veins for the distal transsylvian approach. Neurol Med Chir (Tokyo) 2003; 43 (9): 427-33; discussion 434.
12) Metz C, Holzchuh M, Bein T, et al. Moderate hupothermia in patients with severe head injury: cerebral and extracerebral effects. J Neurosurg 1996; 85: 533-41.
13) Morita A, Sekhar LN. Reconstruction of Vein ob Labbe using Saphenous Vein Graft. J Neurosurg 1998; 89: 671-5.
14) Ohnishi H, Nakase H, Watanabe Y, et al. Preservation of the vein of Labbe in the approach of skull-base lesion. In: Hakuba A, ed. Surgery of the Intra-cranial Venous System, p386-392, Tokyo, Springer-Verlag, 1996.
15) Ohata K, Haque M, Morino M, et al. Occlusion of the sigmoid sinus after surgery via the presigmoidal-transpetrosal approach. J Neurosurg 1998; 89 (4): 575-84.
16) Oka K, Rhoton AL Jr, Barry M, Rodriquez R. Microsurgical anatomy of superficial veins of the cerebrum. Neurosurgery 1985; 17: 711-48.
17) Phillips MF, Bagley LJ, Sinson GP, et al. Endovas-cular thrombolysis for symptomatic cerebral venous thrombosis. J Neurosurg 1999; 90: 65-71.
18) Rastogi P, wagle W, Popp AJ. Galenic Venous System thrombosis after colloid cyst surgery. In: Hakuba A, ed. Surgery of the Intracranial Venous System, p330-7, Tokyo, Springer-Verlag, 1996.
19) Sakaki T, Morimoto T, Nakase H, et al. Dural arteriovenous fistula of the posterior fossa developing after surgical occlusion of the sigmoid sinus. Report of five cases. J Neurosurg 1996; 84 (1): 113-8.
20) Schmid-Elsaesser R, Steiger HJ, Yousry T, et al. Radical resection of meningiomas and arteriovenous fistulas involving critical dural sinus segments: Experience with intraoperative sinus pressure monitoring and elective reconstruction in 10patients. Neurosurgery 1997; 41: 1005-18.
21) Sekhar LN, Tzortzidis FN, Bejjani GK, et al. Saphenous vein graft bypass of the sigmoid sinus and jugular bulb during the removal of glomus jugulare tumors. Report of two case. J Neurosurg 1997; 86: 1036-41.
22) Sekhar LN, Chanada A, Morita A. The preservation and reconstruction of cerebral veins and sinuses. J Clin Neurosci 2002; 9 (4): 391-9.
23) Sindou M, Mercier P, Bokor J, et al. Bilateral thrombosis of the transverse sinuses: Microsurgical revascularization with venous bypass. Surg Neurol 1980; 13: 215-20.
24) Spetzler RF, Daspit CP, Pappas CTE. The combined supra-and infratentorial approach for lesions of the petrous and clival regions: experience with 46 cases. J Neurosurg 1992; 76: 588-99.
25) Sugita K, Kobayashi S, Yokoo A. Preservation of large bridging veins during brain retraction. Technical note. J Neurosurg 1982; 57: 856-8.
26) Tsutsumi K, Shiokawa Y, Sasaki T, et al. Venous infarction following the interhemispheric approach in patients with acute subarachnoid hemorrhage. J Neurosurg 1991; 74: 715-9.
27) Ueba T, Okawa M, Abe H, et al. Identification of venous sinus, tumor location, and pial supply during meningioma surgery by transdural indocyanine green videography. J Neurosurg 2013; 118 (3): 632-6. doi: 10.3171/2012.11. JNS121113. Epub 2013 Jan 11.
28) Yokoo A, Sugita K, Kobayashi S. Intermittent versus continuous brain retraction. An experimental study. J Neurosurg 1983; 58: 918-23.

X 症候

電解質異常

　体内環境のホメオスターシス維持において，細胞内外の水分量および浸透圧維持はその要となる。これらの代謝異常は脳浮腫を助長させる一因であり，適切な対処が必要である。健常者の血漿浸透圧は285〜295mOsm/Lの狭い範囲内に維持されている[1,2)]。ナトリウムイオン（Na^+）は細胞外液の主要な陽イオンであり，Na^+に伴う陰イオン（Cl^-，HCO_3^-）と合わせれば，血漿浸透圧を構成する溶質の95％以上を占める。血漿浸透圧の一部は血漿蛋白質による膠質浸透圧によっても担われるが，大半は電解質によって維持されるため，血漿浸透圧は臨床的に（2×血清Na^+濃度＋ブドウ糖/18＋尿素窒素/2.8）の式により概算される。血清Na^+濃度および血漿浸透圧を制御しているのは，視床下部で産生され下垂体後葉から分泌される抗利尿ホルモンと，同じく視床下部にある渇中枢，そしてレニン－アンジオテンシン－アルドステロン系，ナトリウム利尿ペプチドであり，生理的状態ではNa^+濃度は135〜145mEq/Lに維持されている[1,2)]。これらのナトリウム制御系に異常が生じると，高ナトリウム血症や低ナトリウム血症が起こる。

　脳神経外科疾患に特徴的な電解質異常は，中枢神経機能障害に伴うナトリウム制御系の異常であり，本項ではこれを中心に概説する。

生体におけるナトリウムおよび浸透圧制御機構

▶抗利尿ホルモン（antidiuretic hormone：ADH）による浸透圧調節
● ADH（バゾプレシン）の合成・分泌動態

　1895年，ウシの下垂体から抽出された物質に血圧上昇，血管収縮作用を認めたことから発見に至ったバゾプレシンは，その後，腎で水の再吸収を行い，尿濃縮の律速因子となることが判明し，抗利尿ホルモン（ADH）ともよばれている。ADHは視床下部の視索上核（SOV）および室傍核（PVN）の大型細胞（神経分泌ニューロン）の細胞体で合成され，軸索内輸送により下垂体後葉に到り，後葉内の神経終末で血中に放出される[3)]。

　ADHの分泌調節機序において最も重要なものは浸透圧調節系である。血漿浸透圧受容器（osmoreceptor）はSOVおよび終板血管官（OVLT）に存在すると考えられている。これらの受容器からの浸透圧情報が神経分泌ニューロンに伝達される。また，SOVの神経分泌ニューロン自身にも浸透圧変化を感受する機械的伸展受容器が存在し，この受容体を介して神経分泌ニューロンが脱分極し，ADH分泌が増加する。生体における浸透圧感受性はきわめて鋭敏であり，血漿浸透圧が280mOsm/L以上になれば浸透圧受容器からの刺激を受けADH分泌が起こる[2)]。この点がADH分泌のset pointで，これ以上の浸透圧では血漿浸透圧とADH濃度との間にはおおむね正の相関が存在する。

　ADH分泌調節機構のもう一つは容量および圧調節系である。循環血液量の変化は左心房にある容量受容器を，血圧の変化は頚動脈や大動脈弓部の圧受容器を介してADH分泌

に変化を与えている．ただし，この機構は浸透圧調節系より感度が低く，循環血液量が10～20%減少して，血圧は15%以上低下してはじめてADH分泌が刺激される[2]．

● **ADHの生理作用**

ADHの浸透圧調節機構として重要な作用は，「抗利尿ホルモン」の名前そのものが示すように，水の再吸収を増加させ体内に水を貯留させる作用である．ADHの受容体にはV$_{1a}$，V$_{1b}$，V$_2$のサブタイプが存在するが，このなかで水代謝に中心的役割を果たすのはV$_2$受容体である[4]．腎臓の集合管細胞の血管側細胞膜に存在するV$_2$受容体にADHが結合し，G蛋白を介してadenylate cyclaseが賦活化され，細胞内のcAMPが増加する．cAMPはプロテインキナーゼAを介して小胞体上のアクアポリン（AQP）-2を管腔側へ集簇させ，水の再吸収が促進される[5]．AQP-2の約3%は尿中に排泄されるが，この尿中AQP-2排泄には男女差や年齢による影響はみられず，血漿ADH濃度と正の相関が認められる．そのため，尿中AQP-2量は中枢性尿崩症など種々の水代謝調節異常の診断に有用であることも示されている[6]．

▶ **渇中枢と飲水行動**

意識のある患者では，渇中枢はADH分泌系とともに浸透圧の調節にかかわる最も重要な系である．飲水行動を引き起こす口渇感は主に血漿浸透圧によって制御されており，その受容体は第三脳室前部のOVLT近傍にあると推定されている[7]．血漿浸透圧がある閾値を超えると渇中枢が刺激され，大脳皮質へシグナルが到達し，飲水行動が惹起される．ADHの浸透圧閾値は280 mOsm/Lであるが，渇中枢の浸透圧閾値は294 mOsm/Lである[8]．すなわち脱水によって浸透圧が上昇し，腎における水の再吸収増加というADHの作用のみでは対処できなくなったときに渇中枢が刺激され飲水行動が起こる．

▶ **レニン−アンジオテンシン−アルドステロン系による体液量調節**

ナトリウム代謝にかかわるもう一つの系はレニン−アンジオテンシン−アルドステロン系であるが，この系の主たる機能は浸透圧の維持よりも体液量の調整にある．循環血液量が低下すると，レニン−アンジオテンシン−アルドステロン系が刺激され，遠位尿細管でのナトリウムの再吸収と同時に水の再吸収を促進する．傍糸球体細胞付近での腎細動脈血圧の低下（循環血液量の減少）や緻密斑でのCl$^-$（Na$^+$）の輸送量の低下により傍糸球体細胞から分泌されるレニンは，血漿蛋白のアンジオテンシノゲンをアンジオテンシンIに変え，さらに主に肺循環においてアンジオテンシン変換酵素により活性型のアンジオテンシンIIに変換される．アンジオテンシンIIは副腎皮質球状帯に作用して，アルドステロンの産生分泌を引き起こすとともに，脳室周囲器官を介して視床下部を刺激し，ADH分泌を増加させ，また，口渇も刺激する．副腎皮質から産生されたアルドステロンは腎集合管の主細胞に作用し，ナトリウムの再吸収とカリウムの分泌を促進する．

▶ **ナトリウム利尿ペプチドによる体液量調整**

ナトリウム利尿ペプチドのatrial natriuretic peptide（ANP），brain natriuretic peptide（BNP）は前述のレニン−アンジオテンシン−アルドステロン系と拮抗して作用する．用量負荷により心房・心室が伸展することによって，主に心房でナトリウム利尿ペプチド分泌を亢進させ，腎臓の髄質集合管におけるナトリウム分泌に作用し，尿中ナトリウム排泄を亢進させる．さらに血管を拡張させ，アルドステロン分泌を抑制する．

高ナトリウム血症

血清ナトリウム濃度が145mEq/L以上を高ナトリウム血症という。

▶高ナトリウム血症の原因

●水分摂取の減少
1）意識障害
2）渇－飲水中枢の障害
3）嚥下障害

●水分喪失の増加
1）腎性水分喪失
　・浸透圧利尿：糖尿病や高カロリー輸液による著明な高血糖，マンニトールやグリセロールの過剰投与
　・慢性腎障害
2）腎外性水分喪失
　発熱，過呼吸，加湿不足の人工呼吸，下痢，嘔吐
3）尿崩症
　中枢性尿崩症，腎性尿崩症

●ナトリウム過剰投与
高張食塩水や重炭酸ナトリウムの過剰投与

●ステロイド過剰症
慢性的ステロイド剤投与，クッシング病

●本態性高ナトリウム血症

▶高ナトリウム血症の症状

症状の重篤さはNa^+濃度のみならず，Na^+濃度上昇の速度にも強く依存しており，慢性の高ナトリウム血症では160～170mEq/Lでも無症状のことがあるが，急速に160mEq/L以上に上昇した場合の死亡率は75％に及ぶとされる。

●自覚症状
口渇。ただし本態性高ナトリウム血症患者では口渇感を欠く。

●他覚所見
軽症では不安感，易刺激性が認められる。Na^+濃度が上昇すると幻覚，躁などの精神症状や嗜眠，昏迷，譫妄などの意識障害が現れ，同時に全身の筋力低下，腱反射亢進，筋強直が出現する。さらに高ナトリウムとなると全身痙攣から死に至る。全身症状としては発汗の低下と発熱がみられる。

▶高ナトリウム血症を呈する主要な病態と診断

●中枢性尿崩症
ADHの産生，輸送，放出のどの段階で障害されても尿崩症は出現しうる。分泌終末（下垂体後葉）に近い病変では永続的な尿崩症は起こらず，たとえ下垂体茎の切断を行っても永続的な尿崩症が起こるのは20％にすぎないという。一方で，漏斗（正中隆起）に近い病変ではADH産生細胞に変性が生じ，遷延性の尿崩症となりやすい。完全尿崩症では尿濃縮が行われず，1日10Lにも及ぶ低張多尿が認められる。本邦では脳腫瘍によるものが最

も多く，約半数を占めるが，従来「特発性」と考えられていた中枢性尿崩症の主要な原因は，リンパ球性漏斗下垂体後葉炎などの炎症性疾患であることが明らかにされつつある[9]。最近ではリンパ球性漏斗下垂体後葉炎の診断マーカーとして，血中抗ラブフィリン3A抗体の有用性が報告されている[10]。頭部外傷でも中枢性尿崩症が生じることがあり，その頻度は3〜50％と報告されている[11]。下垂体茎や視床下部の直接障害，血流障害などが原因と考えられるが，多くは一過性である。重症のくも膜下出血では低ナトリウム血症（後述）をきたすことが多いが，尿崩症を生じることもある。脳神経外科手術後に尿崩症をきたすことはまれではなく[12]，頭蓋咽頭腫や下垂体腺腫など，視床下部下垂体近傍腫瘍の手術後に多い。視床下部（特に漏斗部）への圧迫牽引などの機械的操作，血流障害，術後出血，下垂体茎の断裂などが原因となりうる。

たとえ尿崩症が続いても，渇中枢が維持されていれば飲水量で代償され高ナトリウム血症となる可能性は低い。意識障害を伴うようになり飲水量が低下すれば，脱水が代償されず，高ナトリウム血症を呈するようになる。

間脳下垂体機能障害に関する調査研究班（厚生労働科学研究費補助金 難治性疾患克服研究事業）から出されている「バゾプレシン分泌低下症（中枢性尿崩症）の診断と治療の手引き」では，中枢性尿崩症の診断として口渇，多飲，多尿などの症状があることと，①尿量が1日3,000 mL以上，②尿浸透圧が300 mOsm/kg以下，③5％高張食塩水負荷（0.05 mL/kg/minで120分間点滴投与）時に，バゾプレシン分泌が健常者の分泌範囲から逸脱し，血漿浸透圧（血清ナトリウム濃度）高値下においてもバゾプレシン分泌の低下を認める。④バゾプレシン負荷試験（水溶性ピトレシン5単位皮下注後30分ごとに2時間採尿）で尿量は減少し，尿浸透圧は300 mOsm/kg以上に上昇する。⑤水制限試験（飲水制限後，3％の体重減少で終了）においても尿浸透圧は300 mOsm/kgを超えない（ただし，水制限がショック状態を起こすことがあるので，必要な場合のみ実施）の少なくとも①〜④を満たすこととされている。

● **本態性高ナトリウム血症**

視床下部病変に伴う高ナトリウム血症のなかには，著明な高ナトリウム血症にもかかわらず渇感を欠く本態性高ナトリウム血症とよばれる病態がある[8,13]。いわゆる中枢性尿崩症でも意識障害を伴うと高ナトリウム血症を呈するのは前述の通りであるが，本態性高ナトリウム血症では意識清明であるにもかかわらず渇感が障害されているのが特徴である。また本症では浸透圧によるADH分泌調節機能の障害も認められる。したがって本症は視床下部障害による渇感の低下ないしは消失と，ADHの浸透圧調節系の障害が伴ったものであり，最近ではadipsic diabetes insipidus（口渇中枢障害を伴う尿崩症）という表現が用いられている[14]。

本態性高ナトリウム血症の原因疾患は脳腫瘍が最も多く（50％），続いて肉芽性あるいは炎症性病変（20％），血管性病変（15％）の順となっている[1]。脳腫瘍のなかでは胚細胞性腫瘍と頭蓋咽頭腫が多い。明らかな視床下部病変のない本態性高ナトリウム血症の原因としては，Na_xチャネルに対する自己抗体が介在している可能性が報告されている[15]。

▶ **高ナトリウム血症の治療**

尿崩症あるいは本態性高ナトリウム血症における高ナトリウムは，本質的にはADHの絶対的，相対的な不足が原因であるので，治療の中心はADH製剤の投与である。ADH製

剤には水溶性ピトレシン，デスモプレシン（DDAVP）がある。水溶性ピトレシンは1回2〜4単位を6〜8時間毎に皮下注射する。長期投与が必要な場合は水溶性ピトレシン1日10〜20単位を持続注入する方法もある。鼻粘膜に炎症がなければDDAVPの点鼻（1回2.5〜10μgを1日1〜2回点鼻）が有効であるが，鼻腔環境の変化にその効果が左右されることが難点である。

　従来ペプチド構造をもつホルモン類は経口投与では分解され無効と考えられていたが，デスモプレシン点鼻量の10〜20倍の経口投与を行うと点鼻と同等の抗利尿効果が発現することが明らかとなった[13]。その後デスモプレシン錠剤の開発が行われ，本邦でも2012年から保険適用となった。デスモプレシン口腔内崩壊錠（ミニリンメルト®）は通常1回60〜120μgを1日1〜3回投与することとなっているが，その効果は個人差が大きく，点鼻薬からの切り替えの際には患者の飲水量，尿量，尿比重，尿浸透圧，体重変化をこまめにチェックし，薬剤の効果持続時間，および血清ナトリウム値の確認が必要である。

　口腔内崩壊錠は投与手技が容易であり，その抗利尿効果が安定することから過剰投与による低ナトリウム血症の頻度は減少している[16]。ただし，口腔内崩壊錠の吸収は食事の影響を受けることを周知すべきである。

　高ナトリウムの急速な補正が必要な場合は，低張食塩水（0.45％NaCl：生理食塩水＋5％ブドウ糖液，あるいは生理食塩水＋蒸留水）の投与を行う。意識障害や痙攣などの重篤な症状が出現しているときには1〜2mEq/L/時で補正するが，症状改善後は24時間で10〜12mEq/L程度の補正速度とし，血清ナトリウム濃度を十分にモニターしながら2〜3日かけて徐々にナトリウム濃度を下げることが重要である。

低ナトリウム血症

　血清ナトリウム濃度が135mEq/L未満を低ナトリウム血症という。

▶低ナトリウム血症の原因
●偽性低ナトリウム血症（血漿浸透圧は正常か高値）
　血清ナトリウムの測定法には直接法と血清を希釈する間接法があるが，間接法では血清中に脂肪やタンパク成分が増加すると相対的な水分減少となり，偽性低ナトリウム血症を引き起こす[17]。偽性低ナトリウム血症の原因となりうる病態として，脂肪製剤投与中，多発性骨髄腫，高脂血症などが知られている。

●真性低ナトリウム血症（血漿浸透圧は低値）
A．ナトリウム欠乏性
1）腎外性体液喪失：嘔吐，下痢，発汗過多，third spaceへの移行。
2）腎性体液喪失
　・慢性腎不全，腎盂腎炎
　・利尿剤の過剰投与
　・原発性副腎不全
　・続発性副腎不全（下垂体機能不全）
3）ナトリウム摂取量の減少
B．水過剰症（中枢性低ナトリウム血症）

1) ADHの過剰分泌（ADH不適切分泌症候群：SIADH）
2) 渇感亢進（器質性あるいは心因性多飲）
C. 水・ナトリウム過剰症（浮腫性疾患）
1) 急性および慢性腎不全
2) その他の浮腫性疾患（うっ血心不全，肝硬変症，ネフローゼ症候群）

▶低ナトリウム血症の症状

　一般に125～135mEq/Lでは無症状である。125mEq/L以下では食欲低下，頭痛，病的反射，傾眠傾向が出現し，中等症では嘔気とともに昏迷状態，さらに急速に110mEq/L以下になると痙攣，昏睡から死に至る。低ナトリウム血症における臨床症状の発現はナトリウム濃度のみならず下降の早さによっても大きく左右される[18]。通常，急性低ナトリウム血症とは48時間以内で低ナトリウム血症に移行するものをいい，48時間以上の経過で進行するものを慢性低ナトリウム血症とよぶ。急性低ナトリウム血症の場合，0.5mEq/L/時を超える速さで120mEq/L以下に達すると不可逆性な神経損傷が生じるといわれている。慢性の低ナトリウム血症では110mEq/Lでも無症状のことがある。

▶低ナトリウム血症を呈する主要な病態と診断

●中枢性低ナトリウム血症

　中枢性低ナトリウム血症は①ADH分泌亢進，またはその浸透圧閾値の低下（ADH不適切分泌症候群：SIADH），②渇感の異常亢進（器質性あるいは心因性多飲），③上記の2つ（①②）を合併するものの3つに分類される[1,2]。これらのなかで最もよく遭遇するものがADH不適切分泌症候群（syndrome of inappropriate secretion of ADH：SIADH）である。

　SIADHにおけるADH分泌動態については，①血漿浸透圧の如何にかかわらず血中ADH値が常に高値を示すもの（例：異所性ADH産生腫瘍），②ADH値は浸透圧によって増減するが浸透圧閾値が正常より低くresettingされたために低い浸透圧でもADH分泌が続いているもの，③ADHは極端に高くはないが，低浸透圧状態においてもその分泌が抑制されず，相対的高値となるもの，の3つのパターンがある[19]。いずれにしても絶対的あるいは相対的なADHの過剰による水の体内貯留とそれに伴う希釈性低ナトリウム血症がSIADHの本態である。SIADHの原因は頻度順に①腫瘍，出血，梗塞，炎症など種々の中枢神経病変，②肺小細胞がんなどの異所性ADH分泌腫瘍，③肺炎，喘息などの肺疾患，④内分泌疾患〔粘液水腫，アジソン（Addison）病，下垂体前葉機能低下〕，⑤薬剤（ビンクリスチン，クロルプロパミド，クロフィブレート，カルバマゼピンなど）である[1,20]。厚労省間脳下垂体機能障害に関する調査研究班による診断基準では，①脱水の所見を認めない，②血清ナトリウム濃度が135mEq/Lを下回る，③血清ナトリウム濃度が135mEq/L未満で，血漿バゾプレシン濃度が測定感度以上である，④血漿浸透圧が280mOsm/kgを下回る，⑤尿浸透圧が300mOsm/kgを上回る，⑥尿中ナトリウム濃度が20mEq/L以上である，⑦血清クレアチニンが1.2mg/dL以下である，⑧早朝空腹時の血清コルチゾールが6μg/dL以上である，これら①～⑧を満たすこととされている。

　一方，デスモプレシン過剰投与による医原性SIADHも注意すべき病態である（ 図1 ）。特に口渇感が障害されていたり，意識障害がある場合，デスモプレシン製剤使用中は体重の変化を慎重にモニタリングし，SIADHの早期発見に努めるべきである。

- **脳性塩喪失症候群(cerebral salt wasting syndrome：CSW)**

　CSWは頭蓋内疾患を伴い，腎からのナトリウム喪失による低ナトリウム血症と細胞外液量の減少をきたす状態と定義される。しかし近年，中枢神経疾患を伴わなくてもCSWと同じ病態を呈する症例の報告が増加し，renal salt wasting syndrome (RSW) という用語が適切との報告もある[21]。CSWにおけるナトリウム利尿のメカニズムには不明な点が多いが，上述したナトリウム利尿ペプチドが重要な役割を果たしていると考えられている[22]。

- **くも膜下出血に伴う低ナトリウム血症**

　くも膜下出血に伴う低ナトリウム血症は脳血管攣縮の誘因となり，死亡率も上昇する[23,24]。Maimaitiliらは，くも膜下出血患者の49.0%に低ナトリウム血症が合併し，その原因はCSWが87.5%，SIADHが12.5%であったと報告している[23]。血清ナトリウムおよび循環血漿量の絶対量不足であるCSWと希釈性低ナトリウム血症，水中毒が本体であるSIADHとは治療法がまったく相反する。両者の決定的な鑑別点は循環血漿量であり，これには[131]Iヒト血清アルブミンを用いた方法以外に，体重と中心静脈圧から類推する方法などが報告されている[19]。

- **下垂体腫瘍術後の低ナトリウム血症**

　下垂体腫瘍の術後には約2～3割の患者に低ナトリウム血症が認められる[25,26]。術後

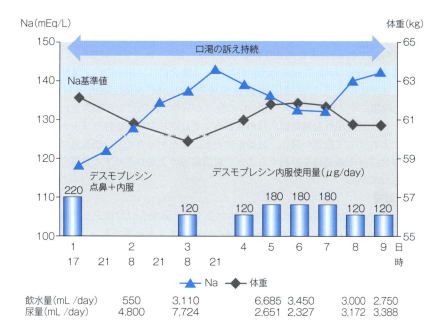

図1 中枢性尿崩症(51歳女性)

非機能性下垂体腺腫の手術後から中枢性尿崩症を発症し，デスモプレシン点鼻薬が開始されたが，口渇感が増強し自己判断でデスモプレシンを増量していた。口渇を自覚しながら低ナトリウム血症を認めたため，渇中枢が障害されていると判断し，入院後いったんデスモプレシンを中止した後，day 3からデスモプレシンの内服を再開し，体重の変化をモニタリングしながら内服量を調整した。

4〜7日目に発生し，その後1週間程度で回復する。周術期に投与するステロイドの影響や，手術侵襲によるSIADHの存在がその原因として考えられている[25]。症状は比較的急速に悪化し入院延長の主な原因となるが，いったん回復した後に症状が再燃することはまれである。術前の下垂体機能障害が低ナトリウム血症の1つの予測因子であることから[26]，周術期には過不足のないステロイド補充が必要である。予防策としては，フルドロコルチゾン酢酸エステル（フロリネフ®）の投与や，塩分補充，飲水制限が有効であるが[27]，完全に防ぐことは難しい。術後1週間は患者の尿量，体重をこまめにチェックする必要がある。

▶低ナトリウム血症の治療

　低ナトリウム血症の適切な治療のためにはその原疾患を明らかにすることが重要である。例えば下垂体機能低下症では当然副腎皮質ホルモンの投与が必須である。浮腫性疾患ではナトリウム投与はむしろ浮腫を増悪させる原因となるので，食塩制限に加えて厳重な水分制限を行わねばならない。

● 重症症候性低ナトリウム血症の治療

　重症症候性低ナトリウム血症（＜110〜115mEq/L）は前述のごとく，神経系に重篤かつ不可逆性の障害をもたらすため迅速な対応が必要である。急性低ナトリウム血症や重症低ナトリウム血症の急速な補正には，最初の1時間で5mEq/L上昇を目標として，3％高張食塩水150mLを20分かけて静注する。2回繰り返しても症状が改善しなければ，血清ナトリウム濃度が1mEq/L/時で上昇するように3％高張食塩水を持続点滴静注する。この際，血清ナトリウム値は1時間毎に測定し，130mEq/L以上となれば水制限などの緩徐な方法に切り換える。

　慢性低ナトリウム血症において急速なナトリウム負荷を行うと細胞内外の浸透圧不均衡に陥り，橋中心髄鞘崩壊（central pontine myelinolysis：CPM）などの脳障害を引き起こすことになる。従って，急速補正に基づく脳障害を防止するために，血清ナトリウム上昇速度を厳密にコントロールする必要がある。すなわち，補正速度は時間あたり0.5mEq/L以内とし，24時間で15mEq/Lを超えないようにする。特に，低カリウム血症，肝機能障害，低栄養状態などmyelinolysisのrisk factorが存在する場合には，10mEq/L/24時以内とする[18]。最近，CPMのような浸透圧性脱髄症候群（osmotic demyelination syndrome：ODS）の症状緩和にミノサイクリン（MINO）の投与が有効であることが報告された[28]。ミノサイクリンは，浸透圧性脱髄早期に認められるミクログリアの炎症性サイトカイン発現を抑制することによって脱髄の発症・進展を防止し，またケモカイン，細胞外マトリックスメタロプロテアーゼの発現を抑制することで脱髄部へのミクログリアの集積を抑制していると考えられている。

● SIADHの治療

　SIADHにおいても急性（重症）低ナトリウム血症を呈する場合には前記と同様に急速な補正が必要である。慢性期においてはSIADHの治療はまず水制限であり，1日の水投与量を15〜20mL/kgに制限する。しかし実際の厳しい水制限は患者に与える苦痛が大きいので，経口的にあるいは胃管から食塩を1日200mEq以上投与することで水分摂取制限を緩和することができる。これまではSIADHに直接的な効果を有する薬剤がなく，抗菌薬のデメクロサイクリン（レダマイシン®）や抗てんかん薬のフェニトイン（アレビアチン®）などが用いられてきたが，保険適用外であり，効果としても不十分であった。しかし近年，

肺がんなどの異所性ADH産生腫瘍によるSIADHに対して，V₂受容体の拮抗薬であるモザバプタン（フィズリン®）が保険収載された．また海外では新たなV₂受容体拮抗薬としてトルバプタン（サムスカ®）の臨床応用も始まっている．

● CSWの治療

急性（重症）低ナトリウム血症を呈する場合には，やはり前記と同様に急速な補正が必要で，その後は水分およびナトリウムの補充が主体となる．経静脈的な生理食塩水（0.9%NaCl），高張食塩水（3%NaCl）の投与や，経口的な食塩投与を行う．

▶高齢者の低ナトリウム血症

高齢者では加齢による近位尿細管におけるナトリウム再吸収の低下，血漿レニン活性の低下がみられ，腎におけるナトリウム保持能が低下するが，二次的な体液量の低下に呼応してADHは過剰分泌に陥りやすく，両者が相まって低ナトリウム血症になりやすい．このような病態をmineralocorticoid-responsive hyponatremia of elderly（MRHE）という[29]．低ナトリウム血症の患者に遭遇するとSIADHの診断基準に照らし合わせて判断することが多いが，高齢者での水制限は循環虚脱を招くおそれがある．MRHEでは軽度の脱水の所見が認められるため，皮膚，口腔粘膜などの注意深い観察が必要である．MRHEには鉱質コルチコイドのフルドロコルチゾン酢酸エステル（フロリネフ®）0.05〜0.2mg/日の投与が適切な効果をもたらす．もちろん鉱質コルチコイドの長期投与による低カリウム血症の出現には十分な注意が必要である．

高齢者の慢性低ナトリウム血症では骨粗鬆症や骨折のリスクが増加するという報告が多く[30]，どの程度の低ナトリウム血症までを治療の対象とすべきか，今後の議論が待たれる．

（藤尾信吾，有村　洋，吉本幸司）

文献

1) Robertson GL, Aycinena P, Zerbe RL. Neurogenic disorders of osmoregulation. Am J Med 1982; 72 (2): 339-53.
2) Robertson GL. The regulation of vasopressin function in health and disease. Recent Prog Horm Res 1976; 33: 333-85.
3) 石倉 透, 上田陽一. バゾプレシン分泌機構. ホルモンと臨床 2011; 59 (5): 425-9.
4) 林松source, 腎臓におけるバゾプレシン受容体. ホルモンと臨床 2011; 59 (5): 439-43.
5) Saito T, Ishikawa S, Sasaki S, et al. Urinary excretion of aquaporin-2 in the diagnosis of central diabetes insipidus. J Clin Endocrinol Metab 1997; 82 (6) : 1823-7.
6) 佐々木 成. 尿中アクアポリン2の病態検査上の意義. 臨床検査 2013; 57 (6): 637-41.
7) 鴨井久司. 高ナトリウム血症の鑑別診断. ホルモンと臨床 2011; 59 (5): 451-5.
8) McKenna K, Thompson C. Osmoregulation in clinical disorders of thirst appreciation. Clin Endocrinol 1998; 49 (2): 139-52.
9) 岩ima泰正. 中枢性塩崩壊に関する最近の動向. ホルモンと臨床 2011; 59 (5): 457-61.
10) Iwama S, Sugimura Y, Kiyota A, et al. Rabphilin-3A as a Targeted Autoantigen in Lymphocytic Infundibulo-neurohypophysitis. J Clin Endocrinol Metab 2015; 100 (7): E946-54.
11) Capatina C, Paluzzi A, Mitchell R, et al. Diabetes Insipidus after Traumatic Brain Injury. J Clin Med 2015; 4 (7): 1448-62.
12) Robertson GL. Diabetes insipidus. Endocrinol Metab Clin North Am 1995; 24 (3) : 549-72.
13) Vande Walle J, Stockner M, Raes A, et al. Desmopressin 30 years in clinical use: a safety review. Curr Drug Saf 2007; 2 (3): 232-8.
14) Cuesta M, Hannon MJ, Thompson CJ. Adipsic diabetes insipidus in adult patients. Pituitary 2017; 20 (3): 372-380.
15) Hiyama TY, Matsuda S, Fujikawa A, et al. Autoimmunity to the sodium-level sensor in the brain causes essential hypernatremia. Neuron 2010; 66 (4): 508-22.
16) Kataoka Y, Nishida S, Hirakawa A, et al. Comparison of incidence of hyponatremia between intranasal and oral desmopressin in patients with central diabetes insipidus. Endocr J 2015; 62 (2): 195-200.
17) 宮内隆政. 電解質・酸塩基平衡異常補正の輸液. ナト

リウム代謝異常に対する補正の実際. 内科 2017; 120 (1): 23-30.
18) Gross P, Reimann D, Neidel J, et al. The treatment of severe hyponatremia. Kidney Int Suppl 1998; 64: S6-11.
19) Harrigan MR. Cerebral salt wasting syndrome: A review. Neurosurgery 1996; 38 (1): 152-60.
20) 木村時久, 森 建文, 佐畑貴之. SIADHの薬物療法. ホルモンと臨床 1997; 45 (4): 341-7.
21) Maesaka JK, Imbriano LJ, Miyawaki N. High Prevalence of Renal Salt Wasting Without Cerebral Disease as Cause of Hyponatremia in General Medical Wards. Am J Med Sci 2018; 356 (1): 15-22.
22) Cerdà-Esteve M, Cuadrado-Godia E, Chillaron JJ, et al. Cerebral salt wasting syndrome: review. Eur J Intern Med 2008; 19 (4): 249-54.
23) Maimaitili A, Maimaitili M, Rexidan A, et al. Pituitary hormone level changes and hypxonatremia in aneurysmal subarachnoid hemorrhage. Exp Ther Med 2013; 5 (6): 1657-62.
24) Uozumi Y, Mizobe T, Miyamoto H, et al. Decreased serum sodium levels predict symptomatic vasospasm in patients with subarachnoid hemorrhage. J Clin Neurosci 2017; 46: 118-123.
25) Kinoshita Y, Tominaga A, Arita K, et al. Post-operative hyponatremia in patients with pituitary adenoma: post-operative management with a uniform treatment protocol. Endocr J 2011; 58 (5): 373-9.
26) Jahangiri A, Wagner J, Tran MT, et al. Factors predicting postoperative hyponatremia and efficacy of hyponatremia management strategies after more than 1000 pituitary operations. J Neurosurg 2013; 119 (6): 1478-83.
27) Burke WT, Cote DJ, Iuliano SI, et al. A practical method for prevention of readmission for symptomatic hyponatremia following transsphenoidal surgery. Pituitary 2018; 21 (1): 25-31.
28) Suzuki H, Sugimura Y, Iwama S, et al. Minocycline prevents osmotic demyelination syndrome by inhibiting the activation of microglia. J Am Soc Nephrol 2010; 21 (12): 2090-8.
29) Katayama K, Tokuda Y. Mineralocorticoid responsive hyponatremia of the elderly: A systematic review. Medicine (Baltimore) 2017; 96 (27): e7154.
30) Upala S, Sanguankeo A. Association Between Hyponatremia, Osteoporosis, and Fracture: A Systematic Review and Meta-analysis. J Clin Endocrinol Metab 2016; 101 (4): 1880-6.

X 症候

DIC，悪性高熱，悪性症候群，輸血後合併症

播種性血管内凝固症候群（DIC）

▶概念

播種性血管内凝固症候群（disseminated intravascular coagulation：DIC）は，感染症，外傷・熱傷・手術，膵炎，急性白血病，固形がん，産科疾患などの基礎疾患による強い侵襲とその増悪に伴って生ずる全身性の凝固・線溶系の制御不可能な亢進を指す。凝固活性の亢進により各臓器の細小血管に微小血栓が多発することで各臓器の虚血が進行し多臓器不全に陥る。また線溶活性の亢進により創部や穿刺部，粘膜を含む全身性の出血傾向が生ずる。

▶DIC診断基準

DICについて「日本血栓止血学会DIC診断基準 2017年版」による新しい診断基準を簡略化して示す。

● DIC診断基準適用のアルゴリズム（図1）
1) DICを疑った時点で使用。
2) 以下のような場合にDICを疑う（図中※1）。
   ・DICを発症する可能性のある基礎疾患を有する（表1），
   ・説明の付かない血小板数減少・フィブリノゲン低下・フィブリノゲン・フィブリン分解産物（fibrinogen/fibrin degradation products：FDP）上昇などの検査値異常，
   ・静脈血栓塞栓症などの血栓性疾患がある。
3) 産科，新生児には適用しないため最初に除外。
4) 造血障害でDIC以外にも血小板数低下の原因が存在すると判断される場合には，血小板数でのDICの診断はできず「造血障害型」の診断基準を使用する（図中※2）。寛解状態

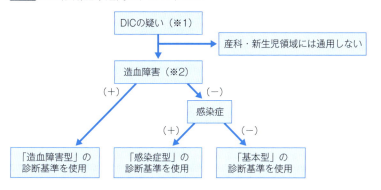

図1 DIC診断基準適用のアルゴリズム

の造血器腫瘍では造血障害はないと判断する。
5) 造血障害がなければ，感染症の有無を判断する。感染症があれば，「感染症型」の診断基準を適用し，フィブリノゲンでのスコアリングを行わない。
6) 以下の場合は「基本型」を用いる。
  ・造血障害および感染症がともにない
  ・基礎病態を特定できない
  ・固形がん＋感染症など，DICをきたしうる基礎疾患が複数存在する
7) DICと誤診されやすい肝不全では3点減ずる。

● DICの基礎疾患

産科合併症，新生児の疾患以外の代表的なDICの基礎疾患を 表1 に示す。

● 鑑別すべき代表的疾患・病態

DICとの鑑別が必要となる代表的疾患・病態を 表2 に示す。ただしこれらの疾患にDICを合併することもあるために注意が必要である。

● DIC診断基準

アルゴリズム（図1）によってどの診断基準を適用するか決定された後に，表3 を用いてDICの診断を行う。

・診断のための検査項目

①フィブリノゲン

血液中の凝固蛋白で，凝固線溶系の重要な基質である。別名第I因子。肝で合成されるため，重症肝疾患，DIC，線溶亢進時に低下。感染や炎症などの侵襲，悪性腫瘍，妊娠後期なでには増加する。

②プロトロンビン時間(PT)およびPT比

PTは凝固第Ⅶ因子の活性化からX，V，Ⅱ，フィブリノゲン（Fbg），フィブリン（Fbn）と続く外因系凝固機序を反映する。肝機能の影響を受ける。またワルファリンのモニターとしても使用される。コントロールとの時間比を取ったものがPT比で正常値は0.85〜1.15，PT-INR（International normalized ratio）は試薬による差をなくすための国際感度指標による補正によって誤差を減らすことが可能。

表1 DICの基礎疾患

1. 感染症
   ・敗血症
   ・その他の重症感染症(呼吸器，尿路，胆道系など)
2. 造血器悪性腫瘍
   ・急性前骨髄急性白血病(APL)
   ・その他の急性白血病
   ・悪性リンパ腫
   ・その他の造血器悪性腫瘍
3. 固形がん(通常は転移を伴った進行がん)
4. 組織損傷：外傷，熱傷，熱中症，横紋筋融解症
5. 手術後
6. 血管関連疾患
   ・胸郭および腹部大動脈瘤
   ・巨大血管腫
   ・血管関連腫瘍
   ・膠原病(血管炎合併症)
   ・その他の血管関連疾患
7. 肝障害：劇症肝炎，急性肝炎，肝硬変
8. 急性膵炎
9. ショック
10. 溶血，血液不適合輸血
11. 蛇咬傷
12. 低体温
13. その他

注) 産科領域，新生児領域において，それぞれ特徴的なDICの基礎疾患があるが，両者とも本診断基準を適用しないので，ここには示していない。

③血清FDP

　主として血管内におけるフィブリンの分解を反映するため，FDPの増加はフィブリン形成の亢進を意味する．軽症DICにおいては臨床症状に乏しく，FDPの上昇など検査値の異常のみが主体である．

④可溶性フィブリンモノマー複合体（soluble fibrinmonomer complex：SFMC）

　トロンビンがフィブリノゲンを分解して生ずるフィブリンモノマーがフィブリノゲンやFDP，フィブロネクチン，アンチプラスミンなどと結合して生ずるもので，トロンビン形成の指標となる．SFMCの存在はトロンビン生成を示し，凝固亢進状態，DICのマーカーとなる．

⑤Dダイマー

　安定化フィブリンの分解産物，線溶系のキーエンザイムであるプラスミンの活性化指標であるプラスミン-α2プラスミンインヒビター複合体（plasmin-α2 plasmin inhibitor complex：PIC）とともに線溶機能の指標となる．フィブリノゲンの分解産物には反応しないため，FDPとは異なり二次線溶に特異的な検査である．FDPとDダイマーを同時測定すると一次線溶と二次線溶の程度を判断するための参考となる．

表2 鑑別すべき代表的疾患・病態

1. 血小板数低下
   1) 血小板破壊や凝集の亢進
      ・血栓性微小血管障害症（TMA）：血栓性血小板減少性紫斑病（TTP），溶血性尿毒症症候群（HUS），HELLP症候群，造血幹細胞移植後TMA
      ・ヘパリン起因性血小板減少症（HIT）
      ・特発性血小板減少性紫斑病（ITP），全身性エリテマトーデス（SLE），抗リン脂質抗体症候群（APS）
      ・体外循環，など
   2) 骨髄抑制/骨髄不全をきたす病態
      ・造血器悪性腫瘍（急性白血病，慢性骨髄性白血病の急性転化，骨髄異形成症候群，多発性骨髄腫，悪性リンパ腫の骨髄浸潤など）
      ・血球貪食症候群
      ・固形がん（骨髄浸潤あり）
      ・骨髄抑制を伴う化学療法あるいは放射線療法中
      ・薬物に伴う骨髄抑制
      ・一部のウイルス感染症
      ・造血器悪性腫瘍以外の一部の血液疾患（再生不良性貧血，発作性夜間血色素尿症，巨赤芽球性貧血，など）
   3) 肝不全，肝硬変，脾機能亢進症
   4) 敗血症
   5) Bernard-Soulier症候群，MYH9異常症（May-Hegglin異常症など），Wiskott-Aldrich症候群
   6) 希釈
      大量出血，大量輸血，大量輸液，妊娠性血小板減少症　など
   7) 偽性血小板減少症
2. FDP上昇
   血栓症：深部静脈血栓症，肺塞栓症など，大量胸水，大量腹水，大血腫，線溶療法
3. フィブリノゲン低下
   先天性無フィブリノゲン血症，先天性低フィブリノゲン血症，フィブリノゲン異常症，肝不全，低栄養状態，薬物性：L-アスパラギナーゼ，副腎皮質ステロイド，線溶療法偽低下：抗トロンビン作用のある薬剤（ダビガトランなど）投与時
4. プロトロンビン時間延長
   ビタミンK欠乏症，ワルファリン内服，肝不全，低栄養状態，外因系凝固因子の欠乏症またはインヒビター，直接経口抗凝固薬内服，偽延長：採血量不十分，抗凝固剤混入
5. アンチトロンビン活性低下
   肝不全，低栄養状態，炎症による血管外漏出（敗血症など），顆粒球エラスターゼによる分解（敗血症など），先天性アンチトロンビン欠乏症，薬物性：L-アスパラギナーゼなど
6. TAT, SFまたはF1+2上昇
   血栓症：深部静脈血栓症，肺塞栓症など，心房細動の一部

注）ただし，上記疾患にDICを合併することもある．

⑥トロンビン・アンチトロンビンⅢ複合体（thrombin-antithrombin complex：TAT）

　生理的に重要な凝固阻害因子であるアンチトロンビンⅢ（antithrombinⅢ：ATⅢ）は，トロンビンが生成されるとその過剰な作用を防止するためにトロンビンと結合してこれを失活させ，TATが形成される。従ってTATはトロンビン生成のマーカーとなる。血中半減期も15分以下ときわめて短いので，凝固活性の指標として適切なマーカーである。

表3　DIC診断基準

	項目	基本型		造血障害型		感染症型	
一般止血検査	血小板数 （×10⁴/μL）	12< 8< ≦12 5< ≦8 ≦5 24時間以内に 30％以上の減少 （※1）	0点 1点 2点 3点 +1点			12< 8< ≦12 5< ≦8 ≦5 24時間以内に 30％以上の減少 （※1）	0点 1点 2点 3点 +1点
	FDP （μg/mL）	<10 10≦ <20 20≦ <40 40≦	0点 1点 2点 3点	<10 10≦ <20 20≦ <40 40≦	0点 1点 2点 3点	<10 10≦ <20 20≦ <40 40≦	0点 1点 2点 3点
	フィブリノゲン（mg/dL）	150< 100< ≦150 ≦100	0点 1点 2点	150< 100< ≦150 ≦100	0点 1点 2点		
	プロトロンビン時間比	<1.25 1.25≦ <1.67 1.67≦	0点 1点 2点	<1.25 1.25≦ <1.67 1.67≦	0点 1点 2点	<1.25 1.25≦ <1.67 1.67≦	0点 1点 2点
分子マーカー	アンチトロンビン(%)	70< ≦70	0点 1点	70< ≦70	0点 1点	70< ≦70	0点 1点
	TAT，SFまたはF1+2	基準範囲上限の 2倍未満 2倍以上	0点 1点	基準範囲上限の 2倍未満 2倍以上	0点 1点	基準範囲上限の 2倍未満 2倍以上	0点 1点
	肝不全（※2）	なし あり	0点 -3点	なし あり	0点 -3点	なし あり	0点 -3点
	DIC診断	6点以上		4点以上		5点以上	

注）
- （※1）：血小板数>5万/μLで経時的低下条件を満たせば加点する。血小板数の最高スコアは3点までとする。
- FDPを測定していない施設では，Dダイマー基準値上限2倍以上への上昇があれば1点を加える。ただし，FDPも測定して結果到着後に再評価することを原則とする。
- FDPまたはDダイマーが正常であれば，上記基準を満たした場合であってもDICの可能性は低いと考えられる。
- プロトロンビン時間比：ISIが1.0に近ければ，INRでも良い。
- プロトロンビン時間比の上昇が，ビタミンK欠乏症によると考えられる場合には，上記基準を満たした場合であってもDICとは限らない。
- トロンビン-アンチトロンビン複合体（TAT），可溶性フィブリン（SF），プロトロンビンフラグメント1+2（F1+2）：採血困難例やルート採血などでは偽高値で上昇することがあるため，FDPやDダイマーの上昇度に比較して，TATやSFが著増している場合は再検する。即日の結果が間に合わない場合でも確認する。
- 手術直後はDICの有無とは関係なく，TAT，SF，FDP，Dダイマーの上昇，ATの低下などDIC疑似のマーカー変動がみられるため，慎重に判断する。
- （※2）肝不全：ウイルス性，自己免疫性，薬物性，循環障害などが原因となり「正常肝ないし肝機能が正常と考えられる肝に肝障害が生じ，初発症状出現から8週以内に，高度の肝機能障害に基づいてプロトロンビン時間活性が40％以下ないしはINR値1.5以上を示すもの」（急性肝不全）および慢性肝不全「肝硬変のChild-Pugh分類BまたはC（7点以上）」が相当する。
- DICが強く疑われるが本診断基準を満たさない症例であっても，医師の判断による抗凝固療法を妨げるものではないが，繰り返しての評価を必要とする。

⑦プラスミン-α2プラスミンインヒビター複合体(PIC)

　プラスミン生成のマーカーとして有用である。肝の蛋白合成能の低下に左右されないため，肝疾患に伴ったDICの診断にも有用であり，TATを同時に測定するとトロンビン生成(凝固)傾向とプラスミン生成(線溶)傾向の程度を知ることができる。

● DIC診断に関連するその他の検査と意義

　DICの診断後にDICの病型分類，病態評価に有用なマーカーを **表4** に列記する。

▶ DICの治療

● 治療

　DIC管理の主な原則は，継続する凝固と血栓形成の刺激となっている原疾患の治療である。一般に，止血前駆体または抗凝固薬などによる全身治療は，出血や血栓形成を阻止するための予防には用いられない。患者の経過観察中に出血や血栓形成の合併症が起きたらすぐに治療を開始する。DICでは治療をガイドする無作為試験は少なく，エキスパートの経験に基づく場合が多い。以下に示す管理の推奨はBCSH (British Committee for Standards in Haematology) からの2009年のコンセンサスと2016年に出版された国際コンセンサスとおおむね一致している。

・原疾患の治療

　DICは持続するトロンビン産生とフィブリン溶解の過程であり，これらを正常化するにはDICの原因の除去が必須である。

・支持療法

　以下の支持療法を患者ごとに行う。
　・呼吸循環の安定化
　・溶血性輸血反応に対する積極的輸液：循環維持と腎機能低下予防のため。

・出血の治療・予防
　・出血を生じていない，出血のリスクが高くない，血小板数が10,000/μL以上であれば血小板や凝固因子の予防的投与はルーティンには行わない。
　・ある国際コンセンサスグループは出血のない閾値として20,000/μLを提案している。
　・状態悪化への不安があっても，出血に対する適切な治療を控えるべきではない。

表4 DIC診断に関連するその他の検査と意義

検査項目	意義
プラスミン-α2プラスミンインヒビター複合体(PIC)	高値であるほど線溶活性化が高度である
α2プラスミンインヒビター(α2PI)	線溶活性化に伴い消費性に低下する。ただし，肝不全のみでも低下し，急性炎症性疾患では上昇する
プロテインC(PC)	低値例は予後不良である。ただし，ビタミンK欠乏や肝不全のみでも低下する
プラスミノーゲンアクチベーターインヒビター-1(PAI-1)	感染症型DICでの高値例は予後不良である
HMGB-1	高値例は予後不良である
eXDP	感染症型DICで低値例あるいは著増例は，いずれも予後不良である

- 重症出血例や緊急手術を要する患者では血小板5万以下で血小板輸血を行う。
- 重症出血があり，有意にPT，aPTTが遅延，フィブリノーゲン＜50mg/dLでは凝固因子の補充を行うべきである。新鮮凍結血漿（FFP），寒冷沈降物（クリオプレシピテート）などを用いる。
  - （例）フィブリノーゲンが100mg/dL未満のとき，100を超えるまでクリオ投与する。フィブリノーゲンが100より多いがPT，aPTTが遅延している場合はFFPを投与する。ゴールは凝固時間を正常化することではなく，出血を減少させることである。
- 敗血症患者のランダム化試験で死亡率に有意差がなかったことに基づき，DICでの出血の治療にアンチトロンビンは用いないとする考えがある。
- トラネキサム酸やイプシロンアミノカプロン酸（EACA）またはアプロチニンは，フィブリン溶解システムの停止により血栓形成の合併症リスクを増加させるため，一般には禁忌である。ただし過度なフィブリン溶解状態を伴う重症出血の患者では適応がある。
- プロトロンビン複合体濃縮製剤（PCC）は，過度な凝固状態において血栓性合併症の誘因となるため禁忌である。

- **血栓予防・治療**
  - DIC患者に対する予防的抗凝固剤の使用を支持するエビデンスはほとんどない。
  - 血小板数が5万〜15万のDICによる軽度から中等度の血小板減少については静脈血栓症に対する抗凝固療法の禁忌ではない。
  - DICの抗凝固療法のモニタリングは，凝固時間の基礎値の上昇を示すかもしれないため，検討を要する。ヘパリン投与量と凝固時間の遅延などは施設ごとに検討する。

- **電撃性紫斑病**
  - プロテインCのホモ接合性欠損または髄膜炎菌血症など後天性欠損により生じうる。
  - プロテインCの投与が有効である。初回量100IU/kgで，その後Dダイマーが正常化または低下傾向になるまで6時間おきに50IU/kgずつ投与する。
  - 血清中のプロテインC半減期が短いため，FFP投与はより困難である。FFP 2〜3単位を約6時間おきに投与するのが良いかもしれない。
  - 電撃性紫斑病のないプロテインC欠損はプロテインC使用の適応ではない。

● 治療薬各論

- **抗凝固療法**

①ヘパリンとヘパリン様物質による抗凝固療法

　実際の治療において中心となる治療である。未分画ヘパリンよりも低分子量ヘパリンのほうが推奨度は高い。確定診断に固執すると，治療の開始が遅れる場合も少なくなく，術前，術後において高頻度にDICを合併しやすい病態の存在や発症が予知される場合には，比較的軽度の凝固異常を呈する時期から抗凝固療法を行うことが望ましい。

1) ヘパリン：10〜20単位/kg/時：ヘパリン単独では抗凝固作用を有さず，血漿中の生理的凝固阻止因子の作用を促進させ抗凝固作用を発揮する。従って，AT-Ⅲの低下を示す例では後述するアンチトロンビン製剤の併用が必要である。適切な投与量の決定には活性化全血凝固時間（activated clotting time：ACT），活性化部分トロンボプラスチン時間（activated partial thromboplastin time：APTT）が用いられ，APTTの

場合，凝固時間が40〜50秒となるように調整される．テトラサイクリン，抗ヒスタミン薬，ジギタリスなどの薬剤はヘパリンの作用を阻害することが知られているので注意を要する．副作用は，じん麻疹，発熱とともに出血の増強があり，出血傾向の強い症例においては低分子ヘパリンの投与が望ましい．

2) 低分子ヘパリン（フラグミン®）：75単位/kg/時：通常ヘパリンに比較し低分子量の分画ヘパリンで平均分子量は4,000〜6,000程度である．抗血栓性は通常ヘパリンと同等であるが，抗Ⅹa活性/抗トロンビン活性の比が大きくその分だけ出血傾向をきたしにくい．

3) ヘパラン硫酸（オルガラン®）：1,250単位を12時間毎に静注（1日量2,500単位）：ヘパラン硫酸はヘパリンとよく似た糖鎖構造をもちヘパリン類似物質（ヘパリノイド）ともよばれ，アンチトロンビンを介して血液凝固抑制作用を示すという共通点をもっている．低分子ヘパリンよりもさらに抗Ⅹa活性/抗トロンビン活性の比が大きく（ヘパリンを1とした場合，フラグミン®は約2.7，オルガラン®は約23），出血性副作用が少ない．また，血液中の生理的半減期はヘパリンの1.5〜2時間に比べ，オルガラン®では約21時間と長いため，1日に2回静脈内投与すればよい．ただし，腎代謝であるため腎機能障害のある症例については注意を要する（日本でのみ推奨）．

②蛋白分解酵素阻害薬

1) メシル酸ガベキサート（FOY®，レミナロン®）：1〜2mg/kg/時

2) メシル酸ナファモスタット（フサン®）：0.1〜0.2mg/kg/時：アンチトロンビン非依存性にトロンビン，Ⅹa因子，プラスミンなどを競合的に阻害する．他の抗凝固薬の副作用である出血症状の増強がないため，すでに強い出血症状の認められる例や高度血小板減少例にも安全に投与できる．有効性は低分子ヘパリンと同等と考えられている．白血球による活性酸素産生や好中球エラスターゼ放出を抑制する作用を併せ持つ．後者は，高カリウム血症をきたすことがあるので注意を要する．

③AT-Ⅲ（アンスロビンP®，ノイアート®）：1,500単位（30単位/kg）/日・静注

アンチトロンビン活性が70％以下の場合には，ヘパリンを投与しても十分な抗凝固効果は得られず，アンチトロンビン濃縮製剤の投与を必要とする．早期に充分量を投与することが推奨されており，投与後もAT-Ⅲ活性をモニターし血漿濃度を十分に保つ必要がある．

- 補充療法

抗凝固療法を行ったうえで重篤な出血を回避するため凝固因子，血小板の補充を行う．

①新鮮凍結血漿

フィブリノゲン75〜100mg/dL以上となるように補充を行う．

②濃縮血小板

血小板数が3〜5万/mm^{3}以上になるように補充を行う．

③フィブリノゲン製剤

基礎疾患のコントロール困難例や，外傷に伴う大量出血例には有効と考えられるが，海外のガイドラインでは推奨されているが，日本では「先天性低フィブリン血症の出血傾向」にしか適応がなく，院内倫理委員会の承認が必要となる．

・抗線溶療法
① トラネキサム酸(トランサミン®)
　フィブリン溶解システムを停止することは血栓形成の合併症リスクを増加させるため、トラネキサム酸やイプシロンアミノカプロン酸(EACA)、アプロチニンは一般に禁忌である。しかし過度なフィブリン溶解の状態を伴う重症出血の患者では使用する場合がある。3～5g/日・点滴静注：$α2$-PI活性が正常の50%以下に低下するようであればトラネキサム酸の投与を開始し、50%を超えた時点で速やかに中止する。

② 活性型第Ⅶ因子(ノボセブン®)
　本来血友病に使用される遺伝子組み換え活性第Ⅶ因子であるが、血管破綻部での止血効果を高めることから、出血傾向の生じた重症頭部外傷患者の止血促進や、脳出血患者の血腫増大予防効果に期待が寄せられている。海外では推奨されているが、日本では大手術後やDICで慎重投与となっている。

③ 血液凝固阻止薬〔トロンボモジュリンα(リコモジュリン®)〕
　敗血症では臓器障害による細胞壊死から遊離した晩期メディエーターであるHMGB-1 (high mobility group box chromosomal protein-1)が予後に大きく関与する。トロンボモジュリンの投与によってHMGB-1が抑制され、結果的に肝障害やDIC、生存率も改善したことを受け、2008年に造血性悪性腫瘍あるいは感染症に伴うDICに対し使用認可がおりた。7日以内で1日1回380U/kgを30分以上かけて点滴静注。

▶ 各指標の正常化
　抗凝固因子投与など他の原因による出血と異なり、刺激要因が正常化してもDICがすぐに解消されるわけではない。凝固機能の正常化には一般に凝固因子の合成を必要とし、各因子は異なる速さで回復する。
　抗凝固因子とFDPの循環血液からの除去は肝機能に依存し、骨髄からの血小板産生は数日間を要する。検体検査結果もそれに従う。肝腎症候群や腎臓に大きな血栓箇所がなければ腎機能はDIC解消を阻害しない。

▶ 予後
　DICの死亡率は凝固異常の程度と原疾患の治療の可能性に大きく依存している。敗血症性ショックの発症時点でのアンチトロンビン値の著明な低下は、凝固促進の持続により予後不良の目安となる可能性がある。
　敗血症、外傷、熱傷の患者ではDICの死亡率は40～80%と報告されている。
　死亡の危険因子には、高齢、臓器障害の程度、止血異常などがある。

悪性高熱(malignant hyperthermia：MH)

　悪性高熱症、悪性過高熱ともいわれ、吸入麻酔薬や麻酔補助薬(特に脱分極性筋弛緩薬)により骨格筋が筋硬直を起こし、それに伴う高熱を主症状とするまれな疾患である。原因は今でも明らかではなく、常染色体優生遺伝のある患者に麻酔がトリガーとなり、術中～術後数時間の間に発症することが知られている。麻酔の工夫や新しい静脈麻酔薬の開発でその発生は減少している。

▶原因

前述したように,骨格筋細胞内で起こるカルシウムの調整異常(Ca-induced Ca release:CICR速度の異常亢進)が原因といわれており,遺伝性,誘因についてはある程度解明されているが,本質的な原因はいまだに不明である。

●遺伝性

遺伝子診断によって,骨格筋小胞体に存在するカルシウムチャンネルであるリアノジン受容体(Ryanodine receptor 1:RYR1)遺伝子の変異もすでに100ヵ所以上指摘されている。RYR1で制御されるべきカルシウム放出速度が,吸入麻酔薬によってコントロール不能となり,小胞体へのカルシウム取り込みを放出が凌駕し,細胞内カルシウム濃度の上昇,持続的な筋肉の収縮,熱産生,代謝性アシドーシスの進行が起こると考えられている。

●本症を誘発しやすい薬剤

ハロセンを含むほとんどすべての揮発性吸入麻酔薬とサクシニルコリン(サクシン®)に代表される脱分極性の筋弛緩薬のほか,キサンチン誘導体,過剰なアミド型局所麻酔薬なども知られている。吸入麻酔薬の終了後や,安全と考えられる麻酔薬の使用によっても発症例は報告されている。

▶臨床像と診断基準

●発生頻度

本症は全身麻酔症例10万に対して1〜2人の頻度で発症する。1960年から現在まで,わが国で劇症型の発生総数は400症例を超え,男女比はほぼ3対1で男性に多い。本疾患は遺伝性骨格筋疾患であることより,潜在的な素因者は相当数あると推察される。死亡率は1960年代の70〜80%から2000年以降では15%程度にまで減少してきた。特異的治療薬であるダントロレンを使用した症例での死亡率は10%以下に低下している。

●臨床像

術中,術後を問わずいつでも起こることをまず念頭におく。以下の兆候が認められた場合に本症の発症を考える。

1) 原因不明の頻脈,循環不安定,不整脈
2) 酸素消費量増加により
   ・動脈血炭素ガス分圧($PaCO_2$),呼気二酸化炭素濃度($ETCO_2$)上昇
   ・自発呼吸患者では頻呼吸,人工呼吸中の患者では設定回数以上の多呼吸
   ・ソーダライムの急激な消耗,カニスタの異常な過熱
3) 筋硬直
4) 高熱:必ずしも初発症状ではなく,遅発性の症状である場合も多い。
5) チアノーゼ,酸素飽和度の低下
6) 発汗
7) 血液生化学検査異常(「診断のための検査」参照)

●診断基準

盛生らは 表5 に示すように,①激症型悪性高熱症(fulminant MH:f-MH),②亜型悪性高熱症(abortive MH:a-MH),③術後悪性高熱症(post f-MH, post a-MH)に分類している。また,血液検査所見や臨床症状を点数化し,その合計点で判別する診断基準もLarachらによって提唱されている。わが国の臨床診断基準は,体温の上昇に主眼をおい

て激症型と亜型に分類しているが，亜型が軽症というわけではなく，亜型は激症型に移行する前段階である場合が多い．

● 鑑別すべき疾患

　甲状腺クリーゼ，悪性症候群，褐色細胞腫のほか，熱中症，敗血症，中枢性過高熱など．

▶ 診断のための検査

1) 体温測定（直腸，食道，鼓膜，筋肉など）
2) 動・静脈血ガス分析（PaO_2, $PaCO_2$, BE, PvO_2, $PvCO_2$）：高度の呼吸性・代謝性アシドーシスが初期より認められる．特に$PvCO_2$（静脈血二酸化炭素分圧）の異常高値が認められる．
3) 血清電解質分析：高カリウム血症が認められる．
4) AST，ALT
5) 血中・尿中ミオグロビン値
6) 筋肉生検：侵襲的ではあるが確定診断となる．欧米では，骨格筋生検組織を用いた収縮試験（cafeine-halothane contructure test：CHCテスト）およびカルシウム誘発性カルシウム放出（calcium-induced calcium release：CICR）速度測定の亢進．広島大学と埼玉医科大学の麻酔科で診断が可能である（要予約）．
7) RYR1に関する遺伝子検査は，費用と時間がかかり現実的ではない．

▶ 術前リスク評価と周術期対策

● MHが疑わしい患者の術前評価と術前対策

・手術歴・家族の手術歴

　術中・術後の原因不明の高熱，筋強直，赤褐色尿，術後の筋痛などMHを疑う症状について問診する．症状が認められたらMHの可能性があることを念頭に麻酔管理を行う．誘発薬剤の使用で安全に麻酔が終了した既往があっても，MHの素因を否定することはできない．

表5 わが国における悪性高熱症の診断基準

a. 40℃以上の体温
b. 体温上昇率が15分間に0.5℃以上でかつ最高体温が38℃以上

1) 筋硬直：身体の一部あるいは全身の筋硬直（咬筋硬直を含む）
2) 原因不明の頻脈，血圧変動，不整脈
3) 低酸素血症（PaO_2低下，SpO_2低下，PvO_2低下）
4) 重篤な呼吸性・代謝性アシドーシス（$ETCO_2$上昇，$PaCO_2$上昇，PCO_2上昇，BE低下）
5) ミオグロビン尿：ポートワイン様の赤褐色尿
6) LDH，AST，ALT，CPK，血清カリウムの上昇
7) 異常な発汗
8) 新たな出血傾向

激症型悪性高熱症（fulminant MH：f-MH）
　　麻酔中にaあるいはbに加え，1)から8)のいくつかの症状を認める
亜型悪性高熱症（abortive MH：a-MH）
　　麻酔中に1)から8)のいくつかの症状を認めるが，aもbも満たさないもの
術後悪性高熱症（post f-MHあるいはpost a-MH）
　　麻酔終了後に発症．麻酔中と同様な基準で激症型と亜型に分類

- 熱中症および運動誘発性横紋筋融解症の既往およびその家族歴

  熱中症とMHが混在する家系および，これらの患者でRYR1遺伝子の変異例の報告がある。また，同様に運動誘発性横紋筋融解症で，MHの原因遺伝子RYR1の変異が発見されており，これらの疾患の一部には，MHの素因がある可能性が示唆されている。

- 高クレアチニンキナーゼ(CK)血症

  安静時のCK値とMHの素因の関連性で，明らかなエビデンスはない。

- MHとの関連がある先天性ミオパチー

  成育歴で運動発達の遅れ，近位筋の筋力低下，高口蓋，側彎，眼瞼下垂，関節拘縮など先天性ミオパチーを疑う所見はMHとの関連の可能性があり，注意を要する。RYR1遺伝子の変異を有しMHを生じたミオパチーが報告されている。

● 安全な麻酔計画のための注意点

- 安全な麻酔薬・麻酔法とダントロレンの予防投与

  術前の予防的ダントロレン投与(内服)は，筋力低下など副作用が強く推奨されない。

- カルシウム拮抗薬

  骨格筋細胞内のカルシウム濃度を上昇させるため，禁忌。

- 適切な鎮静

  過度の精神的緊張と興奮を避けるよう術前から適切な鎮静を行う。

- 静注用ダントロレンと溶解用蒸留水の準備

  患者の体重に合わせて，初回投与量1.0mg/kgのダントロレンと蒸留水(1瓶20mgに対して60mL)の必要量は手元に準備する。

- 麻酔器の準備

  気化器を外し麻酔器に残留している揮発性吸入麻酔薬を洗い出す。最近の麻酔器では，洗い出しに10〜15L/分の流量で30〜90分を要する。二酸化炭素吸収剤，麻酔回路，バックは新しいものに交換する。

- 麻酔の維持と術後管理

  ETCO$_2$と深部体温の持続的モニターを含めた通常の全身麻酔のモニターを行う。MHを疑う所見が認められたらダントロレンを投与する。MHの症状もなく経過した場合の術後管理は一般的なものでよいとされる。

▶ 治療

全身状態，モニター，各種データからMHを疑った場合に実施すべき事項を以下に示す。

1) 起因薬剤となる吸入麻酔薬やスキサメトニウムの投与を中止し，静脈麻酔に変更する。
2) 人手を集め，執刀している外科医には手術を早期に終了するよう要請する。この病態には手術チーム全体で対処することが必要である。
3) 筋弛緩薬は非脱分極性筋弛緩薬を投与する。
4) 呼吸回路内の麻酔薬濃度を下げるため，高流量純酸素(10L/分以上)を用いて過換気(分時換気量を2倍以上に設定)にする。
5) ダントロレンを溶解し投与準備をする。総投与量で最大7.0mg/kgの量の薬剤を確保する手段を講じる。多くの施設・手術室内にはこれほどの量のダントロレンの備蓄がないためである。
6) ダントロレン投与は，できるだけ太い専用の末梢静脈路を確保し，1瓶20mgあたり注

射用蒸留水60mLで透明になるまで震盪溶解したら，少なくとも1.0mg/kgを15分程度で投与する．できれば2.0mg/kgを15分程度で投与することを推奨する．過換気に反応してETCO₂が低下し，筋強直が改善し，心拍数が低下するまで，適宜繰り返し投与する．最大7.0mg/kgまで投与可能である．

7) 全身管理のためには動脈ラインを確保する．
8) 体温を下げるため，冷却した生理食塩水を点滴静注（最大用量50～60mL/kg）する．
9) 体温を下げるため，室温を下げ，室温送風により体表を積極的に冷却する．全身冷却は，中枢温が39℃以上で冷却を開始し，38℃以下になれば中止する．
10) 不整脈の治療は適宜行う．なおカルシウム拮抗薬は投与しない．カルシウム拮抗薬とダントロレンとの併用で心停止をきたす可能性があるためである．
11) 他の対症療法を必要に応じて行う．グルコース・インスリン療法は10単位のレギュラーインスリンと50mLの50％ブドウ糖の静注による．この場合，血糖測定は毎時行う．また毎時1.0mL/kgの尿量確保を目安に強制利尿を図る．利尿はフロセミド0.5～1.0mg/kg（最大用量20mg）による．CKやカリウム値の上昇，ミオグロビン尿の増加に対しては，炭酸水素ナトリウム（1.0mEq/kg/時）を投与して尿のアルカリ化を図る．
12) 可能なら気化器を取り外し，麻酔回路を交換してもよいが，人手と時間を要するので必須ではない．
13) 代謝性アシドーシス（<-8.0mEq/L）には炭酸水素ナトリウム1.0～2.0mEq/kgの投与（最大投与量50mEq），高カリウム血症（>5.9mEq/Lか心電図に異常がある場合）には塩化カルシウム10mg/kg（最大投与量2,000mg）またはグルコン酸カルシウム30mg/kg（最大投与量3,000mg）の投与を考慮する．
14) 病態を把握するため，推奨する血液検査の種類と実施時期は以下の通りである．動脈血液ガス分析，血糖，電解質，乳酸，CK，ミオグロビン定性・定量（尿も），生化学（腎機能，肝機能），DIC診断のための血液凝固系検査なお，検査の実施時期は，発症時，30分後，4時間後，12時間後，24時間後，48時間後が望ましい．
15) 症状が安定化してきたかどうかは，①ETCO₂が低下しているか正常化している，②心拍数が安定しているか不整脈が減少している，③体温管理の必要性がなくなっている（平熱に戻っている），④筋硬直が消失していることで判断する．

神経遮断薬による悪性症候群（neuroleptic malignant syndrom：NMS）

▶NMSとは

NMSは神経遮断薬の使用により，精神状態，硬直（rigidity），発熱，自律神経異常を呈する臨床症候群であり，生命に危険を生じる神経学的緊急事態である．

自律神経異常と全身合併症が死亡率に大きくかかわり，現在でも10～20％と見積もられている．

▶疫学

神経遮断薬を内服している患者の0.02～3％に発生する．主な患者は若い成人であるが，乳児から高齢者まで生じ，年齢は危険因子ではない．男性は女性の2倍で，年齢，性別は

神経遮断薬を内服している患者数に相関する。

▶関係する薬剤
●神経遮断薬
　NMSは主としてハロペリドールやフルフェナジンなどの第一世代の神経遮断薬に認められるが，頻度は低くてもクロルプロマジンなどどの世代またはクロザパム，リスペリドン，オランザピンなどの抗精神薬，メトクロプラミド，プロメタジンなどの制吐薬でもありうる。表6に本症候群をきたしうる薬剤を示す。

●関連するリスク因子
- ある種の精神状態，急性カタトニア，過剰な興奮はNMSが生じた患者には過度に生じるとする症例報告と症例対照研究があり，これらに高用量の使用，急速な増量，非経口治療が重なるとさらにリスクが高くなる。
- その他，リチウム，その他の向精神薬，併用薬剤の乱用，外傷や手術，感染症などの急性の疾患などがある。

●抗パーキンソン薬離脱
　L-ドパの離脱，減量，他の薬剤への切り替えなどが挙げられる。手術や感染も主要因となる。これはNMSとは異なった病態の可能性もある。

▶発生機序
　NMSの正確な原因はわかっていない。ドパミン受容体のブロックが主な原因と考えられている。視床下部のドパミン受容体ブロックが過高熱と他の自律神経症候の原因かもしれない。他に，筋細胞内のミトコンドリア機能の変化により，筋硬直（rigidity）と筋障害が最初の症候として現れるとする説がある。交感神経システムの突然の変化，筋の硬直と代謝の進行，汗腺刺激系と血管運動系の活動の調節不良。これらは非効果的熱発散，不安定な血圧と脈につながる。ドパミンD_2受容体の対立遺伝子の過剰発現がかかわっているとする研究がある。

▶臨床症候（徴候）
　NMSはドパミン伝達をブロックする内服薬の分類と臨床所見（発熱，硬直，精神状態変化，自律神経不安定の4徴候）によって定義される。

●典型的症状
・精神症状
　多くは精神状態の変化が初発症状となる。通常精神科疾患を有するため過小評価されることが多く，混乱した興奮性せん妄を呈する。緊張病性徴候と無言が目立つ場合もある。典型例では昏迷や昏睡を伴う脳症への進展する。

表6 悪性症候群をきたしうる薬剤

1.	向精神薬	ハロペリドール，チミペロン，ブロムペリドール，クロルプロマジン，レボメプマジン，ペルフェナジン，スルピリド　など
2.	抗うつ薬	イミプラミン，アミトリプチリン，アモキサピン　など
3.	抗パーキンソン病薬	レボドパ，ドロキシドパ，アマンタジン　など
4.	制吐薬	メトクロプラミド，ドンペリドン　など
5.	その他	レセルピン，フルナリジン，チアプリド　など

- **筋硬直**

　一般的症候であり，重症化することも多い．筋緊張は四肢の運動に現れ，鉛管様硬直となり，全運動範囲で一定の抵抗があるのがその特徴である．振戦が重なることで歯車現象を生じる．その他の運動異常としてジストニア，オピストトーヌス，開口不全，舞踏運動，他のジスキネジア，過度な流涎，構音障害，嚥下障害などがある．

- **過高熱**

　多くの診断基準にとり重要な症状であり，典型的には38℃以上で，40℃もまれではない．第二世代の向精神薬によるNMSの患者では発熱は比較的起こりにくい．

- **自律神経系**

　自律神経の不安定性は頻脈，易変動性血圧または高血圧，頻呼吸として現れる．不整脈，大量発汗も起きうる．

- **症状の出現順**

　70％が精神状態変化，硬直，過高熱，自律神経異常の順であった．

▶検査所見

典型例において以下の所見を伴う場合が多い．

1) 血清CK上昇：硬直を反映して1,000〜100,000 IU/Lに達する．
2) WBC増多：10,000〜40,000/mm^3，左方偏位あり．
3) LDH，ALP，AST/ALTの軽度上昇
4) 電解質：高Ca，低Mg，高/低Na，高K，代謝性アシドーシス
5) 横紋筋融解からの高ミオグロビン血症による腎不全
6) ほとんどの患者で血清Fe濃度が低下するが，NMSに特異的ではない．

▶診断基準

　NMSは関連薬剤の内服患者で典型的臨床症状を呈し，いくつかの診断基準が示されている．代表的なLevensonの診断基準を 表7 ，2011年に出された国際的コンセンサスによる診断基準を 表8 に示す．

▶鑑別診断

- **関連疾患**

　NMSは，硬直，過高熱，自律神経障害の共通症状を呈する急性自律神経異常症のグループの一病態であり，関連薬剤によってのみ通常区別可能である．

1) セロトニン症候群：選択的セロトニン再吸収阻害薬の使用により生じ，NMSと区別困難な類似の症候を呈する．NMSではあまりみられない典型的症候として，シバリング，反射亢進，ミオクローヌス，失調がある．嘔気・嘔吐，下痢も前駆症状として一般に認められ，NMSではあっても軽症．

表7　Levensonの診断基準

大症状
　　a)発熱，b)筋強剛，c)血清CPKの高値
小症状
　　a)頻脈，b)血圧の異常，c)頻呼吸，d)意識変容，e)発汗，f)白血球増多
確定診断：大症状3つ，または大症状2つと小症状4つ

2) 悪性高熱症：まれな遺伝性疾患であり，強力なハロゲン化吸入麻酔薬とサクシニルコリンの使用で生じる．筋硬直と自律神経異常はNMSに類似するが，より劇症である．
3) 悪性緊張症：鑑別で最も問題となる．症候がNMSに類似しているが，通常数週間の間，前駆症状：精神症状，不穏，緊張症的興奮などの前駆症状がある．検体検査は典型例では正常．
4) バクロフェンの髄内注入治療の離脱がNMSに類似する場合がある．筋緊張の亢進は硬直というより反跳性痙縮である．GABA活性低下が病因と信じられている．治療の再開で症状は改善し，ベンゾジアゼピンが有用である．
5) その他：コカイン中毒，MDMA中毒など．

● 非関連疾患

痙攣，感染症，熱中症，甲状腺機能亢進症など

▶ 診断

関連薬剤を内服し典型的症状を呈する患者に対して診断される．2011年に国際多専門家コンセンサスグループによる診断基準がある．

▶ 治療

重症度と診断の確かさに応じて段階的に対応する．
1) 原因薬剤の中止が最も重要であり，可能なら他のかかわっている薬剤も中止する．
2) 要因がドパミン作動性治療の中断であれば再開する．
3) 支持療法
 (1) 以下の病態の予防または改善
  脱水，電解質異常，急性腎不全，急性心筋梗塞，心筋症，胸郭硬直，誤嚥性肺炎，肺塞栓症による呼吸不全，深部静脈炎，血小板減少，DIC，深部静脈血栓症，過高熱や代謝異常による痙攣，肝不全，敗血症
 (2) ICU入室中
  呼吸循環管理，体温管理，血圧コントロール（クロニジンが有効，ニトロプルシドは皮膚血管拡張でクーリングにも有効），DVT予防のためのヘパリンまたは低分子ヘパ

表8　有識者による国際的コンセンサス（2011年）

診断要素	priority score
24時間以内のドパミン受容体刺激薬の投与，中止	20
高体温（少なくとも2回の測定で38.0℃以上，口腔検温）	18
筋強剛	17
意識の変化（意識低下や意識レベルの変動）	13
CPKの上昇（少なくとも正常上限の4倍）	10
交感神経の変動（下記徴候2項目以上） ・血圧上昇（収縮期あるいは拡張期血圧が正常より25%以上上昇） ・血圧変動（拡張期血圧20mmHg以上あるいは収縮期血圧25mmHg以上） ・発汗亢進 ・尿失禁	10
代謝亢進症状（正常より25%以上増加する頻脈と正常より50%増加する頻呼吸）	5
感染，中毒，代謝異常，神経系の原因をすべて除外	7
	合計100

リン投与，不穏抑制のためベンゾジアゼピンを使用する。
4）特異的治療
　（1）薬物療法
　　以下は症例報告や臨床経験によるものであり，臨床研究によるものではない。通常はベンゾジアゼピンをダントロレンとともに始め，その後ブロモクリプチン，アマンタジンを投与する。
- ロラゼパム（本邦では適応外）：1～2mg im, iv 4～6時間ごと
- ジアゼパム：10mg iv 8時間ごと
- ダントロレン（ダントリウム®）：初期治療としてダントロレン40mgを静脈内投与し，症状の改善が認められられなければ20mgを15～20分以上かけて点滴静注する。1日総投与量は200mgまでで，投与期間は1週間を目安とする。点滴静注終了後はダントリウム®カプセル25mg 3錠を1日3回に分けて2～3週間経口投与する。
- ブロモクリプチン（パーロデル®）：ブロモクリプチンは脳のドパミン受容体刺激作用を有し，抗パーキンソン病薬として用いられている。適応外であるが，1日7.5mgを胃管あるいは経口投与で開始し，効果をみながら1日2.5～5mgずつ増量していき，最大量が1日30mgを超えないようにする（静注用は未発売）。
- アマンタジン（本邦では適応外）：ドパミン作動性および抗コリン性効果を有し，ブロモクリプチンの代わりとして用いる。初回量100mgを経口または胃管から投与し，200mg12時間ごとを上限として必要量まで漸増する。

　（2）電気痙攣療法（ECT）：安全で効果ありとの報告があるが，エビデンスはなく，他の治療で効果ないときに考慮する。

▶予後
疾患の重症度と合併症により予後が決まる。多くは2週間で消失し，神経学的後遺症なく回復するが，死亡率は現在でも5～20％に達する。

▶神経遮断薬の休薬
再開に関する正確なリスク不明で，再発率10～90％と幅がある。再発リスクとして早期の再開，強作用薬，経静脈投与，リチウム併用などが挙げられる。再開時の再発リスク低下につながる可能性のある方法として，症状が消失して2週間以上待機，弱作用薬を使用，少量から開始し漸増，リチウム併用を避ける，NMS症状の有無をよく観察する，などがある。

輸血後合併症

輸血に伴う合併症，副作用には，①免疫学的機序によるもの，②感染性のもの，③その他に理由によるもの，がある。輸血直後に発症するもの（即時型），遅発型として輸血終了後に発症するもの，さらには20～30年後に問題となる場合もあるので，長期的な追跡・調査ができる体制が求められている。

そのために，輸血を行うに当たっては，施行前に十分適応を吟味し，効果が危険性を上回ると考えられる場合のみとし，使用量も必要最小限にとどめるべきである。平成17年9月厚労省通達の『輸血療法の実施に関する指針』および『血液製剤の使用指針』（平成29年3

月改訂)を準拠し,これに沿って適正使用に努めなければならない。さらに『危機的出血への対応ガイドライン』,『宗教的輸血拒否に関するガイドライン』の内容にも留意し,これらの指針に反して輸血が行われないようその内容を把握しておく。

そして輸血開始後には,副作用・合併症の早期発見に努める。不幸にも副作用・合併症が生じた場合には,治療の開始はもちろんのこと,院内の医療安全管理室と輸血部に報告し,診療録への経緯の記載を徹底する。

▶輸血合併症の実態

2005～2014年の輸血合併症(副作用・感染症)の自発報告症例数(医療機関から日本赤十字社に報告された数,輸血との関連性なしとされた報告も含む)を 表9 に示す。

● 輸血副作用

・非溶血性副作用

表10 に2005～2014年までの非溶血性副作用の自発報告症例数を示す。近年特に課題となっているTRALIとTACOについては「TRALIとTACO」(p.740)で詳述する。

・溶血性副作用

表11 に2014年に自発報告された溶血性副作用の内訳を示す。 表11 に患者血液に不規則抗体が検出された症例を示す。即時性1例および遅発性3例に輸血歴があった。

・輸血関連移植片対宿主病

(transfusion-associated graft versus host disease:TA-GVHD)

2000年以降,日本赤十字社が製造販売した輸血用血液製剤が原因と考えられるTA-GVHDの確定症例はない。

● 感染症

2014年に報告された輸血後感染症疑い症例(自発報告,献血後情報由来症例を含む)の内訳を 表12 に示す。特定件数は,輸血された血液製剤および輸血後の患者血液からウイルス等の病原体が検出され,ウイルスでは遺伝子解析等により塩基配列に相同性が確認された症例数である。2014年に報告された輸血による感染と特定された症例は,HBV2例,HEV4例であった。

表9 輸血副作用・感染症自発報告症例数の推移

年	非溶血性副作用	溶血性副作用	GVHD疑い	感染症疑い
2005	1,579	30	7	265
2006	1,591	37	4	191
2007	1,626	25	5	153
2008	1,544	22	5	149
2009	1,541	25	2	98
2010	1,579	26	3	98
2011	1,597	14	6	96
2012	1,595	12	2	131
2013	1,515	21	1	125
2014	1,451	21	1	81

▶輸血療法を開始する前にすべきこと

●説明と同意
特に，①輸液の必要性，②使用する血液製剤の種類と使用量，③副作用・感染症などのリスク，④自己血輸血に関する情報提供，⑤感染症に関する検査と検体の保存，⑥投与記録の保管と遡及調査時の使用許可，などを十分に説明し同意を得たうえで，承諾書にサインを得る。そのための説明文や承諾書は前もって院内で整備しておく。

●輸血用血液の保存
赤血球および全血は2～6℃，新鮮凍結血漿は－20℃以下，血小板濃厚液は室温(20～24℃かつ水平振盪の状態で保存する。特に温度管理の徹底と取り違え防止のために，使用時まで輸血部門で一元管理する。

表10 非溶血性副作用種類別の自発報告症例数

報告年＼日赤分類	2005	2006	2007	2008	2009	2010	2011	2012	2013	2014
じん麻疹等	566	529	578	535	523	612	606	572	608	468
発熱反応	241	238	197	157	176	175	140	190	174	149
アナフィラキシーショック	253	246	293	269	280	253	275	242	218	277
アナフィラキシー反応	175	173	155	152	128	117	129	156	110	245
血圧低下	60	62	47	57	62	70	78	90	92	74
呼吸困難	167	179	172	192	193	195	208	193	200	136
TACO*								26	29	44
TRALI**	29	66	45	32	38	24	24	10	19	9
その他	81	98	139	150	141	129	135	116	65	49
輸血と関連なし***	7	0	0	0	0	4	2	0	0	0
計	1,579	1,591	1,626	1,544	1,541	1,579	1,597	1,595	1,515	1,451

*：TACOは2012年4月報告文より自社基準による評価を開始した。
**：possible-TRALI症例を含む。2005年のTRALIの報告のうち1件で，同一患者が2回TRALIを発症した(29件/30症例)。
***：報告後に担当医が「輸血との関連性なし」と判断したため除外された件数。

表11 2014年に自発報告された溶血性副作用症例数

	重篤	非重篤	計
即時型	8	2	10
遅発型	7	4	11
計	15	6	21

即時型：輸血後24時間以内に発症
遅発型：輸血後24時間以降に発症

表12 2014年に報告された輸血後感染症疑い症例の病原体別内訳

病原体	報告件数	特定件数
HBV	27	2
HCV	26	0
細菌	17	0
HEV	4	4
HAV	1	0
CMV	6	0
計	81	6

▶予防

●管理体制の確立
厚生労働省の『血液製剤の使用指針』,『輸液療法の実施に関する指針』(同左)を基に,輸血部,医療安全管理室を中心として,院内で輸血使用に関するガイドラインを作成し,輸血に関する不測の事態が生じた場合の連絡体制や,その発生原因の究明や予防措置について責任をもって当たれるようにする。

●1回1患者の原則
輸液の際には,患者1人ずつ準備と実施を行う。それにより同時に複数患者に輸血を行うことによって生ずる検体ラベルの貼り間違いや,照合ミスを予防する。

●検体の照合
輸血用パイロットの採血,ラベル貼付,輸血バッグの受け渡し,輸血実施時に,患者氏名,血液型,製造番号,有効期限につき,交差試験適合表と輸血バッグ本体,輸血伝票を複数人で声に出して照合する。患者リストバンドと輸液バッグ本体を携帯情報端末(PDA)などによって照合することでさらにミスを減らすことができる。輸血前には,バッグ自体の色調変化や凝血塊,バッグの破損についてもチェックする。

▶合併症とその対策

上記「説明と同意」における特定生物由来製品に含まれる血液製剤(輸血製剤の他,免疫グロブリン,加熱人血漿濃白,乾燥濃縮人血液凝固因子,人由来胎盤分解物など)は,現状では感染に関する不活化処理や病原体の除去に限界があるため,将来に薬害発生時に追跡調査が可能なよう,使用に関する記録を使用日から20年以上保管することが求められている。

●溶血性副作用

・即時型(あるいは急性型)
ABO型不適合輸血が原因で,輸血開始後2～3分後から血管内溶血とともにケミカルメディエーターが活性化され,血管拡張と血管透過性亢進,DICが生ずる。まず輸血している静脈に沿った灼熱感と発赤に続いて,顔面紅潮,腰背部痛,胸部絞扼感を訴える。悪寒・戦慄,発熱は少ないとされるが,発見が遅れ輸血量が大量になると呼吸困難からショックとなり,明らかな溶血所見,ヘモグロビン尿症,高カリウム血症から急性腎障害を併発する。最悪の場合,DIC,多臓器不全に陥り死亡することもある。

Rh因子不適合輸血は,妊娠や以前の輸血の結果によって感作されたIgG抗体が原因となり,輸血後1～数時間以内に脾における血管外溶血による。症状は血管内溶血に類似しているが,ショックや腎不全の発生は少ない。

・遅発性
輸血後24時間～数日の経過で,過去の輸血や胎児赤血球の母体への移行によって産生された抗体が原因となる。血管外溶血(delayed hemolytic transfusion reaction:DHTR)により,発熱,貧血,黄疸が出現するが,症状は即時型に比べ軽度で治療を要さないことも多い。発症時期と非特異的な症状から他疾患との鑑別が必要になってくる。

●不適合輸血後の応急処置と治療
1) 輸血の即時中止:留置針はそのまま残し,新しい輸液セットを組み,蘇生用静脈路として細胞外液を開始する。

2) ショック対策：十分な細胞外液の投与とともに，必要に応じてカテコラミン（ドーパミンまたはドブタミン3〜20γ）を開始する．
3) 急性腎障害対策：50mL/時の尿量を確保すべく利尿薬（ラシックス®）を静注するが，尿量の経過をみて早めに持続的血液濾過透析（continuous hemodiafiltration：CHDF）を導入する．
4) ヘモグロビン血症：ヒトハプトグロビン4,000単位を点滴静注を開始し，肉眼的血尿が消失するまで追加使用する．
5) DIC治療（「DIC」p.723参照））
6) 採血検体：FDP，フィブリノゲン，プロトロンビン時間，血小板数を測定する．遠心分離した検体で溶血の程度を調べ，検体と血液バッグの血液型を再検査する．患者パイロット1本と血算用スピッツ2本を採血し血液バッグとともに輸血部にて保管する．
7) 取り違えられた相手にも間違った輸血がされないよう至急調査を行う．

● 非溶血性副作用
• 即時型

アナフィラキシーショック，細菌汚染血輸血による敗血症性ショック，輸血関連急性肺障害（transfusion-related acute lung injury：TRALI）などがある．輸血を中止し，輸血セットを交換，細胞外液の輸液を開始する．

1) アナフィラキシー，じん麻疹，発熱：症状が軽ければ，抗ヒスタミン薬の投与，重症ならば，アナフィラキシーショックの一般的治療（アドレナリンの皮下注，酸素投与，ハイドロコルチゾール（ソル・コーテフ®）の静注）を行う．
2) 感染症：通常血液バッグは4℃の冷蔵庫で保存されるため，血液バッグに細菌が混入してもその増殖が問題となることはほとんどない．日赤では赤血球長期保存の使用期限を3週間としているが，2011年の報告例ではHBV 13例，ヒトパルボウイルスB 19例，G群溶連菌が1例であった．また，血小板は室温で保存されるため採血時の消毒の不備などで大腸菌，サルモネラ菌，セラチア菌などによる汚染事故が報告されている．同様に梅毒（*Treponema palidum*）も血小板での感染の危険性が再認識されている．
3) 輸血関連急性肺障害（TRALI）：輸血中から輸血後6時間以内に生ずる急性の肺障害で，抗白血球抗体が原因とされる．ALIと同様，低酸素血症（$PaO_2/FIO_2 \leq 300$）と胸部X線上両側性の肺水腫像が特徴である．発熱やショックを生ずる場合もあるが，酸素投与，気管挿管，人工呼吸などの呼吸管理が治療により，予後は良い．2004〜2012年に医療機関からの報告には309例（疑い含む），死亡例17例であった．特に心原性肺水腫との鑑別が必要となる．

• 遅発型

1) 輸血後移植片対宿主病（graft-versus-host disease：GVHD）：輸血後10日〜2週間後に発症し，主な症状は，発熱から始まり，皮膚に紅斑を生ずる．重症化すると水疱を形成し，表皮の脱落をきたす．皮膚病変と同時期より肝機能障害も認められ，その他に下痢，麻痺性イレウスや骨髄低形成などをきたす．受血者の免疫機能が低下している場合などに，輸注された白血球，特にリンパ球やマクロファージが非自己として認識されず拒絶されないが，輸注された白血球が患者組織を非自己として攻撃するために生ずると考えられている．白血球除去フィルターでは予防することはできず，本症の

予防には近親者からの輸血や新鮮血の輸血を避けることであるが，完全な予防には放射線照射(15～50Gy)した血液を用いる．現在，日赤血液センターでは照射済みの全血，濃厚赤血球，濃厚血小板，HLA適合血小板が供給可能となっている．

2) 輸血後肝炎：ウイルスの検出能の進歩により肝炎ウイルスへの輸血後感染は激減した(1/40万)が，感染潜伏期(window period)における献血には感染リスクが依然として存在する．肝機能に異常がない場合でも3ヵ月後の肝炎ウイルス関連マーカーの検査により早期発見が可能である．

3) ヒト免疫不全ウイルス感染：肝炎ウイルスよりも可能性が低い．症状も無症状であることが多いので，リスクのある患者では3ヵ月後に抗体検査を行う．

4) その他のウイルス：ヒトTリンパ球向性ウイルス，E型肝炎ウイルス，ヒトパルボウイルスなども輸血による感染がありうる．

● その他

・クエン酸中毒

　大量，急速輸血あるいは肝疾患患者に発生する．保存血中に含有されるクエン酸ナトリウムによって血清中のカルシウムイオンがキレートされて起こる．心電図上QT延長，血圧低下，腱反射亢進，骨格筋のfasciculationなどの症状が出現すればグルコン酸カルシウム剤(カルチコール®)の投与を行う．

・高カリウム血症

　保存中に赤血球から流出したカリウムを輸注することによって生ずる．一般には問題とはならない程度であるが，心電図変化が認められる場合にはカルシウム剤の投与，グルコース・インスリン療法を行う．

・低体温

　冷蔵庫に保存されていた冷たい血液を急速に輸注することによって生ずる．不整脈の発生や心収縮力の低下をきたす．血液を加温することによって予防可能である．

・代謝性アシドーシス

　保存血は採血時にクエン酸が加えられた状態でpH7.1となっており，これに保存中の乳酸の産生が加わりさらにpHは低下している．これを輸血するため代謝性アシドーシスを生ずるが，受血者のpHが7.2以下となるようであれば炭酸水素ナトリウム(メイロン®)の投与を行う．

・過剰輸血

　予想出血量の誤りや心疾患を有する患者に対する輸血によって生ずる．緩徐に輸血を行い，輸血中にHb濃度のチェックを行うことで避けることができる．頻脈，血圧上昇，呼吸困難，皮膚紅潮，チアノーゼなどを認め，心不全をきたす．

・静脈炎

　保存血の温度や，pHなどが発生の要因となる．加温した血液を使用し，同一静脈から24時間以上にわたる輸血は避けるよう注意が必要である．

・出血傾向

　保存血中では主要な血液凝固因子はほとんど失活しており，大量輸血を行った場合に出血傾向を生ずることがある．新鮮凍結血漿で凝固因子を補充する．

▶TRALIとTACO

　呼吸障害を主訴とする輸血副作用のなかでも特に,輸血関連急性肺障害(transfusion-related acute lung injury：TRALI)と輸血関連循環負荷(transfusion-associated circulatory overload：TACO)は,治療や予防法が異なること,生物由来製品感染等被害救済制度の適応を巡って問題となりうることから,正しい鑑別が必要である。

●TRALI

　TRALIは,低酸素血症,両側肺野の浸潤影を伴う急性の肺障害(肺傷害・肺損傷,ALI)を呈し,呼吸困難等を伴う場合もある病態である。なお,TRALIは輸血をtriggerとするALIであるが,2011年に欧州集中治療医学会の提案で,ALI/ARDS(急性呼吸窮迫症候群)は,ARDS mild, moderate, severeの3群に分類され,ALIの用語は廃されることになった(Berlin definition)[2]。ただし,これによりTRALIの呼称も変わるのかは不明である。

　他の原因による肺障害を除外するため,表13に示す診断基準がConsensus Conferenceで2004年に提唱された。TRALIの基本的病態は非心原性の肺水腫(肺障害)であり,循環過負荷によるものは除外される。急性肺障害の危険因子(表13)がある場合には,輸血が原因かその病態自体が原因かはっきりしないためpossible TRALIとして区別される。輸血用血液製剤中の白血球抗体(HLA抗体,HNA抗体など)が受血者の白血球もしくは血管内皮細胞などと反応し,肺の毛細血管内皮細胞の透過性亢進が起こることが原因と推定されている。また,白血球抗体以外にも長期保存の赤血球製剤・血小板製剤などに含まれるとされている活性脂質が原因となる場合もあるとされている。わが国では全製剤の保存前白血球除去が行われているため,患者の白血球抗体が輸血血液中の残存白血球と反応し,TRALIを発症する可能性は低いと考えられている。予防策として,欧米にならい本邦でも400mL由来の血漿製剤のほぼ100%が男性献血者から採血された血液で製造されている。図2にTRALIおよびpossible TRALI(p-TRALI)報告件数の推移,図3に2017年のTRALIおよびp-TRALIの副作用発現時間を示す。

表13 TRALIの診断基準

下記のa～dをすべて満たす場合をTRALIと診断する。
輸血以外のALIの危険因子*がある場合は,輸血が原因かその病態自体が原因かはっきりしないためpossible TRALIとして区別する。
a. ALI(急性肺障害)
　Ⅰ. 急性発症
　Ⅱ. 低酸素血症
　　　$PaO_2/FiO_2 \leq 300mmHg$ or $SpO_2 < 90\%$(room air)
　　　またはその他の低酸素血症の臨床症状
　Ⅲ. 胸部正面X線上両側肺野の浸潤影
　Ⅳ. 左房圧上昇(循環過負荷)の証拠がない
b. 輸血以前にALIがない
c. 輸血中もしくは輸血後6時間以内に発症
d. 時間的に関係のある輸血以外のALIの危険因子*がない

＊：ALIの危険因子
　直接的肺障害：誤嚥,肺炎,有害物吸入,肺挫傷,溺水
　間接的肺障害：重症敗血症,ショック,多発性外傷,熱唱,急性膵炎,心肺バイパス,薬物過剰投与

Transfusion 2004; 44 (12): 1774-89.より引用

● TACO

　TACOは1940年代から知られた輸血合併症であるが，近年TRALIとの鑑別において再認識されている。基本的病態は心不全であり，輸血や輸液の過剰な量負荷もしくは過剰な速度負荷と，患者の心・腎・肺機能の低下などにより，呼吸困難をきたす病態である。TACOの定義には，ISBT（国際輸血学会）ヘモビジランス部会が提唱している基準（表14左），アメリカ National Healthcare Safety Network Biovigilance Component Hemovigilance Module Surveillance Protocol，日本赤十字社TACO評価基準（表14右）によるものがある。いずれも輸血後6時間以内に起きる呼吸不全を伴う心不全である点では一致しているが，現時点でコンセンサスの得られた定義は存在しない。図4に2017年の日本赤十字社基準によるTACO 47報告例についてのTACO副作用発現時間を示す。

（安心院康彦，三宅康史，坂本哲也）

図2 TRALIおよびp-TRALI報告件数の推移

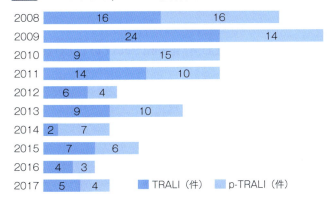

図3 2017年のTRALIおよびp-TRALIの副作用発現時間

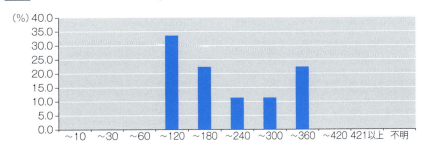

文献

［播種性血管内凝固症候群（DIC）］
1) 日本血栓止血学会DIC診断基準 2017年版．
2) Levi M, Toh CH, Thachil J, et al. Guidelines for the diagnosis and management of disseminated intravascular coagulation. British Committee for Standards in Haematology. Br J Haematol 2009; 145: 24.
3) Siegal T, Seligsohn U, Aghai E, et al. Clinical and laboratory aspects of disseminated intravascular coagulation (DIC): a study of 118 cases. Thromb Haemost 1978; 39: 122.
4) Taylor FB Jr, Toh CH, Hoots WK, et al. Towards

表14 TACOの定義の比較

ISBT Haemovigilance working partyによる TACOの診断基準	日赤：TACO評価基準
下記項目のうち4つを満たすものをTACOとする a. 急性呼吸不全 b. 頻脈 c. 血圧上昇 d. 胸部X線上急性肺水腫もしくは肺水腫の悪化 e. 水分バランスの超過 輸血終了後6時間以内の発症 BNPの上昇はTACOの診断の補助となる	1. 急性呼吸不全 2. 胸部X線上で肺浸潤影を認める 3. 輸液・輸血過可を認める 4. 輸血中・輸血後6時間以内に発症 5. 血圧上昇 6. 頻脈 7. BNP, NT-proBNP値を参考とする 1～4は必須とする。 除外項目 ・透析中の患者 ・人工心肺使用中・後の患者 ・補助体外循環装置を使用中の患者 ・現在治療をしている心不全または慢性呼吸不全がある場合

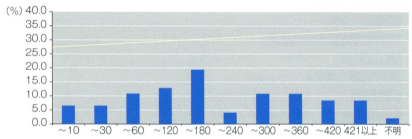

図4 2017年の日本赤十字社基準によるTACO 47報告例についてのTACO副作用発現時間

---

definition, clinical and laboratory criteria, and a scoring system for disseminated intravascular coagulation. Thromb Haemost 2001; 86: 1327.
5) Gando S, Nanzaki S, Kemmotsu O. Disseminated intravascular coagulation and sustained systemic inflammatory response syndrome predict organ dysfunctions after trauma: application of clinical decision analysis. Ann Surg 1999; 229: 121.
6) Selladurai BM, Vickneswaran M, Duraisamy S, Atan M. Coagulopathy in acute head injury -a study of its role as a prognostic indicator. Br J Neurosurg 1997; 11: 398.
7) Fourrier F, Chopin C, Goudemand J, et al. Septic shock, multiple organ failure, and disseminated intravascular coagulation. Compared patterns of antithrombin III, protein C, and protein S deficiencies. Chest 1992; 101: 816.
8) Toh CH, Alhamdi Y, Abrams ST. Current Pathological and Laboratory Considerations in the Diagnosis of Disseminated Intravascular Coagulation. Ann Lab Med 2016; 36: 505.
9) Squizzato A, Hunt BJ, Kinasewitz GT, et al. Supportive management strategies for disseminated intravascular coagulation. An international consensus. Thromb Haemost 2016; 115: 896.

10) Stéphan F, Hollande J, Richard O, et al. Thrombocytopenia in a surgical ICU. Chest 1999; 115: 1363.
11) Olson JD, Kaufman HH, Moake J, et al. The incidence and significance of hemostatic abnormalities in patients with head injuries. Neurosurgery 1989; 24: 825.
12) Garcia-Avello A, Lorente JA, Cesar-Perez J, et al. Degree of hypercoagulability and hyperfibrinolysis is related to organ failure and prognosis after burn trauma. Thromb Res 1998; 89: 59.
13) Yu M, Nardella A, Pechet L. Screening tests of disseminated intravascular coagulation: guidelines for rapid and specific laboratory diagnosis. Crit Care Med 2000; 28: 1777.
14) Levi M. Current understanding of disseminated intravascular coagulation. Br J Haematol 2004; 124: 567.
15) Bakhtiari K, Meijers JC, de Jonge E, et al. Prospective validation of the International Society of Thrombosis and Haemostasis scoring system for disseminated intravascular coagulation. Crit Care Med 2004; 32: 2416.
16) Gando S, Iba T, Eguchi Y, et al. A multicenter, prospective validation of disseminated intravascular

coagulation diagnostic criteria for critically ill patients: comparing current criteria. Crit Care Med 2006; 34: 625.
17) Gando S, Saitoh D, Ogura H, et al. Natural history of disseminated intravascular coagulation diagnosed based on the newly established diagnostic criteria for critically ill patients: results of a multicenter, prospective survey. Crit Care Med 2008; 36: 145.
18) http://www.hematology.org/Clinicians/Guidelines-Quality/Quick-Ref/6976.aspx (Accessed on February 02, 2017).

［悪性高熱(MH)］
1) 日本麻酔科学会 安全委員会. 悪性高熱症WG作成『悪性高熱症患者の管理に関するガイドライン2016』

［神経遮断薬による悪性症候群(NMS)］
1) Shalev A, Hermesh H, Munitz H. Mortality from neuroleptic malignant syndrome. J Clin Psychiatry 1989; 50: 18.
2) Modi S, Dharaiya D, Schultz L, et al. Neuroleptic Malignant Syndrome: Complications, Outcomes, and Mortality. Neurocrit Care 2016; 24: 97.
3) Levenson JL. Neuroleptic malignant syndrome. Am J Psychiatry 1985; 142: 1137.
4) Velamoor VR. Neuroleptic malignant syndrome. Recognition, prevention and management. Drug Saf 1998; 19: 73.
5) Caroff SN, Mann SC. Neuroleptic malignant syndrome. Med Clin North Am 1993; 77: 185.
6) Silva RR, Munoz DM, Alpert M, et al. Neuroleptic malignant syndrome in children and adolescents. J Am Acad Child Adolesc Psychiatry 1999; 38: 187.
7) Margetić B, Aukst-Margetić B. Neuroleptic malignant syndrome and its controversies. Pharmacoepidemiol Drug Saf 2010; 19: 429.
8) Keck PE Jr, Pope HG Jr, Cohen BM, et al. Risk factors for neuroleptic malignant syndrome. A case-control study. Arch Gen Psychiatry 1989; 46: 914.
9) Chandran GJ, Mikler JR, Keegan DL. Neuroleptic malignant syndrome: case report and discussion. CMAJ 2003; 169: 439.
10) Strawn JR, Keck PE Jr, Caroff SN. Neuroleptic malignant syndrome. Am J Psychiatry 2007; 164: 870.
11) Seitz DP, Gill SS. Neuroleptic malignant syndrome complicating antipsychotic treatment of delirium or agitation in medical and surgical patients: case reports and a review of the literature. Psychosomatics 2009; 50: 8.
12) Kogoj A, Velikonja I. Olanzapine induced neuroleptic malignant syndrome- a case review. Hum Psychopharmacol 2003; 18: 301.
13) Pope HG Jr, Aizley HG, Keck PE Jr, et al. Neuroleptic malignant syndrome: long- term follow-up of 20 cases. J Clin Psychiatry 1991; 52: 208.
14) Hermesh H, Aizenberg D, Weizman A, et al. Risk for definite neuroleptic malignant syndrome. A prospective study in 223 consecutive in-patients. Br J Psychiatry 1992; 161: 254.
15) Berardi D, Amore M, Keck PE Jr, et al. Clinical and pharmacological risk factors for neuroleptic malignant syndrome: a case-control study. Biol Psychiatry 1998; 44: 748.
16) Koch M, Chandragiri S, Rizvi S, et al. Catatonic signs in neuroleptic malignant syndrome. Compr Psychiatry 2000; 41: 73.
17) Adnet P, Lestavel P, Krivosic-Horber R. Neuroleptic malignant syndrome. Br J Anaesth 2000; 85: 129.
18) Haddow AM, Harris D, Wilson M, et al. Clomipramine induced neuroleptic malignant syndrome and pyrexia of unknown origin. BMJ 2004; 329: 1333.
19) Nimmagadda SR, Ryan DH, Atkin SL. Neuroleptic malignant syndrome after venlafaxine. Lancet 2000; 355: 289.
20) Wu YF, Kan YS, Yang CH. Neuroleptic malignant syndrome associated with bromocriptine withdrawal in Parkinson's disease- a case report. Gen Hosp Psychiatry 2011; 33: 301.e7.
21) http://www.accessdata.fda.gov/drugsatfda_docs/label/2015/020667s030lbledt.pdf (Access ed on April 21, 2015).
22) Onofrj M, Thomas A. Acute akinesia in Parkinson disease. Neurology 2005; 64: 1162.
23) Boulant JA. Role of the preoptic-anterior hypothalamus in thermoregulation and fever. Clin Infect Dis 2000; 31 Suppl 5: S157.
24) Henderson VW, Wooten GF. Neuroleptic malignant syndrome: a pathogenetic role for dopamine receptor blockade? Neurology 1981; 31: 132.
25) Gurrera RJ. Is neuroleptic malignant syndrome a neurogenic form of malignant hyperthermia? Clin Neuropharmacol 2002; 25: 183.
26) Mihara K, Kondo T, Suzuki A, et al. Relationship between functional dopamine D2 and D3 receptors gene polymorphisms and neuroleptic malignant syndrome. Am J Med Genet B Neuropsychiatr Genet 2003; 117B: 57.
27) Waldorf S. AANA journal course. Update for nurse anesthetists. Neuroleptic malignant syndrome. AANA J 2003; 71: 389.
28) Velamoor VR, Norman RM, Caroff SN, et al. Progression of symptoms in neuroleptic malignant syndrome. J Nerv Ment Dis 1994; 182: 168.
29) Lee JW. Serum iron in catatonia and neuroleptic malignant syndrome. Biol Psychiatry 1998; 44: 499.
30) Ener RA, Meglathery SB, Van Decker WA, Gallagher RM. Serotonin syndrome and other serotonergic disorders. Pain Med 2003; 4: 63.
31) Lejoyeux M, Fineyre F, Adès J. The serotonin syndrome. Am J Psychiatry 1992; 149: 1410.
32) Gurrera RJ, Caroff SN, Cohen A, et al. An international consensus study of neuroleptic malignant syndrome diagnostic criteria using the Delphi method. J Clin Psychiatry 2011; 72: 1222.
33) Tural U, Onder E. Clinical and pharmacologic risk factors for neuroleptic malignant syndrome and their association with death. Psychiatry Clin Neurosci 2010; 64: 79.
34) Davis JM, Janicak PG, Sakkas P, et al. Electroconvulsive Therapy in the Treatment of the Neuroleptic Malignant Syndrome. Convuls Ther 1991; 7: 111.
35) Nakamura M, Yasunaga H, Miyata H, et al. Mortality of neuroleptic malignant syndrome induced by typical and atypical antipsychotic drugs: a propensity-matched analysis from the Japanese Diagnosis Procedure Combination database. J Clin Psychiatry 2012; 73: 427.

［輸血後合併症］
1) Haemovigilance by JRCS. 日本赤十字社血液事業本部 技術部 安全管理課.
2) TRALI, TACO 鑑別診断のためのガイドライン. Japanese Journal of Transfusion and Cell Therapy Vol 61. No. 46 (14): 474-9, 2015.
3) TRALI/TACO. http://www.jrc.or.jp/mr/reaction/non_hemolytic/trali_taco/
4) Steven Kleinman, Tim Caulfield et al. Toward an understanding of transfusion-related acute lung injury: statement of a consensus panel. TRANSFUSION 2004; 44: 1774-89.

X 症候

術後肺血栓塞栓症

　術後肺血栓塞栓症は，術中から術後に発病する肺動脈への血栓塞栓症であり，発症2週間以内の症例が急性とされている．この急性肺血栓塞栓症は欧米では多いが，わが国においても生活様式の欧米化，高齢者の増加，疾患に対する認識および診断法の向上に伴い，最近増加している救急疾患である．また，一般外科・産婦人科・整形外科などの術後で安静臥床が長くなった患者では，注意しなくてはならない術後合併症の1つととらえられている[1]．そのうえ，術後の肺血栓塞栓症によるトラブルで，医療機関への訴訟が最近増加している現状をも考慮する必要がある．

　本症の発生機序は不明な部分もあるが，多くは下肢骨盤内にできた深部静脈血栓が肺動脈に流れていって生じると考えられる．深部静脈血栓症と肺血栓塞栓症は1つの連続した病態であるから，合わせて静脈血栓塞栓症ともよばれるが，診断・治療および予防に関するガイドラインも作成されている[2]．2017年には改訂版が出された．今回，本症の病態，診断法と治療法および予防法について述べる．

病態

▶頻度

　急性肺血栓塞栓症は，大動脈解離や急性心筋梗塞とともに胸痛を主訴とする三大致死的血管疾患であり，欧米では虚血性心疾患，脳血管疾患に次ぐ三大疾患の一つとされている．1998年の米国の臨床例からの報告では1,000人に1人，米国全体で25万人以上が入院しているとされている[3]．また，術後肺塞栓症に関する報告ではアメリカ心臓協会（American Heart Association：AHA）が待機的な一般手術において0.1〜0.8%の割合で致死的な術後塞栓症が起こると報告している．本症はわが国では比較的まれな疾患されてきた．1996年度の全国の100床以上の病院における急性肺血栓塞栓症の頻度は100万人にわずか28人であった[4]．しかし，近年ではわが国においても生活の欧米化，高齢者の増加，疾患に対する認識と診断法の向上に伴い，近年増加している救急疾患である[5]．性別は女性に多く，好発年齢は60歳代から70歳代である．

▶成因

　血栓の生成には「Virchowの三徴」と称される①血管内皮の障害，②血液のうっ滞，③血液の凝固異常，が必要とされる．基礎疾患として，プロテインC欠損症，アンチトロンビンⅢ欠損症，プロテインS欠損症，抗リン脂質抗体症候群などの血栓性素因がある．また，誘因として術後，下肢ギプス包帯固定，高齢，長期臥床，悪性腫瘍，妊娠，肥満，心疾患，中心静脈カテーテル留置，重症感染症，下肢静脈瘤などが挙げられる[2]．手術中は陽圧呼吸による静脈還流の障害，筋弛緩薬による下肢静脈洞筋ポンプ作用の低下，長い時間の臥床位による腸骨静脈でのうっ滞などで血栓ができやすい状態となる．これに加えて術後は

凝固能亢進，線溶系低下などの血栓準備状態にあるし，長期臥床を要することもある．発症状況は安静解除後の起立，歩行や排便・排尿時が多い．

▶病態と予後

本症は下肢や骨盤内の深部静脈にできた血栓が，血流によって肺に運ばれ，肺動脈を閉塞して急性に発症する．塞栓源の約90％以上は下肢または骨盤内静脈である．このため，下肢の筋肉ポンプの作用により静脈還流量が増加することで血栓が遊離して発症する．主たる病態は急速に出現する肺高血圧および低酸素血症であり，肺梗塞は約10～15％に合併する．症状はほとんど認めないものから，突然心停止に至るものまで多彩であり，重症例では低酸素血症や右心不全が進行する．本症が発症した場合の死亡率は14％，特にショックを伴う重症例では30％と報告されている[5]．また，死亡例の40％以上が発症1時間以内の突然死例であるとされる．本症の急性例が慢性化する症例はそれほど多くはなく，0.1～3.8％と考えられる．

診断

診断で最も大切なことは，常に本症を念頭におくことである．表1に急性肺血栓塞栓症の診断方法，図1に本症の診断手順を示した[2]．症状，理学所見，一般検査では本症に特異的なものが少ないため，診断を難しくしている．他の疾患で説明できない呼吸困難では，本症を常に鑑別すべきである．

▶症状

呼吸困難，胸痛が主要症状であり，頻呼吸・失神・咳・血痰・動悸などが認められる．特徴的発症状況としては安静解除直後の最初の歩行時，排便・排尿時，体位変換時がある．

▶診察所見

頻呼吸，頻脈が高頻度に認められる．ショックや低血圧を認めることもある．深部静脈血栓症に基因する所見として，下腿浮腫，Homans徴候（足関節背屈時の腓腹筋痛）などがある．

表1 急性肺血栓塞栓症の診断方法

- ●症状（呼吸困難，胸痛，頻呼吸，失神，咳，血痰，動悸など）
- ●理学的所見（頻呼吸，頻脈，ショック，低血圧，下腿浮腫など）
- ●スクリーニング検査
  1. 動脈血液ガス分析
  2. 胸部X線写真
  3. 心電図
  4. 心エコー
  5. 血液検査：Dダイマー
- ●確定診断
  1. 肺血流シンチグラム：換気血流ミスマッチ，楔形の欠損像
  2. 体部CT：肺動脈内血栓の存在
  3. 肺動脈造影（PAG）：陰影欠損像

＊治療方針の決定に迅速で的確な診断が重要であり，手術適応の決定には心エコーと体部CTが有用である．

▶ **検査の手順と所見**

　症状・所見や誘因の聴取から，本症の疑いがある場合にはスクリーニング検査を施行する．容易に行えるスクリーニング検査には胸部X線，心電図，動脈血液ガス分析，Dダイマーの測定，心エコーがある．動脈血液ガス分析では酸素分圧低下あるいは二酸化炭素分圧低下に肺胞気・動脈血酸素分圧較差増大を伴う．Dダイマーはフィブリンの線溶産物で，血栓が体内に生じた場合には非常に高い確率（99％）で上昇する．図2 に本症の心エコー所見を示した．経胸壁心エコー検査は非侵襲的であり，ベッドサイドで簡便に施行できる．

　本症では迅速な診断と早期の治療開始を必要とするため，効率よく検査をしなければな

図1 急性肺血栓塞栓症の診断手順

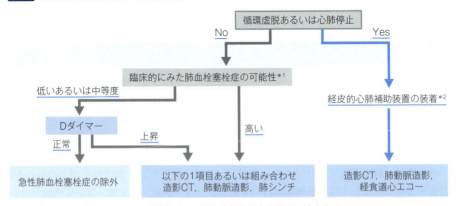

肺塞栓症を疑った時点でヘパリンを投与する．深部静脈血栓症も同時に検索する．
＊1 スクリーニング検査として胸部X線，心電図，動脈血液ガス分析，経胸壁心エコー，血液生化学検査を行う．
＊2 経皮的心肺補助装置が利用できない場合には心臓マッサージ，昇圧薬により循環管理を行う．

図2 急性肺血栓塞栓症の心エコー所見

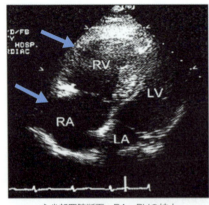

心尖部四腔断面：RA，RVの拡大

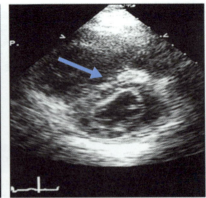

経胸壁法：心室中隔の平坦化

らない。本症の疑いが強まるようであれば，確定診断のための検査を行う。画像診断が診断の確定および重症度の判定に重要な役割を果たす[6]。確定診断には従来は肺血流シンチグラムを施行して，確定診断に至らない場合には肺動脈造影を行う（図3）という順序であったが，最近はヘリカルCTやmultidetector CT（MDCT）による確定診断が可能となった（図4）。CT所見は血栓を示唆する肺動脈内の陰影欠損像のほか，時間が経過した症例では胸水や梗塞を示す胸膜に接した硬化性陰影が認められることがある。体部CTは短時間で行える低侵襲の検査法で，急患に対応容易であり，主肺動脈から区域枝まで診断可能である。このため肺動脈造影は患者の病態や必要度による特殊な状況に限定されるようになった。肺動脈とともに下腿，骨盤内の深部静脈の検索を行う。しかし，本症では深部静脈血栓が飛んでしまって消失していることが多い。

図3 急性肺血栓塞栓症の肺血流シンチグラム（A）と肺動静脈造影所見（B）

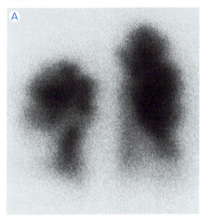
楔形の欠損像

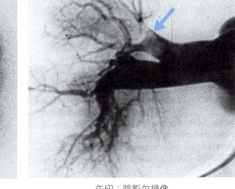
矢印：陰影欠損像

図4 急性肺血栓塞栓症の体部CT所見

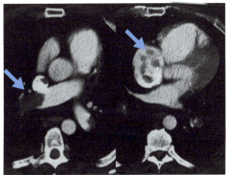
53歳男性：右肺動脈と右房内に陰影欠損あり。

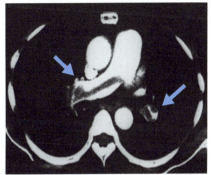
49歳女性：両側肺動脈内に陰影欠損あり。

治療

▶急性肺血栓塞栓の治療方針

図5に本症の治療のアルゴリズムを示した．本症の治療の基本は，呼吸循環の生理的補助，塞栓血栓の除去と再発防止にある．発症直後では呼吸循環を保持するうえでも可及的早期に肺動脈内の塞栓血栓の除去が最も重要である．治療にあたって最も重要なのは患者の状態の把握で，ショックになっているか否かをまず診断する．そして内科的治療でいけるか，カテーテル的治療法を選ぶか，外科的治療とするかを選択する．本症に対しては内科的治療が有効な症例が多く，塞栓血栓の溶解や縮小がみられるため，外科的治療を要する症例はそれほど多くはない．しかし，血栓溶解療法の経過中に増悪する症例や心停止をきたす症例があるので，CT検査や心エコーで大きな血栓が広範囲に肺動脈や心腔内に確認された場合には，常に外科的治療の必要性を念頭において慎重に内科的治療する．術後の肺血栓塞栓症では手術内容と全身状態を考慮して治療方針を決定するが，術創部出血が心配される術直後では外科的治療を考慮する．

図5 急性肺血栓塞栓症の治療のアルゴリズム

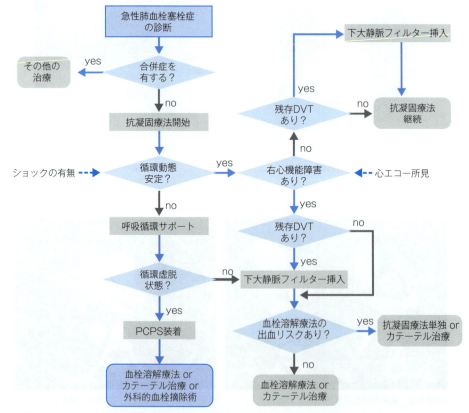

＊治療の1例であり，最終的な治療選択は症例の病態や各施設の状況に応じて決定する．

▶内科的治療

急性期の治療として抗凝固療法ならびに血栓溶解療法が急性肺血栓塞栓症の治療の中心を占める[2]。

●抗凝固療法

治療の第一選択は未分画ヘパリンによる抗凝固療法であり，禁忌でない限り施行する。本症が強く疑われる場合や確定に時間がかかる場合には，疑診段階でも初期治療を開始してよい。未分画ヘパリンの投与法は，まず80単位/kg，あるいは5,000単位を単回静脈投与し，以後，時間当たり18単位/kg，あるいは1,300単位の持続静注を開始する。活性化部分トロンボプラスチン時間(APTT)がコントロール値の1.5～2.5倍となるように調節していく。未分画ヘパリンはワルファリンによるコントロールが安定するまで投与する。本症の慢性期の治療としては，ワルファリンが使用される。ワルファリンは未分画ヘパリンの投与初期から併用し，プロトロンビン時間の国際標準化比(PT-INR)が至適域となるように投与量を調節する。3～5mgで開始されることが多い。ワルファリンの至適治療域は海外ではPT-INR値2.0～3.0とされているが，わが国では出血への危惧からPT-INR 1.5～2.5を推奨している。

わが国では，静脈血栓塞栓症の抗凝固療法として，未分画ヘパリンとワルファリンの組み合わせが長く使用されてきた。諸外国では，用量調節の必要がない低分子ヘパリンが標準治療として古くより選択できたが，わが国では現在も保険適用はない。2011年より用量調節が容易な間接的合成Xa阻害薬の皮下注製剤であるフォンダパリヌクスが承認された。さらに2014年には，経口直接的Xa阻害薬であるエドキサバン，リバーロキサバン，アピキサバンが相次いで承認され，本症の治療への使用が可能となった。

●血栓溶解療法

本法は血栓塞栓の溶解による速やかな肺循環の改善を目的としたもので，血行動態的に不安定な，もしくは心臓超音波法にて右心系の拡大を認めるような広汎な急性肺血栓塞栓症に対して施行する。わが国で本症の治療に保険適応があるのは，遺伝子組み換え組織プラスミノゲンアクチベータであるモンテプラーゼだけである。通常，成人には13,750～27,500単位/kgを約2分間で静脈内投与する。

血栓溶解療法は迅速な血栓溶解作用や血行動態改善効果には優れており，最近のメタ解析でも有意差はないものの死亡率を改善し肺血栓塞栓症の再発を防ぐが，出血性合併症も多くなる傾向を示している。

▶カテーテル的治療

●下大静脈フィルターの挿入

下大静脈フィルターの適応や有効性についてはいまだ十分に実証されていないが，肺塞栓の予防効果や合併症の観点から臨床的有用性が認識されてきた[2]。急性肺血栓塞栓症の一次ないし二次予防法として，臨床上必要な医療器具として位置づけられている。下大静脈フィルターには永久留置型と一時留置型がある。最近では永久留置型で回収可能オプション付きフィルターが3種類保険収載されて，一時留置型として使用されることが多い。そして，フィルターの永久留置は静脈血栓症を増加するため，回収可能型下大静脈フィルターは極力抜去することが勧められている。

下大動脈フィルターの絶対的適応は，出血などにより抗凝固療法を施行できない状態，

すなわち中枢型深部静脈血栓症を伴う本症のうち，抗凝固療法禁忌例，抗凝固療法の合併症ないし副作用発現例，十分な抗凝固療法にもかかわらず肺血栓塞栓症が増悪・再発する例，抗凝固療法を維持できない例である．

● **カテーテル的肺動脈血栓除去術**

本治療法は急性広汎型肺血栓塞栓症のうち，さまざまな内科治療を行ったにもかかわらず不安定な血行動態が持続する患者に対して適応とする[7]．これにはカテーテル的血栓溶解療法とカテーテル的血栓破砕・吸引術がある．

・**カテーテル的血栓溶解療法**

カテーテルを肺動脈に誘導し血栓溶解薬を局所投与する方法は現在では否定的で，治療効果を高めていくためにはパルス・スプレー法などの併用の工夫が不可欠である．

・**カテーテル的血栓破砕・吸引法**

この方法には血栓吸引法，血栓破砕法，流体力学的血栓除去法の3つがあり，これらのほとんどが血栓溶解療法を併用して有効な方法となる．本法の臨床成果は，外科的血栓摘除術に匹敵する報告もある[8]．治療効果の評価は血行動態や酸素化の改善を重視すべきである．この手技の合併症として，血管壁損傷，末梢塞栓，血栓症再発，外傷性溶血，血液損失などが起こりうることを考慮する必要がある．

▶ **外科的治療**

● **血栓の外科的除去の適応**

両側の主肺動脈が急速に閉塞する急性広範性肺血栓塞栓では，ほとんどが発症数時間以内に死亡する．また，急性肺塞栓症による死亡例の多くは発症早期の循環虚脱と早期再発による．そのため循環不全やショックを呈した症例では，閉塞肺動脈をいかに速く再開通させるかが重要で，開心術を行っている施設では直視下血栓摘除術が有効である．次の場合には積極的に外科的除去を考えてよい．①循環動態が高度に不安定で内科的治療に反応しない症例，②血管造影やCT検査所見で肺動脈の閉塞が広範囲な場合，③急速に心不全や呼吸不全が進行する症例，④血栓溶解療法が禁忌である症例，⑤右房から右室にかけて浮遊血栓が存在する場合，などがある[9,10]．

急性肺血栓塞栓症と診断される前に突然に循環虚脱となった症例では外科的治療までもっていくのが困難な場合が多い．術後や長期臥床の患者で急に呼吸困難を訴えたり，低酸素血症や心エコーで右室の拡大を認めたら本症を疑い，病棟で直ちに経皮的体外循環（percutaneous cardiopulmonary support：PCPS）を開始する[11]．そして，致命的な脳合併症がなく，急性肺血栓塞栓によるショックと診断されたら肺動脈の血栓除去を行う．

● **直視下血栓摘除の方法**

直視下血栓摘除術は，胸骨正中切開後に体外循環を開始して，左右の主肺動脈に切開を加えて直視下に血栓摘除を行う方法である[12]．本症では慢性肺血栓塞栓症における器質化血栓と異なり，通常軟らかい棒状の比較的新しい赤色血栓が摘出可能である．図6に術直後に発症した2症例の肺動脈摘除血栓を示した．血栓摘除は末梢まで可能な限り行うことが望ましいが，中枢側の血栓が大部分摘除されれば術後の血栓溶解療法で対処できる．1カ月以上経過した塞栓血栓（亜急性肺血栓塞栓症）が混在している症例では，血栓が強固に肺動脈壁に付着しているので，肺動脈壁を損傷しないように血栓摘除を行う必要がある．血栓摘除は心拍動下でも可能であるが，小さな血栓が多数の区域動脈に存在したり，血栓

が強固に壁に付着した症例では，心停止下に血栓摘除を行う．

● 外科的血栓摘除の手術成績

急性広範性肺血栓塞栓症に対する直視下血栓摘除術の手術成績は，Grayら[9]は71症例で手術死亡率29.6％，Meyerら[10]は96例で37.5％，樗木ら[13]は8例で25％，福田[14]は18例で5.6％と報告している．筆者は2012年12月までに国立循環器病センターと藤田保健衛生大学で本症の23例に外科治療を施行した．年齢は28〜81歳（平均58歳），男10／女13であった．本症の誘因として脳梗塞，心筋梗塞，心不全にて臥床中3例，術後4例（冠動脈バイパス後，胸部大動脈瘤術後，腹部大動脈瘤破裂術後，整形外科下肢術後），不整脈カテーテル後1例，巨大卵巣腫瘍1例，妊娠2例，肥満1例があり，他の11例は不明で呼吸困難で入院した症例であった．全例が術前に急速な呼吸循環不全を呈して手術の適応となった．15例ではショック状態を呈し，10例は心マッサージを要して，5例では病棟で経皮的体外循環が用いられた．手術成績は23例中18例（78％）で救命可能であった．

予防

術後肺血栓塞栓症は予防が最も重要である．各々の手術や疾患のリスクレベルを，付加的な危険因子（年齢，肥満，合併疾患，血栓性素因など）を加味して総合的に評価する．リスクに対応する予防法は，理学的予防法と抗凝固療法による薬物的予防法があるが，外科系では理学的予防法が推奨されることが多い．最高リスクでは抗凝固療法を積極的に推奨しているが，出血のリスクが高い場合には理学的予防法のみの施行も考慮する[2]．

▶早期歩行および積極的な運動

静脈血栓塞栓症の予防の基本である．早期離床が困難な患者では，下肢の挙上やマッサージ，自動的および他動的な足関節運動を実施する．

図6 術後肺血栓塞栓症の摘除血栓

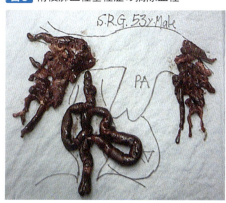
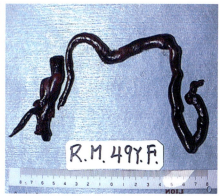

53歳男性　　　　　　　　　　49歳女性

▶理学療法（図7）

●弾性ストッキング
　入院中は，術前術後を問わず，リスクが続く限り終日装着する．出血などの合併症がなく，簡易で，値段も比較的安いという利点がある．

●間欠的空気圧迫法
　高リスクで，特に出血の危険が高い場合に有用となる．原則として，手術前あるいは手術中より装着を開始する．使用開始時に深部静脈血栓の存在を否定できない場合には，十分なインフォームド・コンセントを取得して使用し，肺血栓塞栓症の発生に注意を払う．安静臥床中は終日装着し，離床してからも十分な歩行が可能となるまでは臥床時の装着を続ける．

▶内科的抗凝固療法

●低用量未分画ヘパリン
　8時間もしくは12時間ごとに未分画ヘパリン5,000単位を皮下注射する方法である．少なくとも十分な歩行が可能となるまで続ける．血栓形成の危険性が継続し長期予防が必要な場合には，ワルファリンに切り替えることを考慮する．出血のリスクを十分評価して使用する．特に，脊椎麻酔や硬膜外麻酔の前後は十分注意して使用し，抗凝固療法の減量も考慮する．

●用量調節ワルファリン
　ワルファリンを内服し，PT-INRが目標値となるように調節する方法である．わが国ではPT-INR 1.5〜2.5でのコントロールを推奨する．

図7 理学療法による深部静脈血栓症の予防法

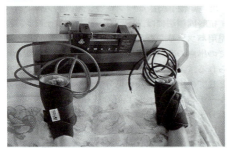

足底圧迫装置A-V インパルス
（日本メディカルネクスト）

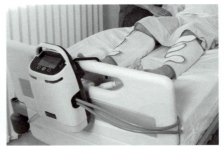

間欠的下腿圧迫装置フロートロン
（村中医療器）

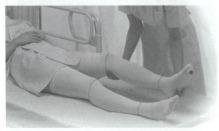

弾性ストッキング（アルケア）

● **低分子ヘパリンおよびXa阻害薬**

　低分子ヘパリンやフォンダパリヌクス，エドキサバンなどの新しい抗凝固薬は，作用に個人差が少なく1日1〜2回の皮下投与あるいは経口投与で済み，双方ともモニタリングの必要がないため簡便に使用可能である．また，ヘパリン起因性血小板減少症（heparin-induced thrombocytopenia：HIT）などの血小板減少，肝酵素の逸脱といった副作用の発症率も低いため，欧米では低分子ヘパリンは静脈血栓症の予防薬の中心となっている．わが国では，低分子ヘパリンとしてはエノキサパリンが関節置換術などの整形外科手術後と腹部手術後での使用に保険適用がされており，Xa阻害薬は皮下注射製剤のフォンダパリヌクスと経口薬のエドキサバンが承認されている．

▶各領域における予防法

　一般外科手術では手術の大きさ，麻酔法，出血量，輸血量，手術時間などを参考として総合的に評価する．抗凝固療法の開始時期は，個々の症例の状況により裁量の範囲が広い．手術前日の夕方，手術開始後，あるいは手術終了後から開始する場合があるが，静脈血栓塞栓症のリスクと出血のリスクを勘案して決定する．脳神経外科手術では，脳腫瘍以外の開頭術は中リスク，脳腫瘍の開頭術は高リスクとみなす．抗凝固療法による予防は，手術後に出血性合併症の危険がなるべく低くなってから開始する．

〈安藤太三〉

文献

1) 矢津卓宏, 藤岡博文, 太田雅弘, 他. 術後肺血栓塞栓症の治療の検討. Ther Res 2000; 21: 1113-4.
2) 安藤太三, 伊藤正明, 應儀成二, 他. 肺血栓塞栓症および深部静脈血栓症の診断・治療・予防に関するガイドライン（2009年改訂版）.
　日本循環器学会ホームページ http://www.j-circ.or.jp/guideline/index.htm
　オリジナルhttp://www.j-circ.or.jp/guideline/pdf/JCS2009_andoh_h.pdf
　ダイジェストhttp://www.j-circ.or.jp/guideline/pdf/JCS2009_andoh_d.pdf
3) Goldhaber SZ. Pulmonary embolism. N Engl J Med 1998; 339: 93-104.
4) Kumasaka N, Sakuma M, Shirato K. Incidence of pulmonary thromboembolism in Japan. Jpn Circ J 1999; 63: S439-41.
5) Nakamura M, Fujioka H, Yamada N, et al. Clinical characteristics of acute pulmonary thromboembolism in Japan: results of a multicenter registry in the Japanese society of pulmonary embolism research. Clin Cardiol 2001; 24: 132-8.
6) 栗林幸夫. 肺血栓塞栓症の放射線診断の進歩. Ther Res 2000; 21: 1148-55.
7) Timsit JF, Reynaud P, Meyer G, et al. Pulmonary embolectomy by catheter device in massive pulmonary embolism. Chest 1991; 100: 655-8.
8) Skaf E, Beemath A, Siddiqui T, et al. Catheter-tip embolectomy in the management of acute massive pulmonary embolism. Am J Cardiol 2007; 99: 415-20.
9) Gray HH, Morgan JM, Paneth M, et al. Pulmonary embolectomy for acute massive pulmonary embolism. An analysis of 71 cases. Br Heart J 1988; 60: 196-200.
10) Meyer G, Tamisier D, Sors H, et al. Pulmonary embolectomy. A 20-year experience at one center. Ann Thorac Surg 1991; 51: 232-6.
11) 安藤太三, 田鎖治, 花房雄治, 他. 急性肺血栓塞栓症に対する人工心肺使用下血栓摘除術症例の検討. Ther Res 2000; 21: 1131-3.
12) Ando M, Yamashita M, Sato M, et al. Surgical treatment for acute massive pulmonary thromboembolism in Japan. Venous Thromboembolism: Prevention and Treatment, K Shirato, Springer, 2004, p47-54.
13) 樽木 等, 堺 正仁, 赤塚 裕, 他. 急性肺塞栓症に対する診断の工夫と治療方針. 静脈学 1995; 6: 307-13.
14) 福田幾夫. 最近の急性肺血栓塞栓症の外科治療. メディカル・サイエンス・ダイジェスト 2007; 33: 983-6.

X 症候

脳脊髄液漏出症
(脳脊髄液減少症, 低髄液圧症候群)

はじめに

　近年, 脳脊髄液 (cerebrospinal fluid：CSF) の産生〜循環〜吸収に関する概念に変更が加えられている[1-4]。主なものは, ①CSFと脳間質液 (interstitial fluid：ISF) の脳室壁, 血管周囲腔での比較的自由な交通 (脈絡叢以外での髄液産生, くも膜顆粒以外での髄液吸収機構) の存在, ②リンパ系を介する髄液吸収経路 ("glymphatic" system) の存在, ③脳室系〜くも膜下腔の髄液の一方向性の流れ (bulk flow) の否定＋心拍動により周期的に頭側と尾側に方向を変える拍動流 (pulsatile flow) の重視, などである。髄液産生については, 65〜75％が脳室内脈絡叢由来, 残りの25〜30％程度がISF由来, 吸収は頭蓋内静脈洞くも膜顆粒, 脳内〜軟髄膜血管周囲腔, 脊髄血管がそれぞれ1/3を担うと推定されている[1,2,4]。それぞれの部位での産生, 吸収の割合については, 今後修正の余地があるかもしれない。しかし髄液産生予備能を越える髄液漏出が, 髄液量減少, 髄液圧低下を引き起こすことに変わりはないだろう。髄液産生のなかで, ①は双方向性の自由な交通であり, 髄液喪失分を補う能力には限界があると思われる。むしろこの経路により髄液減少がISF環境に直接的に影響し, 種々の病的プロセスが進行することが危惧されている[1]。

　脳脊髄漏出症 (脳脊髄液減少症, 低髄液圧症候群) の最初の報告は1930年代にさかのぼる[5]。1980年代後半からのMRIの普及に伴い臨床医に広く知られることとなった[6-9]。典型的な起立性頭痛, 脳MRI上のびまん性硬膜増強 (diffuse pachymeningeal dural enhancement：DPE) を認める特発性低髄液圧症候群 (spontaneous intracranial hypotension：SIH) の報告が蓄積し, 本態は脊髄レベルでの髄液漏出であることが明らかにされた。一方で起立性頭痛, MRI所見が典型的でない軽症例の認知は遅れた。その経緯は国際頭痛分類第2版 (ICHD-2, 2004年) から第3版β (ICHD-3β, 2013年), さらに正式版 (ICHD-3, 2018) への改訂に反映されている[10]。「15分以内の起立性頭痛」を診断要件としたICHD-2の誤りが9年後にようやく改められたのである。交通外傷後脳脊髄液漏出症患者の多くは起立性頭痛, MRI所見が明瞭ではなく, ICHD-2への不一致を理由に診断を否定されることが多かった。ICHD-2はこの問題が混乱, 長期化した主な原因の一つである。

　ICHD-3βではICHD-2と同じく, 脳脊髄液漏出症には「7.2 低髄液圧による頭痛」が当てられ, 「7.2.1 硬膜穿刺後頭痛 (post-dural puncture headache：PDPH)」, 「7.2.2 脳脊髄液瘻性頭痛」, 「7.2.3 特発性低頭蓋内圧性頭痛」の3つに細分されている[10]。7.2.1, 7.2.3の定義は明確であり, 7.2.1は腰椎穿刺, あるいは硬膜外穿刺の際の硬膜誤穿刺 (accidental dural puncture：ADP) の合併症である。7.2.3は明らかな原因がないものであり, 従来の特発性低髄液圧症候群 (spontaneous intracranial hypotension：SIH) の大部分が含まれる。一方7.2.2は, 「持続性髄液漏出の原因となる手技もしくは外傷後に発現する」と定義され

ている。これまでSIHとして報告された症例のなかに，転倒，転落，むち打ち損傷（whiplash-associated disorder：WAD）など比較的軽微な外傷，あるいは身体〜脊柱に衝撃，外力を加えるカイロプラクティック，整体，ヨガなどの代替医療に起因するものが含まれていた[6,7,9]。さらに交通外傷後発症例に的を絞った報告もある[11-13]。これらの症例が7.2.2に分類されることになる。

2000年代以降，わが国では交通外傷に起因する脳脊髄液漏出症が社会問題化し，2007年度に厚生労働省研究班が組織された[11,14,15]。研究班の当初の目的は，WADなど軽微な外傷後の脳脊髄液漏出症発症の確認だった。感度を無視した特異度重視の診断基準に基づく前方視的研究により，WAD後の発症に関しては肯定的な結論が得られた。従来のSIHの常識が追認されたわけである。その後研究班は日本医療研究開発機構（Japan Agency for Medical Research and Development：AMED）に移行し，実際的な診断基準の策定，硬膜外ブラッドパッチ（epidural blood patch：EBP）の有効性，安全性の確認を目的に活動を続けている。その成果が近日中に「脳脊髄液漏出症診療指針（仮題）」として公表される予定である。診断の要点は画像上の髄液漏出の確認，そのなかでも脊髄MRI（脂肪抑制T2強調画像）上の硬膜外高信号の証明が重視されている[16,17]。EBPについても2012年6月以降の先進医療下EBP治療のデータから有効性，安全性を確認，2016年4月からは保険診療によるEBP治療が開始された[15]。

福山医療センター（FMC）では2002年から脳脊髄液漏出症の診療を開始した。豊富な実績を評価され2010年から厚労省研究班に参加している。当院での画像診断も研究班内外の研究成果を反映して変化してきた[18-23]。初期のRI脳槽シンチ（radioisotope cisternography：RIC）単独での診断からCT脊髄造影（CT myelography：CTM）併用，そして現在では脊髄MRIの役割が大きく第一選択の検査になっている。RIC所見（間接所見も含めて），脊髄MRI所見に基づいて診断される患者群はほぼ同一であり，RICの診断精度はMRIに匹敵する。しかし侵襲性の面で比較にならず，今後RICは主にMRIのみでは診断が確定できない場合に追加されることになるだろう。EBP治療も進歩が著しい。当院でのEBP治療件数はすでに3,000件近いが，初期の盲目的な腰椎レベルの治療と現在の頚椎を含むEBPでは治療成績に大きな違いがある。本稿では厚生労働省〜AMED研究班の成果，福山医療センターでの診療経験に基づいて，脳脊髄液漏出症の診断〜治療の実際について解説する。水頭症に対する髄液シャント後のover drainage，頭蓋底からの髄液鼻漏〜耳漏，さらには脱水〜循環血漿量減少も髄液減少，圧低下の原因となるが，本稿の主題は脊髄レベルの脳脊髄液漏出である。

病態，疫学

脊髄レベルでの髄膜（硬膜，くも膜）の破綻による一定量以上の髄液漏出は，二次的な髄液量減少，髄液圧低下を介して，種々の臨床症状，画像所見を呈する[4,8,9,22,23]。（図1）この病態の原因が脊髄レベルでの髄液漏出であることからは，脳脊髄液漏出症の病名が適切であろう。一方，髄液量減少，髄液圧低下が，臨床症状，検査画像所見の直接的原因であることを考えれば，低髄液圧症候群，脳脊髄液減少症でもよいだろう。本稿では基本的に脳脊髄液漏出症を用いるが，低髄液圧症候群，脳脊髄液減少症もすでに広く浸透してい

る。病名にこだわる必要はないだろう。
　ほとんどの疾患と同じく，脳脊髄液漏出症発症にも患者側素因と外的要因が関与する[8,9]。患者側素因が最も大きいタイプは，Marfan症候群，Ehlers-Danlos症候群などの遺伝性結合織疾患である。その対極が脊髄損傷など明らかな外傷（definite trauma）による髄膜損傷である。腰椎穿刺あるいは硬膜外穿刺時の硬膜誤穿刺（ADP）によるPDPH（ICHD-3：7.2.1）もこの範疇に入る。この2つの中間に従来の特発性低髄液圧症候群（spontaneous intracranial hypotension：SIH，ICHD3：7.2.3）の多くが含まれる。病的とはいえない程度の体質的あるいは脊椎の変性変化（骨棘形成，椎間板ヘルニア）による患者側素因（髄膜脆弱性）と，些細な外傷〜外力（trivial trauma）が種々の割合で複合的に関与するタイプである。SIH患者80名の発症契機を検討し，28例（35%）に発症24時間以内に何らかの誘因（precipitating event）を認めたとの報告がある[24]。
　SIHの罹患率に関しては，約5人/10万人/年との推計がある[8]。しかし非典型例の診断は慣れない医師には難しく診断漏れが多いことが指摘されており，真の罹患率はさらに高いだろう。厚労省研究班によるアンケート調査では，先進医療下EBP治療期間中の約3年間に30施設で計890名の脳脊髄液漏出症患者の診療を行い，このうち755例がEBP治療を受けたことが報告されている[15]。特発性と外傷性の割合は不明だが，わずか30施設の診療圏で約300人/年であれば，実際の患者数は相当多いことが予想される。交通外傷に関しては小規模ではあるが前方視的研究を行い，WAD患者の約2%に脳脊髄液漏出症を発症したとの報告がある[25]。

臨床症状

　座位〜起立により髄液漏出が増加すること，頭蓋内から脊柱管内へ髄液が移動し頭蓋内髄液量が減少することから，いずれの症状も起立性に増悪すること基本である[4,8-10,22,23]。症状の強さ，姿勢による症状変化の程度は主に髄液漏出量により決まるため，起立性の要素が目立たないことも少なくない。さらに罹病期間が長くなると，漏出が続いていても起立性の要素が目立たなくなることが知られている。代表的な症状は頭痛，多くの場合起立性頭痛だがその他にも多彩な症状が報告されている。脳脊髄液漏出症の主な症状とその発現機序を 図2 に示した[23]。

図1　脳脊髄液漏出症概念図
この病態の本質は脊髄レベルでの持続的な髄液漏出である。

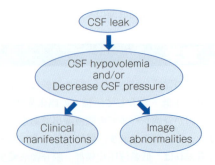

守山英二. 脊椎脊髄 2016; 29: 939-48.[22]より引用

▶頭痛

　中核症状であり起立性の出現〜増悪が基本である。髄液は脳・脊髄に浮力を与えており，髄液減少によりこの作用が減弱し尾側への偏位（下垂）が起こる。脳と硬膜静脈洞をつなぐ架橋静脈が牽引され，硬膜および静脈壁の痛覚神経が刺激される。髄液圧低下による静脈拡張も血管性頭痛の原因となる。座位〜起立と頭痛自覚の間隔はさまざまである。SIH患者90名を検討し，15分以内の起立性頭痛は59％，2時間以内とすると75％だったとの報告がある[26]。さらに時間を要するものとして，午後，夕方に頭痛を自覚するa second-half of the day〜end of the day headache，さらに運動など身体活動により頭痛を自覚するexertional headacheも起立性頭痛の範疇に入る[8,9,23]。起立性頭痛の頻度はその定義によって異なるのである。

　脳脊髄液量が約10％減少すると起立性頭痛を自覚するとの報告がある[4]。その数字が正確かどうかは別にして，それぞれの症状発現に異なる閾値があると考えるのは理にかなっているだろう。図2で説明した症状のなかで，閾値が低いものほど頻度が高い，つまり少量の髄液量減少で発現することになる。起立性頭痛の閾値が最も低ければ，明確な起立性頭痛を必須条件としたICHD-2の基準が正しいことになる。しかし有名なMokri分類にも頭痛のないタイプが含まれているように，それは事実に反している[27]。脳脊髄液漏出症患者の頭痛は多彩であり，終始起立性要素のない患者，さらには頭痛を訴えない患者も報告されている。

　すべての起立性頭痛患者が脳脊髄液漏出症ではないことも注意が必要である[28]。ありふれた頚性頭痛も起立性頭痛の原因の一つである。頚性頭痛には頚部筋群，椎間関節，椎体鉤関節，椎間板，靱帯などの痛覚受容体がかかわり，首の動き，頭位により誘発される

図2 脳脊髄液漏出症の病態

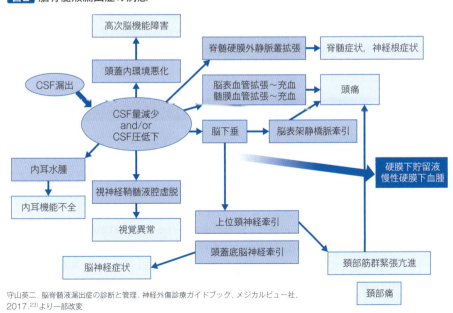

守山英二．脳脊髄液漏出症の診断と管理．神経外傷診療ガイドブック．メジカルビュー社，2017.[23]より一部改変

特徴がある。そのなかには座位，起立位が引き金になる患者，すなわち起立性頭痛患者が含まれる。体位性頻脈症候群（postural orthostatic tachycardia syndrome：POTS）も起立性頭痛の原因の一つであり，国際頭痛分類第3版（ICHD-3）では検査上明らかな髄液漏出がない場合でも，POTSが否定できればEBP治療を推奨している[10]。ここ数年福山医療センターでは中高生のPOTS，起立性調節障害の診療件数が増えている。その大部分に脊髄MRI上の髄液漏出所見を認め，治療に対する反応も良好である。今後の検討が必要だが，従来POTS，起立性調節障害とされてきた患者に脳脊髄液漏出症が含まれていると考えている[29]。

▶脳神経・上位頚神経根症状

頭蓋底での脳神経の牽引によると考えられる症状，すなわち動眼神経麻痺，複視，光過敏，外転神経麻痺，顔面神経麻痺などの報告がある[8,9]。視覚異常に関しては視神経周囲くも膜下腔の髄液圧低下，髄液量減少が関与している可能性がある。また内耳の外リンパは蝸牛導水管を介して髄液腔と連絡がある。聴力低下，耳鳴，めまい（浮動性，浮遊性）は頻度の高い症状であり，内耳神経，前庭神経の牽引よりも，相対的な内リンパ圧上昇，内リンパ水腫によるメニエール病類似の内耳機能不全の要素が大きいと思われる[9]。

▶その他の症状

SIH患者では頻度は高くないが，硬膜外貯留液あるいは拡張した静脈叢の圧迫による脊髄症，神経根症の報告がある[8,9]。パーキンソン症候群などの不随意運動，小脳失調，乳汁分泌なども報告されているが，因果関係が十分に証明されていないものも多い。重症例では硬膜下水腫，さらに慢性硬膜下血腫を合併することがある。EBPにより軽快することもあるが，別個に治療が必要なこともある。その場合には慎重な対応が必要である。脳脊髄液漏出症に合併する高次脳機能障害の報告がある。髄液腔と脳間質液（interstitial fluid：ISF）の自由な交通を介して，髄液量減少が直接中枢神経系の内部環境に影響している可能性もある。交通外傷後発症例では，頚椎捻挫，外傷性胸郭出口症候群などを合併し，さらに複雑な訴えになることが多い。症状のみによる診断あるいは除外診断は困難である[11,23]。交通外傷後脳脊髄液漏出症の問題が紛糾した原因の一つは，SIH典型例の臨床像，画像所見に囚われて診断の幅を狭めたことにあると思われる。

診断検査

図1 の病的過程のどの部分を異常所見としてとらえるかにより，診断検査法は 表1 のように整理できる。この病態の代表格であるSIHの大部分は，造影脳MRI上のDPEにより容易に診断できる。この病態の認識を広めるのに役立った反面，DPEがない例は髄液漏出を否定できるとの誤解を招いた経緯がある。この所見は髄液圧低下と同じく，大量の髄液漏出を反映する所見にすぎないことを理解する必要がある。

現在は画像所見のなかで，非侵襲性，診断感度に優れる脊髄MRIが最も重視されている[16,17,22,23,30-32]。しかし脊髄MRIが万能というわけではなく，診断に迷う場合にはRI脳槽シンチ（RIC），特にその間接所見（早期膀胱内RI集積所見，RIクリアランス亢進）が有用である。漏出部位はCT脊髄造影（CTM）を加えて総合的に判断するが，正確に特定できることは少ない。脊髄MRIはT2強調画像により脊柱管硬膜外腔の漏出髄液を検出する目

的であり，硬膜外の脂肪を鑑別するために脂肪抑制が必要である．厳密には静脈内血液と区別するために造影T1強調画像で，問題の高信号域が造影されないことを証明せねばならない．しかし実際には漏出髄液と拡張した静脈成分が混在しており，造影の有無による鑑別は困難なことが多い[22]．特徴的な所見は硬膜外腔がT2強調画像で三日月状～全周性の高信号を示す所見であり，硬膜囊があたかも水に浮いているようにみえる．この所見は"floating dural sac sign（FDSS）"とよばれ，診断的価値が高い[16,17]．当初FDSSはsensitiveな所見として報告されたが，現在ではSIHのように比較的大量の髄液漏出を示すspecificな所見であることがわかっている[22,23]．

より少量の髄液漏出の所見として"fringed epidural space sign（FESS）"がある[17,22,23]．FESSは硬膜囊背側硬膜外腔と黄色靱帯の境界面の線状～弓状高（水）信号である．抵抗の少ないこの間隙を頭側から尾側に広がる漏出髄液に，静脈拡張が加味された姿と考えられる．FESSはFDSSの前段階～軽症型ということであろう．この考えの妥当性は脳脊髄液漏出症患者の治癒過程の画像により裏付けられている．（**図3**）まず診断時の画像では漏出部位の近辺ではFDSS，遠ざかるにつれてFESSに変化する．同じ変化が髄液漏出の治癒過程でもみられる．SIH，PDPHあるいは自然治癒例，EBP後治癒例を問わず共通の現象である．健常者での硬膜外高信号域を検討した報告はないが，腰椎レベルのFESSについて他疾患患者を対照群とした研究がある．腰椎レベルのFESS〔論文内ではdinosaur tail sign（DTS）〕は髄液漏出患者に特有の所見と結論されている[33]．

交通外傷などの外傷後発症例では，FESSが上部胸椎レベルにほぼ例外なく認められる[22,23]．（**図4**）　一部にFDSSを含む例，頸椎～胸椎に及ぶ例，腰椎レベルのみの例もときにみられる．自験例の検討では，FESS陽性患者群とRIC陽性患者群（間接所見を含め）はほぼ完全に一致している．さらにCTM画像でもFESSに一致する高吸収域があり，CT値測定結果からFDSSと同じく漏出造影剤と静脈拡張の混在した所見と考えられる．AMED研究班ではFESS単独での確定診断を可能にする方向で検討が進んでいる．しかし現状では保険診療下のEBP治療は，厚労省画像診断基準『確定』～『確実』所見が前提なので，CTM，造影MRI検査による確認が必要である．一方でICHD-3βでは画像所見に細かい規定はない[10]．T2強調画像での脊髄硬膜外高（水）信号は髄液漏出所見として報告されており，FDSS，FESSは7.2項の診断基準B「画像による髄液漏出の証拠」と見なして良いだろう[6-9,34]．

表1 脳脊髄液漏出症の診断検査

I．髄液漏出の証明
　A．直接的証明
　　ⓐ硬膜外漏出髄液の描出：脊髄MRI，MRM
　　ⓑ髄注薬剤の硬膜外漏出描出：RIC直接所見，CTM
　B．間接的証明
　　RIC間接所見，RIクリアランス亢進～残存率低下

II．髄液漏出による二次的髄液量減少，髄液圧低下の証明
　A．脳，脊髄MRI所見
　B．腰椎穿刺による髄液圧低下の証明

III．診断的治療に対する反応
　　生食パッチ，硬膜外持続注入，人工髄液

守山英二．脊椎脊髄 2016；29：939-48．[22]より引用

治療

▶保存的治療

　脳脊髄液漏出症の予後（自然治癒，逆に慢性化）は，漏孔の自然治癒力と漏孔開存〜拡大の方向に働く髄液圧の強弱で決まると考えられる[21]。起座，身体活動は漏孔への髄液圧を増加させるため，安静臥床が推奨される。PDPH患者は最初の4日間で約半数，2週間

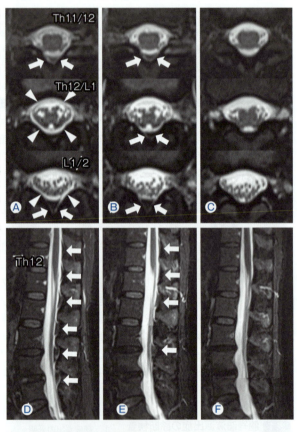

図3 PDPH患者の治癒過程での脊髄MRI（脂肪抑制T2強調画像）所見変化

59歳女性，婦人科手術（硬膜外麻酔併用）後，典型的な起立性頭痛で発症し，安静臥床により10日間で治癒した。上段（水平断）：術後4日目（**A**）では穿刺レベル（Th12/L1）では典型的な全周性のFDSS（白矢頭），その尾側（L1/2）では硬膜嚢背側の部分的なFDSS（白矢頭）とFESS（白矢印），頭側（Th11/12）にはFESS（白矢印）を認めた。10日目（**B**）にはFDSSが消失し，21日後（**C**）にはFESSも消失した。

下段（矢状断）：術後4日目（**D**）には胸腰椎移行部以下に顕著なFESSを認め，10日目（**E**）には減弱，21日後（**F**）には消失した。

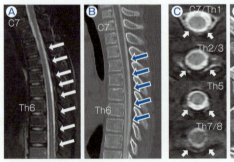

図4 外傷後脳脊髄液漏出症患者の脊髄画像所見

MRI脂肪抑制T2強調画像（**A**：矢状断，**C**：水平断）では胸椎レベルに後半にFESSを認めた（白矢印）。CTM（**B**：矢状断，**D**：水平断）ではFESSに一致する淡い高吸収域を認めた（青矢印）。

で約80％が治癒し，その後の治癒率は低下する[35,36]。2週間の保存的治療が無効であればEBP治療の適応とされる根拠である。SIH，外傷性脳脊髄液漏出症では漏孔がより大きく，自然治癒率はPDPHよりも低いと想像される。現在のEBPの有効率，安全性を考えれば保存的治療の期間短縮も選択肢の一つかもしれない。明確なエビデンスはないが，安静臥床中の症状緩和の目的に輸液，カフェイン，テオフィリン，五苓散などの薬物が用いられる。

▶硬膜外生理食塩水注入（生食パッチ），硬膜外持続注入

　一時的な症状改善目的の治療である。適応は主に，①画像所見のみからの確定診断が困難な場合の診断的治療，②EBP治療前に速やかな症状改善が必要な場合，である。生食パッチは硬膜外穿刺を行い，生理食塩水20〜40mLを注入する。硬膜外持続注入は留置したカテーテルから，より細胞外液成分に近い乳酸リンゲル液（ブドウ糖無添加）を成人では10〜20mL/時の速度で注入する。いずれの方法も，硬膜外腔圧上昇による髄液漏出減少，硬膜嚢縮小による相対的髄液量増加により効果を発揮すると考えられる。カテーテル挿入，留置の容易な腰椎レベルで行うが，針，カテ先の位置によっては硬膜外圧上昇に結び付かない可能性がある。無効例では単回の治療だけで判断せず，何度か試みるべきだろう。また少数ではあるが，定期的な生食パッチ，硬膜外持続注入で治癒する患者が存在する。髄液漏出が減少している間に治癒機転が進むものと考えている。

▶硬膜外ブラッドパッチ治療

　EBPの最初の報告は1960年，PDPHに対する治療であり，血液の注入量は2〜3mLだった[37]。1990年代にSIH，さらに2000年代に入りWADなど交通外傷後発症例に対する治療例の報告が始まった[8,9,38-41]。EBPが効果を示す機序は2つあると考えられる。第一は生食パッチと同じ一時的な効果である。第二は長期的な効果であり，注入血が漏孔を塞いでいる期間中（〜1, 2週間？）に，治癒機転，あるいは漏孔付近硬膜外組織の癒着による髄液漏出停止が進行すると考えられる。したがってEBPの奏効率を上げるためには，注入血液が確実に漏出部位に到達する必要がある。EBP治療の適応は，脳脊髄液漏出症と診断され保存的治療で十分な症状改善をえられず，日常生活，就労あるいは就学に支障があるものということになるだろう。前述のように現在の保険診療下のEBP治療では，厚労省画像診断基準『確定』〜『確実』所見が求められる。

EBP治療の実際

▶漏出部位の特定とEBP治療部位

　PDPHでは穿刺部位＝漏出部位であり，一椎間尾側からのEBPが推奨される。SIHは頸椎〜上部胸椎レベルの漏出が多いとされるが，実際に漏出部位が特定できることは少ない。図5は例外的な2例であり，それぞれC1，C5/6レベルの漏出と判断した。後者の発症には脊椎の変性変化がかかわっていた可能性ある。このような症例では確信をもって頸椎レベルのEBP治療を行うことができる。WADなどの外傷後発症例で漏出部位を特定できることはさらに少ない。前述のように，外傷後発症患者のほとんどに上部胸椎レベルのFESSがみられる。FESSの成因には不明な点が残るが，漏出髄液と静脈拡張の混在と考えられている。漏出髄液は主に頭側から尾側に広がるはずなので，髄液漏出部位はFESS

の頭側，つまり頚椎〜頚胸椎移行部ということになる．現在はそのような考えに基づきSIHだけでなく外傷後発症例に対しても，頚椎を中心としたEBP治療を行っている．胸椎以下の漏出を見逃している可能性は否定できないため，特に初回治療時には腰椎レベルのEBPを追加し全脊椎EBPを目指している．（図6,7）このような方針により，治療成績は明らかに向上している．

▶治療手順

福山医療センターの治療スケジュールを 図8 に示す．EBP前に3日間の硬膜外持続注入を行い，治療効果を確認する．予定治療は午後1〜3時になるため，昼は欠食にしている．2002年のEBP治療開始時から細部の変化はあるが，腹臥位，透視下，造影剤混入自家血注入の方針は一貫している[38-40]．現在はCT装置の附属した血管撮影室で治療を行っている．腹臥位は左右均等な注入，造影剤混入と透視下の注入は注入中さらに治療後のCT撮

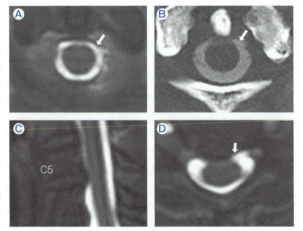

図5 漏出部位が特定できたSIH患者2例

上段：28歳女性．診断時のheavy T2強調画像水平段（A）ではC1レベル硬膜嚢左側腹側に，髄液腔と連続する高信号を認めた（矢印）．CTM画像（B）では同じ部位に，やはり髄液腔と連続する造影剤漏出を認めた（矢印）．

下段：44歳女性．診断時のheavy T2強調画像矢状断画像（C）では，C5/6に変性変化を認め，硬膜嚢が圧排されていた．水平段画像（D）では硬膜嚢腹側左寄りに髄液腔と連続する硬膜外高信号を認め，漏出部位と診断した（矢印）．

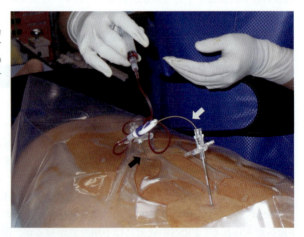

図6 EBP治療風景

腹臥位でTh1/2から挿入したカテーテル（白矢印）から注入を行っている．この例では尾側の注入はこの後，Th9/10から刺入した硬膜外針（黒矢印）から行った．

影での血液の広がりを評価する目的である。造影剤濃度は経験的に自家血：髄注用造影剤（オムニパーク®240）= 4：1とし，混合血40 mLを上限としている。造影剤混入により血液凝固時間が延長するため，30～40分の治療中に血液が凝固することはまずない。治療

図7 EBP治療後CTM画像

55歳女性。WAD後発症脳脊髄液漏出症患者。C7/Th1から硬膜外チューブを挿入，先端をC4/5付近に進めて26 mL注入。L2/3に留置した硬膜外チューブから14 mL注入，治療を終了した。硬膜外持続注入中から起立性頭痛などの症状が軽快し，退院時には消失していた。

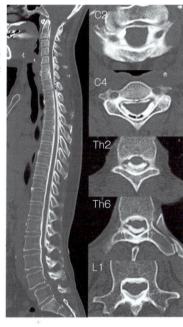

図8 患者用のEBP治療予定説明

EBP前3日間の硬膜外持続注入，治療後の安静期間を含め，約1週間の入院が基本である。

602 ブラッドパッチを受けられる患者様へ

月／日	平成30年　月22日	/23	/25		/26	/27	/29
病日	入院当日	2～3日目	4日目（治療前）	治療後	治療後1日目	2日目～3日目	4日目（退院日）
成果目標	不安なく治療を受けることが出来る			治療に関連した合併症が起きない	苦痛を軽減して、安静加療が行える		退院できる
処置	背中にチューブを入れて点滴を持続的に行います	→→→→	ヘアピン、指輪、化粧眼鏡は外して下さい		背中の絆創膏をはずします		
検査				背骨のCTを撮ります			
注射			点滴を1本します	治療後、点滴を抜きます			
内服	持参薬をお知らせ下さい 医師から指示された薬は引き続きお飲み下さい						
食事	通常通りの食事ができます		朝食は食べれます 昼食は食べれません 水分はとれます	夕食より食べれます	通常通りの食事ができます→		
活動	制限ありません			治療後2時間はうつ伏せで過ごします 2時間を過ぎたら寝たままの状態で過ごします（横向きになるのはかまいません） トイレ歩行、食事時は起きれます	AM中は室内、 PMから棟内で過ごしましょう	入院前と同様の生活をしてかまいません	
排泄	制限ありません			2時間は尿器を使います 排便時は看護師にお知らせください	制限はありません→		
清潔	治療前にシャワーを済ませてください			お風呂に入れません	午後からシャワーができます→ 男性：月・水・金 女性：火・木・土		
説明	医師　：治療についての説明があり、同意書にサインを頂きます 看護師：入院の説明とパスの説明をさせて頂きます		病衣に着替えます。			医師より、退院・次回診察について説明をします	

硬膜外持続注入：3日間　　EBP　　治療後安静：3日間

は原則として局所麻酔下に行うが，小児など安静保持に不安がある場合にはプレセデックス®による鎮静を行う．

標準的な治療経過を 図9 に示す．まず頚椎レベルの治療を行う．硬膜外チューブを挿入し先端をできるだけ頭側に進める．この例では頚胸椎移行部から挿入しているが，現在はさらに頭側から挿入することが多い．頚椎は椎弓の間隔が広く慎重な操作を心がければ，C2/3までの穿刺は通常安全かつ容易である．疼痛の程度，上下肢運動機能（脊髄および神

図9 EBP治療中透視画像

上段：30歳男性，SIH患者の頚椎EBP治療．C7/Th1から硬膜外チューブを挿入，造影剤を注入し先端がC3レベルに達していること（白矢印）を確認した（A, B）．10 mL注入時点（C）では血液は主に硬膜嚢背側に広がり（青矢印），C1/2で脊柱管外への流出が始まっていた（青抜き矢頭）．20 mL注入時点（D）では，C1/2硬膜嚢腹側にも広がっていることを確認し終了した（白抜き矢頭）．
下段：47歳女性，交通外傷後発症例の腰椎EBP治療．留置チューブから造影剤を注入し先端が硬膜外腔にあることを確認した（E, F）．10 mL注入時点（G）では主に硬膜嚢腹側に広がり（青矢印），20 mL時点（H）では背側にも認められた（白矢印）．

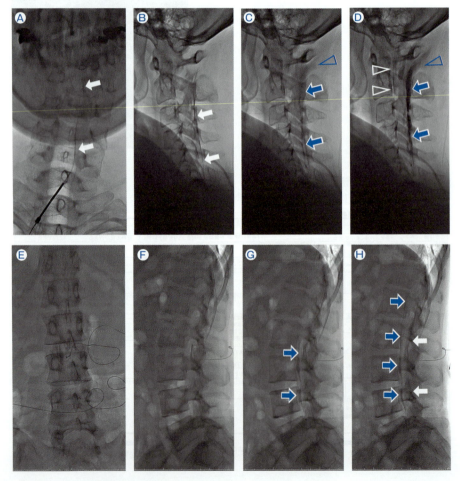

経根症),透視上の血液の広がりに注意しながら注入する。注入量の目安は10～20mLだが,状況により適宜増減する。ついで腰部留置チューブから同様に注入し,治療を終了する。直後にCT検査を行うが,小児,若年者では被曝を避けるためにMRIで代用することが多い。これらのEBP後の画像情報は,治療効果不十分で追加治療が必要になった際に治療部位を決める参考になる。治療後2時間は腹臥位での安静を指示する。注入血が硬膜嚢背側に広がっていることが多いため,臥床中の腹側への移動を期待しての処置である。頸椎レベルのEBPでは,念のために6時間は呼吸心拍監視,頻回の意識レベル,神経学的所見の観察を行っている。

▶慢性硬膜下血腫合併例

SIH患者はしばしば硬膜下水腫,さらに硬膜下血腫を合併する。慢性硬膜下血腫合併例では死亡例の報告もあり,慎重かつ迅速な対処が必要である[42,43]。脊髄レベルの髄液漏出による頭蓋内圧低下が硬膜下血腫の原因ではあることは間違いがない。しかし診断時の頭蓋内圧は,①低いままの場合,②血腫の増大により亢進に転じている場合,がある。前者に対する穿頭ドレナージ,後者に対するEBPは病状を一気に悪化させる危険がある。このような重症例は頭部あるいは脊髄MRI所見で脳脊髄液漏出症の診断は容易であり,腰椎穿刺(+RIC,CTM)は避けるべきであろう。現在は診断確定後,速やかに硬膜外持続注入を開始,症状改善を確認して頸椎レベルのEBP治療,その後可及的速やかに穿頭ドレナージを行っている。腰椎レベルの比較的大量の血液注入よりも,髄液漏出部位近くに適量を注入する方が,②の場合に頭蓋内圧亢進を助長する危険が小さいと考えている。今のところ硬膜外持続注入無効例の経験はないが,その場合には穿頭ドレナージ先行,あるいは穿頭ドレナージとEBPの同時進行が必要と考えている。

▶治療成績・合併症

EBPの安全性,有効性はすでに確立されている[8,9,19-23,38-41]。2012年6月～2015年9月に施行された先進医療下のEBP治療成績(アンケート調査)もそれを裏付けている[15]。先進医療施設46中15施設から479例のデータが得られ,治癒173例(36.1％),軽快267例(55.6％),不変38例(7.9％),悪化1例との結果である。悪化は合併した硬膜下血腫の増悪であり,EBP自体の有害事象は4.0％,すべて一過性との結果である。2011年3月～2013年1月の福山医療センターの初回治療例治療成績(86例)は,治癒28.0％,軽快59.3％,不変12.8％だった。現在は積極的な頸椎レベルEBP追加により,治癒率の向上,治療無効率の低下が得られている。合併症を避けるためには,患者の訴え,神経症状をよく観察し,過度の注入を行わないことが肝要と考えている。

▶今後の課題

これまでの経験から,治療効果不十分例はC1-2レベルに漏出が残っていることが多い。通常の硬膜外カテーテルを頸胸椎移行部から挿入した場合,このレベルに先端が達する可能性は高くない。対策としては,①さらに高位(C2/3,3/4)からの挿入,②剛性が高く,操作性に優れたカテーテルの使用,がある。(図10) 高位頸椎では椎弓間が広く,この部位の硬膜外穿刺は概して容易である。皮膚面に対して浅い角度で,透視下に慎重に穿刺すれば安全性にも問題はないだろう。②の利点としては,先端の位置(脊柱管内の左～右)をコントロールできること,C1-2レベルに注入した後,カテーテルを引き戻しながら適宜尾側に注入できること,が挙げられる。問題点は,カテーテルに保険適用がないこと,

図10 硬膜外カテーテルの種類

通常の硬膜外カテーテル（**A**）は柔軟なため，蛇行して（白矢頭）目的位置に達しないことが多い（白矢印）。Raczカテーテル（**B**：Epimedスプリングガイドカテーテル®）は剛性が高く，C1-2レベルまで確実な挿入が可能である。（白矢頭）

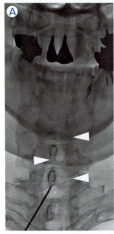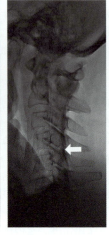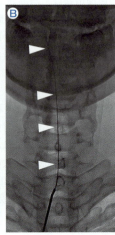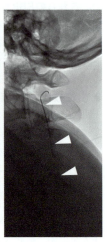

硬膜，神経根などの損傷の危険があり手技に習熟する必要があること，である。①，②のいずれの方法でも，硬膜嚢腹側に100％確実に注入することはできない。髄液漏出が腹側に位置する場合の治療に課題が残ると考えている。

（守山英二，石川慎一）

文献

1) Johanson CE. Production and flow of cerebrospinal fluid. In; Winn HR, ed. Youmans and Winn Neurological Surgery, 7th ed. Chap 29. Elsevier, Philadelphia, 2017, pp157-163.
2) 三浦真弘，内野哲哉，高橋明弘．脳脊髄液に関する最近の知見．脊椎脊髄 2015; 28: 694-703.
3) 西山健一．脳脊髄液動態に関する新しい概念．臨床画像 2017; 33: 1256-63.
4) Osborn AC, Hedlund CL. Hydrocephalus and CSF Disorders. In; Osborn AG, ed. Osborn's Brain 2nd. ed, Chap 34, Elsevier Salt, Lake City, 2017, p1119-55.
5) Schalenbrand G. Ncuere Anschauungen zur pathophysiologie der Liquorzirkulation. Zentralbl Neurochir 1938; 3: 290-300.
6) Chung SJ, Kim JS, et al. Syndrome of cerebral spinal fluid hypovolemia. Clinical and imaging features and outcome. Neurology 2000; 55: 1321-7.
7) Chiapparini L, Farina L, D'Incerti L, et al. Spinal radiological findings in nine patients with spontaneous intracranial hypotension. Neuroradiology 2002; 44: 143-50.
8) Schievink WI. Spontaneous spinal cerebrospinal fluid leaks. Cephalalgia 2008; 28: 1345-56.
9) Mokri B. Spontaneous low pressure, low CSF volume headaches: spontaneous CSF leaks. Headache 2013; 53: 1034-53.
10) Headache Classification Committee of the International Headache Society (IHS): The International Classification of Headache Disorders, 3rd edition. Cephalalgia 2018; 38: 1-211.
11) 篠永正道，鈴木伸一．外傷性低髄液圧症候群（髄液減少症）の診断と治療．神経外傷 2003; 26: 98-102.
12) Huntoon MA, Watson JC. Intracranial hypotension following motor vehicle accident: An overlooked cause of posttraumatic head and neck pain? Pain Practice 2007; 7: 47-52.
13) Moriyama E, Terada H, Ishikawa S. Spinal cerebrospinal fluid leakage after motor vehicle accident-Two case reports. Neurol Med Chir (Tokyo). 2009; 49: 306-9.
14) 佐藤慎哉，嘉山孝正．低髄液圧症候群，脳脊髄液減少症，脳脊髄液漏出症．脳外誌 2013; 22: 443-51.
15) 佐藤慎哉．厚生労働省研究事業の総括．脊椎脊髄 2016; 29: 926-31.
16) Hosoya T, Hatazawa J, Sato S, et al. Floating dural sac sign is a sensitive magnetic

resonance imaging finding of spinal cerebrospinal fluid leakage. Neurol Med Chir (Tokyo) 2013; 53: 207-12.
17）鹿戸将史, 守山英二, 細谷貴亮他. 脳脊髄液漏出症. 画像診断 2018; 38: 325-31.
18）Moriyama E, Ogawa T, Nishida A, et al. Quantitative analysis of radioisotope cisternography in the diagnosis of intracranial hypotension. J Neurosurg 2004; 101: 421-6.
19）守山英二. 脳脊髄液減少症の診断と治療（守山英二, 編著）. 金芳堂, 京都, 2010.
20）守山英二. 脳脊髄液漏出症診断の最前線. 神経外傷 2014; 37: 7-17.
21）守山英二. 脳脊髄液漏出症画像診断：治療成績からの検証. 神経外傷 2014; 37: 96-104.
22）守山英二. 脳脊髄液漏出症画像診断－理論と臨床. 脊椎脊髄 2016; 29: 939-48.
23）守山英二. 脳脊髄液漏出症の診断と管理. 神経外傷診療ガイドブック（三宅康史, 編集）. メジカルビュー社, 東京, 2017.
24）Schievink WI, Louy C. Precipitating factors of spontaneous spinal CSF leak and intracranial hypotension. Neurology 2007; 69: 700-2.
25）友塚直人, 石川慎一, 他. 頚椎ねんざの慢性化因子および脳脊髄液減少症の割合の検討. ペインクリニック 2008; 29: 1363-70.
26）Mea E, Chiapparini L, Savoiardo M. Application of IHS criteria to headache attributed to spontaneous intracranial hypotension in a large population. Cephalgia 2008; 29: 418-22.
27）Mokri B. Spontaneous Cerebrospinal Fluid Leaks: From Intracranial Hypotension to Cerebrospinal Fluid Hypovolemia-Evolution of a Concept. Mayo Clin Proc 1999; 74: 1113-23.
28）Hunderfund ANL, Mokri B. Orthostatic Headache with and without Cerebrospinal Fluid Leak: A Review. ENJ 2009; 1: (1) www.slm-oncology.com
29）中川紀充, 小林修一. 小児・若年者の起立性頭痛と脳脊髄液減少症. 金芳堂, 京都, 2014.
30）佐藤 昌. 脳脊髄液減少症：臨床と診断. 臨床画像 2017; 33: 1306-19.
31）傳田定平. 脳脊髄液減少症：治療. 臨床画像 2017; 33: 1320-30.
32）柳下 章. Duropathies－多様な類縁疾患－. 画像診断 2018; 38: 313-24.
33）Sakurai K, MD, Kanoto M, Nakagawa M. Dinosaur tail sign: A useful spinal MRI finding indicative of cerebrospinal fluid leakage. Headache 2017; 57: 917-25.
34）Watanabe A, Horikoshi T, et al. Diagnostic value of spinal MR imaging in spontaneous intracranial hypotension syndrome. AJNR Am J Neuroradiol 2009; 30: 147-51.
35）Turnbull1 DK, Shepherdl DB. Post-dural puncture headache: pathogenesis, prevention and treatment. British Journal of Anaesthesia 2003; 91: 718-29.
36）Bezov D, Ashina S, Lipton R. Post-dural puncture headache: Part II - Prevention, management, and prognosis. Headache 2010; 50: 1482-98.
37）Gormly JB. Treatment of post-spinal headache. Anesthesiology 1960; 21: 565-6.
38）Ishikawa S, Yokoyama M, Mizobuchi S, et al. Epidural blood patch therapy for chronic whiplash associated disorder. Anesth Analg 2007; 105: 809-14.
39）石川慎一, 溝渕知司, 松山 孝, 他. 硬膜外自家血注入治療の実際. 脊椎脊髄 2006; 19: 278-85.
40）石川慎一. VIII硬膜下自家血注入. 脳脊髄液減少症の診断と治療（守山英二, 編著）. 金芳堂, 京都, 2010, p75-89.
41）Horikoshi T, Watanabe A, et al. Effectiveness of an epidural blood patch for patients with intracranial hypotension syndrome and persistent spinal epidural fluid collection after treatment. J Neurosurg 2010; 113: 940-6.
42）横須賀公彦, 松原俊二, 山口真司, 他. 救命しえなかった重症特発性低髄桜丘症候群の1例. 脳内誌 2012; 21: 796-800.
43）高橋浩一, 美馬達夫, 他. 慢性硬膜下血腫を合併した特発性低髄液圧症候群. 脊椎脊髄 2016; 29: 949-56.

X 症候

特発性正常圧水頭症

　特発性正常圧水頭症（idiopathic normal pressure hydrocephalus：iNPH）は高齢者にみられる症候群である。iNPHは二次性とは異なり，先行疾患が明らかでなく，歩行障害，認知障害，尿失禁といった高齢者には非特異的な症状のために他疾患との鑑別が困難である。しかし，本邦では高齢化が急速に進み，それと平行してiNPH患者も増えてきている。iNPHは正確な診断と確実な治療により，患者には自立度向上を，そして介護者には介護負担の軽減を，さらに，社会には医療費や介護保険費といった社会保障にかかる負担を軽減する点で，その社会的意義は大きい。

　日本正常圧水頭症研究会では2004年に診療ガイドライン[15]を公表し，2011年に『特発性正常圧水頭症診療ガイドライン 第2版』[16]を公表している。ここでは2011年の改訂ガイドラインの内容を中心述べることとする。

疾患概念

　iNPHは，くも膜下出血，髄膜炎などの先行疾患がなく，歩行障害を主体として認知障害，尿失禁をきたし，髄液循環障害に起因する脳室拡大を伴う病態である。中高齢者に多くみられ，症状はゆっくり進行する。適切なシャント術によって症状の改善を得る可能性がある症候群である。

　従来，「NPHは髄液シャント術により症状の改善を得たもの」という条件を含む「定義」が存在したが，この定義では術前診断ができない。本邦の診療ガイドライン（2004年，2011年）[15,16]では，従来の「定義」とは別に上記を「概念」として提唱し，術前をpossibleとprobableの二段階に分類し，シャント術有効例をdefiniteと分類している（図1，表1）。

分類

▶ iNPHおよび類似疾患の分類（図1）

　iNPHは従来，先行疾患の明らかな二次性と先行疾患が明らかでない特発性に分類されてきた。iNPHは後に述べるように，画像上脳室拡大に加えてくも膜下腔の不均衡を伴うDESH（disproportionately enlarged subarachnoid-space hydrocephalus）の所見を示す一群があることが明らかとなったが，これ以外の特徴を有する症例も存在することから，iNPHをDESHとnon-DESHに分類することとなった。一方，脳室拡大を有し，高齢になってNPH症状を発症しているが，画像上，先天性あるいは小児期に形態学的変化が存在したことを疑わせる所見（例：後頭蓋窩嚢胞）を有している例がまれならずみられることから，これらを二次性の一部に分類し，新たに先天性/後天性要因を有するNPHと分類している。この先天性/後天性要因を有するNPHは他のNPHと異なり，中脳水道閉塞のみられる例

も含んでいて，NPHは交通性水頭症とする説と異なるが，近年，中脳水道閉塞があっても必ずしもすぐに髄液の流れが障害されて脳室拡大が起こる訳ではないとする報告[8]もあり，交通性/非交通性の分類にこだわらず症状の発現時期を重視した分類となっている。

図1 正常圧水頭症の分類

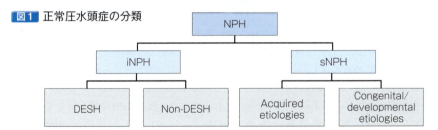

NPH：normal pressure hydrocephalus，iNPH：idiopathic normal pressure hydrocephalus，sNPH：secondary normal pressure hydrocephalus，DESH：disproportionately enlarged subarachnoid-space hydrocephalus，Non-DESH：DESH以外，Acquired etiologies：後天性要因，Congenital/developmental etiologies：先天性/発達性要因

表1 iNPHの診断基準

iNPH分類	必須項目	参考項目
Possible	1) 60歳以降に発症する 2) 歩行障害，認知障害および排尿障害の1つ以上を認める 3) 脳室が拡大（Evans index＞0.3）している 4) 他の神経学的あるいは非神経学的疾患によって上記臨床症状のすべてを説明しえない 5) 脳室拡大をきたす可能性のある先行疾患（くも膜下出血，髄膜炎，頭部外傷，先天性水頭症，中脳水道狭窄など）がない	1) 歩行は歩幅が狭く，すり足，不安定で，特に方向転換時に不安定性が増す 2) 症状は緩徐進行性が多いが，一時的な進行停止や増悪など波状経過を認めることがある 3) 認知障害は認知機能テストで客観的な低下が示される 4) 他の神経変性疾患（パーキンソン病，アルツハイマー病など）や脳血管障害（ラクナ梗塞など）の併存はありうるが，いずれも軽症にとどまる 5) シルビウス裂・脳底槽は拡大していることが多い 6) 脳室周囲低吸収域（periventricular lucency：PVL），脳室周囲高信号域（periventricular hyperintensity：PVH）の有無は問わない 7) 脳血流検査は他の認知症性疾患との鑑別に役立つ
Probable	1) possible iNPHの必須項目を満たす 2) 脳脊髄液圧が200 mmH$_2$O以下で，脳脊髄液の性状が正常である 3) 以下のいずれかを認める 　(1) 歩行障害があり，高位円蓋部および脳溝・くも膜下腔の狭小化が認められる 　(2) タップテスト（脳脊髄液排除試験）で症状の改善を認める 　(3) ドレナージテスト（腰部持続脳脊髄液ドレナージ）で症状の改善を認める	
Definite	1) シャント術施行後，客観的に症状の改善が示される	

しかし，先天性/後天性要因を有するNPHをsNPHに分類することには異論もあり，さらに議論が必要である。

疫学

　2004年に診療ガイドラインが公表され，診断基準が提示されたことにより疫学調査が可能となった。65歳以上の地域住民を対象とした疫学調査では画像上，脳室拡大，高位円蓋部狭小化を認めるのは1.5％，このうち，NPH三徴の一つと考えられる歩行障害を有する例は0.5％，そして無症状群が1.0％というデータが報告されている[1]。このデータからは無症状群がかなり存在することになり，これらなかから後年NPH症状を呈してくる例があることから，NPH予備軍とも考えられる。このような例はasymptomatic ventriculomegaly in MRI features of iNPH（AVIM）とよばれ，要経過観察群と考えられる。

　なお，疫学調査ではMRIは行っているが，髄液検査までは行っていない場合が多いので，2011年版ではpossible iNPHの基準を満たし，MRIで高位円蓋部および正中部の脳溝・くも膜下腔の狭小化が認められる場合をpossible iNPH with MRI supportとし，probable iNPHに近い扱いとなっている[16]。近年，Kurimiyaらはこの基準を用いて全国調査を行い，10万人につき10.2人と報告している[10]。

診断

▶診断基準

　臨床症状として，歩行障害，認知障害，尿失禁は古典的三徴候としてよく知られているが，大多数の症例にみられるのは歩行障害である。iNPHにおける歩行障害の特徴[15,16]は，小刻み歩行（short-stepped gait），すり足歩行（magnet gait），開脚歩行（broad-based gait）で，不安定性で，特に回旋などの方向変換時に強い。パーキンソン病との違いは開脚歩行である（図2）。認知障害については特徴的なものはないが，人格障害はなく，自発性低下や集中力低下といった比較的軽い例が多い。排尿障害については60％近くの症例に認められる。頻尿・尿失禁が主な症状である。尿失禁のタイプとしては，尿意を感じるとトイレに間に合わないといった切迫性尿失禁を示す。男性では前立腺肥大でもみられる症状であり，泌尿器科との連携が必要な場合もある。女性ではせきやくしゃみでお腹に圧がかかると尿がもれてしまう腹圧性尿失禁との鑑別が必要である。

　歩行障害は90％以上の例で認められる。古典的三徴候を呈する症例は約50％である[2]。認知障害は80％近くの症例にみられるが，認知障害単独例はまれである。尿失禁については，膀胱機能亢進に加えて歩行困難も関与していると考えられる。

　2011年版の診断基準を示す[16]（表1）。

▶診断するうえで重要な検査と診断の流れ

●CT，MRI

　CTやMRIで脳室拡大を認める。2011年の診療ガイドラインでは，possible, probable iNPHで脳室はCTあるいはMRIの水平断像で，Evans index 0.3以上をもって拡大ありとしている[16]。本邦の診療ガイドラインで重要視しているのはMRI冠状断像で認める高位

円蓋部のくも膜下腔狭小化[16]であるが，水平断でも最上位の断面に着目すれば診断可能である（図3）。高位円蓋部くも膜下腔狭小化は脳萎縮との鑑別に有用であるが，高位円蓋部狭小化は大脳鎌近傍，特に後半部でみられることが多く，前半部ではむしろ拡大している例がある。また，大多数の例でシルビウス裂の拡大を伴うのも特徴である。高位円蓋部狭小化とシルビウス裂開大というくも膜下腔のサイズの不均衡はiNPHに特徴的な所見であり，DESHとよばれている[2]。従来，水頭症の診断は脳室の形状を中心に画像診断がなされてきたが，iNPHはくも膜下腔の不均衡を伴うという点で，従来の水頭症とは異なる病態があると考えられる。今後の解明が待たれるところである。

図2 歩行障害の違い

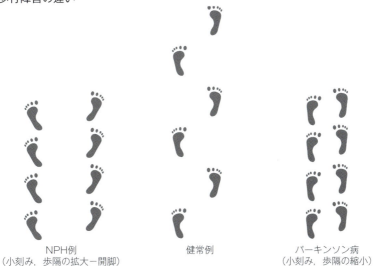

NPH例
（小刻み，歩隔の拡大－開脚）

健常例

パーキンソン病
（小刻み，歩隔の縮小）

図3 iNPHのMRI/CT画像所見

MRI(**A**)でもCT(**B**)でも，脳室拡大・高位円蓋部狭小化・シルビウス裂開大を認める。

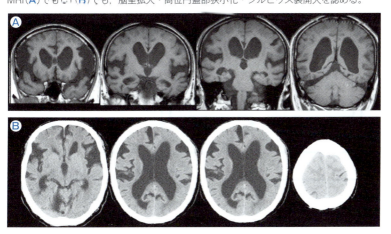

脳室周囲白質の変化（CTでの低吸収域，MR-T2強調画像での高信号域）の有無はiNPHの診断には有用ではない。脳室周囲白質の変化があってもiNPHである可能性は否定できない。しかし，白質の変化が大きいとシャント手術の効果がやや劣る傾向にある。

● 髄液タップテスト（CSF tap test）

2004年の診療ガイドラインではタップテストを重視していたが[16]，2011年の診療ガイドラインでは，画像と歩行障害が典型的であれば，腰椎穿刺にて髄液の圧や性状のみで，髄液排除はしなくてもよいとしている[16]（図4）。一方，画像所見あるいは歩行障害が典型的ではない場合には従来通りタップテストを勧めている。これはわが国で行われたSINPHONI共同研究（The study of INPH on neurological improvement）のデータが主体となっている[2]。この研究は脳室拡大と高位円蓋部狭小化を主体とする画像所見とNPH三徴のいずれかを有する65歳以上の症例を主な選択基準とし，すべての症例に髄液排除試験が行った。この研究デザインを元にタップテストの感度・特異度を求めたが，最も頻度の高いと思われる歩行障害の改善（iNPH重症度分類で1段階以上）を指標とすると感度51%・特異度80%，NPH三徴のいずれか一つの症状の改善を指標すると感度71%・特異度65%で，診断精度が当初考えられたほど高くはない結果となった。しかし，症状の改善がなくても腰椎穿刺時の髄液圧15cm以上を指標に加えると，感度82%，特異度65%となり，診断精度としてはまずまずとなる[3]。これに対して画像を中心とした共同研究では1年間での改善率は80%であったことから，画像所見を重視した診断の流れとなっている。しかし，CT/MRI画像でも判断に迷う例があり，また，「疫学」の項で述べたように，地域住民を中心とした疫学調査で65歳以上の1%程度に無症状群が存在することから，MRI所見だけで診断することは疑陽性例を増やす可能性もあり，患者の訴えている神経症状が

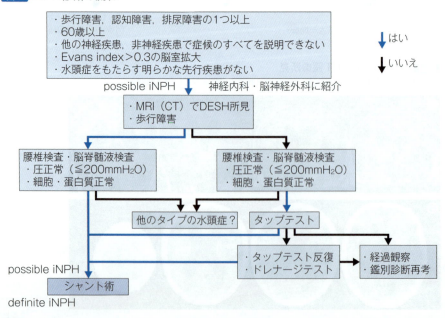

図4 iNPH診断の流れ

他疾患によるものかどうかの鑑別が必要であり，タップテストは多くの施設で行われている．

　従来，脳槽造影は髄液循環障害をみるために有用とされてきたが，これはくも膜下出血を主体とした二次性例を扱っている報告が大部分で，脳底槽に閉塞がない特発性例については不明であった．SINPHONI共同研究ではCT脳槽造影の感度・特異度を求めたが，よく用いられる指標である脳室内逆流でも24時間では感度85％・特異度20％で，48時間では感度51％・特異度40％，一方，脳溝などの造影は感度75〜95％・特異度0％で，診断精度は高くないことかとから，iNPHの診断目的には有用でないと考えられた[5]．

　脳血流検査はアルツハイマー病など他の認知障害との鑑別に脳血流検査が有用である．脳血流低下は前頭葉優位が多いものの，診断特異性はない．しかし，三次元構成画像では，シルビウス裂の髄液貯留を反映して，外側面でのみかけの血流低下を認めたり，脳室拡大等の変形によって頭頂部の皮質が圧縮され，みかけ上頭頂部血流が増加しているといった所見を認めることが多い．

　これ以外には髄液内の各種神経伝達物質やその代謝産物などが報告されているが，現時点では診断に必須の髄液マーカーはない．

● **診断の流れ（図4）**

　1) NPH三徴候のいずれか1つ以上，2) 60歳以上，3) 他の神経疾患・非神経疾患で症状のすべてを説明できない，4) Evans index＞0.3の脳室拡大，5) 水頭症をもたらす明らかな先行疾患がない，という条件を満たせばpossible iNPHを疑う．MRIまたはCTで脳室拡大に加えて高位円蓋部狭小化，シルビウス裂開大があればDESHとする．高位円蓋部狭小化は頭蓋後半部にみられることが多く，前半部ではむしろ拡大している例もある．局所脳溝の拡大は1/3の例にみられ，iNPHを疑わせる所見である．シルビウス裂開大は個体差があり，また，読影者によっても判断が異なることがある．しかし，画像上，脳室拡大と高位円蓋部狭小化があればシャント術有効の予測率は高いと思われる．歩行障害は典型的な例では小刻み・すり足・開脚（図2）である．画像所見と歩行障害が典型的な場合は2011年の診療ガイドラインでは髄液排除は必須ではないとしているが，この場合でも腰椎穿刺による髄液圧と髄液の性状に関する検査は必要としており，同時に髄液排除を行うことを否定していない（補足説明）[16]．臨床現場では，症状改善が得られれば手術に対する患者の理解が得られやすいことから，典型例であってもタップテストが実施されることが多い．画像所見あるいは歩行障害が必ずしも典型的でない場合は従来どおり，髄液排除を行う．タップテスト陰性例に対して，経過観察，時間をおいて再度タップテスト実施，オプション検査として，髄液持続ドレナージ，持続髄液圧モニタリング，髄液流出抵抗値測定のいずれかを行うという選択肢を提案している．髄液持続ドレナージは1日に150mL程度を3〜5日間持続で排除するもので，陽性であればシャント術が有効性である可能性が高いとされている[11]．過剰排液や感染に十分な配慮が必要であるが，タップテストが陰性である場合には，選択肢の1つと考えられる．

　症状の評価法としては，iNPH重症度分類が用いられる（表2）．これは三徴候の症状変化を把握しやすく，評価法自体の有用性確認も行われている検査法であるが[9]，症状改善が必ずしも介助量の改善とつながらない場合もあるので，Zarit Burden Index（ZBI）などの介助量評価も考慮する必要がある．

　歩行の評価に関しては3-meter Up and Go test（TUG）が勧められている[15,16]．これは外

来でも検査できることを考慮したためであるが，iNPH患者は狭い場所での歩行は困難なことが多く，また，起立，方向転換といった要素も加わっているために，膝痛の患者や理解困難な患者では歩行の改善が歩行時間だけでは十分に反映されないこともあるので，歩数も一緒にみておくのがよい。近年，TUGは歩行能力だけではなく，認知機能も関与していると考えられている。高次脳機能検査としてミニメンタルステート検査（Mini-Mental State Examination：MMSE）や前頭葉機能検査（Frontal Assessment Battery：FAB）などが行われる。

治療

▶治療法の選択肢

治療法としては，原則的にはシャント術のみが有効である。手術以外としては，診断の目的で行うタップテストの効果持続を期待して，tap testを繰り返す場合もあるが，多くの例で次第に改善がみられなくなる。治療法としては，脳室腹腔（VP）シャント，脳室心房（VA）シャント，腰部くも膜下腔腹腔（LP）シャントの3つがある。世界的にはVPシャントが多く行われているが，わが国ではLPシャントも多く行われている。われわれは共同研究で，LPシャントが術後1年でVPシャントと同等の改善を認めたが，腹腔管やくも膜下腔管の逸脱や硬膜下水腫などの合併症の頻度がやや高いので，合併症予防に留意が必要である。

▶手術適応，合併症の予防

シャント術は脳神経外科施設では最もよく行われる手術の一つであり，安全度は高いが，髄膜炎，腹膜炎，脳内血腫などが数パーセントの割合でみられる。高齢者が対象であるため，重篤な全身合併症の有無や患者・家族の希望，経済的負担などについての十分な検討が必要である。術式としては脳室腹腔吻合術が標準的であるが，高齢者での脳穿刺を避ける目的で腰部くも膜下腔吻合術も選択肢である。高齢者ではシャント術後に髄液排除過多による硬膜下水腫や硬膜下血腫が起こりやすい。これを予防する目的で，診療ガイドライン[15,16]では可変式差圧バルブを用いることを推奨している。可変式差圧バルブは術後の状態に応じてバルブ圧を変更することができるので，硬膜下水腫の増大を防止できる場合が多い。バルブ圧の設定には身長と体重から早見表を使って設定する三宅式[12]（表3）が有

表2 iNPH重症度分類

	歩行障害	認知障害	尿失禁
0	正常	正常	正常
1	ふらつき，歩行障害の自覚のみ	注意 または記憶障害の自覚のみ	頻尿または尿意切迫
2	歩行障害を認めるが，自立歩行可能	注意または記憶障害を認めるが，時間と場所の見当識は良好	時折の尿失禁（週に1～3回）
3	介助または補助具があれば歩行可能	時間または見当識の傷害を認める	頻回の尿失禁（週に4～7回）
4	歩行不能	状況に関する見当識はまったくないまたは会話が成立しない	膀胱機能のコントロールがほとんどまたはまったく不可能

用である．近年，MRI不応性の可変式バルブも使われるようになっている．腹圧の上昇は髄液の流れを減少させ，症状の悪化をきたすことがある．肥満や便秘は腹圧を上昇させる要因となるので，体重の管理や便通の改善も術後管理に重要である．

予後

シャント術後の効果については，SINPHONI共同研究での1年後の観察では修正ランキンスケールで1段階以上の改善は約70％，1年間のいずれかで1段階以上の改善を認めたのは80％であった[2]．症状別にみると，1年後では歩行障害と排尿障害が70％の改善率で，認知障害は50％の改善率であった[2]．効果は歩行障害が最も早期から認められ，次いで尿失禁の改善がみられることが多い．認知障害の改善はやや遅れる．予後予測因子としては，症状が軽度であること，年齢が比較的若いこと，などが挙げられる[6]．高齢者が多いので時間経過とともに合併症で症状悪化をきたす例が増えてくるが，合併症がない例では長期間シャント効果が持続可能である．

退院後の管理

iNPHは悪性疾患ではないが，高齢者の疾患であり，退院後の管理も重要である．入院中は歩行改善がみられても，退院すると，自宅でほとんど動かなかったり，周りの人との交流がなかったりすることも多い．厚労省研究班（班長：順天堂大学　新井一教授）では退院後の生活目標として，①太らない，②転ばない，③閉じこもらない，の3つを挙げている[14]．体重増加はシャント機能不全の原因になり，足にかかる負担が増えることから，体重の管理は重要である．転倒はiNPH患者にみられることの多い症状の1つでもあるが，転倒からの骨折は患者の予後不良の原因となるので，転倒予防が重要なポイントとなる．また，最近では独居の例も多く，また家族と一緒に住んでいても昼間は事実上独居となっ

表3 圧可変式バルブの圧設定のためのQuick Reference Table（三宅式）

男性

身長 \ 体重	35	40	45	50	55	60	65	70	75	80	85	90	95	100	105	110
145	20	18	15	12	9	6	3									
150		20	18	15	12	9	6	4								
155			19	16	14	11	8	5	3							
160				19	17	14	12	9	6	4						
165					20	18	16	14	11	8	6	4				
170						20	19	16	14	12	10	7	5			
175								20	18	16	14	12	10	7	5	
180										20	19	17	15	13	11	9

女性

身長 \ 体重	35	40	45	50	55	60	65	70	75	80	85	90	95	100	105	110
140	16	12	9	6	3											
145	19	16	13	10	7	4										
150		19	16	13	10	7	4									
155			20	17	14	12	9	6	3							
160				20	18	16	13	11	8	5	3					
165					20	18	16	14	11	8	5	4				
170						20	18	15	13	11	9	6	4			
175							20	18	16	12	12	10	8	5		
180								20	18	16	14	12	10	8		

ている例も多いので，できるだけ多くの人と交流して，刺激を受けることが大切である。介護保険を利用しての通所リハビリテーションなどを積極的に使うことが重要である。SINPHONI共同研究の自立度改善のデータを介護保険料に換算して，iNPHの治療に伴う経済効果をみてみると，初年度は入院・手術料が加わるために介護費単独よりも出費が多くなるが，次年度からは介護費の軽減が得られるようになっていて，経済効果のうえからもiNPHの治療は社会的意義を有していると考えられる[4,13]。

結語

高齢化が急速に進むわが国において，iNPHの正確な診断と適切な治療は患者には生活の質的向上をもたらし，介護者の負担軽減につながると考えられる。そのためには，まずiNPHを疑うことであり，タップテストはシャント術の効果予測に有用と考えられる。

（石川正恒）

文献

1) Iseki C, Kawanami T, Nagasawa H, et al. Asymptomatic ventriculomegaly with features of idiopathic normal pressure hydrocephalus on MRI (AVIM) in the elderly; A prospective study in a Japanese population. J Neurol Sci 2009; 277: 54-7.
2) Hashimoto M, Ishikawa M, Mori E, et al. Diagnosis of idiopathic normal pressure hydrocephalus is supported by MRI-based scheme: a prospective cohort study. Cerebrospinal Fluid Res 2010; 7: 18.
3) Ishikawa M, Hashimoto M, Mori E, et al. The value of the cerebrospinal fluid tap test for predicting shunt effectiveness in idiopathic normal pressure hydrocephalus. Fluids Barriers CNS 2012; 9: 1 doi: 10. 1186/ 2045-8118-9-1.
4) Kameda M, Yamada S, Atsuchi M, et al. Cost-effectivenessanalysis of shunt surgery for idiopathic normal pressure hydrocephalus based on the SINPHONI and SINPHONI-2 trials. Acta Neurochir (Wien) 2017; 159 (6): 995-1003.
5) Kawaguchi T, Hirata Y, Bundo M, et al. Role of computerized tomographic cisternography in idiopathic normal pressure hydrocephalus. Acta Neurochir (Wien) 2011; 153: 2041-8; discussion 2048. doi: 10.1007/ s00701-011-1047-9. Epub 2011 May 25.
6) Kazui H, Mori E, Ohkawa S, et al. Predictors of the disappearance of triad symptoms in patients with idiopathic normal pressure hydrocephalus after shunt surgery. J Neurol Sci 2013; 328: 64-9.
7) Kazui H, Miyajima M, Mori E, et al. Lumboperitoneal shunt surgery for idiopathic normal pressure hydrocephalus (SINPHONI-2): an open-label randomised trial. Lancet Neurol 2015; 14 (6): 585-94.
8) Klarica M, Oresković D, Bozić B, et al. New Experimental model of acute aqueductal blockage in cats: Effects on cerebrospinal fluid pressure and the size of brain ventricles. Neuroscience 2009; 158: 1397-405.
9) Kubo Y, Kazui H, Yoshida T, et al. Validation of grading scale for evaluating symptoms of idiopathic normal pressure hydrocephalus. Dementia Geriatr Cogn Disord 2008; 25: 37-45.
10) Kuriyama N, Miyajima M, Nakajima M, et al. Nationwide hospital-based survey of idiopathic normal pressure hydrocephalus in Japan: Epidemiological and clinical characteristics. Brain Behav 2017; 7 (3): e00635.
11) Marmarou A, Bergsneideer M, Klinge P, et al. The value of supplemental prognostic tests for the preoperative assessment of idiopathic normal pressure hydrocephalus. Neurosurgery 2005; 57: S17-28.
12) Miyake H, Kajimoto Y, Tsuji M, et al. Development of a quick reference table for setting programmable valves in patients with idiopathic normal pressure hydrocephalus. Neurol Med Chir (Tokyo) 2005; 48: 427-37.
13) 石川正恒, 佐々木博信. iNPH診療における医療経済効果の検討. 脳21 2011; 14: 154-8.
14) 「正常圧水頭症の疫学・病態と治療に関する研究」班, 特発性正常圧水頭症(i-NPH)の地域連携パスと連携ノート. 平成22年度厚生労働科学研究費補助金難治性疾患克服事業 Ver.3, 2010, p1-32.
15) 日本正常圧水頭症研究会特発性正常圧水頭症診療ガイドライン作成委員会. 特発性正常圧水頭症診療ガイドライン. メディカルレビュー社, 大阪, 2004.
16) 日本正常圧水頭症研究会特発性正常圧水頭症診療ガイドライン作成委員会. 特発性正常圧水頭症診療ガイドライン第2版. メディカルレビュー社, 大阪, 2011.

XI 検査・治療

XI 検査・治療

脳血管撮影

脳脊髄血管撮影とは

▶歴史

　脳血管撮影の歴史は1927年ポルトガルのEgas Monizに始まる。当時は頚部で頚動脈を直接穿刺して撮影を行っていたが，劣悪な造影剤や手技上の問題で多くの合併症があったという。現代の脳脊髄血管撮影は，1953年にSvenson Seldingerによって経皮的カテーテル法が開発されてから飛躍的に進歩した[1]。現在は，骨情報を差し引き血管のみを描出できるdigital subtraction angiography（DSA）が主流である。さらに，血管撮影装置としてflat panel detector（FPD）が導入され，以前のimage intensifier（I.I.）に比べて3D DSAやcone beam CTなどの画質の向上に加え，被ばく線量の低減も得られるようになった[1]。

▶脳血管撮影の適応疾患

　適応となる疾患は脳動脈瘤，脳〜頚部主幹動脈狭窄・閉塞症，硬膜動静脈瘻，脳動静脈奇形，もやもや病，静脈洞血栓症など脳血管病変や，脳・頭頚部腫瘍，顔面頭頚部血管奇形・血管腫など頭頚部病変多岐にわたる。侵襲的な検査であるがcomputed tomographic angiography（CTA）やmagnetic resonance angiography（MRA）と比較して空間的・時間的分解能に優れており，微細な血管構築の観察，正確な血管径の測定，側副血行路の評価をするうえで有用性は大きい。

脳脊髄血管撮影の準備と放射線防護

▶血管撮影の準備

　当科で使用している準備物品の例を 図1 に示す。4Frシースイントロデューサーキット，4Fr診断用カテーテル，0.035"ガイドワイヤー150cm，3方活栓，20mLロック付きシリンジ2本，局所麻酔用のシリンジと穿刺針，造影剤用ビーカー，ヘパリン加生食水用ビーカー，局所消毒用ビーカー，バット，清潔シーツ，ガーゼ，各種鉗子を準備する。ヘパリン加生食水（生食水500mLにヘパリン2,000単位）を用意しておき，シースやカテーテルをリンスしておく。造影剤注入用チューブを造影剤注入装置に取り付け，造影剤用ビーカー内に手押し注入で必要な10〜30mL程度を準備しておく。

▶放射線防護

　血管撮影では，放射線防護の3原則である時間，距離，遮蔽を常に意識して，患者・スタッフ双方の放射線被ばくを低減するように努めることが重要である[1,2]。検査中はプロテクター，ネックガード，防護メガネを装着し防護を行う。遮蔽板を有効に使用し，放射線照射装置の球管は患者から遠ざけ，フラットパネルを患者に近づけることで被ばく量を低減し，高画質の画像が得ることができる。モニターの拡大率を上げすぎると線量が増加する

ため不要な拡大は避け、透視・撮影時には絞りとフィルターを活用し、観察する部位以外への放射線照射を減らすようにする。また、位置合わせの際に正面像・側面像の両者を漫然と使用せず、適宜カテーテルの走行がよく把握できる側のみを選択的に用いるなど工夫をする。

周術期管理と合併症

▶周術期管理

造影剤を使用するため腎疾患や腎機能障害がないかどうか確認する。当科ではeGFR<60mL/分/1.73m^{2}の場合には術前より生食水の点滴負荷を行っている。ヨード造影剤や局所麻酔薬のアレルギーの有無も確認しておく。また、アプローチルートの評価のため下肢末梢動脈閉塞症(peripheral artery disease:PAD)や胸腹部大動脈瘤、頚部血管の狭窄病変の有無をCTAやMRAで評価しておく。アトロピン硫酸塩投与に備え緑内障や前立腺肥大、麻痺性イレウスの既往も確認しておく。内服薬として、抗凝固薬や抗血小板薬、ビグアナイド系血糖降下薬の使用について確認しておく。ビグアナイド系血糖降下薬を使用している場合には、検査前48時間〜検査後48時間は休薬としている。近年は検査のために抗血栓薬を休薬することはないので、止血の際には注意が必要である。

局所麻酔の場合は、4〜6時間前から絶食とし、飲水は少量であれば可能としている。全身麻酔の場合は麻酔科医の指示に従う。大腿動脈穿刺の場合は尿道カテーテルを留置しておく。また、上肢アプローチの場合は橈骨動脈や尺骨動脈を、大腿動脈アプローチの場合は膝窩動脈や足背動脈が触知できることを確認し、マーキングしておく。

検査中には心電図モニター、非観血式血圧計、酸素飽和度モニターで患者のバイタルサインを常にモニタリングしておく。万一に備えて、血管撮影室には救急物品・薬物カート、電気的除細動器を準備している。

図1 脳血管撮影に必要な物品

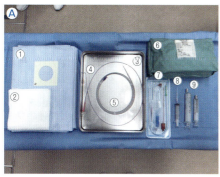

①清潔シーツ　⑥鉗子・ビーカーセット　①布鉗子　⑥造影剤用ビーカー
②ガーゼ　⑦シースイントロデューサー　②ペアン鉗子　⑦消毒用鉗子
③バット　⑧局所麻酔用シリンジ　③モスキート鉗子　⑧シャーレ
④4Fr診断用カテーテル　⑨ロック付きシリンジ　④ヘパリン加生食水用ビーカー　⑨膿盆
⑤0.035"ガイドワイヤー　　⑤消毒用ビーカー

▶合併症

　脳血管撮影による恒久的な合併症は0.2～1%程度とされている[3-5]。塞栓性合併症として、カテーテルに形成された血栓や血管壁に付着したプラークが剥がれて遠位塞栓を起こす可能性がある。血栓性合併症予防のため、ヘパリン少量（約2,000単位）を静脈内投与してヘパリン化を行い、検査中はシースやカテーテル内を適宜ヘパリン加生食水でリンスする。出血性合併症として、穿刺部の皮下血腫や仮性動脈瘤形成がある。仮性動脈瘤の疑いがあれば血管超音波検査を行い、瘤内への持続的な血液流入が確認されれば、エコープローブで血液流入部位を圧迫する。また、不適切な位置での穿刺やガイドワイヤーやカテーテルによる血管損傷により後腹膜血腫をきたすことがある。仮性動脈瘤、持続的な出血による貧血の進行や血圧低下がある場合には外科的治療が必要となる。そのほか、造影剤や局所麻酔に対するアレルギーを生じることもあり、使用前にあらかじめアレルギーの有無を確認する必要がある。また、まれではあるがコレステロール塞栓症やヘパリン起因性血小板減少症などの合併症にも留意する必要がある。

使用デバイスの基礎知識

▶シースイントロデューサー

　通常、成人に対する脳血管撮影では4Frのシースを用いる。有効長が7cm・10cmのショートシースと25cm・30cmのロングシースに分けられ、通常の上腕動脈穿刺では10cm、大腿動脈穿刺では25cm、小児脳血管撮影では7cmの長さを使用している。高齢者で大腿動脈や腸骨動脈の蛇行が強い場合にはロングタイプを使用することでカテーテルの操作性が向上する。また、腸骨動脈の屈曲蛇行が著しく通常のシースではキンクしてしまう場合やHybrid手術室で腹臥位での血管撮影が必要な際は45cm長のキンクレジスタントシースを用いる。Hybrid手術では最初に仰臥位で大腿動脈に10～15cm挿入し固定を行い、腹臥位にして大腿裏面に固定して使用する。

▶ガイドワイヤー

　当科では、ニッケルとチタンの合金であるナイチノールを親水ポリマーでコーティングしたラジフォーカス®ガイドワイヤーMが第一選択である。先端形状はストレート型、アングル型、J型のほかに、リシェイプ対応のEタイプがある。外径は0.018～0.035″まで、長さは50～450cmまで多彩なバリエーションがあり、通常の脳血管撮影には0.035″ガイドワイヤー150cmアングル型が頻用される。シャフトの強度はスタンダードからフレックス、スーパーフレックス、ハーフスティッフ、スティッフがある。スタンダードを用いることが多いが、動脈硬化が強い場合にはハーフスティッフやスティッフなどの硬いワイヤーを選択してサポートを高める。

▶カテーテル（図2）

　脳血管撮影には通常4Frカテーテルを使用する。大腿動脈アプローチの場合は、ベレンシュタイン型やベンソン・ハナフィー・ウィルソン（JB-2）型が選択される。若年者では曲がりの少ないベレンシュタイン型、高齢者で大動脈弓部の蛇行が強い場合にはシモンズ型も用いられる。上肢アプローチの場合は、シモンズ型が第一選択である。

脳血管撮影の実際

▶穿刺部位と血管解剖

●穿刺部位の選択

上腕もしくは橈骨動脈穿刺による上肢アプローチか，大腿動脈穿刺による大腿動脈アプローチが選択される．脳血管撮影では左右の総頸動脈と椎骨動脈を選択的に造影する4-vessel studyが基本であり，病変により内頸動脈と外頸動脈を分けて造影する6-vessel studyを行う．上肢アプローチは合併症，侵襲ともに少ないが，6-vessel studyは困難であることが多い．

上腕動脈穿刺の場合，肘関節を伸展させた状態でやや橈側へ回外させ，肘部の尺側1/3あたりの拍動の強い箇所を穿刺する．ガイドワイヤーが分枝に迷入することがあるため，上腕動脈本幹に入っていることを透視で確認する．

大腿動脈穿刺の場合，鼠径靱帯の2〜3cm尾側より穿刺を行う．それより末梢では細い浅大腿動脈を穿刺する可能性があり，中枢側では外腸骨動脈が深部を走行し，後腹膜血腫の原因となる危険性がある．大腿骨頭の中央部を透視で確認して穿刺を行い，ガイドワイヤーを進める際にも浅腸骨回旋動脈や外陰部動脈などの分枝に迷入していないことを確認する．シース挿入後にヘパリン2,000単位を静注しヘパリン化を行う．

●止血方法

上腕動脈や橈骨動脈穿刺の場合は，ブリードセーフ®などの止血デバイスを使用しても良い．用手圧迫の場合には，左手指で穿刺部中枢側の血管拍動を触知しながら右手でシースを抜去する．第3指で動脈穿刺部直上を押さえるように左第2〜4指の3本で圧迫を行う．4Frシースでは10〜15分程度の圧迫で止血が得られる．用手圧迫後は枕子による圧迫固定を4時間程度行う．

図2 代表的な診断用カテーテル

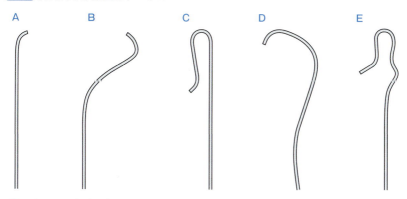

A：ベレンシュタイン型
B：ベンソン・ハナフィー・ウィルソン（JB-2）型
C：モディファイド・シモンズ型
D：コブラ型
E：ミカエルソン型

▶上腕動脈アプローチ

●シモンズカテーテルの操作方法（図3）

　カテーテルは4Frシモンズ型カテーテル100cm，ガイドワイヤーは0.035"ラジフォーカス®ガイドワイヤーM 150cmアングル型を用いている。右鎖骨下動脈から分岐する筋肉枝や内胸動脈に入らないように注意しながらワイヤーを上行大動脈へ進め，カテーテルを追従させる。

　シモンズカテーテルは大動脈弓部内でカテーテルを反転させ，ヘアピン形状にする必要があり，以下の3つの方法がある。①上行大動脈までカテーテルを進めた状態でワイヤーを抜き，カテーテルを押し込みながら大動脈弁の上方でひねってループを作る。この状態でワイヤーを進めるとヘアピン形状を作ることができる。②下行大動脈までワイヤーとカテーテルを進め，ワイヤーをカテーテルの谷まで引き戻す。この状態でカテーテルを押し込むことで上行大動脈へシモンズの谷の部分が押し込まれヘアピン形状を作ることができる。③ワイヤーを上行大動脈から大動脈弁上で180°反転させる。ワイヤーを十分に反転させたところでカテーテルを追従させて反転する。ワイヤーやカテーテルが左心室内に

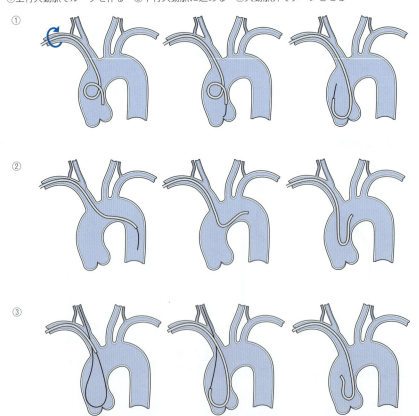

図3 シモンズカテーテルの操作方法
①上行大動脈でループを作る　②下行大動脈に進める　③大動脈弁でターンさせる

入った場合には,不整脈を生じるためすぐに抜去する。カテーテルが反転する際にワイヤーが遠位に進みすぎることがあり,特に頚動脈狭窄症では注意が必要である[6]。

- **各血管へのアプローチ**

基本的に左椎骨動脈(鎖骨下動脈),左総頚動脈,右総頚動脈,右椎骨動脈(鎖骨下動脈)の順番に行うが,困難例では挿入できたところから撮影して良い。上肢アプローチでは左椎骨動脈の選択的造影は困難であることが多く,左上腕につけたマンシェットを加圧した状態で左鎖骨下動脈から撮影を行う。左鎖骨下動脈への挿入は,カテーテルの先端を左鎖骨下動脈よりも末梢へ進めた後に,カテーテルを時計回りに回してループを作り,カテーテルをゆっくり手前に引き戻しながら左鎖骨下動脈にかける。反時計回りに回してループを解除すると深く挿入することができる。

左総頚動脈への挿入は,左鎖骨下動脈に入った状態で時計回りに回し,ループを形成する。そのままカテーテルを押し,カテーテル先端が左総頚動脈の起始部にかかればループを解除し,カテーテルを引き戻して安定留置させる。

右総頚動脈への挿入は,上行大動脈内でカテーテル先端が右側に向くように回した後に,カテーテル先端が内上方を向くように引き戻して右総頚動脈に挿入し,右総頚動脈分岐部がカテーテルのカーブにフィットするように安定留置させる。

右椎骨動脈への挿入は,腕頭動脈でカテーテル先端を下外側に向けゆっくりと引いてくる。椎骨動脈起始部近傍までカテーテルを引き戻し,先端を回して上内側へ向けゆっくりと引いてくる。椎骨動脈起始部で撮影を行い,起始部の位置や分岐角度を確認する。分岐角度が急峻な場合はカテーテルを真っ直ぐに伸ばした状態にして引き戻し,カテーテル先端が起始部にかかったら,カテーテルを回しながら押し込み,先端だけを椎骨動脈に挿入する。ガイドワイヤーを先行させてもよいが無理に挿入して血管解離を生じないよう注意する。

▶大腿動脈アプローチ

- **大腿動脈アプローチ**

カテーテルは若年者では4Frベレンシュタイン型カテーテル100cm,高齢者で絵は4Frベンソン・ハナフィー・ウィルソン(JB-2)型カテーテル100cmを,ガイドワイヤーは0.035"ラジフォーカス®ガイドワイヤーM 150cmアングル型を使用している。検査前にCTAやMRAで大動脈弓部の解剖,左右の椎骨動脈のどちらが優位か,主要血管の狭窄の有無を確認しておく。特に大動脈弓の頂点と腕頭動脈分岐部までの距離が左総頚動脈径の2倍以上であるtype Ⅲや左総頚動脈が腕頭動脈から直接起始するbovine typeの場合は,総頚動脈の分岐角度が急峻となりカテーテルが挿入困難であることが多い。その場合はガイドワイヤーをスティッフに変更するほかに,カテーテルをシモンズ型に変更して対応する。これでも困難な場合は上腕アプローチへ変更する[7,8]。

- **各血管へのアプローチ**

ワイヤーとカテーテルを上行大動脈まで進め,ワイヤーを少し抜いてカテーテルを頭側へ向けて引き戻し,腕頭動脈へかける。右椎骨動脈への挿入は,ワイヤーを腋窩部まで十分進めた後に,カテーテルをいったん腋窩動脈近くまで進める。ワイヤーを腋窩部に留置させたままカテーテルを右椎骨動脈起始部までゆっくりと引き戻してテンションを取り,安定させる。ここで起始部撮影を行い,狭窄がなければワイヤーを下顎の高さを目安に進

め，慎重にカテーテルを追従させる。ワイヤーで右鎖骨下動脈が選択できない場合には0.035″リシェイプ型ワイヤーの先端を大きなC型やダブルアングルとして用いている。

　右総頸動脈への挿入は，カテーテル先端を腕頭動脈へかけワイヤーを上向きにして総頸動脈を選択し，頸動脈分岐部手前までカテーテルを追従させる。正面像は歯と重ならないように同側に20～30°傾け，側面像は総頸動脈から前交通動脈が入るようにして用手的に分岐部撮影を行う。内頸動脈への挿入は，ワイヤーを正面像で外側，側面像で背側へ向けて内頸動脈を選択し，血管走行に合わせてカテーテルが安定するよう留置する。外頸動脈への挿入は，ワイヤーを正面像で内側，側面像で腹側へ向けて外頸動脈を選択する。先端をクルクルと回しながら外頸動脈本幹をとらえ，安定する高さまでカテーテルを追従させる。内頸動脈と外頸動脈の選択はロードマップ下に操作をすれば安全に行うことができる。

　左総頸動脈への挿入は，まずカテーテルを腕頭動脈にかけ，時計回りに回しながら引いてくるとカテーテルが腕頭動脈からはずれて左総頸動脈起始部に入る。ワイヤーを慎重に総頸動脈へ進め，第5頸椎の高さまでカテーテルを追従させる。分岐部撮影を行い，右側と同様に内頸動脈，外頸動脈へカテーテルを進め撮影を行う。

　左椎骨動脈への挿入は，カテーテル先端が腕頭動脈にかかった状態で，カテーテルを上向きにして引き戻し，先端を左鎖骨下動脈にかける。ここで確認撮影を行い左椎骨動脈起始部に狭窄がないか確認した後に，対側と同様に操作する。ワイヤーやカテーテルを無理に押し込んで動脈解離を生じないよう慎重に操作を行う。透視で確認しながらワイヤーを抜去し，すぐに造影剤の停滞がないことを確認した後に撮影を行う。病変に応じて，椎骨動脈は径の太い優位側のみ撮影を行うか，両側が必要か判断する。対側の血流が豊富な場合は層流（laminar flow）により造影剤のムラが生じることがあり注意を要する。

▶具体的な撮影方法

●撮影範囲

　撮影の位置合わせでは無駄な放射線被ばくを抑えることを心掛ける。まず，目視で大まかな位置調整をした後，側面像でベッドの高さを調整し高さを決定し，正面像でベッドを動かし頭尾側，左右の位置調整を行う。最後に再度側面像で頭尾側方向の位置調整を行う。正面像の撮影範囲は頭蓋骨外版が画面いっぱいに入るようにするが，外頸動脈撮影では皮膚まで入るようにする。前方循環の場合は，中大脳動脈が長くみえるように正面のFPDを頭側（タウン方向）に傾け，頭蓋底と上眼窩縁を合わせて撮影を行う。後方循環で脳底動脈を最も長く観察したい場合は，FPDをやや尾側（逆タウン）に傾けて撮影する。

　脳動脈瘤などの治療の際に内頸動脈を一時的・永続的に遮断する可能性がある場合に，前交通動脈，後交通動脈を介した側副血行が十分にあるかどうか評価する目的で，遮断予定側の頸部を用手的に圧迫し，内頸動脈の血流を遮断した状態で撮影を行う。カテーテルを反対側の総頸動脈もしくは内頸動脈に挿入した状態で，用手的に遮断を行い前交通動脈を介した血流を評価する方法をMatas test，カテーテルをどちらかの椎骨動脈に挿入した状態で，用手的に遮断を行い後交通動脈を介した血流を評価する方法をAllcock testとよぶ。用手圧迫を行う際にはあらかじめ頸動脈分岐部に動脈硬化性病変がないかどうか評価しておく。

●造影剤注入条件

　血管撮影では，精細な画像を撮影し，かつ過量の造影剤を注入しないように適切な造影

剤の注入条件を選択する必要がある。当科では 表1 の条件を基準としているが，血管径や血管狭窄の有無，カテーテルの安定具合などから適宜調整を行う。必ず自動注入装置での注入の前には少量の造影剤を流して，スパズムや解離がないこと，造影剤が停滞していないことを確認しておく。当科での動脈瘤に対する3D回転撮影時の撮影条件を 表2 に示す。実際はこれを基準として，通常の血管撮影の際の造影所見を参考にしながら，適宜調整する。

特殊な脳脊髄血管撮影

▶小児の脳血管撮影
● 適応疾患

適応疾患として，もやもや病，脳動静脈奇形，脳腫瘍，顔面頭頸部の血管腫・血管奇形

表1 脳血管撮影における造影剤注入量

カテーテル位置（撮影部位）	注入速度（mL/sec）	造影剤総量（mL）
総頸動脈（頸動脈分岐部）	5	5
総頸動脈（頭蓋内）	5	7
内頸動脈	4	6
外頸動脈	2	4
椎骨動脈（頭蓋内）	3	5
鎖骨下動脈（椎骨動脈分岐部）	3	3
左鎖骨下動脈（頭蓋内）マンシェット	4	8
右鎖骨下動脈（頭蓋内）	4	8
大動脈弓	10	20

表2 動脈瘤に対する3D回転撮影における造影剤注入量（注入速度/総量）とX線delay（秒）

動脈瘤部位	カテーテル位置			
	総頸動脈	内頸動脈	椎骨動脈	鎖骨下動脈
内頸動脈瘤	3/18 1.0	2.5/14 1.0		
前交通動脈瘤	3/18 1.3	2.5/14 1.2		
中大脳動脈瘤	3/18 1.2	2.5/14 1.2		
前大脳動脈・ 中大脳動脈末梢瘤	3.5/20 1.3	2.5/15 1.2		
椎骨動脈瘤			2/14 1.0	3/8 1.2
脳底動脈瘤			2/12 1.2	3/18 1.5
後大脳動脈瘤	3.5/20 1.3	2.5/15 1.2	2.5/15 1.2	

などがある。被ばく量や造影剤の使用量に留意し，効率的に検査を行うことが重要である。

● **血管撮影の手技**

　当科では原則全身麻酔下で行っている。大腿動脈アプローチが基本であり，幼児期以降では4Frシースを挿入する。血管径が小さく容易にスパズムをきたすため，1回の穿刺で確実に内腔を捉えることが重要であり，エコーガイド下での穿刺も考慮する。カテーテルは先端の曲がりが強いとかえって挿入が難しいため，ストレートに近い形状を使用している。乳児では3Frシースを挿入し，レネゲードハイフローマイクロカテーテルとラジフォーカス® ガイドワイヤーM 0.025″を組み合わせて撮影を行うことがある。

　造影剤の総使用量は6～8mL/kg以下を目安とする。撮影は必要最低限の量で行い，カテーテル内腔にある造影剤は可能な限り回収するよう工夫する。また，無駄な透視・撮影を行わず，FPDを患者に近づけ被ばく量低減に努める。

▶ **脊髄血管撮影**

● **適応疾患**

　脊髄動静脈奇形，脊髄硬膜動静脈瘻などの血管病変や血管芽腫など血流豊富な脊椎脊髄腫瘍性病変が適応となる。

● **術前検査**

　脊髄血管病変のfeederがどのレベルの分節動脈から分岐しているかおおまかに見当をつけるため，術前にCTAや造影MRIで評価をしておく。脊髄血管撮影では微細な血管構造の描出のため，患者の無動化が必要である。局所麻酔下で検査を行う場合は適切に息止めが行えるか事前に評価しておく。腸管運動を抑制する目的で必要に応じてブチルスコポラミン臭化物（ブスコパン®）を使用する。上肢を挙上する際の手台やレベル確認用のマーカーがあれば有用である。当科では検査前に透視下でTh8とL2レベルのマーキングを行っている。

● **脊髄血管撮影の手技**

　ロングシースを用いると下部腰椎や仙椎の分節動脈の撮影が困難となるため，4Frショートシースを使用する。当科ではカテーテルは気管支動脈用セレコンPAカテーテル（GRB型）を使用している。これはカテーテルの先端がUターンしていないタイプで同様のタイプにコブラ型がある。下位胸椎から腰椎になると分節動脈の角度が急峻になるため，Uターンしているタイプのミカエルソン型に変更する。腸骨動脈撮影時にはシェファードフック型やシモンズ型を使用することがある。下行大動脈撮影にはピッグテール型カテーテルを用いる。

　ガイドワイヤーを用いてカテーテルを胸部大動脈まで進め，ガイドワイヤーを抜去する。造影剤の入った10mLシリンジをカテーテルに接続して，ゆっくりとカテーテルを引き戻してくるとカテーテル先端が分節動脈に挿入され，コツンとした感触が得られる。逆にカテーテルを押して行ってもカクンとした感覚で直接分節動脈に入る。造影剤をフラッシュして目的の血管に挿入されたか確認する。被ばく低減の観点から重要な血管以外を撮影する場合は正面像のみの撮影とし，目的病変や脊髄動脈が描出される分節動脈の撮影時には，両上肢を挙上させ2方向から撮影を行う。造影剤の注入は1～2mL/秒のスピードで，総量2～4mLを目安に行う。異常血管がみつからない場合や治療後の残存病変がないかどうか確認する場合には，ピッグテール型カテーテルを用いて下行大動脈撮影を行う。通常，

10mL/秒のスピードで，総量20～30mLを注入するが注入圧が高いため，3方活栓は耐圧のものを使用する。

▶バルーン閉塞試験（balloon test occlusion：BTO）
●適応疾患
　治療のため頚動脈，椎骨動脈などを閉塞する必要がある際に，あらかじめ目的血管を一時的にバルーンで遮断したうえで神経学的検査や脳血流検査を行い閉塞の可否を判断する検査である。当科では脳血流検査として^{99m}Tc-ECDを用いたsingle photon emission computed tomography（SPECT）を併用している。適応疾患は脳動脈瘤と頚部腫瘍である。標的血管の永久遮断が可能かバイパス術の併用が必要か，内頚動脈瘤のクリッピングやコイリングの際にテンポラリークリップやバルーンによる長時間の一時遮断が可能か等を評価する[9,10]。耳鼻科・頭頚部外科領域で内頚動脈に浸潤する頚部腫瘍の治療に際して，腫瘍と内頚動脈の合併切除が可能か判断する目的で行うことも多い。

●BTOの手技（頚部内頚動脈の場合）
　局所麻酔下に右大腿動脈に5Frシース，左大腿動脈に4Frシースを挿入する。ACTを300秒以上となるように全身のヘパリン化を行う。バルーンカテーテルとして，当科では5.2FrセレコンMPⅡ（2ルーメンタイプ）を使用しており，カテーテルルーメンにはstump pressure測定用の圧ラインと加圧ヘパリン加生食の灌流ラインを各々接続しておく。まずは診断用カテーテルで通常の撮影を行った後に，バルーンカテーテルを内頚動脈起始部に留置し，バルーンをinflationして血流を遮断する。1分，5分，10分後に神経所見とstump pressureの測定を行う。その間に対側内頚動脈，同側外頚動脈，椎骨動脈撮影を行い側副血行路の評価を行う。遮断中に意識障害や麻痺などの神経脱落症状があれば速やかにバルーンをdeflationする。神経所見に変化がなければ，バルーンをinflationしたまま核医学検査室に移動して^{99m}Tc-ECDを静注する。カテーテル室に戻りバルーンをdeflationして，遮断部位に動脈解離などがないことを確認して検査を終了する。通常，全遮断時間は約20～30分となり，BTO後にSPECT撮影を行う。なお，バルーン閉塞部位は実際の治療で閉塞する部位と同一にすることが原則である。

（村井　智，杉生憲志）

文献
1) 杉生憲志. 脳脊髄血管撮影超実践マニュアル. メディカ出版, 大阪, 2015.
2) 日本アイソトープ協会. 国際放射線防護委員会の2007年勧告. ICRP Publ. 103, 2007.
3) Hankey GJ, Warlow CP, Sellar RJ. Cerebral angiographic risk in mild cerebrovascular disease. Stroke 1990; 21: 209-22.
4) Heiserman JE, Dean BL, Hodak JA. Neurologic complications of cerebral angiography. AJNR Am J Neuroradiol 1994; 15: 1401-7.
5) Kaufmann TJ, Huston J 3rd, Mandrekar JN, et al. Complications of diagnostic cerebral angiography: evaluation of 19,826 consecutive patients. Radiology 2007; 243: 812-9.
6) 藤本俊一郎, 吉野公博. 経上腕動脈法脳血管撮影の基本. メディカ出版, 大阪, 2004.
7) Gonzalez LF, Albuquerque FC, McDougall C. Neurointerventional Techniques. Thieme, New York, 2014.
8) Morris PP. Practical Neuroangiography. 3rd ed. Lippincott Williams & Wilkins, Philadelphia, 2013.
9) 勝間田篤, 杉生憲志, 佐々原渉, 他. 内頚動脈閉塞症の合併症-119例の経験から-. 脳外誌 2004; 13: 572-7.
10) Date I. Symptomatic unruptured cerebral aneurysms: features and surgical outcome. Neurol Med Chir (Tokyo) 2010; 50: 788-99.

XI 検査・治療

ガンマナイフ治療，サイバーナイフ治療

　定位放射線治療とは細い放射線ビームを多方向から病変の形状に合わせて集中照射する治療法である。ガンマナイフは，1960年代にスウェーデン・カロリンスカ大学のLekselらによって開発され，日本では1996年に保険適応が認められた。他の定位放射線治療装置の先駆となった装置であり，長期追跡データの蓄積の最も多い定位放射線治療機器である。サイバーナイフは小型化されたX線照射装置（LINIAC）をコンピュータで制御し，多方向から放射線ビームを照射する方法であり[1]，1994年に米国で保険診療が開始され，日本には2003年に導入された。

サイバーナイフおよびガンマナイフの特徴

　定位放射照射は，1回の照射で行うものを定位的放射線手術（stereotactic radiosurgery：SRS），3～5回程度に分割し数日間で治療を行うものを定位的放射線治療（stereotactic radiotherapy：SRT）と称する。

　サイバーナイフ（図1）とガンマナイフ（図2）はいずれも定位放射線装置である。その相違点の主なものを表1に示すが，特に大きな特徴・差異を以下に述べる。

1) サイバーナイフは一門の放射線照射装置が患者の周囲を移動し位置や照射角度を変えて照射するのに対し，ガンマナイフでは約200の小線源が半球状に配置され，中心に焦点を結ぶ。このため，サイバーナイフは全身への治療が可能であるが，ガンマナイフは線源の中心に病変部位を配置できなければ治療はできないので，治療可能な病変は頭頂部～第2頚椎レベルの頚部病変までである。
2) 放射線ビームはサイバーナイフでは1,000以上の方向の放射線ビームが使用可能である

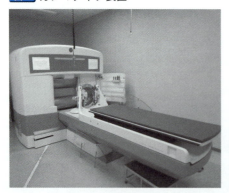

図1　ガンマナイフ装置

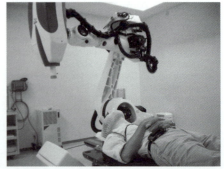

図2　サイバーナイフ装置
患者は熱可塑性樹脂で作成したマスクを装着する。

が，実際の治療には30〜200程度のビームを使用する。一方，ガンマナイフでは照射計画は1〜複数の照射shotの組み合わせで作成するので200×shot数の放射線ビームを使用する。ガンマナイフでは放射線の分布の勾配が中心線量の50%のところで最も急峻であるため病変の辺縁を50%isodose curveで囲んで照射するが，サイバーナイフでは70〜85%で腫瘍を囲むように照射計画を立てる。よって最大線量や病変への平均線量はガンマナイフのほうが高値となる場合が多い。

3) ガンマナイフは元来，フレームを頭蓋骨にピン固定して行っていたが，近年フレームのピン固定が不要な機種が開発され普及しつつある。すなわちガンマナイフではフレームの頭蓋へのピン固定の要否は機種による。一方，サイバーナイフではフレームは使用せず，後述のマスクを患者ごとに作製し頭部を固定する。大型腫瘍に対して数日間に分割して施行するSRTはサイバーナイフでは問題なく施行可能であるが，ガンマナイフでは機種により治療のたびにピンでフレームを頭蓋骨に固定をする必要がありSRTは行いにくい。一方，ガンマナイフで頭部をフレームに固定した際にはMRIの登録や患者の動きなどの誤差が少ない。またガンマナイフには脳血管撮影を治療計画に使用可能，サイバーナイフではときにヘッドレストにより後頭部痛を生ずるため照射時間に制限が生じうるがガンマナイフでは長時間の治療が可能，という利点もある。また，近年ガンマナイフでは大型の転移性腫瘍には2〜4週ごとに2〜3回に分割して行う手法が報告されている。

サイバーナイフとガンマナイフの治療成績を比較した報告は少ない。その理由として，これらの治療機器をともに有している施設が少なく，ランダム化した比較試験が困難であること，各施設により患者背景にばらつきがあり単純な比較が困難であること，ガンマナイフでは最大照射線量と辺縁線量の割合がほぼ一定（辺縁線量は最大照射線量の50%前後）であるのに対し，サイバーナイフでは辺縁線量が一定でも最大照射線量は必ずしも一定していないことや，サイバーナイフでは分割照射を行うことがあり，その分割回数は腫瘍の性状や各施設の治療方針によって変動しうることなどが挙げられる。転移性脳腫瘍について，Wowraら[2)]は年齢，性，腫瘍の大きさ，原発巣，Radiation Therapy Oncology Group scoreが一致したサイバーナイフとガンマナイフ治療患者群合計63名を対象とし，

表1 ガンマナイフとサイバーナイフの相違点

	サイバーナイフ	ガンマナイフ
使用する放射線	X線	Gamma線
使用ビーム数	36〜200/個	200＊shot数
計画用画像	CTが必須（MRIはfusion）脳血管撮影は使用できない	MRI，CT，脳血管撮影を直接登録
治療計画	GTV+0〜2mm=PTV＊	GTV=PTV
頭部固定	Facemask	Skull pin（機種による）
Fractionation	可能	機種により困難
1日の治療個数	3〜4個	25個（15mL以内）
線源交換	不要	必要
治療可能な領域	全身	頭頂部〜第2頸椎まで

＊病変や施設の方針により異なる。

retrospectiveに比較検討した．局所制御や合併症には差はなかったが，サイバーナイフ患者群でoverall survivalが有意に長かったと報告している．しかし，研究期間内の後期に登録された患者で生存率が高いことも明らかになっており，近年治療が開始されたサイバーナイフ治療群では悪性腫瘍に対する治療法の改善の影響も考察されている．脳動静脈奇形（arteriovenous malformation：AVM）の治療計画について比較したKuoら[3]はガンマナイフおよびサイバーナイフの治療計画は同様のconformity indexをであったが，周囲の正常脳組織への照射線量はガンマナイフの方が少ないと報告している．

サイバーナイフおよびガンマナイフの治療手順

▶治療前後の投薬

　定位放射線治療は病変に高線量を集中照射させる優れた治療であるが，高線量であるために周囲の脳組織への障害や浮腫の出現に注意が必要である．病変周囲の浮腫が照射後数日間で急激に増悪する可能性もあるため，ステロイド剤（プレドニゾロン初期量60mg/日，維持量30mg/日を1〜2週間，あるいはリンデロン®あるいはデカドロン®初期量6〜8mg/日，維持量3〜4mg/日）を投与する．また，てんかんの既往のある患者では抗痙攣薬の内服の継続あるいはフェノバール®筋注かフェニトインやレベチラセタムなどの静脈内投与を行う．定位放射線治療は全身麻酔や鎮静を要する場合はまれであり，内服の継続可能な場合がほとんどである．

▶サイバーナイフおよびガンマナイフの治療の実際

●サイバーナイフ

　サイバーナイフの治療に際しては頭部CTおよびMRIを施行する．

　サイバーナイフでは照射中にX線撮影を繰り返し，頭部CTから再構成した頭蓋骨像と比較して照射装置の位置を微調整する．このため頭部CTが必須であり撮影する際に頭部を固定するためのマスクを熱可塑性樹脂で作成する（ 図2 ）．MRI画像データは頭部CTにコンピュータ上で重ね合わせ登録する．多くの症例でCT，MRIそれぞれで造影剤を使用するため患者への負担を考慮し同日には行わないことも多い．

　頭部CTおよび頭部MRIの画像データを治療計画用コンピュータに取り込み，治療計画を作成する．患者頭部の変位を感知するためのモニター用の頭蓋骨のデータも頭部CT画像から再構成される．

　眼球，視神経や脳幹など重要な構造への最大線量，病変への処方線量を入力することにより，コンピュータが最善の治療計画を算出する．転移性脳腫瘍など悪性腫瘍の治療では患者頭部の変位，画像登録時の変位，X線照射装置の動きの誤差などを考慮して2mm程度の誤差を腫瘍周囲に加味して照射対象とする〔PTV（planning target volume）＝CTV（clinical target volume）＋辺縁2mm〕．一方良性腫瘍やAVMでは長期の生存期間や栄養動脈の血流低下による制御を考慮して辺縁を追加せず，PTV＝CTVとして治療計画を行う施設も多い．治療計画作成後，治療前に処方線量の確認，線量分布の評価など（quality assurance：QA）を各患者の治療計画に対して行う．

　治療に際しては，患者をサイバーナイフ治療台に仰臥させ，頭部固定用のマスクを装着し頭部を固定する．患者頭部の動きによる変位は治療室の天井の2台のX線追尾装置でモ

ニターされ，1cm以内の動きであればロボットアームの軌道が修正される。治療期間は1～5日間で通院治療も可能である。

前述のように頭部CTおよびMRIを撮影した後に治療計画を作成，さらにQAを行った後に治療となるため頭部MRI撮影の数日以後に治療開始となる場合もある。急速に増大しうる転移性脳腫瘍の治療には注意する。また，小児患者で安静が保てず全身麻酔，気管内挿管が必要な際には頭部固定用のマスクの作成に工夫を要する。

● ガンマナイフ

頭部にフレームをピンで固定する場合，治療当日フレーム固定を行う。固定には頭蓋骨に達するピンを用いる。入院時に頭部X線を撮影し，ピン刺入部の骨の異常の有無を確認しておく。脳転移，特に骨転移の生じやすい乳癌の患者では注意が必要である。固定時の疼痛や不安の軽減のためにジアゼパム5〜20mgやプロポフォールを直前に静脈内投与し，ピン刺入部には1％キシロカイン®で局所麻酔を行う。このため，静脈ラインを確保する必要がある。鎮静による一過性の呼吸抑制に対処するため酸素投与の準備をしておく。鎮痛・鎮静を行っても迷走神経反射による徐脈や血圧の変動は生じうるので血圧，心電図，酸素飽和度のモニタリングは必須である。フレーム固定の後，インジケータを装着して頭部MRI，必要に応じて頭部CTや脳血管撮影を行う。フレームに装着したインジケータを元に各画像を直接コンピュータに登録するため，画像の融合による誤差や再構成に伴うS/N比の低下は生じない。腫瘍性病変に対しては造影MRIを，AVMなど血管性病変ではMRA，MRI（T2WIなど）および脳血管撮影を行う。転移性脳腫瘍では頭部CTの撮影は必須ではないが，骨への浸潤・転移が疑われる場合や頭蓋底腫瘍では頭蓋骨の描出やMR画像の歪みの有無の検証のためにCTも撮影する。

取得した画像をすべて治療計画用のワークステーションに転送し，治療計画を作成する。ガンマ線源は本体に固定されており，各放射線ビームの照射線量は均一であるからサイバーナイフのような患者ごとのQAは必要ない。脳幹部や脳神経など重要構造物への照射量に問題のないことを確認した後，同日治療となる。

治療の後速やかにフレームを頭部から取り外す。ピン固定部には直ちにイソジン®ゲルなどを塗布し静脈内に空気が迷入しないよう注意する。空気塞栓の予防のため，筆者は頭皮が薄い前額部ではピン固定時に頭皮を軽度牽引し皮膚の刺入部と頭蓋骨への刺入部が一致しないようにし，ピン抜去後は刺入部を閉創するように皮膚を寄せて絆創膏を貼付している。ピン固定部から出血を認めることがあるが，動脈性出血であっても数分間の用手圧迫で止血されるので縫合を要することはない。

定位放射線治療の適応疾患・治療効果・合併症

治療の対象となる疾患は，転移性脳腫瘍，聴神経鞘腫など神経鞘腫，下垂体腺腫，髄膜腫，AVMなどである。病状によっては悪性リンパ腫や悪性神経膠腫にも用いられる。病変にのみ集中照射が可能な方法であるが，病変の体積が大きいと周囲の正常脳への照射量も増加する。安全に治療可能な病変の大きさは直径3cm以内，体積10mL以下を目安と考える[4]。また，脳幹部や視神経・視交叉などは耐容線量が13Gy前後，10Gy前後と低く[5]，これらに接する病変には十分な線量を照射できない場合がある。特に20Gy程度の照射が

理想的な転移性脳腫瘍やAVMでは重要な構造物の近傍では照射線量を抑制する，あるいは分割照射とする必要がある．

　低侵襲であるがゆえに，全身麻酔や開頭術が不要であり，3〜5日程度の短期入院で治療が完遂し，合併症のある患者でも治療が可能であるなど利点が多い．しかし，前述のごとく日本に導入されて10〜20数年の装置である．治療後10年以上の長期治療成績や合併症については十分に解析されていないこと，非常にまれではあるが放射線誘発腫瘍の可能性があることなども説明しインフォームド・コンセントを得ねばならない．

▶悪性腫瘍

　頭蓋内の悪性腫瘍は，頭蓋内原発の悪性脳腫瘍と頭蓋外病変からの転移性脳腫瘍に大別されるが，いずれも予後不良である．原発性脳腫瘍は周囲の脳組織に浸潤性に発育し，画像検査上，腫瘍細胞の存在範囲を正確に把握することは困難である．このため，conventionalな放射線治療や局所分割照射のほうが適している．こうした治療の後，限局した範囲に生じた残存・再発病変に対定位放射線治療の報告があり，有効性が示唆されている（**図3**）．

　一方，転移性脳腫瘍では頭蓋外の病変が存在し余命がごく限られた状態での治療となる．治療の目標はより少ない負担で日常生活動作を維持・改善し余命の生活の質を向上させることである．この観点より，転移性脳腫瘍に対しては低侵襲で治療期間も短い定位的放射線治療は理想的な治療手段であるといえる．実際わが国の頭部の定位放射線治療の対象疾患の過半数は転移性脳腫瘍である．

●転移性脳腫瘍

　転移性脳腫瘍に対しては腫瘍の辺縁に20〜25 Gyの照射を行う．ガンマナイフでは誤差が小さいことから辺縁を追加しない場合が多いが，サイバーナイフでは前述のごとく2 mmほどの辺縁を追加して照射を行う．定位放射線治療で辺縁に20 Gy以上を照射した際には腫瘍の制御率は85％以上である[6]．現在，転移性脳腫瘍に対する唯一の標準治療が全脳照射であるが，小型の転移が3個以内であった場合，定位放射線治療の治療成績は全脳照射と遜色がない[7]．定位照射単独と定位照射＋全脳照射間の比較では，生存率には有意差は認めておらず，定位放射線治療は正常脳への照射を最小限とする理想的な治療といえる（**図4**）．ただし，定位照射単独群では定位照射＋全脳照射群に比較して頭蓋内再発率が有意に高い（6ヵ月後に50％と18％）ことは銘記すべきである．また，全脳照射に定位放射線を追加した場合，腫瘍制御率は90％程度と報告されており，特に比較的大きな病変がある場合には全脳照射に定位放射線治療の追加を考慮してもよい．全脳照射後の再発

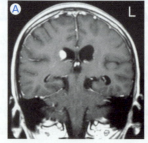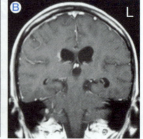

図3 悪性腫瘍：神経膠腫
A：悪性神経膠腫の化学療法・放射線治療後の再発．
B：サイバーナイフ治療後2ヵ月．腫瘍は局所制御されている．

例に対して3個までを治療し，生存期間中央値6ヵ月を得たとの報告もあり，全脳照射後の再発例に対するsalvageとしての治療も可能である[8]。

前述のごとく，原則として，直径3cm以内，体積10mL以下の小型の病変が治療適応となりうる。フレームのピン固定が不要な機種のガンマナイフやサイバーナイフでは低分轄照射により比較的大型の病変も治療対象となる場合がある。ピン固定の必要なガンマナイフでも大型の転移性腫瘍には2〜4週ごとに2〜3回に分割して行う手法が報告されている。

転移性脳腫瘍の患者はすでに末期段階にあるといえ，治療の目的は患者の余命の生活の質の向上にある。よって低侵襲で短期間に治療完遂可能な定位放射線治療は理想的な治療法である。一方，近年の分子標的薬など抗がん剤の開発に伴い，脳転移を認めるものの長期生存が期待できる患者も増加している。転移性脳腫瘍に対しては比較的高線量が使用されるため腫瘍の壊死による膨隆や放射線壊死など，中長期的には合併症の危険もある。原発巣や多臓器への転移巣が制御されている患者で，直達手術により安全な全摘出が望める単発病変には手術も考慮すべきである。

● 治療後の経過追跡

治療後2〜3ヵ月ごとに頭部MRIを施行し，浮腫や新たな転移性病変の有無を確認する。放射線壊死や腫瘍壊死に対してはステロイド剤を投与する。プレドニゾロン30mg/日を2週，15mg/日を2週〜1ヵ月ほど投与し，その後漸減し維持するが，数ヵ月から半年程度の投与を要することもあり，糖尿病などの合併症に注意する。

▶ 良性腫瘍

頭蓋内の良性腫瘍の多くは画像上境界明瞭で，定位放射線治療の対象となりうる。脳神経症状をほとんど悪化させることなく治療可能であるが，海綿静脈洞部など脳神経の近傍では照射線量に制限が生ずる。良性腫瘍に対する定位放射線治療の目的は，神経症状を悪化させずに腫瘍の増大を抑制することである。治療後に良性腫瘍は軽度縮小するか，あるいはほとんど大きさは変わらない。よって，腫瘍が脳幹部や脳神経を圧迫し症状が出現している良性腫瘍では，定位放射線治療による症状の改善を期待するのではなく，外科的手術をまず考慮すべきである。ここでは特に治療症例数の多い神経鞘腫，髄膜腫，下垂体腺腫について述べる。

● 神経鞘腫（前庭神経鞘腫（聴神経腫瘍），三叉神経鞘腫，頚静脈孔神経鞘腫）

神経鞘腫に対しては低線量で腫瘍制御が可能であることが報告されており，12〜13Gy

図4 転移性脳腫瘍
A：肺がん右視床への転移。
B：サイバーナイフ後3ヵ月。

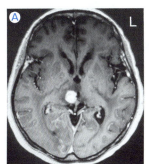
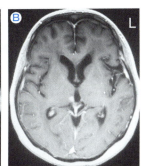

の辺縁線量で治療することが多い（ 図5 ）。前庭神経鞘腫に対するガンマナイフでは，内耳道内には75％以上の高線量が照射されないよう注意する。

　神経鞘腫に対する定位放射線治療後には，一過性に腫瘍が膨大する現象を認める。治療後半年〜1年半後に生ずることが多く，半年から1年ほどで再び縮小する。前庭神経鞘腫の患者ではこの期間にほぼ一致して患者が軽度のめまい・ふらつきを訴えることが多い。多くの場合，再び縮小するが，脳幹部や脳神経を圧迫し症状を呈するほどの増大を示す場合には手術を要することもある。

　前庭神経鞘腫では10年間の腫瘍制御率は95％程度である。前庭神経鞘腫に対する治療後の顔面神経麻痺は一過性のものも含め0〜3％，長期の有効聴力温存は34〜70％で治療前の聴力障害の程度に相関する[9,10]。

● **下垂体腺腫**

　ホルモン非産生性下垂体腺腫に対しては13〜14Gyの辺縁線量を用いることにより，腫瘍の軽度縮小，増大抑制が得られる（ 図6 ）。一方，成長ホルモン産生性腫瘍やCushing病では25Gy以上の照射が必要となる。よって，ホルモン産生性腺腫で腫瘍が鞍上部に進展して視神経に接している例では安全に十分な線量を照射することが困難である。サイバーナイフでは分割照射などで対処をするが，腫瘍増大に対する制御率は80〜100％で高い有効性が期待できる一方，ホルモン産生腺腫でのホルモン学的治癒率は2〜3年後に25〜75％と報告され，経蝶形骨手術に及ばない[11,12]。このため，ホルモン産生性下垂体腺腫に対して定位放射線治療は第一選択とはなりえず，高齢者や全身麻酔が困難な合併症を有する例，海綿静脈洞内に伸展し全摘出手術が困難な例が適応となる。

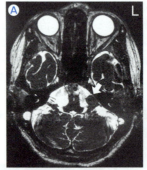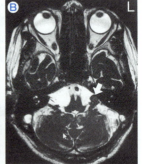

図5　良性腫瘍：神経鞘腫
A：左前庭神経鞘腫。腎不全を有するため造影剤は使用せずheavy T2 weighted imageなどで治療計画を作成した。
B：サイバーナイフ後2年。腫瘍の縮小を認める。

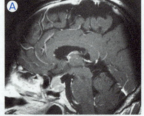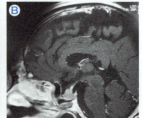

図6　良性腫瘍：下垂体腺腫
A：下垂体腺腫再発患者のT1強調造影MRI画像冠状断。
B：サイバーナイフ後1年半。腫瘍は縮小し，視神経から腫瘍は完全に離れている。

● 髄膜腫

髄膜腫に対しては腫瘍制御のために必要な線量として13〜15Gyが主に用いられる。腫瘍制御は90％前後の症例で得られる[13]。ただし，未手術例の傍矢状静脈洞や円蓋部の腫瘍では定位放射線治療後に広範な浮腫をきたす頻度が高く，まず手術を考慮すべきである。よって髄膜腫に対する定位放射線治療の主な適応は直達手術では脳神経や静脈洞の損傷が予想される頭蓋底髄膜腫や再発した傍矢状静脈洞髄膜腫などである。頭蓋底髄膜腫では脳神経が走行すると予想される部位への高線量を避けることにより，視力障害や眼球運動障害などの脳神経の合併症を残すことはまれである[14]。

悪性髄膜腫（atypical or malignant meningioma）に対しては16〜20Gyが用いられるが，腫瘍の局所制御は得られても照射部位の辺縁など未照射の部位から数ヵ月〜1年程度で再発をきたすことが多く，定位放射線治療のみでは腫瘍の制御は困難である。

● 良性腫瘍に対する定位放射線治療後の経過追跡

定位放射線治療後，3ヵ月ごとに2回，その後半年に1回の頻度で頭部MRIを施行し，腫瘍の変化や周囲の脳組織への影響を観察する。良性腫瘍に対する定位放射線治療では転移性脳腫瘍やAVMに比較して低い照射線量を使用するので脳浮腫などの合併症は比較的少ない。しかし，頭蓋底や視神経近傍に位置する腫瘍については脳神経症状にも注意が必要である。

▶脳血管性病変（AVM・海綿状血管腫）

脳血管性病変に対する定位放射線の主目的は病変を縮小・閉塞し，将来の出血あるいは血行障害を予防することである。AVMでは年間2〜4％程度の出血の危険があり[15]，特に若年者では生涯の出血の危険は少なくない。定位放射線治療の対象となるのは直達手術が困難・危険な深部やeloquent areaに存在するAVMである[16]。脳幹部実質内の病変は最も治療困難なAVMの一つであるがMRIの水平断で病変面積が脳幹面積の1/2以下であれば治療は可能とする報告がある[17]。

AVMに対する定位放射線治療で十分な治療効果を期待するためには18Gy以上の照射線量を用いることが望ましく，通常20〜22Gy程度の辺縁線量が用いられる。最大径が3cm以上の大型病変では脳血管内塞栓を先行させ体積を減じたのちにSRSを施行するという手段もある。しかし，血管内塞栓にはナイダス（nidus）の形状が不整形となる，塞栓物質の影響でCTやMRI上のナイダスの描出が不良となる，塞栓後も再開通することがある，などの点から治療に苦慮することもある。

定位放射線治療後，AVMが閉塞するまでには2〜5年を要する。閉塞率は70〜94％であり，若年者，小型の病変，高い辺縁線量で閉塞率が有意に高い。完全閉塞までの期間内の出血について，治療前に比較して出血の危険は半分程度となると報告されているが[18]，これは治療をすると閉塞しなくとも出血の危険を減じうることも示唆している。一方，完全閉塞後十数年を経過した後にも小出血や嚢胞形成などの合併症が報告されており，長期の経過観察が必要である。

海綿状血管腫に対しては定位放射線治療が出血率を低下させるとの報告もあるが，脳実質内の海綿状血管腫は治療後に著明な脳腫脹や放射線壊死などの合併症を13〜27％に生じるため[19]，出血を繰り返しかつ外科治療が困難な場合にのみ適応すべきであろう。ただし海綿静脈洞部の海綿状血管腫には副作用も少なく効果的である[20]。

● 治療後の経過追跡

治療後3ヵ月ごとに2回，その後半年ごとにMRAおよびMRIで経過を追う。AVMの治療後20～30%の患者でナイダス周囲の脳組織に浮腫を生ずるが1～3年ほどで改善し，症候性となるのは数%である。MRAでAVMの消失を確認した後，脳血管造影を行う。完全閉塞後も，前述のように嚢胞形成などの合併症が生じうるので，1年に一度程度MRIで経過を追うことが望ましい。

（小林正人）

文献

1) Adler JR Jr, Chang SD, Murphy MJ, et al. The Cyberknife: a frameless robotic system for radiosurgery. Stereotact Funct Neurosurg 1997; 69: 124-8.
2) Wowra B, Muacevic A, Tonn JC. Quality of radiosurgery for single brain metastases with respect to treatment technology: a matched-pair analysis. J Neurooncol 2009; 94: 69-77.
3) Kuo CY, Tsai YC, Shiau AC, et al. Evaluation of Clinical Application and Dosimetric Comparison of Treatment Plans of Gamma Knife and CyberKnife in Treating Arteriovenous Malformations. Stereotact Funct Neurosurg 2017; 95: 142-8.
4) Flickinger JC, Kondziolka D, Maitz AH, et al. Analysis of neurological sequelae from radiosurgery of arteriovenous malformations: how location affects outcome. Int J Radiat Oncol Biol Phys 1998; 40: 273-8.
5) Timmerman RD. An overview of hypofractionation and introduction to this issue of Seminars in Radiation Oncology. Semin Radiat Oncol 2008; 18: 215-22.
6) Andrews DW, Scott CB, Sperduto PW, et al. Whole brain radiation therapy with or without stereotactic radiosurgery boost for patients with one to three brain metastases: phase III results of the RTOG 9508 randomised trial. Lancet 2004; 363: 1665-72.
7) Aoyama H, Shirato H, Tago M, et al. Stereotactic radiosurgery plus whole-brain radiation therapy vs stereotactic radiosurgery alone for treatment of brain metastases: a randomized controlled trial. JAMA 2006; 95: 2483-91.
8) Davey P, O'Brien PF, Schwartz ML, et al. A phase I/ II study of salvage radiosurgery in the treatment of recurrent brain metastases. Br J Neurosurg 1994; 8: 717-23.
9) Hasegawa T, Kida Y, Kato T, Iizuka H, et al. Factors associated with hearing preservation after Gamma Knife surgery for vestibular schwannomas in patients who retain serviceable hearing. J Neurosurg 2011; 115: 1078-86.
10) Ishihara H, Saito K, Nishizaki T, et al. CyberKnife radiosurgery for vestibular schwannoma. Minim Invasive Neurosurg 2004; 47: 290-3.
11) Shin M, Kurita H, Sasaki T et al. Stereotactic radiosurgery for pituitary adenoma invading the cavernous sinus. J Neurosurg 2000; 93: 2-5.
12) Roberts BK, Ouyang DL, Lad SP, et al. Efficacy and safety of CyberKnife radiosurgery for acromegaly. Pituitary 2007; 10: 19-25.
13) Pollock BE, Stafford SL, Link MJ, et al. Singlefraction radiosurgery for presumed intracranial meningiomas: efficacy and complications from a 22-year experience. Int J Radiat Oncol Biol Phys 2012; 83: 1414-8.
14) Adler JR Jr, Gibbs IC, Puataweepong P, et al. Visual field preservation after multisession cyberknife radiosurgery for perioptic lesions. Neurosurgery 2008; 62: 733-43.
15) Ogilvy CS, Stieg PE, Awad I, et al; Special Writing Group of the Stroke Council, American Stroke Association. AHA Scientific Statement: Recommendations for the management of intracranial arteriovenous malformations: a statement for healthcare professionals from a special writing group of the Stroke Council, American Stroke Association. Stroke 2001; 32: 1458-71.
16) The Arteriovenous Malformation Study Group. Arteriovenous malformations of the brain in adults. N Engl J Med 1999; 340: 1812-8.
17) Maruyama K, Kondziolka D, Niranjan A, et al. Stereotactic radiosurgery for brainstem arteriovenous malformations: factors affecting outcome. J Neurosurg 2004; 100: 407-13.
18) Maruyama K, Kawahara N, Shin M, et al. The risk of hemorrhage after radiosurgery for cerebral arteriovenous malformations. N Engl J Med 2005; 352:146-53.
19) Hasegawa T, McInerney J, Kondziolka D, et al. Long-term results after stereotactic radiosurgery for patients with cavernous malformations. Neurosurgery 2002; 50: 1190-8.
20) Lee CC, Sheehan JP, Kano H, et al. Gamma Knife radiosurgery for hemangioma of the cavernous sinus. J Neurosurg 2017; 126: 1498-505.

XI 検査・治療

神経内視鏡治療
(水頭症, 脳室内腫瘍)

　近年の脳神経外科手術における, 最も大きな技術革新の一つに神経内視鏡の導入がある。これに伴い, 閉塞性水頭症については, 脳室腹腔シャントをはじめとした, 体内の他部位へ過剰髄液を誘導し代償性に吸収させる治療法から, より生理的な脳脊髄液の循環を再建する方法が確立し, 行われるようになっている[1,2]。また, 脳室内腫瘍についても, 従来から行われている顕微鏡下での手術と比べ, 病態に応じた侵襲の少ない手術を提供できるようになってきている。ここでは, 神経内視鏡下での, 水頭症および脳室内腫瘍に対する手術について, その適応疾患と, 手術方法の詳細, 術前・術中・術後の周術期管理のポイントについて紹介する。

神経内視鏡の種類と手術適応疾患

　神経内視鏡には, 軟性鏡と硬性鏡があり, それぞれの特徴により, 適応疾患が異なる。軟性鏡は, 先端が自由に屈曲できるため, 脳室内の広い範囲を確認することに適しているが, 比較的細径の生検鉗子を通すポートが一つ使用できるのみであり, また, 髄腔内への少量の血液の混入により, 視界が妨げられてしまうため, ある程度の出血が予想される腫瘍の切除術などには適していない。硬性鏡は, スコープの先端角が0°, 30°, 70°とあり, 軟性鏡同様に細径のポートに鉗子を挿入して行う手術から, 比較的広径のシースを使用して顕微鏡手術で用いられるのと同じ通常の手術器具を用いて行う腫瘍の切除術まで, 応用範囲が広い。しかしながら, 直線的な軌道の延長上から外れた病変に手術器具を到達させるのは困難である。それぞれについて, 適応すべき疾患を表に示す(表1)。

　神経内視鏡による, 脳脊髄液循環障害に対する手術の目的は, 髄液循環路を再建し, 髄

表1 水頭症・脳室内腫瘍に対する神経内視鏡治療の適応と内視鏡器機の選択

	軟性鏡	硬性鏡(径2.7mm)	硬性鏡(径4.0mm)
第三脳室底開窓術	◎	○	△*
透明中隔開窓術	○	○	○
脳室内嚢胞開窓術	◎	○	△**
中脳・中脳水道病変生検	◎	×	×
松果体部病変生検術	◎	×	×
視床下部病変生検術	○	○	△*
脳室内腫瘍切除術	△+	△+	◎

◎:非常に適している, ○:施行可能である, △:症例によって選択可能, ×:施行不適
*:モンロー孔が拡大している症例に限り施行可能, **:側脳室内病変に限り施行可能, +:小さい病変に限り施行可能

液の脳室内でのうっ滞を改善することにある。このため，術後に髄液循環が正常化することを期待するには，もともとの脳表やくも膜顆粒を介した髄液吸収能が正常であることが前提となる。生後1歳未満の乳幼児では，こうした髄液吸収能が未発達の場合もしばしばありえ，また，髄膜炎などによる炎症性髄液循環障害でも循環路の閉塞と吸収能の障害が合併している場合もある。このため，近年では，第三脳室底開窓術が奏功する確率を術前に予測するのに"ETV success score"がしばしば用いられている（表2）[2]。

手術手技と術前・術中・術後における注意点

▶手術室のセットアップから脳室内に至るまで

　神経内視鏡下での経脳室手術では，患者を仰臥位とし，頭位を15°程度上げて，前頭部の脳室穿刺部位が高い位置にくるようにセットアップする（図1A）。頭部は正中線が地面と垂直になるように固定したほうが，脳室穿刺の際にdisorientationになりにくい。頭部の固定は，burr holeでの手術では馬蹄型固定器を用いて固定し，繊細な剥離などの操作が必要となる腫瘍切除術などではMayfield 3点固定器でしっかりと固定を行うことが望ましい。皮膚切開は，burr holeの直上にこないようにするために，burr holeを中心とした円弧状におき，硬膜を露出する（図1A）。脳室内腫瘍の場合は，2 burr holesでの小開頭を必要とする場合もあり，この場合は開頭縁での硬膜のつり上げを行う。硬膜を切開し，脳回上に1cm弱の線状切開を行い，側脳室の前角に向けて脳室穿刺を行う。実際の手術操作中は，利き手の指で内視鏡のスコープをしっかりと保持し，頭部へ固定し，もう一方の手で，内視鏡を保持して先端の屈曲進展を行う（図1B）。

　髄液循環障害に対する神経内視鏡手術の最も多い適応疾患は，中脳水道狭窄症や第四脳室出口に起因する閉塞性水頭症に対する第三脳室底開窓術であるが，こうした軟性鏡を主体とした，髄液循環の改善や，隔壁の穿刺，腫瘍の生検，脳室内・嚢胞内へのチューブの留置を目的とした手術では，直径6〜7mm程度の細径のシースを使用する（ニューロポート ミニ 径6.8mm，長さ90mm，オリンパス）。脳室内腫瘍の切除術では，剥離子やバイポーラーとともに，吸引管などを挿入して，顕微鏡下での手術と遜色のない手術手技を実現す

表2 ETV success score
年齢，病因，シャント手術の既往に関する点数を合計したものが，予想される第三脳室底開窓術の奏功率となる。

点数	年齢	病因	髄液シャント手術の既往
0	生後1ヵ月未満	髄膜炎後	既往あり
10	生後1ヵ月以上，6ヵ月未満		既往なし
20		髄膜瘤，脳室内出血，中脳被蓋以外の部位の脳腫瘍	
30	生後6ヵ月以上，1年未満	中脳水道狭窄 中脳被蓋の腫瘍 その他の原因	
40	1歳以上，10歳未満		
50	10歳以上		

Oka K, et al. Neurosurgery 1993; 33(2): 236-42.[1]より引用

るためには，さらに大きめのシースで，広めの術野を確保することが必要な場合があり，段階的に大きいサイズのシースへと変更していく（ビューサイト12mm，17mm，21mm，メディカルU&A）。小児例や，慢性水頭症・脳萎縮などのより脳実質が比較的薄い患者では，シースの挿入に伴い，脳表が圧迫されたり，髄液が急激に排出されたりすることで，硬膜下血腫などを合併しやすい。このため，シースの挿入では，脳表に軽く押しあてて，シース自体が自然に脳実質内に沈み込むのを待つように，ゆっくりと挿入することが好ましい。また，シースの挿入後に内筒を抜去すると髄液の噴出を認めるが，出口を少しずつ開放し段階的に排出することも，同様に重要である。

▶内視鏡手術に必要な脳室内解剖構造（図2）

内視鏡を脳室内に挿入すると，最初に確認すべき構造は，側脳室内の透明中隔静脈（septal vein），視床線条体静脈（thalamostriate vein），脈絡叢（choroid plexus）の3つである（図2A）。これらには，さまざまなvariationがあり，視床線条体静脈は，ときに低形成で後方の外側直静脈（direct lateral vein）が視床や内包後脚の主な静脈還流を担っている場合も少なくない。術野において，これらの構造を認識することで，先天的に脳室内の構造が変化していたり，慢性の水頭症により解剖構造が彎曲していたりする場合でも，モンロー孔の位置を同定し，術野を正確に把握することが可能となる。内視鏡をモンロー孔に近づけ，脈絡叢を視野の中心に入れながらスコープの先端を後方へと向けると，側脳室体部から三角部が確認される（図2B）。

さらにモンロー孔を経由して，第三脳室内に進入すると，前方から後方に向かって，前交連（anterior commissure），視交叉（optic chiasma），下垂体柄の第三脳室底付着部である漏斗陥凹（infundibular recess），灰白隆起（tuber cinereum），そして，両側の乳頭体（mammillary bodies）が正中部に見受けられる（図2C）。

▶髄液循環障害に対する軟性鏡下での手術

モンロー孔や，中脳水道，第四脳室出口など，髄液の通り道が著しく狭窄，または閉塞

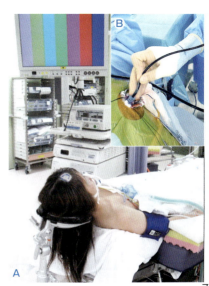

図1 神経内視鏡手術における，手術室のセットアップと術野のセッティング

A：神経内視鏡下経脳室手術では，頭位を15°程度上げて，前頭部の脳室穿刺部位が高い位置にくるようにセットアップする。
B：皮膚切開は，burr holeの直上にこないようにするために，burr holeを中心とした円弧状におく。また，実際の手術操作中は，利き手の指で内視鏡のスコープをしっかりと持って，脳室内での微妙な深さや方向をコントロールすると同時に頭部へ固定する。

することで発生する髄液循環障害に対する手術では，先端を屈曲でき，広い範囲に鉗子を到達させることのできる軟性鏡が用いられる．軟性鏡下での手術操作を行ううえで，最も重要となるのが内視鏡のスコープを利き手で持ち，患者の頭に固定して保持することにある（図1B）．安全に手術を行うには，安定した術野の画像の下で，鉗子類で穿刺をしたり，生検をしたりすることが重要で，術野の画像を一定の間，静止させる必要がある．この際に，スコープを保持する手で，内視鏡を静止させるとともに，スコープの位置や刺入方向を微調整することで，脳室内での内視鏡の位置を安定化し，補正することも可能である（図1B）．

● 第三脳室底開窓術（図3）[1-4]

　第三脳室底開窓術の際には，burr holeを冠状縫合の約1cm手前に設定し，鼻根部と耳朶をランドマークとして真っ直ぐに脳室穿刺を行う．また，第三脳室底開窓術と同時に，松果体部や中脳被蓋部の病変の生検を予定している場合には，内視鏡を後方へと誘導しやすいように，burr holeをそれよりはやや前方に設定してもよい．内視鏡を，側脳室からモンロー孔を経由して第三脳室内に進め，灰白隆起が視野の中心にくる位置でスコープを静止する．続いて，鉗子を用いて穿刺を行うが，第三脳室底の開窓部位については，両側の乳頭体の前端を結ぶ線を底辺とみた場合，底辺から漏斗陥凹に向けて引いた垂線の中点を狙うのが理想的とされている（図3A）[3]．しかしながら，実際は，脳底動脈の位置が患者によってさまざまであるため，術前に十分に検討しておく必要がある．例えば，脳底動脈が脳底槽内でやや左側に走行している場合は，正中よりやや右側を穿刺することが望ましく（図3B），また，キアリ奇形の場合や，後頭蓋窩の占拠性病変により，脳幹が前方へと偏位し，橋前槽が狭小化している場合には，通常よりやや前方，漏斗陥凹のすぐ後方で，鉗子を鞍背に向けて穿刺するようにすると安全である[3]．また，脳室底の穿刺では，

図2 内視鏡下で観察した側脳室・第三脳室内の重要解剖構造

A：右側脳室内に内視鏡を挿入すると，モンロー孔と脳弓（fonix：f）が視野の中心に認められ，モンロー孔の周辺には，透明中隔静脈（septal vein：spv），視床線条体静脈（thalamostriate vein：thsv），脈絡叢（choroid plexus：cp）が確認できる．
B：内視鏡をモンロー孔のに近づけ，スコープの先端を後方へと向けると，側脳室体部から三角部（lv.trg）が確認される．
C：モンロー孔を経由して，第三脳室内に進入すると，前方から後方に向かって，前交連（anterior commissure：ac），視交叉（optic chiasma：oc），下垂体柄の第三脳室底付着部である漏斗陥凹（infundibular recess：infr），灰白隆起（tuber cinereum：tc），そして，両側の乳頭体（mammillary bodies：m）が正中部に見受けられる．

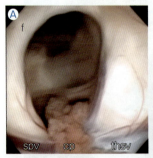 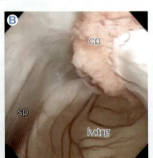 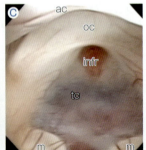

内視鏡先端から，鉗子を長く出しすぎると，脳室底が穿刺された途端に鉗子が内部へ飛び出すことがあり，危険である．このため，穿刺する場合は，鉗子を押し進めるのではなく，鉗子の先端をある程度内視鏡から出した状態で，内視鏡本体で脳室底に近づき，脳室底の抵抗を感じながら無理なく穿刺することが重要である．開窓後は，バルーンカテーテルでstomaを広げる（図3C）．内視鏡がスムーズにstomaを通過すると鞍背（dorsum sellae）や脳底動脈（basilar artery）が確認されるのとともに，内視鏡の径以上の開窓が得られていることが確認できる．この時点で，止血を確認し，内視鏡下での操作を終了する．

● 内視鏡下腫瘍生検術（図4 ）

第三脳室底開窓術と同時に視床下部や，中脳水道近傍，松果体部に発生した脳腫瘍の組織生検を行う場合がある[4,5]．これは，内視鏡下で腫瘍組織に生検鉗子を穿刺し，一部を採取するものである．これらのうち，最も良い適応となるのが，松果体部腫瘍や，中脳被蓋の神経膠腫など，中脳水道の狭窄を伴って，脳室拡大が進行している病変である．内視鏡下での腫瘍生検では，採取される組織標本の量については，非常に限られている．このため，複数の組織型が混在している可能性のある胚細胞腫などでは，組織が採取されなかった部分については，診断できない可能性もある．このため，常にdiagnostic errorの可能性については気に留めておく必要がある[5]．後述するが，軟性鏡下では，動脈からの出血に対する止血が困難である．このため，血管に富んだ腫瘍の生検には適していない．

● 透明中隔開窓術（図5 ）

片側モンロー孔の閉塞症例などでは，内視鏡下に透明中隔を開窓することで左右の側脳室の交通をつけ，isolated lateral ventricleを解除する[6]．また，両側のモンロー孔や第三

図3 軟性鏡下で行われた第三脳室底開窓術の術中所見

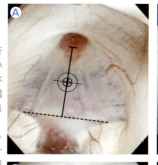
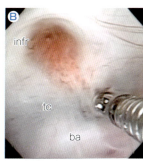
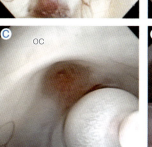
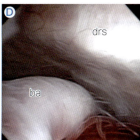

A：第三脳室底開窓術では，まず，鉗子を用いて灰白隆起に穿刺を行う．第三脳室底の開窓部位については，両側の乳頭体の前端を結ぶ線を底辺とみた場合，底辺から漏斗陥凹に向けて引いた垂線の中点を狙うのが基本である．
B：脳底動脈の位置が患者によってさまざまであるため，術前に十分に検討しておく必要がある．例えば，脳底動脈が脳底槽内でやや左側に走行している場合は，正中よりやや右側を穿刺すると安全である．
C：開窓後は，バルーンカテーテルでstomaを広げる．
D：内視鏡がスムーズにstomaを通すと鞍背（dorsum sellae：drs）や脳底動脈（basilar artery：ba）が確認されるのとともに，内視鏡の径以上の開窓が得られていることが確認できる．

図4 内視鏡下生検術の適応となる中脳水道近傍病変

第三脳室底開窓術とともに，中脳水道狭窄をきたした原因となる腫瘍性病変の生検を行う。
A：中脳被蓋部の良性神経膠腫，B：中脳水道部の上衣腫，C：松果体部胚腫．第三脳室内でスコープを後方へと向けているため，画像の上が患者の尾側，下が頭側となる。
mbt：中脳，pc：後交連，pr：松果体陥凹．

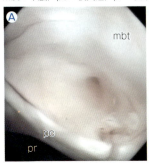
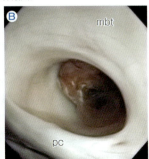
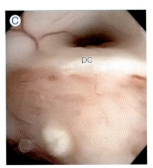

図5 内視鏡下透明中隔開窓術の術中所見

A：右モンロー孔閉塞によるisolated lateral ventricleの症例に対し，内視鏡を健側である左側の側脳室に進め，確認．モンロー孔の開存が確認できる．画面の上が患者の前方，下が後方．
B：内視鏡のスコープを正中側へ向け，モンロー孔から上行したseptal veinが前後に枝分かれした間を，鉗子で穿刺する．
C：第三脳室底開窓術の時と同様，鉗子での開窓後にバルーンカテーテルでstomaを広げる．
D：十分な範囲での開窓が行われ，対側の側脳室内の構造がstomaを通して見受けられる．
E：作成したstomaにスコープを通して，患側である左側脳室内に進入し観察すると，小さめのモンロー孔に発達した脈絡叢がはまり込んで髄液循環を妨げているのが確認された．

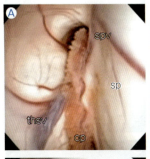
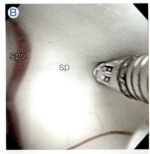
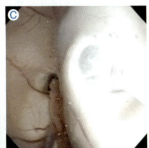
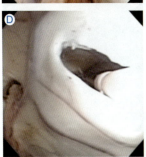
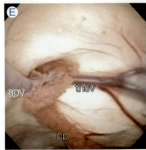

脳室自体が腫瘍や血腫などで閉塞しているような状態でも，左右の側脳室に交通をつけることで，脳室ドレナージや後日行う脳室腹腔シャントの手術を，片側の手術として，より単純化できる。基本的な解剖構造の確認は，第三脳室底開窓術の場合とほぼ同じであるが，正中に位置する透明中隔を可能な限り正面にとらえるためには第三脳室底開窓術の場合より，やや外側にburr holeを設定すると比較的容易となる。通常，側脳室前角の間にある透明中隔に開窓を行うため，モンロー孔から上行したseptal veinが前後に枝分かれしした間にstomaを開ける。

また，アプローチする脳室についても，拡大している側の脳室に到達する方法と，髄液循環が滞っておらず，拡大した脳室に圧迫されて狭くなっている側の脳室に到達する方法がある。前者は，脳室穿刺は容易であるが，透明中隔が健側の脳組織に隣接しているため，穿刺に伴い対側の尾状核や視床などの外側構造を損傷する可能性があり，穿刺を慎重に行う必要がある。また，後者では狭小化した脳室を穿刺し，内視鏡を正しい位置に誘導する点がやや難しく，ナビゲーションの支援が必要となる場合も多い。しかしながら，脳室内に入ることができれば目の前の透明中隔を穿刺することは容易であり，安全にstomaを開窓することが可能となる。

● 軟性鏡手術の際の止血

軟性鏡手術時の止血の基本は，脳室内のirrigationを行うことである。通常，髄液腔内で内視鏡下の操作を行っていると，少しの血液が髄液内に混入しても，視界が悪化し，十分な視野が得られなくなる。このため，止血に手間取ると視界を保てなくなり，周辺解剖がまったく見えなくなってしまう。こうした際に内視鏡の位置を動かさずに辛抱強くirrigationを継続することで，たいていの場合，止血が得られ，徐々に視野を改善させることができる[7]。また，第三脳室底開窓術で使用するバルーンで出血点を圧迫したり，内視鏡のスコープ自体を血管に圧しあてて，止血をしたりするのも非常に有効な止血方法である。軟性鏡下での止血では，この他に凝固止血を行う器械を利用することもあるが，周辺への熱伝導が問題となり，さらなる血管損傷や，術後に周辺血管に仮性動脈瘤を合併したとする報告もある[8]。このため，使用する場合は周辺解剖構造を考慮して慎重に検討する必要がある。すぐ近傍に脳底動脈が走行する第三脳室底では，こうした凝固器具の使用は禁忌である。

これら，さまざまな手技を駆使しても，止血が得られない場合には，脳室内の髄液をすべて除去し，術野をdryにして上記のような処置を繰り返すといった方法も報告されているが[7]，実際にはこうした最終手段をとらなければ，止血できないといった状況はきわめてまれであると思われる。

● 脳室内腫瘍に対する硬性鏡下での手術（図6～8）

脳室内腫瘍に対する切除術では，腫瘍周辺の細かい血管構造とともに，吸引管や剥離子，バイポーラなどを使用して，両手での手術手技が必要となる。このため，われわれは硬性鏡を内視鏡専用のholder（ポイントセッター，三鷹光機）で固定して安定した術野画像のもとで手術を行っている。従来の顕微鏡下での脳室内腫瘍の切除術では，比較的小さな腫瘍では，脳室内の髄液を除去すると，脳室が虚脱して，術野の確保が困難となる。また，大きな腫瘍では，多方向にtrajectoryを向けることで，脳実質の広範な挫滅が懸念されるか，脳実質の広い範囲での切開が必要となりえる。これに対し，内視鏡下では，髄液を除去せ

ずとも手術が可能であり，小さな腫瘍では髄液腔内で剥離と切除を行い，ある程度腫瘍を切除したところで，髄液を抜去し，バイポーラで止血を行うといった形で，wet fieldと

図6 脳室内腫瘍患者の術前MRI所見
慢性頭痛の精査によって発見された，右側脳室前角部の上衣下腫の患者のT1造影MRI所見。
A：水平断，B：冠状断，C：矢状断。

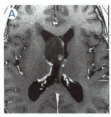
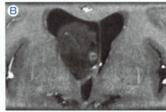
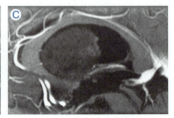

図7 右側脳室内上衣下腫に対する，硬性鏡下で行われた腫瘍切除術の術中所見

A：図6の患者の術中所見。内視鏡手術の透明シースを挿入すると，右側脳室内の灰白色の腫瘍が直下に認められる。
B：内視鏡を近接すると，前方で腫瘍の辺縁と，脳室内の正常解剖構造が確認される。
C：周辺の解剖構造を確認しつつ，腫瘍を透明中隔，脳弓，右の視床から，慎重に剥離を行い，腫瘍を切除する。
D：腫瘍の切除後に，視野を内側へと移動し，透明中隔の硬性鏡下に透明中隔の開窓を行う。開窓部より，対側，左側の脈絡叢と視床が観察される。

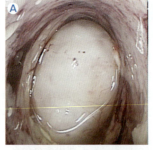
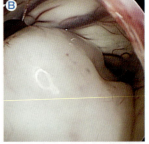
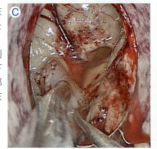
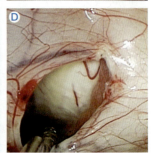

図8 内視鏡下で切除された脳室内腫瘍患者の術後MRI所見
図6，7の患者の術後T1造影MRI。腫瘍は完全に切除されている（A：水平断，B：冠状断，C：矢状断）。

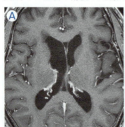
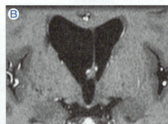
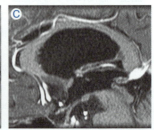

dry fieldを交互に作り出しながら，各々の段階で理想的な術野を確保していくことを行っていく．また，大きな腫瘍の場合でも，内視鏡下では視野角が広いため，術野のtrajectoryの方向をあまり移動せずとも，腫瘍のmarginを視認できる．このため，周辺脳の挫滅も少ないことが知られている．

以上より，近年では，脳室内腫瘍の切除術についても，内視鏡下で行うことで，従来の顕微鏡下での手術以上に効果的で安全な手術が可能となっている[9]．

●閉創と術後管理

脳室内を十分に洗浄し，手術用シースを除去して脳室内での手術操作を終了とする．脳実質内には，シースの挿入されていた部分に脳室内から硬膜下へと通じる経路が，しばらくの間そのまま残る．この部分を放置すると術後の髄液皮下貯留の原因となりえるため，シースの入っていた経路にはゼルフォーム®などでパックして脳室内の髄液が硬膜下腔へと流出してこないようにする．また，脳室ドレーンについても，術後早期から髄液のドレナージを行うと，脳室の急激な縮小とともに開窓部が癒着し，閉塞の原因となる．このため，内視鏡手術の術後は原則的には脳室ドレーンは挿入しない．脳室内腫瘍の生検術後や切除術後など，やむをえずsafety valveとして脳室ドレーンの挿入が必要な場合でも，術後，ベッドサイドで積極的に髄液ドレナージを行うことはしない．通常，ドレーンはクランプしたままで，翌日の頭部CTを見て，異常がなければ直ちに抜去する．また，high pressureの水頭症であったり，すでに意識障害があったりなどで，術直後から脳室ドレナージを行うことが好ましい場合では，頭蓋内圧が比較的高くなったときのみ排液されるような管理とすることが望ましい（20～30cmH₂Oなど，詳細は症例ごとに異なるため，検討を要する）．

第三脳室底開窓術の後，術当日から翌日にかけて38℃以上の発熱を認めることがしばしばある．これについては，灰白隆起が視床下部の中でも体温を抑える働きにあるからという意見もあれば，髄腔内に生理食塩水が流入することに起因しており，人工髄液の使用により発熱のリスクを軽減できるという意見もある．実際の原因については，原因がいまだに解明されていないが，一過性の現象であり，術後1，2日の間，解熱薬を頓用することで自然緩解する．

●外来での経過観察について

内視鏡下での髄液循環障害に対する手術では，治療が奏功した場合，術後，速やかに症状の改善が得られる．しかしながら，脳室腹腔シャントなどの積極的に髄液の排出を行う手術と比べて，画像上の脳室の縮小には時間を要することが多い．乳幼児では，術後速やかに頭囲の縮小が得られたり，成人でも直ちに頭蓋内圧亢進症状の改善が認められたりするが，画像上で脳室の縮小が認められるのには，数週間から数ヵ月を要することが一般的である．このため，外来での経過観察の際には，脳室サイズの縮小もさることながら，症状の改善と脳室拡大の進行が止まっているということも重要な所見の一つといえる．これとは逆に，第三脳室底開窓術後，慢性期の患者で，明らかな脳室拡大が急に認められた場合は，きわめて要注意である．通常，開窓部が閉塞した場合には，直ちに頭蓋内圧亢進症状を呈することが一般的である．しかしながら，画像上，脳室拡大があっても，診察時には明らかな頭蓋内圧亢進症状を呈さず，後になって，突然，きわめて急性の経過で，不可逆的な意識障害を呈する場合が報告されている（"late rapid deterioration"と言われる現象）

10)。このため，第三脳室底開窓術を受けた患者で，経過観察中に脳室拡大を認めた場合は，症状の悪化がない場合でも，できるだけ早期に原因の精査と対処を行うことが推奨される。

（辛　正廣）

文献

1) Oka K, Yamamoto M, Ikeda K, et al. Flexible endoneurosurgical therapy for aqueductal stenosis. Neurosurgery 1993; 33 (2): 236-42.
2) Kulkarni AV, Drake JM, Mallucci CL, et al. Endoscopic third ventriculostomy in the treatment of childhood hydrocephalus. J Pediatr 2009; 155 (2): 254-9.
3) Schroeder HW, Warzok RW, Assaf JA, et al. Fatal subarachnoid hemorrhage after endoscopic third ventriculostomy. Case report. J Neurosurg 1999; 90 (1): 153-5.
4) Hayashi N, Murai H, Ishihara S, et al. Nationwide investigation of the current status of therapeutic neuroendoscopy for ventricular and paraventricular tumors in Japan. J Neurosurg 2011; 115 (6): 1147-57.
5) Kinoshita Y, Yamasaki F, Tominaga A, et al. Pitfalls of Neuroendoscopic Biopsy of Intraventricular Germ Cell Tumors. World Neurosurg 2017; 106: 430-4.
6) Hamada H, Hayashi N, Kurimoto M, et al. Neuroendoscopic septostomy for isolated lateral ventricle. Neurol Med Chir (Tokyo) 2003; 43 (12): 582-7.
7) Oertel J, Linsler S, Csokonay A, et al. Management of severe intraoperative hemorrhage during intraventricular neuroendoscopic procedures: the dry field technique. J Neurosurg 2018; 1: 1-9.
8) Horowitz M, Albright AL, Jungreis C, et al. Endovascular management of a basilar artery false aneurysm secondary to endoscopic third ventriculostomy: case report. Neurosurgery 2001; 49 (6): 1461-4; discussion 1464-5.
9) Ibáñez-Botella G, Segura M, De Miguel L, et al. Purely neuroendoscopic resection of intraventricular tumors with an endoscopic ultrasonic aspirator. Neurosurg Rev 2018 Jul 17.
10) Drake J, Chumas P, Kestle J, et al. Late rapid deterioration after endoscopic third ventriculostomy: additional cases and review of the literature. J Neurosurg 2006; 105 (2 Suppl): 118-26.

XI 検査・治療

CT・MRIガイド下手術，術中マッピング

必要性と意義

　かつて画像診断・電気生理学的検査方法が限られた時代において，脳神経外科手術は術者の五感やある種の名人芸などに頼ることが多かったが，近年における画像・電気生理学的検査の急速な進歩は，難解な手術をより確実・安全に行うことを可能とし，脳神経外科手術スタンダードを飛躍的に向上させた。さらに静脈麻酔薬プロポフォールと患者鎮静度（麻酔深度）モニタリング（bispectra index：BIS）の導入による麻酔の進歩により，覚醒下手術による術中脳機能マッピングをさまざまな脳神経外科手術に応用することが可能となった。特にhigh gradeのグリオーマ（glioma）では腫瘍摘出率がその後の生命予後を有意に延長するため，できる限り大きな病巣切除と機能損傷などの合併症を最小限にすることが重要で，上記の技術を手術に用いることで，より患者のoverall survival rateのみならずperformance scaleを良い状態で維持することも可能となってきた[1]。その意味で術前の機能マッピングと術中マッピング・モニタリングを適切，かつ確実に理解し，実践していくことが重要である。むしろ"知らない"まま手術を行うことは現在の技術・知識を含む医療水準に鑑みて，もはや"罪"にもつながると認識していくべきであろう。

　脳神経外科手術は，①治療方針の決定，②手術法の選択，③正確な術中手技の実践と操作のフィードバックを把握していくこと，が必要である。このプロセスすべてに術前の画像診断，機能マッピングと術中機能マッピング，モニタリングが深くかかわってくる。その一方で，実際に開頭後に解剖・機能領域分布状態，出血，病的組織による圧迫効果による術前計画とは異なる術野の展開により，disorientationに陥る事態にも遭遇する。このためにはニューロナビゲーション・電気生理学的モニタリングを行い，解剖・機能敵に手術領域の適切な把握，方法の補正をすることも必要となる。本項では当施設で行っている電気生理学的手法を取り入れた機能的画像診断とその手術応用を中心に，画像ガイド下手術と術中マッピングについて概説する。

CT/MRIガイド下定位脳手術

▶適応と意義

　CT/MRIガイド下手術として，以前より定位脳手術が広く行われている。この手技はナビゲーションを用いて広角の術野を得る手術とは異なり，あらかじめ標的として設定した一点に直進する狭角術野の手術手技である。もともと不随意運動に対する手術として開発された方法だが，CTやMRIの登場により，不随意運動のみならず，脳内血腫吸引や脳腫瘍の生検などに応用されている。代表的な手術装置としてはレクセルの定位的脳手術装置と駒井式定位脳手術装置が有名であるが，双方とも下記手順に従って標的部位を導き出

す点において大きな差異はないと思われる.

▶手術前検査と,その意義・注意点

術前に頭部を定位手術装置の固定枠にピン数点で固定してからCT/MRIを撮影する.固定枠にはCT/MRIで読み込み可能なガイドスケールが表記してあるので,目標部位の座標を設定し,枠ガイドスケールからコンピューター演算で目標位置を設定,刺入方向を決定する[2].標的部位設定に際して,CTは画像の歪みが少ないので正確な部位を設定できる利点があるが,組織コントラストが低いので標的は大きなものに限られる.一方,MRIはさまざまな組織コントラストを強調することで脳内構造物を詳細に把握することができる.その一方で磁場の不均一性,eddy currentの影響による歪みを生ずるため,磁場中心から離れるほど画像の歪みが大きくなる欠点がある.これらの欠点を補うため,最近では空間的歪みがないCT画像にMRI画像をfusionさせて描写,座標計算を行うようになった[3].機能神経外科における定位脳手術は「ニューロモデュレーション」(p.590)を参照されたい.

ニューロナビゲーション装置による手術支援

▶セッティング

ニューロナビゲーション装置を使用するときの手術室のレイアウトを 図1 に示す.

図1 ニューロナビゲーション装置使用時の手術室レイアウト

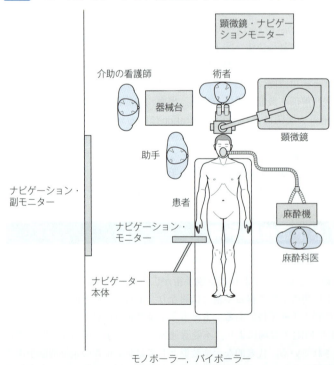

▶適応と意義

　ニューロナビゲーション装置は術前に撮影されたCT/MRI画像から三次元画像をコンピューター上に再現し，実際の手術時の頭蓋や脳の位置情報をコンピューター上で特定する手術支援装置である[2]（**図2**）。術前CT/MRIと手術開始時の頭部の位置を一致させる操作では誤差1mm以下の精度で登録が可能で，脳腫瘍・脳血管障害の手術のみならず，定位的機能的脳手術にも対応できるようになってきた。この装置はさまざまな情報を融合することが可能で，下記機能的情報を追加することでさらにその有効性が高められる。

● 脳磁図（magnetoencephalography：MEG）

　MEGは神経細胞が生ずる電流に伴う微弱な磁界を計測する装置である。脳波と比べてMEGは基準電極が不要で，磁場は脳と測定器の間に介在する頭蓋骨や皮膚の影響がないので，ほぼ絶対値の脳の活動を記録することが可能である。非侵襲的に得られる情報はコンピューター演算でdipoleとして表示され，その発生源の位置は約1〜2mmの誤差でMRI上に投射することができる[3]。臨床的には主に術前の皮質体性感覚野や言語野の同定，てんかん患者における発作間欠期発射の信号源推定に用いられている[4,5]。一方で，検査中，被験者の体動により大きな誤差が生ずること，測定できる深さに限界があること（磁界は距離の二乗に反比例する）から，体動を伴うてんかん発作起始部や脳深部に起因する発作間欠期発射の信号源推定には適さない[4,6]。

● 機能的MRI（functional MRI：fMRI）

　fMRIはblood oxygenation level dependent（BOLD）効果とよばれる現象を利用して脳機能を可視化する方法である[7]。fMRIは非侵襲的で空間分解能が約2mmと高く，深部を含めた脳全体の活動をあらゆる断面で記録することができる。一方で，時間分解能はMEGや脳波に劣り，記録室内に磁性体を持ち込めないので刺激提示物に制限がある。当施設では，fMRIは術前のルーチン検査としてほぼすべての脳腫瘍患者に行っている。簡単な指タッピングと単語読み課題を用いることにより運動野・補助運動野と言語野を同定することが可能で（**図3**），特に言語野に関して，優位半球の同定率は91％であった[8]。当施設では，このfMRI結果をニューロナビゲーション装置に転送し解剖学的画像上に融合・表示して手術を行っている。これらの術前情報は，後述する脳直接刺激による運動誘発電位

図2　内側側頭葉てんかん患者の発作間欠期発射のdipole
海馬が深部にあるためdipoleが海馬に集積せず，側頭葉の外側にみられる。

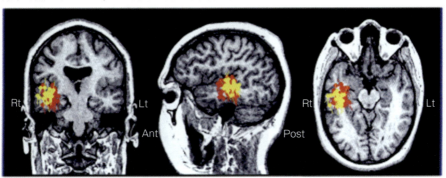

(motor evoked potential：MEP),覚醒下手術による言語野の同定を行ううえできわめて有用で,術後の合併症回避のため必須の検査と思われる[9,10]。

● **Diffusion tensor based tractographyによる白質マッピング**

2000年代に入り,異方向性拡散強調画像から得られる皮質下線維方向がニューロナビゲーション装置に応用されるようになった[11,12]。近年では線維束追跡法によるdiffusion tensor based tractographyの撮像,脳内線維の画像化が可能になった。特に運動機能に関連した皮質脊髄路(corticospinal tract：CST),および言語機能に関与する弓状束(arcuate fascicles：AF)は解剖学的・機能的によく相関することが明らかとなり,術前・術中の機能的指標として重要な役割を果たしている[10,13]（図4）。

一般にtractographyの元データは汎用の1.5または3 T MRI装置でecho planer imaging (EPI)法により撮像する。当施設では撮像条件をスピン・エコー－EPIによりエコー時間67～80msec,繰り返し時間13,000msec,スライス数55枚,スライス厚3mm,空間解像度は1.875mmとしている。拡散強調磁場パルス強度(b値)は$1,000s/mm^2$が一般的で,その軸数は15軸(1.5T)30軸(3T)である。取得データはT2強調画像に合わせて歪み補正を行った後に,市販またはフリーソフトウエアを用いて,各ピクセルのテンソル値を求める。

CST-tractographyを作成するには,目標とする線維の追跡開始点と終了点を指定する

図3 単語読み課題によるfMRI活動
A：補足運動野　B：言語野

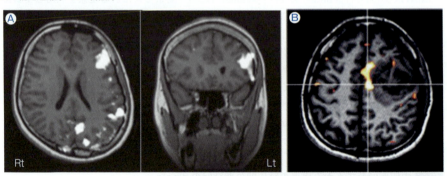

Kamada K, et al. Neurosurgery 2007; 60: 296-306.[10]より転載

図4 TractographyによるCSTとAFの描出

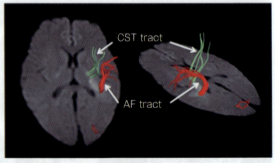

必要がある。運動性下行性線維であるCSTは，中脳では大脳脚内のみを走行している。同レベルではCST背部に黒質が存在し，その背側には上行性感覚線維で構成される内側毛帯がある。内包は下行，上行性線維が近接しているので，解剖学的に上・下行線維が解剖学的に離れて走行している大脳脚を追跡開始点に使用することが多い。さらに追跡終了点を設け一次運動野に指定すると，特に中脳と一次運動野間のCSTと思われる線維が抽出できる。正常CSTの異方向性の指標であるfractional anisotrophy（FA）に関しては，CSTの正常平均値は0.6前後と報告されているが，当施設ではFAの閾値を0.18に設定，最大追跡角度は30°に設定している[9]。

前頭葉，側頭葉内言語野を結ぶAFはCSTと異なり，解剖学的に追跡開始点を指定することが困難である。脳梁上部正中側を前後に走行する上縦束の外側に前後に走行している線維に追跡開始点を設定，または下前頭回と上側頭回に開始点と終了点を設定することでAFの描出が可能である。当施設では言語関連課題によるfMRIの結果を元に前頭葉-側頭葉言語関連野位置を推定して，追跡開始・終了点を設定している。AF描出のためのFA値は0.18で，最大追跡角度は50〜60°としている[9]。

脳腫瘍摘出における術中マッピング：皮質・白質電気刺激

▶適応と意義

病巣切除を行うに当たって，上記で得られた情報をナビゲーションに融合させると，切除範囲，皮質刺激部位を決定するためにも良い指標となる。またfMRI/tractographyをナビゲーションに融合した画像を用いると，脳深部腫瘍の摘出に際して，白質進入部位の決定，白質深部のオリエンテーション，切除部位とCST/AFとの距離を推定するのに有用である[9]（図5）。

神経膠芽腫の治療では，腫瘍の摘出程度で予後に有意な差が生ずる[1]。腫瘍を最大限切除する補助手段として，術前に5-アミノレブリン酸を経口投与し，蛍光発色する部分を腫瘍と考えて可及的に摘出する方法がある。切除を進めて脳深部に達すると白質内のCST，AFを温存することに留意しなければならないが，それらを肉眼的に同定することはできない。そこで運動野皮質刺激と切除腔内のCST近傍部の白質電気刺激（direct fiber stimulation）を行い，上下肢の筋肉に留置した針電極からMEP検出による運動機能モニタリングを行うとCSTの検出が可能となる[9]。

▶方法

額に基準電極を置き，刺激反対側の上下肢筋肉に針電極を刺入するが，モニタリング必要な四肢の筋肉には電極を2本ずつ留置する。筋弛緩薬が本モニタリングに影響を及ぼすため，その使用に関しては事前に麻酔科医と十分話し合う。電気刺激はモノポーラーで（図6），5連続0.2msec幅の矩形波を用いる。モノポーラー刺激はバイポーラー刺激に比して刺激部位から電流の広がりがあるので，刺激部位より離れた位置に存在するCSTが刺激される（図7）。CST刺激によるMEPの誘発を得られても，刺激部位と実際のCSTの距離を正確に把握することは困難である。運動野，CST近傍病変を有する40症例でMEP閾値と，切除腔からCST-tractographyまでの距離を比較したところ，刺激電流強度とCSTまでの距離の間に非線形の相関関係があることがわかった[14]（図8）。われわ

れはこの関係式を応用して術中，電流強度からCSTまでの距離を推測，切除範囲を決めている。

図5 CST-tractography融合functional neuronavigation

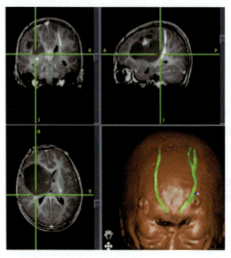

図6 単極刺激装置の先端部分

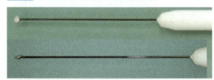

図7 direct CST stimulation
T：tumor

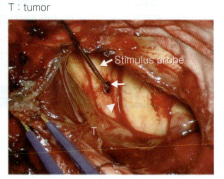

図8 モノポーラー刺激による白質CSTと刺激電位の相関図

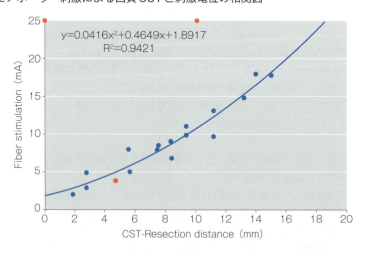

Kamada K, et al. Neurosurgery 2009; 111: 785-95.[14]より引用

覚醒下手術による脳表機能マッピング

▶適応と意義，問題点

　高次脳機能局在は個人差があり，てんかん病変やグリオーマは肉眼的に正常能組織との区別が困難なことも多い。前述の機能画像による脳機能マッピングは侵襲性が少ないものの，空間分解能が低いこと，十分な検証が行われていない等の理由から，いまだ直接脳組織への電気刺激による機能局在同定は必須である。運動のみならず，言語機能を確実にとらえる手術法として覚醒下手術がある。もともとはてんかん手術で開発された手法ではあるが，近年グリオーマ摘出手術にも応用され，世界的に再び普及しつつある。特に優位半球言語野領域に病変が存在している場合，覚醒下手術以外に機能領域を確定することができない。

　覚醒下手術における脳機能モニタリング法は2つに大別される。一方は切除を行いながら患者に運動・言語課題を持続して行うように指示し，なんらかの神経症候が新たに出現した時点で切除を中断するという方法である。他方は脳皮質-白質の電気刺激マッピングである。ともに非常に有効なモニタリングではあるが，克服すべき大きな課題も存在するので，安易に行うべきではない。すなわち，切除中に出現するであろう神経症候を正確にとらえることが難しいこと，電気刺激による言語機能マッピングでは言語タスクや刺激条件などによる多彩でまぎらわしい言語関連症状が出現すること，電気刺激によりときに痙攣発作が誘発されること，等の問題は術中瞬時に判断しなければならず，術者ならびに手術チームの熟練が要求される。さらにこの手術で，患者は頭部固定・体動制限・開頭下・一過性とはいえ麻痺や失語などを呈する精神的不安定な環境下に置かれるため，可能な限り短時間で手術を終了することも重要である。

　以下，覚醒下手術でのモニタリングについて述べる。手術の詳細は「覚醒下手術」（p.301）を参照されたい。

▶方法

　当施設では麻酔導入後にラリンジアルマスクで呼吸管理を行い開頭後咽頭マスクを抜去，覚醒させている。運動野マッピングを行う場合，体位は右半側臥位とし，頭部を60～70°回転させてほぼ水平とする。開頭すると，目的部位周辺の脳表に番号札を置き，術者・測定者が刺激部位を確認できるようにする。皮質刺激では一般にOjemannのバイポーラー刺激装置が広く用いられている。バイポーラー刺激はモノポーラー刺激に比して電流の広がる範囲が狭く，接地電極間のみが刺激される。バイポーラー刺激条件は50Hz，刺激幅0.2msecの矩形波で脳表を4～5秒間刺激し，強度は2～8mAの間で調整する。物品呼称，ひらがな音読タスクは5～6枚程度の表示刺激を，それぞれ2～3秒の速さで提示することが多い。前頭葉言語野を刺激したときは主に発語停止，構語障害が出現するが，側頭葉言語野では機能障害を誘発することが困難なことが多い。一方，深部白質の弓状束近傍部を刺激すると，物品名称困難，錯語が出現する。すなわち，刺激部位により誘発される症状が異なることに留意してマッピングを行うことが重要である。当施設では術前に言語関連機能fMRIやAF tractography（図9）を行い，その結果をニューロナビゲーション装置に取り込み，言語関連機能のfunctional neuronavigationを併用して効率的なマッピングを行っている（図10）。当施設での経験では，特に深部のAF tractography近傍（2mm

図9 AF tractgraphy
A：二次元表示画像　B：立体表示画像

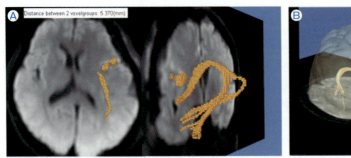
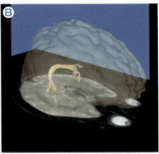

図10 ニューロナビゲーター，CST-AF tractographyの融合によるナビゲーション
この画像を用いて腫瘍生検を行った．弓状束近傍の腫瘍は術後言語障害を残すことなく生検された．

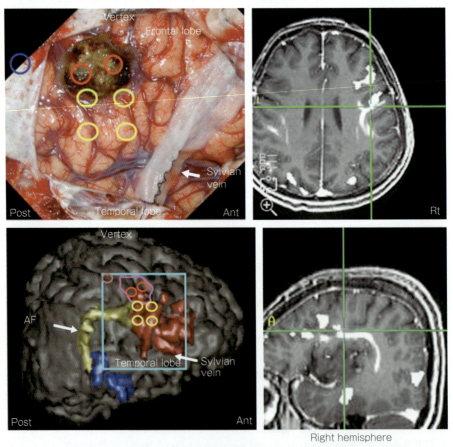

Kamada K, et al. J Neurosurg 2007; 106: 90-8.[15]より転載

以内)に近接部を刺激したところ，100％の症例で錯誤が出現した．術後一過性の言語関連症状が出現したが，すべて1週間以内に完全に回復した[15]．

　刺激により発語停止，誤答，逡巡があった場合は患者の疲労，痙攣発作をきたしている可能性もあるので，患者の状態に常に注意を払う必要がある．

　以上，機能的画像診断とその手術応用を概説した．
　年々進歩する医用工学技術は脳の形態描出から機能描出を可能としつつある．同時に種々の手術技術が改良・開発され手術結果を飛躍的に向上させている．これらのことは脳神経外科手術が術者による主観的な手術から，脳機能描出に基づく，より客観的な手術に移行していることを意味する．今後も技術進展は急速に進み，さらなる機能描出が可能となると思われるが，同時に術者としてその理解・習得を怠らないことが望まれる．

（石橋秀昭，鎌田恭輔）

文献

1) Lacroix M, Abi-Said D, Fourney DR, et al. A multivariate analysis of 416 patients with glioblastoma multiforme: prognosis, extent of resection, and survival. J Neurosurg 2001; 95: 190-8.
2) 渡辺英寿. 定位脳手術, CT/MRIガイド下手術. 脳神経外科 周術期管理のすべて 第3版(松谷雅生, 田村 晃, 編). メジカルビュー社, 東京, 2009, p664-71.
3) 駒井則彦. 定位脳手術の歴史. 定位脳手術(駒井則彦, 監修). 金芳堂, 京都, 1998, p127-40.
4) Ishibashi H, Simos PG, CastilloEM, et al. Detection and significance of focal, interictal, slow wave activity visualized by magnetoencephalography for localization of a primary epileptogenic region. J Neurosurg 2002; 96: 724-30.
5) Valaki C, Maestu F, Simos PG, et al. Do different writing systems involve distinct profiles of brain activation? A magnetoencephalography study. J Neurolinguist 2003; 16: 429-38.
6) Ishibashi H, Morioka T, Shigeto H, et al. Threedimensional localization of subclinical ictal activity by magnetoencephalography: correlation with invasive monitoring. Surg Neurol 1998; 50: 157-63.
7) 妹尾淳史. 脳機能画像解析の概要. SPM8 脳画像解析マニュアル(菊池吉晃, 妹尾淳史, 安保雅博, 他, 編). 医歯薬出版, 東京, 2012, p2-4.
8) Kunii N, Kamada K, Ota T, et al. A detailed analysis of functional magnetic resonance imaging in the frontal language area: a comparative study with extraoperative electrocortical stimulation. Neurosurgery 2011; 69: 590-7.
9) 鎌田恭輔. DTI-based tractographyによる白質マッピングの脳神経外科手術への応用. 脳外誌 2009; 18: 792-9.
10) Kamada K, Sawamura Y, Takeuchi F, et al. Expressive and receptive language areas determined by a non-invasive reliable method using functional magnetic resonance imaging and magnetoencephalography. Neurosurgery 2007; 60: 296-306.
11) Mori S, van Zijl PC. Fiber tracking: principles and strategies- a technical review. NMR Biomed 2002; 15: 468-80.
12) Masutani Y, Aoki S, Abe O, et al. MR diffusion tensor imaging: recent advance and new techniques for diffusion tensor visualization. Eur J Radiol 2003; 46: 53-66.
13) Maruyama K, Koga T, Kamada K, et al. Arcuate fasciculus tractography integrated into Gamma Knife surgery. J Neurosurg 2009; 111: 520-6.
14) Kamada K, Todo T, Ota T, et al. The motorevoked potential threshold evaluated by tractography and electrical stimulation. J Neurosurg 2009; 111: 785-95.
15) Kamada K, Todo T, Masutani Y, et al. Visualization of the frontotemporal language fibers by tractography combined with functional magnetic resonance imaging and magnetoencephalography. J Neurosurg 2007; 106: 90-8.

XI 検査・治療

術中モニタリング（MEP, VEP）

術中モニタリング

　術後の脳機能や脳神経機能の温存が重視される時代となり，機能障害を予防する目的で誘発電位の術中モニタリングが広く行われるようになってきている．術中モニタリングの目的は2つに大別される．ひとつは障害を受ける可能性のある脳や脳神経の機能を把握することであり，もうひとつは脳機能の局在や脳神経の位置を電気生理学的に確認することである．

　術中モニタリングの種類と役割は多岐にわたる．脳の機能温存のために繁用されているものとしては，体性感覚誘発電位（somatosensory evoked potential：SEP），運動誘発電位（motor evoked potential：MEP），視覚誘発電位（visual evoked potential：VEP），脳幹聴覚誘発電位（brain stem auditory evoked potential：BAEP）が挙げられる．また，脳神経機能のモニタリングは第Ⅰ脳神経から第Ⅻ脳神経まで可能である．紙面の制約もあるため，本稿では使用頻度の高いMEP，VEPについてセットアップを中心に述べることとする．

術中モニタリングの準備

　酒精綿，針電極，コークスクリュー電極，脳表直接刺激用グリッド電極（4～16Ch），絆創膏，粘着シール，ステープラー，メジャー，マジック，加算装置（シグナルプロセッサ），光刺激装置などが必要である．術前にベッドサイドでMEP用の刺激電極の位置，VEP用の記録電極の位置などを計測しマジックで印をつけておく（位置については後述する）．黒のマジックでは毛髪と区別がつきにくいので赤のマジックで×印をつけておくとよい．

▶シグナルプロセッサ

　脳神経外科手術では実施するモニタリングの種類が1つだけということはまれで，数種類のモニタリングを並行して行うことが多い．従って，モニタリングの種類を素早く切り替えられるタイプが望ましい．最新機種はパソコンに誘発電位ソフトをのせた形のものが多い．現在われわれはNeuromaster G1 32Ch（日本光電）を使用している．

▶記録電極

　記録電極には針電極，貼り付け型ディスポーザブル電極，皿電極を使用する．記録電極は手術中にはずれたり，濡れたりしないように設置しなければならない．われわれは設置が簡単な脳波用針電極を使用し，電極刺入後粘着テープで固定し，さらにその上を防水性の粘着シートで被う方法を用いている．針はディスポーザブルとし，使用前に滅菌しておく．記録電極の設置場所はモニタリングの種類によって異なる．術中モニタリングでは記録電極を設置すべき部位が術野に含まれてしまうことがよくあり，この場合は脳皮質に直接電極を設置して記録することになる．毛髪のある部分では髪の毛を分けて酒精綿で消毒

し，針電極を刺入し，ステープラーで固定する。Gotoら[1]が報告しているステープラーにワニ口電極を接続する方法はVEPの記録電極として有用であり，最近使用している。貼付型ディスポーザブル電極は固定性もよく利便性が高いが，研磨等によって装着部の抵抗（接触インピーダンス）を下げる必要がある。皿電極の場合，インピーダンスのチェックは必須で，電極間で差が出ないようにする。針電極ではインピーダンスをチェックしてはいけないとの考えが広く残っているが，それは抵抗を直流で測定していた時代の名残で現在の機器は交流でインピーダンスを測定しているので，チェック行為そのものがモニタリングに悪影響を及ぼすことはない。電極設置に問題がないかどうかをチェックする目的でインピーダンスを測定することに問題はないが，基本的に針電極ではインピーダンスチェックの必要性は低い。

▶アーチファクト対策

手術室においてアース端子のない2Pプラグの機器が使用されることは少ないと思われるが，3Pプラグであっても肝心のアースが効いていないことがあるので注意が必要である。手術室ではコンセント不足のためよくテーブルタップが用いられるが，古いテーブルタップではソケットの金具が広がりアース端子が接続されず，これがひどいハム混入の原因となることがある。さらにハムは蛍光灯，手術台，医療機器，壁内部の配線などからも誘導される。記録電極のリード線にはできるだけシールド付のものを使用し，静電誘導によるノイズの混入を防ぐ。さらにアルミ箔でリード線を束ね，電磁誘導によるノイズの混入を軽減させる。

▶フィルターの設定

フィルターの低周波帯域を広げるとゆっくりとした成分の影響が強くなり，基線の動揺も大きくなる。逆に狭くすると波形にゆがみが生じ，潜時は短縮し，低振幅化する。高周波帯域を広げると細かいアーチファクトが増加し，狭くすると各頂点の尖鋭さが低下する。以上の点を踏まえたうえでバンドパスフィルターを設定する必要がある。波形の加算中にバイポーラーや電気メスなどが使用され，大きなアーチファクトが加わることは避けることができない。アーチファクトそのものはリジェクション機能を設定することで波形への混入を防ぐことができるが，このときlow cutフィルターの設定が低いと，とんでしまった基線が元に戻るのに時間がかかり，結果を得るのに時間を要することになる。術中はできるだけリアルタイムに近い形で結果を得る必要があるため，われわれはlow cutフィルターを高めに設定している。

ハムフィルターが波形に与える影響はモニタリングの種類によって異なるが，原則としてハムフィルターは使用しない。どうしても交流ノイズが多くハムフィルターを使用せざるをえない場合は，ハムフィルターを使用した状態の波形をコントロール波形とする。

麻酔

術中モニタリングの種類によるが，MEP，VEPモニタリングの場合はプロポフォールを用いた全静脈麻酔が基本である。プロポフォールおよびフェンタニルの静注で導入し，プロポフォールで維持し，フェンタニルを適宜追加し，吸入麻酔薬は使用しない[2-7]。最近では即効性のレミフェンタニルも用いている。

図1 に麻酔薬の影響の一例を示す．同一患者で網膜電図（electroretinogram：ERG）とVEPを2回連続して記録し，再現性をみたものである．吸入麻酔ではERG，VEPともに再現性が乏しいが，全静脈麻酔では再現性が良好で，軽微な変化をとらえることが可能になった[3-5]．

MEP

MEPのモニタリング法は多岐にわたるが，本稿では脳表の一次運動野を直接電気刺激する皮質直接刺激と経頭蓋電気刺激によって皮質脊髄路を経由して生ずる対側母指球筋の筋電図を記録する方法に関して述べることとする．

▶セッティング

● 皮質直接刺激MEP

MEPは大脳皮質運動領野を含む皮質脊髄路に対する血流不全や手術操作による直接損傷を防ぐ目的で行う[2,6,7]．刺激電極には16極のグリッド電極を用いている（ 図2A ）．脳

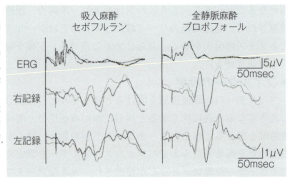

図1 麻酔薬の影響
同一症例の同一眼において，手術操作をまったく加えない条件下で，吸入麻酔薬であるセボフルラン使用時と静脈麻酔薬であるプロポフォール使用時に2回連続してERGおよびVEPを記録し，再現性を確認した．吸入麻酔ではERG，VEPともに再現性が不良であった．全静脈麻酔ではERG，VEPともに再現性が良好で，これにより軽微な変化をとらえることが可能となった．

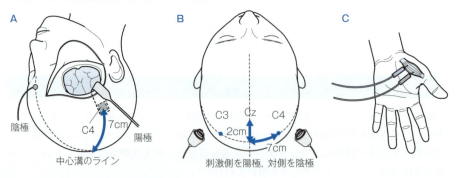

図2 皮質直接刺激MEP
A：皮質直接刺激．中心溝のラインの正中から7cmのところにマーキングしておき，硬膜切開後に16極のグリッド電極を硬膜下腔に滑り込ませるようにして16極の電極の中央がマーキングの直下にくるように設置する．
B：経頭蓋刺激．C3，C4にコークスクリュー電極を設置し，刺激側を陽極，対側を陰極とする．
C：記録電極．対側母指球筋に針電極を2本装着する．

表に設置した16極のうち至適位置にある1極を陽極とし，Fpzに置いた電極を陰極として単極刺激を行う。刺激はtrain of fiveで刺激強度は最大で30mAまでとする。フィルターは20〜3,000Hzとする。至適位置の確認は，セレクターを用いて16極の電極ひとつずつを順に用いて刺激を行い，最も振幅の大きい筋電図が得られる電極を至適電極とする。電極が決まったら刺激強度の閾値を求め，閾値プラス2mAの強度を用いてモニタリングを行う。皮質運動野が術野に出ない開頭の場合は，術前に中心溝のラインを頭皮上にマッピングしておく。このライン上で正中から7cm外側が手指の運動領野上に相当するので，この点を術中に確認できるようにマーキングしておく（図2A）。硬膜を切開した後，電極をマーキング部位に向かって硬膜下腔に刺激電極を挿入設置し運動野を刺激する。記録電極として刺激と対側の母指球筋に1対の針電極を刺入する（図2C）。誘発される筋電図の最大振幅をモニターする。得られる波形および振幅にはある程度の変動があるので，筋弛緩レベルをチェックしたうえで再現性のある振幅低下が認められたときに警告を発する。内頸動脈瘤症例における術中変化を図3に示す。

● **経頭蓋刺激MEP**

刺激電極はvertexから2cm後方で，7cm外側（国際10-20システムのC3，C4より1〜2cm前方）にコークスクリュー電極を設置する（図2B）。C3，C4でも問題はない。刺激側を陽極，対側を陰極にして電気刺激する。刺激は皮質直接刺激と同様にtrain of fiveを用い，刺激強度は刺激閾値+20%とし，最大で200mAとしている。他は皮質直接刺激MEPと同様である。足底筋，前脛骨筋などの下肢の筋からもMEPを記録することができるが，強い刺激を要し体動などの問題も多い。

▶術中MEPの現状

MEPが記録できていれば術後片麻痺は出現しても軽度で一過性であった。本法の問題点としては，MEPが消失した場合に術後片麻痺の程度を予測することはできない，また，今回のシリーズでは経験していないが，術前からMMT 2/5より高度の片麻痺を有する症例ではモニタリングできない，などが挙げられる。経頭蓋MEPの刺激閾値をfollowし+20%の刺激強度を用いれば，経頭蓋MEPは皮質MEPと同等の安定したモニタリングが可能であった。両側のMEPの確実なモニタリングが可能である，硬膜切開前および閉鎖後のモニタリングも可能であるなど，皮質MEP以上の有用性があるものと考えている。

図3 MEPの術中変化

術中MEPモニタリングの一例。破裂内頸動脈瘤クリッピングに際して内頸動脈の血流を一時遮断した。MEPがほぼ消失したが，クリッピング後に遮断を解除してMEPは回復し，術後に運動麻痺はきたさなかった。

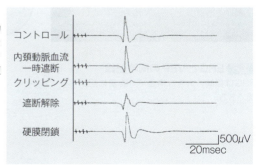

VEP

▶セッティング

　光刺激装置は赤色の高輝度LED（100mCd）を16個並べ，前頭部の頭皮を翻転した際に刺激装置の光軸がずれにくいように，LEDを固定する基板には軟らかい直径2cmの円形のシリコン材を用いた（図4A：ユニークメディカル，東京，薬事承認）。刺激装置の出力は可変式で，光刺激装置の表面の照度を500～20,000Lxまで変化させることができる

図4 VEPに用いる装置（1）
A：光刺激装置。100mCdの赤色LED 16個を直径2cmの透明な軟らかいシリコンディスクに装着している。
B：刺激装置の本体。照度は500～20,000Lxまで可変式である。

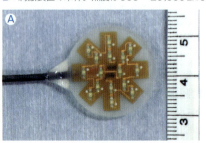
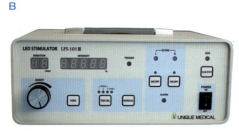

図5 VEPに用いる装置（2）
A：光刺激装置およびERG記録電極のセッティング。閉瞼した上にアイパッチを貼り，その上に光刺激装置を置き，さらにアイパッチを貼る。外眼角皮下にはERG記録用の針電極を設置する。
B：ERGとVEPの同時モニタリングのシェーマ。ERGの記録電極は外眼角皮下の針電極。VEPの記録電極は外後頭隆起の上方5cm，外側5cmの皮下の針電極。

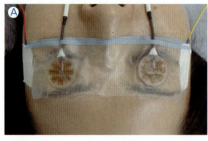
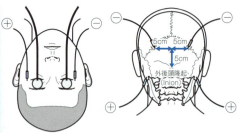

図6 ERGとVEPの同時記録
ERGは振幅の大きな電位で，容易に記録可能である。

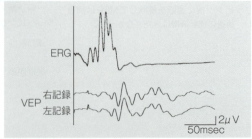

(図4B：ユニークメディカル，東京)。麻酔導入後に両側の眼瞼を閉じ透明なアイパッチを貼り，その上にLEDの光刺激装置を装着し，さらに透明なアイパッチを貼る(図5A)。眼瞼上に直接刺激装置を貼付することは禁忌である。ERGの記録は外眼角皮下の針電極から導出し，対側の外眼角の電極を基準電極とした(図5)。VEPの記録電極は外後頭隆起より5cm上方，5cm外側の両側後頭部の皮下に針電極を刺入し，基準電極は両側乳様突起部の皮下に刺入した針電極とした(図5B)。刺激の持続時間は20msecで，刺激頻度は1Hz，加算回数は100回で，1回の記録に1分40秒を要する。分析時間は200msecで，フィルターは20〜500Hzとしている。

　手術開始前に左右の眼を別々に刺激し，ERGとVEPのコントロール波形を記録してから手術を開始する(図6)。光刺激の強度はERGが最大振幅となる刺激強度とし，以前は2,000〜5,000Lxの照度を用いていたが，最近では最大振幅の確認をせず20,000Lxを使用しておりまったく問題はない。頬骨弓をはずすような手術では光刺激装置のずれによりいったんERGもVEPも消失することが多い。頬骨弓をはずした後に皮弁を少しずつ戻し，再現性のある波形が得られることを確認してから手術を継続するようにしている。

　VEPの評価は，100msec前後の多相波のうち最大振幅を有する陰性頂点に注目し，その前の陽性頂点との電位差を振幅と定義した。振幅変化の判断基準は50%以上の増大または低下と定義し，振幅の50%以上の低下を認めた場合に術者に警告を発した。

▶術中VEPの現状

　新しい光刺激装置を用い，ERGの記録を加え，プロポフォールによる全静脈麻酔を用いた結果，術前から高度の視機能障害を認める症例を除けば，ほぼ確実にVEPのモニタリングが可能となった[3-5]。VEP振幅に変化がない場合，術後に高度の視機能障害は出現しなかった。VEPの術中モニタリングにより手術による視機能障害を回避しえた例や視機能障害を最小限にとどめたと思われる症例を経験した[3-5]。術中VEPの振幅が低下し回復しなかった症例群では全例術後に視機能が悪化した。VEPの振幅低下をきたした手術操作は，視神経，視交叉，視索，視放線，後頭葉にいたる視覚路の全長にわたっていた[5]。それらの虚血や機械的障害をVEPの振幅低下としてとらえ，手術にfeed backすることにより視機能障害を回避できることも多く経験した。本法は脳神経外科手術後の視機能障害の防止のために有用である。

(佐々木達也，林　俊哲)

文献

1) Goto T, et al. Staple electrodes: an innovative alternative for intraoperative electrophysiological monitoring. J Neurosurg 2008; 108: 816-9.
2) Horiuchi K, et al. Intraoperative monitoring of blood flow insufficiency during middle cerebral artery aneurysm surgery. J Neurosurg 2005; 103: 275-83.
3) Sasaki T, et al. Intraoperative monitoring of visual evoked potential: introduction of a clinically useful method. J Neurosurg 2010; 112: 273-84.
4) 佐々木達也, 他. 脳動脈瘤clipping術における術中視覚誘発電位モニタリング. 脳卒中の外科 2010; 38: 403-8.
5) 佐々木達也, 西嶌美知春. 術中VEPモニタリングによる視機能の温存−VEPに変化をきたした手術手技の検討から−. No Shinkei Geka 2013; 41: 961-76.
6) Suzuki K, et al. Intraoperative monitoring of blood flow insufficiency in the anterior choroidal artery during aneurysm surgery. J Neurosurg 2003; 98: 507-14.
7) 鈴木恭一, 他. 運動誘発電位モニタリングを用いた脳動脈瘤手術. 脳卒中の外科 2006; 34: 101-8.

XI 検査・治療

PET, SPECT, NIRS

　PET（positron emission tomography），SPECT（single photon emission computed tomography），NIRS（near infrared spectroscopy）は，CTやMRIなどのモダリティでは把握が困難であった脳循環代謝のパラメータを比較的低侵襲に測定するうえで，きわめて有用なモダリティである。脳血管疾患を中心とする疾患を対象とした脳神経外科診療において，症例ごとに脳循環代謝のパラメータを測定する意義は，主として以下の点に集約することが可能である。

1）発症メカニズムや病態を把握する
2）自然予後を予測する
3）外科的治療の必要性を検証する
4）外科的治療の周術期リスクを予測する
5）外科的治療の効果を評価する

　本項では，PET，SPECT，NIRSそれぞれの特徴や周術期管理における意義，注意点について，これらの点に沿って解説したい。

PETによる発症メカニズム・病態の評価

　PETは，^{15}Oガス吸入法やH$_2$^{15}O静注法によって，脳血流量（cerebral blood flow：CBF），脳血液量（cerebral blood volume：CBV），脳酸素消費量（cerebral metabolic rate for oxygen：CMRO$_2$），脳酸素摂取率（oxygen extraction fraction：OEF）を測定することが可能である。Baronらが内頚動脈閉塞症における脳灌流圧（cerebral perfusion pressure：CPP）の低下，すなわち，CBF-CMRO$_2$ mismatchをOEFの上昇としてとらえることができることを明らかにして，貧困灌流症候群（misery perfusion syndrome）と命名して以来，数多くの研究がなされている[1]。

　この30年あまりの間，Powersのグループなどによる数多くの研究成果を通して，現在，CPPの低下とPETパラメータとの関係は，次のように整理されている。すなわち，側副血行路の発達が十分な症例では内頚動脈などが閉塞していてもCPPは正常範囲に保たれており，CBF，CBV，CMRO$_2$，OEFといったパラメータは正常範囲に維持される。Powersは，この状態を"Stage 0"と定義した[2]。側副血行路の発達が不十分で中等度のCPP低下を有する症例では，代償性の細動脈拡張が生じCBF，CMRO$_2$，OEFは正常範囲内に保たれているものの，CBVの増加が認められるようになる。Powersは，CPPの低下を血管性代償により解消してCBFが維持されているこの状態を"Stage I"と定義した[2]。さらに側副血行路の発達が不良でCPP低下が著しい症例では，最大限の細動脈拡張によってもCPPをもはや正常範囲に維持できず，CPPの低下に応じてCBFが減少すると考えられている。すなわち，CPPが脳血管の自動調節能（autoregulation）の下限以下になると，

CBFはCPPに依存して低下する．この状態下では，酸素などエネルギー代謝の基質の供給量を維持する必要が生ずる．生理的条件下では，脳は供給された酸素の約40%を消費しているのみであるが(OEF=0.4)，細動脈が最大限に拡張することで平均通過時間(mean transit time：MTT=CBV/CBF)の延長，血管床の増加を招来して，乏しい血流からより多くの酸素を，血液脳関門を介して脳組織に拡散させることができる．それによって，OEFが上昇してCMRO$_2$が維持される．従って，理論的にはPETではCBF低下，CBV増加，CMRO$_2$正常，OEF上昇という形で検出される．Powersは，この状態を"StageⅡ"と定義した（ 図1 ）[2]．この状態はBaronらが提唱した貧困灌流症候群(misery perfusion syndrome)と同義である[1]．

閉塞性頸動脈疾患の場合，側副血行路の発達程度が症例によって異なるため，これらのPET検査を通して，症例ごとに一過性脳虚血性発作(transient ischemic attack：TIA)や脳梗塞の発症に血行力学的脳虚血，心原性あるいは動脈原性塞栓症のいずれが関与しているのかを推測することが可能となる．

SPECTによる発症メカニズム・病態の評価

SPECTは，主として脳血流量(CBF)を測定するために使用されている．数多くの一線病院に普及しており汎用性が高く，急性期への対応も十分可能である．以前は，^{133}xenon吸入法が広く使用されていたが，近年は静注可能なトレーサーであるN-isopropyl-p-[^{123}I]-iodoamphetamine(^{123}I-IMP)，[^{99m}Tc]-hexamethylpropylene-amine oxine(^{99m}Tc-HMPAO)，[^{99m}Tc]-ethyl cysteinate dimer(^{99m}Tc-ECD)が広く使用されている．

^{133}xenon吸入法によるCBF測定の利点は，その簡便さと定量性である．CBFを定量するにあたって採血を必要としない，同日に複数回の検査を実施することも可能であるといった利点を有している．ただし，本法は高速コリメータを用いたdynamic scanでデータ収集が行なわれるため，空間解像度が不良である．また最近は，^{133}xenon吸入器を備え

図1 右内頸動脈閉塞症3例の^{15}O gas PET所見
側副血行路の発達程度の差によって，Stage 0～Ⅱと幅広い所見を呈する．

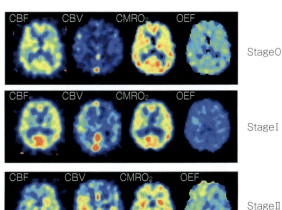

ている病院が減少しているため，その実施件数は少ないと考えられる。^{123}I-IMP静注法によるCBF測定の利点は高い空間解像度と高い定量性である。現在までにARG法，マイクロスフェア法などの定量測定法が開発されており，最近では，1日のうちに複数回の検査を実施することも可能となり，アセタゾラミド（ACZ）負荷試験などにも応用されている。^{99m}Tc-HMPAO静注法などによるCBF測定では，CBFが高い部分では正確なCBFを反映しにくく，ACZ負荷試験などの際には結果の評価に注意が必要であることが指摘されている。しかし，このトレーサーは静脈内注射後，局所のCBFに比例して速やかに脳内に分布し投与後早期に脳内分布が固定されるため，内頚動脈バルーン閉塞試験などの際，試験終了後にCBF分布を撮像することが可能であり，これらの試験をより安全に実施可能としている。また，標識用キットは緊急検査時にその場で注射液を調製（^{99m}Tc標識）して使用することができるため，急性期脳虚血の症例にも応用しやすい。

Lassenらのグループが，ACZ負荷試験を用いて脳血管拡張能を評価すると，内頚動脈狭窄～閉塞例における脳血行動態を明らかにして，脳血行再建術の効果判定する点できわめて有用であることを明らかとした[3]。ACZは血圧や呼吸に大きな変化をきたさないため，彼らの報告以来，安静時CBFおよびACZ反応性を測定することがより一般的となっている。

脳血行再建術の適応を決定するにあたっては，安静時CBF（CBFrest）とともにACZ負荷時のCBF（CBFACZ）を定量的に測定して脳血管反応性（cerebrovascular reactivity：CVR）を算出することが一般的となっている。CVRは，われわれが提唱した以下の式によって算出するのが一般的である[4]。

$$\%CVR = 100 \times (CBFACZ － CBFrest) / CBFrest$$

SPECTから得られた安静時CBFとCVRを用いて，これまでにいくつかの病態分類が提唱されている。基本的には，CBF，CVR両者のパラメータが同時に低下している症例では，顕著なCPP低下が存在すると考えられている。われわれは1988年から定量的CBF測定法により得られたCBF，CVRの各定量値をもとに内頚動脈系閉塞性病変を有する症例を4型に分類してきた（図2）。すなわち，CBF・CVRともに正常であるType 1，CBFが正常であるがCVRが低下しているType 2，CBF・CVRともに低下しているType 3，CBFが低下しているがCVRは正常範囲であるType 4である（図2）。

こうして分類された各病型の病態は以下のように考えられている[4-7]。すなわち，Type 1の症例では，側副血行路が十分に発達しているためCPPはほぼ正常に保たれており，CBF，CVRはともに正常範囲に維持されていると考えられ，PowersのStage 0とほぼ同一であると考えられる。これに対して，側副血行路の形成が不十分な例では，CPPの中等度低下が慢性的に持続しているために，血管性代償の機能により細動脈拡張が生じて，SPECTではCBFが正常であるもののCVRが低下しているものとして検出されると考えられる（Type 2）。これは，PETではCBF正常，CBV上昇，OEF正常という結果で示される，いわゆるPowersのStage Iに類似した状態であると考えられる。さらに，側副血行路の発達がさらに不十分でCPPがcritical levelよりも慢性的に低下した例では，血管性代償ではCBFを維持できず，CPPの低下に依存してCBFも低下する。このような症例では，SPECTにてCBF，CVR両者が低下という結果となると考えられる（Type 3）。従って，理論的には，Type 3は，Baronらの"misery perfusion"やPowersのStage IIに近似したも

のであろうと考えられた（厳密には同一ではない。詳細は後述）。最後の病型として，CBF低下，CVR正常という所見を呈するType 4が存在する。これは「定量的に」測定することで初めて検出可能な病型である。過去の研究によれば，Type 4の症例では，浅側頭動脈－中大脳動脈吻合術（STA-MCA anastomosis）を実施してもCBFの改善は一過性で最終的には術前の状態に復すること，内科治療を実施しても脳梗塞の再発がきわめて少ないことから，Type 4の所見を呈する領域では，すでに虚血による不完全な損傷が加わっているために，代謝要求（metabolic demand）が低下しており，二次的にCBFが低下していると考えられる。実際，PETを用いてType 4症例における脳循環代謝パラメータを測定すると，CBFが低下した領域ではCMRO$_2$がCBFと同程度に低下していること，CBV，OEFは正常範囲内でmisery perfusion，あるいは，Stage IIの状態は存在しないこと，^{11}C-flumazenilのbinding potentialが低下していることが判明した。従って，SPECTにてType 4を呈する領域では，すでに神経細胞密度が減少し酸素代謝が低下して"matched hypometabolism"の状態になっていると考えられる[7]。

これらのSPECT検査は，症例ごとにTIAや脳梗塞の発症に血行力学的脳虚血，心原性あるいは動脈原性塞栓症のいずれが関与しているのかをPETと同様に推測することを可能とし，汎用性の高い手法として日常臨床に大きく貢献している。しかしながら，ACZの使用はある一定の頻度で一時的あるいは重篤な副作用を招く点に注意が必要である。多くの場合，めまい，嘔吐，四肢末梢～口唇のしびれが数時間出現するが，まれにはStevens-Johnson症候群が出現することも報告されている[8]。

最近，ACZ静注によるこれらの副作用をきっかけに，その適正使用の指針がさ策定されると，その使用が保険適応となった。

PET，SPECTによる自然予後の予測

上記のごとく，1980年代の研究によって，内頚動脈閉塞症におけるOEFの上昇はTIA

図2 左内頚動脈閉塞症4例の定量的SPECT所見
安静時CBFおよびCVRによって4型に分類することが可能である。

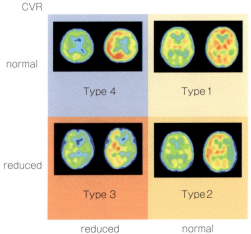

あるいは脳梗塞が血行力学的脳虚血によって発生した可能性が高いことが明らかとなった（常にそうであるとは限らないところに要注意！）。従って，OEFが上昇している症例では，内科治療のみを実施しても脳梗塞の再発を予防できないと予測することは，きわめて自然な流れである。実際，1990年代後半になって統計学的解析手法が普及すると，OEFの上昇は脳梗塞の再発リスクが高いことを予見するパラメータであることが明らかとされて，PETが症例ごとの自然予後を予測するうえで有用なモダリティであることが証明された。すなわち，Yamauchiらは，内頚動脈～中大脳動脈閉塞性病変を有する40例を5年間，follow upしたところ，OEFの上昇は脳梗塞再発の有意な危険因子であることを見出して報告した[9]。また，Grubbらは，内頚動脈閉塞症81例を平均31.5カ月間，follow upした結果，Stage II虚血を有する39例のうち12例が脳梗塞を再発したのに対して，Stage II以外の42例では2例のみが再発したと報告した[10]。

2000年代になって，SPECTもPETと同様に脳梗塞の再発リスクが高い症例を抽出できるかどうかが検証された。すなわち，Kurodaらは，内頚動脈または中大脳動脈閉塞に対して内科的治療を実施した77例の予後を検討した。この研究では，^{133}xenon SPECTを用いてCBFおよびCVRを定量的に測定した。その結果，平均42.7カ月間の経過観察期間中に生じた脳梗塞の再発はType 3虚血を有する症例で有意に高率であることが判明した。Type 3虚血を有する場合の脳梗塞再発にかかわる相対危険(relative risk)は，OEF上昇とほぼ同程度と考えられた（図3）[5]。Ogasawaraらも，内頚動脈または中大脳動脈閉塞を有しCBF，CVRを測定したのちに内科的治療を実施した70例の予後を検討した結果，24カ月の間にCVRが低下した23例中8例で脳梗塞が再発し，CVRが正常だった47例では3例でのみ脳梗塞が再発したと報告した[11]。これらの報告は，CBF，CVRを定量的に測定することによってSPECTも閉塞性頚動脈疾患を有する症例の自然予後を予測できる可能性を示唆したものである。

図3 Type 3虚血症例の予後とCBF/CVRの関連
保存的治療を実施した場合，同側（A）および全脳卒中（B）の再発はSPECTにてCBF/CVRがともに低下している症例で高率に発生する。

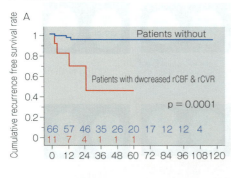
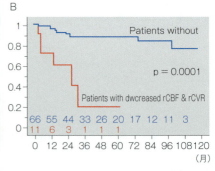

Kuroda S, et al. Stroke 2001；32：2110-6.[5] より改変

SPECT，PET上の「Stage Ⅱ」は別物である

　PET，SPECTの両者が，閉塞性頚動脈疾患を有する症例の病態，自然予後を予測するうえで有用であることが明らかとされたが，これらのモダリティが同一の現象を観察している訳ではないことに注意が必要である。すなわち，最近の研究によれば，CBF・CVR両者が低下したType 3症例においても，OEFが上昇している群とOEFが上昇していない群の2つのサブグループが存在することが判明している。OEFの上昇は，Type 3症例の約45％のみで認められるにすぎない。OEFが上昇している例ではCMRO$_2$が比較的保持されており，misery perfusionあるいはStage Ⅱの所見を呈しているが，OEFが正常範囲内の症例ではCMRO$_2$が低下しており，前述のmatched hypometabolismと同様の所見を呈していた。従って，決してすべての症例で「Type 3 ＝ Stage Ⅱ（misery perfusion）」が成り立つわけではないこと，SPECT上はType 3と診断される症例の約半数が，PETではmatched hypometabolismを呈していることが明らかとなった（図4）。この病態は，SPECT上ではType 3，PET上ではType 4と同様の所見を呈しているため「Type 3.5」と呼称されている[6]。典型的なType 3.5の症例を図3に呈示する。従って，Powersが提唱したPET上のStage Ⅱ（OEF上昇）と，中川原が提唱したSPECT上のStage 2（CBF・CVR低下）は，「Stage」という同じ表現が使われているものの，完全に同一の病態を示している訳ではないことに注意が必要である。つまり，以下の表現は厳密に言えば不正解なのである。

「この患者さんはSPECTにてCBF・CVRが低下しており，OEFが上昇していると考えられた」

　核医学検査にとどまらず，すべての検査手法は，臨床においてなんらかのdecision makingに寄与しなければその存在意義は低い。この観点からすれば，SPECTでType 3あるいはStage Ⅱと診断されたものの，OEFが上昇していない症例には，どんな臨床的意味があるのかを検証する必要がある。これらの研究は多くはないが，Hokariらは，「Type 3かつOEF上昇」の症例と「Type 3かつOEF正常」の症例を保存的に治療した場合，脳梗塞の再発は前者で年間10.6％であったものの，後者では0％であったと報告している（図5）[12]。この事実は，SPECTで抽出されるType 3あるいはStage Ⅱの症例のなかから，さらにな

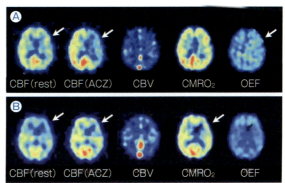

図4 左内頚動脈閉塞症2例の^{15}O gas PET所見

A：CBF/CVRが低下しているType 3であることに加えて，OEFも上昇したmisery perfusion（Stage Ⅱ）を呈している。

B：CBF/CVRが低下しているType 3であるものの，CMRO$_2$がすでに低下しているためにOEFは正常範囲内である（matched hypometabolism, Type 3.5）。

んらかの手法でOEFが上昇している症例を抽出すれば，脳梗塞の再発リスクが最も高い症例を抽出できることを示唆している．

SPECTでは，CBFやCVRの測定のほかにも，^{99m}Tc標識赤血球や[^{99m}Tc]-human serum albumin（^{99m}Tc-HSA）を使用することでCBVを定量的に測定することが可能である．これによってCBV/CBF（mean transit time：MTT）を算出することができる．実際，HokariらはCVRとMTTを組み合わせて測定すると，高い感度と特異度をもってOEFの上昇をSPECTで推測することが可能であることを証明している[13]．さらにChidaらは，^{123}I-iomazenil SPECTによる神経細胞密度を評価することで，SPECTによってOEFの上昇を客観的に予測できる可能性について報告している[14]．

頭蓋外－頭蓋内バイパス術の適応

過去に実施された頭蓋外－頭蓋内バイパス術（extracranial-intracranial arterial bypass：EC-IC bypass）の効果に関する2件のランダム化臨床試験は，1985年に発表された国際共同研究（Barnettら），1989～1995年に実施されたわが国における多施設共同研究（米川・山口ら）である．前者では登録基準に脳SPECT・PETの所見を考慮していなかったのは，当時の時代背景を考えれば当然であろう[15]．後者では，初めて「安静時CBFの低下」が登録基準として設けられた点で世界初めての試みであった[16]．しかし，いずれの研究においてもEC-IC bypassが脳梗塞の再発を有意に予防するとの仮説は証明されなかった．その後，脳SPECTの普及に伴って，1998～2002年，EC-IC bypassの脳梗塞，高次脳機能障害の予防効果に関する全国多施設研究（Japan EC-IC Bypass Study：JET Study）がわが国で実施された．この研究では，内頚動脈あるいは中大脳動脈に高度狭窄～閉塞を有し，CBFが正常の80％未満，CVRが10％未満に低下した症例を対象とした点で画期的である．外科治療群103例，薬物療法群103例が登録された．最終的な解析の結果，周術期の合併症は0％で，2年間の経過観察期間中のprimary endpoint（QOL悪化を伴う脳卒中再発，すべての死亡あるいはdisability，経過中の進行性脳梗塞などにより内科医の判断で外科治療に移行したもの）は，外科治療群で7例（6.8％），薬物療法群（16.5％）で，EC/IC bypassが経過観察期間中の脳梗塞再発などを有意に減少させることが判明した．ただし，その有意差はそれほど顕著なものではなく，JET StudyにおけるNNT（number needed to treat）は10.3であった[17]．

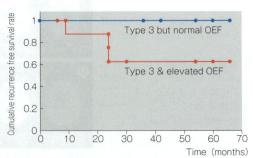

図5 Type 3虚血症例の再発とOEFの関連
保存的治療を実施した場合，Type 3かつOEF上昇を有する症例で同側脳梗塞が再発するものの，Type 3かつOEF正常の症例では再発しない．

Hokari M, et al. Surg Neurol 2009; 71: 532-9.[12]
より引用

一方，米国では2002〜2010年，OEFが上昇している一側内頸動脈閉塞症の症例を対象としたランダム化臨床試験が計画，実施された(Carotid Occlusion Surgery Study：COSS)。しかしながら，primary endpoint(術後あるいはランダム化後30日以内の全脳卒中・死亡，ランダム化後2年間の同側脳梗塞)は，外科治療群で21％(20/97)，非外科治療群で22.7％(20/98)と2群間に有意差は認められなかった。この研究の結果に対しては，登録基準となったOEF値が半定量値であったこと，周術期の脳梗塞発生が高率であったこと，非外科治療群における脳卒中発生が予測よりも低頻度であったことが指摘されている[18]。現在もさまざまな議論がなされている段階であるが，JET Study，COSSを通して明らかな事実は，現在のところ，以下のようにまとめることができる。

1) スタチンなどの内科治療が進歩している現在，周術期の合併症がわずか(おそらく2〜3％)でも生ずれば，EC-IC bypassの意義は失われる。
2) 手術手技にとどまらず，内科・麻酔科・看護などを含むチームの力量向上，周術期管理の洗練，普遍化への注力が必要である。
3) JET Studyの結果の拡大解釈，安易な手術適応の拡大は厳に慎むべきである。

脳血行再建術後の過灌流

　上述のEC-IC bypassのほか，もやもや病に対するバイパス術，頸動脈内膜剥離術(carotid endarterectomy：CEA)や頸動脈ステント留置術(carotid artery stenting：CAS)など，数々の脳血行再建術があるが，いずれもTIAや脳梗塞の予防が目的であることを考えると，周術期の合併症を極力回避することが重要である。以前は，周術期の脳梗塞を予防することに主眼がおかれていた。しかし，正確な統計データはないものの，手術手技や周術期管理の向上に伴って，わが国では徐々に減少していると考えられる。逆に，近年では過灌流現象(hyperperfusion, hyperemia)あるいは過灌流症候群(hyperperfusion syndrome：HPS)に大きな注目が集まっている。

　歴史的には，術後の過灌流が最初に指摘されたのはCEAである。長期間持続した高度の脳虚血が，抵抗血管である細動脈の持続的拡張をきたして内皮細胞や平滑筋細胞に組織学的変化を招いてしまうため，自動調節能が失われてしまって術後の急激な血流の増加に即座に応ずることができず過灌流が発生すると考えられている[19]。最近のPETを用いた報告によれば，過灌流が認められている間はCBVがきわめて高い値を呈しており，これらの仮説を支持している[20]。

　従って，高度の脳虚血によって術前のSPECT・PETにて血行力学的脳虚血を有する症例では，術後の過灌流の発生に注意が必要である。以上から，脳PET/SPECTは脳血行再建術後に生ずる過灌流を予知して周術期合併症を減少させるうえでも重要なモダリティと考えられる。

　われわれは，CEA，CAS，EC-IC bypass，もやもや病に対するバイパス術を問わず，術直後，2日後，7日後に定性的CBF測定を実施することで過灌流の検知，症候化の予防に努めている(図6)[19]。画像上，過灌流の出現が確認された際は，患者を安静とし，降圧薬の持続投与によって血圧を平常以下に維持するのが一般的である。過灌流が高度の場合や症候化した場合は鎮静薬を使用することもある。

▶CEA/CAS後の過灌流

　Abou-Cheblらによれば，CASを実施した450例のうち5例（1.1％）に脳内出血あるいはHPSが出現したという[21]。わが国の多施設調査においても，CEA/CASを実施した4,494例のうち，HPSが61例（1.4％）に，脳内出血が27例（0.6％）に発生している[22]。いったん症候化した場合，特に脳内出血をきたした場合は重篤な後遺症を残すか死亡することが多いのが特徴である。CEA後の過灌流は高次脳機能障害をきたすことも明らかとなっている。無症候性の過灌流現象はさらに頻度が高いと考えられるので，術前の検査でOEFが上昇している，CVRが低下している，CBVが上昇しているなど，過灌流ハイリスク例においては周術期管理の際に常に過灌流発生の可能性を念頭におく必要がある。

▶EC-IC bypass術後の過灌流

　STAを介するバイパス血流量は頚動脈と比べて少ないため，EC-IC bypass術後に過灌流が生ずる頻度は低いと考えることも可能かもしれない。しかし，上述のごとく，EC-IC bypassはCBF・CVRが低下した症例のみに適応されるため，すべての症例で術後過灌流のリスクがCEA・CASよりも高いと考えるべきである[23]。実際，JET Studyでは，HPS，脳出血の頻度はそれぞれ5％，1％であったと報告されている[17]。COSSの結果をみるまでもなく，EC-IC bypassの治療効果を有意なものとするには過灌流による合併症を極力回避する努力が必要である。

▶もやもや病に対するバイパス術後の過灌流

　もやもや病に対する脳血行再建術は，STA-MCA anastomosisに代表される直接バイパス術と，脳－筋肉接着術（encephalo-myo-synangiosis）などの間接バイパス術とに大別される。前者は，術後早期に脳循環動態を改善させるため，周術期の虚血性合併症の頻度が低く，TIAや頭痛などの発作を早期から減少～消失させる点で有用である（「もやもや病」p.92参照）。しかしながら，近年，もやもや病に対する直接バイパス術によって過灌流現象あ

図6　成人もやもや病に対する右バイパス術
成人もやもや病に対する右バイパス術を実施したところ，術前のSPECTでCBFが低下していた右前頭葉～側頭葉にて手術当日～9日後にかけて過灌流が生じた。術後3日目のMRAにてSTA-MCA double anastomosisはpatentである。
A：術前　B：術後　C：術後9日　D：術後3日

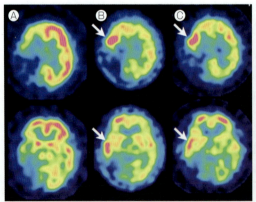
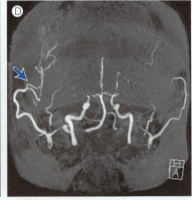

るいはHPSが従来考えられていたよりも高頻度に出現することが判明している[19]。

最近の研究によれば，術後の過灌流は小児例の20％，成人例の66％に生ずること，術直後から発生した過灌流は症候化しやすいこと，HPSは術後0～10日に発生して1～2日間持続することが多いことなどが判明している。特に成人では過灌流の頻度が高く，その半数が症候化する点に注意が必要である。従って，もやもや病における過灌流の発生頻度は，通常のEC-IC bypassと比べるときわめて高いことを認識すべきである[19]。

CEA・CASと異なり，もやもや病では大部分でCVRが低下している症例がバイパス術の適応となるため，CVRは過灌流の予測因子とはなりえず，術前のSPECT・PETにてCBVの上昇が術後過灌流の予測因子となるため周術期管理に注意を要する[19]。

Near infrared spectroscopy (NIRS)

近年の基礎および臨床研究から得られた知見によって，NIRSは脳の酸素化状態を非侵襲的かつ連続的に測定するモダリティとしてきわめて有用であることが判明している。700～1,000nmの波長を有する近赤外光(near infrared：NIR)は，生体組織の透過性が高く，ヘモグロビン(hemoglobin：Hb)，ミオグロビン，チトクローム・オキシダーゼ(cytochrome oxidase)といった生体内色素が自らの酸化還元状態によって特有の吸光度を有することがNIRSの生体応用を可能としている。NIRSは主として脳の毛細血管から静脈に存在しているヘモグロビンの酸素化状態の変化を検出していることが判明している。また，酸化型ヘモグロビン(oxy-Hb)と還元型ヘモグロビン(deoxy-Hb)の総和である総ヘモグロビン(total hemoglobin：tHb)濃度の変化は脳血液量の変化と相関していると考えられている。脳内Hbの酸化還元状態は脳への酸素供給，脳での酸素消費の変化によって変動することから，NIRSは脳循環代謝をすぐれた時間分解能をもって把握可能な方法論である。従って，NIRSは低酸素や虚血に曝される脳内の環境変化を非侵襲的，連続的かつリアルタイムにモニターすることが可能であり，言い換えれば「NIRSは脳のパルスオキシメータである」といっても過言ではない。NIRSは測定のセットアップが簡便で，ほぼすべての症例で測定が可能であり，リアルタイムに脳循環動態を把握することが可能である。

わが国の脳神経外科領域でNIRSが応用され始めたのは，1990年代に入ってからと考えられている。われわれは1992年にNIRSをCEAの術中モニタリングとして使用を開始した。CEAに際しては全例で内シャントチューブを使用する場合，NIRSを用いたモニタリングの目的は，①内シャントチューブ挿入および抜去の際に数分間ずつ生ずる頚動脈遮断時の脳虚血の程度を確認する，②きわめてまれなトラブルではあるが，内シャント使用中にチューブの閉塞を検出する，③CEA終了後の過灌流を術中から予測することである。

当初は，CEAの際にNIRS，経頭蓋ドップラー(transcranial Doppler：TCD)，体性感覚誘発電位(somatosensry evoked potential：SEP)によるモニタリングを同時に実施して，頚動脈を遮断した際のNIRS上の変化と，TCD/SEP上の変化を比較検討した。また，巨大脳動脈瘤などを有する症例において頚動脈バルーン閉塞試験(balloon occlusion test：BOT)を実施する際に，NIRSモニタリングや神経症状のチェックを実施すると同時に，閉塞前および閉塞中に脳^{99m}Tc-HMPAO SPECTを実施して，NIRS上の変化とCBFの変化とを比較検討した。その結果，頚動脈閉塞に伴うNIRSの変化は，以下の2パターンに

分けられることが判明した[24,25]）。

Group 1：Oxy-Hb・tHb濃度の減少，deoxy-Hb濃度の増加が一過性かつ軽度で，頚動脈遮断中にそれぞれのパラメータが頚動脈遮断前のコントロール・レベルに回復する。

Group 2：Oxy-Hb，tHb濃度の減少，deoxy-Hb濃度の増加が持続的かつ高度に認められる。このグループではSEP上，N_{20}振幅が低下し，TCDではMCA血流速度が高度に低下し，患者が覚醒している場合には一過性の神経症状が出現する。

最近の報告によれば，NIRSとともに運動誘発電位（motor evoked potential：MEP）を同時にモニターすると，クリティカルな脳虚血をさらに鋭敏に検出できる[26]。また，NIRSの最大の特徴は，ベッドサイドで脳血行動態の変化を非侵襲的かつ連続的に測定できることである。その特徴を活かすと，血行力学的脳虚血の診断にも応用可能である[27]。

脳神経外科の周術期管理におけるPET，SPECT，NIRSの意義，理論的背景，臨床における利用法などについて概説した。これらのモダリティを駆使して治療成績の向上に努めるには，その根底にある脳循環代謝の理論を習得するとともに，これらの要点を最低限理解したうえで利用することが重要である。

（黒田　敏）

文献

1) Baron JC, Bousser MG, Rey A, et al. Reversal of focal "misery-perfusion syndrome" by extraintracranial arterial bypass in hemodynamic cerebral ischemia. A case study with 15O positron emission tomography. Stroke 1981; 12: 454-9.
2) Powers WJ. Cerebral hemodynamics in ischemic cerebrovascular disease. Ann Neurol 1991; 29: 231-40.
3) Vorstrup S, Engell HC, Lindewald H, et al. Hemodynamically significant stenosis of the internal carotid artery treated with endarterectomy. Case report. J Neurosurg 1984; 60: 1070-5.
4) Kuroda S, Kamiyama H, Abe H, et al. Acetazolamide test in detecting reduced cerebral perfusion reserve and predicting longterm prognosis in patients with internal carotid artery occlusion. Neurosurgery 1993; 32: 912-8; discussion 918-9.
5) Kuroda S, Houkin K, Kamiyama H, et al. Longterm prognosis of medically treated patients with internal carotid or middle cerebral artery occlusion: can acetazolamide test predict it? Stroke 2001; 32: 2110-6.
6) Kuroda S, Shiga T, Houkin K, et al. Cerebral oxygen metabolism and neuronal integrity in patients with impaired vasoreactivity attributable to occlusive carotid artery disease. Stroke 2006; 37: 393-8.
7) Kuroda S, Shiga T, Ishikawa T, et al. Reduced blood flow and preserved vasoreactivity characterize oxygen hypometabolism due to incomplete infarction in occlusive carotid artery diseases. J Nucl Med 2004; 45: 943-9.
8) Ogasawara K, Tomitsuka N, Kobayashi M, et al. Stevens-Johnson syndrome associated with intravenous acetazolamide administration for evaluation of cerebrovascular reactivity. Case report. Neurol Med Chir (Tokyo) 2006; 46: 161-3.
9) Yamauchi H, Fukuyama H, Nagahama Y, et al. Significance of increased oxygen extraction fraction in five-year prognosis of major cerebral arterial occlusive diseases. J Nucl Med 1999; 40: 1992-8.
10) Grubb RL Jr, Derdeyn CP, Fritsch SM, et al. Importance of hemodynamic factors in the prognosis of symptomatic carotid occlusion. JAMA 1998; 280: 1055-60.
11) Ogasawara K, Ogawa A, Terasaki K, et al. Use of cerebrovascular reactivity in patients with symptomatic major cerebral artery occlusion to predict 5-year outcome: comparison of xenon-133 and iodine-123-IMP single-photon emission computed tomography. J Cereb Blood Flow Metab 2002; 22: 1142-8.
12) Hokari M, Kuroda S, Shiga T, et al. Impact of oxygen extraction fraction on long-term prognosis in patients with reduced blood flow

and vasoreactivity because of occlusive carotid artery disease. Surg Neurol 2009; 71: 532-9.
13) Hokari M, Kuroda S, Shiga T, et al. Combination of a mean transit time measurement with an acetazolamide test increases predictive power to identify elevated oxygen extraction fraction in occlusive carotid artery diseases. J Nucl Med 2008; 49: 1922-7.
14) Chida K, Ogasawara K, Kuroda H, et al. Centralbenzodiazepine receptor binding potential and CBF images on SPECT correlate with oxygen extraction fraction images on PET in the cerebral cortex with unilateral major cerebral artery occlusive disease. J Nucl Med 2011; 52: 511-8.
15) EC/IC Bypass Study Group. Failure of extracranial-intracranial arterial bypass to reduce the risk of ischemic stroke. Results of an international randomized trial. New Engl J Med 1985; 313: 1191-200.
16) 脳血行再建術の効果に関する共同研究グループ. 閉塞性脳血管障害に対する脳血行再建術の効果- 多施設共同研究の成績-. 脳卒中 1997; 19: 217-24.
17) 小笠原邦昭. 脳主幹動脈閉塞性病変慢性期に対するバイパス術後過灌流症候群. 脳外誌 2008; 17: 596-600.
18) Powers WJ, Clarke WR, Grubb RL Jr, et al. Extracranial-intracranial bypass surgery forstroke prevention in hemodynamic cerebral ischemia: the Carotid Occlusion Surgery Study randomized trial. JAMA 2011; 306: 1983-92.
19) Uchino H, Kuroda S, Hirata K, et al. Predictors and clinical features of postoperative hyperperfusion after surgical revascularization for moyamoya disease: a serial single photon emission CT/positron emission tomography study. Stroke 2012; 43: 2610-6.
20) Kaku Y, Iihara K, Nakajima N, et al. Cerebral blood flow and metabolism of hyperperfusion after cerebral revascularization in patients with moyamoya disease. J Cereb Blood Flow Metab 2012; 32: 2066-75.
21) Abou-Chebl A, Yadav JS, Reginelli JP, et al. Intracranial hemorrhage and hyperperfusion syndrome following carotid artery stenting: risk factors, prevention, and treatment. J Am Coll Cardiol 2004; 43: 1596-601.
22) Ogasawara K, Sakai N, Kuroiwa T, et al. Intracranial hemorrhage associated with cerebral hyperperfusion syndrome following carotid endarterectomy and carotid artery stenting: retrospective review of 4494 patients. J Neurosurg 2007; 107: 1130-6.
23) Kuroda S, Kamiyama H, Abe H, et al. Temporary neurological deterioration caused by hyperperfusion after extracranial-intracranial bypass-case report and study of cerebral hemodynamics. Neurol Med Chir (Tokyo) 1994; 34: 15-9.
24) Kuroda S, Houkin K, Abe H, et al. Near-infrared monitoring of cerebral oxygenation state during carotid endarterectomy. Surg Neurol 1996; 45: 450-8.
25) Kuroda S, Houkin K, Abe H, et al. Cerebral hemodynamic changes during carotid artery balloon occlusion monitored by near-infrared spectroscopy. Neurol Med Chir (Tokyo) 1996; 36: 78-86.
26) Uchino H, Nakamura T, Kuroda S, et al. Intraoperative dual monitoring during carotid endarterectomy using motor evoked potentials and near-infrared spectroscopy. World Neurosurg 2012; 78: 651-57.
27) Kashiwazaki D, Kuroda S, Terasaka S, et al. Detection of hemodynamic transient ischemic attack during hemodialysis with near-infrared monitoring in a patient with internal carotid artery occlusion. Surg Neurol 2007; 68: 292-4; discussion 294-5.

XI 検査・治療

MRI

MRI検査の歴史[1,2]

　MRIに関する技術開発の歴史は古く，核磁気共鳴現象（nuclear magnetic resonance：NMR）の発見にさかのぼる．米国Columbia大学のRabiらは，物質の核スピン運動に関する研究を精力的に行い，1938年に核磁気共鳴吸収による核磁気モーメント変位の正確な測定法を報告した．その後，1946年にStanford大学のBloch，Harvard大学のPurcellにより，それぞれ独立にNMR信号が発見され，また，1950年にはHahnによりスピンエコーが発見されるなど，1960年代までに現代のMRIの基礎となる物理現象やそれを検出するための技術が発見，発明されている．

　NMR現象を画像化するには，生体からのNMR信号に空間的位置情報を加えて収集する必要がある．そのNMR現象の画像化に重大な進歩をもたらしたのは，New York州立大学のLauterburと，英国Nottingham大学のMansfieldらである．彼らは1970年代前半，それぞれほぼ同時期に独立してNMR現象の画像化手法を発見した．その功績により，ともに2003年にノーベル医学生理学賞を受賞している．1978年に入り，NMRによる人体の撮影画像が発表されるようになり，1980年代には臨床用MRI装置の製品開発が進んだ．当初発売されたのは，低磁場の常電導MRIであったが，1980年代末には1.5 T（テスラ）の超電導MRIが発売開始となり，臨床用MRI装置が普及していくこととなった．

　また，1980年代にはMRI撮像シークエンスの高速化が進んだ．この時代に発表された高速スピンエコー法や，グラジエントエコー系列の高速撮像法は，改良されつつ現在も広く使用されている．また，エコープラナー法（echo planar imaging：EPI）を利用した拡散強調画像（diffusion-weighted imaging：DWI）は，急性期脳梗塞に対するその高い検出能が1990年に報告されて以来[3]，現代のMRIには欠かすことのできない撮像法となっている．

　MRIの技術革新は現代においても止まっていない．2010年代に入り，synthetic MRI[4]とよばれる，1回の撮像でT1緩和時間，T2緩和時間，プロトン密度を測定し，T1強調画像，T2強調画像を含むさまざまなコントラストのMRI画像を計算する手法が臨床機に搭載されてきている．また，MRIは術前診断や治療後の評価に用いられることにとどまらず，術中ナビゲーションなど手術支援においても大きな役割を担うようになっている．

　MRI検査が臨床への普及が進みより身近な検査となるにつれ，MRI検査の安全性に議論が深まり，並行してさまざまな知見が蓄積されてきた[5]．これには，MRI装置そのものの安全性のみならず，検査適応や，MRIで使用されるガドリニウム造影剤などの知見が含まれる．

　2000年代になり，ガドリニウム造影剤に関連する腎性全身性線維症（nephrogenic systemic fibrosis：NSF）の危険性が広く認知されるようになり，続いて，ガドリニウムの脳内沈着がT1強調画像で観察可能であることが知られるようになった．NSFは他覚的な

障害をもたらす。これに対し脳内ガドリニウム沈着は，現時点ではなんらかの症状との関連性は示唆されていないものの，長期影響が十分に評価できていないもどかしさがある。現時点でいえることは，適格性と必要性を十分に吟味してガドリニウム造影剤を使用すべきということである。一方で，心臓ペースペーカーに代表される体内埋込型医療デバイスでは，条件付きながらMRI検査に対応可能な製品が販売されるなど，医療器具などの周辺環境がMRIに適合しつつある。MRI検査のニーズはますます高い状態で推移することが予想される。

MRI検査の原理

　強い静磁場に置かれた生体化合物中の特定の原子（臨床用MRIでは水素原子）にその原子固有の周波数（Larmor周波数とよばれる）を有する電磁波を当てると，その原子核はエネルギーを吸収して励起状態に変化する。励起状態になった原子核は，次第に周囲にエネルギーを移して（最終的に熱エネルギーに変わって）安定状態へと戻るが，その際に電磁波を放出する。この一連の過程をNMR現象といい，Bloch，Purcellにより発見された。この電磁波は一般の波と同様に，振幅（信号の大きさ）や周波数，位相という物理量をもつ。磁場の強度により，原子の歳差運動の周波数（Larmor周波数に相当）や，さらにその結果として位相が異なってくる。その性質を利用して，現代のMRIは信号の取得時に弱い傾斜磁場を付け加えることにより位置情報も含ませた状態で，原子から発せられる電磁波を検出する。周波数と位相は，フーリエ変換による数学的処理を施すことで空間的情報へと読み替えられ，信号波形から最終的に断層像を得ることができる。そして，生体から放出される電磁波は，MRIからのパルス状の電磁波の当て方や，電磁波の検出までのタイミングを装置上で操作することにより，いくつかの特徴的なコントラストを有する画像を得ることができる。

　臨床で使用されるMRI装置の静磁場強度は，1.5Tまたは3Tが多い。これらの静磁場強度での水素原子核のLarmor周波数は，1.5Tで64MHz，3Tで128MHzであり，FMラジオ放送に相当する帯域となる。そのため，10の16乗のオーダーをもつX線と異なり，放射線被ばくは問題とならない。また，MRI装置は，画像を撮っていない状態でも常に静磁場を生じている状態であり，金属類をもった状態でうっかりMRI装置に近づくと，金属が引き寄せられることがあり大変危険である。実際に，海外でも本邦でも，医療器具や清掃器具がMRIのマグネットに吸着する事故が何件も起きており，それのみならず人的被害の報告もなされている[5]。医療者は，はさみや筆記具などの金属類，医療用PHSなどの電子機器，磁気カードなどを，確実に体から外してMRI検査室に入室するように常に注意したい。

MRIの信号強度を決めるもの

　臨床用MRIは生体内の水素原子から生じるMRI信号を検出する。水素原子以外にも炭素，リン，ナトリウムからのMRIを検出すること理論的に可能であるが，生体内の存在数は水素原子に比べるとはるかに少なく，臨床機で十分な信号を得ることは困難である。生内

体の水素原子は自由水に含まれるものが大部分で，このほか，脂質や蛋白質などの高分子化合物や，これらと相互作用する結合水の中に含まれている．MRI信号は水素原子が存在する環境や状態によって大きく変化し，その信号強度を決定する組織固有の物理的な性質には，①T1値（縦緩和時間），②T2値（横緩和時間），③プロトン密度，④灌流や拡散がある．このような物理的特性は組織成分に依存し，人為的に操作することはできない．そのため，MRI装置上で設定可能な，繰り返し時間（repetition time：TR），エコー時間（echo time：TE）や，その他の予備的なラジオ波パルス（radiofrequency pulse：RF pulse）の付加を巧妙に操作することにより，T1強調画像や拡散強調画像など，特定の物理的特性を強調する画像をそれぞれの因子に応じて取得することができる．そして，それらの画像信号を組み合わせることで，組織の組成や組織の正常状態からの変化を推定する．また，MRI画像では，ひとつの画素をとってもその中に多種類の分子や化合物が含まれており，MRI信号はそれら全体を平均化した（分子レベルにとってはマクロ的な）結果であることは知っておくべきである．

　人為的にMRIコントラストを変える方法のひとつにガドリニウム造影剤がある．MRI用ガドリニウム造影剤は，造影剤を含む組織のT1値を短縮，すなわち，縦緩和を促進するように作用する．そのため，富血管性の病変や，脳血液関門が障害され造影剤が間質へ移行しやすい病変は，造影T1強調画像で高信号となる．一方，ガドリニウムは強磁性体であるため，高濃度で存在すると局所磁場の乱れを生じる．そのため，T2*強調画像では信号が低下する負の造影効果を示し，MRIでの灌流画像（perfusion MRI）はその性質を利用している．

MRI検査の適応

　MRIはほぼすべての中枢神経疾患に適応がある．MRIはCTに比べて組織間コントラストに優れ，CTでは骨からのアーチファクトにより評価のしづらい後頭蓋窩内容の描出にも優れる．そのため，MRIにより診療に必要なすべての画像情報が得られるといっても過言ではない．

　一方，CTの大きな利点は，短い検査時間で済み，設置施設が多く，またMRIに比べて画像の解釈が平易であることである．中枢神経疾患においても，CT検査を優先すべきなのは，①出血の検出，②石灰化の検出，③急性期の外傷である．CTにおいてはくも膜下出血や脳内出血は発症直後から高濃度となるが，MRIでは出血直後の酸化型ヘモグロビン（オキシヘモグロビン）の状態では脳組織と等信号であり，検出が難しいことがある．また，石灰化はプロトン密度が低いため，一般にT2強調画像で低信号となるが，同様にヘモジデリンもT2強調画像で低信号となる．乏突起膠腫など，石灰化を特徴とする病変では，石灰化なのか腫瘍内出血なのかという判別がMRIでは難しいことがある．特殊な撮像法を用いると，反磁性を示す石灰化と，常磁性体であるヘモジデリンはMRIで位相変化を定量化することにより判別することが可能であるが，CTで確認するほうがはるかに簡便である．外傷においては骨折や頭蓋内異物が存在するおそれがあり，出血の検出目的とあわせてCTを先行させるべきである．手術直後の粗大合併症のスクリーニングも，空気や出血を検知しやすいCTが向いている．このほか，線維性骨異形成症や硬化性骨転移など

図1 拡散強調画像の信号の成り立ち

A~C：右前頭葉超急性期脳梗塞，D~F：左円蓋部髄膜腫。
A, D：拡散強調画像，B, E：T2強調画像，C, F：ADC画像。
A：拡散強調画像で右前頭葉に高信号を示す超急性期脳梗塞を認める。
B：T2強調画像では梗塞領域の信号異常は生じていない。
C：ADC画像では梗塞領域は拡散制限を示す。拡散強調画像での高信号の主な成因は拡散制限と考えられる。
D：拡散強調画像で左大脳円蓋部に高信号を示す脳実質外腫瘤を認める。
E：T2強調画像では腫瘤は高信号を示す。
F：ADC画像では腫瘤は脳と同様の信号値を示しており，拡散低下は明らかでない。拡散強調画像での高信号の主な成因は，腫瘤がT2強調画像で高信号を示すため（＝T2延長）と考えられる。

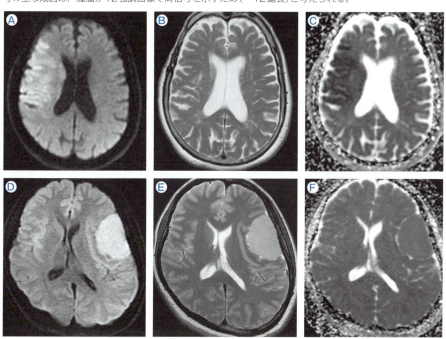

図2 拡散テンソルトラクトグラフィー
3T MRIで32軸の拡散テンソル画像から作成した健常成人の全脳トラクトグラフィー。

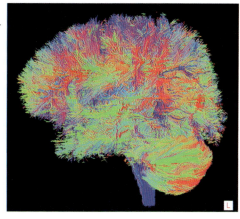

Perfusion MRIは，急性期脳梗塞における梗塞コア周囲のペナンブラ領域の推定に用いられる．また，脳腫瘍では，血管床の多寡がCBVに関連するため，悪性度が上がるにつれ血管床の増加しやすい神経膠腫の悪性度推定や再発評価などに利用される（図3）．

近年，造影剤を使用しない灌流画像であるarterial spin labeling（ASL）法が普及しつつある．血液中の水素原子を検出断面の上流でラベルし，造影剤の代わりの内因性トレーサーとして利用する．ラベル付加時およびラベル非付加時の画像間の信号差を利用してCBFを計算している．ラベルを付加する方法ではラベル持続時間の長いpseudo-continuous ASL（pCASL）法が主流となっている．造影剤を使用しないため，小児や，腎機能の低下した高齢者にも使用しやすい．ただし，ASLでは経時的にラベルがはずれやすくなることは避けられず，また血液のT1値などで「決め打ち」の定数を使用しているため，一側性の動脈狭窄がある場合などで正確なCBFが表示されないおそれがあることは限界として知っておくほうがよい．

▶MRスペクトロスコピー

MRIの画像は，時間軸に沿った信号波形を処理することにより，画素のマクロ的な信号の強さ，位置情報を取得して作られている．これに対して，MRスペクトロスコピー（MRS）では周波数を，位置情報の代わりに代謝物（化合物）により異なる共鳴周波数の情報に利用することにより，特定の部位での代謝物の組成を検出する．そのため，各代謝物と標準化合物間の共鳴周波数の差（化学シフト）をppm単位として横軸に置き，代謝物から得られる信号強度を縦軸として表示する（図4）．臨床で使用されることの多い脳のプロトンMRSにおいて検出される主な代謝物とその生物学的な解釈を表1に示す．なお，生体内では水分子のプロトンが，他の代謝物内のプロトンに対して圧倒的に多く存在するため，水分子からの信号を抑制する前処理を併用することで，各代謝物からの波形が認識できるようになっている．

MRSではシングルボクセル法とマルチボクセル法とがあり，シングルボクセル法ではstimulated echo acquisition mode（STEAM）法やpoint-resolved spectroscopy（PRESS）法が，マルチボクセル法ではchemical shift imaging（CSI）法が用いられる．PRESS法はS/Nが高いが，TEを短く設定しづらく，T2緩和の早い代謝物の検出には向いていない．STEAM法は，その逆に，TEを短くすることができるが，S/Nが低い．CSI法は中等度のS/Nを有し，複数部位で同時にMRSを取得することができるが，取得時間が長くなり

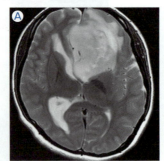 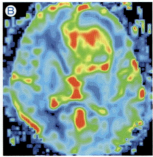

図3 膠芽腫の灌流画像
T2強調画像（A），灌流画像から求めた相対的脳血流量（B）．
A：左前頭葉に不均一な高信号を示す境界不明瞭な腫瘤を認める．
B：腫瘤の辺縁部で相対的脳血流量が増加しており，悪性神経膠腫が示唆される．

やすく，また化合物の分離もシングルボクセル法に劣る。MRSでは比較的変動の少ないcreatineを分母とする相対比で，N-acetyl aspartate（NAA），cholineの増減を評価することが多いが，特殊なソフトウェアを使用すると定量化することも可能である。

プロトンMRSは脳腫瘍の悪性度推定や，再発の評価，再発と放射線壊死の鑑別などに補助的診断法として用いられることが多い。このほか，ミトコンドリア病や一部の先天性

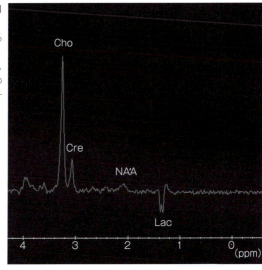

図4 膠芽腫のMRスペクトロスコピー

TE = 144 ms, PRESS法によるMRS。NAAピークは著明に低下，Choピークは著明に上昇している。下向き2峰性の乳酸のピークを認める。TE=136ms付近では乳酸のピークは反転（下向き）となる。

表1 プロトンMRスペクトロスコピーで検出される主な代謝物

代謝物	英語名	略称	ピーク(ppm)	反映する組織変化	特徴・解釈
脂質	lipids	Lip	0.9, 1.3	壊死	病変内の壊死を反映 乳酸との分離が難しいことも多くLip+Lacと表現されることもある
乳酸	lactate	Lac	1.33	低酸素状態 嫌気性解糖	二峰性ピーク TE=136msで下向き（反転） 病変内の壊死を反映
N-アセチルアスパラギン酸	N-acetyl aspartate	NAA	2.0	神経機能統合性	さまざまな疾患で低下
グルタミン酸・グルタミン	glutamate/glutamine	Glu/Gln	2.1	細胞興奮 浮腫・細胞腫脹	脳炎などでの神経毒性を反映 検出が難しいことも多い
クレアチン	creatine	Cre	3.0	エネルギー代謝	変動が少ない 他の代謝物の増減を判断する際の対照
コリン	choline	Cho	3.2	細胞膜代謝 細胞増殖	悪性脳腫瘍で上昇しやすい
ミオイノシトール	myo-inositol	Ins	3.5	astrocyte増殖	神経膠腫の指標 緩和が速くshort TEが必要

代謝疾患では特徴的な化合物のピークの出現が検出されることがあり，診断の決め手となることもある。

▶機能的MRI

脳の神経細胞が活動すると，酸素消費が増え，血液内のヘモグロビンのうち還元型ヘモグロビン（デオキシヘモグロビン）の割合が上昇する方向に作用するが，少し遅れて酸素消費を上回るほど血流が増加することが知られている。そのため，正味として酸化型ヘモグロビン（オキシヘモグロビン）の割合が増加する結果となる。オキシヘモグロビンは反磁性体で，デオキシヘモグロビンは常磁性体であるため，脳の賦活した領域の信号は，賦活していないときに比べわずかに高信号よりに変化することになる。これがBOLD（blood oxygen level dependent）効果とよばれ，現代の機能的MRI（functional MRI：fMRI）がよりどころとする原理である。脳賦活時の信号上昇は，目視で簡単に認識できるものではないため，課題負荷時，安静時の撮像を繰り返し，画像処理を施すことで，特定の課題に対して賦活された脳領域を確認することができる。術前に用いられるfMRIは，運動野や言語野の同定を目的とすることが多い。

近年，課題を用いずに安静時の脳活動を計測する手法が注目を集めており，安静時fMRI（resting state fMRI）とよばれる。安静臥床した状態で10分程度，fMRI画像を取得して，10〜100秒程度の長周期の信号のゆらぎを解析すると，特定の脳の領域間で信号変化が同期し，あたかもネットワークを形成しているかのように活動していることがわかっている。これはデフォルトモードネットワークとよばれ，内側前頭前野，外側頭頂葉，後部帯状回，外側側頭葉，海馬を含めることが多い[9]。安静時に活動するデフォルトモードネットワークは，内省的な思考や，経験と照らし合わせた判断などに関連すると考えられている。脳神経外科疾患においても，安静時fMRIは高次機能評価などへの応用が予想される。

▶磁化率強調画像

MR信号を標準的な直行検波にて検出すると，信号強度のほかに，ひとつのチャンネルで検知した波形と直行する受信チャンネルで検知した波形との間の位相を画像として取得することができる。位相画像は，静磁場の不均一性や生体組織間の磁化率差などに起因する磁場不均一を反映する。この位相画像を数回掛け合わせるなどして位相差を強調し，さらに強度画像も合わせて計算した画像が磁化率強調画像（susceptibility-weighted imaging：SWI）である。

SWIはT2*強調画像に比べて磁場の不均一性にさらに鋭敏である。またデオキシヘモグロビンによる信号低下にも非常に敏感であるため，venographyとして利用することも可能である。Intratumoral susceptibility signal（ITSS）による脳腫瘍の鑑別や悪性度推定に用いられることがあるほか，さまざまな疾患で出血の検出に用いられることが多い。

MRIの画像所見：正常像

健常者の視床間橋レベルのT1強調横断像，T2強調横断像を示す（図5）。

MRIは組織間のコントラストが高く，頭部MRIでは，外表から皮膚，皮下脂肪，頭蓋外板，板間層（骨髄），頭蓋内板，脳脊髄液（くも膜下腔），皮質（灰白質），白質，深部灰白

質，脳脊髄液（脳室）が存在する．さらに，くも膜下腔内には，無信号のflow voidとして血管が認識可能である．また，髄鞘化が完了した成人においては，灰白質と白質のコントラストは，T1強調画像にて灰白質は白質に比べてやや低信号を示し，T2強調画像にて灰白質は白質に比べてやや高信号を示す．

なお，flow voidはTEの長いシークエンスで確認しやすいため，T2強調画像で確認するほうがよい．T2強調画像では頭蓋内の主な動脈はflow voidを示すのが通常である．そのため，T2強調画像で動脈内に信号を認める場合，動脈閉塞や流速低下を疑う必要がある．T2強調画像で脳室内や橋前槽，脊髄周囲などに低信号域を認めることがあるが，これも脳脊髄液の流れによるものである．これらはFLAIR像で逆に高信号となるが，反転パルスを受けていない脳脊髄液が流入してMR信号を生じるためである．

MRIの画像所見：特徴的な異常像

▶T1強調画像で高信号を示す異常

　励起された水素原子のT1緩和は，周囲の分子の動きや回転が速い場合やない場合には起こりづらく，逆に，ある程度の動きがあると早く行われる．このため，動きの速い自由水を多く含む組織ではT1緩和は遅く（すなわち，T1緩和時間が長く），T1強調画像で低信号を示す．蛋白質などの高分子に結合した結合水では水分子の動きはちょうどよいくらいに遅く，T1緩和時間が短縮し，T1強調画像で高信号を示すようになる．さらに膿瘍のような粘稠な液体や氷のような固体になると，水分子が動きづらくなり，再びT1緩和が

図5　正常像（視床間橋を通る断面）
T1強調画像（A），T2強調画像（B）．
脳MRIで観察される主な組織のT1強調画像での信号強度は，高信号（脂肪，骨髄），中間信号（白質，灰白質，筋肉），低信号（脳脊髄液，骨皮質），無信号（骨皮質）．T2強調画像では，高信号（脳脊髄液，脂肪，骨髄），中間信号（灰白質，白質），低信号（筋肉），無信号（flow void，骨皮質）の順となる．

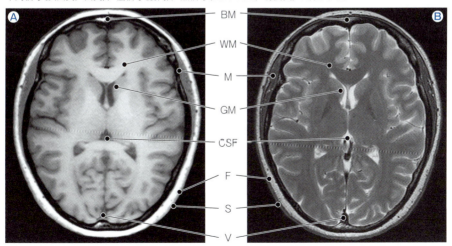

略語：BM（骨髄），CSF（脳脊髄液），F（脂肪），GM（灰白質），M（筋肉），S（皮膚），V（静脈），WM（白質）

遅くなる．臨床のMRIで，T1強調画像で高信号となる原因や異常を 表2 に示す．

▶T2強調画像で低信号を示す異常

T2緩和は自由水のような分子が速く動く環境では進みづらいため，脳脊髄液はT2緩和時間が長く，T2強調画像で高信号を示す．一方，細胞膜リン脂質などの分子運動が遅い高分子の近くでは，T2緩和が効率よく進み，これらの分子を多く含む組織ではT2強調画像で低信号となる．このほか，T2強調画像は，局所磁場の不均一性による影響を受けやすく，ガドリニウムなどの常磁性体や，デオキシヘモグロビン（急性期血腫），ヘモジデリン（慢性期血腫），フェリチン（鉄沈着）の存在によりT2強調画像で低信号となる（ 表3 ）．

▶拡散強調画像で高信号

拡散強調画像（DWI）が高信号となる病態のうち，診断的な意義が高いのは，水分子の拡散が制限される〔apparent diffusion coefficient（ADC）が低下する〕場合である．急性期脳梗塞は，細胞障害性浮腫によりADCが低下するとされ，また，脳膿瘍では粘稠な内容物がADCを低下させ，これらの病変は拡散強調画像において高信号を示す．悪性リンパ腫や膠芽腫，胚細胞腫瘍などの細胞密度の高い腫瘍でもADCが低下する傾向があり，拡散強調画像で高信号を示す．このほか，急性脳症の一部や，Wilson病，Creuzfeldt-Jacob病などで，それぞれ特徴的な部位に拡散強調画像での高信号を認めることがある（ 表4 ）．

ADCが低下していない場合にも，T2緩和延長の影響により拡散強調画像が高信号を示すことがあり，T2 shine-throughとよばれる．拡散強調画像で高信号の箇所をみたら，拡

表2 T1強調画像で高信号を示す異常

高信号の成因	主な疾患・病態
脂肪	脂肪腫，奇形腫，類皮嚢腫，腫瘍内脂肪変性，油性造影剤
出血	亜急性期血腫（メトヘモグロビン）
血流	スライス面内に流入する血流（inflow効果）
常磁性体	ガドリニウム造影剤，マンガンなどの重金属（肝性脳症）
カルシウム	淡い石灰化（surface効果）
フリーラジカル	膿瘍被膜，活動性脱髄病変

表3 T2強調画像で低信号を示す異常

低信号の成因	主な疾患・病態
出血	急性期血腫（デオキシヘモグロビン） 慢性期血腫（ヘモジデリン）
鉄沈着	生理的鉄沈着：淡蒼球，被殻，赤核，小脳歯状核など 異常沈着：superficial siderosis, 鉄蓄積性神経変性疾患 （neurodegeneration with brain iron accumulation：NBIA）
石灰化	腫瘍内石灰化：髄膜腫，乏突起膠腫，頭蓋咽頭腫など calcified pseudoneoplasm of the neuraxis（CAPNON）
高細胞密度	悪性リンパ腫
密な線維組織	髄膜腫，線維性骨異形成
常磁性体	高濃度のガドリニウム造影剤
速い血流（無信号）	flow void：動静脈奇形，動脈瘤など

散が制限されていると即断せずにADC画像を確認することが望ましい（図1）。

MRIの読影法

　読影には病変の検出（存在診断）と評価（質的診断）が含まれる。存在診断についてはなるべく見落としを少なく読影することが基本である。読影に不慣れな若手医師には，あらかじめチェック項目を決めて異常の有無を順序立てて確認してゆく系統的読影が推奨される。ベテラン医師では，経験に応じて，読影時のチェック項目の内容や優先度が変わることがあって然るべきである。いずれにしても，読影法に唯一の正解のようなものはないので，自身の性格にあった効率的な方法を身につけるとよい。なお，病変検出の際には，正常と異常とのコントラストが認識しやすいT2強調画像，FLAIR像，拡散強調画像を確認するとよい。また，頭蓋底部の異常は，高信号を示す骨髄組織とのコントラストが高いT1強調画像にて最も気づきやすいことがしばしばあり，頭蓋底部についてはT1強調画像も観察することをお勧めする。

　質的診断については，T1強調画像で高信号，T2強調画像で低信号などの特徴的な信号強度の有無に着目する。T1強調画像で等～低信号，T2強調画像で高信号となる異常は無数にあるが，T1強調画像で高信号，T2強調画像で低信号となる異常は限られるためである。ただし，多くの病変は非特異的な信号強度を示すため，MRI以外も含めた画像検査情報，症状や既往歴，症状の経過など画像以外の情報も利用し総合的に判断することが必要となる。また，その際には画像診断の専門家を標榜する放射線診断専門医を積極的に活用するとよい。脳神経外科医と異なる視点をもつ放射線科医の意見にも耳を傾けることで，思わぬ発見があることも少なくない。

MRI検査の注意点（禁忌や安全な検査を行うための対策）

　医療安全に関する意識の高まりもあり，MRI検査を安全に運用するための丁寧なリスクマネージメントがますます重要となっている。MRI検査にともなうリスクには，大きく分けて，高磁場環境によるリスク，造影剤使用によるリスクの2種類がある。基本的な

表4 拡散強調画像で高信号となる異常

高信号の成因	主な疾患・病態
細胞障害性浮腫（含，髄鞘内浮腫）	脳梗塞（超急性期～亜急性期），静脈性梗塞，中毒・代謝性疾患，痙攣後脳症，posterior reversible encephalopathy syndrome（PRES），ヘルペス脳炎，痙攣重責型／二相性脳症，浸透圧性髄鞘崩壊症，Creutzfeldt-Jacob病，進行性多巣性白質脳症，ミトコンドリア病，脳挫傷，薬剤性脳症，脳梁膨大部病変，多発性硬化症，びまん性軸索損傷，Waller変性，橋本脳症など
高粘稠度	脳膿瘍，硬膜下蓄膿，硬膜外蓄膿，脳室内蓄膿，脳出血（オキシヘモグロビン），静脈洞内血栓（急性期），類表皮腫など
高細胞密度	悪性リンパ腫，膠芽腫，胚細胞性腫瘍，髄芽腫，多発性硬化症（炎症細胞浸潤）など
T2 shine-through	脳梗塞（亜急性期），静脈性梗塞，脳出血（亜急性期，細胞外メトヘモグロビン），痙攣後脳症，ミトコンドリア病，自己免疫介在性脳炎，血管炎，PRES，多発性硬化症など

考え方は，受診者，医療者とも，①入室前に金属類の所持の有無を確認し，取り外せるものは確実に取り外してから入室すること，②体内埋込型デバイスについては，検査室に入室できるか，検査を施行できるかの確認が必要となる，③ガドリニウム造影剤の使用は，使用することによる医学上のメリットがデメリットを上回る場合に使用する，④ガドリニウム造影剤の急性有害事象が万一発生した場合に備え救急体制を日頃から整備・訓練しておく，ことである．

▶高磁場環境に関する注意点

心臓ペースメーカーなどの体内埋込型デバイス（インプラント）を留置した患者に対するMRI検査の適合性は，国際規格であるASTM（American Society for Testing and Materials）により定められている．ASTMのMR適合性標準規格には「MR Safe」，「MR Conditional」，「MR Unsafe」の3つがある．MR Safeはいかなる MRI環境下でも既知の危険性をもたない物品で，プラスチックやシリコン製品などが該当する．MR Conditional製品は「指定されたMRI環境下における，指定された条件下の使用で，既知の危険性がないことが実証された」物品で，脳動脈瘤用クリップや，血管用または胆管用ステント，塞栓用コイルなどが含まれるほか，一部の心臓ペースメーカーや除細動器なども適合しつつある．MR Unsafeは，すべてのMRI環境下にて危険性がある物品であり，従来型のペースメーカーや鉄製のはさみなどが挙げられる．なお，MR Conditionalであることが未証明である場合にも，添付文書において使用禁忌とされていることがある．

MR Conditional製品では，MRI検査を行う際の磁場強度，傾斜磁場強度，比吸収率等が添付文書に記載されており，これを超えない条件で撮像を行う．なお，本邦においては，独立行政法人　医薬品医療機器総合機構（Pharmaceutical and Medical Device Agency：PMDA）のホームページから，各デバイスの添付文書を検索し，MR適合性や適合条件を調べることが可能である．

体内埋込型デバイス以外の金属類に対する対応については，ケースバイケースのことが多いが，検査の対応方針をあらかじめ放射線検査部門にて整備しておくことが望ましい．遭遇する頻度の比較的高いものに，入れ墨やアイメイクが挙げられる．磁性体を含む色素による火傷や変色のおそれがあるためMRI検査を行わない施設もあるが，安全を注意深くモニターしつつ検査を進める施設もある．また，妊娠中のMRI検査についても米国では問題ないとの考えが大勢であるが[10]，英国や日本は慎重で，特に妊娠初期のMRI検査は避ける施設が多い[11]．

▶ガドリニウム造影剤に関する注意点

本邦で頭部MRIに用いられるガドリニウム造影剤は，細胞外液性造影剤であり，静脈注射により全身性に投与される．ガドリニウムをキレートする構造の違いにより，直鎖型と環状型に分類されている（ 表5 ）．

CTやMRIの造影剤ガイドラインではEuropean Society of Urogenital Radiology（ESUR）のものが有名で，2018年に発表された同ガイドラインの第10版では[12]，ガドリニウム造影剤の副作用に，投与後1時間以内に発現する急性（即時型）副作用と，投与後1週間に発現する超遅発性反応である腎性全身性線維症（nephrogenic systemic fibrosis：NSF）とを記載している．

ガドリニウム造影剤の急性副作用は，CT用ヨード造影剤と同様に，アレルギーや化学

毒性が発症に関与していると推定され，軽度から重度までさまざまな症状が含まれている。ヨード造影剤に比べるとガドリニウム造影剤での副作用の頻度は少ないが，相対的に重度の副作用が多いとされる。具体的な症状では，悪心・嘔吐の頻度が最も高く，かゆみやじんま疹などの皮膚症状が続く。ショックなどの重篤な急性副作用は0.001～0.01％程度とされている[13]。急性副作用に関する患者側の危険因子には，過去のガドリニウム造影剤に対する中等度以上の急性副作用の既往，治療を要する喘息や他のアレルギー疾患の既往，が知られている。

超遅発性副作用に分類されるNSFはきわめて重篤な副作用であり，2006年にガドリニウム造影剤との関連性が広く認識された。腎性全身性線維症とは，腎機能障害を有する患者がガドリニウム造影剤を投与されると，一般的に数日～3ヵ月後以降に，四肢，特に下肢の皮膚の発赤，腫脹，疼痛を生じ，次第に皮膚や皮下組織の肥厚，さらには筋肉や肝臓，肺など内臓器官の線維化を生じる非可逆性の病態である。当初はヨーロッパからの報告が多かったが本邦での症例報告もある。最終的には拘縮を生じ，死に至ることもある。ESURガイドラインでは，NSFの患者リスク因子に，腎機能障害（特にeGFRが15mL/min/1.73m^{2}を下回る場合），透析中の患者であること，が挙げられている。また，造影剤側では直鎖型造影剤はNSFのリスクが高く，環状型造影剤はNSFのリスクが低いとされている。なお低リスク造影剤においても腎機能低下を有する患者への使用は慎重となるべきで，次回の造影剤使用までに少なくとも7日間を空けることが提唱されている[12]。NSFの発症機序は不明な点も多いが，腎不全の状態でガドリニウム造影剤の排泄が遅延し，キレートから外れたガドリニウムイオンが生体内物質と結合して沈着し，これに対する異物反応により生じるのではないかと推定されている[13]。

2014年以降，過去に造影MRI検査を受けた患者において，腎機能に関係なく，脳組織へのガドリニウム沈着が非造影T1強調画像での高信号として認識可能であることが，国内・国外から次々と報告され[14,15]，大きな関心を集めている。剖検脳を対象とした質量分析計や電子顕微鏡を用いた検討においてガドリニウムの存在が確認されている[16]。当初は歯状核や淡蒼球での沈着が報告されたが，投与回数が増えると大脳皮質などその他の部位でも高信号が観察されることがある[17]。また，直鎖型と環状型造影剤で比較したところ，直鎖型で信号上昇がより明瞭であり，ガドリニウムが沈着しやすいと考えられている[18]。今のところ，これらの脳内ガドリニウム沈着に関連するなんらかの神経症状は示されていないが，結論を得るためにはより長期にわたる評価が求められる。現時点での医療者の対応には，臨床上の必要性が乏しい造影MRI検査は行わないこと，造影MRIを代替可能な検査手段があれば代替手段を選択するといった慎重さが必要であろう。

表5　本邦で使用可能な頭部MRI用ガドリニウム造影剤

一般名	略号	投与量(mL/kg)	キレート構造
ガドペンテト酸メグルミン	Gd-DTPA	0.2	直鎖型
ガドジアミド水和物	Gd-DTPA-BMA	0.2	直鎖型
ガドテリドール	Gd-HP-DO3A	0.2	環状型
ガドテル酸メグルミン	Gd-DOTA	0.2	環状型
ガドブトロール	Gd-BT-DO3A	0.1	環状型

まとめ

　MRI検査は脳神経外科疾患に広く適応があり，その画像は診断のみならず手術支援にも活用されている。MRIは直接目に見えない高磁場を伴うため，安全に留意する必要がある。また，MRI用ガドリニウム造影剤の安全性に関して，過去には予期していなかった知見が近年報告されている。造影MRIを企図する際には必要性を十分に吟味するべきで，造影剤についての情報の定期的なアップデートを心がけたい。

（國松　聡，青木茂樹）

文献

1) 今井　裕，山下智祐．画像診断の過去・現在・未来－MRI領域．日獨医報 2005; 50: 40-51.
2) http://www.jira-net.or.jp/vm/chronology_mri_01.html
3) Moseley ME, Kucharczyk J, Mintorovitch J, et al. Diffusion-weighted MR imaging of acute stroke: correlation with T2-weighted and magnetic susceptibility-enhanced MR imaging in cats. AJNR Am J Neuroradiol 1990; 11: 423-9.
4) Warntjes JB, Leinhard OD, West J, et al. Rapid magnetic resonance quantification on the brain: Optimization for clinical usage. Magn Reson Med 2008; 60: 320-9.
5) Kangarlu, A, Robitaille, PML. Biological effects and health implications in magnetic resonance imaging. Concepts in Magnetic Resonance, 2000; 5: 321-59.
6) Young GS. Advanced MRI of adult brain tumors. Neurol Clin 2007; 25: 947-73, viii.
7) Rydberg JN, Hammond CA, Huston J 3rd, et al. T1-weighted MR imaging of the brain using a fast inversion recovery pulse sequence. J Magn Reson Imaging 1996; 6: 356-62.
8) Yoshino M, Kin T, Ito A, et al. Feasibility of diffusion tensor tractography for preoperative prediction of the location of the facial and vestibulocochlear nerves in relation to vestibular schwannoma. Acta Neurochir (Wien) 2015; 157: 939-46.
9) Buckner RL, Andrews-Hanna JR, Schacter DL. The brain's default network: anatomy, function, and relevance to disease. Ann N Y Acad Sci 2008; 1124: 1-38.
10) https://www.radiologyinfo.org/en/info.cfm?pg=safety-mri-pregnancy
11) https://www.nhs.uk/conditions/mri-scan/who-can-have-it/
12) http://www.esur-cm.org/index.php/en/
13) 対馬義人．ガドリニウム造影剤安全性情報UP TO DATE. 日本小児放射線学会雑誌 2017; 33: 91-6.
14) Kanda T, Ishii K, Kawaguchi H, et al. High signal intensity in the dentate nucleus and globus pallidus on unenhanced T1-weighted MR images: relationship with increasing cumulative dose of a gadolinium-based contrast material. Radiology 2014; 270: 834-41.
15) McDonald RJ, McDonald JS, Kallmes DF, et al. Intracranial Gadolinium Deposition after Contrast-enhanced MR Imaging. Radiology 2015; 275: 772-82.
16) Kanda T, Fukusato T, Matsuda M, et al. Gadolinium-based Contrast Agent Accumulates in the Brain Even in Subjects without Severe Renal Dysfunction: Evaluation of Autopsy Brain Specimens with Inductively Coupled Plasma Mass Spectroscopy. Radiology 2015; 276: 228-32.
17) Khant ZA, Hirai T, Kadota Y, et al. T1 Shortening in the Cerebral Cortex after Multiple Administrations of Gadolinium-based Contrast Agents. Magn Reson Med Sci 2017; 16: 84-6.
18) Kanda T, Osawa M, Oba H, et al. High Signal Intensity in Dentate Nucleus on Unenhanced T1-weighted MR Images: Association with Linear versus Macrocyclic Gadolinium Chelate Administration. Radiology 2015; 275: 803-9.

XI 検査・治療

脳動脈瘤クリップおよび体内金属を有する患者のMRI撮影

脳動脈瘤クリップ

▶クリップ開発の歴史

　Vascular clipの使用は1911年のHarvey Cushingにさかのぼる。1938年にはWalter Dandyが脳動脈瘤の処置にV字型のクリップを使用した。DuaneやNorlen, Olivercronaらがmalleable clipの改良を試みたが短いものしか作製できず, またクリッピングの際に鉗子を支持する手に力を加えるため閉塞部位がぶれる危険性があった（ 図1 ）。この問題を解決するため, Mayfield, Scoville, Heifetz, Drakeらがself-closing spring clipを提案した。しかしこれらのクリップはクリップブレードが薄く破損する危険性があり, 開き幅も狭く, なによりクリップ自体の閉鎖圧が低かった。1968年, Yaşargilがα-designといわれる, スチール材を曲げてバネを作製するクリップを発表した（ 図2 ）。また杉田虔一郎は, 1976年瑞穂医科工業社と共同でscissoring防止機能のstabilizer bridgeがついたSugitaクリップ（Elgiloy製：コバルトクロム合金）を開発した。スチール製であった

図1 各種脳動脈瘤クリップ
A：silver clip, B：Scoville clip, C：Drake clip, D：Heifetz clip

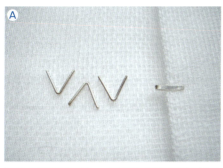
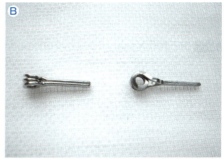
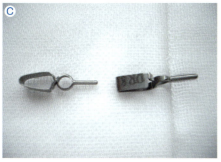
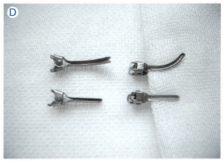

Yasargilクリップは1983年よりコバルトクロム合金であるPhynox製クリップへと材質を変更し，1995年よりチタン合金製クリップも市販されるようになった。Sugitaクリップも，コバルトクロム合金であるElgiloy製クリップから1998年にはチタン合金製クリップを市販するようになった。現在，両タイプともそれぞれのクリップには独自のID番号が付与されており，長期にわたるtraceabilityを担保している。

▶クリップの磁性とMRI

　各種クリップの磁性はその安全性とCTおよびMRI画像への影響で問題となる。安全性についていえば，すべてのスチール製クリップ使用例では，局所での発熱とクリップが頭蓋内で変移する危険性がありMRIは禁忌である。したがって1983年以前のスチール製Yasargilクリップ（第一および第二世代）と1987年以前のHeifetzクリップは危険である。第一世代Yasargilクリップはバネ部分が半弧状になっており，頭部単純写で判別可能である（図2, 5）。第二世代Yasargilクリップはバネ部分の形状では第三世代Yasargilクリップと区別がつかない。しかしscissoring防止のためのring lockが施されており判別可能である（図2）。Sugitaクリップは発売当初よりElgiloy製であり安全である。1983年以降発売されたPhynox製Yasargilクリップ（第三世代，図3）と1987年以降のElgiloy製

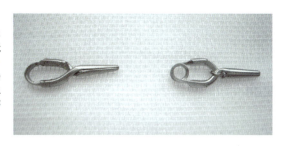

図2　Yasargilクリップ
第一世代Yasargilクリップ（左）はバネの部分が半回転のみである。第二世代Yasargilクリップ（右）はバネの部分が1回転半しており，またscissoring防止のためのring lockが施されている。これらの相違を頭部単純写で見極める必要がある。

図3　第三世代Yasargilクリップのbox lock
A：第三世代Yasargilクリップ。Scissoring防止のためのsingle box lockが施された。
B：第三世代Yasargilクリップ。Scissoring防止効果をさらに高めたdouble box lockが施された（品番限定）。
これらbox lockが施されたクリップはコバルト合金かチタン製であり，MRI撮影は可能である。第一世代Yasargilクリップはバネの形状で，第二世代Yasargilクリップはring lockの有無で，第三世代Yasargilクリップはbox lockの有無で判定する必要がある。

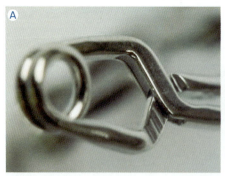

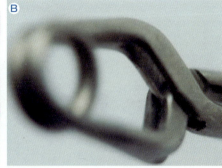

写真提供：ビー・ブラウンエースクラップ社

Heifetzクリップは安全であるが，形状から区別の付かないHeifetzクリップ使用例に対してはMRIを禁忌としたほうが安全である（図6）。

Shellockらは3テスラ（T）MRI環境下で各種クリップの変移を検討している。それによれば，チタン合金製クリップの変位は認めず，またPhynox製およびElgiloy製クリップとも3T MRI環境下での変位はわずかであり，これは米国材料試験協会のガイドラインに適合したものであった[1]。Watanabeらは3T MRI環境下でのSugitaクリップの温度変化を検討しが，Elgiloy製およびチタン合金製クリップともその温度変化はわずかであった[2]。今後3T MRI撮影を施行する機会が増えるが，チタン製はもちろんPhynox製Yasargilクリップ（1983年発売）およびElgiloy製Sugitaクリップとも安全であると考える。ただし8T MRI環境下でのクリップ変位は大きいとした報告もあり[3]，さらに高い磁場での脳動脈瘤

図4 Yasargilクリップの材質と形状変化

MRI撮影が可能な第三世代以降のYasargilクリップは，バネ形状とlockの違いを頭部単純撮影で確認し類推する必要がある。
なお，すべてのSugitaクリップは3T MRI撮影が可能である。Heifetzクリップは形状から材質を判断することが不可能であり，MRI撮影は禁忌としたほうが安全である。

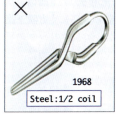
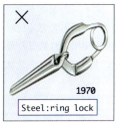
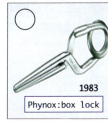
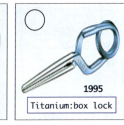

写真提供：ビー・ブラウンエースクラップ社

図5 症例（1）

くも膜下出血を発症した80歳女性。1980年頃，脳動脈瘤破裂に対し開頭手術を受けていた。CTでくも膜下出血と右前床突起近傍にクリップによる強いアーチファクトを認め，脳血管撮影では右内頚動脈瘤の再増大による再破裂と診断した。しかしこのクリップはバネの部分が半周しかないもので，第一世代のスチール製Yasargilクリップが使用されていると判断した。MRIを禁止して管理し，退院時には本人と家族にMRIは禁忌である旨を説明した。

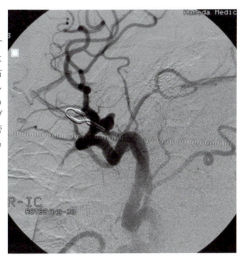

クリップの安全性については今後十分検討されなければならない。

過去他施設でクリッピングされた患者にMRI撮影の必要性が生じた際，その安全性を確認することに難渋する場合がある．手術した年代と拡大頭部単純撮影から安全性を類推するしか方法がない（図5, 6）．

非磁性であるが，Phynox製YasargilクリップとElgiloy製SugitaクリップはともにCTやMRIでハレーションを起こす．大きなクリップや複数本使用した場合のハレーションは強い．しかしチタン製の場合両タイプのクリップとも画像への影響は少ない．このため手術後の経過観察が重要な患者では極力チタン製クリップを使用するべきである．特に他部位に未破裂脳動脈瘤をもち，3D-CTAなどで詳細な形状とサイズ変化を観察しなければならない患者では，チタン製クリップの使用が重要である．

▶スチール製クリップの問題点と対策

スチール製クリップが使用された2症例を提示した（図5, 6）．この2症例とも1980年代の手術患者で，比較的若い時期にくも膜下出血を発症している．スチール製クリップが長く使用され続けた理由の一つにクリップの買い取り制度があったと考えられる．各施設では買い取ったクリップを消費するために，コバルト製クリップ導入後も使用されたと推察する．

現在，医療機関の記録責任（カルテ保存）は5年である．販売業者の記録責任（traceability）は，「高度管理医療機器の譲受・譲渡に関する記録（薬事法施行規則第173条）」といわれるもので，3年しかない．開頭術を受けた高齢患者では手術記録と納入履歴の逸失が想定される．このような状況では患者と家族の記憶が唯一の頼りであり，手術歴確認がきわめて重要である．CT上の異常な金属アーチファクトを認めたらスチール製クリップの使用を疑うべきである．頭部単純写でのクリップの形状を十分確認する必要がある．

今後はカルテの電子化により，使用されたすべての体内挿入・設置機器の記録保存が求められる．

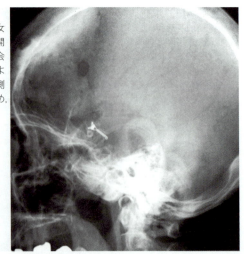

図6 症例（2）
大動脈ステント術後脳塞栓症を合併した75歳女性．1980年代中頃に脳動脈瘤破裂の診断にて開頭手術を受けていた．MRIの可否について照会があり，CTでは左前床突起近傍にクリップによる強いアーチファクトを認めた．頭部単純写側面像でHeifetzクリップの使用が確認されたため，MRIは禁止した．

その他体内金属とMRIの安全性

　脳動脈瘤用のクリップ以外の体内挿入・設置機器のについては，3Tと1.5Tで若干基準は異なってくるが，1.5Tで禁忌とされているものは当然3Tでも禁忌である。また3Tで安全とされていても条件によっては発熱をきたすことがある。

▶原則禁忌の機器[4]

●体内の電子電機部品
　ペースメーカー，移植蝸牛刺激装置（人工内耳，ただし現在は可能なものもある。後述），植え込み型徐細動器，神経刺激器，植え込み型プログラマブル注入ポンプは禁忌である。ペースメーカー装着患者では死亡例がある。

●眼窩内など存在する強磁性体の異物
　眼部のインプラントや眼瞼スプリング，ワイヤーなどで強磁性金属を使用しているもの，また磁力で装着する義眼は禁忌であり，失明例がある。存在が強く疑われる場はX線単純撮影やCTで確認する[5]。

●補聴器
　見落としやすいが持ち込めないので注意を要する。

●刺青
　金属が含まれる顔料を使用していれば熱傷や熱感の危険性がある。障害の発生頻度が非常に低いので容認することを提案した報告がある。

●血管内デバイス
　Swan-Ganzカテーテル，力学的作用を受けるコイル，ステント，フィルタで組織に融合していないものは原則禁忌である。導電性ワイヤーを含むSwan-Ganzカテーテルが体外において溶けた例がある。

●その他
　厳密には体内金属とは言い難いが，メークアップ用品で酸化鉄はアイメイクを中心に広く用いられており，熱傷を負う可能性がある。またアルミニウムなど導電性のある金属を含む貼付剤（ニトロダーム，ニコチネルなど）は熱傷の危険性があるので，検査前に必ずはずす必要がある。皮膚にⅡ度熱傷を受けた例がある。支持体に亜鉛を含有するもの（ボチシート，カーマスプラスター），アルミを含有するもの（ノルスパンテープ，イドメシンコーワテープ，ミルタックスパップ，モーラスパップ，ジクロフェナクNaパップ，ナボールパップ，フェルビスパップ，フレックステープ，アドフィード，ロキソニンパップ，ヤンヤンパップ，リフラップシート），酸化チタンを含有するもの（イドメシンコーワテープ，モーラスパップ，ジクロフェナクNaパップ，フェルビスパップ，アドフィード，ゼポラスパップ，ロキソニンパップ，ヤンヤンパップ）なども発熱の可能性がある[6]。

▶1.5Tで通常安全であるとされる体内金属

●脳動脈瘤クリップ以外の脳神経外科用材料[4]
　骨弁および固定するためのワイヤー，縫合材料や小さなプレートとスクリューは安全である。磁力で圧を変更する圧可変式シャントバルブについては1.5Tおよび3Tとも撮像後に単純X線による圧の設定の確認，専用の器具による圧の調整が必要である。調査されたすべてのバルブで3Tの撮像（通常のシーケンス）後もバルブの破損はみられず，圧の調

整が必要になった機種はみられたが問題なく調整できたと報告されている[7,8]。

● **耳・歯のインプラント**

　人工内耳（バイオニクス社は磁石部分を外せば1.5Tに限って使用可能）と磁石部分が脱着不能な義歯以外はMRI撮影可能である。歯科用金属については高齢者に磁性アタッチメントを用いて義歯を維持安定させる処置が普及している。歯科用磁性アタッチメントは磁石構造体（磁石）と口腔内の歯根に取り付けられるキーパー（磁性ステンレス）との吸引力により義歯は吸着・維持される。磁石部分は当然検査前に脱着しなければいけない。磁性ステンレスで頭蓋内へ近接しているキーパーの影響は無視できない。吸引力に関してはキーパーが根面板にきちんと合着されている場合には検査中に受ける力学的作用はほとんどない。発熱も小さく人体に影響を与える可能性は小さいとされる。しかし，キーパーは生体との磁化率が著しく異なるため，MR画像上にゆがみや信号消失といったアーチファクトが生ずる。撮像部位や方法が磁化率の影響を強く受ける場合には読影困難となり，歯科にてキーパーの除去が必要となることもある[9]。

● **コイル，ステント，フィルタ，オクルーダ**

　循環器治療で用いられるそれらは，力学的作用を受けなければ安全である。力学的作用を受けても組織に融合（術後6週間経過）していれば検査可能である。脳血管内治療に使用されるGDCコイルも安全である。

● **その他**

　Poppen-Blaylock vascular clamp以外の頚動脈クランプ，ステイプルなどの皮膚縫合用の金属や止血クリップ，テープ固定された穿刺針は安全である。心臓の人工弁もStar-Edward 600番以前（1970年以前）の製品は禁忌であったが，現在では問題ないとされる。整形外科のインプラントや材料は安全であるが，膝の十字靱帯再建に用いられるPerfix Interference Screwは強磁性体なので禁忌である。ハローベストについてはMRI検査仕様のもののみ安全である。乳房組織拡張器は磁石部分が存在しているかどうか確認が必要である。

　陰茎インプラントでは検査中不快感を伴うものがある。また避妊ペッサリーなど子宮内避妊具は金属アーチファクトが出現するが安全である。

▶ **MRI対応植え込み型デバイス（ペースメーカー）について**

　2018年9月現在，国内で使用可能なものは7社6機種である〔Advisa MRI®（メドトロニック），アクセントMRI®（セント・ジュード），ニュアンスMRI®（日本光電），インジェニオMRI®（ボストン・サイエンティフィック），エヴィア・アステラシリーズPro®（バイオトロニック），エトリンザシリーズ®（バイオトロニック），コーラ100®（日本ライフライン），※アクセントMRIとニュアンスMRIは同一製品〕。

　また日本医学放射線学会・日本磁気共鳴医学会・日本不整脈学会より2012年8月に施設基準・実施条件が提言され，2014年に改訂された[10]ので，その抜粋を 表1 に示す。

▶ **3T MRIの特性**

　川光らはASTMのdeflection angle testに則って偏向角（吸引力）を計測した結果，下記の人体装着用医療器具に関してはガイドワイヤーを除いて3T MRIで使用可能であったと報告した。偏向角が45°より小さければ磁場による吸引力の影響は重力よりも小さく，日常生活でのリスクを上回ることはないとされる[11]。

- **コンタクトレンズ**

　違和感の訴えがあったという報告がある。ただし酸化鉄を含むファッションレンズ（黒いドーナツ状のリングが付いている目をくっきり見せるためのものなど）ははずしたほうが安全である。

- **ステント・コイルなどのインプラント類**

　ステント類は1.5Tでも同様であったように，「ステント移動のリスクを最小限に抑えるためにステント留置後6週間は行わず，留置部が完全に再内皮化されるまでの最低8週間はMRI検査を行わない」という添付文書を遵守することが基本となる。安全範囲内とはいえ3Tの装置では1.5Tと比較して振れ角度が4～6倍あり，リスクが高くなることを念頭におく必要がある[11]。

▶発熱の問題

　過去にパルスオキシメーターのプローブ装着部位の熱傷（Ⅲ度）を負った事例がある。パルスオキシメーターのケーブルによるループ形成が原因であるとされた[12]。強磁性体でない金属（銅，アルミニウム，真鍮など）でも体表に存在し，大きなループを形成する場合

表1 MRI対応植込み型デバイス患者のMRI検査の施設基準（抜粋）[10]

施設基準（2014.1.8改訂）
条件付きMRI対応心臓植込み型電気的デバイス（ペースメーカ，除細動器，両室ペースメーカなど：Cardiac Implantable Electronic Devices, CIEDs）装着患者のMRI検査は，以下の基準を満たした施設内施行可能である。 1. 放射線科と循環器内科あるいは心臓血管外科を標榜していること。 2. 条件付きMRI対応CIEDsの使用説明書に記載された条件で検査が行えること。 3. 磁気共鳴専門技術者あるいはそれに準ずる者が配置され，MRI装置の精度および安全を管理していること。 4. CIEDsの十分な診療経験があり，デバイス管理が可能であること。 5. 関連学会が監修し製造販売会社などが開催する該当器機の適切で安全な使用法に関する所定の研修を修了していること。

実施条件（2014.11.13改訂）
1. CIEDsの使用説明書に記載された条件で一貫して検査が行えるように設定できるMRI装置を使用すること。 2. MRI対応CIEDs装着患者のMRI検査を実施する前に，関係する循環器医師，放射線科医師，診療放射線技師，ならびに臨床工学技士の各々が所定の研修を修了していること。 3. MRI検査の実施に際しては，研修を修了した循環器科医師がMRI検査の安全性を確認し，その後同医師が検査の依頼を行う。循環器医師以外が検査を依頼する場合，あるいは他院でMRI対応CIEDsを植込まれた患者の検査を行う場合においても，同様な手順を行う。 4. MRI非対応CIEDs装着患者との区別を明確にする目的で，患者は常に「MRI対応心臓植込み型電気デバイス」などが明示されたカードを携帯し，MRI検査の際にはペースメーカ手帳などとともに提示しなければMRI検査を受けることができない。 5. 検査に際しては，MRI対応CIEDs装着患者のMRI検査マニュアルを遵守するとともに，MRI検査依頼時から検査後までのチェックリストに従って検査を行う。 6. MRI検査直前の最終確認は循環器医師，または臨床工学技士あるいは臨床検査技師が行う。 7. 検査中はパルスオキシメーターあるいは心電図モニターを用いて心拍を連続的に監視する。また近接した部屋に電気的除細動器を備え，必要なときに直ちに使用できるようにしておくこと。 8. 不整脈発生など検査中の不測の事態に即座に対応できる体制のあること。必要に応じて循環器医師が検査に立ち会うことが望ましい。 9. MRI検査後のCIEDsのリプログラミングの確認は循環器医師が行う。

高周波（radio frequency：RF）の影響で高熱を発することがあるので可能な限り脱着する。モニター用のリード線などは直接皮膚に触れないよう，かつループができないようにする。

川光らは3TのMRIで，同じものでもSAR値（組織非吸収値），体表からの距離，誘導電流の経路の形成状況によって大きく状況が異なり，実際の生体ではインプラント周囲の組織の電気特性や血流による放熱などの影響もあり，インプラントのRF発熱の予測は非常に難しいと報告している[11]。

なおMRI safety.com（http://www.mrisafety.com）では，インプラント毎の安全性を参照できる。

（波出石　弘，山﨑文子）

文献

1) Shellock FG, et al. Aneurysm clips: Evaluation of magnetic field interaction and translational attraction by use of "long-bore" and "shortbore" 3.0-T MR imaging systems. AJNR Am J Nueroragdiol 2003; 24: 463-71.
2) Watanabe A, et al. Investigation of Radiofrequencyinduced temperature elevation of aneurysm clip in a 3.0-tesla magnetic resonance environment. Neurosurgery 2007; 61: 1062-6.
3) Kangarlu A, et al. Aneurysm clips: evaluation of magnetic field interaction with an 8.0 T MR system. J Magn Reson Imaging 2000; 12: 107-11.
4) 宮地利明. MRIの安全性. 日放技学誌 2003; 59: 1508-16.
5) Pinto A, et al. Role of computed tomography in the assessment of intraorbital foreign bodies. Semin Ultrasound CT MR 2012; 33: 392-5.
6) 卸DI実例集 第353回Question No.1563. MRI検査時にはがさなければならない貼付剤にはどのような薬剤があるのか？ 月刊卸薬業 2012; 57: 47-8.
7) Zebramski JM, et al. 3T magnetic resonance imaging testing of externally programmable shunt valves. Surg Neurol Int 2012; 3: 81.
8) Inoue T, et al. Effect of 3-tesla magnetic resonance imaging on various programmable shunt valves. J Neurosurg 2005; 103: 163-5.
9) 磁性アタッチメントとMRI（日本磁気歯科学会安全基準検討委員会，監修）. 日磁歯誌 2012; 21: 1-15.
10) 日本医学放射線学会, 日本磁気共鳴医学会, 日本不整脈学会. MRI対応植込み型不整脈治療デバイス患者のMRI検査の施設基準. 2014.
11) 川光秀昭, 他. 3T-MR装置の安全性. 日本医放会誌 2008; 64: 1575-99.
12) 畑 雄一. MRIの安全性ー体内埋め込み装置あるいは金属について. 日磁医誌 1999; 19: 303-10.
13) 引地健生. MRI検査における安全管理-事故事例の検討-. 日職災医誌 52; 257-264, 2004

付録

体表面積算出ノモグラム

● 小児用

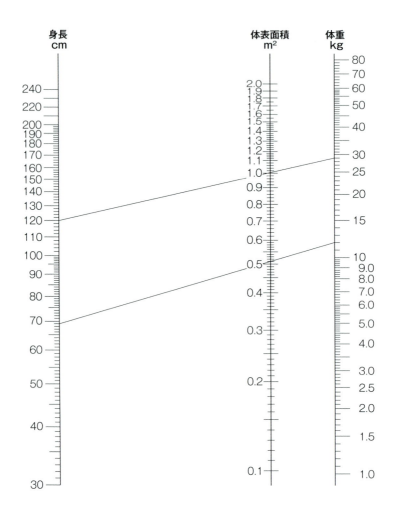

大関武彦, 古川　漸, 横田俊一郎 編. 体重・身長から体表面積を算出するノモグラム. 今日の小児治療指針 第13版, 医学書院, 2003, 巻末資料一覧. より転載

● 成人用

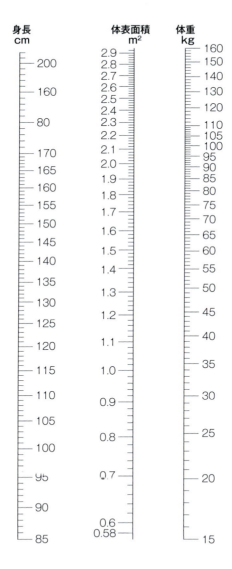

金井正光, 監修. 奥村伸生, 戸塚　実, 矢冨　裕, 編集. 附録(見返し)体表面算出ノモグラム, 臨床検査法提要 改訂第34版, 金原出版, 2015. より転載

特定生物由来製品

特定生物由来製品について

　平成15年7月30日より特定生物由来製品（輸血用血液，血液凝固因子，人血清アルブミン，人免疫グロブリン，人胎盤抽出物など）に関する改正薬事法が施行され，医療機関に以下のことが義務付けられた（厚生労働省ホームページ：www.mhlw.go.jp/qa/iyaku/yakujihou/index.html　日本医師会雑誌130巻3号，巻末，2003年）。

1. 使用における説明と理解
   特定生物由来製品の使用の際に，その必要性とともに感染症・副作用などのリスクを患者へ説明する。
2. 記録の作成と保存
   特定生物由来製品の製品名，製品の製造番号・記号（ロット番号），投与日，患者の氏名，住所などの記録を20年間保管。
3. 情報提供
   特定生物由来製品による副作用・感染症発現時に製造販売業者に情報提供。
   特定生物由来製品による副作用・感染症を厚生労働大臣に報告。

　特定生物由来製品には「特生物」というラベル表示がなされている。代表的なものは下記の通り（詳細は前述の日医会誌など参照）。

　　ヒト全血液（輸血用血液）
　　ヒト赤血球濃厚液（濃厚赤血球）
　　ヒト血小板濃厚液（濃厚血小板）
　　新鮮凍結血漿
　　ヒト血清アルブミン
　　ヒト免疫グロブリン（ガンマ・ベニン，ヴェノグロブリン，ベニロンなど）
　　加熱ヒト血漿たん白（プラスマネート・カッターなど）
　　ヒト血液凝固因子（ヘモフィルなど）
　　フィブリノゲン（フィブリン糊，ベリプラスト，ボルヒール，ティシールなど）
　　トロンビン（人由来のもの）
　　アンチトロンビンIII
　　インターフェロン-β-1b（ベタフェロンなど）

索引

あ

- アーチファクト……817
- アイオナール……571
- 悪性緊張症……733
- 悪性高熱……726
- 悪性腫瘍……230, 247, 259, 792
- 悪性症候群……730, 731
- 悪性神経膠腫……173, 174, 248, 250, 251, 251, 260, 262, 264, 265, 268, 270
- 悪性脳腫瘍……170, 264, 267
- 悪性リンパ腫……170, 174, 259, 260, 266
- アクセントMRI……856
- アシクロビル……454, 560
- アシスト用バルーン……62
- アシドーシス
  ……386, 600, 620, 651, 730, 739
- アスピリン……54, 115, 119, 122, 151, 152, 153, 455, 665, 667
- アセタゾラミド……126, 272, 459, 464
  - ――負荷……84, 96, 101, 127, 824
- アセトアミノフェン……80, 273, 455, 665, 667
- アセリオ……80, 455
- アダラート……609
- 圧可変式バルブ……460, 466, 855
- 圧規定型換気……543
- 圧支持換気法……614
- 圧損傷……545
- 圧迫止血……42, 191, 601, 689
- アデノウイルス……456
- アデノシン……42
- アデホス……617
- アテローム血栓性脳梗塞……115, 121
- アトクイック……616
- アトバコン……266
- アトルバスチン……356
- アドレナリン……738
- アトロピン……146, 156, 603, 616, 779
- アナフィラキシーショック
  ……34, 287, 289, 494, 605, 738
- アパスチン……262, 270
- アピキサバン……66, 117, 118, 119, 749
- アプロチニン……724, 726
- アマージ……665, 666
- アマンタジン……116, 734
- アミオダロン……603, 617
- アミタールテスト……302, 671
- アミトリプチリン……581, 668, 672
- アミノグリコシド系抗菌薬……555, 558
- アミロイドアンギオパチー……71, 77, 162
- アムビゾーム……563
- アムホテリシンB リポソーム製剤……563
- アライメント……418
- アラキドン酸カスケード……151
- 荒木分類……327, 328
- アラセナ……560
- アルガトロバン……113, 115, 150
- アルカローシス……651
- アルキル化剤……286, 287, 288, 289, 298
- アルコール離脱発作……648
- アルコール脱水素酵素活性……289
- アルコール中毒患者……650
- アルサルミン……551
- アルテプラーゼ……107, 622
- アルドステロン……710
- アルピニー……455
- アルブミン……538, 604, 715
- アルプロスタジル……474
- アルプロスタジンPGE1……234
- アレイCGH法……518
- アレビアチン……562, 609, 716
- アレルギー……387, 562, 780
- アロデニア……595
- アンカロン……603, 617
- アンコチル……563
- アンジオテンシン変換酵素阻害薬
  ……76, 356, 710
- アンスロビンP……725
- 安静……106, 107, 209, 760
- 安全管理……3
- アンチトロンビンⅢ……150, 722, 744
- アンチトロンビン欠乏症……163
- アンデキサネット……66
- アンデキネットアルファ……119
- 安否確認……20
- アンピシリン……507, 558
- アンビューマスク……93
- アンフェタミン……364
- アンヘドニア……594

い

- イーケプラ……80, 173, 175, 241, 243, 452
- イオトロラン……459
- イグザレルト……66, 116
- 意識障害……28, 46, 71, 80, 106, 125, 181, 209, 239, 327, 339, 355, 362, 380, 397, 450, 487, 507, 560, 590, 601, 620, 625, 677, 711, 805
- 意識清明期……388, 396, 400
- 意識レベル……107, 380, 609
- 異常呼吸パターン……635
- 異常プリオン蛋白……9
- 異所性ADH産生腫瘍……717
- 維持療法……266, 270
- イスコチン……561
- イソクエン酸脱水素酵素……317
- イソジン……550, 791
- イソゾール……84
- イソソルビド……74
- イソニアシド……486, 561
- イソビスト……459
- 痛み……580, 595
- イダルシズマブ……66, 109, 117, 119
- 一次運動野……577
- 一次感覚野……303
- 一次救命処置……600
- 一過性脳虚血発作……92, 115, 162
- 一酸化炭素肺拡散能力検査……542
- 一側大脳半球梗塞……125
- 遺伝子異常……160, 315, 517
- 遺伝子組み換え組織プラスミノゲン
  アクチベータ……149, 622, 749
- 遺伝子検査……320
- 遺伝子検索……12
- 遺伝子診断……517, 526
- 胃粘膜保護……551
- イノバン……605
- イフェンプロジル……116
- イブジラスト……116
- イプシロンアミノカプロン酸……724, 726
- イブプロフェン……665
- 違法薬物常用……364
- イホスファミド……262, 264, 288, 299
- イホマイド……262, 288
- イミグラン……665, 666, 670
- 医薬品医療機器総合機構……848
- イリゲーション吸引管……687
- 医療安全……2
- 医療過誤……3, 4
- 医療事故……4
- 医療ニーズ……17, 22
- 医療面接……610
- インジェニオMRI……856
- インシデンタローマ……202, 203
- インシデント調査……13
- 飲酒……77, 121
- 飲水行動……710
- インスピロンネブライザー……633
- インスリン……173, 194, 195
  - ――低血糖試験……208
- インターフェロンβ……262, 271
- インデラル……608, 666, 667, 668
- インドシアニングリーン……42, 694
- イントラリピッド……615
- イントラリポス……615
- 院内肺炎
- インフォームド・コンセント……2, 6, 174, 242, 243, 320, 476, 582, 586, 792
- インフルエンザ菌……506, 540, 556

う

- ウィーニング……548, 632
- ウィリス動脈輪閉塞症……92
- ウイルス性髄膜炎……559, 675
- ウイルス性腸炎……456
- 植え込み型除細動器……855
- 上田式子どもの発達簡易検査……447
- 牛海綿状脳症……14

863

うっ血性心不全 74, 538, 621	嘔吐 28, 66, 106, 181, 186, 241, 266, 287, 300, 355, 397, 400, 455, 487, 509, 544, 560, 666, 679, 711, 848	海馬硬化症 570
うっ血乳頭 179, 679		海馬多切術 574
ウプレチド 425		海綿状血管腫 161, 261, 437, 795
埋め込み型心電計 122	横紋筋肉腫 232	海綿静脈洞浸潤腫瘍 193, 197
ウロキナーゼ 75, 465, 464	横紋筋融解 650	解離性知覚障害 503
ウロミテキサン 288, 289	大型腺腫 208	解離性動脈瘤 39, 40
運動機能改善 115	大型動脈瘤 35, 62	下顎挙上法 601
運動近傍野腫瘍 243	オープンラング戦略 547	下顎骨折 376
運動失調 476, 577	オーラルケア 550	化学放射線治療 232, 286
運動障害 405	オクトレオチド 196, 197	化学療法 240, 261, 279, 284, 286
運動麻痺 110, 241, 400, 410, 609	オクルーダ 856	──誘発がん 274
運動野 174, 309	オザグレル 45, 115	過換気 66, 84, 101, 584, 621, 634
運動誘発性横紋筋融解症 729	オシロスコープ 223	──療法 399, 541, 618, 681
運動誘発電位 41, 54, 144, 182, 423, 809, 816, 832, 305	悪сред 28, 109, 244, 260, 266, 554, 588, 608, 666, 848	過灌流 137, 141, 144, 145, 829
		蝸牛神経 182, 214, 217, 219, 220, 225, 258
運動領域機能マッピング 305	オノアクト 617	架橋静脈 396, 398, 341, 659
運動療法 76	オパルモン 433	拡散強調画像 228, 253, 311, 840, 846
え	オピオイド 80	拡散テンソル画像 837, 840
エアウェイ 106, 622	オピストトーヌス 732	覚醒下手術 172, 301, 810, 813
栄養管理 43, 226, 335, 451, 615	オブチューン 177	喀痰 75, 614, 616
栄養状態 232	オムニパーク240 763	角膜乾燥 227
栄養動脈 79, 85, 204	オランザピン 731	角膜保護 588
栄養補給 110	オルガラン 725	過高熱 732
エヴィア・アステラシリーズPro 856	オレキシン 669	過呼吸 92, 103, 711
エグザール 291	オンコビン 262, 290	加湿 614, 622
エコー 137, 836	温痛覚障害 595	下肢痛 410
エサンブトール 561	オンディーヌの呪い 424	下肢末梢動脈閉塞症 779
エスクレ坐剤 449, 569	温度覚・知覚障害 260	下垂体炎 192, 195, 205, 206, 712
エストラジオール 194	**か**	下垂体過形成 198
エスラックス 601	カーテン徴候 226	下垂体機能低下症 202, 204, 210, 476
壊疽 157	海外渡航歴 554, 560	下垂体機能不全 188, 299
エダラボン 45, 84, 111, 113, 127, 128, 129, 141, 156, 691	外眼筋麻痺 87	下垂体偶発腫 202, 203
	開脚歩行 770	下垂体細胞腫 192, 193, 204
エタンブトール 561	外減圧術 334, 340, 363, 680, 683, 704	下垂体腫瘍 201, 205, 260
エドキサバン 66, 117, 118, 749	外固定 504	下垂体性巨人症 196, 198
エトポシド 262, 264, 281, 286, 288, 289, 296, 297, 299	介護保険 177	下垂体腺腫 170, 192, 193, 195, 201, 205, 228, 259, 261, 794
	外耳炎 260	
エトリンザシリーズ 856	外傷後てんかん 653	下垂体前葉機能低下症 208
エナルモン・デポー 210	外傷初期診療ガイドラインJATEC 327, 329, 339	下垂体前葉機能不全 188
エノキサパリン 753		下垂体卒中 195, 201, 203, 208
エピネフリン 151, 306, 307, 387, 603, 617	外傷性てんかん 335, 368, 391, 640	ガス交換 620
	外傷性脳内血腫 349	ガスター 452
エフェドリン 146	外傷病院前救護ガイドライン 331	仮性動脈瘤 780
エブトール 561	外傷評価 379	家族歴 444
エリキュース 66	咳嗽 226, 630	下大静脈フィルター 749
エリル 45, 46	ガイディングカテーテル 151	下腿浮腫 745
エルゴタミン製剤 667, 670	回転加速度 396, 403	カタクロット 45
エレトリプタン 665	外転神経麻痺 179, 679, 758	カタボン 605
エレファントアーム 574	開頭外減圧術 125	活性化凝固時間 151, 724
嚥下 76, 226, 539, 540	開頭クリッピング手術 48, 54	活性化プロトロンビン複合体製剤 489
──障害 76, 110, 121, 142, 146, 184, 185, 226, 560, 589, 711, 732	開頭血腫除去術 71, 350, 383, 389, 397	活性化プロトロンボプラスチン時間 65
	開頭術 40, 90, 484	活性炭投与 119
エンドキサン 288	開頭塞栓摘出術 129, 130, 134	家庭血圧 76
お	開頭皮膜外摘出術 515	カテーテル 136, 614, 749, 780, 781
嘔気 209, 264, 269, 273, 287, 288, 289, 300, 403	カイトリル 266, 269	──感染 615
横静脈洞 87, 698	ガイドワイヤー 780	カテコラミン 36, 110, 156, 605, 613, 738
黄色靱帯骨化症 410, 419	下位脳神経障害 184, 226	
黄体形成ホルモン 194	灰白質 845	

ガドリニウム造影剤
　　　　　192, 239, 264, 834, 848
カナマイシン　561
化膿性髄膜炎
　　　　　465, 503, 506, 555, 556, 675
化膿性脊椎炎　418
痂皮形成　102
過敏性肺臓炎　274
カフェイン　672, 761
カフェオレ斑　446
過分割照射　255, 284
カベルゴリン　197, 198
可変圧式バルブ　465, 774
鎌状赤血球症　165
可溶性フィブリン複合体　118, 721
カラヤヘッシブ　427
カリウム　110, 111
顆粒球減少　122
顆粒細胞腫　204
カルシウム拮抗薬
　　　　　35, 121, 128, 333, 608, 667, 729
カルシウム調整異常　727
カルチコール　739
カルノフスキー日常活動能力尺度　245
カルバペネム　209, 234, 558
カルバマゼピン　75, 80, 241, 335, 486, 575, 580, 585, 655
カルベニン　558
カルボプラチン　262, 264, 286, 287, 296
カルマスチン　287
ガレン大静脈瘤　165, 479, 481
カロリックテスト　217
感覚誘発電位　41
感覚領域機能マッピング　305
眼窩吹き抜け骨折　373
換気　331, 379, 604, 620, 621, 625, 629
　　──障害　106, 538, 539, 651
眼球運動　205, 380
　　──異常　452
　　──障害　87, 184, 205, 373, 374, 375, 476, 594, 705
眼球突出　87, 471, 521
眼球内出血　28
間欠性跛行　410
間欠的空気圧迫法　752
間欠的導尿管理　425
喚語困難　76
環軸椎回旋位固定　502
ガンシクロビル　560
カンジダ髄膜炎　563
患者鎮静度モニタリング　807
患者搬送　25
癌性髄膜炎　239, 564
関節可動域訓練　76
関節拘縮　110
関節痛　195
感染症　616, 914
感染性心内膜炎　113

乾燥濃縮人血液凝固因子　737
乾燥濃縮人プロトロンビン複合体　65
がん治療認定医　262, 263
環椎軸椎亜脱臼　408, 412, 417, 501
環椎歯突起間距離　417
眼底検査　179, 382
冠動脈拡張薬　74, 607
冠動脈ステント留置術　154
冠動脈精査　150
間脳下垂体腫瘍　192
陥没骨折　367, 380, 389, 400
ガンマナイフ　83, 218, 231, 236, 256, 258, 581, 788
顔面筋マッサージ　589
顔面形成異常　471
顔面痙攣　585, 586, 640
顔面紅潮　289
顔面骨骨折　373
顔面神経　182, 212, 214, 216, 222, 224, 227, 660
　　──研究会方式　586, 587
　　──麻痺　184, 227, 371, 560, 585, 758
顔面中部低形成　527
顔面表情筋　222, 223
がん薬物療法専門医　262
がん抑制遺伝子　318
灌流障害　79
眼輪筋　585
寒冷沈降物　724
緩和医療の化学療法　286, 289

き

キアリ型奇形　492, 503, 800
記憶障害　131, 244, 330, 405, 577, 677
機械的血栓回収療法　149
気管切開　75, 110, 185, 375, 601, 612, 624, 630
気管挿管　36, 66, 73, 75, 106, 333, 379, 380, 421, 539, 550, 601, 614, 609, 623
気管内分泌物過多　600
危機的出血への対応ガイドライン　735
気胸　545, 661, 670, 673
奇形腫　186
キサンチン誘導体　727
キサンボン　45
キシロカイン　387, 303, 601, 617, 791
喫煙　77, 121
気道確保　106, 331, 333, 364, 378, 601, 603, 604, 622
気道感染症　110
気道狭窄　422, 539
気道損傷　601
気道浮腫　440
気道閉塞　66, 331, 379, 380, 601
気脳症　389
機能性腺腫　195, 205, 209, 210
機能的MRI　302, 809, 844
機能的残気量　621

記銘力障害　330
虐待　378, 380, 382, 445, 446
ギャバロン　581
ギャンブリング　595
嗅覚障害　209
吸気呼気比逆転換気　621
救急医療情報システム　21
救急処置　66, 106, 378, 600
吸収性ゼラチンスポンジ　689
嗅神経芽細胞腫　232
求心路遮断痛　580
急性カタトニア　731
急性期脳血栓症　115
急性硬膜下血腫　328, 338, 341, 382, 388, 395, 452, 584, 653, 680
急性呼吸促迫症候群
　　　　　384, 542, 620, 634, 635
急性症候群　646
急性頭蓋内損傷　338
急性大動脈解離　612
吸入酸素濃度　542, 620, 629
吸入麻酔薬　219, 726
休薬　119
胸郭障害　539
胸腔穿刺　379
胸腔ドレナージ　612, 613
胸腔内出血　379
橋梗塞　679
凝固機能異常　364, 386
凝固機能障害　339
胸骨圧迫法　601, 603
頬骨骨折　374
橋出血　673
胸水貯留　621, 631
強制換気　544, 614, 621
橋中心髄鞘崩壊　348, 716
強直発作　568
胸腹部CT　230
胸部タッピング　226
局所脳酸素摂取率　96
局所脳酸素飽和度　144
棘突起正中分割アプローチ　433
虚血性心疾患　150
虚血性脳障害　538
虚脱性肺損傷　545
巨頭症　527
ギラン・バレー症候群　625
ギリアデル　174, 262
起立性失神　649
起立性頭痛　754, 757
起立性低血圧　110, 424
キロサイド　262
筋緊張　673
筋硬直　732
筋弛緩　385, 623, 651
　　──薬　219, 384, 538, 601, 602, 608, 671, 672, 729
近赤外光　831

近赤外線モニター……………155	頚静脈閉塞……………………385	血管外漏出……………295, 339
近赤外分光法…………………144	経食道心エコー………………112	血管拡張薬……………………481
筋層構築的棘突起椎弓形成術-426, 431	経頭蓋近赤外線分光法………144	血管芽腫………………435, 437
緊張型頭痛………………………	経頭蓋ドップラー……44, 145, 831	血管原性浮腫…………363, 381
筋電図……………182, 223, 306, 501	痙性斜頚………………………594	血管撮影………………………611
	頚性頭痛………………………757	血管雑音…………………………87
く	痙性歩行………………409, 410	血管腫………………………228, 560
空気塞栓症……………………577	ケイセントラ……………66, 119	血管新生阻害薬………254, 270
空洞短絡術……………………503	経腸栄養………………335, 615	血管線維腫……………………446
偶発腫…………………………193	経蝶形骨手術……189, 195, 695	血管損傷……………363, 364, 687
クエチアピン…………………107	頚椎カラー……………378, 426	血管超音波検査………………780
クエン酸中毒…………………739	頚椎後方手術…………426, 431	血管痛…………………………390
クォンティフェロン TB ゴールドプラス	頚椎固定………………379, 504, 601	血管透過性亢進………………254
……………………………560	頚椎症性脊髄症……408, 409, 424	血管内脱水……………………604
クッシング病……195, 198, 200, 208, 711	頚椎前方手術……426, 431, 440	血管内皮保護作用……………122
くも膜………………………56, 554	頚椎前彎………………………426	血管パッチ……………………690
──下出血…28, 35, 48, 119, 348, 350,	頚椎装具………………………426	血管攣縮………………………100
484, 673, 681, 715, 853	頚椎損傷………………378, 601	血胸……………………………612
──囊胞………………474, 476	頚椎椎間板ヘルニア	月経時痛………………………666
グラニセトロン………………269	………408, 429, 430, 431, 432, 441	血行再建術……………92, 97, 829
クラビクルバンド……………426	ケイツー N………………………65	血行力学的障害…………96, 94
クラフォラン…………………558	頚動脈……………………141, 150	血腫…64, 67, 80, 338, 340, 342, 349, 355,
グリア細胞……………204, 247, 257	──狭窄…………136, 149, 610	400, 577
グリオーシス……………………86	──ステント留置術…136, 149, 151	──除去術…71, 344, 398, 577, 680
グリオーマ……175, 546, 646, 807, 813	──内膜剝離術…136, 149, 829	──ドレナージ術………75, 358
クリオプレシピテート………724	──バルーン閉塞試験………831	血漿交換療法…………………158
グリセオール……36, 67, 111, 173, 241,	経鼻頭蓋底手術………………228	血漿増量剤……………………115
334, 347, 385, 399, 452, 513, 559, 585,	経鼻挿管………………………623	血小板……65, 113, 150, 153, 723, 738
618, 682, 706	経鼻チューブ……107, 451, 456	──活性化因子……………151
グリセリン……………………452	経皮的心肺補助循環装置……613	──凝集作用………151, 115
クリッピング………41, 46, 55, 57, 148	経皮的椎体形成術……………437	──凝集障害………………348
クリップ………………………851	頚部エコー……………………230	──減少…43, 118, 157, 173, 264,
クリプトコッカス……………563	頚部静脈圧迫…………………699	390, 616
グルコース……………390, 650, 730	頚部造影 CT……………………230	血清電解質……………300, 728
グルコン酸カルシウム……730, 739	頚部痛……………409, 426, 501	血清ナトリウム…43, 109, 348, 711, 713
グルコン酸クロルヘキシジン…387	頚部保護………………………331	血清プロラクチン値…………645
グルタミン酸…………382, 385	痙攣…75, 79, 107, 155, 172, 241, 390, 452,	結節性硬化症…………………446
クレアチニン……………110, 118, 229	458, 476, 509, 564, 575, 609, 640, 648	血栓溶解剤……………………464
クロイツフェルト・ヤコブ病…9, 10	──重積…378, 388, 453, 609, 642,	血栓性血小板減少性紫斑症…122
クローバー葉頭蓋……………521	650, 652	血栓性静脈炎…………………514
クロザパム……………………731	──発作…92, 106, 172, 241, 310, 390,	血栓塞栓症……………109, 153, 271
クロナゼパム…………………589	644, 648, 653	血栓溶解療法………111, 707, 749
クロピドグレル…54, 115, 122, 152, 153	ケタス……………………………116	血糖異常………………………601
クロミフェン…………………210	ケタミン………………………596	血糖値………………335, 384, 609
クロラムフェニコール………555	血圧…35, 66, 75, 106, 110, 121, 154, 175,	結膜充血浮腫……………………87
クロルプロマジン………107, 731	234, 605, 609	血友病……………479, 487, 489
クロルヘキシジン……………550	──上昇…………109, 601, 679	解熱薬……………………115, 455
クロロマイセチン……………555	──低下…107, 234, 379, 385, 398,	ゲノム変異……………………517
群発頭痛……………580, 661, 668	601, 605	下痢………………264, 289, 456, 711, 713
	血液ガス検査……………66, 618	減圧開頭術…80, 125, 236, 348, 350,
け	血液凝固計検査………………150	361, 383, 386, 399
ケアマネージャー……………177	血液凝固阻止薬………………726	牽引性頭痛……………………675
経管栄養………………………110	血液浄化法……………………613	牽引療法………………………504
経口アルキル化薬……………265	血液製剤…………734, 735, 737	嫌気性菌………………………335
痙縮……………………………594	血液脳関門-240, 263, 296, 347, 382, 555	限局性焦点切除…………573, 577
軽症頭部外傷…………………329	血液培養検査…………………614	言語機能マッピング
経鼻栄養………………………615	結核……………………560, 561, 675	…………304, 305, 309, 310, 813
頚静脈孔狭窄…………………472	血管外溶血……………………737	言語機能野……………………309
頚静脈酸素飽和度………339, 347		
頚静脈怒張……………………379		

言語訓練	76	
言語障害	92	
言語野	309, 813	
言語療法士	304	
幻肢痛	590, 595	
見当識障害	677	

こ

- コイル 60, 856, 857
  - ――塞栓術 38, 39, 42, 148, 151, 153
  - ――の逸脱 62
- 抗Xa薬 116
- 高圧酸素療法 111, 227
- 降圧薬 35, 66, 76, 80, 84, 110, 111, 156, 606, 608
- 降圧療法 111, 121
- 抗アレルギー薬 274
- 広域災害救急医療情報システム 21
- 抗うつ薬 116, 668, 672
- 構音障害 405, 577, 594, 732
- 抗潰瘍薬 109, 226
- 甲状腺ホルモン不応症 201
- 口蓋裂 520
- 光覚弁 372
- 高額療養費制度 173
- 膠芽腫 170, 176, 178, 247, 254, 255, 260, 266, 270, 315, 811, 842
- 抗下垂体抗体 195
- 口渇 208, 711
- 高カリウム血症 334, 730, 739
- 抗がん剤 232, 286, 291, 292, 295, 292
- 交感神経系緊張 36
- 交感神経損傷 440
- 高吸収域 64, 611
- 後弓反張 458, 649
- 抗凝固薬 42, 54, 109, 118, 151, 157, 707
- 抗凝固療法 112, 114, 150, 749, 752
- 抗菌薬 335, 506, 508, 510, 514, 555, 716
- 口腔ケア 110, 232
- 抗クレアチニンキナーゼ血症 729
- 抗痙攣薬 75, 80, 86, 300, 303, 311, 384, 390, 452, 560, 608, 667, 790
- 高血圧 35, 45, 110, 121, 127, 150, 157, 271, 424, 605, 732
  - ――性脳内出血 64, 67
- 抗結核薬 560, 561, 562
- 抗血管新生療法 255
- 抗血小板作用 122, 152
- 抗血小板薬 42, 45, 54, 97, 101, 115, 122, 127, 132, 152, 157, 779
  - ――2剤併用療法 54, 115, 153
- 抗血小板療法 39, 145, 151
- 抗血栓薬 115, 779
- 抗血栓療法 150, 154
- 高血糖 35, 110, 173, 201, 241, 650, 711
- 後交通動脈瘤 30, 41
- 構語障害 184, 813
- 抗酸化薬 111
- 高脂血症 150

合指症	471	
鉱質コルチコイド	717	
高次脳機能	309, 390, 576, 774, 813	
――障害	145, 184, 327, 405, 830	
後縦靱帯骨化症		
	408, 411, 417, 419, 426	
抗腫瘍細胞効果	268	
抗腫瘍免疫	254	
抗腫瘍薬	264	
甲状腺機能低下症	193, 198, 299	
甲状腺クリーゼ	201	
甲状腺刺激ホルモン	194, 455	
甲状腺ホルモン	188, 191	
――不応症	201	
甲状軟骨形成術	226	
口唇刺激	303, 306	
口唇帯	426	
高浸透圧利尿薬	43, 260, 334, 284, 399	
口唇の突出運動	302	
後頭蓋窩腫瘍	178	
後頭蓋窩照射	284	
抗精神薬	731	
抗生物質	234, 390, 452	
光線過敏症	173	
抗線溶療法	726	
光線力学的療法	173	
酵素補充療法	164	
抗体依存性細胞障害	273	
高体温	650	
巧緻運動障害	184, 577	
高張食塩水	347, 382, 384, 711	
硬直	615, 732	
交通外傷	114, 754	
交通事故	341, 378, 653	
抗てんかん薬	75, 172, 241, 303, 335, 568, 653, 655, 716	
後天性免疫不全症候群	559	
後頭下開頭減圧術	71, 125	
喉頭鏡	603	
喉頭挙上術	227	
喉頭痙攣	601, 602	
行動障害	405	
喉頭浮腫	422, 424, 440	
抗トロンビン薬	115, 116	
口内炎	232	
高ナトリウム血症	709, 711	
高二酸化炭素血症		
	335, 538, 540, 600, 608, 621	
高濃度酸素	333, 621	
抗脳浮腫薬	109, 111	
抗パーキンソン薬離脱	731	
抗ヒスタミン薬	725, 738	
高ビリルビン血症	455	
高頻度経頭蓋電気刺激	182	
抗不安薬	672	
項部硬直	28, 507, 554, 675	
抗浮腫治療	260	
抗不整脈薬	606, 613	

項部痛	440	
高プロラクチン血症	198	
鉤ヘルニア	400, 1003	
後方循環動脈瘤	41, 55	
硬膜下-腹腔シャント	383, 384	
硬膜下圧モニター	344	
硬膜外血腫		
	327, 338, 380, 389, 388, 400, 577	
硬膜外腫瘍	434	
硬膜外ブラッドパッチ	755, 761	
硬膜下血腫	62, 382, 577, 654	
硬膜下水腫	476, 564, 758	
硬膜下穿刺	448	
硬膜下膿瘍	513, 564	
硬膜誤穿刺	754, 756	
硬膜静脈洞	87, 701	
硬膜穿刺後頭痛	754	
硬膜損傷	389	
硬膜動静脈瘻		
	87, 149, 438, 479, 707, 786	
硬膜内髄外腫瘍	418, 434, 436	
絞扼性神経障害	410, 423	
抗ラブフィリン3A抗体	195	
抗利尿ホルモン	454, 709	
――分泌異常症	43, 554	
交流電場腫瘍治療システム	177	
口輪筋	182, 219, 222	
抗リン脂質抗体症候群	163, 744	
誤嚥	66, 106, 226, 234, 358, 540, 549, 551, 589, 616	
――性肺炎	121, 226, 385, 539, 540	
コートリル	208, 210	
コーラ100	856	
語音明瞭度検査	217	
コカイン	670, 733	
小刻み歩行	770	
呼気終末炭酸ガス濃度モニター	631	
呼気終末二酸化炭素分圧	333, 634	
呼気終末陽圧	635	
呼気二酸化炭素	543	
呼吸異常	331	
呼吸停止	71	
呼吸管理	43, 66, 93, 110, 185, 346, 399, 424, 450, 538, 613, 618	
呼吸器関連肺炎	635	
呼吸筋	622, 636	
――障害	539	
呼吸訓練	173, 241, 630	
呼吸困難	745	
呼吸仕事量	622, 629	
呼吸終末陽圧	36	
呼吸障害	75, 184, 501	
呼吸停止	181, 601	
呼吸パターン	625, 629	
呼吸評価	379	
呼吸不全	539, 600, 620, 622, 635	
呼吸補助	601	
呼吸モード	626	

867

呼吸モニター……358	サクシン……727	地震……21
呼吸抑制……93, 107, 380	錯乱……677	視神経……258
呼吸リズム……540	挫傷性微小出血……349	──・視交叉障害……29
国際頭痛分類……661, 754	嗄声……142, 146, 226, 589	──管開放術……372
国立がん研究センターがん対策情報室……238	サムスカ……717	──管骨折……371
	サムチレール……266	──膠腫……261, 315
国立長寿医療研究センター Frail Score……53	サンガー法……517	──損傷……371
固形がんの治療効果判定のための新ガイドライン……249	三角頭蓋……471	──浮腫……371
	酸化セルロース……703	ジスキネジア……591, 732
固縮……591	三叉神経……214, 222, 659, 660, 668	ジスチグミン……425
骨髄炎……514	──痛……580	ジストニア……590, 591, 593, 732
骨髄穿刺……379	三次元原体照射法……283	シスプラチン……232, 262, 264, 286, 298, 299
骨髄破壊的大量化学療法……296	三次元CTアンギオグラフィー……31, 150	
骨髄抑制……173, 260, 264, 266, 269, 271, 273, 274, 284, 287, 288, 291	酸素化……620, 625, 629	自然災害……17
	酸素投与……106, 378, 609, 613	持続髄液圧モニタリング……773
骨折……366, 317	酸素分圧……339, 424	持続性頭痛……675
骨粗鬆症……418, 717	酸素飽和度……93, 106, 154, 358, 379, 449, 601, 613, 620, 635, 680	持続導尿……452
骨軟部腫瘍……289		持続脳波モニタリング……390, 653
鼓膜穿刺……235		死体乾燥硬膜移植……11
コラーゲン……151	酸素療法……613	シタラビン……262, 273
コルチゾール……190, 194, 198, 208	**し**	膝蓋腱反射……409
五苓散……356, 359, 761	ジアゼパム ……35, 80, 107, 452, 609, 649, 650, 791	失禁……46, 110, 355
コレステリン塞栓症……146		失見当識……355
コレステロール……121	シース……60, 151	失語……28, 76, 101, 172, 239
──結晶……146, 157	シースイントロデューサー……780	失行……577
──塞栓症……150, 157, 780	シーソー呼吸……629	失神……613, 649, 745
昏睡……651, 653, 677, 732	ジエチレントリアミン五酢酸インジウム……459	失調……184
コンタクトスポーツ……394, 405		失調性呼吸……66, 636
昏迷……677, 732	自家骨髄移植……296	失読……309, 310
さ	地固め療法……273	失立発作……568
サージセル……42, 689, 703	自家末梢血幹細胞移植……296	歯突起分離……501
サーフロー針……446	磁化率強調画像……837, 844	磁場式ニューロナビゲーションシステム……306
サアミオン……116	ジギタリス……481, 725	
サイオペンタール……596	視機能障害……201, 202, 204, 205	自発呼吸……544, 626, 629
災害基本対策法……17	事業継続計画……18	──消失……685
災害時対応マニュアル……24	事業復旧計画……19	シバリング予防……385
災害時優先業務……23	死腔……235, 624	しびれ……92, 101, 291, 409, 597
災害対策本部……20	視空間認識能……310	ジフェンヒドラミン……273
災害対策マニュアル……18	シクロオキシゲナーゼ-1……151	ジフルカン……563
災害派遣医療チーム……23	ジクロフェナク坐薬……107	視放線……81
細菌感染……327	ジクロフェナトリウム……455	シモンズカテーテル……60, 782
細菌性髄膜炎……327, 506, 508, 554	シクロホスファミド……288, 296, 298, 299	ジャーミノーマ……259, 281, 285, 286
細菌性腸炎……456	止血……134, 379, 703, 781	若年性脳梗塞……163, 165
細菌性肺炎……621	視交叉……202, 258, 799	斜頸……179, 502
細菌培養検査……234	ジゴキシン……617	瀉血……115
採血……446, 448, 738	ジゴシン……617	視野欠損……191
在宅医療……177	自己輸血……232	視野障害……577, 661
在宅酸素療法……543	四肢筋力低下……476	斜頭……471
サイトサール……262	四肢短縮型低身長……527	シャルコー・マリー・トゥース病……291
サイトメガロウイルス脳炎……559	脂質代謝異常……121, 127	シャント……87, 9, 460
サイバーナイフ……257, 258, 581, 788	四肢麻痺……131, 134, 501	──依存……188, 476
細胞毒性浮腫……363, 381	視障害……87	──感染……461
ザイボックス……558	歯状核障害……184	──機能不全……476
サイメリン……262	視床下部……450, 669, 709	──術……242, 774
錯語……76, 813	──下垂体内分泌障害……454	──造影……459
サクシゾン……296	──下垂体-副腎皮質系機能不全……208	──閉塞……465
サクシニルコリン……334, 727, 733	視床出血……67, 69, 73, 76, 92, 484, 673	宗教的輸血拒否に関するガイドライン……735
	支持療法……286	周産期母子医療センターネットワーク……464

868

舟状頭	473	
重症頭部外傷治療・管理の		
ガイドライン	327, 329, 330, 339,	
	368, 378, 384, 397, 399, 400	
重症軟骨無形性症	527	
重炭酸ナトリウム	711	
柔道	394, 395, 394, 402	
終末呼気陽圧法	614	
絨毛がん	186, 189	
重粒子線治療	231, 232, 236, 257	
手根管症候群	410	
手指巧緻運動障害	409	
手術トレーニング	702	
受傷機転	378, 382	
出血	64, 88, 379	
──傾向	455, 740	
──性ショック	333, 452, 604	
──性膀胱炎	288, 289, 299	
術後感染	232	
出産	466	
出生後管理	494	
出生前診断	482	
出生歴	444	
術前塞栓術	232	
術前ソマトスタチンアナログ(SSA)		
治療	197	
術中血圧管理	140	
術中血管撮影	42	
術中血流検査	42	
術中静脈損傷	697	
術中塞栓症	137	
術中動脈損傷	687	
術中内頚動脈損傷	695	
術中脳機能マッピング	30, 8071	
術中脳波記録	574	
術中破裂	41, 43, 59, 61	
腫瘍生検	188	
腫瘍内出血	240	
腫瘍マーカー	187, 209	
純音聴力検査	217	
循環確保	603	
循環管理	424	
循環虚脱	174, 242	
循環血液量	43, 45, 604, 617	
循環障害	616	
循環評価	379	
循環不全	750	
瞬目		
昇圧薬	156, 606	
上位頚椎損傷	381	
上衣腫	178, 180, 184, 186, 281, 283,	
	285, 286, 317, 436, 804	
上位神経根症状	758	
消炎鎮痛薬	667	
消化管潰瘍	181	
消化管出血	75, 110, 486	
消化管穿孔	271	
消化性潰瘍	122, 551	
松果体部腫瘍	186, 188, 190	
上気道閉塞	539, 540, 622	
上行性ヘルニア	679, 681	
上喉頭神経損傷	146	
上喉頭神経麻痺	226	
硝酸薬	66	
上矢状静脈洞血栓症	674, 700	
硝子体出血	28	
上室性頻脈	617	
上四半盲	577	
焦点性てんかん	570, 641	
焦点切除術	653	
小頭症	470	
情動障害	260	
小児がん	257	
──認定外科医	283	
小児感染症	454	
小児けいれん重積治療ガイドライン		
2017	454	
小児膠芽腫	290	
小児後頭蓋窩腫瘍	178	
小児集中治療室	389	
小児水頭症	458	
小児頭蓋内感染症	506	
小児頭部外傷	377	
小児脳腫瘍	178, 279	
小脳橋角部	182, 212, 225	
小脳梗塞	125, 133	
小脳出血		
	67, 69, 71, 72, 73, 380, 673, 681	
小脳症状	184, 238, 476	
小脳動脈梗塞	705	
小脳性無言症	184	
小脳扁桃下垂	503	
小脳扁桃ヘルニア	679, 681	
上皮腫	228	
上部消化管出血	173, 175, 241, 243	
少分割照射	284	
静脈栄養	335	
静脈炎	739	
静脈灌流障害	87, 89, 901, 702	
静脈血栓	110	
静脈止血法	703	
静脈性梗塞	191, 236	
静脈穿刺	611	
静脈損傷	697	
静脈洞	149, 698	
──血栓	87	
──サンプリング	199	
──損傷	400	
──閉塞	472	
静脈路確保	378	
静脈路障害	236	
上腕動脈アプローチ	779, 782	
褥瘡	106, 110	
食欲炎	259	
食欲不振	244, 259, 260, 264, 300, 560	
徐呼吸	539	
除細動	603, 617	
ショック	289, 333, 339, 364, 379, 604,	
	620, 738, 745, 750	
除脳硬直	679	
徐脈		
	146, 156, 374, 390, 458, 601, 604, 616, 679	
自立支援医療制度	177	
視力・視野検査	471	
視力障害	29, 371, 560	
シルビウス静脈	228	
──静脈損傷	699	
シルビウス裂	56, 702, 771	
耳漏	260	
シロスタゾール	45, 122, 151, 152, 153	
心因性疼痛	595	
腎盂腎炎	713	
心エコー	36, 150, 746	
侵害受容性疼痛	595, 596	
腎外性水分喪失	711	
腎外性体液喪失	713	
新規経口抗凝固薬	113, 118, 119	
腎機能異常	67	
腎機能障害	31, 111, 117, 157, 650, 849	
心機能評価	36	
心筋虚血	74, 617	
心筋梗塞	74, 111, 121, 605, 612, 744	
心筋症	605	
真菌性髄膜炎	554, 563, 675	
シングルボクセル法	842	
神経因性膀胱	424, 452, 498, 500	
神経芽細胞腫	296	
神経下垂体部腫瘍	191	
神経管閉鎖障害	469	
神経管閉鎖不全	492, 497	
神経原性心不全	615	
神経原性肺水腫	29, 36, 608, 609, 634	
神経膠腫	247, 248, 261, 268, 269, 281,	
	286, 301, 316, 436, 792	
神経根症	408	
神経根ブロック	433	
神経遮断薬	730, 731	
神経障害性疼痛	590, 595, 596	
神経鞘腫	170, 228, 259, 418, 435, 793	
神経症状	46, 240, 248, 400	
──判定基準	410, 414	
神経心理学的検査	571, 576	
神経性学的モニタリング	182	
神経性食欲不振症	590	
神経線維腫	315, 446	
神経脱落症状	79, 80, 82, 83, 357	
神経痛	661	
神経内視鏡	174, 242, 463, 797	
──下嚢胞開放術	476	
神経ブロック	306	
心血管作動薬	604	
心原性失神	649	
心原性塞栓症内頚動脈閉塞	126	
心原性脳塞栓症	109, 112, 116, 130, 134	

深腱部反射 380
人工呼吸 543, 601, 609
——管理 381, 539, 540, 614, 620
——治療 613, 616
人工呼吸器 66, 614, 615, 622
——関連肺炎 546, 548, 614, 630
人工内耳 855, 856
深昏睡 684
震災時急性期対応マニュアル 18
心疾患 74
腎疾患 121, 150
心室細動 29, 603, 616, 617
心室性頻拍 29, 617
人字縫合癒合症 472
腎障害 274, 291, 299, 450
腎性全身性線維症 192, 834, 848
振戦 585, 590, 591, 732
新鮮凍結血漿 487, 724, 725, 737
迅速気管挿管 603
迅速診断 174
心タンポナーデ 605, 612
心停止 42, 107, 603, 620
心電図 154, 358, 601, 611
——異常 29, 36
浸透圧性脱髄症候群 348, 716
浸透圧調節 709
浸透圧利尿薬 36, 84, , 181, 618, 711
浸透圧療法 347
腎毒性 157, 284, 289
心ドレナージ 612, 613
心肺停止 378, 382, 602, 604
——蘇生後脳症 616
心拍数 181, 616
深部反射 291, 410
深部静脈血栓症 44, 109, 110, 119, 172, 241, 425, 700, 744, 750
心不全 74, 111, 115, 480, 483, 617, 741
腎不全 74, 75, 111
心房細動 112, 116, 118, 121, 122, 134, 154, 604
心房性利尿ペプチド 609
心房中隔瘤 119, 121
じん麻疹 287, 738
シンメトレル 116

す

髄液 102, 227, 235, 459, 555, 754, 773
——過剰流出 462
——吸収障害 46, 242
——循環障害 798, 799
——短絡術 495, 503
——ドレナージ 363, 385, 773
——排除テスト 46
——負荷試験 459
——流通障害 503
——漏 189, 205, 209, 234, 235, 259, 371, 372, 373, 375, 476, 500, 585, 754
髄芽腫 170, 178, 183, 184, 18, 259, 263, 271, 280, 281, 283, 284, 285, 286, 297, 317, 678
髄腔内投与 265
髄腔内播種 179, 180
髄上皮腫 228
錐体外路障害 405
錐体静脈洞 87, 228
錐体裂 702
錐体路 172, 260, 310, 311
水頭症 30, 40, 46, 64, 125, 178, 351, 444, 458, 474, 482, 512, 527, 554, 797
髄内腫瘍 434, 435, 436
水分出納 234, 450
水分喪失 711
水分バランス 455
髄膜炎 75, 206, 234, 259, 390, 506, 554, 557, 614, 675
髄膜癌腫症 240, 242, 564
髄膜刺激症候 28. 390, 554, 560
髄膜腫 228, 230, 232, 236, 259, 261, 418, 436, 694, 795
髄膜損傷 756
髄膜瘤 469
睡眠時無呼吸 77, 195, 474, 527, 636
水無脳症 450
頭蓋咽頭腫 170, 178, 192, 203, 228, 231, 299
頭蓋外-頭蓋内バイパス術 828
頭蓋骨骨折 327, 338, 366, 611, 614
頭蓋骨縫合早期癒合症 450, 452, 470, 473, 519
頭蓋底骨折 338, 369, 603
頭蓋底再建 232
頭蓋底腫瘍 228
頭蓋内圧 28, 36, 43, 175, 330, 334, 339, 340, 381, 384, 399, 459, 609, 618, 634, 681
——亢進 28, 35, 66, 80, 149, 173, 181, 239, 241, 340, 345, 357, 361, 363, 382, 390, 476, 514, 538, 542, 564, 621
頭蓋内異物 336
頭蓋内血腫 384
頭蓋内出血 35, 87, 102, 109, 116, 119, 122, 149, 156, 486, 538, 618
頭蓋内電極 13, 572, 577
頭蓋内脳波 572, 574
頭蓋変形 476
スガマデクス 603
杉田法 701
スクラルファート 551
スタチン 45, 121
頭痛 28, 87, 92, 107, 153, 181, 203, 239, 355, 396, 476, 488, 509, 554, 658, 679, 757
ステロイド 67, 111, 158, 173, 181, 198, 234, 241, 260, 273, 287, 304, 311, 335, 356, 371, 384, 509, 558, 588, 651, 682, 790
——過剰投与 711
ステント 39, 856, 857
——・アシスト 54
——型血栓回収デバイス 149
ステント支援下コイル塞栓術 153
ストレプトキナーゼ 464
ストレプトマイシン 558, 561
ストローク・チーム 107
スフェンタニル 347
スポーツ頭部外傷 378, 394
スマトリプタン 665, 666, 670
すり足歩行 770
ずり応力 151, 545
すりガラス状陰影 36

せ

生検 174, 188, 231, 242
星細胞腫 170,178, 271, 315, 436, 437
精子保存 176, 288
正常圧水頭症 46, 768
生食パッチ 761
精神障害者保健福祉手帳 177
生存確率曲線 255
正中神経 410
——刺激 303, 306, 308
正中偏位 334, 610
清澄水 449
成長発達障害 259
成長ホルモン 188, 194, 210, 455, 794
静の圧用量曲線 546, 547
制吐薬 107, 292, 731
生物由来製品感染等被害救済制度 740
世界脳神経外科学会連盟分類 37
脊索腫 228, 231, 236, 257
脊髄横断症状 260
脊髄腔造影検査 418
脊髄空洞症 424, 503
脊髄係留症候群 498
脊髄血管障害 438
脊髄硬膜外腫瘍 418
脊髄刺激療法 590, 595
脊髄脂肪腫 498, 500
脊髄終糸肥厚 498
脊髄腫瘍 434
脊髄障害レベル 495
脊髄照射 259
脊髄髄膜瘤 466, 492, 494, 496
脊髄損傷 439, 502, 597, 636
脊髄動静脈奇形 421, 786
脊髄披瀝 492
脊柱管拡大術 427
脊柱管狭窄症 408, 410, 426, 429, 431, 433
脊柱管前後径 412, 411, 417
脊椎・脊髄損傷 502
脊椎神経学的所見チャート 410, 412
脊椎損傷 419
咳反射 622
セコバルビタール 571
舌咽神経 214, 660

舌下神経 141, 142, 182, 226	穿頭ドレナージ術 357, 383, 515	第三世代セフェム系抗菌薬 558
舌骨下筋群切除術 227	前頭葉機能検査 774	第三脳室底開窓術
舌骨前方牽引術 227	前頭葉言語野 813	181, 242, 454, 463, 798, 800, 801
舌根沈下 66, 379, 539, 540, 601, 622	前頭葉切除 573	胎児期水頭症 466
摂取水分量 451	全脳照射 240, 260, 271, 272, 792	胎児性がん 186
摂食不良 232	全脳脊髄照射 281, 284	大出血 116, 119
切迫するD 333	全般性強直性間代性発作 452	帯状回ヘルニア 679, 681
切迫性尿失禁 770	前方循環 40, 94	体性感覚誘発電位
切迫ヘルニア 340, 400, 680	せん妄 173, 677, 731	144, 306, 423, 702, 816, 831
舌麻痺 226	専門医制度 263, 283	大泉門 383, 445, 487
説明義務 6, 7	前葉機能障害 205	──穿刺 448
セジラニブ 254	前葉ホルモン 208	──膨隆 458, 512
セファロスポリン系抗生物質 207	**そ**	対側損傷 342
セフェム系抗生物質 234, 335, 452	造影剤 45, 157, 459, 763, 779, 784	大腿動静脈エコー 613
セフォタキシム 507, 508, 558	──腎症 157	大腿動脈穿刺 449, 779, 781
セフォタックス 558	挿管困難症 603	大動脈 150
セフタジジム 209	創感染 75, 234, 259	──解離 111, 744
セフトリアキソン 508	早期歩行 751	──損傷 440
セボフルラン 423, 424, 574, 818	造血幹細胞移植 296	──動脈瘤 150
セルシン 36, 80	早産児脳室内出血 464	──内バルーンパンピング 613
セルジンガー法 624	巣症状 28, 172, 351, 512, 514, 594	体内埋め込み型デバイス 848
ゼルフォーム 689, 690, 701	創部癒合遅延 102	体内金属 851, 855
セレコキシブ 665	ソーシャルワーカー 173	大脳基底核出血 92
セレコックス 665	ゾーミッグ 665	大脳出血 42
セレニカ 668	塞栓術 483	大脳半球切除術 573, 577
セロクラール 116	塞栓物質 83	大脳半球離断術 573, 577
セロトニン 665, 670, 732	側頭葉切除 573, 577	大脳皮質形成異常 529, 530, 653
閃輝暗点 661, 663	側頭葉てんかん 568	第Ⅷ因子補充療法 488
前屈後屈撮影 411	側副血行路 94, 96	胎盤性アルカリフォスファターゼ 195
前交通動脈瘤 40, 52, 673, 688, 702	組織プラスミノーゲン・アクチベータ 107	ダイフェン 266
穿刺キット 624	ソセゴン 36, 80	第四脳室 125, 179, 610
線状骨折 366, 380, 400	ゾニサミド 335	──腫瘍 183
染色体検査	ゾビラックス 454, 560	大量化学療法 296
全身管理 36, 109, 346	ソリタ 456	大量メソトレキセート療法 262, 271, 291
全身ヘパリン化 42, 60, 62, 143	ソル・コーテフ 296, 738	タウ蛋白 405
全身麻酔 150, 155, 455, 779	ソルデム 101	ダウン症 501
全脊髄照射 259	ゾルミトリプタン 665	タケプロン 75
全脊椎写真 418	**た**	たこつぼ心筋症 29, 36
全前脳胞症 450, 534	ダイアップ 649	多重がん 230
浅側頭動脈−中大脳動脈吻合術 98, 126, 825	ダイアモックス 84, 96, 156, 272, 459	多小脳回症 529
前側頭葉切除 573	体位呼吸療法 551	多職種チーム診療 282
喘息発作 287	体位性頻脈症候群 758	多臓器障害 546
仙台カクテル 691	体位ドレナージ 630	多臓器不全 157, 480
前大脳動脈瘤 41, 691	体位変換 75, 76, 226	脱出脳 470
選択的海馬扁桃体切除術 573	体温 106, 364	脱水 67, 101, 109, 157, 173, 241, 242, 359, 390, 455
選択的セロトニン再取込阻害薬 116, 732	──管理 379, 380, 388, 450, 456, 616, 634, 728	タップテスト 772
光端巨大症 195, 196, 198	体外循環 115, 613	脱分極性筋弛緩薬 726
穿通性頭部外傷 327, 653, 654	体外ペーシング 150	脱毛 259, 288
前庭神経鞘腫 794	体幹失調 184	多尿 208
先天奇形 476, 715	退形成性上衣腫 170, 285	多脳葉切除 573
先天性皮膚洞 445, 498, 500	退形成性星細胞腫 178, 267, 315	多発外傷 377, 408, 612
先天性プロテインS欠乏症 163	退形成性乏突起膠腫 315	多発性骨髄腫 418
先天性ミオパチー 729	退形成性乏突起星細胞腫 315	多発動脈瘤 34
尖頭 471	大後頭孔減圧術 424, 527	多発脳転移 239
穿頭術 398, 618	大後頭孔ヘルニア 679, 681	ダビガトラン 66, 109, 116, 117, 118, 119
前側頭開頭 343	対光反射 187, 380, 476	段階的競技復帰プロトコール 404
前頭洞炎 514	大孔部狭窄 503	炭酸水素ナトリウム 622, 730, 739

弾性ストッキング……………110, 752
弾性包帯……………………………102
短頭症…………………………471, 520
胆道閉鎖症……………………455, 486
ダントリウム………………………734
ダントロレン……………727, 729, 734
蛋白分解酵素阻害薬………………725

ち

チアノーゼ……………………146, 157
チアプリド…………………………107
チアミラール…………………………84
チェーン・ストークス呼吸………635
チエノピリジン………………151, 152
チオグアニン………………………288
チオテパ……………………………296
チオペンタール…………………386, 683
チクロピジン……………122, 152, 153
チトクローム・オキシダーゼ……831
知能検査……………………………471
知能指数……………………………446
遅発性顔面神経麻痺………………588
遅発性神経障害……………………271
チャイルド・ライフ・スペシャリスト…449
中耳炎……………………235, 260, 514
中耳障害……………………………527
中心溝…………………………303, 308
中心静脈栄養……………110, 614, 615
中心静脈カテーテル……………292, 295
中心静脈穿刺………………………379
中心性ヘルニア………………679, 681
中枢神経症状………………………625
中枢性塩基喪失症候群………………43
中大脳動脈………44, 95, 109, 125, 149, 659
　――瘤……………………38, 52, 673
中脳水道………………………482, 610
　――狭窄………………………186, 459
中心静脈ポート……………………292
腸炎ビブリオ………………………456
超音波検査……………137, 449, 458, 611
聴覚脳幹反応
　……………182, 212, 217, 219, 228, 583, 586
聴覚脳幹誘発電位…………………816
長期継続頭蓋内脳波記録…………572
長期脳波ビデオ同時記録………570, 644
蝶形骨骨折…………………………340
聴診…………………………………610
聴神経腫瘍……………212, 225, 326
長頭…………………………………683
聴力……………………………212, 227
　――異常…………………………758
　――検査………………471, 583, 586
　――障害………184, 260, 287, 527, 560
直撃損傷……………………………326
直視下血栓摘除……………………750
直接経口抗凝固薬…………66, 116, 154
直接トロンビン阻害薬………………66
直接バイパス手術……93, 94, 98, 102, 830
直達牽引……………………………504

直達手術………………………………38
チラーヂンS……………………………210
治療計画書……………………286, 292
チロシンキナーゼ阻害薬（TKI）……240
鎮静…………156, 334, 346, 380, 385, 449, 614, 615, 623, 729
鎮静薬……………36, 80, 384, 385, 608, 617
鎮痛……………………35, 334, 614, 615
鎮痛薬……………36, 80, 384, 385, 608, 617

つ

椎弓拡大形成術……………………426
椎弓形成術…………………………431
椎弓形成椎弓切開術………………504
椎骨動脈………………………………95
　――撮影…………………………215
椎骨脳底動脈閉塞…………………131
痛覚…………………………………658
　――刺激…………………………380
ツベルクリン反応…………………560

て

定位手術の照射……………………240
定位照射……………………………258
定位的脳内血腫吸引除去術…………73
定位的放射線手術………………256, 788
定位的放射線治療………………………788
定位放射線照射………………239, 256
定位放射線治療
　……………83, 90, 231, 236, 240, 256, 581, 788
低栄養……………………43, 110, 232, 650
帝王切開………………………102, 466
低カリウム血症………348, 390, 616, 717
啼泣…………………………………101, 184
低吸収域……………………………610
低血圧……77, 146, 156, 236, 331, 349, 374, 378, 382, 390, 424, 651, 745
　――麻酔……………………………84
低血糖………………………110, 648, 650
低酸素…………331, 363, 364, 378, 379, 382
　――血症……106, 334, 335, 538, 539, 540, 609, 617, 620, 738, 740, 745
低出生体重児………………450, 458, 463
低浸透圧製剤………………………390
低髄液圧症候群
　……………………193, 418, 476, 754, 756
ディスポーザブル製品……………9, 13
低体温療法…………113, 334, 348, 385, 386, 616, 619, 681, 683, 704, 706
低体重出生児………………………463
低蛋白血症…………………………605
低張食塩水…………………………713
低張性脱水……………………………43
低張性多尿…………………………208
低ナトリウム血症…………43, 190, 206, 209, 210, 390, 451, 452, 454, 709, 713
ディプリバン……………………614, 617, 707
低分子デキストラン………………115, 132
低分子ヘパリン
　……………116, 707, 724, 725, 749, 753

低マグネシウム血症…………………44
低用量ヘパリン………………110, 113, 752
テオフィリン……………………648, 761
デカドロン…………181, 558, 562, 790
デキサメタゾン…173, 181, 184, 190, 195, 198, 241, 311, 356, 452, 509, 558, 562
デクスメデトミジン………614, 615, 618
テグレトール…………………80, 580, 581
テストステロン…………………194, 210
デスモプレシン…188, 190, 209, 299, 455, 713, 714, 715
テトラサイクリン………………558, 725
テトラサイクリン系薬……………558
デノシン……………………………560
デパケン………………………667, 668
デメクロサイクリン………………716
テモゾロミド……250, 262, 264, 265, 266, 290, 297, 316, 437
テモダール………175, 262, 265, 290, 437
テルソン症候群………………………28
デルマトーム…………………410, 494
転移性脳腫瘍
　………171, 238, 259, 260, 263, 792
電解質異常……67, 109, 386, 390, 648, 709
電解質管理…………………………43
てんかん………56, 177, 303, 335, 487, 488, 568, 590, 640 646, 790, 809, 813
　――重積…………………………453
　――症候群………………………641, 643
　――焦点…………………………573, 654
　――診療ガイドライン 2018……453
　――の外科……………………568
　――発作……86, 176, 576, 640, 641, 642, 643
電気痙攣療法………………………734
電気生理的モニタリング……………42
電気味覚検査………………………216
電撃性紫斑症………………………724
点耳薬………………………………260
転倒……………………………289, 341
伝導路性運動障害…………………409
テント切痕ヘルニア……679, 680, 682
転落…………………………………653

と

頭囲拡大……………………476, 512, 514
同意書………………………………120
頭囲測定……………………………445
動眼神経麻痺………………………29, 758
洞機能不全症候群…………………111
頭頚部外傷…………………………394
頭頚部がん…………………………231
盗血現象………………………96, 481
瞳孔異常所見………………………340
瞳孔散大……………………………685
瞳孔不同…………………………333, 400
橈骨動脈穿刺………………………781
同種骨髄移植………………………296
動静脈血ガス分析…………………728

動静脈短絡	79, 87, 90, 446	
動静脈瘻	164, 438, 707	
透析	75, 119, 613	
東大脳研式記銘力検査	571	
洞調律	603	
疼痛	274, 595, 608, 615, 617, 658	
頭皮下ドレーン	234	
頭部CT	30, 64	
頭部外傷	324, 377, 394, 408, 614, 653	
糖負荷試験	195	
頭部挙上	334, 347, 385, 551, 584, 618	
動脈血ガス	106, 110, 613, 631, 746	
──異常	648	
動脈血酸素分圧	73, 106, 333, 613, 620	
動脈血酸素飽和度	73, 613	
動脈血二酸化炭素分圧	66, 283, 613	
動脈硬化	121, 150	
動脈損傷	687	
動脈瘤	38, 39, 79	
──破裂	687	
透明中隔	799, 800	
──開窓術	801, 802	
トゥレット症候群	590	
ドーパミン	481, 738	
ドクターヘリ	331	
特定疾患治療研究事業	12	
特定生物由来製品	737	
閉じ込め症候群	678	
土砂災害防止法	21	
ドップラー血流計	42, 694	
都道府県保健医療調整本部	21	
ドパミン	156, 197, 198, 605, 731	
トピナ	668	
トピラマート	668	
ドブタミン	481, 738	
塗抹検査	555	
トモセラピー	257	
富山大学プロトコール	54	
トラクトグラフィー	840	
ドラッグチャレンジテスト	595	
トラッピング術	39	
トラネキサム酸	356, 359, 724, 726	
トラブルシューティング	2	
トランサミン	726	
トリアージポスト	23	
トリクロホスナトリウム	449	
トリクロリール	449, 569	
トリプタノール	581, 665, 666	
トリプタン	665, 667, 670	
トリプルH療法		
トリフロー	173, 241	
トルバプタン	717	
ドルミカム	36, 449, 601, 609, 614, 618, 707	
トレーサビリティー	9, 13, 14	
ドロペリドール	588	
ドロレプタン	588	
トロント小児病院	286	
トロンビン	115, 151, 721	
トロンボキサンA₂	115, 151	
──合成酵素阻害薬	45, 115	
トロンボモジュリン異常症	163	
トロンボモジュリンα	726	
ドンペリドン	666

な

ナイキサン	665	
内頚静脈	142, 611	
内頚動脈	95, 141, 143, 149, 228, 659, 669	
──閉塞症	236, 674, 823, 825, 827	
──狭窄率	139	
──閉塞試験	194, 232	
──瘤	41, 52, 673, 688	
内減圧術	344, 680, 683	
内視鏡下経鼻手術	228, 232, 235	
内視鏡下血腫除去術	73	
内視鏡経鼻手術	195	
内視鏡手術	803	
内大脳静脈損傷	191	
ナイダス	79, 80, 83, 86, 795	
ナイチノール	780	
ナウゼリン	666	
ナゼア	266	
ナトリウム	709, 711	
ナビゲーション	233	
ナプロキセン	665	
ナラトリプタン	665, 666	
軟口蓋麻痺	226	
軟骨形成不全症	503	
軟骨腫	228	
軟骨肉腫	228	
軟骨無形成症	450, 503, 527	
難治性疼痛	590, 596	
軟膜下皮質多切術	573, 577	

に

ニカルジピン		
	35, 66, 73, 76, 80, 84, 86, 111, 608	
肉腫	240, 261	
二次がん	259, 274, 288, 289, 299	
ニセルゴリン	116	
日赤血液センター	739	
ニッパスカルシウム	561	
ニトロ	35, 609	
ニドラン	262, 269	
ニトロール	74	
ニトログリセリン	35, 66, 74, 76, 111, 609	
ニトロソウレア	269, 271, 287	
ニトロプルシド	35, 66, 609	
ニトロペン	74	
ニフェジピン	609	
二分頭蓋	469	
二分脊椎	492	
日本外傷データバンク	324	
日本がん治療認定医機構	262	
日本小児がん研究グループ	282	
日本小児血液・がん学会	283	
日本整形外科学会頚部脊椎症性治療成績判定基準	410	
日本脳腫瘍学会	263	
日本脳神経外傷学会	325, 329	
日本脳神経外科学会	263	
日本脳ドック学会ガイドライン	50	
日本臨床腫瘍学会	262, 263	
ニムスチン	287	
ニュアンスMRI	856	
乳酸リンゲル液	310, 379, 399, 603, 604, 761	
乳突蜂巣	585	
ニューモシスチス肺炎	173, 241, 266	
ニューロナビゲーション	302, 304, 306, 310, 808	
ニューロモデュレーション	590	
尿細管障害	274, 288	
尿失禁	355, 768, 770	
尿道カテーテル	67, 779	
尿崩症	188	
尿量	109	
尿路感染	110, 452	
人形の目試験	679	
妊娠高血圧症候群	102	
妊娠分娩	102	
認知機能障害	9, 279, 284, 405	
認知機能低下	248, 355	
認知機能テスト	240	
認知障害	116, 244, 768, 770	
妊婦	486	
妊孕性	176, 288	

ね

ネグレクト	445	
ネッククリッピング術	38, 46, 47	
熱中症	729	
ネンブタール	619, 707	
粘膜障害	291, 300	

の

ノイアート	725	
脳アミロイドアンギオパチー	65, 162	
脳萎縮	260, 362, 384, 481, 654	
脳横脈流クリップ	855	
脳幹圧迫	71, 340	
脳幹梗塞	106, 133	
脳幹死	684	
脳幹出血	67, 71	
脳幹反射消失	685	
脳幹部障害	539	
脳灌流圧	28, 43, 334, 345, 399, 538, 609, 681, 822	
脳灌流量	381	
脳機能マッピング	301, 572, 813	
脳局所酸素分圧	155, 345, 347	
脳虚血	43, 79, 96, 97, 136, 145, 347, 363, 487, 621	
濃グリセリン	36, 67, 111, 452, 513, 559, 560, 564, 585, 588, 618, 706	
脳形成異常	520	
脳血流量	96, 822, 840	
脳血管撮影	34, 65, 80, 85, 87, 93, 95, 127, 155, 172, 228, 231, 459, 482, 778	

脳血管障害·················160, 673, 674
脳血管内治療···········38, 42, 48, 58, 83, 107, 109, 148, 153, 483, 707
脳血管攣縮···············28, 31, 40, 42, 43, 44
脳血流検査························84, 96, 97, 773
脳血流量····················136, 609, 822, 840
脳研式記銘力検査···························571
脳溝消失······································109, 363
脳梗塞············106, 116, 122, 125, 149, 156, 162, 163, 165, 236, 257, 261, 481, 674
脳挫傷···········326, 327, 338, 349, 350, 388, 400, 680
脳酸素消費量·································822
脳死···684
脳磁図·································302, 809
脳室···466
——-腹腔吻合術·························466
——拡大···················260, 444, 460
——心房シャント············461, 774
——穿刺································798
——穿破······················64, 67, 71
——ドレナージ········40, 74, 75, 80, 125, 181, 184, 190, 347, 385, 399, 464, 564
——内圧モニター············344, 459
——内壁形成·························466
——内血腫··································190
——内出血
···············35, 70, 92, 458, 463, 464, 484
——内腫瘍·············174, 797, 804
——腹腔シャント····46, 188, 242, 456, 460, 495, 527, 774
——帽状腱膜下シャント·········464
——リザーバー設置術····464, 466
脳実質圧モニター·························344
脳腫脹·······42, 305, 330, 361, 363, 378, 381, 386, 388
脳出血·····················615, 673, 681, 704
脳腫瘍··················170, 238, 264, 267
——全国集計調査報告···170, 178, 238
脳循環改善薬·································116
脳循環障害····································109
脳循環予備能············126, 128, 134, 150
脳症····································289, 382
脳静脈血栓症·································163
脳神経損傷···································146
脳神経麻痺····································560
脳振盪················328, 395, 397, 402, 405
脳深部刺激療法····························590
脳髄液検査······································12
脳髄膜瘤·······································469
脳性塩喪失症候群··························715
脳脊髄液··············334, 385, 474, 754
——減少症······························754
——漏出症······················754, 755
脳脊髄血管撮影·····················421, 785
脳脊髄刺激装置·····························590
脳槽消失·······································334
脳槽造影·······································773

脳槽ドレナージ留置·························42
脳塞栓症··113
脳卒中·····················75, 107, 115, 635
脳卒中治療ガイドライン 2015
························66, 70, 84, 89, 148, 154
脳卒中病院前救護····························109
脳損傷········28, 235, 326, 328, 330, 361, 405
脳代謝改善薬·································116
脳代謝抑制····································113
脳低温療法················348, 363, 399, 619
脳底槽···························335, 363, 610
脳底動脈························582, 659, 801
——先端部脳塞栓················134
——閉塞·······················134, 679
——瘤··························38, 52
脳転移···240
脳動静脈奇形······79, 82, 148, 165, 256, 438, 790, 795
脳動脈解離····································111
脳動脈瘤··············28, 48, 148, 164, 673
——クリップ·······················851
——頸部クリッピング術·········38
——コイル塞栓術··················39
——破裂································28
脳内血腫··························28, 30, 40, 80
脳内出血···········28, 64, 70, 77, 119, 162, 164, 388, 488, 593
脳胞···469
脳膿瘍·······························327, 509, 559
脳波············144, 308, 453, 471, 569, 642, 644, 645, 685
脳表機能マッピング·······················813
脳表ヘモジデリン沈着·····················65
脳浮腫········59, 67, 111, 113, 125, 156, 234, 235, 240, 241, 248, 304, 330, 349, 379, 381, 484, 487, 513, 538, 560, 605, 621, 651, 653, 675, 704
脳ヘルニア····67, 111, 113, 330, 335, 340, 384, 487, 679
胞-腹腔シャント·····························476
胞開放術·······································204
脳保護·······················84, 111, 113, 141
脳葉切除術····································577
脳瘤··469
脳梁離断術···························568, 573, 574
ノーベルバール·····················452, 651
ノバリス·······································258
ノボセブン···································726
ノルアドレナリン·····················156, 605
ノルエピネフリン···························605

は

パーキンソン病····590, 591, 593, 595, 770
パーロデル··································734
バイアスピリン······························97
肺炎·······75, 106, 175, 240, 243, 358, 386, 390, 614, 635
——球菌·················506, 548, 557
肺胸郭コンプライアンス··················543

敗血症···················605, 724, 738
肺血栓塞栓症·······················605, 744
肺高血圧···························481, 745
肺梗塞···································745
胚細胞腫········170, 174, 178, 186, 186, 189, 192, 209, 259, 262, 285, 286, 298
胚腫···································186, 259
肺水腫·········36, 608, 542, 609, 615, 621, 650, 738
肺線維症·································274
肺塞栓···············106, 110, 172, 241, 749
バイタルサイン·······106, 331, 601, 625
肺動脈造影·································747
ハイドロコーチゾン·················188, 738
排尿・排便障害··········410, 424, 452, 770
排膿ドレナージ法···························515
バイパス手術·····32, 58, 62, 92, 94, 97, 98, 102, 300, 830
背部痛································172, 239
ハイブリッド手術室··························42
肺胞······················545, 546, 621, 627
——ガス交換障害···············538
——障害·······························615
バイポーラー···························689, 813
廃用性萎縮防止·····························630
肺理学療法··························630, 811
白質······················162, 163, 292, 845
——神経線維···········311, 577, 381
——線維描出法··················303
——脳症·······················260, 272
——微小出血····················364
——マッピング·················810
白癬症··261
バクタ··266
白内障··118
歯車現象·······································732
バクロフェン····························581, 733
ハザードマップ·························21, 24
播種性血管内凝固症候群········163, 719
バシレオチド·······················198, 201
パスカルシウム·····························561
長谷川式痴呆スケール····················260
バゾプレシン·················193, 709, 712
バッグマスク換気·························601
白血球減少·································264
白血球増多·································650
白血病··························274, 288, 296
抜歯···118
発達指数·····································446
発熱·······234, 271, 455, 456, 458, 507, 509, 514, 554, 617, 675, 711, 738, 857
バディハローシステム····················574
ハドル··8
バトル徴候·································370
鼻洗浄·······································209
パニペネム・ベタミプロン·····508, 588
パパベリン···················46, 100, 128
バファリンA 330····························665

項目	ページ
パラアミノサリチル酸	561
パラプラチン	262, 287
鍼治療	672
バルーンカテーテル	151
バルーン閉鎖試験	787
パルスオキシメーター	173, 449, 613, 631, 857
バルビタール	84, 648, 706
バルビツレート療法	363, 399, 349, 385, 619, 681, 682
バルプロ酸	241, 575, 649, 655, 667, 668
破裂動脈瘤	30, 41, 148, 151
破裂リスク	48, 148
ハローベスト	408, 502, 504, 856
ハロゲン化吸入麻酔薬	733
ハロセン	727
ハロペリドール	731
反回神経損傷	146
半球離断術	653
バンコマイシン	209, 508, 509, 558
反衝損傷	327
パンダの目徴候	371
パンチドランカー	405
反跳現象	399
パンテノール	273
パントール	273, 424
ハンプ	609
半盲	577

ひ

項目	ページ
ピオクタニン	694
被殻出血	67, 69, 70, 72, 73, 76, 673
皮下ドレーン	102
光過敏	758
光刺激装置	820
ビグアナイド系血糖降下薬	779
ピクシリン	558
皮質下出血	67, 71, 72, 73, 77
皮質下電気刺激法	311
皮質機能領域	303
皮質焦点切除術	577
皮質脊髄路	81, 182, 810
皮質直接刺激 MEP	818
皮質電気刺激	308
鼻出血	209, 210, 271
微小血管減圧術	580
非症候群性冠状縫合早期癒合症	521
微小出血	65, 362, 364
微小腺腫	192, 193
微小塞栓子	155
微小転移	232
微小動脈瘤	92
皮疹	273, 287
非侵襲的陽圧管理	550
ヒスタミン H_2 受容体拮抗薬	36
非ステロイド系消炎鎮痛薬	107, 153, 157
尾側分極性筋弛緩薬	498
非脱分極性筋弛緩薬	334, 729
ビタミン B_1	650

項目	ページ
ビタミン B_6	562
ビタミン B_{12}	225
ビタミン E	260
ビタミン K	65, 357, 455, 486
——拮抗経口抗凝固薬	116
——欠乏症	479, 486
——シロップ	455, 486
——阻害作用	486
——欠乏症	163, 465
ビダラビン	560
鼻中隔欠損	209
ビデオ喉頭鏡	603
ピドキサール	562
ヒトゲノム・遺伝子解析研究に関する倫理指針	320
ヒトハプトグロビン	738
ヒトパルボウイルス	739
ヒト免疫不全ウイルス感染	739
ピトレシン	190, 208, 209, 454, 713
ヒドロコルチゾン	190, 208, 210, 300, 454
避難確保計画	21
被ばく	380, 778, 784
ヒビテン	387
鼻閉	209
ヒポクレチン	669
非ホジキンリンパ腫	262, 291
びまん性軸索損傷	327, 328, 330, 360
ヒヤリ・ハット	3, 4
病院前救護	330, 364, 378
病原性大腸菌	456
病理検査	244
ひらがな音読タスク	813
ピラジナミド	561
ピラマイド	561
ピリドキサール	562
ピリドキシン	562
披裂軟骨回転術	226
ビンクリスチン	262, 264, 274, 286, 287, 288, 290, 298
貧血	103, 264, 390, 455, 605, 617
頻呼吸	379, 620, 732, 745
貧困灌流	96, 822
頻尿	770
ビンブラスチン	291
ピンプリックテスト	234
頻脈	153, 201, 379, 601, 732, 745

ふ

項目	ページ
ファイティング	632
ファスジル	45, 40,
ファモチジン	75, 452
ファンギゾン	563
フィズリン	717
フィブリノゲン	42, 65, 720, 724, 725
フィブリン	115, 150, 719
——糊	689, 690, 703
フェニトイン	241, 303, 335, 390, 486, 562, 609, 650, 651, 655, 656, 716, 790
フェニレフリン	156

項目	ページ
フェノバール	241, 790
フェノバルビタール	452, 486, 649, 651, 655
フェノビタール坐薬	452
フェロン	262
フェンタニル	182, 347, 390, 601, 614, 617, 817
フェンタネスト	385, 390, 601, 614
不穏	106, 107, 155, 156, 358, 594, 608, 615, 617
フォンダパリヌクス	749
不機嫌	487, 488, 514
腹臥位管理	551
腹腔内出血	379
腹腔内膿形成	466
複合筋活動電位	182, 423
副甲状腺機能亢進症	418
複視	29, 131, 179, 374, 560, 758
副腎皮質機能不全	206, 300
副腎皮質刺激ホルモン	192
——産生腺腫	192
副腎皮質ホルモン	188, 191, 300, 454
——低下症	299
副腎不全	188
輻湊麻痺	186
副鼻腔	228
——炎	209, 514
——がん	260
腹部大血管損傷	440
フサン	75
浮腫	76, 254, 260, 615
不随意運動	92, 590
ブスコパン	786
ブスルファン	296
不整脈	29, 36, 115, 134, 290, 386, 613, 616, 617, 730, 732, 739
ブチルスコポラミン臭化物	786
物品呼称	304, 309, 813
舞踏運動	732
不動化	334
葡萄様母斑	446
ブプレノルフィン	36, 614
部分椎弓切除術	427
不眠	560
プラーク	136, 137, 157, 780
フラグミン	707, 725
プラザキサ	66, 116
プラズマネート・カッター	604
プラズマプロテインフラクション	604
プラスミノーゲン異常症	163
プラスミン-$\alpha 2$ プラスミンインヒビター複合体	721, 723
プラゾシン	425
ブリードセーフ	781
ブリーフィング	8
フリーラジカルスカベンジャー	45
プリオン病	9, 10, 11
プリズバインド	66, 119
ブリディオン	603

ブリプラチン……286	閉塞性水頭症……28, 178, 181, 182, 186, 188, 242, 482	乏突起星細胞腫……315
ブリミドン……486		訪問看護……177
ブリンペラン……588, 666	平坦脳波……684	保温……379, 380
ブルイ……610	ペースメーカー……111, 418, 613, 848, 855, 856	歩行障害……46, 184, 410, 768, 770, 771
フルコナゾール……563	ペグビソマント……198	母子手帳……444
フルシトシン……563	ベタミプロン……558	補助換気……626
フルドロコルチゾン……716, 717	ベタメタゾン……226, 311, 584	補助循環治療……613
フルフェナジン……731	ベッドサイド穿頭……618	ホストイン……80, 609, 651
フルフェン……665	ペナンバックス……266	ホスピタル・プレイ・スペシャリスト……449
フルメトロン点眼……273	ペニシリン系抗菌薬……452, 558	ホスフェニトイン……80, 107, 303, 452, 575, 609, 651
フルルビプロフェン……80	ベバシズマブ……248, 250, 260, 262, 264, 270	
フレイル……53, 626	ヘパラン硫酸……725	ホスホジエステラーゼ3……153
ブレオ……262	ヘパリン……42, 43, 109, 113, 116, 129, 250, 151, 157, 425, 691, 724, 749, 752, 778	ボスミン……387, 603, 617
ブレオマイシン……262		補足運動野……577
プレガバリン……581	——化……151, 780	補聴器……855
プレセデックス……614, 618, 764	——起因性血小板減少症……156, 753, 780	ボツリヌス毒素……585, 586
プレタール……45		ポビドンヨード……550
プレドニゾロン……226, 588, 790, 793	——コファクター欠乏症……163	ホリゾン……36
プレドニン……226, 296	——ブリッジ……54, 154	ボルタレン……455
プレペ……148	ペプシド……262, 289	ホルモン基礎値……194
フローダイバーター……54, 62, 153	ヘマトクリット値……109, 115, 118, 455	ホルモン補充……210
プロカイン……296	ヘモグロビン……109, 114, 738, 831, 844	**ま**
プロカルバジン……262, 288	ヘモフィリスインフルエンザ菌 b……506	マイクロアレイ法……518
プロシール……42	ベラパミル……617	マイクロカテーテル……60, 62, 151
プロスタグランジン……151, 158, 433	ベランパネル……304	マイコプラズマ……558
プロスタサイクリン……115	ヘリカルCT……409, 747	マクサルトRPD……665, 666
プロスタンディン……234, 474	ペルジピン……35, 80, 84, 128, 184, 608	マグネシウム……45
フロセミド……464, 481, 609, 730	ヘルペス脳炎……564	マクロプロラクチン血症……198
プロタミン……43, 62, 150	ヘルペス属ウイルス……560	マクロライド……291, 558
ブロック療法……581	ヘルベッサー……35, 80, 84, 609	麻酔……24, 40, 219, 307, 539, 540, 601, 726, 817
プロテインC……724	ベンガン法……592	末梢血酸素飽和度……333
——欠損症……163, 744	変形性頚椎症……424, 429, 431	末梢静脈ライン……601
プロテインS……163	片頭痛……162, 661	末梢神経障害……273, 287, 291
——欠損症……744	ベンゾジアゼピン……648, 733, 734	末梢性動脈瘤……96
プロトロンビン時間……65, 117, 150, 720	ペンタジン……36	マトソン体位……494
プロトロンビン複合体……119, 357, 724	ペンタゾシン……36, 80, 107	麻疹……172, 239, 495
プロトンポンプ阻害薬……36, 75, 110, 122, 153, 175, 243	ペンタミジン……266	——性イレウス……424, 495, 779
	ペントバルビタール……349, 449, 619, 651, 683, 707	丸石様滑脳症……529, 533
プロトンMR スペクトロスコピー……843		マルチボクセル法……842
プロプラノロール……608, 667, 668	便秘……264, 266, 273, 291, 452	慢性外傷性脳症……403, 405
プロポフォール……141, 156, 172, 182, 301, 346, 385, 423, 571, 609, 651, 707, 791, 807, 817	扁平上皮がん……231, 232	慢性硬膜下血腫……355, 384, 584, 758, 765
	片麻痺……28, 76, 333, 355, 488, 577	慢性頭痛診療ガイドライン……665
プロメタジン……731	**ほ**	慢性閉塞性肺疾患……106, 538
プロモクリプチン……196, 734	保育器……450	マンニゲン……36
プロラクチノーマ……198	膀胱カテーテル……110	マンニトール……36, 67, 84, 111, 513, 560, 706
プロラクチン……198, 199, 645	膀胱直腸障害……172, 179, 239, 260	マンニトール……67, 141, 174, 242, 305, 334, 347, 385, 398, 401, 452, 560, 682, 706
フロリネフ……716, 717	放射線壊死……260, 284	
分割照射……258	放射線化学療法……176	**み**
分時換気量……621	放射線障害……259	ミオクローヌス重積……650
分子標的治療薬……240, 264, 270	放射線脊髄症……260	ミオクロニー発作……568
分娩……102	放射線治療……244, 247, 255, 485, 279, 283	ミオグロビン……831
へ	放射線皮膚炎……244	ミグシス……667, 668
平温療法……115	放射線防護……778	水・ナトリウム過剰症……714
閉胸式心臓マッサージ……603	放射線誘発腫瘍……259, 261, 792	水中毒……190, 210, 299, 454
平均気道内圧……631	帽状腱膜下血腫……611	水電解質……106, 206, 450
平均動脈圧……542, 609	抱水クロラール……449	ミダゾラム……36, 107, 347, 385, 449, 452, 601, 609, 614, 618, 651, 707
米国疾病管理予防センター……550	ホウ素中性子捕捉療法……257	
	乏突起膠腫……262, 266, 315	ミッキーマウスサイン……335

ミニプレス··················425	**や**	ラボナ··················569
ミニメンタルステート検査·······774	薬剤耐性············262, 296	ラモトリギン········75, 304, 656
ミニメンメルト········209, 455, 713	薬物中毒···············590	ラリンジアルマスク·····306, 307, 813
ミノサイクリン···········128, 716	柳原法·············586, 587	卵円孔開存················119
未破裂脳動脈瘤··42, 47, 48, 50, 51, 148	**ゆ**	卵黄腫瘍·············186, 187
脈拍················106, 450	優位半球··········97, 172, 302	ランゲルハンス細胞組織球症·····291
脈絡叢···········95, 799, 800	有害事象················271	ランジオロール··············617
三宅式···················774	有痛性持続性筋収縮··········640	卵子保存············176, 288
三宅式記銘力検査············571	有痛性攣縮···············640	ランダ·············262, 286
ミリスロール···········35, 609	輸液·····101, 110, 115, 379, 390, 451, 601,	卵胞刺激ホルモン············195
む	615, 761	ランレオチド···············197
ムーコル·················563	──過剰············378, 615	**り**
無気肺······175, 243, 426, 539, 621, 631	──療法············157, 333	リオレサール···············581
無呼吸テスト···············685	輸血·····380, 452, 645, 734, 738, 740, 739	理学療法·······76, 227, 630, 752
無言症··················184	──関連性肺障害·····615, 738, 740	リクシアナ·················66
むち打ち損傷···············755	──後移植片対宿主病·····735, 732	リコモジュリン··············726
無脳症··················469	揺さぶられっ子症候群·········653	リザーバー付き酸素マスク······333
無脈性電気的活動············603	**よ**	リザトリプタン··············665
め	陽圧管理·················36	リスクマネージメント············3
名詞想起·················302	陽圧強制換気モード··········543	リステリア菌········506, 507, 558
迷走神経············112, 226	溶血性副作用··········735, 737	リスペリドン············107, 731
──刺激療法·········568, 577	葉酸············272, 292, 497	リソソーム病···············163
メイロン·············622, 739	──代謝拮抗薬···········291	リチウム············731, 734
メシル酸ガベキサート··········725	陽子線治療······83, 236, 257, 285	リツキサン·················262
メスナ·············288, 289	用手圧迫止血···············781	リツキシマブ········262, 264, 272
メソトレキセート·······264, 291, 564	用手的換気················93	リドカイン··306, 307, 601, 603, 617, 670
メチオニンPET··············172	腰椎後方手術··············440	リニアック·········256, 257, 258
メチコバール·········225, 226	腰椎疾患治療成績判定基準·····412	利尿薬·····121, 157, 181, 260, 272, 274,
メチシリン耐性黄色ブドウ球菌·110, 558	腰椎手術·················426	292, 334, 607, 609, 618, 738
メチシリン耐性コアグラーゼ陰性ブ	腰椎穿刺·····29, 31, 46, 390, 418, 448,	リネゾリド·················558
ドウ球菌···············509	464, 512, 772	リバーロキサバン
メチルプレドニゾロン··········439	腰椎ドレナージ······43, 132, 207,	·······66, 116, 117, 118, 119, 749,
滅菌····················11	209, 227, 234, 235, 371, 385	リバノール湿布··············296
メトクロプラミド·····107, 588, 666, 731	腰椎腹腔シャント············46	リハビリテーション······75, 243, 391
メトトレキサート·············564	腰椎分離すべり症············418	リファジン·················561
メトロノミック化学療法·········289	腰痛············172, 239, 410	リファンピシン·········486, 561
めまい··········116, 209, 371, 586 758	腰背部痛··················179	リマクタン·················561
メルファラン···············296	腰部くも膜下腔腹腔シャント·····774	リマプロスト···············433
メロペネム················508	用量-反応依存性曲線·········296	粒子線治療················232
免疫グロブリン········454, 560, 737	容量支持換気法············614	流量パターン··············544
免疫チェックポイント阻害薬·····240	ヨードアレルギー·········31, 387	両眼隔離症················521
免疫不全·················509	ヨード造影剤·······264, 779, 848	量規定型換気··············543
免疫療法·················254	抑肝散···················589	良性腫瘍·····212, 230, 247, 256, 259, 793
も	予防照射·················284	両側前頭減圧術············384
毛細血管奇形··············165	**ら**	両側多焦点性てんかん·········568
網状皮斑·················157	ライ症候群················455	量損傷···················545
毛母細胞傷害··············259	ライフライン················21	緑内障···················779
網膜出血·················382	ラクテック·················603	緑膿菌···················548
網膜電図·················818	ラクナ梗塞······115, 121, 122, 162	輪状咽頭筋切断術···226, 601, 603, 612
毛様性星細胞腫·····170, 178, 180, 183,	ラコサミド············304, 656	輪状甲状靭帯切開（穿刺）·····623, 624
186, 281, 281, 717	ラシックス················738	リンデロン·······220, 226, 584, 790
モザパプタン··············717	ラジフォーカス ガイドワイヤー M	リンパ球減少··············264
もやもや病········92, 160, 261, 830	780, 782, 783, 786	リンパ腫··················263
モルヒネ······347, 385, 596, 614, 317	ラステッド···········262, 289	**る**
モンタージュ···············569	ラッピング術················39	類上皮腫·············228, 230
モンテプラーゼ··············749	ラディアントウォーマー·········456	涙腺機能検査··············216
モンロー孔··········799, 800	ラテックス·················494	ループ利尿薬··········157, 272
	ラトケ胞······192, 193, 203, 204, 205	

れ

- レザフィリン 173
- レジスタンス 631
- レジメン 286, 296
- レスタミンコーワ 273
- レダマイシン 716
- レニーンアンジオテンシンー
  アルドステロン系 709, 710
- レフェトフ症候群 201
- レプトスピラ症 558
- レベタン 36, 614
- レベチラセタム
  75, 80, 304, 311, 575, 654, 656, 790
- レミナロン 725
- レミフェンタニル 423, 817
- レルパックス 665
- 連合野皮質 577
- レンサ球菌 506

ろ

- ロイコボリン救済 291, 292
- ロートン剥離子 574
- ロキソニン 665
- ロキソプロフェン 665
- ロクロニウム 601, 602, 603
- ロタウイルス 456
- ロピオン 80
- ロピバカイン 306, 307,
- ロムスチン 287
- ロメリジン 667, 668
- ロラゼパム 734
- ワーファリン 65, 113, 163, 260, 357
- ワクチン接種歴 554, 560
- ワコビタール 452
- ワソラン 617
- 和田試験 302
- ワルファリン 65, 113, 116, 117, 118, 119, 154, 486, 749, 752

A

- ABCDEアプローチ 332
- abnormal muscle response (AMR) 585, 586
- ABO型不適合輸血 737
- abusive head trauma (AHT) 382
- AC-PC line 837
- accidental dural puncture (ADP) 754
- ACE阻害薬 76, 121, 356
- ACNU 194, 262, 264, 269, 287
- activated clotting time (ACT) 42, 151, 724
- activated partial thromboplastin time (APTT) 65, 113, 150, 151, 724
- activities of daily living (ADL) 67
- acute coagulopathy of trauma-shock (ACoTS) 339
- acute epidural hematoma (AEDH) 338, 400
- acute kidney injury (AKI) 613
- acute lung injury (ALI) 740
- acute respiratory distress syndrome (ARDS) 384, 542, 620, 635
- acute spinal cord injury 439
- acute subdural hematoma (ASDH) 338, 341
- acute symptomatic seizure 640
- adipsic diabetes insipidus 712
- adjuvant chemotherapy 262
- adjuvant therapy 266, 270
- adrenocorticotropic hormone (ACTH) 192
  ──産生下垂体腺腫 192, 198
- Advanced Cerebral Monitoring 345
- advanced MRI 837
- Advisa MRI 856
- AF tractography 813
- AHA/ASA ガイドライン 2015 66, 70
- airway 331, 332, 379
- akinetic mutism 678
- Alberta Stroke Program Early CT Score (ASPECTS) 109
- alcohol withdrawal seizure 648
- Allcock test 34, 784
- allogeneic bone marrow transplantation (allo-BMT) 296
- alternative motion rate (AMR) 409
- American Heart Association (AHA) 84, 149, 744
- American Society for Testing and Materials (ASTM) 848, 856
- American Stroke Association 487
- Amyloid precursor protein (APP) 遺伝子変 162
- anaplastic astrocytoma (AA) 178, 267, 315
- anaplastic glioma (AG) 267
- anaplastic oligoastrocytoma (AOA) 315
- anaplastic oligodendroglioma (AO) 315
- anencephaly 469
- anglioglioma 646
- anoxic convulsion 649
- ansa hypoglossi 141
- antero-posterior canal diameter (APCD) 411, 417
- antibody-dependent cellular cytotoxicity (ADCC) 273
- antidiuretic hormone (ADH) 454, 455, 554, 709, 714
- antiepileptic drug (AED) 568
- antithrombin Ⅲ (AT Ⅲ) 113, 150, 722, 725
- antrium width (AW) 444
- apallic syndrome 678
- Apert症候群 520
- Apgar score 444, 481
- apparent diffusion coefficient (ADC) 180
- Ara-C 262, 264, 273
- Argyll Robertson瞳孔 187
- arterial spin labeling (ASL) 44, 127, 128, 645
- arteriotomy 129
- arteriovenous fistula (AVF) 164
- arteriovenous malformation (AVM) 148, 165, 256, 479, 790
- arteriovenous (A-V) shunt 79
- artery to artery embolism 136
- articulo-pillar line 411
- ARUBA study 83
- ARX (aristaless related homeobox) 異常 533
- ASA (American Society of Anesthesiologists) 術前リスク分類 538
- ASIA (American Spinal Injury Association) impairment scale 411, 417
- asleep-awake-asleep法 306
- aspiration法 513, 549, 550
- astrocytoma 436
- Asymptomatic Carotid Atherosclerosis Study (ACAS) 138
- Asymptomatic Carotid Surgery Trial (ACST) 138
- asymptomatic ventriculomegaly in MRI features of iNPH (AVIM) 770
- atlanto-axial dislocation (AAD) 501
- atlantoaxial rotatory fixation (AARF) 502
- atlantodental interval (ADI) 501
- atlas-dens interval (ADI) 417
- atrial natriuretic peptide (ANP) 710
- atypical teratoid/rhabdoid tumor (AT/RT) 317
- auditoriy brainstem response (ARB) 76, 121, 182, 212, 217, 219, 228, 583, 586
- auto-geneic peripheral blood stem cell transplantation (auto-PBSCT) 296
- autogeneic bone marrow transplantation (auto-BMT) 296
- AVAglio試験 270
- AVPU法 380
- awake-awake-awake 法 306

B

- B群溶連菌 556
- B群連鎖球菌 506
- BA-SCA動脈瘤 59
- Babinski徴候 410
- bacterial translocation (BT) 614, 615

Bactiseal 460
balloon assist technique 61
balloon Matas test 232
balloon occlusion test (BOT)
　194, 787, 831
banana sign 493
basal moyamoya vessel 94
basic life support (BLS) 600, 602
Battle sign 370
BCNU 262, 269, 287
Beare-Stevenson cutis gyrata
　症候群 521
Becker 開頭 388
Bell 麻痺 588
Big black brain 381
biphasic positive airway pressure
　ventilation (BIPAP) 628
bispectra index (BIS) 807
black hole sign 64
black-blood 法 137
blend sign 64
blood oxygenation level dependent
　(BOLD) signal 663, 809
blood-brain barrier (BBB)
　240, 263, 347, 555
blue toe syndrome 146
bobblehead doll syndrome 476
BOLD (blood oxygen level
　dependent) 効果 844
Bolus infusion test 459
Borden 分類 88
boron neutron capture therapy
　(BNCT) 257
bottle neck sign 93
bovine spongiform encephalopathy
　(BSE) 14
bovine type 783
BRAF 阻害薬 282
Bragg peak 257
brain natriuretic peptide (BNP) 710
brain stem auditory evoked
　potential (BAEP) 816
Brain Trauma Foundation
　Guideline 362
Bridge 研究 54
broad-based remnant 41
Broca 野 303, 572
Burke-Fahn-Marsden dystonia
　rating scale (BMFDRS) 594
business continuity management
　(BCM) 23
Business Continuity Plan (BCP) 18
business recovery plan (BRP) 19

C

C-P シャント術 476
Ca-induced Ca release (CICR)
　速度の異常亢進 727
CADASIL 162, 166

cafeine-halothane contructure test
　(テスト) 728
calcium-induced calcium release
　(CICR) 速度測定 728
Camino ICP monitor 345
CATCH 381
Canadian CT Head Rule 380
capillary malformation-
　arteriovenous malformation
　(CMAVM) 165
CARASIL 165
carotid artery stenting (CAS)
　136, 149, 153, 829
carotid endarterectomy (CEA) 136, 149
Carotid Occlusion Surgery Study
　(COSS) 829
Carotid Revascularization
　Endarterectomy vs. Stenting
　Trial (CREST) 140
caudal regression syndrome 498
cavernous angioma 437
Ca 拮抗薬 66, 76
CCNU 269, 287
CDDP 232, 262, 274
Centers for Disease Control and
　Prevention (CDC) 550
central pontine myelinolysis
　(CPM) 716
cerebral amyloid angiopathy
　(CAA) 162
cerebral arteriovenous
　malformation (cerebral AVM) 79
cerebral blood flow (CBF)
　96, 609, 822, 840
cerebral blood volume (CBV) 822, 840
cerebral metabolic rate for oxygen
　(CMRO₂) 96, 822
cerebral perfusion pressure (CPP)
　43, 334, 345, 381, 538, 609, 681, 822
cerebral salt wasting syndrome
　(CSWS) 43, 44, 715
cerebrospinal fluid (CSF) 474, 754
cerebrovascular reactivity (CVR) 824
cervical disc herniation 429
cervical spondylosis 429
CE マーク 590
CHANCE 研究 115
Chang's stage 294
chemical shift imaging (CSI) 法
　842
Chiari 奇形 434, 450, 492
Children's Cancer Group (CCG) 298
CHALICE 381
Children's Oncology Group (COG)
　286, 299
Chinese Acute Stroke Trial
　(CAST) 115
CHOP 療法 263, 272

choriocarcinoma 186
chronic obstructive pulmonary
　disease (COPD) 538
chronic tonsillar herniation 472
chronic traumatic encephalopathy
　(CTE) 403, 405
CISS image 582
cistern の消失 64
clear cell carcinoma 434
CLEAR Ⅲ試験 74
clinical target volume (CTV) 256
CNAP 220
CO₂ ナルコーシス 620
cobblestone lissencephaly 529, 533
cochlear nerve action potential
　(CNAP) 212
Codman ICP monitor 399
Codman MicroSensor 345
Cognard 分類 88
coma 677
complex regional pain syndrome
　(CRPS) 595
compound muscle action potential
　(cMAP) 423
concussion 402
continuous EEG 390
continuous positive airway
　pressure (CPAP) 627
contre-coup injury 327
contrecoup injury 342
controlled mechanical ventilation
　(CMV) 626
convulsion 640
convulsive syncope 644
COPD 625
copy number alteration /copy
　number aberration (CNA) 518
copy number variation (CNV) 518
corticospinal tract (CST) 810
corticotropin releasing hormone
　(CRH) 454
COSS trial (Carotid Occulusion
　Surgery Study) 126
coup injury 326
cramp 640
cranial perfusion pressure (CPP)
　384, 399
Craniofrontonasal 症候群 526
craniospinal irradiation (CSI) 284
craniosynostosis 519, 521, 520
Creutzfeldt-Jakob disease (CJD) 9
cross clipping with fenestrated
　clip 57
Crouzon 病 474, 521
Cryptococcus neoformans 563
CSF tap test 772
CSPS2 研究 122
CT 67, 80

879

― myelography (CTM)···418, 755
Curacao criteria···164
Cushingの3徴···679
Cushing病···195, 711, 794
cutis verticis gyrata···521
CVCI (can not ventilate, can not intubate)···603
cyclic adenosine monophosphate (cAMP) 濃度···153
cyclophosphamide···288
cystometry···425
cytotoxic edema···363

D

D-マンニトール···36, 84, 111, 513
Dダイマー···44, 172, 241, 721, 746
dAVF···149
DDAVP···209, 210, 299
DECRA (Decompressive Craniectomy in Patients with Severe Traumatic Brain Injury) 研究···362
deep brain stimulation (DBS)···590
deep vein thrombosis (DVT)···425
deflection angle test···856
delayed hemolytic transfusion reaction (DHTR)···737
delayed traumatic intracerebral hemorrhage (DTICH)···349
DESH (disproportionately enlarged subarachnoid-space hydrocephalus)···768
DESTINY 2···125
developmental quotient (DQ)···446, 471
diethylenetriamine pentaacetic acid···459
difficult airway management (DAM)···603
diffuse astrocytoma (DA)···178, 315
diffuse axonal injury (DAI)···361
diffuse brain swelling···361, 362
diffuse midline glioma···316
diffuse pachymeningeal dural enhancement (DPE)···754
diffusing capacity for carbon monoxide (DLCO)···543
diffusion tensor based tractography···810
diffusion tensor image (DTI)···381, 837
diffusion-weighted image (DWI)···228, 253, 381
digital subtraction angiography (DSA)···34, 778
direct oral anticoagulants (DOAC)···66, 116, 122, 154
Disaster Medical Assistance Team (DMAT)···21, 23
disseminated intravascular coagulation (DIC)···719

DNAシークエンス法···517
dog-ear remnant···41, 57
dome/neck aspect 比···148
Doppler···458
dorsal cochlear nucleus action potential (DNAP)···212, 221, 225
double catheter technique···61
DPP4 阻害薬···121
drop attack···568, 574
dry field method···73
dual antiplatelet therapy (DAPT)···54, 153
dual controlled ventilation (DCV)···628
dural arteriovenous fistula (dural AVF)···87
dural AVF···438
dural graft-associated Creutzfeldt-Jakob Disease (dCJD)···11
dynamic susceptibility contrast (DSC)法···840
dysembryoplastic neuroepithelial tumor···646
dysfunction of central nervous system···379
dyssynergia···425

E

E. coli···514
early CT sign···109, 610
early delayed reaction···260
early ischemic change (EIC)···109
early posttraumatic seizure···653
early-onset VAP···548
echo planer imaging (EPI)法···810
echo time (TE)···836
ECOG performance status (PS)···249
ECOG/WHO performance status (PS)···248
EGFR 変異型肺がん···240
Ehlers-Danlos症候群···164, 756
ELAPSS···48, 49
electroretinogram (ERG)···818
embolic strokes of undetermined source (ESUS)···122
embryonal carcinoma···186
Emergency Medical Information System (EMIS)···21
Emergency Neurological Life Support (ENLS)···345
emissary vein···215, 288
Endarterectomy Versus Angioplasty in Patients with Symptomatic Severe Carotid Stenosis (EVA-3 S)···139
endoscopic third ventriculostomy (ETV)···181, 463
endotidal CO_2 monitoring···101
Engel分類···576

ependymoma···317
epidural blood patch (EBP)···755, 761
epilepsy···640
epileptic seizure···640
ERF-related craniosynostosis···526
ESC (European Society of Cardiology)のガイドライン···154
Escherichia coli···556
ethmoidal moyamoya···96
ETV Success Score···463, 798
European Carotid Surgery Trial (ECST)···138
European Society of Urogenital Radiology (ESUR)···848
excision 法···513
exfoliant drug···292, 296
expiratory positive airway pressure (EPAP)···628
exposure···379
external compound fracture···367
external ventricular drains (EVD)···464
external-beam radiation therapy (EBRT)···255
extracranial-intracranial arterial bypass (EC-IC bypass)···828, 830
extruded disc···432

F

Fabry 病···163
facial nerve root evoked muscle action potential (FREMAP)···212
failed back surgery syndrome (FBSS)···595
failed back syndrome···441
falx syndrome···514
febrile convulsion···648
fiberoptic catheter···345
fibrinogen/fibrin degradation products (FDP)···719
fibroblast growth factor receptor gene···472
FIESTA···214, 582
Fisher 分類···30
fistula···87
FLAIR法···32, 839
flat panel detector (FPD)···778
floating dural sac sign (FDSS)···759
Flow Diverter···153
flow regulating valve···460
flow void···81, 93, 94, 204, 438, 845
fluorescence in situ hybridization (FISH)···318, 518
Food and Drug Administration (FDA)···590
FOY···725
Frankel分類···411, 417
free radical scavenger···127, 128, 129
FREMAP···224

fringed epidural space sign (FESS) 759
frontal aslant tract (FAT) 303
Frontal Assessment Battery (FAB) 774
functional MRI (fMRI) 81, 172, 302, 381, 809, 844
Fursteinberg's sign 469

G

Galenic system 88
Galen大静脈損傷 191
Galen大静脈瘤 446
Gamma knife radiosurgery (GKRS) 485
Gardner-Robertson分類 217, 227
GDCコイル 856
generalized convulsive SE (GCSE) 650
generalized convulsive status epilepticus 642
Gennarelliらの分類法 328
germ cell tumor 293
germinoma 186
GHRP試験 195, 210
giant cell tumor 228
Gillies法 375
Glasgow coma scale (GCS) 38, 325, 338, 380, 677, 678
Glasgow Outcome Scale 391
Glasgow outcome scale extended (GOSE) 349
gliding contusion 362
glioblastoma (GBM) 178, 315
Glisson牽引 504
globotriaosylceramide 163
glomus tumor 228, 232
glymphatic system 754
GnRH (LHRH) 210
GORE-TEX人工硬膜 693
GPA (graded prognostic assessment)分類 245
GPi-DBS 591
graft-versus-host disease (GVHD) 738
granulocytecolony stimulating factor (G-CSF) 274, 259
greater horizontal fissure 702
Griesel症候群 502
gross tumor volume (GTV) 256
group B *Streptococcus* (GBS) 506, 556
growing teratoma syndrome (GTS) 189
growth hormone deficiency (GHD) 195, 210
growth hormone (GH) 194, 195, 455
——産生下垂体腺腫 195
——補充療法 210
——受容体拮抗薬 198

H

Guidelines for Awake Craniotomy 301
Guidelines for the Management of Severe TBI in Infants, Children, and Adolescents 378, 384
Guidelines for the Surgical Management of Traumatic Brain Injury 339, 368
gum elastic bugie (GEB) 603

H

H_2遮断薬 75, 110, 175, 181, 184, 190, 243, 452, 551
Haemophilus influenzae 514, 557, 558
Harvard Medical Practice Report-2
HCG-HMG療法 210
HCG-β 195
hCG療法 210
HCRN protocol to reduce shunt infection 462
HD-MTX + HD-AraC療法 273
HD-MTX療法 271, 272
Heamophilus influenzae 506
Heifetzクリップ 853
hemangioblastoma 315, 435, 437
hemifacial spasm 640
hemodilution 45
hemodynamic ischemia 136
heparin induced thrombocytopenia (HIT) 113, 151, 156, 753
Hereditary angiopathy, nephropathy, aneurysms and muscle cramps (HANAC) 164
Hess chart 374
heterogeneous signal 65
Hibワクチン 506, 508
high density 64, 65
high dose methylpredonisolone 502
high flow bypass 58
high grade astrocytoma 437
high grade glioma (HGG) 250, 268, 807
high jugular bulb 213, 705
high-pitched crying 184
high-risk vessel channel 98
HIT抗体 113
Hoehn & Yahrの重症度ステージ分類 594
Hoffmann反射 409
holoprosencephaly (HPE) 534
Homans徴候 425, 745
Hopkins Verbal Learning Test-Revised (HVLT-R) 241
Horner症候群 440, 668
hospital-acquiredpneumonia (HAP) 635
House-Brackmann grading 216, 227, 586, 587
human brain natriuretic peptide (BNP) 43

human chorionic gonadotropin-β (HCG-β) 187
humanitarian device exemption (HDE) 590
Hunt & Kosnik分類 37
Hyamsの穿通枝温存法 57
hydro-colloid dressing 427
Hydrocephalus Clinical Research Network (HCRN) 461
hyper-density sign 131
hyper-fractionated radiotherapy 284
hypercapnia 101
hyperdense MCA sign 111, 611
hyperdensity sign 134
hyperemia 381, 829
hyperfractionated radiation therapy 255
hyperfractionation 255
hyperperfusion syndrome (HPS) 829
hypertension 45
hypervolemia 45
hypervolemic hemodilution 115
hypocapnia 101
hypothalamic-pituitary-adrenal (HPA)系機能不全 208
hypothenar-musclesの萎縮 410
hypovolemia 23, 2364

I

ICPセンサー 382
ICU (Intensive Care Unit) 173, 381, 613
idiopathic normal pressure hydrocephalus (iNPH) 768
IFN-β 262
ILAE分類 576
image intensifier (I.I.) 778
immediate posttraumatic seizure 653
implantable pulse generator (IPG) 590
incident management plan (IMP) 19
incidentaloma 193
indocyanine green (ICG) 42, 85, 694, 702
induction heating (IH) 595
infratentorial supracerebellar approach (ISA) 189, 190
injury severity score (ISS) 387
insertion 518
inspiratory positive airway pressure (IPAP) 628
instability index 417
insulin-like growth factors (IGF) -1 194
integrated diagnosis 315
intelligence quotient (IQ) 446, 471, 571
intensity modulated radiation therapy (IMRT) 257, 437

Interferon-Gamma Release Assay
　(IGRA) ... 560
interferon-β (IFN-β) ... 271
interhemispheric approach ... 41
interictal aggression ... 575
internal carotid artery anterior
　wall aneurysm ... 692
internal compound fracture ... 367
internal trapping術 ... 39
International Carotid Stenting
　Study (ICSS) ... 140
International Classification of
　Headache Disorders (ICHD) ... 661
international normalized ratio
　(INR) ... 65
International normalized ratio
　(PT-INR) ... 150, 720
International Society of Headache ... 660
International Stroke Trial (IST) ... 115
International Subarachnoid
　Aneurysm Trial (ISAT) ... 148
interstitial fluid (ISF) ... 754
intra-aortic balloon pumping
　(IABP) ... 613
intracranial pressure (ICP) ... 334,
　340, 361, 381, 384, 538, 609, 681
intramedullary AVM ... 438
intratumoral susceptibility signal
　(ITSS) ... 844
ischemic convulsion ... 649
isocitrate dehydrogenase (IDH) ... 317
isovolemic hemodilution ... 115

J

Jカーブ現象 ... 121
Jackson-Weiss症候群 ... 521
Japan Coma Scale (JCS)
　... 601, 677, 678
Japan EC-IC Bypass Study
　(JET Study) ... 828
Japan Moyamoya Trial
　(JAM Trial) ... 93, 97, 98
Japan Neurotrauma Data Bank
　(JNTDB) ... 325
Japan Orthopaedic Association
　score (JOA score) ... 410
Japan Prehospital Trauma
　Evaluation & Care (JPTEC) ... 331
Japan Trauma Data Bank (JTDB) ... 324
JET study (Japanese EC-IC
　Bypass Trial) ... 126
JRC蘇生ガイドライン2015 ... 601

K

Karnofsky performance status
　(KPS) ... 245, 248, 249
Kernig徴候 ... 554
Kernohan notch ... 679

L

L-サイロキシン ... 188

L-ドパ ... 591, 731
L-Pシャント ... 774
Labbé静脈 ... 228, 704
Lasjauniasの分類 ... 480, 481
late posttraumatic seizure ... 653
late rapid deterioration ... 805
late-onset VAP ... 548
lateral suboccipital approach
　... 41, 212, 214, 218
LDLアフェレーシス ... 158
LDLコレステロール値 ... 121
Le Fort Ⅰ型 ... 375
leptomeningeal anastomosis ... 96
leptomeningeal venous drainage
　(reflux) ... 88
leptomeningeal venous reflux ... 90
leptomeningitis ... 554
Leptospira interrogans ... 558
less (and delayed) enhanced
　lesion ... 193
leukovorin ... 292
Levensonの診断基準 ... 732
Lhermitte徴候 ... 421
limted dorsal myeloschisis ... 445
LINAC ... 256, 788
lipomyelomeningocele ... 498
Listeria monocytogenes ... 558
Load & Go ... 330, 332
locked-in syndrome ... 678
lordosis index ... 411, 417
Love法 ... 440
low density area ... 610
low grade glioma (LGG) ... 252, 646
low tidal ... 547
lucid interval ... 338
lumber canal stenosis ... 431
lumber disc herniation ... 431
lumbosacral lipoma ... 498
Luschka孔 ... 418
luteinizing hormone (LH) ... 194
lymphocytic infundibulo-
　neurohypophysitis (LINH) ... 195
Lyodura ... 12

M

Mac grass喉頭鏡 ... 603
Macdonald基準 ... 250, 251, 252
magnetization-prepared rapid
　angle gradient echo (MPRAGE)
　... 137
magnetoencephalography (MEG)
　... 302, 809
malformations of cortical
　development (MCDs) ... 529
malignant glioma ... 265
malignant hyperthermia (MH) ... 726
Marfan症候群 ... 756
masked diabetes insipidus ... 454
mastoid air cell ... 213, 227, 228

Matas試験 ... 34, 784
MATRix試験 ... 272
MCA dot sign ... 611
MCNU ... 262
mean arterial pressure (MAP)
　... 542, 609
mean transit time (MTT) ... 127, 840
median overall survival (mOS) ... 255
median procencephalic vein ... 480
median survival time (MST) ... 255
medical oncologist ... 262
Medical Oncologist Board ... 263
medulloblastoma ... 259, 280, 294, 317
Meige症候群 ... 585
MEK阻害薬 ... 282
Mendelian Inheritance in Man
　(MIM) ... 517
meningieal sarcoma ... 261
meningioma ... 315, 436, 469
MESNA ... 288, 289
metastatic spinal tumor ... 434
Methicillin resistant
　Staphylococcus aureus (MRSA)
　... 110, 548, 558
methylationspecific PCR
　(MSP)法 ... 269
methylpredonisolone (MP) ... 439
MGMT ... 248, 254, 267, 269, 319
microbleeds ... 53, 65, 77, 93, 364
microdiscectomy ... 433
microvascular decompression
　(MVD) ... 580, 589
midline shift ... 64, 335, 610
mineralocorticoid-responsive
　hyponatremia of elderly
　(MRHE) ... 717
Mini-Mental State Examination
　(MMSE) ... 240, 774
minimally conscious state (MCS) ... 590
misery perfusion ... 96, 822
MMT (Manual Muscle Test) ... 411
morbidity and mortality ... 4, 5
motor evoked potential (MEP) ... 41,
　55, 144, 182, 423, 810, 816, 818, 832
motor neuron disease ... 410
motor score ... 380
MR脳血流イメージング ... 645
MRスペクトロスコピー (MRS)
　... 381, 837, 842
MR適合性標準基準 ... 848
MR angiography (MRA)
　... 32, 87, 93, 228, 459
MRI ... 32, 80, 87, 93, 611, 834
　── 対応植え込み型デバイス ... 856
　── diffusion weighted image
　　(DWI) ... 125
Muenke症候群 ... 521
multidetector CT (MDCT) ... 747

882

multidetector CT angiography
(MDCTA) 421
multiple subpial transection
(MST) 573
muscle-eye-brain syndrome
(MEB) 534
Mycobacteria Growth Indicator
Tube (MGIT) 561
Mycobacterium tuberculosis 561
myelography 418
myelopathy 409
myoarchitectonic spinolaminoplasty 426
Mysterin 160

N

NBCA 83, 438
near infrared spectroscopy
(NIRS) 831
neo-adjuvant chemotherapy 262
neonatal calculation score (NES) 481
Neonatal Evaluation Score 482
nephrogenic systemic fibrosis
(NSF) 192, 834, 848
neural placode 492
neurally adjusted ventiratory assist
(NAVA) 628
neurofibromatosis 315
neurofibromatosis type1 (NF1) 261
neurogenic inflammation 664
neurogenic pulmonary edema
(NPE) 635
neuroleptic malignant syndrom
(NMS) 730
Neurological Cervical Spine Scale
(NCSS) 410, 414
neurological grading (NG) 67
Neuromaster MEE-1000 224
neuronal theory 663
New Orleans Criteria 380
nidus 79, 148, 438, 795,
NIHSS (National Institute of
Health Stroke Scale) score
125, 129, 683
NIRS (near infrared
spectroscopy) 822
non-convulsive SE 650
non-valvular atrial fibrillation
(NVAF) 116, 117
non-vitamin K antagonist oral
anticoagulants (NOAC)
116, 117, 118, 122
noninvasive positive pressure
ventilation (NIPPV) 550, 628
normal perfusion pressure
breakthrough (NPPB) 84
Norman-Roberts症候群 532
normocapnia 66, 101
North American Symptomatic
Carotid Endarterectomy Trial
(NASCET) 138
NOTSS (non-technical skills for
surgeons) 7
NSAIDs 667, 670
nutrition support team (NST) 615

O

OA-PCA anastomosis 98
occipital transtentorial approach
(OTA) 189, 190
Ojemannのバイポーラー刺激装置
813
oligoastrocytoma (OA) 315, 646
oligodendroglioma 268, 315, 646
Ommaya reservoir 242, 456, 495
Onyx 83, 483
OPLL 426, 429
orbito-meatus line (OM line) 837
orbitozygomatic approach 58
Os odontoideum 501
osmotic demyelination syndrome
(ODS) 716
ossification of posterior
longitudinal ligament (OPLL) 408
ossifying fibroma 228
osteoplastic laminotomy 504
over-the-wire type microcatheter 483
O^6-methylguanine-DNA
methyltransferase (MGMT) 267

P・Q

p-boronophenylalanine (BPA) 257
palliative embolization 83
parallel clipping 41
parent artery reconstruction with
fenestrated and other clips 57
Parinaud症候群 186
pars interarticularis 418
patent foramen ovale (PFO) 119
patient trigger ventilation (PTV) 626
PCR法 518, 555, 561
PDCAサイクル 23
PDE3 153
Pediatirc Oncology Group (POG) 298
Pediatric Coma Scale 380
pediatric neuro-oncologist 283
pediatric oncologist 262
pelvic tilt 418
penicillin resistant S. pneumoniae
(PRSP) 558
percutaneous cardiopulmonary
support (PCPS) 750
Percutaneous Tracheostomy Kit 613
Perfix Interference Screw 856
performance status (PS) 242
perfusion MRI 840
perfusion pressure breakthrough 484
pericallosal anastomosis 96
perimedullary AVF 438
perimesencephalic non-aneurysmal
SAH 35
Perindopril Protection Against
Recurrent Stroke Study
(PROGRESS) 121
peripheral artery disease (PAD) 779
periventricular anastomosis 92
perpendicular clipping 41
PET (positron emission
tomography) 96, 230, 260, 822
petrosal fissure 702
petrosal vein 215, 705
Pfeiffer症候群 520
Pharmaceutical and Medical
Device Agency (PMDA) 848
phase contrast cine MRI 458
PHASES (Population,
Hypertension, Age, Size, Earlier
SAH, Site) 48
photodynamic therapy (PDT) 173
pial arteriovenous fistula (PAVF) 479
pial hyperemia 100
PICU 389
pilocytic astrocytoma 178
Pipeline 62
PIカテーテル 465
planning target volume (PTV) 256
plasmin-α2 plasmin inhibitor
complex (PIC) 721
pneumatic A-V impulse system 425
point-resolved spectroscopy
(PRESS)法 842
polyposis 164
port wine nevus 446
PORTYSTROKE study 163
positive end-expiratory pressure
(PEEP) 36, 542, 614, 621, 628
post-dural puncture headache
(PDPH) 754
posterior cranial expansion 472, 473
posttraumatic epilepsy 653
posttraumatic seizure 653
postural orthostatic tachycardia
syndrome (POTS) 758
Powers分類 97
PECARN 381
premature ventricural contraction
(PVC) 617
pressure reactivity index (PRx) 384
pressure support (PS) 627
presurgical embolization 83
primary brain damage 28
primary central nervous system
lymphoma (PCNSL) 259, 263, 271
prion diseases 9
PRL分泌過剰症 199
probabilistic q-ball fiber tracking 303

Progression of cortical spreading
　depression (CSD) ... 663
progression-free survival (PFS) ... 251
propofol infusion syndrome ... 618
prothrombin fragment ... 118
prothrombin time (PT) ... 65
provoked seizure ... 640
proximal occlusion ... 39
pseudo localizing sign ... 409
pseudo-continuous ASL
　(pCASL)法 ... 842
pseudoprogression ... 250, 254
psychogenic nonepileptic seizure ... 644
pulsatile index ... 458
pulseless electrical activity (PEA) ... 603
Pyrosequencing法 ... 269
P2Y$_{12}$受容体 ... 152
QFT検査 ... 560

R

Raccoon's eye ... 371
radiation cordectomy ... 437
radiation myelopathy ... 260
Radiation Therapy Oncology
　Group score ... 789
radiofrequency pulse (RF pulse) ... 836
radioisotope cisternography (RIC) ... 755
Radioisotope (RI) cisternography ... 459
radiotherapy (RT) ... 255
Randomised Evaluation of
　Surgery with Craniectomy
　for Uncontrollable Elevation
　of Intra-Cranial Pressure
　(RESCUEicp) ... 349
rapid sequence intubation (RSI) ... 603
recurrent laryngeal nerve損傷 ... 440
Refetoff症候群 ... 201
RELN (reelin)異常 ... 532
REM睡眠期 ... 459
renal salt wasting syndrome
　(RSW) ... 715
repetition time (TR) ... 836
respiratory syncytial (RS)ウイルス
　気管支炎 ... 454
Response Assessment in Neuro-
　Oncology (RANO)基準 ... 248, 250
Response Evaluation Criteria In
　Solid Tumors (RECIST criteria) ... 249
retinal vasculopathy with cerebral
　leukodystrophy (RVCL) ... 165
Rhoキナーゼ阻害薬 ... 45
Rh因子不適合輸血 ... 737
RI脳槽シンチグラフィ ... 755
RPA (Recursive-partitioning
　analysis)分類 ... 245
rt-PA ... 107, 109, 149, 622

S

S状静脈洞 ... 87, 228
Saethre-Chotzen症候群 ... 521
salt and pepper様所見 ... 349
salt loosing syndrome ... 452
SAPPHIRE trial ... 138, 149
Schirmer test ... 216
Schwab & England scale ... 594
schwannoma ... 315, 435
seizure ... 640
Seldinger法 ... 612
selective serotonin reuptake
　inhibitor (SSRI) ... 116
sentinel headache ... 28
shaken baby syndrome (SBS) ... 382
shear stress ... 545
shear stress-induced platelet
　aggregation (SIPA) ... 151
shivering ... 615
shock ... 603
short latency somatosensory
　evoked potential (SSEP) ... 702
shuntgram ... 459
sick day rule ... 210
single nucleotide variant (SNV) ... 517
single-use device (SUD) ... 9, 13
SINPHONI共同研究 ... 772
siphon resisting valve ... 460
slab-MIP MRA ... 93
slit ventricle syndrome ... 188
slit-like ventricle syndrome (SVS) ... 462
soluble fibrinmonomer complex
　(SFMC) ... 721
somatosenosry evoked potential
　(SEP) ... 41, 144, 306, 308, 423, 816, 831
space available for the cord (SAC)
　... 412, 417
SPECT ... 88, 96, 150, 233, 459, 787, 822
speech discrimination score (SDS) ... 217
Spetzler & Martin分類 ... 82, 84, 480
SPGR法 ... 192
spinal AVM ... 422
spinal cord injury without
　radiographic abnormality
　(SCIWORA) ... 502
spinal cord stimulation (SCS) ... 590, 595
spinal ependymoma ... 315
spinal lipoma ... 498
spinal shock状態 ... 424
spinal cord tumor ... 434
spino-laminar line ... 411
spontaneous intracranial
　hypotension (SIH) ... 754, 756
Sport Concussion Assessment
　Tool ... 404
spot and tail sign ... 64
spot sign ... 64, 65
squeezing法 ... 630
ST合剤 ... 266
St. Jude小児病院 ... 283, 297

STA-MCAバイパス術
　... 98, 99, 126, 128, 132, 825
stable disease (SD) ... 250, 253
Standard Language Test of
　Aphasia (SLTA) ... 172
Staphylococcus sp. ... 507
static pressure-volume curve ... 546, 547
status epilepticus (SE) ... 650
steal phenomenon ... 96, 101
stent assist technique ... 61
Stent-supported Percutaneous
　Angioplasty of the Carotid
　Artery versus Endarterectomy
　(SPACE) ... 139
Stenvers撮影 ... 212
stepwise algorithm ... 346
stereotactic irradiation (STI) ... 239, 256
stereotactic radiosurgery (SRS)
　... 239, 240, 256, 788
stimulated echo acquisition mode
　(STEAM)法 ... 842
strain gauge ... 345
Streptococcus pneumoniae ... 506, 557
stump pressure ... 144
Stuppレジメン ... 266, 270
Sturge-Weber症候群 ... 446
subarachnoid hemorrhage (SAH)
　... 28, 35
subdural effusion ... 355
subdural fluid collection ... 355
subependymal artery ... 484
subtemporal approach ... 41, 132
subtraction ictal SPECT
　coregistered to MRI (SISCOM) ... 571
Sugitaクリップ ... 851
superficial hemosiderosis ... 577
supine-lateral position ... 74
susceptibility-weighted imaging
　(SWI) ... 381, 387, 844
suturectomy ... 473
swan neck変形 ... 440
Swan-Ganzカテーテル ... 855
swimmer's view ... 411
swirl sign ... 339
syncodrosis ... 501
syncytiotrophoblastic giant cells
　(STGC) ... 187
syndrome of inappropriate
　secretion of ADH (SIADH) ... 714
syndrome of inappropriate
　secretion of antidiuretic hormone
　(SIADH)
　... 43, 44, 209, 289, 291, 452, 554, 716
syndromic craniosynostosis ... 470, 472
synkinesis ... 585, 589

T

tap test ... 46
target volume (TV) ... 256

telovelar approach 183
temozolomide (TMZ) 250, 262, 264, 265, 290
temporal lobe epilepsy (TLE) 568
teratoma 186
tethered cord syndrome 498
therapeutic drug monitoring (TDM) 558
thrombin-antithrombin complex (TAT) 722
thyroid stimulating hormone (TSH) 194, 301
tidal volume (TV) 621
time-of-flight (TOF) 137
tissue plasminogen activator (tPA) 74, 464
total intravenous anesthesia (TIVA) 301
Tourette syndrome 590
Towne撮影 212
tractography 172, 810, 840
transcranial Doppler (TCD) 44, 145, 155, 831
transcription-mediated amplification (TMA法) 561
transdural anastomosis 94, 95, 96
transfusion-associated circulatory overload (TACO) 735, 740, 741
transfusion-associated graft versus host disease (TA-GVHD) 735
transfusion-related acute lung injury (TRALI) 615, 616, 735, 740
transient ischemic attack (TIA) 92, 115, 162
transsphenoidal surgery (TSS) 195
traumatic brain injury (TBI) 634
Traumatic Coma Data Bank (TCDB) 328, 391
traumatic intracerebral hemorrhages (TICH) 349
traumatic subarachnoidal hemorrhage (TSAH) 350
trigeminal autonomic cephalalgias (TACs) 668
trigeminovascular system 664
true FISP (fast imaging with steady-state precession)法 420
Tsuiスコア 594
tuberculoma 560
TutoplastTM 12
Tスポット.TB検査 560
T1強調画像 845
T2*強調画像 839
T2強調画像 846

U

UCAS Japan 48, 49
Unified Parkinoson's Disease Rating Scale (UPDRS) 591, 594
unprovoked recurrent seizures 640

V

V_2受容体拮抗薬 717
vagus nerve stimulation (VNS) 568, 577
vascular endothelial growth factor (VEGF) 86, 248, 273
vasogenic edema 363
vault moyamoya 96
VEGF受容体チロシンキナーゼ阻害薬 254
vein of Galen aneurismal malformation (VGAM) 479
veno-arterial extra-corporeal oxygen membrane oxygenation (V-A ECMO) 613
venous aneurysm (ectasia) 88
ventilator associated lung injury (VALI) 545, 614
ventilator associated pneumonia (VAP) 546, 548, 614, 630, 635
ventricular access device (VAD) 464
ventricular fibrillation (VF) 603
ventriculo-atrial shunt (V-A shunt) 461, 480, 482, 774
ventriculo-peritoneal shunt (V-P shunt) 460, 465, 482, 774
ventriculosubgaleal (VSG) 464
Verify Now 54
vesicant drug 292, 295, 296
vestibular evoked myogenic potentials (VEMP) 217
videofluorography 76
vincristine (VCR) 262, 290
Virchowの三徴 744
Vista 426
visual analogue scale (VAS) 595
visual evoked potential (VEP) 42, 55, 189, 205, 228, 816, 820
VLDLR (very-low-density-lipoprotein receptor)異常 533
Volpeの分類 464
volume embolization rate (VER) 61
volutrauma 545
von Hippel-Lindau 病 315

W

Wada test 172, 571
Walker-Warburg症候群 533
Waterhouse-Friderichsen症候群 557
weaning 632
Wechsler Adult Intelligence Scale (WAIS) 571
Wechsler Intelligence Scale for Children (WISC) 571
Wechsler Intelligence Scale of Children-Revised (WISC-R) 446
Wechsler Memory Scale (WMS) 571
Wechsler Preschool and Primary Scale of Intelligence (WPPSI) 446
Wernicke脳症 650
Wernicke野 303, 572
Western Aphasia Battery (WAB) 571
whiplash-associated disorder (WAD) 755
WHO performance status (PS) 249
whole brain radiotherapy (WBRT) 239, 240
Wisconsin Card Sorting Test (WCST) 571
WOEST試験 154
World Federation of Neurosurgical Societies (WFNS)分類 37
wrap clipping法 39, 689, 692

X・Y・Z

X-ナイフ 83
Xa阻害薬 66, 119, 753
Yasargilクリップ 852
Yasargilの分類 480, 481
yolk sac tumor 186
Zarit Burden Index (ZBI) 773
zero end expiratory pressure (ZEEP) 633

その他

1回換気量 543, 621
2-4-6ルール 449
24時間クレアチニンクリアランス検査 229
3-meter Up and Go test (TUG) 773
3 dimentional conformal radiotherapy (3DCRT) 283
3D-CISS法 93
3DCT 172, 228, 239
4 T's pre-test clinical score 157
5-HT$_3$受容体阻害薬 266, 269
α-fetoproprotein (AFP) 187
α遮断薬 608
β遮断薬 608, 617, 667
βラクタム剤 555

脳神経外科 周術期管理のすべて 第5版

2000年 4月10日	第1版第1刷発行	
2000年 7月10日	第3刷発行	
2003年12月20日	第2版第1刷発行	
2005年 9月30日	第3刷発行	
2009年 6月 1日	第3版第1刷発行	
2011年 5月10日	第3刷発行	
2014年 4月 1日	第4版第1刷発行	
2017年 7月10日	第4刷発行	
2019年 5月30日	第5版第1刷発行	
2021年 5月10日	第2刷発行	

- ■編　集　　松谷雅生　　田村　晃
　　　　　　　藤巻高光　　森田明夫

- ■発行者　　三澤　岳

- ■発行所　　株式会社メジカルビュー社
　　　　　　　〒162-0845　東京都新宿区市谷本村町2-30
　　　　　　　電話　03（5228）2050（代表）
　　　　　　　ホームページ　https://www.medicalview.co.jp/

　　　　　　　営業部　FAX 03（5228）2059
　　　　　　　　　　　E-mail　eigyo@medicalview.co.jp

　　　　　　　編集部　FAX 03（5228）2062
　　　　　　　　　　　E-mail　ed@medicalview.co.jp

- ■印刷所　　シナノ印刷株式会社

ISBN978-4-7583-1849-5 C3047

©MEDICAL VIEW, 2019. Printed in Japan

・本書に掲載された著作物の複写・複製・転載・翻訳・データベースへの取り込みおよび送信（送信可能化権を含む）・上映・譲渡に関する許諾権は，（株）メジカルビュー社が保有しています．

・JCOPY〈出版者著作権管理機構　委託出版物〉
本書の無断複製は著作権法上での例外を除き禁じられています．複製される場合は，そのつど事前に，出版者著作権管理機構（電話 03-5244-5088，FAX 03-5244-5089，e-mail: info@jcopy.or.jp）の許諾を得てください．

・本書をコピー，スキャン，デジタルデータ化するなどの複製を無許諾で行う行為は，著作権法上での限られた例外（「私的使用のための複製」など）を除き禁じられています．大学，病院，企業などにおいて，研究活動，診察を含み業務上使用する目的で上記の行為を行うことは私的使用には該当せず違法です．また私的使用のためであっても，代行業者等の第三者に依頼して上記の行為を行うことは違法となります．